M. Lanyi · Brustkrankheiten im Mammogramm

Springer-Verlag Berlin Heidelberg GmbH

M. Lanyi

Brustkrankheiten im Mammogramm

Diagnostik und pathomorphologische Bildanalyse

Mit 400 zum Teil farbigen Abbildungen in 695 Einzeldarstellungen

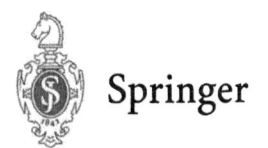

Springer

Dr. Dr. MARTON LANYI
Aunhamer Weg 45
94086 Bad Griesbach

Die Deutsche Bibliothek – CIP-Einheitsaufnahme
Lanyi, Marton: Brustkrankheiten im Mammogramm : Diagnostik und pathomorphologische
Bildanalyse / Marton Lanyi. – Berlin ; Heidelberg ; New York ; Hongkong ; London ; Mailand ;
Paris ; Singapur ; Tokio : Springer 2003

ISBN 978-3-662-06178-7   ISBN 978-3-662-06177-0 (eBook)
DOI 10.1007/978-3-662-06177-0

Dieses Werk ist urheberrechtlich geschützt. Die dadurch begründeten Rechte, insbesondere die der Übersetzung, des Nachdrucks, des Vortrags, der Entnahme von Abbildungen und Tabellen, der Funksendung, der Mikroverfilmung oder der Vervielfältigung auf anderen Wegen und der Speicherung in Datenverarbeitungsanlagen, bleiben, auch bei nur auszugsweiser Verwertung, vorbehalten. Eine Vervielfältigung dieses Werkes oder von Teilen dieses Werkes ist auch im Einzelfall nur in den Grenzen der gesetzlichen Bestimmungen des Urheberrechtsgesetzes der Bundesrepublik Deutschland vom 9. September 1965 in der jeweils geltenden Fassung zulässig. Sie ist grundsätzlich vergütungspflichtig. Zuwiderhandlungen unterliegen den Strafbestimmungen des Urheberrechtsgesetzes.

http://www.springer.de/medizin

© Springer-Verlag Berlin Heidelberg 2003
Ursprünglich erschienen bei Springer-Verlag Berlin Heidelberg New York 2003
Softcover reprint of the hardcover 1st edition 2003

Die Wiedergabe von Gebrauchsnamen, Handelsnamen, Warenbezeichnungen usw. in diesem Werk berechtigt auch ohne besondere Kennzeichnung nicht zu der Annahme, daß solche Namen im Sinne der Warenzeichen- und Markenschutz-Gesetzgebung als frei zu betrachten wären und daher von jedermann benutzt werden dürften.

Produkthaftung: Für Angaben über Dosierungsanweisungen und Applikationsformen kann vom Verlag keine Gewähr übernommen werden. Derartige Angaben müssen vom jeweiligen Anwender im Einzelfall anhand anderer Literaturstellen auf ihre Richtigkeit überprüft werden.

Umschlaggestaltung: deblik Berlin
Satz: FotoSatz Pfeifer GmbH, 82166 Gräfelfing

Gedruckt auf säurefreiem Papier   21/3111 – 5 4 3 2 1

Vorwort

„Röntgenphotographien excidirter Mammapräparate geben demonstrable Übersichtsbilder über Ausbreitung und Form der Krebse..." schrieb Albert Salomon 1913.[1] Dieser Satz war Auftakt der mammographischen Pathologie. Es dauerte allerdings noch fast 50 Jahre, bis von Ingleby u. Gershon-Cohen das Buch „Comparative Anatomy, Pathology and Roentgenology of the Breast"[2] erschienen ist. Dieses reichlich illustrierte Werk entstand durch minutiöse pathologisch-mammographische Vergleiche aufwendig vorbereiteter Präparate und ist auch heute noch in vieler Hinsicht richtungsweisend. Auch wir (Hoeffken und ich) folgten in unserem Buch[3] dieser Tradition: mit Hilfe des Pathologen K.J. Lennartz haben wir versucht, die Zusammenhänge zwischen mammographischen und pathologischen Veränderungen ausführlich im Text und mit aussagekräftigen Abbildungen zu erläutern. Mammographie und Mammopathologie sind wie siamesische Zwillinge, mit dem Unterschied, dass die Mammographie farbenblind ist und man im Mammogramm nur wenige mikroskopische Veränderungen (wie z.B. lobuläre oder duktale Mikroverkalkungen oder winzige Invasionsherde) erkennen kann. Deswegen nenne ich die Mammographie „die Schattenpathologie der Brust". In den letzten 30 Jahren hat die Mammapathologie eine faszinierende Entwicklung durchgemacht. Alte Begriffe – wie z.B. der des intraduktalen Karzinoms (DCIS) – wurden neu formuliert und klassifiziert und es wurden neue pathologische Veränderungen entdeckt, wie etwa die „diabetische Fibrose" oder das „Hämangioperizytom". Andererseits wurden mammographisch entdeckte Veränderungen als neue pathologische Entitäten beschrieben. Die Wechselbeziehung zwischen Pathologie und „Schattenpathologie" der Brust hat die Entwicklung so tiefgreifend beeinflusst, dass die modernen Mammapathologie-Bücher von Rosen (1997) oder Tavassoli (1999) neben Makroskopie, Mikroskopie und Klinik oft auch die mammographischen Symptome beschreiben und besondere Krankheiten mit Mammogrammen illustrieren. Von daher schien es mir also notwendig, in einem neuen Buch neben den alten – und teils aufgefrischten – Kenntnissen auch diese neuen Forschungsergebnisse darzustellen. Aus didaktischen Gründen habe ich den Pfad der üblichen malignen/benignen Gliederung des Stoffes verlassen. Nach meiner in zahlreichen Wochenkursen gewonnenen Erfahrung kommt man in der unfangreichen, weitverzweigten Materie der mammographischen Pathologie besser zurecht, wenn die einzelnen Veränderungen nach ihren Ursprungsorten besprochen werden. Da ich möglichst das ganze Spektrum der modernen, mammographisch relevanten Pathologie darstellen wollte, findet der Leser in diesem Buch auch zahlreiche „fremde" Abbildungen. Obwohl die Mammographie der Goldstandard der Mammadiagnostik ist – und für absehbare Zeit bleiben wird

---

1 „Beiträge zur Pathologie und Klinik der Mammakarzinome", Archiv für klinische Chirurgie 101.1
2 1960, Univ. of Pennsylvania Press
3 Hoeffken u. Lanyi (1973) Röntgenuntersuchung der Brust. Thieme, Stuttgart

– dürfen auch die ergänzenden diagnostischen Verfahren nicht unerwähnt bleiben. Deswegen wird der Leser bei jeder besprochenen Krankheit auch über Möglichkeiten und Grenzen der Sonographie, der MR-Mammographie und der perkutanen Biopsien verschiedener Art informiert. Ich bin fest überzeugt, dass man durch profunde pathologische Kenntnisse und akribische Bildanalyse öfter zu der richtigen Diagnose kommt und somit die Zahl überflüssiger Exzisions- oder perkutaner Biopsien deutlich verringern kann. Jedoch kann auch das beste Buch nicht die persönliche Erfahrung ersetzen. Deswegen empfehle ich dem Leser, seine mammographischen Diagnosen regelmäßig mit den histologischen Befunden zu vergleichen. Wenn die Diagnosen nicht übereinstimmen, soll er die Mammogramme erneut untersuchen, um die Ursache der Fehlinterpretation entdecken zu können. Es kann jedoch vorkommen, dass man den Pathologen bitten muss, noch weitere Schnitte zu machen: nicht nur einmal habe ich erlebt, dass so meine ursprüngliche Diagnose schließlich doch noch bestätigt wurde. Bei problematischen, histologischen Befunden sollte man sich nicht scheuen, den Pathologen zu bitten, den Fall mit einem besonders erfahrenen Mammapathologen zu besprechen.

Bad Griesbach, im April 2002 *Dr. Dr. M. Lanyi*

Danksagung

Dieses Buch konnte nur durch vielfältige Zusammenarbeit entstehen. Zuerst möchte ich mich bei meiner Frau bedanken, die meine umfangreiche Korrespondenz erledigte und fast 2500 Maschinenseiten (alternative Textvarianten und endgültiges Manuskript) geschrieben hat. Mein besonderer Dank gilt Frau E.M. Ewert, Bibliothekarin der Charité, die mir fast 1500 Arbeiten ausgesucht und kopiert hat, darunter viele aus verstaubten Büchern, die sie aus Kellern verschiedener Bibliotheken ausgegraben hat. Die meisten der Abbildungen sind die Arbeit von Frau E.A. Storch, MTAR und Oberassistentin im Krankenhaus Köln/Merheim. Seit über 30 Jahren arbeiten wir zusammen, sie hat mit einer von ihr entwickelten Spezialtechnik bereits die Abbildungen zu „Hoeffken u. Lanyi"[1], später zu meinem „Mikrokalkbuch"[2] mit sehr viel Sachkenntnis und Liebe zur Aufgabe hergestellt. Ohne ihre Hilfe hätte ich meine aus 2000 Diapositiven bestehende Sammlung nie zustande gebracht. Zahlreiche Bilder davon sind auch in das gegenwärtige Buch eingeflossen. Herzlichen Dank Frau Storch!

Drei Freunde haben mich unterstützt. Dr. Christian Geppert, Gynäkologe und „Mammoman" aus Mülheim/Ruhr, war gewissermaßen der Initiator. Er – ein Freund seit fast 30 Jahren – hat mich überredet, dieses Buch zu schreiben und dabei auch tüchtig mitgeholfen. Sieben Jahre lang war er fast jeden Samstag in den Universitäts-Bibliotheken von Essen und Düsseldorf, um mich mit den neuesten Veröffentlichungen zu versorgen. Er hat alle meine Textentwürfe gelesen, mit großem Sachverstand kritisiert und mit stilistischem „Feingespür" bis zum endgültigen Manuskript redigiert. Für seine Hilfe bin ich äußerst dankbar. Auch Prof. Dr. K.J. Lennartz ist ein alter Freund von mir und als ich ihn gebeten hatte, das fertige Manuskript nun aus der Sicht des Pathologen zu überprüfen, hat er spontan zugesagt. Seiner akribischen Arbeit ist es zu danken, dass meine „Übersetzung" aus dem „Dialekt" der Pathologie in die ärztliche Umgangssprache gelungen ist. Als Altphilologe hat er mir auch mit Berichtigungen mancher Termini geholfen. Es gebührt ihm mein aufrichtiger Dank! Last but not least: Dr. H. Brunzlow, Röntgenologe, Chefarzt im Brustzentrum Bad-Saarow, ein Schüler von mir und ein hervorragender Kenner der Materie, war mein „erster Leser", der durch zahlreiche Kommentare zum Gelingen der Arbeit beigetragen hat. Außerdem hat er das Buch mit mehreren interessanten Fällen bereichert. Auch ihm möchte ich ein großes Dankeschön sagen.

Mein herzlicher Dank gilt Herrn Prof. Dr. R. Stiens, Pathologe in Gummersbach. Mit ihm habe ich viele Jahre eng zusammengearbeitet: zahllose Samstage haben wir mit vergleichenden pathologisch-mammographischen Untersuchungen am Mikroskop verbracht. Dabei habe ich von ihm sehr viel gelernt und

---

1 Hoeffken W, Lanyi M (1973) Röntgenuntersuchung der Brust. Thieme, Stuttgart
2 Lanyi M (1997) Differential diagnosis of microcalcifications. In: Friedrich M, Sickles EA (eds) Radiological diagnosis of the breast diseases. Springer, Berlin Heidelberg New York Tokio

viele der von ihm angefertigten Histophotogramme findet der Leser auf den nachfolgenden Seiten wieder.

Die Liste der Kolleginnen und Kollegen, die mir Abbildungen aus Europa, Amerika oder Asien zugeschickt haben, ist zu umfangreich, als dass ich sie hier alle nennen könnte. Ihre Namen möge der Leser den entsprechenden Legenden entnehmen. Einige von ihnen möchte ich hier jedoch besonders erwähnen: Prof. Dr. R. Bässler (Fulda), Nestor der deutschen Mammapathologie, und Prof. Dr. M. Friedrich (Berlin). Beide haben mir nicht nur mit Ratschlägen, sondern auch mit aussagekräftigem Bildmaterial geholfen. Auch den Professoren P.P. Rosen MD (New York), E.A. Tavassoli MD (Washington) bin ich zu Dank verpflichtet: sie haben mir mehrere illustrative, pathologische und mammographische Abbildungen seltener Fälle zur Verfügung gestellt.

Dank gebührt auch dem Springer-Verlag für die großzügige Ausstattung des Buches, insbesondere Frau Dr. Ute Heilmann und Herrn Joachim Schmidt für ihre hingebungsvolle Arbeit.

Dr. Dr. M. Lanyi

Inhalt

1 Die gesunde Brust 1
Normale Entwicklung und Fehlentwicklungen 1
Anatomie des milchproduzierenden und -ableitenden Systems 6
    Lobulus 6 / Die Milchgänge 7
Weitere Bestandteile der Brust 13
    Der Mamillen-Areolen-Komplex 13 / Warzenhof 14 / Bindegewebe 14 /
    Fettgewebe 15 / Arterien und Venen 15 / Lymphbahnen und intra-
    mammäre Lymphknoten 15 / Haut 15 / M. pectoralis 15
Physiologische/aphysiologische Veränderungen und Brustkomposition .. 16
    Der menstruelle Zyklus 20 / Gravidität 21 / Laktation 22 / Hormonale
    Kontrazeption 22 / Hormonsubstitution und Brustkomposition 22 /
    Hormonunabhängige Faktoren 23 / Klassifizierung unterschiedlicher
    Brustkompositionen 24 / Karzinomrisiko 25
Die männliche Brust 26
Literatur 27

2 Veränderungen des milchproduzierenden Systems 29
Erweiterungen der Azini 29
Wucherungen des intralobulären Bindegewebes 43
    Die sklerosierende (fibrosierende) Adenose 43 / Der Formenkreis des
    Fibroadenoms 47: Fibroadenom 48 / Cystosarcoma phylloides 55 /
    Fibroadenolipom und seine Varianten 60
Epithelveränderungen in der terminalen duktulolobulären Einheit
(TDLU) 64
    Das apokrine Epithel 64 / Die Epithelhyperplasien 65 / Das lobuläre
    Carcinoma in situ 65 / Intrazystische papilläre Prozesse 69 / Prolife-
    rierendes Epithel und Fibroadenom 72
Degenerative, metaplastische und sarkomatöse Veränderungen des
    wuchernden intralobulären Bindegewebes 75
Literatur 77

3 Veränderungen des milchableitenden Systems 81
Pathologische Sekretion, Duktektasie 81
Duktale Epithelproliferationen und Neoplasien 90
Literatur 136

4 Simultane lobuläre und intraduktale Veränderungen 141
Mastopathie (Brustleiden) 141
Lobuläre Kanzerisierung 143
Literatur 147

5 Maligne und benigne lobuläre und duktale Veränderungen mit Umgebungsreaktionen ... 149

Veränderungen mit ausgeprägter reaktiver Fibrose ... 149
    Das invasive Duktalkarzinom mit viel Desmoplasie ... 149
    Die extensiv intraduktale Komponente (EIC) 160 / Multifokalität, Multizentrität 169
    Die tumoröse Form der sklerosierenden Adenose, die periduktale Fibrose, die strahlige Narbe und das tubuläre Karzinom ... 172
    Die tumoröse Form der sklerosierenden Adenose 172 / Periduktale Fibrose und strahlige Narbe 174 / Das tubuläre Karzinom 180

Veränderungen mit wenig reaktiver Fibrose ... 182
    Das medulläre Karzinom 182 / Das muzinöse Karzinom 185 / Das invasive lobuläre (kleinzellige) Karzinom (ILC) 188

Invasive Karzinome mit Hautveränderungen ... 202
    Das Paget-Karzinom der Mamille und der Aerola 202 / Das inflammatorische Karzinom 205 / Die Retraktion der Haut und der Mamille 210 / Exulzerierung 212 / Hautmetastasen 212 / Hämatome 212

Literatur ... 213

6 Veränderungen, die außerhalb des milchproduzierenden/-ableitenden Systems entstehen ... 219

Erkrankungen der Haut und der Subkutis ... 219
    Veränderungen der Talgdrüsen 219 / Hauttumore 224 / Verkalkungen der Epidermis und der Subkutis: Pseudoxantoma elasticum 228 / Mamillenveränderungen 229 / M. Bowen 229 / Das papilläre Adenom oder die floride Papillomatose der Mamille 229 / Kardiales Ödem 230 / Leiomyome 230

Fettgewebsveränderungen ... 231
    Lipom 231 / Fettgewebsnekrosen 232 / Pannikulitis 236

Fibrotische Veränderungen ... 239
    Fokale Fibrose 240 / Extraabdominale Fibromatosis 241 / Diabetische Mammafibrose 243 / Pseudoangiomatöse Stromahyperplasie 246 / Myofibroblastom 248

Die akute Mastitis ... 249

Granulomatöse Stromaveränderungen ... 252
    Mastitis tuberculosa 253 / Aktinomykose 255 / M. Boeck oder Sarkoidose 255 / Granulierende Mastitis 258 / Die Wegener-Granulomatose 260 / Fremdkörpergranulome 262

Gefäßveränderungen ... 265
    Gefäßverkalkungen 265 / Das Klippel-Trenaunay-Syndrom 265 / Die Mondor-Krankheit 266 / Die vermehrte Gefäßzeichnung (sog. weite Vene 270 / Pseudoaneurysma der Brust 272 / Hämangiome, Angiomatosis 273 / Angiosarkome 274 / Perkutane Biopsien 279 / Kaposi-Sarkom 280 / Hämangioperizytom 281

Granularzelltumor ... 282

Metastasen in der Brust ... 284

Lymphknotenveränderungen ... 287
    Die Fettinvolution (Fettdegeneration) 287 / Lymphadenitis 287 / Katzenkratzkrankheit 289 / Silikon-Lymphadenitis 289 / Sinushistiozytose 289 / Axilläre Lymphknotenmetastasen 290

Sarkome ... 298
    Fibrosarkom und malignes fibröses Histiozytom 298 / Leiomyosarkome 300 / Osteosarkom 302

Lympho- und hämopoetische Tumore 304
    Hodgkin-Lymphom 304 / Non-Hodgkin-Lyphome 305 / Granulozyto-
    sarkom (Chlorom) 309
Fremdkörper in der Brust 311
    Akzidentelle Fremdkörper 311 / Augmentationsplastiken 312 /
    Parsitäre Erkrankungen 321
Literatur 326

7 Krankheiten der männlichen Brust 337
Lobuläre Veränderungen 337
Intraduktale, proliferative Veränderungen 338
Intraduktale und intralobuläre Veränderungen mit Umgebungs-
    reaktionen 339
Veränderungen, die außerhalb der Milchgänge entstanden sind 343
Gynäkomastie 345
Literatur 354

Sachverzeichnis 357

Quellenangaben 362

Die gesunde Brust

Normale Entwicklung und Fehlentwicklungen

Es ist wirklich ernüchternd: die weibliche Brust – von Poeten besungen[1], Sexsymbol und Haupteinnahmequelle plastischer Chirurgen – ist phylogenetisch gesehen eine modifizierte Schweißdrüse der Haut. Während der Ontogenese durchläuft die menschliche Brust anfänglich alle Phasen, wie die vielbrüstigen Säugetiere in der Phylogenese.

[1] „Deine Brüste sind gleich zwei Böcklein, Zwillingen der Gazelle, die auf Lilienauen weiden." (Hohes Lied 4.5 – Zürcher Bibel 1982).

Im Einzelnen:
1. Phase: Am Ende der vierten Embryonalwoche verdickt sich das Ektoderm an der seitlichen Rumpfwand zum Milchstreifen (bds).
2. Phase: Zwei Wochen später entwickeln sich aus den Milchstreifen die Milchleisten.
3. Phase: Drei Wochen später bilden sich aus den Milchleisten paarweise und symmetrisch Milchhügel aus. Während in dieser Phase bei den Säugetieren mehrere Milchhügel entstehen,

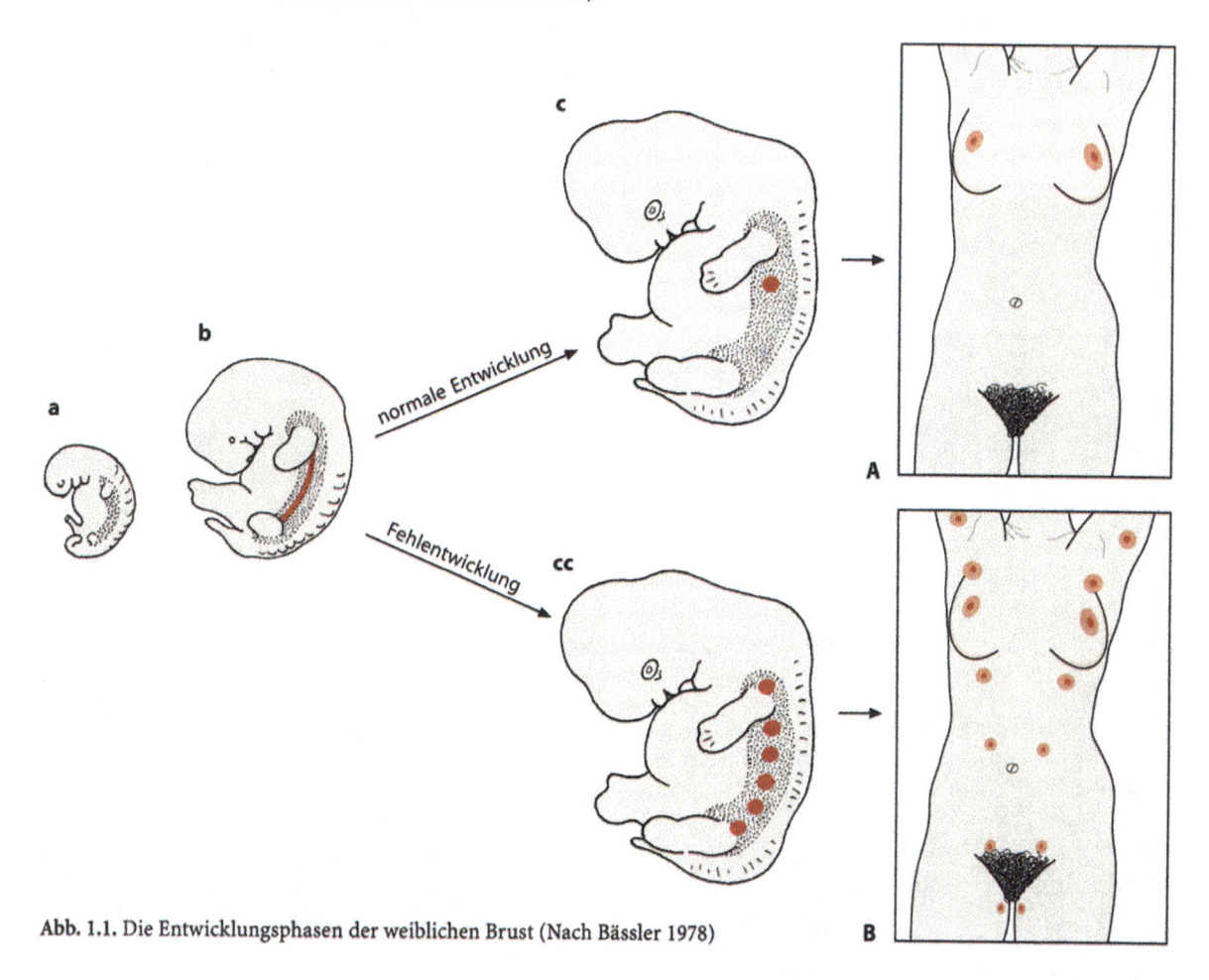

Abb. 1.1. Die Entwicklungsphasen der weiblichen Brust (Nach Bässler 1978)

kommen bei Menschen normalerweise nur zwei zur Ausbildung (Abb. 1.1).
4. Phase Ab der 20. bis 32. Woche induzieren Sexualhormone der Plazenta die Entwicklung der Hauptmilchgänge. Etwas später beginnt auch die sekretorische Aktivität (Kolostrum).

Später entwickelt sich der Mamillen-Areola-Komplex und wird pigmentiert.

Die besprochenen Phasen der Brustentwicklung laufen geschlechtsunabhängig bis zur Pubertät ab.

Beim pubertierenden Mädchen kommt es durch Östrogeneinwirkung zur Verlängerung der Milchgänge und zu Epithelaussprossungen an den Milchgangsenden, die später zur Entwicklung der Lobuli führen (Abb. 1.2). Zwar nimmt in dieser Phase auch das bindegewebige Stroma zu, für die Brustvergrößerung ist jedoch die Fettgewebsablagerung verantwortlich.

Die Entwicklung der retromamillären Brustknospe ist nicht immer symmetrisch (Abb. 1.3), manchmal kann es Monate dauern, bis die zurückgebliebene Knospe die voraneilende einholt: ein verständlicher Grund für die Aufregung der Eltern. Leider passiert es auch heute noch, dass manche Operateure die einseitig schnellwachsende Knospe

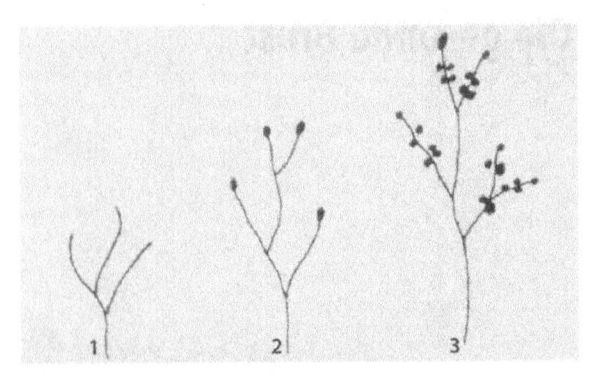

Abb. 1.2. Die Entwicklung der weiblichen Brust: 1. vor der Pubertät 2. Beginn der Pubertät 3. Ende der Pubertät, 2–3 Längenwachstum der Milchgänge, Epithelaussprossungen an den Milchgangsenden (die Vorläufer der Lobuli)

„sicherheitshalber" entfernen. Das Ergebnis zeigt Abb. 1.4.

Auf Drängen des überweisenden Arztes (er wollte operieren!) und der verzweifelten Eltern habe ich bei einem 10-jährigen Mädchen – mit nicht ganz gutem Gewissen – ein seitliches Mammogramm angefertigt und den retromamillären Knoten als unverdächtige Knospe identifiziert (Abb. 1.5a).

Die Anfertigung und Beurteilung der Aufnahme

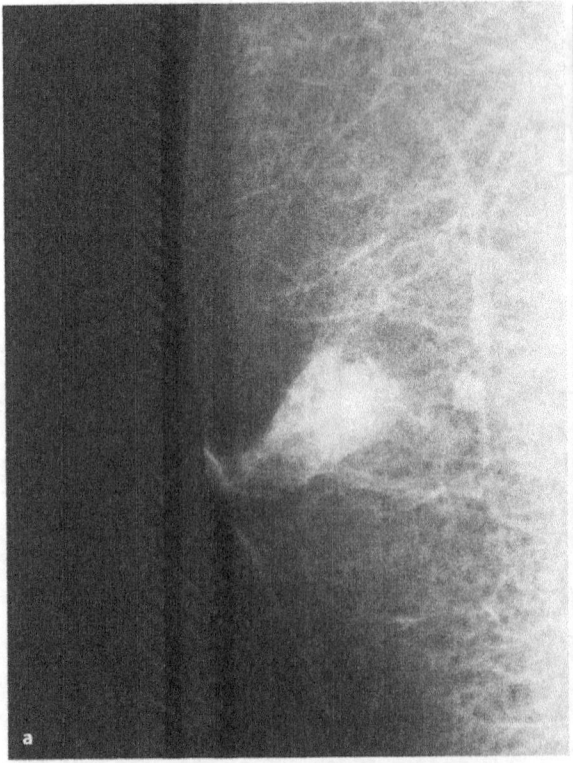

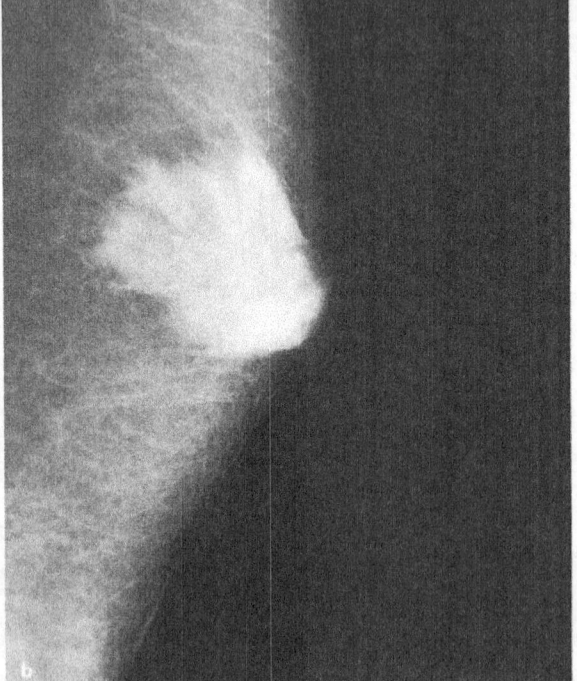

Abb. 1.3a,b. Asymmetrische Entwicklung der Brustknospen

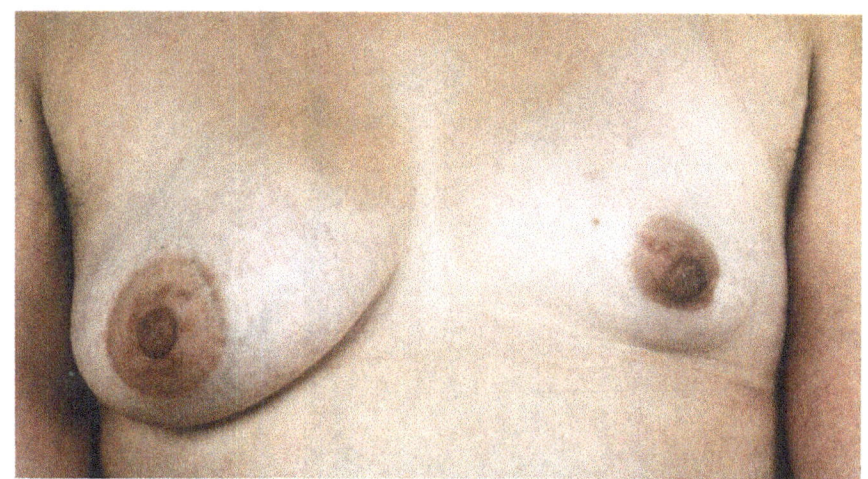

Abb. 1.4. Seitendifferenz bei Zustand nach iatrogener Entfernung der Brustknospe rechts während der Pubertät

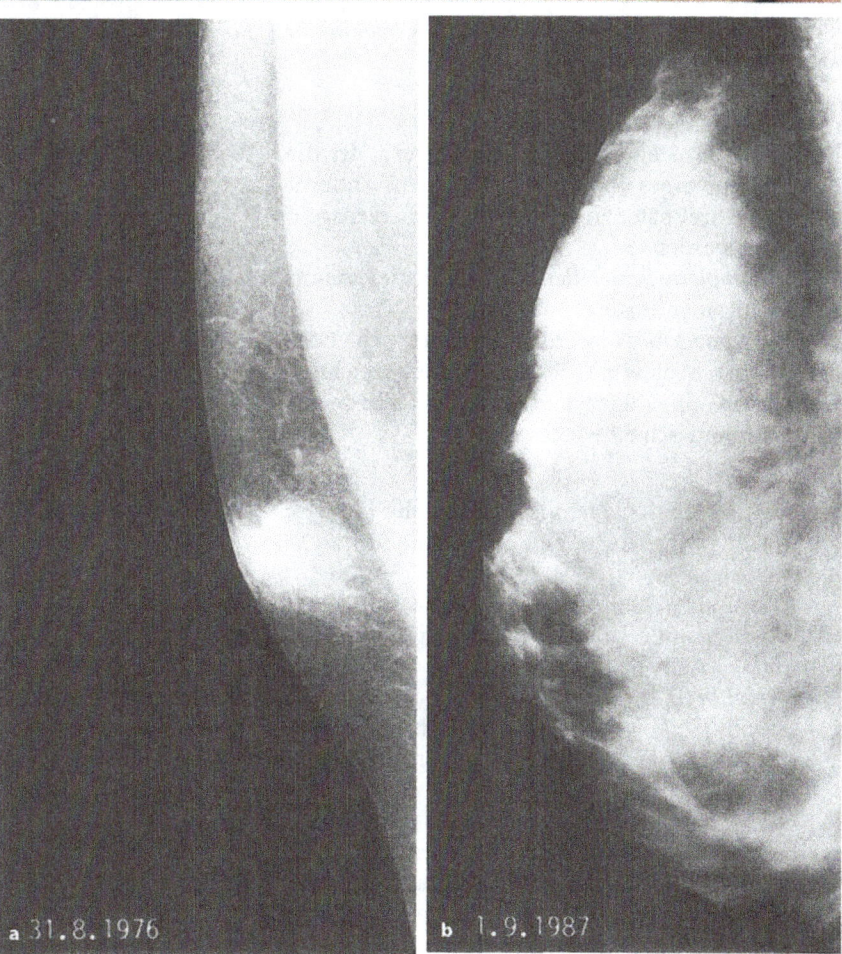

Abb. 1.5. a 1976: Knospe, **b** elf Jahre später die gut entwickelte Brust

kosteten wenige Minuten, die Überzeugung der Eltern, insbesondere aber des Arztes jedoch mindestens eine halbe Stunde Zeit. Der Kollege hat von der geplanten Operation erst dann Abstand genommen, als ich das Wort „Kunstfehler" fallen ließ. Elf Jahre später kam die junge Frau zu mir: sie hatte normale Brüste beiderseits (Abb. 1.5b).

Es ist interessant, wie kritiklos immer noch manche Ärzte mit dem an sich richtigen Prinzip „ein Knoten in der Brust muss geklärt werden" umge-

4 KAPITEL 1 **Die gesunde Brust**

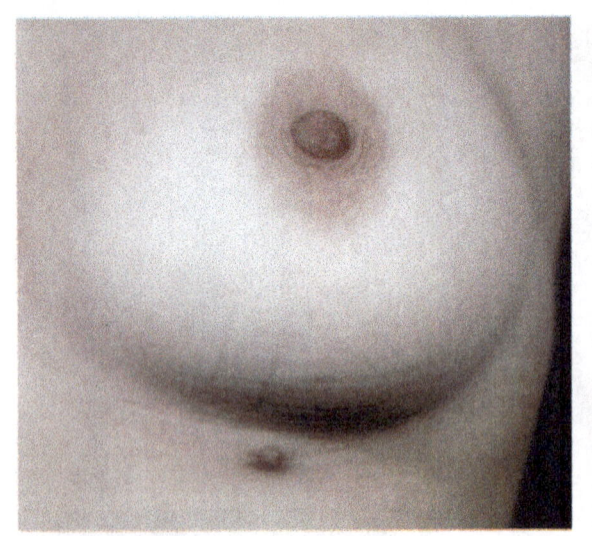

Abb. 1.6. Polythelie

hen. So ist 1989 ein französischer Chirurg, der die Brustknospe eines 10-jährigen Mädchens entfernt hatte, 14 Jahre später zu 390.000 FF Schmerzensgeld verurteilt worden [54].

Das *komplette Fehlen der Brust* (Amastie) kommt selten uni- oder bilateral vor.

Als *hypoplastisch* werden symmetrisch oder asymmetrisch unterentwickelte Brüste bezeichnet, wobei man hinzufügen muss, dass die Brüste nie ganz symmetrisch entwickelt sind.

> *Formvarianten* der Mamille nach Bässler [4]:
> - Als *Mikrothelie* wird eine abnorm kleine Mamille bezeichnet
> - Die *Mamilla plana* ist eine Hypoplasie in Verbindung mit gestörtem Erektionsmechanismus
> - *Mamilla fissa* kennzeichnet geteilte Anlagen
> - *Mamilla bifida* oder *trifida* bezeichnet eine Mamille, die aus mehreren „Lippen" besteht
> - *Mamilla circumvallata* (Papilla invertita) ist eine Hohl- oder Schlupfwarze, die nicht selten Störungen beim Saugakt verursacht. Eine Mamilla circumvallata stellt auch eine unterentwickelte Mamille in der „Areolatasche" dar

Eine überzählige Brustwarze nennt man *Polythelie* (Abb. 1.6), vorausgesetzt, dass hinter dieser kein Drüsengewebe tastbar bzw. mammographisch

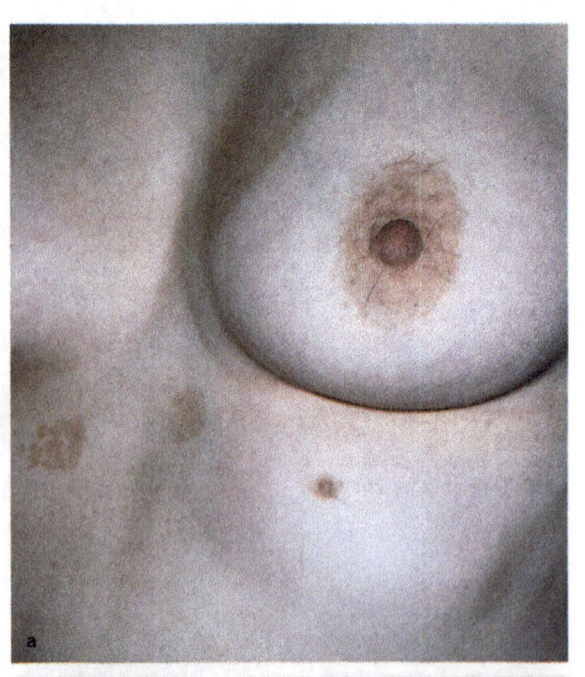

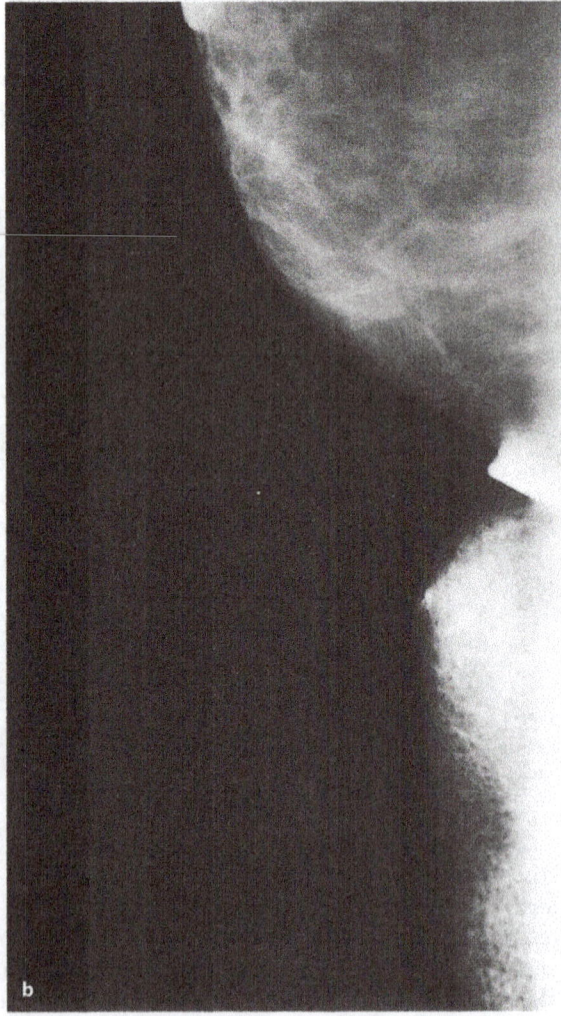

◁ **Abb. 1.7. a** Polymastie, **b** mammographisch mit Drüsengewebe

sichtbar ist; wenn doch – spricht man von *Polymastie* (Abb. 1.7).

Polymastien sind gewöhnlich ventral zu finden, ungewöhnliche Lokalisation – als Folge ektopischer Anlagen – kommen über der Skapula, am Oberschenkel und im Genitalbereich vor [4, 6, 47].

Akzessorische oder *ektopische Parenchymanlagen* werden in 1–6% beobachtet [48]; sie sind in der vorderen Achselfalte (Abb. 1.8), in der Achselhöhle, direkt oberhalb der Umschlagsfalte oder in der Leiste zu finden. Im akzessorischen Drüsenparenchym können alle Brustkrankheiten wie Mastopathie [34], Fibroadenolipom (Hamartom, [48]), aber auch Karzinome [4] entstehen.

Fettbursae können akzessorische Brüste nachahmen; eine gezielte Röntgenaufnahme klärt aber die Natur der Veränderung (Abb. 1.9).

Abb. 1.8. Akzessorisches Drüsengewebe in der vorderen Achselfalte

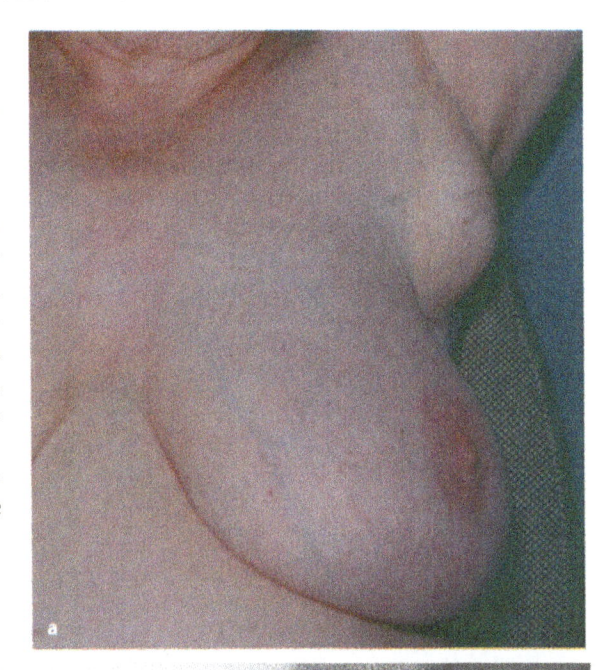

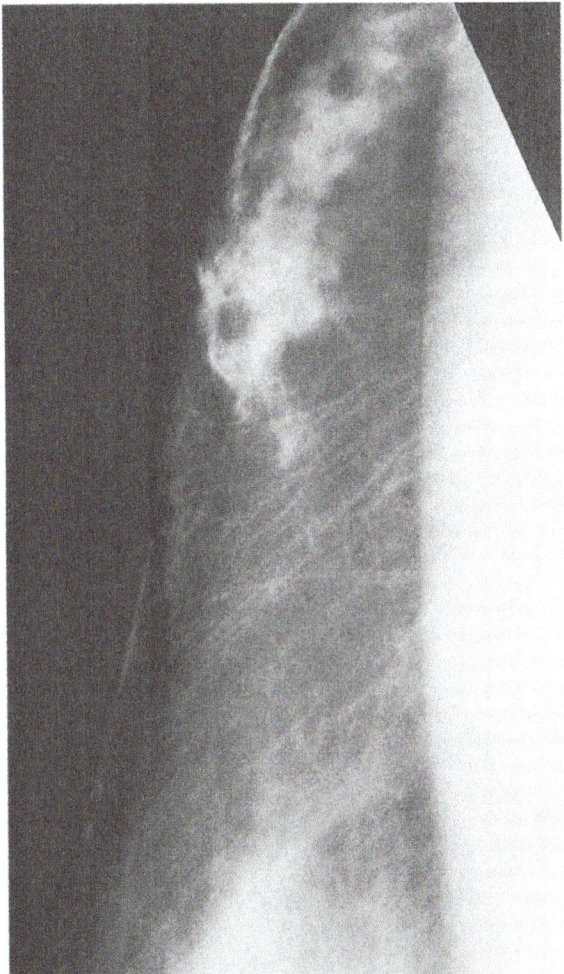

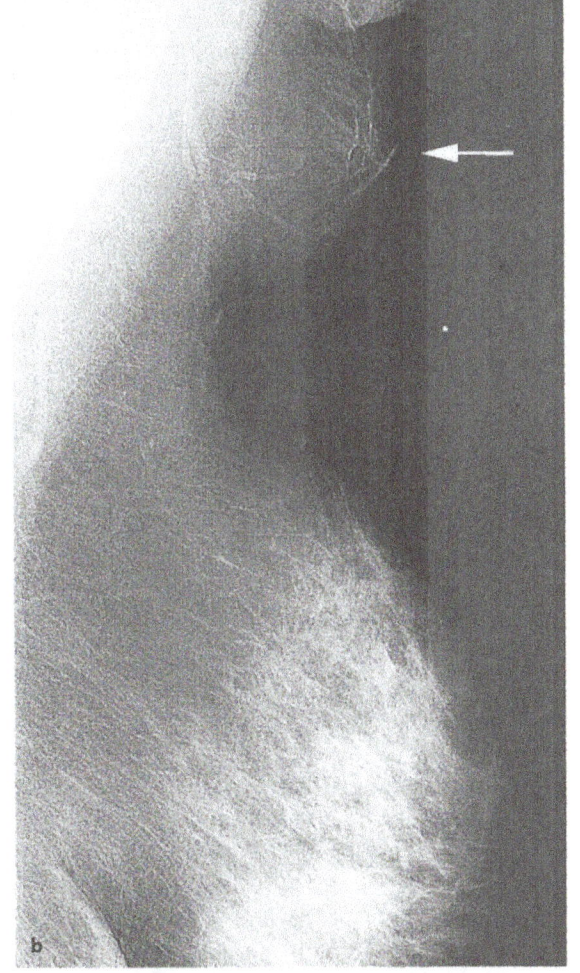

Abb. 1.9. a Akzessorische Brustanlage ohne Mamille, **b** Fettgewebe ohne Parenchym (*Pfeil*)

Anatomie des milchproduzierenden und -ableitenden Systems

Die Abbildungen 1.10a,b zeigen die ersten anatomischen Darstellungen des milchproduzierenden und -ableitenden Systems von Cooper (1845) und Abb. 1.10c eine Milchgangsfüllung mit Lobuli 150 Jahre später.

Lobulus

Der Lobulus (Drüsenläppchen) und der aus ihm abführende erste (terminale) Gang bilden die sog. terminale duktulolobuläre Einheit oder TDLU (wobei U für „unit" steht; Abb. 1.11.). Der terminale Gang wird wiederum in einen intra- und einen extralobulären Abschnitt aufgeteilt.

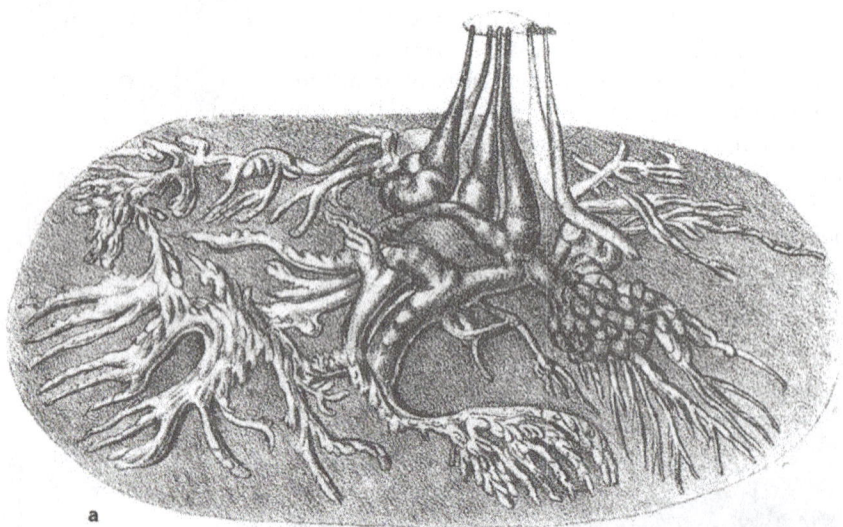

Abb. 1.10. a Lobuli und Milchgänge in Übersicht und **b** im Detail. **c** Galaktogramm mit gleichzeitiger Darstellung zahlreicher Lobuli und des Milchganges. (Die Teilabbildungen a und b sind von historischem Wert; sie stammen aus Cooper's „Anatomy and disease of the breast" von 1845)

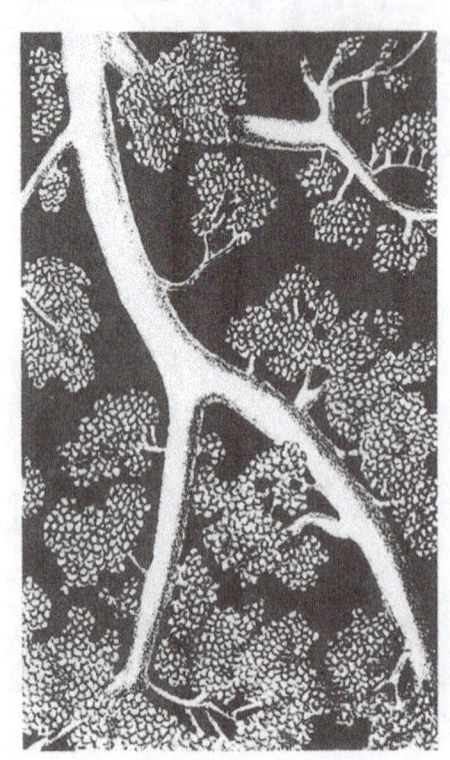

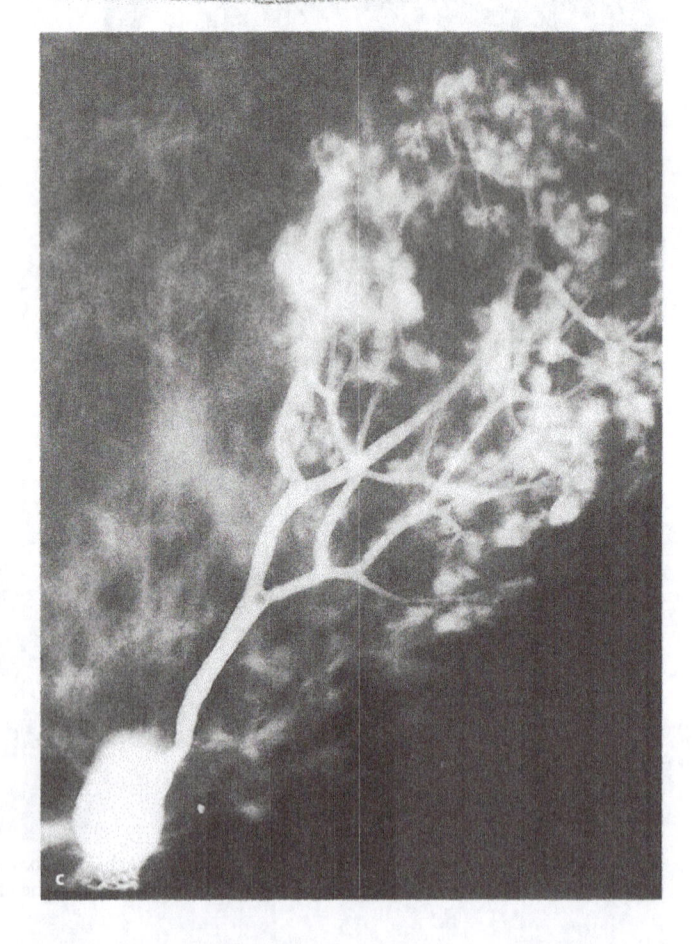

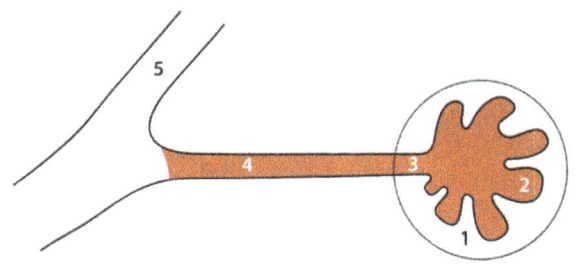

Abb. 1.11. Schematische Darstellung der TDLU: (*1*) Lobulus, (*2*) Azini, (*3*) intralobulärer terminaler Gang, (*4*) extralobulärer terminaler Gang, (*5*) Milchgang

Die Lobuli produzieren – unter hormonellem Einfluss – das Kolostrum, das Sekret und die Milch. Ein Läppchen der geschlechtsreifen Frau ist im Durchschnitt etwa 0,5 mm groß und besteht aus etwa 20–40 Azini, die auch als Endsprossen, Endstücke, Drüsenschläuche – bzw. während der Laktation – als „Alveoli" bezeichnet werden (in der amerikanischen Literatur nennt man die Azini „duktuli", was manchmal zu Missverständnissen führt). Die Azini sind stumpfe Röhrchen, die fingerhandschuhartig am Ende des terminalen Ganges angeordnet sind. Sie sind lumenwärts mit einem einreihigen Epithel ausgekleidet. Zwischen Epithelschicht und Basalmembran liegen die Myoepithelzellen (Myothelien, [28]). Diese sind mit Myofilamenten versehene Epithelzellen, die die Azini korbartig umfassen (deswegen nennt sie der Anatom „Korbzellen"); ihre Aufgabe ist, die Milch aus den Azini in den terminalen Milchgang auszupressen. Die Azini sind in ein *intra*lobuläres Bindegewebe eingebettet. Dieses von den Pathologen als „Mantelgewebe" bezeichnete lockere Gewebe enthält ein dichtes Kapillarnetz, dessen Aufgabe es ist, Hormone in die Läppchen zu transportieren bzw. das dort retinierte Sekret abzuführen. Der Lobulus ist von einer Kollagenkapsel umgeben, zwischen den Lobuli befindet sich das *inter*lobuläre Stroma (Abb. 1.12).

Die Milchgänge

Wie aus einem Bächlein Bäche, Flüsse und schließlich Ströme entstehen, so wird auch das Kaliber der Milchgänge immer größer: Die Hauptgänge sind etwa 0,5 mm breit. Die terminalen Gänge sind – wie die Azini – noch mit einem einreihigen, die weiteren Milchgänge jedoch bereits mit einem zweireihigen Epithel ausgekleidet. Zwischen den Epithelschichten und dem Basalmembran findet sich auch hier – wie bei den Azini – eine flache Myoepithelschicht, um die Milch bzw. das Sekret mamillenwärts weiter zu fördern. Das Vorhandensein oder Fehlen von Myothelien kann in der Beurteilung eines pathologischen Prozesses ein wichtiges Kriterium sein. Die Milchgänge sind mamillennah ampullenartig (4–6 mm) erweitert (Sinus lactifer). Die letzte Strecke der Milchgänge – direkt vor dem Ausgang – heißt Pars infundibularis. Hier wird das zweireihige Epithel vom Plattenepithel abgelöst, um am Ausgang in die verhornte Mamillenepidermis überzugehen.

Mammographisch können weder die normalen Lobuli noch die normalen Milchgänge dargestellt werden.

Die oben geschilderte Anatomie des milchableitenden Systems ist jedoch nur skizzenhaft. Wie wir wissen, ist das intraduktale Karzinom meistens die Erkrankung eines einzigen Milchganges. Infolgedessen wäre seine optimale brusterhaltende Behandlung – um Lokalrezidive zu vermeiden – die totale Entfernung des betroffenen Milchganges. Wie

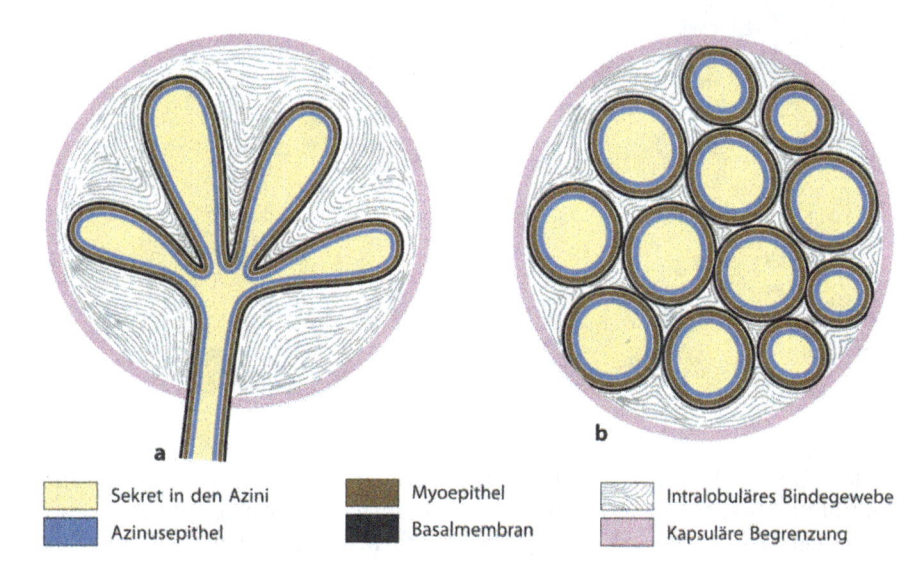

Abb. 1.12. a Schematische Darstellung eines Lobulusanteiles, **a** Längsschnitt, **b** Querschnitt

Sekret in den Azini
Azinusepithel
Myoepithel
Basalmembran
Intralobuläres Bindegewebe
Kapsuläre Begrenzung

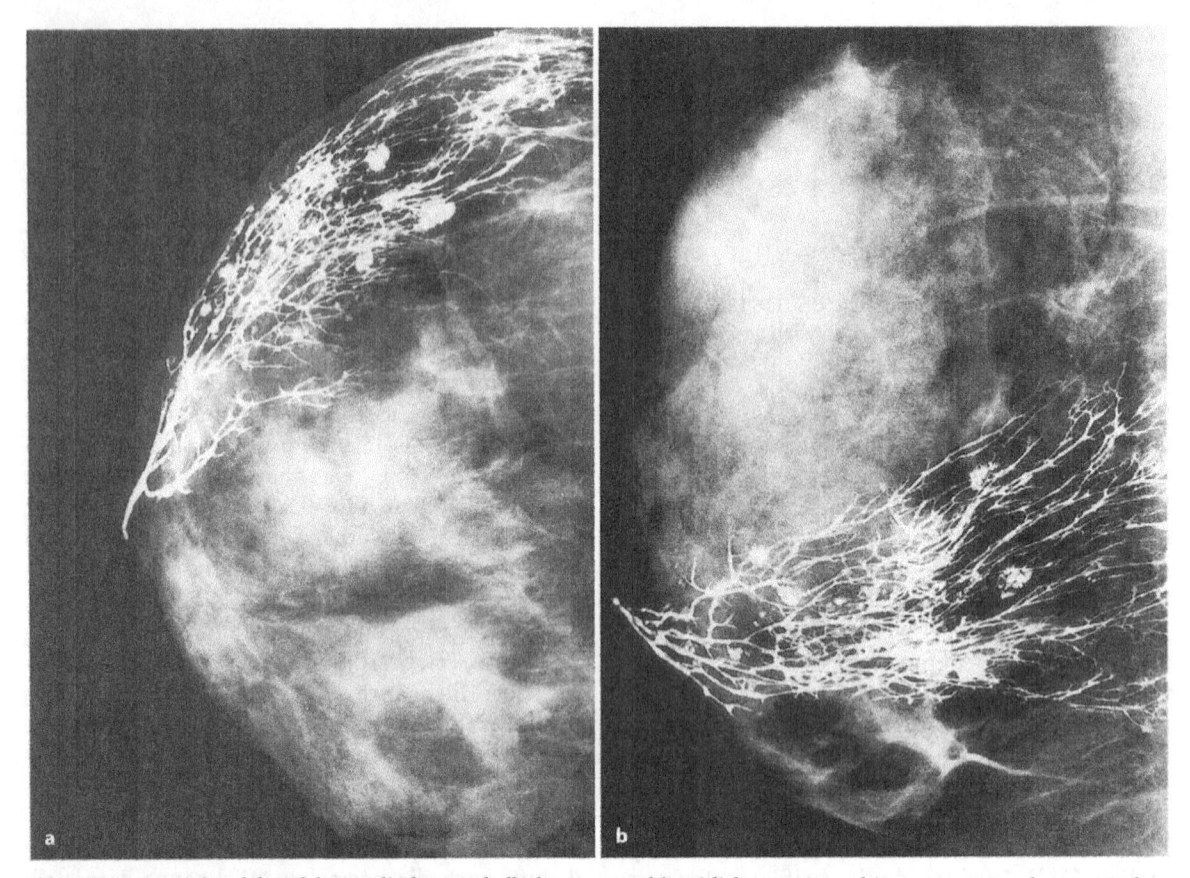

Abb. 1.13. a Kraniokaudal: Milchgang direkt unterhalb der Haut und **b** seitlich: vorwiegend im unteren Quadranten, Nebenbefund: Darstellung kleinzystischer Adenoseherde

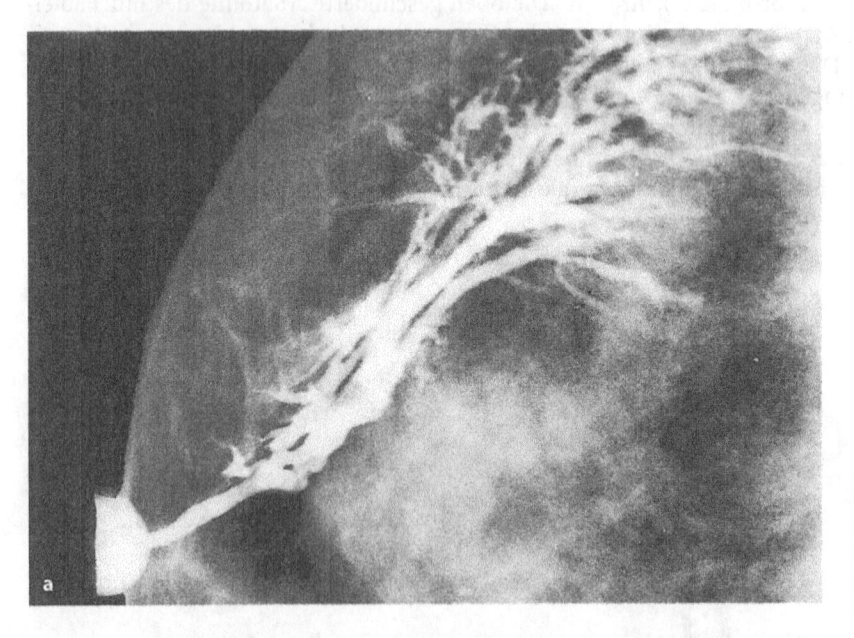

Abb. 1.14. a Kraniokaudal. Der Milchgang liegt weit unterhalb der Haut, **b** seitlich im oberen Quadranten, Nebenbefunde: kleinzystische Adenose und Kalkmilchzysten mit „Teetassen" ventral

jedoch Kopans [35] schreibt: „The segmental anatomy of the breast is poorly understood. Branches from a given duct network do not always conform to a predictable distribution ... Branches can extend in unexpected directions ... and even branch into two different quadrants. Branches from different prima-

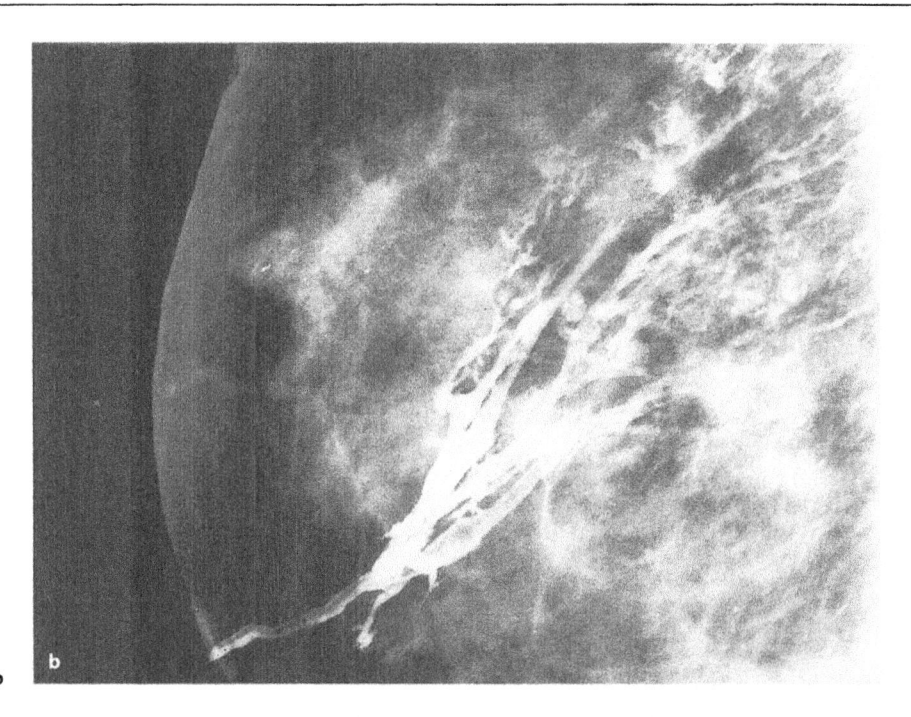

Abb. 1.14b

ry ducts likely overlap and interdigitate with branches from other segmental ducts."[1]

Eine genaue Milchgangsanatomie wäre also vonnöten. Von den Anatomen sind jedoch keine neuen Erkenntnisse zu erwarten! Ihre Methodik hat sich seit Cooper (1845) nicht verändert: Ausgusspräparate mit Mazeration der Weichteile. Manchmal gelingt ihnen die Darstellung mehrerer Milchgänge, wie es Barth u. Prechtel [2] zeigen, jedoch Hunderte von solchen Präparaten anzufertigen und zu katalogisieren, um nach einem System der Verteilung der Milchgänge zu suchen – das ist schier unmöglich.

Auch die dreidimensionale histologische Aufarbeitung von Milchgängen, wie es Ohtake et al. [44, 45] nach 20 (!) Quadrantektomien und später bei einer ganzen Brust durchgeführt hatten, ist ein mühsames und Zeit-raubendes Verfahren: Sie haben, nur um die Milchgänge einer einzigen Brust darzustellen, einen ganzen Monat gebraucht! (Ohtake, persönliche Mitteilung 2001.) Um anatomische Gesetzmäßigkeiten bestimmen zu können, müsste man aber mindestens 100 gesunde Brüste bearbeiten – ein 8-jähriges Programm!

Es schien mir wesentlich einfacher, meine Milchgangsfüllungen zu kartographieren: Ich habe von 135 Galaktogrammen 85 solche analysiert, die in ihrem vollen Umfang dargestellt wurden. Sie wurden je nach ihrer Lage in der Brust klassifiziert und zwar je nachdem, ob sie direkt subkutan (Abb. 1.13) oder von der Haut etwas entfernt (Abb. 1.14) oder aber zentral (Abb. 1.15) lagen.

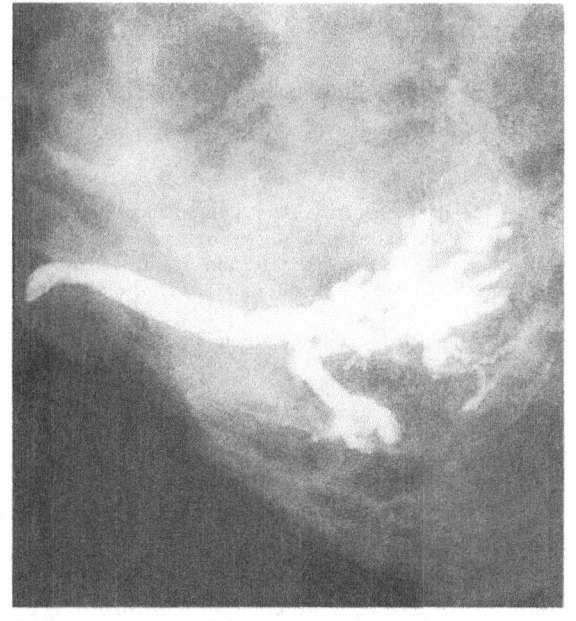

Abb. 1.15. Zentraler Milchgang (etwas ektatisch)

---

1 Die Milchgangsanatomie ist wenig erforscht. Man kann die Verteilung der Milchgangs-Äste nicht immer voraus bestimmen ... Sie können in unerwartete Richtungen wachsen und verzweigen sich sogar in zwei verschiedene Quadranten. Die Äste verschiedener Milchgänge überlappen sich und anastomosieren mit anderen.

10 KAPITEL 1 **Die gesunde Brust**

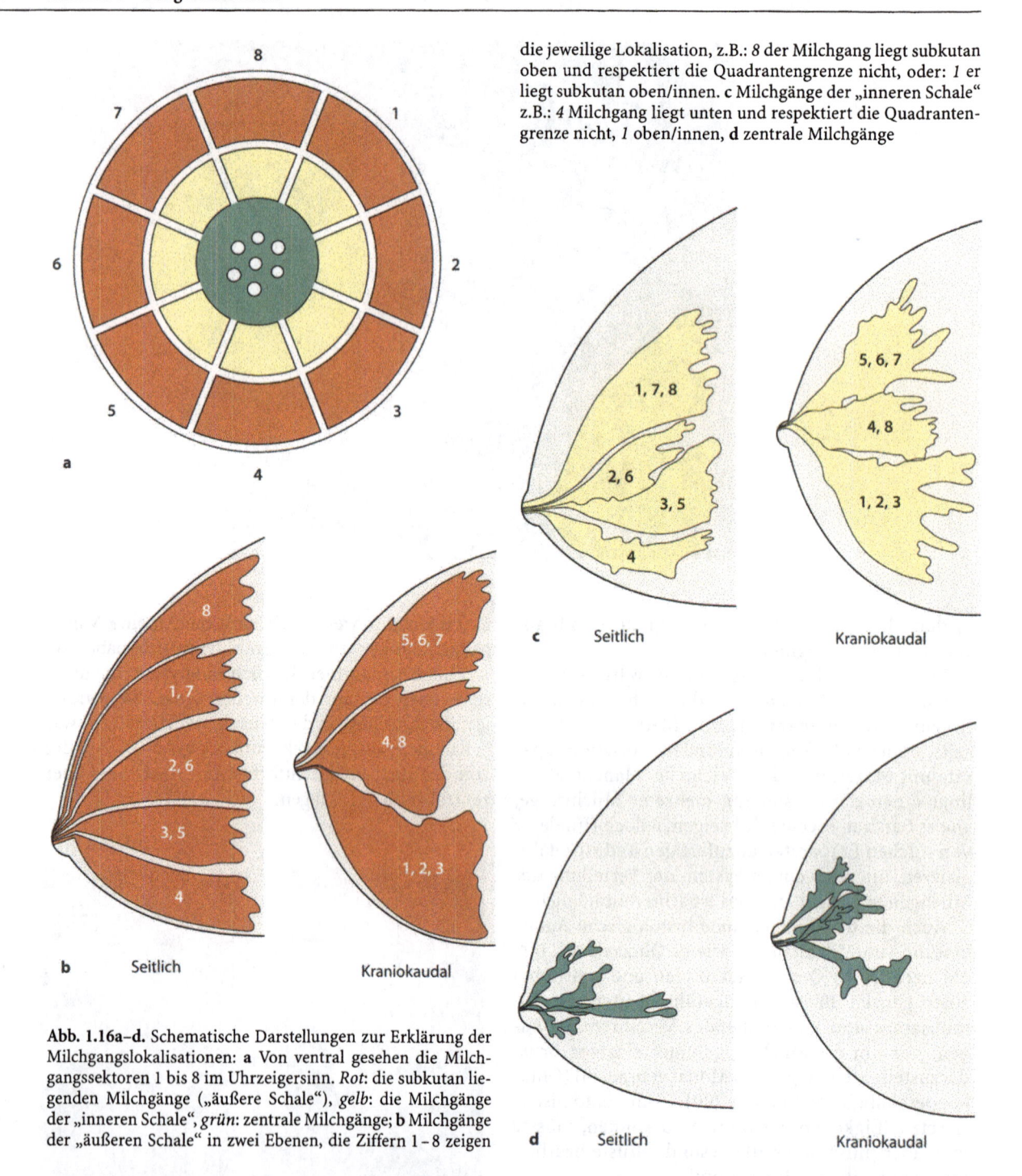

die jeweilige Lokalisation, z.B.: *8* der Milchgang liegt subkutan oben und respektiert die Quadrantengrenze nicht, oder: *1* er liegt subkutan oben/innen. **c** Milchgänge der „inneren Schale" z.B.: *4* Milchgang liegt unten und respektiert die Quadrantengrenze nicht, *1* oben/innen, **d** zentrale Milchgänge

Abb. 1.16a–d. Schematische Darstellungen zur Erklärung der Milchgangslokalisationen: **a** Von ventral gesehen die Milchgangssektoren 1 bis 8 im Uhrzeigersinn. *Rot*: die subkutan liegenden Milchgänge („äußere Schale"), *gelb*: die Milchgänge der „inneren Schale", *grün*: zentrale Milchgänge; **b** Milchgänge der „äußeren Schale" in zwei Ebenen, die Ziffern 1–8 zeigen

Es stellte sich heraus, dass 37 % der Milchgänge direkt subkutan liegen, sozusagen in einer „äußeren Schale"; 41 % liegen direkt darunter in einer „inneren Schale" und 22 % zentral. Die Milchgänge konnten in acht Sektoren zugeordnet werden. Die Abbildungen 1.16a–d verdeutlichen diese Anordnung auf den kraniokaudalen bzw. streng seitlichen Aufnahmen. Wie man sieht: die Milchgänge respektieren nicht immer die von uns geschaffenen Quadrantengrenzen (Abb. 1.17).

Die Milchgänge der „äußeren Schale" sind die längsten; sie reichen fast bis zur Fascia pectoralis. Da die Karzinome oft in den terminalen Milchgängen entstehen, ist es verständlich, dass sie in über

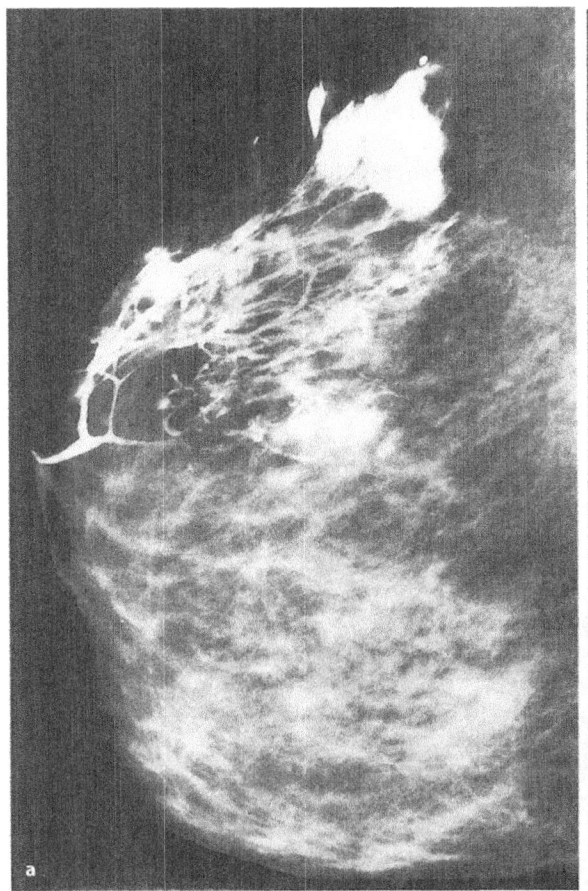

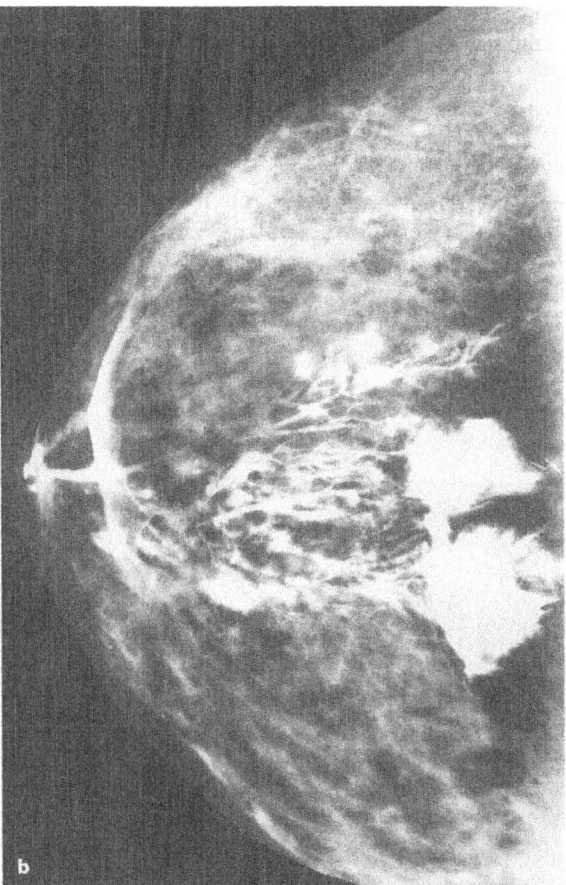

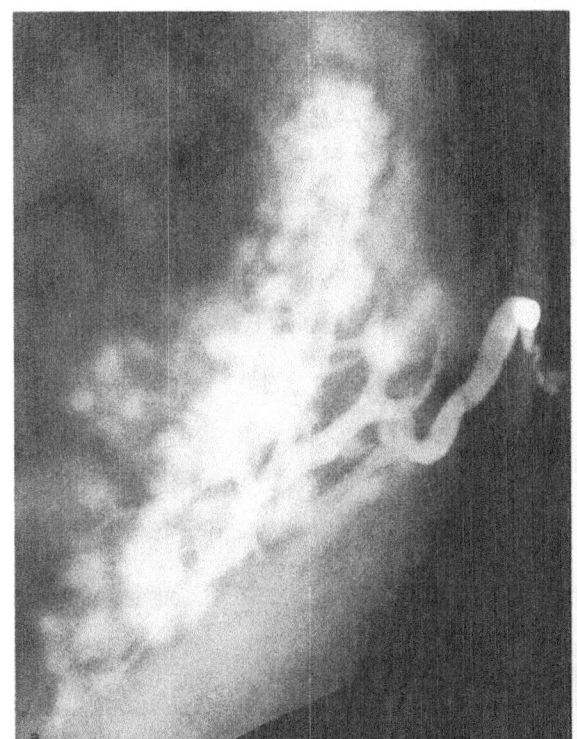

Anatomie des milchproduzierenden und -ableitenden Systems 11

Abb. 1.17. a Der Milchgang gehört zur inneren Schale (*Segment 8*) und **b** respektiert die Quadrantengrenze nicht

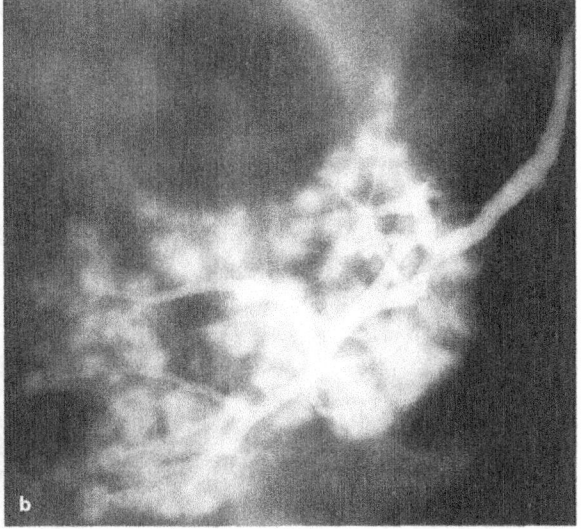

Abb. 1.18a,b. Änderung der Milchgangsform je nach Ebenen **a** kraniokaudal, **b** seitlich

70 % in unmittelbarer Nähe des subkutanen oder retromammären Fettgewebes lokalisiert sind; allerdings können hier auch geometrische Projektionen der hemisphärischen Brust eine Rolle spielen [55]. Die Milchgänge der „zweiten Schale" sind etwas kürzer; die zentralen Milchgänge sind – bis auf wenige Ausnahmen – die kürzesten. So entsteht eine konkave hintere Begrenzung des Drüsenkörpers.

Die Milchgänge sind in der Regel in beiden Filmebenen dreiecksförmig, wobei die Spitze des Dreiecks meist auf die Mamille zeigt und die Basis meist auf die Thoraxwand gerichtet ist.

Jedoch: Im Galaktogramm kann sich das Dreieck je nach Projektion ändern und so können nicht nur dreieckige Konfigurationen, sondern auch Parallelogramme entstehen (Abb. 1.18).

Umrandet man die peripheren Konturen der kontrastierten Milchgänge, so entstehen einfache oder mehrfache Einkerbungen.

Die von Kopans [35] aufgezählten Abweichungen kamen bei dieser Studie eher selten vor. Nur in 2 % waren die Milchgänge „Grenzgänger" und traten in eine andere Mammahälfte durch (Abb. 1.19).

Interduktale Anastomosen habe ich in 10 % ge-

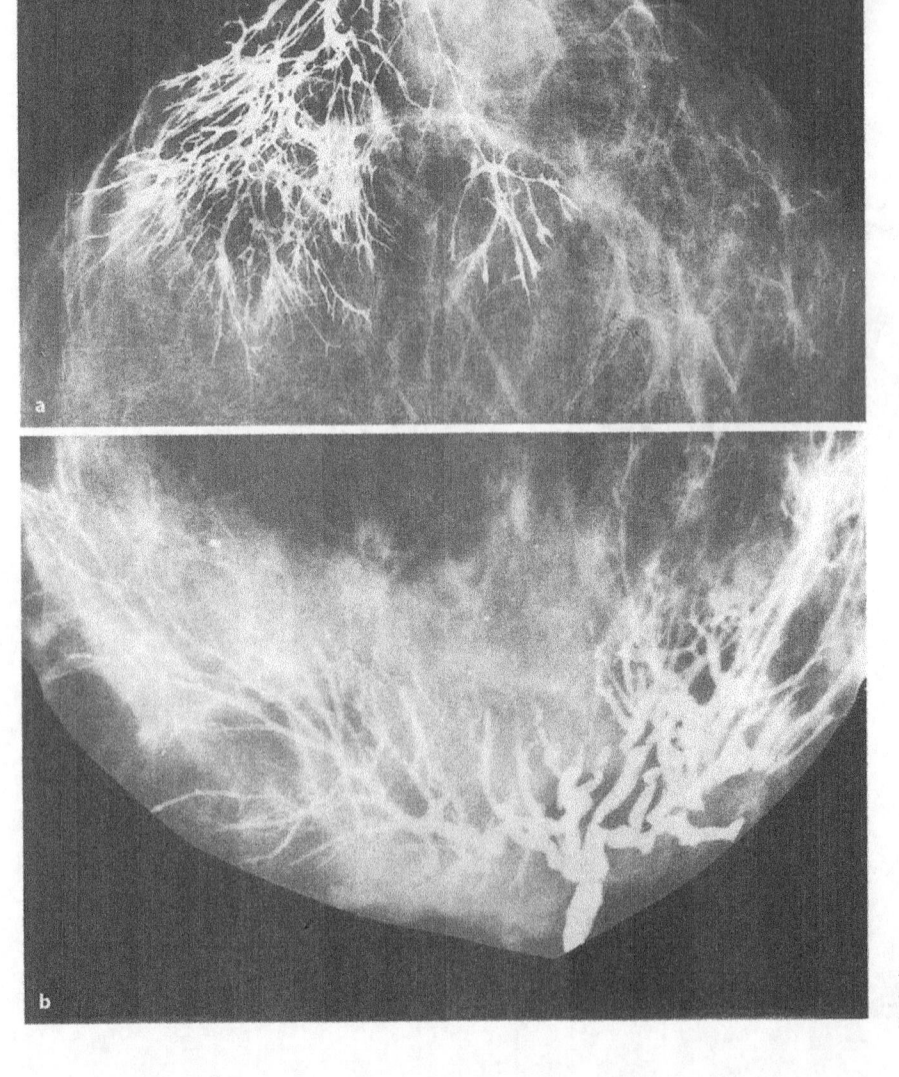

Abb. 1.19a,b. Milchgänge, die die Quadrantengrenzen nicht respektieren

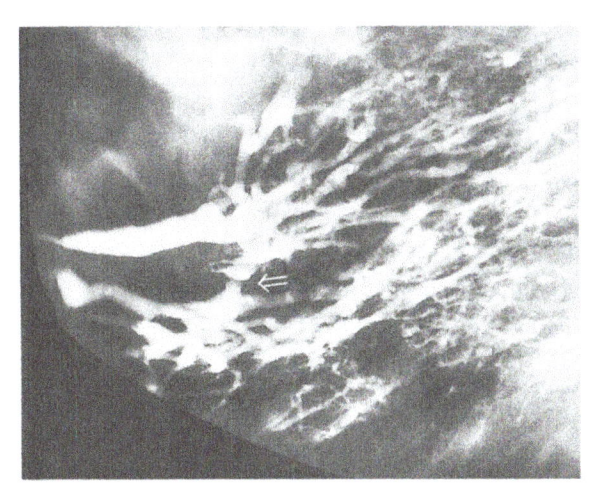

Abb. 1.20. Zwei Milchgänge mit einer Milchgangsfüllung: Ich wollte den oberen sezernierenden Milchgang darstellen, durch die Anastomose (*Pfeil*) wurde – retrograd – auch der untere dargestellt

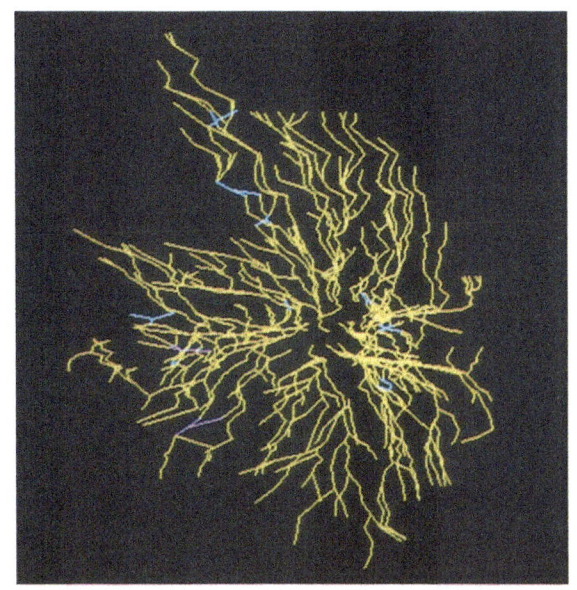

Abb. 1.21. 3-dimensionale Darstellung des Milchgangssystems. Die einzelnen Milchgänge sind *gelb* markiert, die *intra*duktalen Anastomosen *blau*, die *inter*duktalen *lila*. (Aus [45], Dr. T. Ohtake/Fukushima)

Einmal wurde zufällig ein kurzer direkt vor der Haut stumpf endender Milchgang (mit Lobuli!) gefunden, wahrscheinlich einer rudimentären Polymastie entsprechend (Abb. 1.22).

Weitere Untersuchungen dieser Art könnten diese Erkenntnisse erweitern.

Weitere Bestandteile der Brust

Der Mamillen-Areolen-Komplex

Er ist aus glatter Muskulatur aufgebaut. Die Mamillenspitzen sind durch 15 bis 20 feine Krypten (Pori secretorii) zerklüftet. Wegen der Galaktographie ist es für uns wichtig zu wissen, dass von den intramamillären Milchgängen (Partes infundibulares) nur die zentralen sagittal verlaufen, die anderen mehr oder weniger schräg (Abb. 1.23).

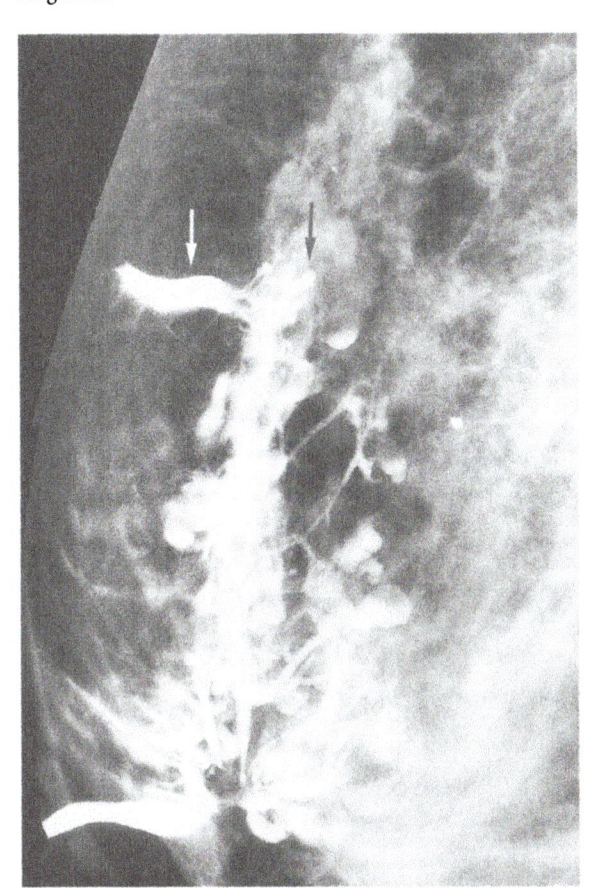

Abb. 1.22. s. Text

funden (Abb. 1.20), während Ohtake et al. [45] solche Verbindungen zwischen zwei Milchgängen in 25% festgestellt haben (Abb. 1.21).

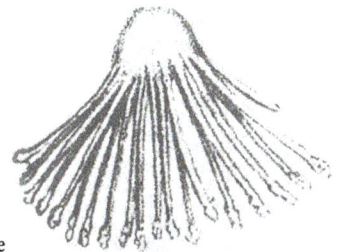

Abb. 1.23. Intramamilläre Milchgänge. (Cooper 1845)

Warzenhof

Dieser weist 10 bis 15 Höckerchen auf, welche die Mamille kranzartig umgeben (Montgomery-Drüsen).

Bei richtiger Einstellung und Belichtung hebt sich die Mamille im Mammogramm meist vom Warzenhof ab; bei falscher Einstellung oder bei Retraktion kann sie wie ein solitärer Rundschatten zur Darstellung kommen – eine Fallgrube für Ungeübte!

Der Warzenhof ist im Mammogramm 2–4 mm dick.

Bindegewebe

Die Brustdrüse liegt zwischen dem hinteren und vorderen Blatt der Fascia pectoralis superficialis. Das hintere Faszienblatt ist mit der Pektoralismuskulatur direkt verbunden, während das vordere mit der Haut durch die Retinacula cutis verbunden ist. Vom dorsalen zum ventralen Faszienblatt ziehen flache Bindegewebssepten, die Cooper (1845) als „Ligamenta suspensoria" bezeichnet hat. Heute sprechen wir von Cooper-Ligamenten (Abb. 1.24).

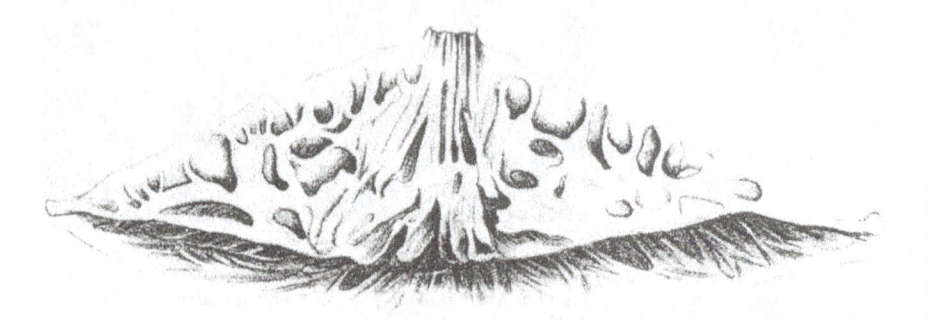

Abb. 1.24. Sagitaler Schnitt durch die Brust, zentral sind Milchgange zu sehen, rechts und links davon die „Ligamentea suspensoria". Die Hohlräume waren mit Fett ausgefüllt. (Cooper 1845)

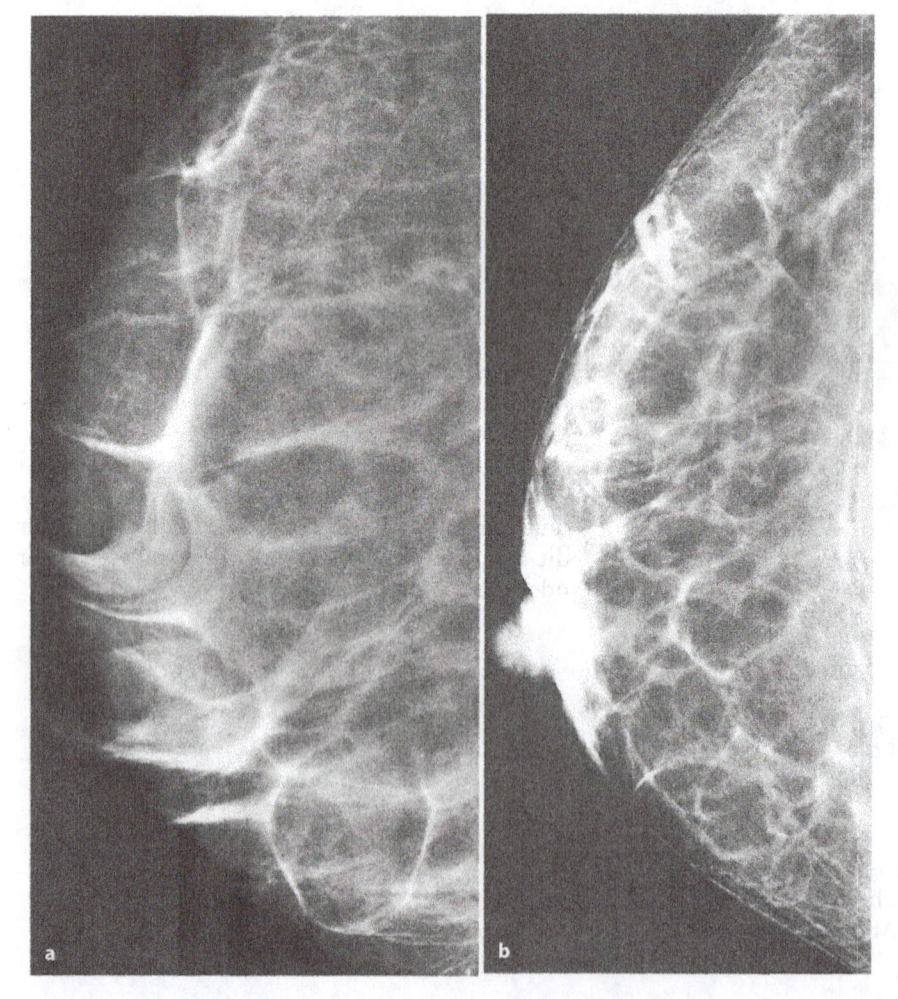

Abb. 1.25a,b. s. Text

Mammographisch kommen diese Ligamente als weiße halbbogige (Abb. 1.25a) oder netzartig angeordnete (Abb. 1.25b) Streifenschatten zur Darstellung.

Fettgewebe
Das gesamte Drüsenparenchym wird – unterschiedlich ausgeprägt – von Fettgewebsläppchen durchsetzt, auch der Drüsenkörper wird von einer unterschiedlich dicken Fettschicht umgeben.

Arterien und Venen
Sie sind voneinander mammographisch nicht zu unterscheiden, es sei denn, dass die Arterien verkalkt sind.

Lymphbahnen und intramammäre Lymphknoten
Der Hauptlymphstrom geht zur Axilla. Meist siedeln die ersten Lymphknotenmetastasen in den Noduli pectorales an. Von hier fließt die Lymphe dann weiter zu den axillären, infraklavikulären, interkostalen und mediastinalen Knoten; es bestehen auch intermammäre Verbindungen.

Auch intramammär findet man Lymphknoten, vorwiegend oben/außen, aber auch anderswo. Sie kommen einzeln oder gruppiert vor und sind im Mammogramm durch ihre charakteristische „Nierenform" bzw. durch ihre „zentrale Aufhellung" zu erkennen (Abb. 1.26a, b). Selten hat man das Glück, auch die Binnenstruktur eines intramammären Lymphknotens per „Zufallslymphographie" zu erfassen (Abb. 1.27a). Man sieht dann die Vasa afferens und efferens mit ihren Einschnürungen (Klappen), den Randsinus, die intermediären Sinus. Die grauen Flecken entsprechen den Rindenknötchen (Abb. 1.27b).

Haut
Die Haut ist anatomisch 0,5 – 2 mm dick; in der Nähe des unteren Brustansatzes ist sie etwas dicker. Bei kleineren, festeren Brüsten kann sie – technisch bedingt – dicker zur Darstellung kommen.

M. pectoralis
Der M. pectoralis kommt bei der seitlichen, insbesondere aber bei der halbschrägen Aufnahme, als nach ventral scharf begrenzter Weichteilschatten zur Darstellung (Abb. 1.28). Das teilweise oder völlige Fehlen dieses Muskels, das auch mit anderen Anomalien des ipsilateralen Arms einhergehen kann, wird nach dem ersten Beschreiber dieser Fehlentwicklung Poland-Syndrom genannt [18, 51].

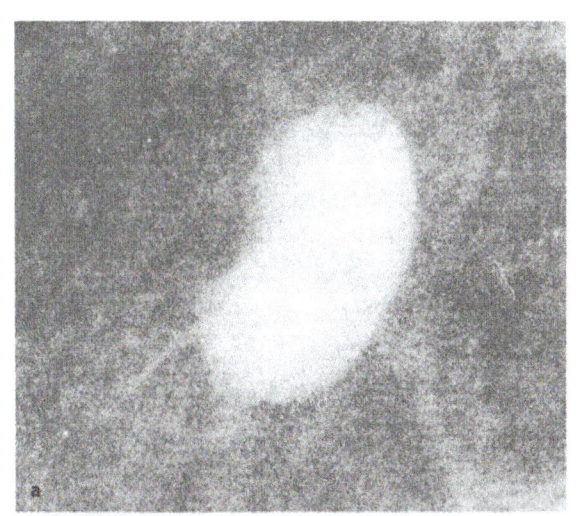

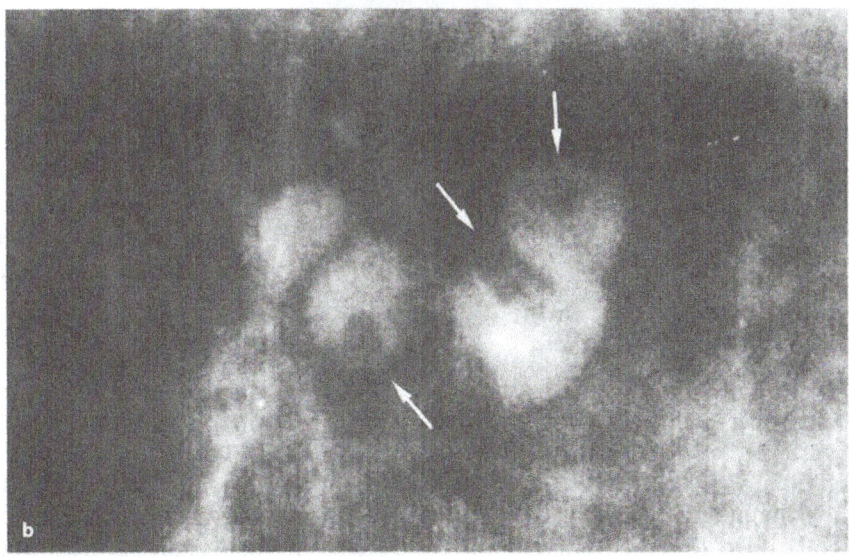

Abb. 1.26a,b. s. Text

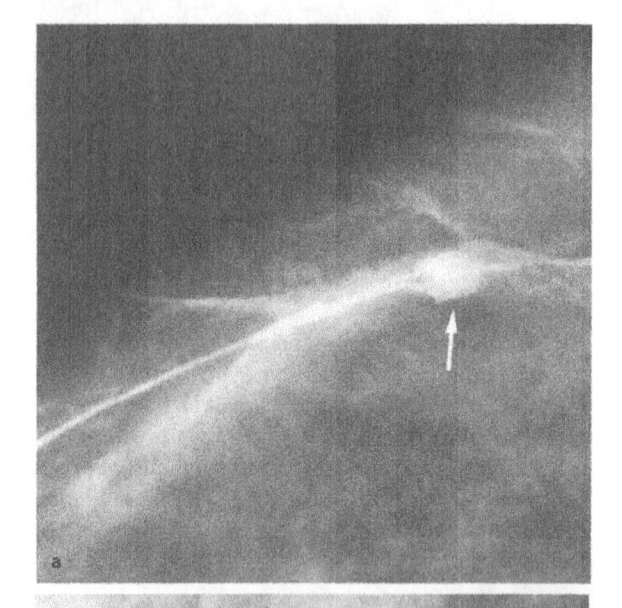

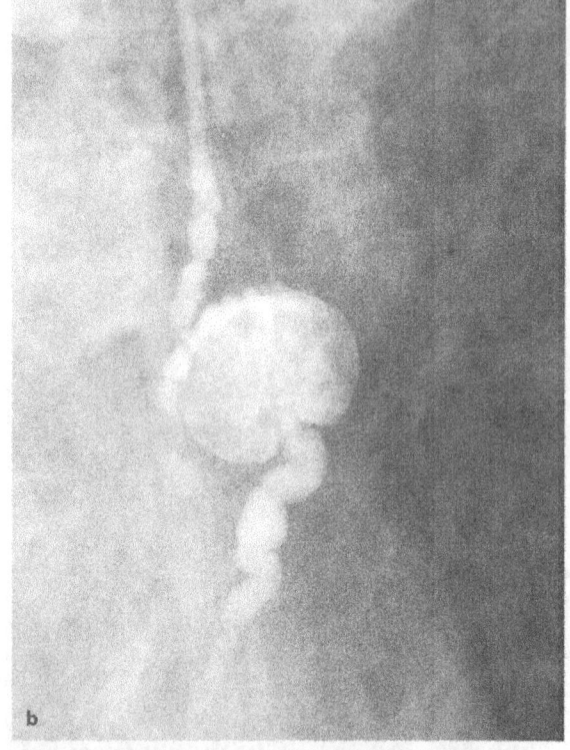

Abb. 1.27. a „Indirekte Lymphographie" bei einer Galaktographie, wobei die pars infundibularis zufällig durchgestochen wurde. Darstellung eines intramammären Lymphknotens (*Pfeil*), **b** der intramammäre Lymphknoten (vergrößert)

Eine andere, seltene Variante des M. pectoralis major ist die Entwicklung eines M. sternalis, der parallel zum Sternalrand läuft und auf dem kraniokaudalen Mammogramm innen als 1–2 cm großer, rundlicher oder dreiecksförmiger, recht gut begrenzter

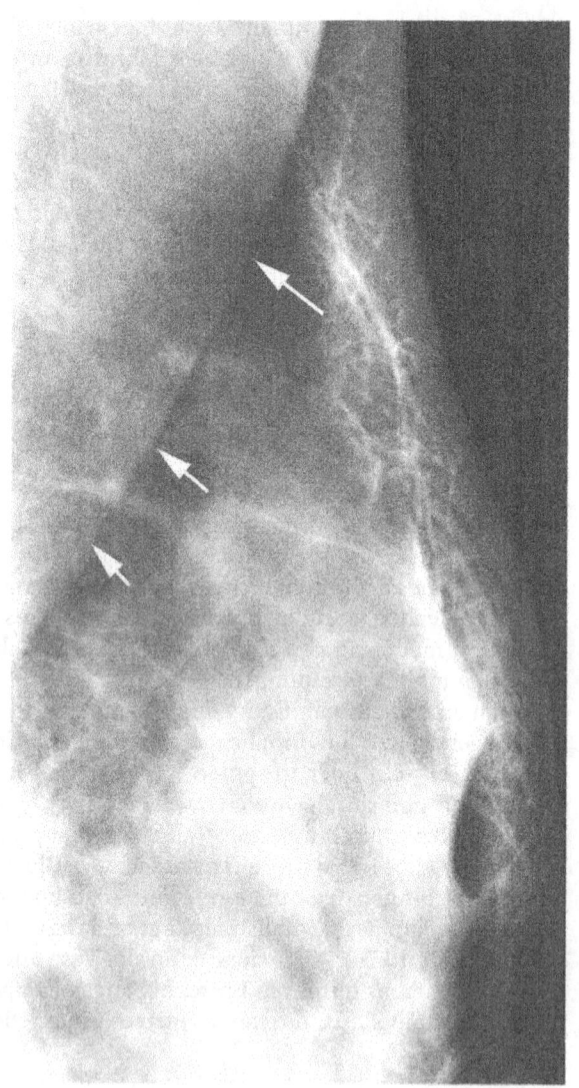

Abb. 1.28. Die vordere Kante des M. pectoralis major (*Pfeile*)

Weichteilschatten zu sehen ist. Die mammographische Diagnose sollte mit CT oder MR bestätigt werden [11, 12].

Physiologische/aphysiologische Veränderungen und Brustkomposition

Die bisher besprochene Anatomie bildet aber lediglich das Gerüst der gesunden weiblichen Brust: hormonale, aber auch andere Ursachen ändern das mammographische Bild.

Bereits am Anfang der Mammographie-Ära hatte Leborgne in seinem Buch [38] die schematische Darstellung von drei unterschiedlichen Stadien, die man täglich antrifft, aufgezeigt:

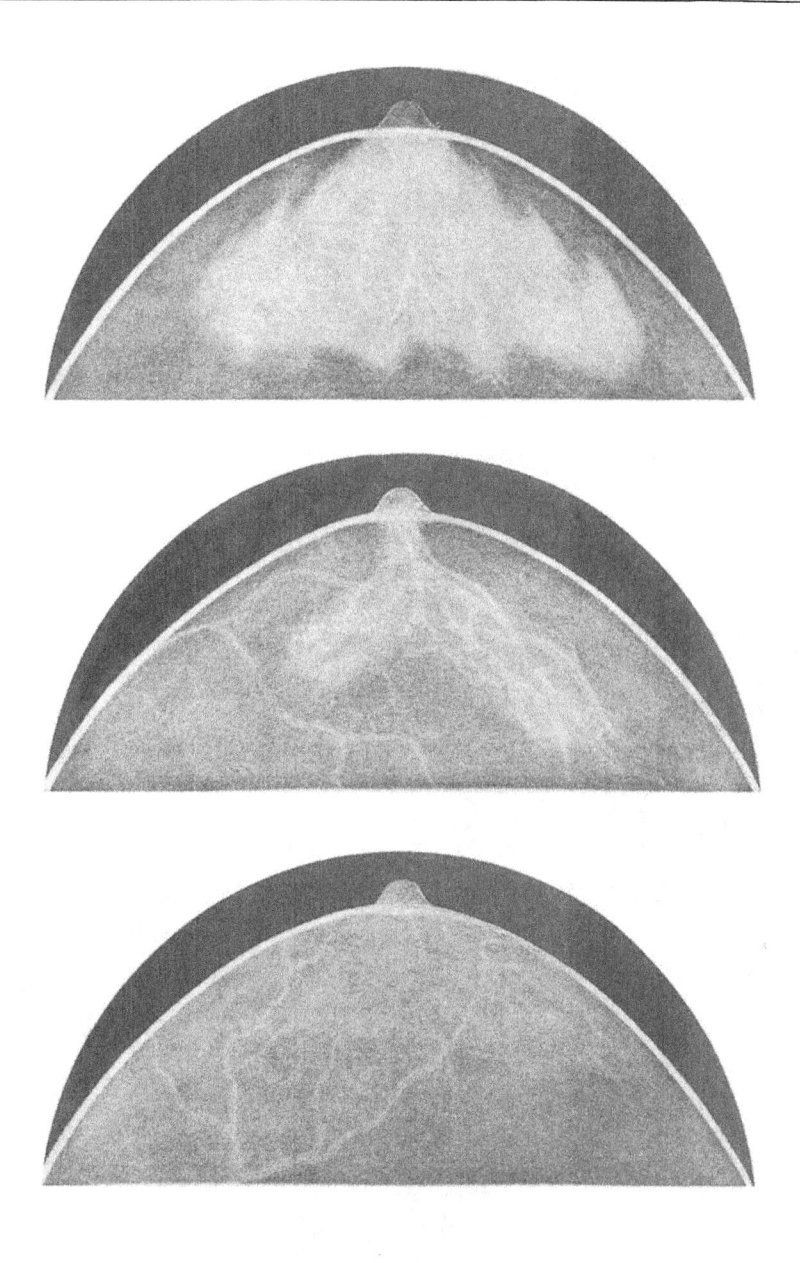

Abb. 1.29. *Oben*: junge Frau mit großem, dichtem Drüsenkörper; *Mitte*: durch Fetteinlagerung aufgelockertes Drüsengewebe vor der Menopause; *unten*: Die Brust der alten Frau besteht vorwiegend aus Fettgewebe, einige fibrotische Streifen und Blutgefäße sind noch zu sehen. (Dr. F. Leborgne/Montevideo)

- den dichten Mammakörper,
- den mit Fetteinlagerung aufgelockerten Mammakörper und
- die Fettbrust (Abb. 1.29).

Alle drei Brustkompositionen hat er als normal bezeichnet.

Das Idealbild der juvenilen Brust ist also nach Leborgne das dichte Drüsengewebe (Abb. 1.30). Jedoch bereits bei jungen Frauen – schon um 20 Jahre – sieht man hier und da eine gewisse Rückbildung des Parenchyms und Ersatz durch Fettgewebe. Hier handelt es sich um vorübergehende Verkleinerung der Lobuli. Man findet bei 43% der Frauen unter 30 Jahren vorwiegend dichte Brüste, bei 14% wird das Bild bereits vom Fettgewebe beherrscht. Bei den 30- bis 35-jährigen Frauen bildet sich das Parenchym langsam zurück und die vorher dichte Brust wird immer aufgelockerter [3]. Bei etwa der Hälfte der Frauen zwischen 35 und 50 Jahren sieht man vorwiegend oder ausschließlich Fettgewebe (Abb. 1.31, [22, 67]).

Zu einer vollständigen Parenchyminvolution mit strahlentransparenter „Fettbrust" kommt es nur bei 63% der Frauen über 50 Jahren [57]. Bei den restlichen 37% handelt es sich jedoch nicht um Drüsengewebe (wie bei den jungen Frauen), sondern um regressive Veränderungen (Abb. 1.32). Histologisch ist die Brustdrüse im Alter durch Atrophie der Lobuli und durch die Weitstellung der Milchgänge gekennzeichnet, die – bildhaft gesprochen – einer „Entlaubung des Drüsenbaums mit Hervortreten des Astwerks entsprechen" (Abb. 1.33, [4]). Ich kann nicht umhin, die Beschreibung der alten Brust von Cooper (1845, [17]) hier zu zitieren:

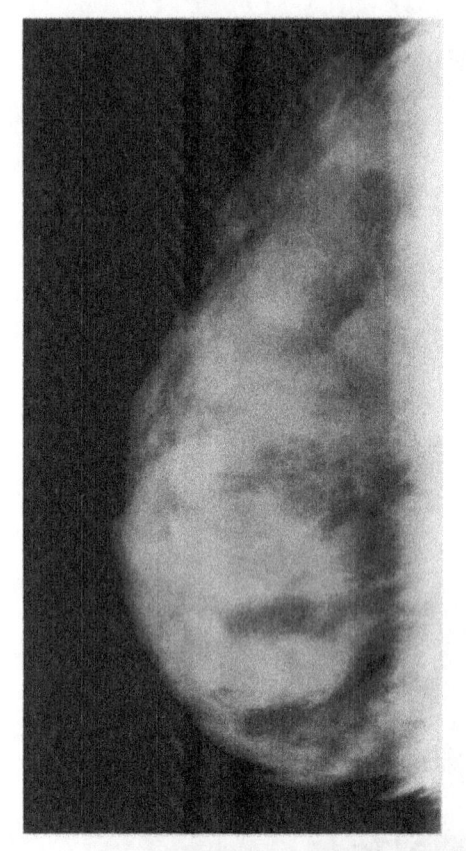

It appears, then, that the effect of age is to absorb the glandular structure, to load the ducts with mucus, to obliterate the milk cells. But although the glandular structure be thus absorbed, adipose matter is deposited and occupies its place, and the general contour of the breast is ... thus maintained.[1]

Nichts Neues gibt es unter der Sonne!

---

[1] ... mit dem Alter werden die glandulären Strukturen absorbiert, die Milchgänge werden mit Schleim vollgefüllt und die Lobuli obliterieren. Der Platz der absorbierten glandulären Strukturen wird durch Fettgewebe ersetzt und so bleibt die Brustkontur erhalten.

Abb. 1.30. Dichtes, durch Fetteinlagerung nur minimal aufgelockertes Drüsengewebe einer 23-jährigen Frau

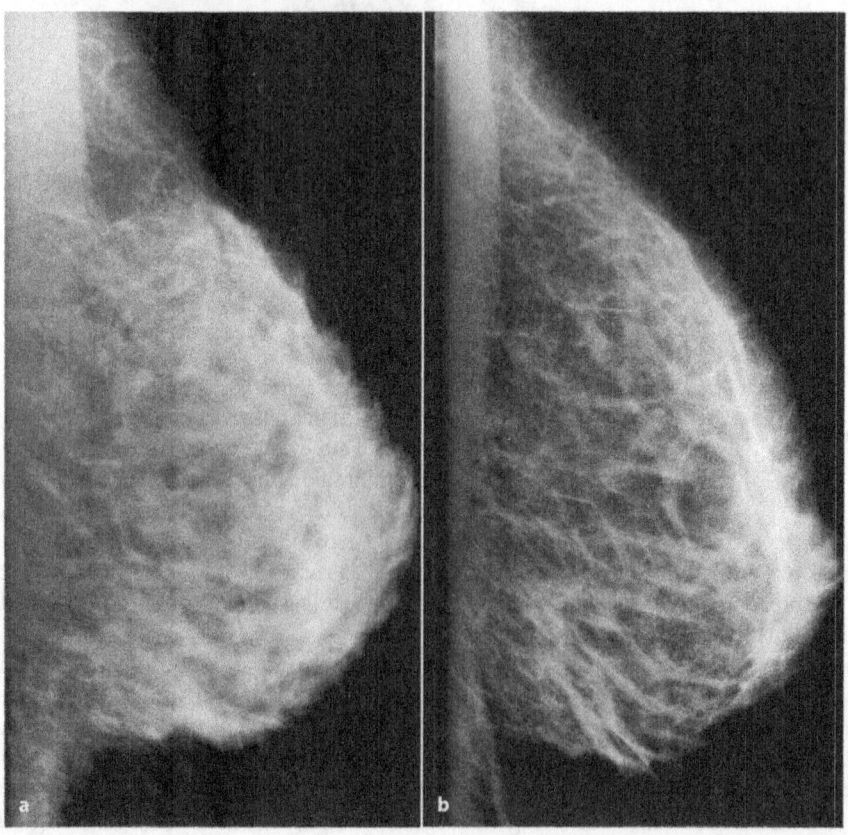

Abb. 1.31a,b. Rückbildung des Drüsengewebes **a** 1976, **b** 1986

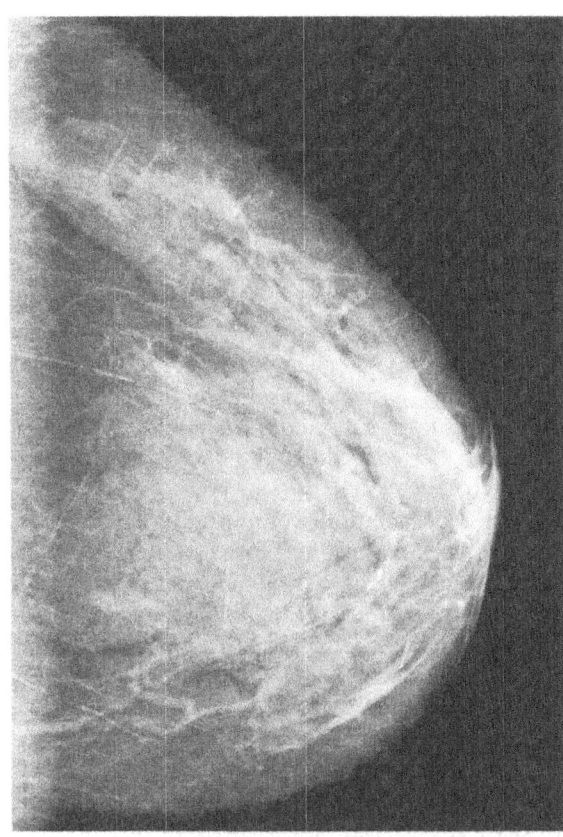

Physiologische/aphysiologische Veränderungen und Brustkomposition 19

Die Involution des Parenchyms beginnt medial und unten und setzt sich nach lateral und oben fort, am längsten bleibt der laterale Parenchym-Ausläufer bestehen. In etwa 3 % der Fälle ist die Parenchyminvolution asymmetrisch (Abb. 1.34, [36]).

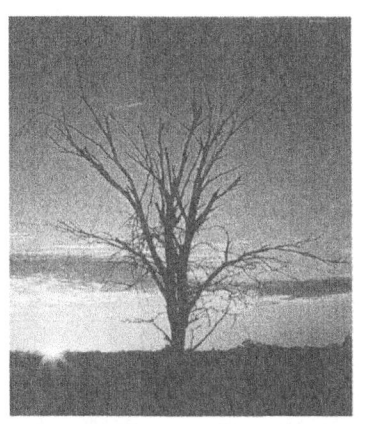

◁
Abb. 1.32. Vorwiegend strahlendichte Brust einer 75-jährigen Frau (sog. Altersadenose)

Abb. 1.33. s. Text

▽**Abb. 1.34a,b.** Asymmetrische Involution **a** rechts, **b** links

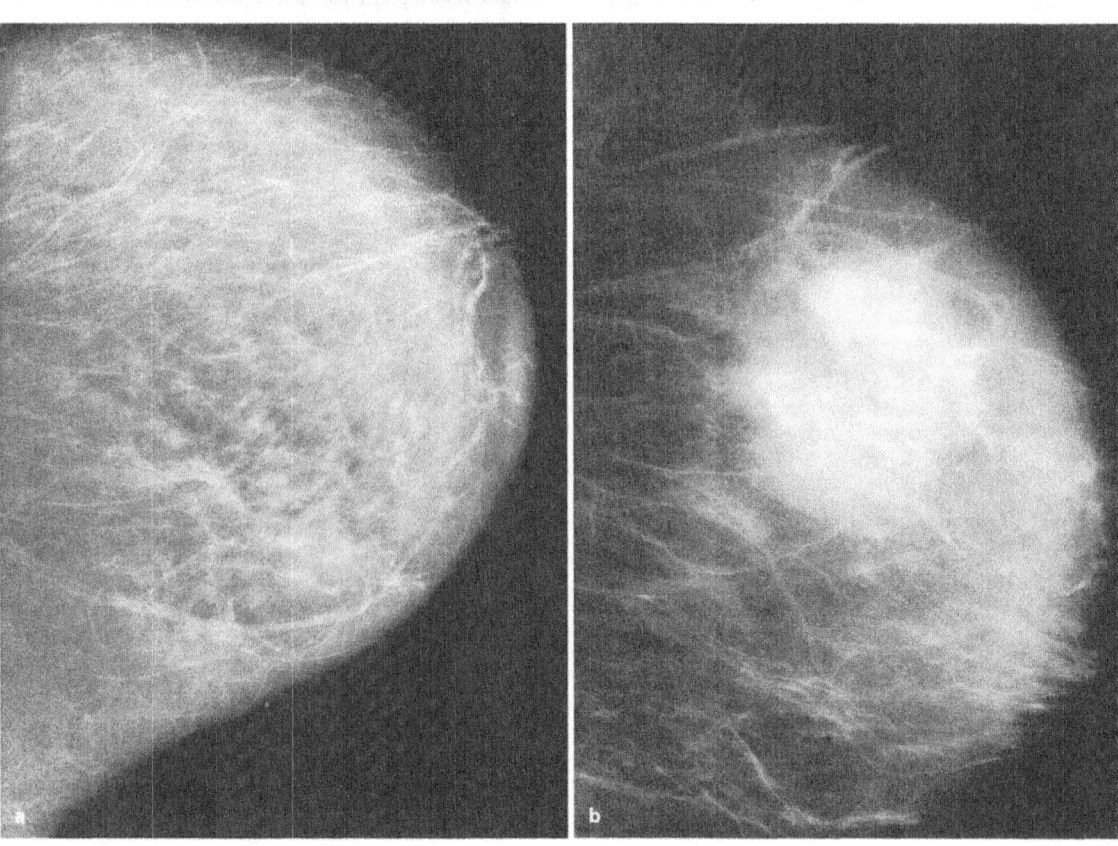

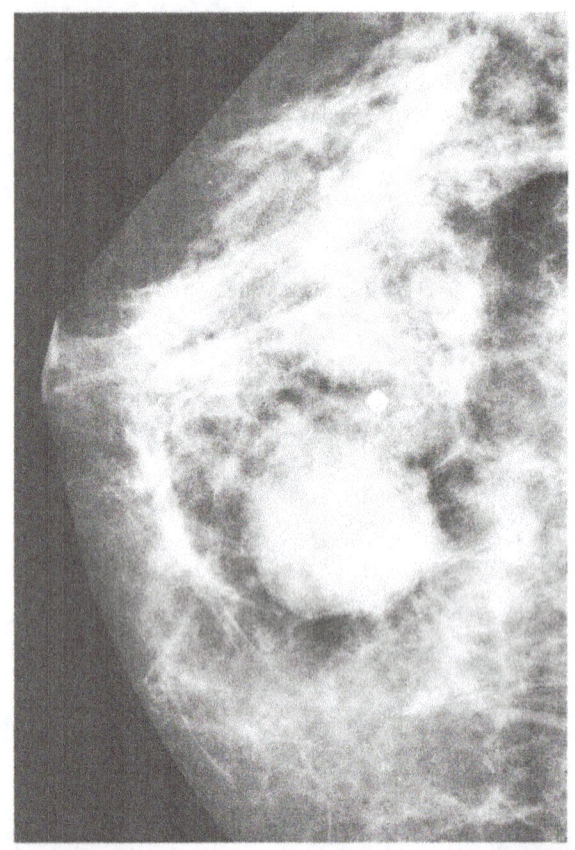

Selten bleibt jedoch – nicht wie üblich – lateral-oben, sondern in der Mitte der Brust eine umschriebene „Restparenchyminsel" stehen. Solche Fälle können dem Ungeübten differenzialdiagnostische Schwierigkeiten bereiten (Abb. 1.35.). Ausschlaggebend in der Diagnosefindung ist die Inkongruenz zwischen mammographischem und palpatorischem Befund: Der Schatten ist groß, jedoch kaum tastbar. Solche Fälle kann man in 3 oder 6 Monaten mammographisch kontrollieren oder mit Ultraschall bzw. mit perkutaner Biopsie klären.

Nicht nur das Alter, sondern auch andere physiologische und aphysiologische Änderungen beeinflussen das Röntgenbild der Mamma.

Der menstruelle Zyklus

Vor der Menstruation werden durch Östrogeneinwirkung die Azini größer; ihre erweiterten Lumina enthalten ein wenig Sekret und das intralobuläre Stroma wird ödematös (sog. Läppchenödem). Diesen Vorgängen entsprechend sieht man dann ein dichtes, kleinfleckig und verschwommen struktu-

◁
Abb. 1.35. Seit 3 Jahren unverändert gebliebene Restparenchyminsel

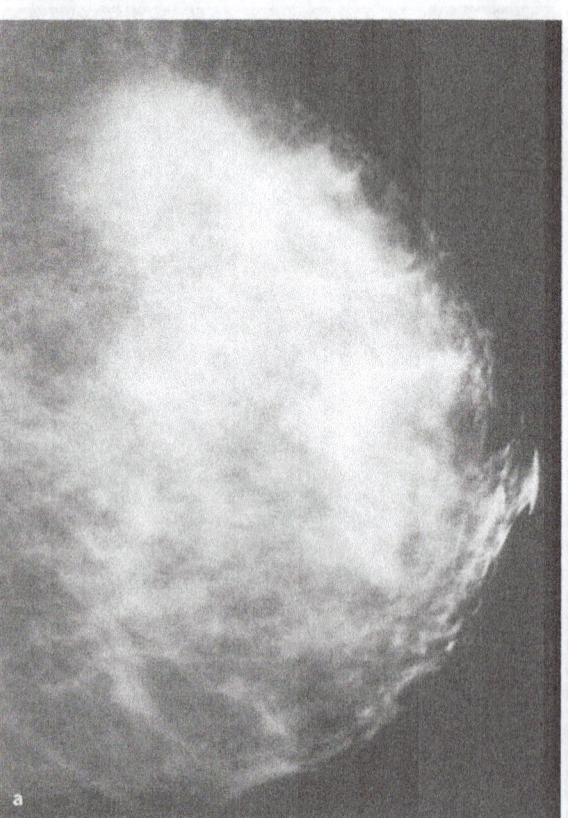

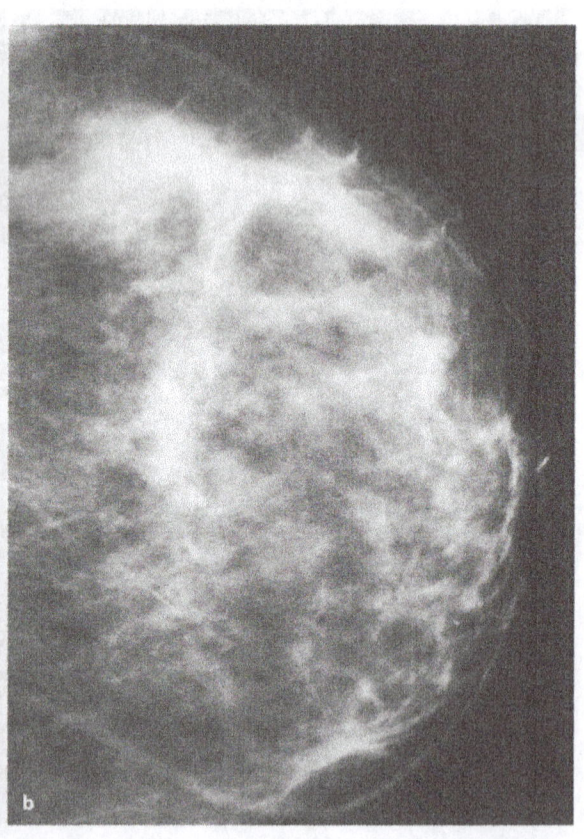

▽ **Abb. 1.36. a** prämenstruell, **b** postmenstruell

riertes Parenchym und nur wenig Fettgewebe (Abb. 1.36a). Nach der Menstruation sehen wir im Mammogramm die Rückbildung des Drüsengewebes und das Wiederhervortreten des Fettgewebes (Abb. 1.36b). Diese Phase – 3 bis 4 Tage nach der Menstruation – ist, um ein Mammogramm zu beurteilen, selbstverständlich günstiger. Allerdings sind nicht selten auch prämenstruelle Aufnahmen gut beurteilbar. Da es bei der Terminvereinbarung zur Mammographie nicht immer möglich ist, die günstigsten Tage auszuwählen, sollte die Assistentin gehalten werden, sich vor der Untersuchung nach den Menstruationsverhältnissen zu erkundigen; wenn die Patientin direkt vor der Menstruation steht – und die Brust nicht sehr schmerzhaft ist – soll die Assistentin zuerst nur eine Probeaufnahme anfertigen. Sollte diese unbrauchbar sein, sollte ein neuer Termin vereinbart werden.

Gravidität

Während der Schwangerschaft nimmt unter Progesteroneinfluss sowohl die Größe als auch die Konsistenz der Brust allmählich zu. Schon etwa vier Wochen nach der Konzeption kommt es zur Ausbildung neuer Azini, somit werden die Lobuli größer. Später wird das histologische Bild durch eine beginnende Sekretion, Hyperämie und Ödem des Mantelgewebes charakterisiert. Die Lobuli werden immer größer, in den erweiterten Azini (Alveoli) erscheinen die ersten Kolostrumtropfen: Die Brust bereitet sich schon auf die Laktation vor. Diesen Geschehnissen entsprechend entsteht im *Mammogramm* eine zunehmend fleckige, „wolkige" Struktur. So wurde es bereits am Anfang der Mammographie-Ära in Europa – 1957 – von Fochem u. Narik [23] beschrieben. Diese Autoren aus der Universitäts-Frauenklinik Wien haben die Mammographie als Schwangerschaftstest eingesetzt und über eine 93%ige diagnostische Treffsicherheit berichtet. Die kuriose Idee hat jedoch keinen Widerhall gefunden.

Je fortgeschrittener die Schwangerschaft ist, desto eingeschränkter wird die Aussagekraft der Mammographie. Heywang-Köbrunner u. Schreer [29] meinen, dass bei klinischem Verdacht auf ein Mammakarzinom die Röntgenuntersuchung der Brust – bei entsprechendem Strahlenschutz – durchaus indiziert sei. Ihre Begründung: Wenn auch die Weichteilschatten invasiver Karzinome schwer oder gar nicht zu entdecken sind, kann man doch malignomtypische Mikroverkalkungen erkennen. Die Chance, mit Hilfe von Mikroverkalkungen ein Karzinom zu erkennen, ist jedoch relativ gering (maximal 40%). Die *Sonographie* soll zur Evaluierung eines Tastbefundes von größerer Bedeutung sein [29]. Eine *MRT* ist während der Schwangerschaft nicht indiziert, „da eine starke, diffuse Kontrastmittelanreicherung zu erwarten ist, die einen Malignomausschluss nicht gestattet" [29]. Sowohl die klinische Untersuchung als auch die Mammographie bei Schwangeren kann sehr schwierig sein und man wird sich schließlich fast immer für eine Biopsie entscheiden. So war es auch im Falle einer einseitigen Brustvergrößerung bei einer jungen Multipara, deren rechte Brust im vierten Monat ihrer erneuten Schwangerschaft rapide größer geworden war. Die Mammographie hat eine eigroße, gut abgrenzbare, homogene und intensive Verschattung gezeigt (Fibroadenom, Cystosarcoma phylloides, Karzinom?) Histologisch han-

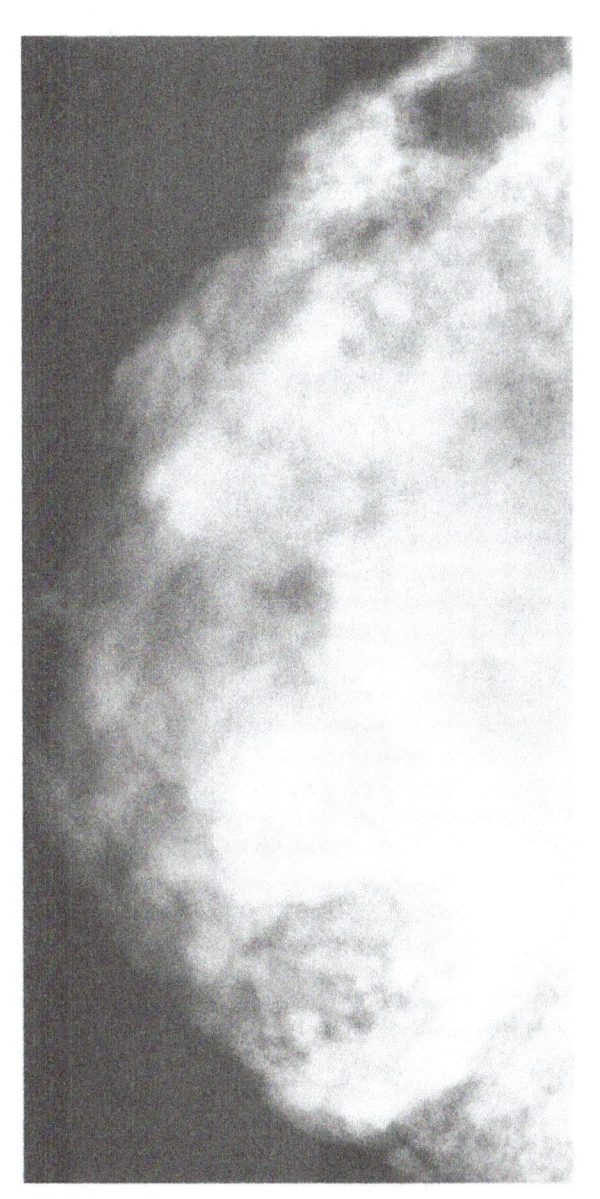

Abb. 1.37. s. Text

delte es sich um einen der Schwangerschaft entsprechenden Befund [53].

Ich würde also empfehlen: wenn bei einer Schwangeren klinisch der Verdacht auf ein Karzinom besteht, soll man so verfahren, als ob die Mammographie nicht existiert.

Laktation

Alveoli (erweiterte Azini) und Milchgänge sind von Milch strotzend gefüllt, dementsprechend sieht man auch im Mammogramm einen aus kleineren oder größeren Rundschatten bestehenden, diffus dichten Drüsenkörper mit nur wenig Fettgewebe, einer ausgeprägten zystischen Mastopathie ähnlich (Abb. 1.37). Im Falle eines klinischen Verdachtes auf Karzinom gilt auch hier das bei der Schwangerschaft besprochene Vorgehen. Jedoch: Wenn bei einer laktierenden Frau eine klinisch nicht eindeutig auf Karzinom verdächtige Verhärtung zu tasten ist, kann man versuchen, eine Mammographie nach Abstillen zu empfehlen. In einigen Fällen hatte ich mit dieser Strategie Erfolg: Die Verhärtungen waren nach dem Abstillen verschwunden und die Mammographie hat sich erübrigt.

Hormonale Kontrazeption

Die hormonale Kontrazeption ist seit über 40 Jahren bekannt. Seitdem sind zahlreiche Veröffentlichungen über Brustkrebsrisiko und „Pille" erschienen; ich habe aber nur zwei Arbeiten in der Literatur über das mammographische Muster bei hormonaler Empfängnisverhütung gefunden, auch diese mit widersprüchlichen Aussagen [26, 39].

Hormonsubstitution und Brustkomposition

Die Osteoporoseprophylaxe hat uns ein bis dahin unbekanntes Phänomen beschert: Statt Altersinvolution sehen wir im Mammogramm von Frauen über 50 Jahren immer öfter eine Dichtezunahme des Parenchyms. Befugte und Unbefugte (Gynäkologen, Orthopäden und Hausärzte) greifen zum Rezeptblock und verschreiben Östrogen- oder Östrogen-Gestagen-Präparate, wenn sie eine Frau über fünfzig vor sich sehen. Ich werde die 73-jährige Frau nie vergessen, die mir erzählte: „Stellen Sie sich bitte mal vor, heute habe ich meine Periode wieder bekommen!" Diese Frauen bekommen dann manchmal eine Mastodynie – wie früher vor der Menstruation – ihre Brüste werden groß und knotig, und sie be-

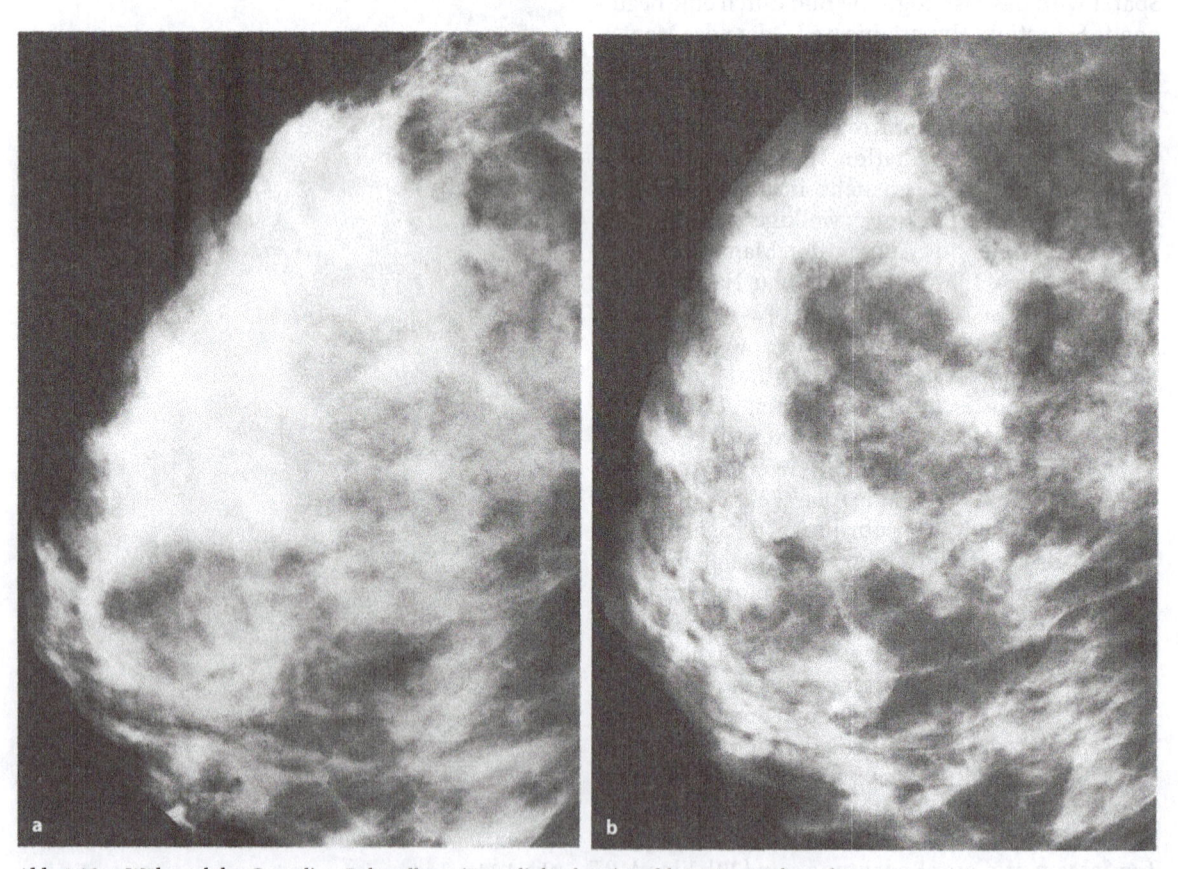

Abb. 1.38. a Während der Gynodian-Behandlung (Estradiol valerat) und **b** 4 Monate danach

kommen Angst vor Brustkrebs. Östrogene verursachen seltener (5%) solche Beschwerden, dagegen Östrogen-Gestagen-Präparate öfter (15–30%).

Meiner Sammelstatistik zufolge zeigen nur 24% der Frauen (116 von 479) nach Hormonsubstitution auch eine Dichtezunahme des Drüsengewebes [8, 40, 41, 56]. Die Vermehrung des Parenchyms kann auch einseitig vorkommen [20]. Nach Hormonsubstitution können neue Fibroadenome oder Zysten entstehen, und bereits Vorhandene können sich vergrößern. Eine Dichtezunahme wird innerhalb von wenigen Wochen nach dem Beginn der Hormonsubstitution erkennbar [19]; die Therapiedauer scheint jedoch keinen Einfluss auf die Häufigkeit und das Ausmaß der Dichteveränderungen zu haben [31]. Die Meinungen über die Beurteilbarkeit der Mammogramme beim Screening während der Hormonsubstitution sind geteilt:

Nach Kavanagh et al. [32] wird die diagnostische Sensitivität schlechter, nach Thurfjell et al. [59] nicht. Im Einzelfall können jedoch nach Hormonsubstitution ernsthafte diagnostische Schwierigkeiten auftreten. In solchen Fällen muss über das weitere Vorgehen individuell entschieden werden. Man kann versuchen mit Dosissenkung, mit Umstellung auf ein anderes Präparat (statt Östrogen-Gestagen auf alleiniges Östrogen) oder mit Unterbrechung der Behandlung eine bessere Beurteilbarkeit der Mammogramme in 6–8 Wochen zu erreichen (Abb. 1.38).

Hormonunabhängige Faktoren

Auch hormonunabhängige Faktoren können das Drüsen-Fett-Verhältnis beeinflussen. Es wurde z.B. festgestellt, dass nicht so sehr der Grad des Übergewichts die Parenchym-Fett-Proportion bestimmt, sondern eher die Fettverteilung im Körper. So haben z.B. Frauen mit überwiegend abdominaler Fettansammlung seltener eine dichte Brust als Frauen mit einer vorwiegend gluteal-femoraler Fettakku-

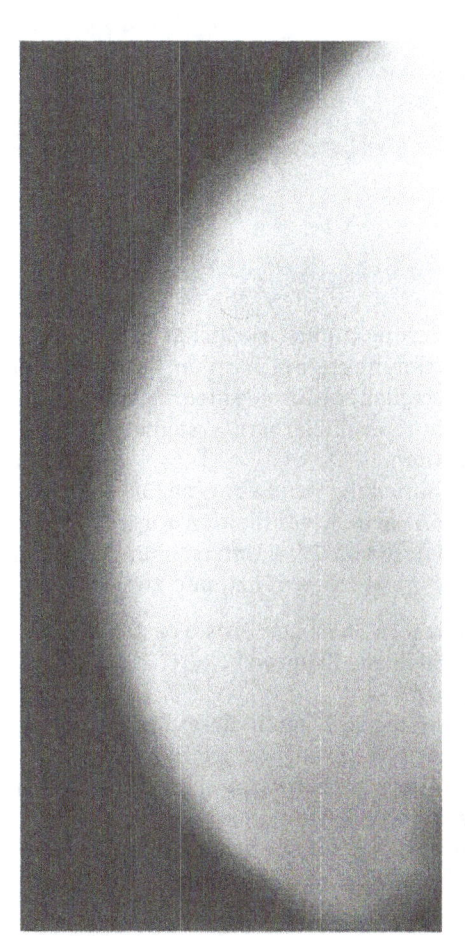

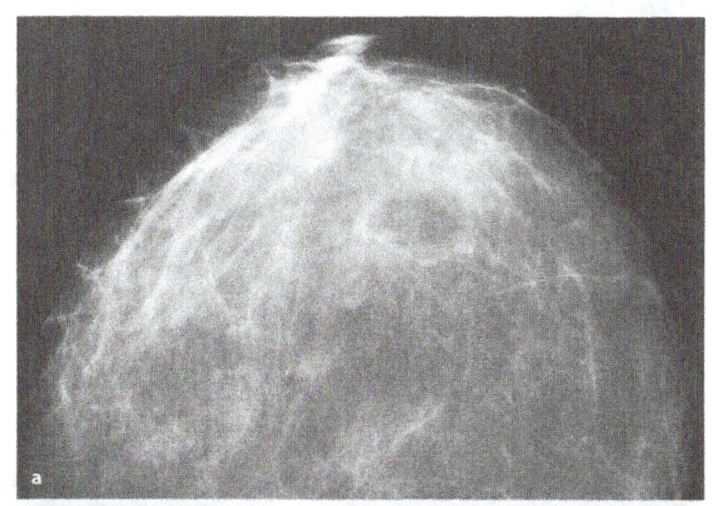

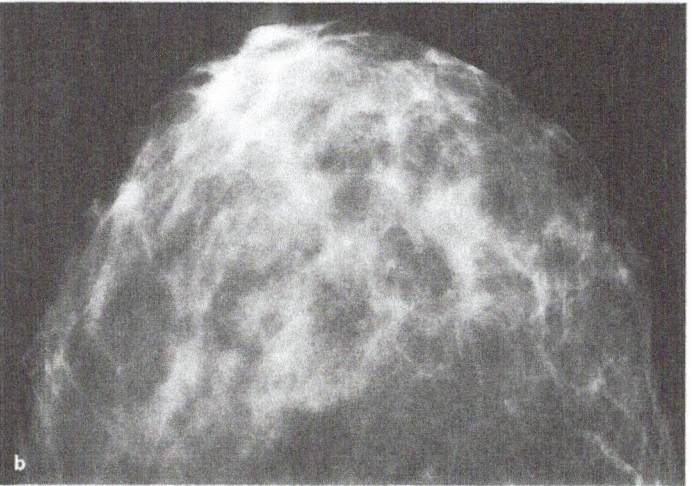

Abb. 1.39. s. Text

Abb. 1.40. a Vor der Abmagerungskur und b danach

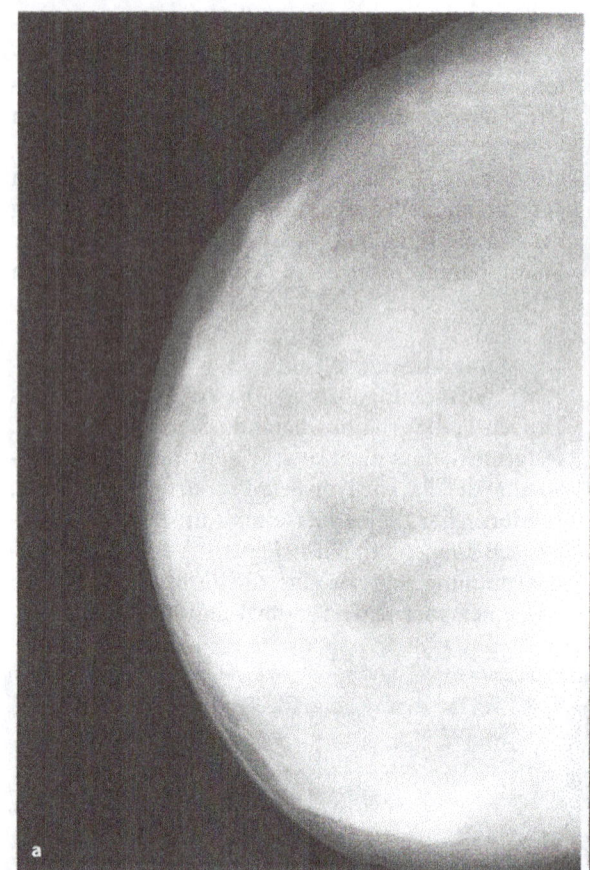

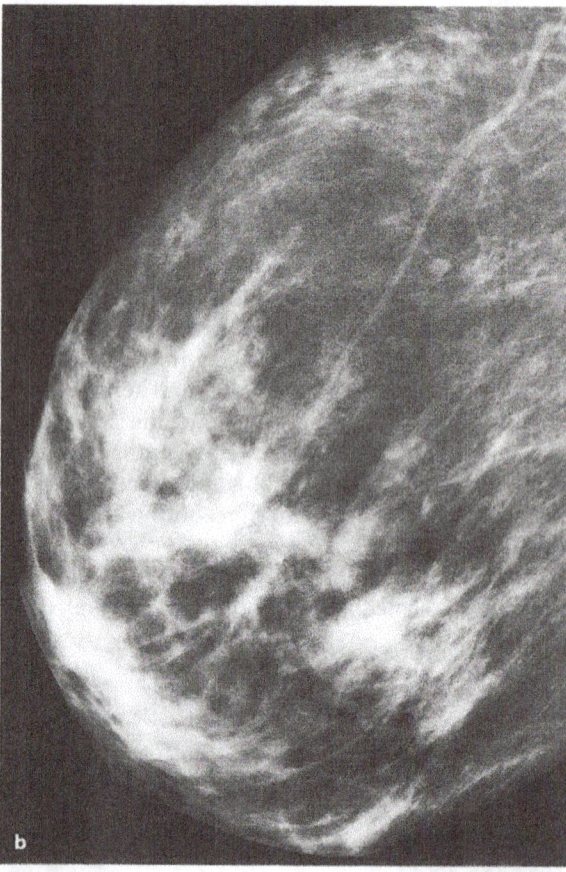

Abb. 1.41a,b. s. Text

mulation [7]. Diese Beobachtung scheint ein Fall von mir zu unterstützen: Abbildung 1.39 zeigt das Mammogramm einer 42-jährigen Frau mit kleinen Brüsten und schlanker Taille, bei auffällig großem Gesäß und ungewöhnlich dicken Oberschenkeln im Sinne einer Lipodystrophie: das Drüsengewebe ist fast homogen dicht.

Das Drüsen-Fett-Verhältnis kann sich auch nach einer Gewichtsabnahme zu Gunsten des Drüsengewebes ändern (Abb. 1.40).

Zu scheinbar dichtem Drüsengewebe kann – schließlich – ein schlechtes, weil unterexponiertes Mammogramm führen. In der Universität von Edinburgh hat man in etwa 15% der 50- bis 65-jährigen Frauen solche unterexponierte Aufnahmen gefunden [37]. Auch ich habe einen solchen Fall erlebt: Ein mammographierender Frauenarzt hat mich gebeten, die Inkongruenz zwischen dem negativen klinischen Befund und der „auffällig dichten Brust" zu erklären (Abb. 1.41a). Es war keine schwierige differenzialdiagnostische Aufgabe: die wiederholte, diesmal jedoch entsprechend exponierte Aufnahme hat das Problem gelöst (Abb. 1.41b).

Klassifizierung unterschiedlicher Brustkompositonen

Die Klassifizierung unterschiedlicher Brustkompositonen im Mammogramm hat den Zweck, in der Vielfalt verschiedener Muster eine möglichst einfache und leicht reproduzierbare, systematische Ordnung zu schaffen.

Nach der Einteilung von Leborgne [38] hat Wolfe [66, 67, 68] eine neue Klassifikation vorgestellt. Anhand der Analyse von 7214 Untersuchungen hat er vier Mustergruppen abgegrenzt, und zwar:

- N_1 Vorkommen 38%: Die Brüste bestehen ausschließlich aus Fettgewebe („N" steht für normal)[1]
- P_1 Vorkommen 25%: Auch dieses Muster besteht aus Fettgewebe, jedoch in maximal einem Viertel der Brust sind Streifenschatten (ektatische Milchgänge) zu sehen.
- P_2 Vorkommen 27%: Die Streifenschatten (ektatische Milchgänge) kommen in mehr als

---
[1] Es ist unklar, wofür die „1" steht, es gibt nämlich kein „N_2".

ein viertel der Brust vor, vorwiegend aber oben außen; sie können jedoch in der ganzen Brust verteilt sein („P" steht bei beiden Gruppen für prominente Milchgänge).
- Dy Vorkommen: 10%: Dichte, strahlenundurchlässige Brüste („Dy" steht für Dysplasie).

Zu den obigen vier Kategorien hatte Wolfe noch eine fünfte aufgestellt:

- QDy (Quasi Dy): Diese Gruppe ist für junge Frauen kreiert worden, deren dichte Brüste durch Fetteinlagerung etwas aufgelockert sind.

Karzinomrisiko

Um das Karzinomrisiko der einzelnen Gruppen bestimmen zu können, hatte Wolfe in dieser retrospektiven Studie das Schicksal von über 30-jährigen Frauen verfolgt, bei denen 6 – 38 Monate nach einem negativen Mammogramm doch ein Karzinom festgestellt wurde. Diese insgesamt 76 Fälle wurden nach Mustergruppen geordnet und es wurde festgestellt, dass:

- obwohl die Dy-Gruppe nur 10 % des ganzen Materials ausmachte, hier trotzdem 41 % aller Karzinome angesiedelt waren,
- in der Gruppe P_2 mit 27 %igem Vorkommen sogar 45 % der Karzinome festgestellt wurden.

In den anderen zwei Gruppen (N_1 und P_1), die mit 63 % aller Fälle vertreten waren, wurden lediglich insgesamt 11 Karzinome gefunden (5 bzw. 9%). Wolfes Schlussfolgerung war: Die Gruppen P_2 und Dy bedeuten ein hohes Karzinomrisiko, dagegen sind die Gruppen N_1 und P_1 mit nur geringem Risiko behaftet. Er hatte diese Erfahrungen mit zwei Empfehlungen verknüpft und zwar:

- Die zu den Risikogruppen gehörenden Frauen sollten sehr sorgfältig überwacht werden, die Therapie der Wahl sei jedoch die subkutane Mastektomie.
- Da ein Screening für alle Frauen viel zu teuer und schier unmöglich ist – sollten nur die zu den Risikogruppen gehörenden Frauen vorsorglich untersucht werden.

Nach dieser Veröffentlichung (1976) hat die Zahl der überflüssigen Mastektomien in den USA sprunghaft zugenommen [58].

Bald jedoch wurden die Aussagen von Wolfe kritisch unter die Lupe genommen. Man hat versucht, die nachstehenden Fragen zu beantworten:

- Besteht eine Korrelation zwischen den P_2/Dy-Gruppen und einer Epithelproliferation unterschiedlichen Grades? Arthur et al. [1] – darunter die weltbekannten Mammapathologen Ellis u. Elston! – haben einen solchen Zusammenhang eindeutig verneint.
- Wie oft kommen Karzinome beim Screeening bzw. bei gemischtem Krankengut in den Risikogruppen P_2 bzw. Dy vor? Beim Screening zwischen 29 und 57 % [15, 58], bei gemischtem Material in 30 % [52, 65]. Die Mehrzahl der Karzinome wird also nicht in „Risikobrüsten" gefunden.

Trotzdem gibt es Autoren, die meinen, dass die dichte Brust mit einem gewissen Risiko einhergeht [26, 50, 62, 63].

Dieses Risiko liegt eindeutig auf dem Überlagerungs(„Masking"-)effekt [21, 33, 42, 61]. Argumente: 83 % der Intervallkarzinome (die nach einem negativen Mammogramm und vor der nächsten Vorsorgerunde entdeckt wurden) sind in dichten Brüsten lokalisiert [46].

Planimetrische Untersuchungen haben gezeigt, dass nicht das dichte Gewebe, sondern dessen Ausdehnung das eigentliche Risiko bedeuten: Je ausgedehnter der dichte Schatten, desto eher kann man das Risiko voraussagen [10, 13, 49, 50]. Diese mit großem statistischen Aufwand gewonnene Erkenntnis ist für einen Hirtenknaben eine Selbstverständlichkeit: Je bewölkter der Nachthimmel ist, desto weniger Sterne kann er sehen.

Wolfes Konzeption war einfach falsch: Er hatte nur diejenigen Karzinomfälle untersucht, deren Initialmammogramm negativ war. Die Tatsache, dass bei den N_1-P_1-Gruppen (ausschließlich oder vorwiegend Fettbrüste!) auch winzige Karzinome entdeckt werden können – dagegen bei den P_2-Dy-Gruppen auch größere überlagert sein können – führte zu falschen Konklusionen [42]. Hätte er alle seine Karzinomfälle in die von ihm aufgestellten Gruppen eingeteilt, hätte er etwa 70 % der Karzinome in den N_1-P_1-Gruppen gefunden und nur 30 % in den „Risikogruppen" [52, 65].

Somit entfallen auch die Empfehlungen von Wolfe! Subkutane Mastektomie ist bei Dy-Brüsten nicht gerechtfertigt [14, 27, 43, 58, 64].

Ob eine Änderung der Screeningstrategie notwendig ist, wird unterschiedlich beurteilt. Während Ciatto u. Zappa [16] bei den P_2-Dy-Gruppen für kürzere Intervalle plädieren, meinen Gram et al. [24], dass es nicht notwendig sei.

In letzter Zeit wurde eine weitere Klassifikation empfohlen [25, 30, 60]. Diese sogenannte „Tabár-Klassifikation" ist eine Variante der von Wolfe:

- N₁ (Wolfe) wurde von Tabár auf zwei Teile geteilt: Muster I (Fettbrust bei jungen Frauen) und Muster II (Fettbrust bei alten Frauen).
- P₁ (Wolfe) entspricht dem Muster III bei Tabár: ektatische Milchgänge.
- P₂ (Wolfe) entspricht dem Muster IV bei Tabár, schließlich
- Dy (Wolfe) entspricht bei Tabár dem Muster V.

Diese „neue Klassifikation" konnte bisher nicht so großes Interesse finden, wie die von Wolfe; anscheinend ist das Thema ausgereizt.

Eine unkomplizierte und klare Gliederung charakterisiert dagegen die Klassifikation führender amerikanischer Mammographer (u.a.: D'Orsi, Bassett, Feig, Kopans, Sickles), die im „Illustrated *Breast Imaging Reporting and Data System*" (BI-RADS, [9]) erschienen ist. Demnach sind 4 verschiedene Brustkompositionen zu unterscheiden:

- Pures Fettgewebe,
- Fettgewebe mit verstreuten Fleckchen und Streifenschatten,
- heterogen dichte Brust,
- extrem dichte Brust.

Diese Brustkompositionen sind – richtigerweise – mit keinem Krebsrisiko in Verbindung gebracht worden.

Die männliche Brust

Bis zur Pubertät kann man die Brust eines Mädchens von der eines Jungen nicht unterscheiden. Mit dem Einsetzen der Pubertät wird auch die Brust des Jungen durch Längenwachstum der Gänge und Zunähme des Bindegewebes größer, die Milchgänge bleiben jedoch kurz, rudimentär. Nach allgemeiner Auffassung bilden sich an den Milchgangsenden keine Lobuli. Dagegen hat Cooper (1845) geschrieben: „Die Drüse des Mannes ist aus sehr kleinen Zellen (d.h.: Lobuli) und dünnen Gängen zusammengesetzt, sie ist eine Miniaturausgabe der weiblichen Brustdrüse" (Abb. 1.42). Dass auch die männliche Brust Lobuli haben muss (oder kann) zeigt, dass auch beim Manne – selten – pathologische Veränderungen lobulären Ursprungs (wie z.B. Zysten, Fibroadenome, lobuläre Karzinome) zu finden sind.

Die Milchgänge sind auch beim Mann mit zweischichtigem Epithel ausgekleidet, es weist schmale Myoepithelzellen und gegenüber dem Stroma eine Basalmembrane auf [6]. Die Milchgänge münden mit ganz feinen Orifizien auf der Warze.

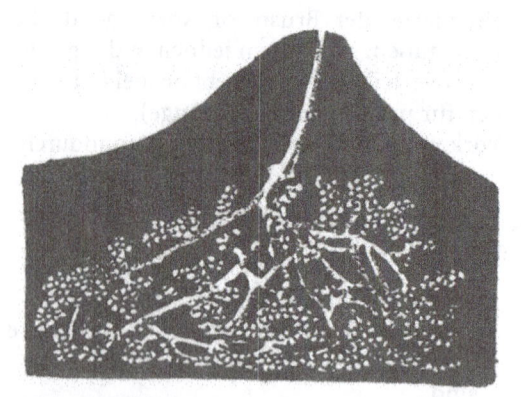

Abb. 1.42. Milchgang und Lobuli nach Quecksilber-Injektion beim Mann. (Cooper 1845)

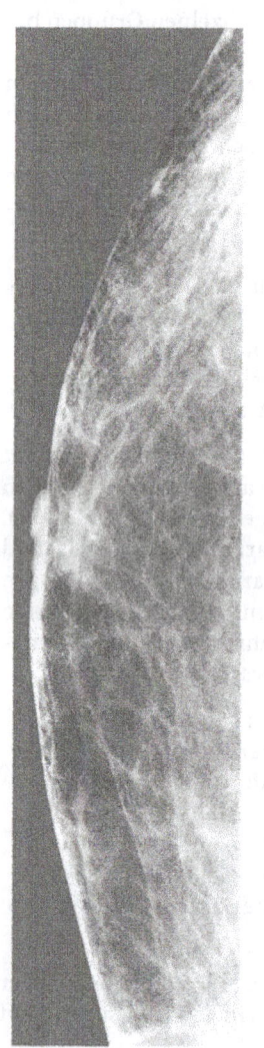

Abb. 1.43. Männliche Brust mit rudimentären Milchgängen retromamillär

Warum aber hat der Mann Brustwarzen? – hatte Cooper 1845 [17] die Frage gestellt. Seine Antwort war (sinngemäß): „Manche meinen, um den Säugling ernähren zu können, wenn die Mutter stirbt ... Das glaube ich aber nicht ... Eher meine ich, dass die männliche Brustwarze zu dem Sexualsystem gehört, dass durch mentale Impressionen und direkte Irritation beeinflusst wird. Deswegen hat auch die Brustwarze des Mannes erektiles Gewebe von Gefäßen und Nerven ..."

Die Ausführungsgänge sind im Fettgewebe mit feinem, netzartigem Bindegewebe (Cooper-Ligamente) eingebettet.

Mammographisch sieht man dementsprechend keinen Drüsenkörper, nur Fettgewebe mit feinen Bindegewebsstreifen und mit kurzen Milchgängen retromamillär (Abb. 1.43).

Literatur

1. Arthur JE, Ellis IO, Flowers C et al. (1990) The relationship of „high risk" mammographic patterns to histological risk factors for a development of cancer in the human breast. Br J Radiol 63: 845–849
2. Barth V, Prechtel K (1990) Atlas der Brustdrüse und ihrer Erkrankungen. Enke, Stuttgart
3. Bassett LW, Ysrael M, Gold RH et al. (1991) Usefulness of mammography and sonography in women less than 35 years of age. Radiology 180: 831–835
4. Bässler R (1978) Pathologie der Brustdrüse. In: Doerr W, Seifert G, Uehlinger E (Hrsg) „Spezielle pathologische Anatomie"; Bd 11. Springer, Berlin Heidelberg New York
5. Bässler R (1997) Die Mastitis. Pathologe 18: 27–36
6. Bässler R (1997) Mamma. In: Remmele W (ed) Pathologie; Bd 4. Springer Berlin Heidelberg New York Tokio
7. Beijerinck D, Noord PAH van, Seidell JC et al. (1991) Abdominal fat predominance in women is associated with a decreased prevalence of the high risk P2, Dy-mammographic breast patterns. Int J Obesity 15: 89–93
8. Berkowitz JE, Gatewood OM, Goldblum LE et al. (1990) Hormonal replacement therapy: mammographic manifestations. Radiology 174: 199–201
9. BI-RADS (1998) Illustrated breast imaging reporting and data systems. 3rd edn. Am College of Radiology, Resten/VA
10. Boyd NF, Byng JW, Jong RA et al. (1995) Quantitative classification of mammographic densities and breast cancer risk: results from Canadian national breast screening study. J Nat Cancer Inst 87: 670–675
11. Bradley FM, Hoover HC, Hulka CA et al. (1996) The sternalis muscle: an unusual normal finding seen on mammography. AJR 166: 33–36
12. Britton CA, Baratz AB, Harris KM (1989) Carcinoma mimicked by the sternal insertion of the pectoral muscle. AJR 153: 955–956
13. Byrne C, Schairer C, Wolfe J et al. (1995) Mammographic features and breast cancer risk: effects with time, age, and menopause status. J Nat Cancer Inst 87: 1622–1629
14. Carlile T, Kopecky KJ, Thompson DJ et al. (1985) Breast cancer prediction and the Wolfe classification of mammograms. JAMA 254: 1050–1053
15. Ciatto S, Bravetti P, Cecchini S et al. (1990) Mammographic parenchymal patterns and breast cancer risk. Radiol Med Torino 79: 346–348
16. Ciatto S, Zappa M (1993) A prospective study of the value of mammographic patterns as indicators of breast cancer risk in a screening experience. Eur J Radiol 17: 122–125
17. Cooper A (1845) The anatomy and diseases of the breast. Lea & Blanchard, Philadelphia
18. Cooper RA, Johnson MS (1990) Mammographic depiction of Poland's syndrome. Br J Radiol 63: 302–303
19. Cyrlak D, Wong CH (1993) Mammographic changes in postmenopausal women undergoing hormonal replacement therapy. AJR 161: 1177–1183
20. Doyle GJ, McLean L (1994) Unilateral increase in mammographic density with hormone replacement therapy. Clin Radiol 49: 50–51
21. Egan R, McSweeney MB (1979) Mammographic parenchymal patterns and the risk of breast cancer. Radiology 133: 65–69
22. Flook D, Gilhome RW, Harman J et al. (1987) Changes in Wolfe mammographic patterns with aging. Br J Radiol 60: 455–456
23. Fochem K, Narik G (1957) Die Röntgenaufnahme der weiblichen Brust (Mammogramme) als Schwangerschaftsnachweis. Geburtsh Frauenheilk 17: 957–963
24. Gram IT, Funkhouser E, Tabár L (1995) Reproductive and menstrual factors in relation to mammographic parenchymal patterns among perimenopausal women. Br J Cancer 71: 647–650
25. Gram IT, Funkhouser E, Tabár L (1997) The Tabár classification of mammographic parenchymal patterns. Eur J Radiol 24: 131–136
26. Gravelle IH, Bulstrode JC, Bulbrook RD et al. (1986) A prospective study of mammographic parenchymal patterns and risk of breast cancer. Br J Radiol 59: 487–491
27. Grove JS, Goodman MJ, Gilbert FI et al. (1985) Wolfe's mammographic classification and breast cancer risk: the effect of misclassification on apparent risk ratios. Br J Radiol 58: 15–19
28. Hamperl H (1939) Über die Myothelien (myo-epithelialen Elemente) der Brustdrüse. Virch Arch Pathol Anat 305: 171–215
29. Heywang-Köbrunner SH, Schreer I (1996) Bildgebende Mammadiagnostik. In: Mödder U (Hrsg) Referenz-Reihe-Radiologische Diagnostik. Thieme, Stuttgart New York
30. Jakes RW, Duffy SW, Ng FC et al. (2000) Mammographic parenchymal patterns and risk of breast cancer at and after a prevalence screen in Singaporean women. Int J Epidemiol 29: 11–19
31. Kaufman Z, Garstin WIH, Hayes R et al. (1991) The mammographic parenchym patterns of women an hormonal replacement therapy. Clin Radiol 43: 389–392
32. Kavanagh AM, Mitchell H, Giles GG (2000) Hormone replacement therapy and accuracy of mammographic screening. Lancet 355: 270–274
33. Keßler M, Fischedick O (1980) Mammaparenchymmuster nach Wolfe und Karzinomrisiko. Röfo 132: 428–432
34. Kitamura K, Kuwano H, Kiyomatsu K et al. (1995) Mastopathy of the accessory breast in the bilateral axillary regions occurring concurrently with advanced breast cancer. Breast Cancer Research and Treatment 35: 221–224
35. Kopans DB (1998) Breast imaging. 2nd edn. Lippincott - Raven
36. Kopans DB, Swann CA, White G et al. (1989) Asymmetric breast tissue. Radiology 171: 639–643
37. Law J (1992) Improved image quality for dense breasts in mammography. Br J Radiol 65: 50–55

38. Leborgne RA (1953) The breast in roentgen diagnosis. Impresora Uruguaya SA, Montevideo
39. Leinster SJ, Whitehouse GH (1986) The mammographic breast pattern and oral contraception. Br J Radiol 59: 237–239
40. Lendvai-Viragh K, Ritzkowsky D (1994) Änderungen des Drüsenkörpers der Mammae nach Hormontherapie. Akt Radiol 4: 264–267
41. McNicholas MMJ, Heneghan JP, Milner MH et al. (1994) Pain and increased mammographic density in women receiving hormone replacement therapy: a prospective study. AJR 163: 311–315
42. Mendell L, Rosenbloom M, Naimark A (1977) Are breast patterns a risk index for breast cancer? A reappraisal. AJR 128: 547
43. Moskowitz M (1982) Mammographic parenchymal patterns: More controversy. JAMA 247: 210
44. Ohtake T, Abe R, Kimijima I et al. (1995) Intraductal extension of primary invasive breast carcinoma treated by breast-conservative surgery. Cancer 76: 32–45
45. Ohtake T, Kimijima I, Fukushima T et al. (2001) Computer-assisted complete three-dimensional reconstruction of the mammary ductal/lobular systems. Cancer 91: 2263–2272
46. Peeters PHM, Verbeek ALM, Hendriks JHCL et al. (1989) The occurrence of interval cancers in the Nijmegen screening programme. Br J Cancer 59: 929–932
47. Radner H, Berger A, Schmid KO (1987) Mamma supernumeraria dorsalis interscapularis (paravertebralis). Ein klinisch-pathologischer Fallbericht mit Literaturübersicht. Pathologe 8: 310–315
48. Reck T, Dworak O, Thaler KH et al. (1995) Hamartom einer Mamma aberrata in der Leiste. Chirurg 66: 923–926
49. Saftlas AF, Hoover RN, Brinton LA et al. (1991) Mammographic densities and risk of breast cancer. Cancer 67: 2833–2838
50. Saftlas AF, Wolfe JN, Hoover RN et al. (1989) Mammographic parenchymal patterns as indicators of breast cancer risk. Am J Epidemiol 129: 518–526
51. Samuels TH, Haider MA, Kirkbride P (1996) Poland's syndrome: A mammographic presentation. AJR 166: 347–348
52. Schwarz E, Eiter H, Taxer F (1983) Das Karzinom der so genannten leeren Brust und seine Beziehungen zur Klassifikation der Parenchymmuster nach Wolfe. Röfo 139: 81–84
53. Skaane P, Skjennald A, Solberg LA (1987) Unilateral breast hyperplasia in pregnancy simulating neoplasm. Br J Radiol 60: 407–409
54. Soutoul JH, Pierre F (1989) Le prix du sein perdu augmente! Rev Fr Gynecol Obstet 84: 609–612
55. Stacey-Clear A, McCarthy KA, Hall DA et al. (1993) Mammographically detected breast cancer: location in women under 50 years old. Radiology 186: 677–680
56. Stomper PC, Voorhis BJ van, Ravnikar VA et al. (1990) Mammographic changes associated with postmenopausal hormone replacement therapy: a longitudinal study. Radiology 174: 487–490
57. Swann CA, Kopans DB, McCarthy KA et al. (1987) Mammographic density and physical assessment of the breast. AJR 148: 525–526
58. Tabàr L, Dean PB (1982) Mammographic parenchymal patterns. Risk indicator for breast cancer. JAMA 247:185–189
59. Thurfjell EL, Holmberg LH, Persson IR (1997) Screening mammography: sensitivity and specificity in relation to hormone replacement therapy. Radiology 203: 339–341
60. Tot T, Tabár L, Dean PB (2000) The pressing need for better histologic-mammographic correlation of many variations in normal breast anatomy. Virch Arch 437: 338–344
61. Van Gils CH, Otten JDM, Verbeek ALM et al. (1998) Mammographic breast density and risk of breast cancer: masking bias or causality? Eur J Epidemiol 14: 315–320
62. Warner E, Lockwood G, Math M et al. (1992) The risk of breast cancer associated with mammographic parenchymal patterns: a meta-analysis of the public literature to examine the effect of method of classification. Cancer Detect Prev 16: 67–72
63. Whitehead J, Carlile T, Kopecky KJ et al. (1985) Wolfe mammographic parenchymal patterns. Cancer 56: 1280–1286
64. Whitehouse GH, Leinster SJ (1985) The variation of breast parenchymal patterns with age. Br J Radiol 58: 315–318
65. Wilhelm H, Abet L (1987) Risikoparenchym im Mammogramm und Nulliparität. Radiol Diagn 28: 675–682
66. Wolfe JN (1967) A study of breast parenchyma by mammography in the normal woman and those with benign and malignant disease. Radiology 89: 201–205
67. Wolfe JN (1976.a) Breast parenchymal patterns and their changes with age. Radiology 121: 545–552
68. Wolfe JN (1976.b) Breast patterns as an index of risk for developing breast cancer. AJR 126: 1130–1139

KAPITEL 2

Veränderungen des milchproduzierenden Systems

Der terminale Milchgang, die Azini und das intralobuläre Bindegewebe stellen eine anatomisch-physiologische Einheit dar. Die pathologischen, klinischen und röntgenologischen Symptome der lobulären Veränderungen werden jedoch – aus didaktischen Gründen – je nachdem besprochen, ob sie:

- durch Erweiterungen der Azini oder
- durch die Wucherung des intralobulären Bindegewebes entstanden sind oder
- metaplastische bzw. proliferative Epithelveränderungen oder aber
- degenerative, metaplastische bzw. sarkomatöse Veränderungen des intralobulären Bindegewebes aufzeigen.

Wohlbemerkt: Diese Veränderungen können in verschiedenem Ausmaß und mit verschiedener Dignität gleichzeitig nebeneinander vorkommen.

Erweiterungen der Azini

Unter Zyste versteht man die hauptsächlich durch Sekretzunahme erfolgte sukzessive Erweiterung des Azinus (Abb. 2.1). Am Anfang der Zystenentwicklung steht die *lobuläre Hyperplasie*: Die Azini werden elongiert; ihre Anzahl vermehrt sich; der ursprünglich 0,5 mm große Lobulus wird 1 mm groß. In der nächsten Phase werden die Azini plump. Foote u. Stewart (1945) nannten diese Veränderung „blunt duct adenosis", wobei „blunt" für plump und „duct" für Azinus (im amerikanischen Sprachgebrauch) steht. Der Terminus „adenosis" ist nicht näher definiert [5]. Nach Haagensen [52] wird die zahlenmäßige Zunahme, nach Rosen u. Oberman [109] die Elongation der Azini als Adenose bezeichnet. Der Lobulus wird in diesem Stadium 2 mm groß.

Bei weiterer Ausdehnung der Azini sieht schon der Pathologe kleine rundliche Zystchen mit Sekret und spricht von *kleinzystischer Adenose*. „Blunt duct" und kleinzystische Formationen können gleichzeitig innerhalb desselben Lobulus vorkommen. Dem Druck der expandierenden Zystchen leistet die perilobuläre

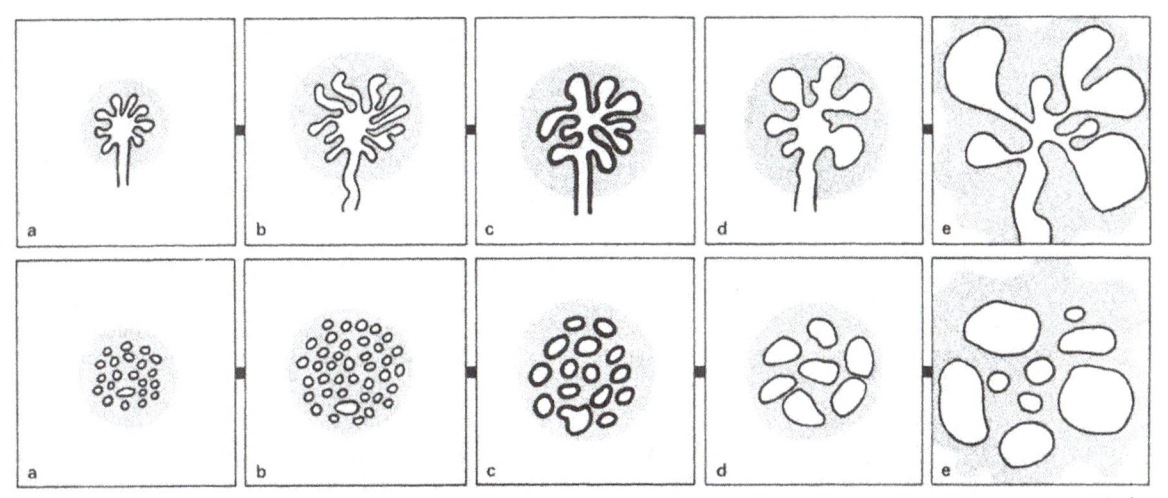

Abb. 2.1a–e. Schematische Darstellung der Zystenentwicklung, oben Längsschnitte, unten Querschnitte: **a** normaler Lobulus, **b** lobuläre Hyperplasie, **c** Blunt-duct-Adenose, **d** mikrozystische Adenose, **e** mikrozystische Mastopathie

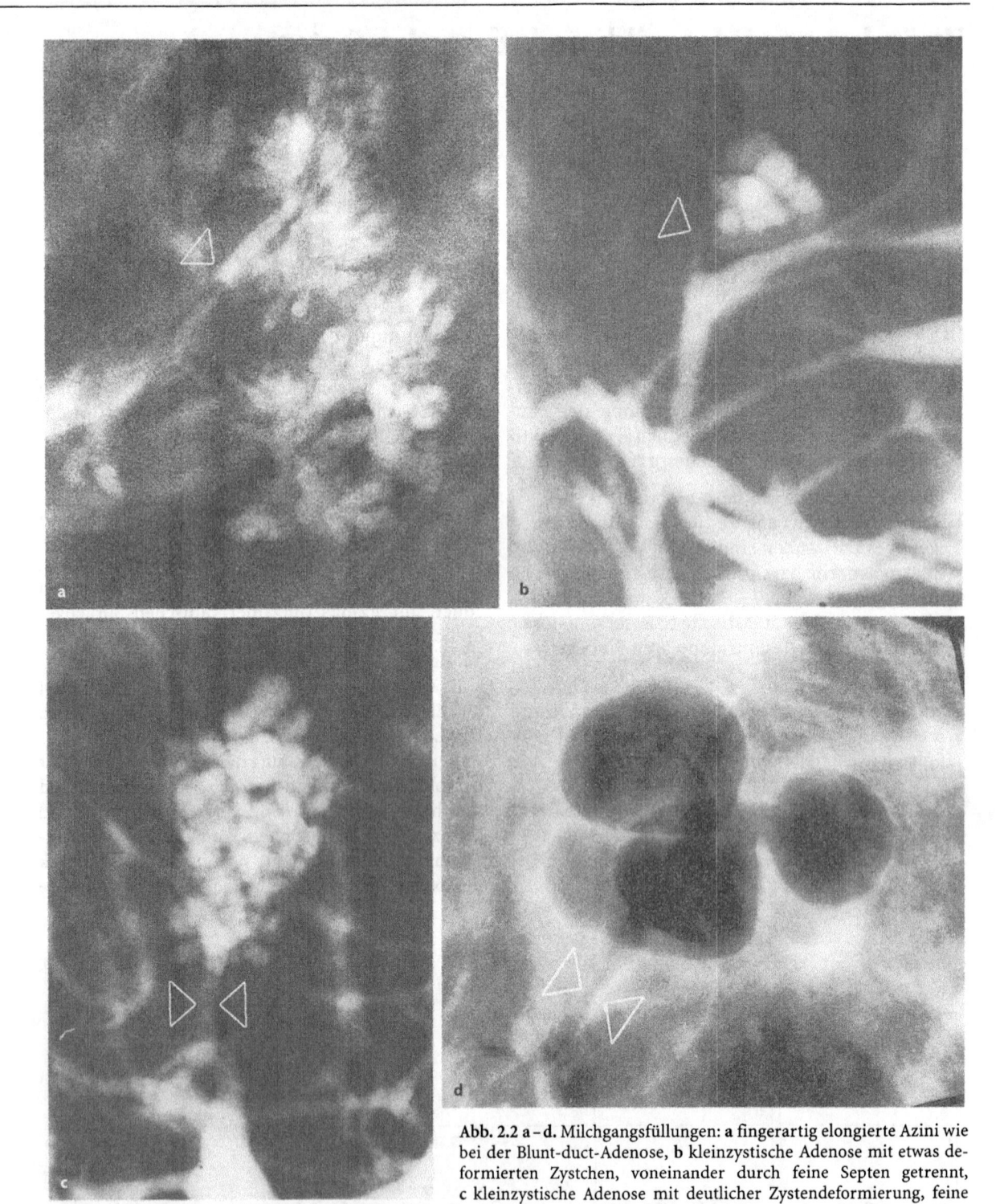

Abb. 2.2 a–d. Milchgangsfüllungen: **a** fingerartig elongierte Azini wie bei der Blunt-duct-Adenose, **b** kleinzystische Adenose mit etwas deformierten Zystchen, voneinander durch feine Septen getrennt, **c** kleinzystische Adenose mit deutlicher Zystendeformierung, feine Trennwände, **d** Pneumozystogramm: 2 cm große vierkammerige Zyste, es handelt sich hier eigentlich um eine überdimensionierte zystische Adenose. Die terminalen Milchgänge sind mit *Pfeilen* markiert

bindegewebige Begrenzung Widerstand: Die Zysten werden abgeflacht oder deformiert.

Wenn schließlich die Expansion durch stets wachsenden Druck der Zysten stärker wird, dann wird die lobuläre bindegewebige Begrenzung „gesprengt" und der Lobulus als anatomische Einheit aufgelöst. In diesem Fall entfällt der histologische Begriff „Adenose"; die neue Bezeichnung heißt: *Mi-*

kro- oder *kleinzystische Mastopathie*. Die Zystenentwicklung verdeutlicht die Kollage (Abb. 2.2). Das Epithel des milchproduzierenden Systems sezerniert auch außerhalb der Laktation. Gleichzeitig findet aber auch eine Resorption durch das Epithel statt. Normalerweise sind Sekretion und Resorption im Gleichgewicht. Die Zysten entstehen allmählich dann, wenn die Resorption langsamer ist als die Sekretproduktion, bzw. wenn der Abfluss zwischen Zyste und Milchgang wegen Epithelproliferation, perizystischer, periduktaler Entzündung oder Fibrose verstopft ist oder „stranguliert" wird.

Die letzte Station in der Zystenentwicklung ist die der *Makrozyste*. Es ist nicht festgelegt, ab welcher Größe man von Makrozyste spricht. So wird z.B. nach der Haagensen-Definition bereits ab 3 mm Durchmesser (also ab der unteren Grenze der makroskopischen Wahrnehmbarkeit) von Makrozyste gesprochen. Ich meine, dass man eine Zyste als „makro" etwa ab 1 cm Durchmesser (also ab der unteren Grenze der Tastbarkeit) bezeichnen sollte. Die obere Grenze einer einzigen Zyste kann einen Durchmesser von sogar 20 cm (mit etwa 45 ml Inhalt) erreichen. Die großen Zysten entstehen durch Wandruptur der „mehrkammerigen", die dann miteinander konfluieren.

Unabhängig von der Zystengröße können im Sekret sog. Psammomkörper (griech. *psammos*: Sand) in verschiedenem Ausmaß vorkommen. Hier handelt es sich um rundliche, geschichtete Verkalkungen, die – wie Perlen – um einen „Nidus" von abgestorbenen Epithelzellen entstehen (s. Abb. 2.6c).

Alle besprochenen Entwicklungsstadien kommen häufig gleichzeitig nebeneinander vor. Sie sind keine eigenständigen Krankheitsbilder, sondern gehören dem Oberbegriff *Mastopathie* an.

■ *Klinik*. Die lobuläre Hyperplasie und die kleinzystische (Blunt-duct-)Adenose sind alltägliche histologische Befunde der weiblichen Brust ohne klinische Bedeutung. Kleine (2–3 mm große) subkutan nebeneinander liegende Zystchen können sowohl einen umschriebenen als auch einen diffusen feinhöckerigen Tastbefund machen („Schrotkornbrust" oder „Erbsen im Sack").

Andererseits bleiben auch sehr große Zysten klinisch unauffällig, wenn sie in der Tiefe einer großen Brust liegen oder nicht prall genug sind um tastbar zu sein. Die Makrozysten machen die häufigste Brusterkrankung der Frau aus. Sie können mannsfaustgroß oder noch größer sein. Auch die kleineren 1–2 cm großen Zysten können durch periodische Schmerzen oder – typischerweise – plötzlich auftretende flexible, eventuell sich vorwölbende Knoten (sog. „Tensionszysten") auffallen. Die Haut ist über einer solchen tastbaren Zyste gut verschieblich. Die klinische Untersuchung soll nie direkt vor oder während der Menstruation erfolgen.

■ *Röntgenologie*. Die Adenosen-Herde sind auf dem Mammogramm als etwa 2–3 mm große unscharf begrenzte Fleckschatten zu sehen, wenn sie durch zwischengelagertes Fettgewebe kontrastiert werden. Diese Fleckschatten sind meistens gleichmäßig diffus und in beiden Brüsten symmetrisch verteilt (Abb. 2.3).

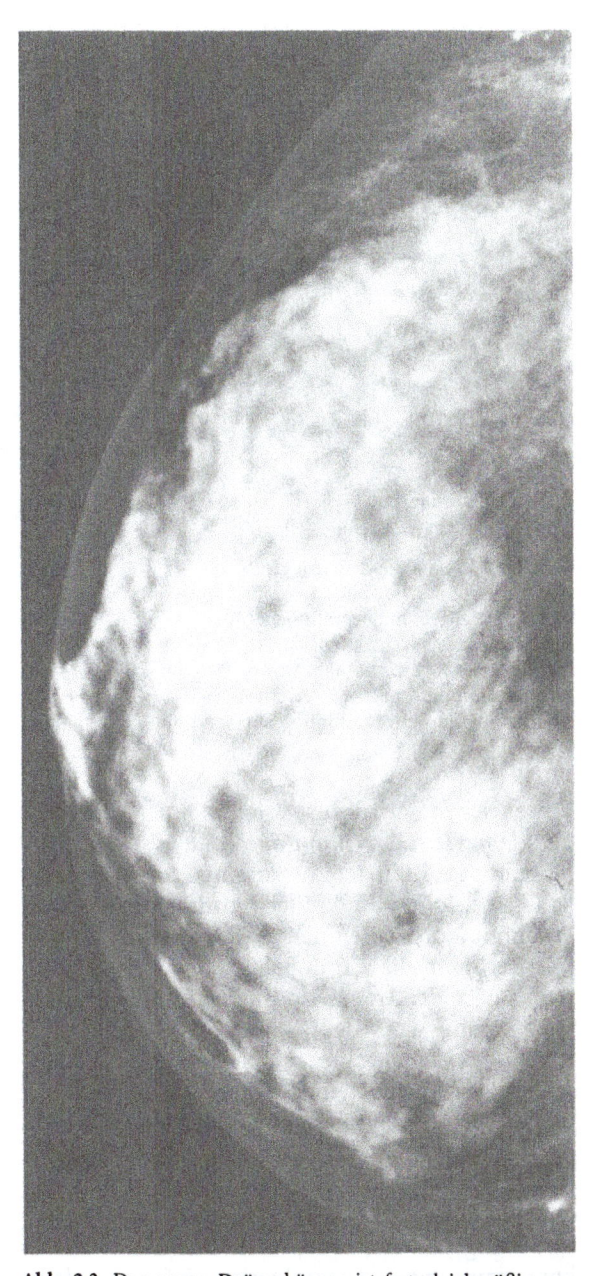

Abb. 2.3. Der ganze Drüsenkörper ist fast gleichmäßig von kleinfleckigen Schatten durchsetzt: kleinzystische Adenose

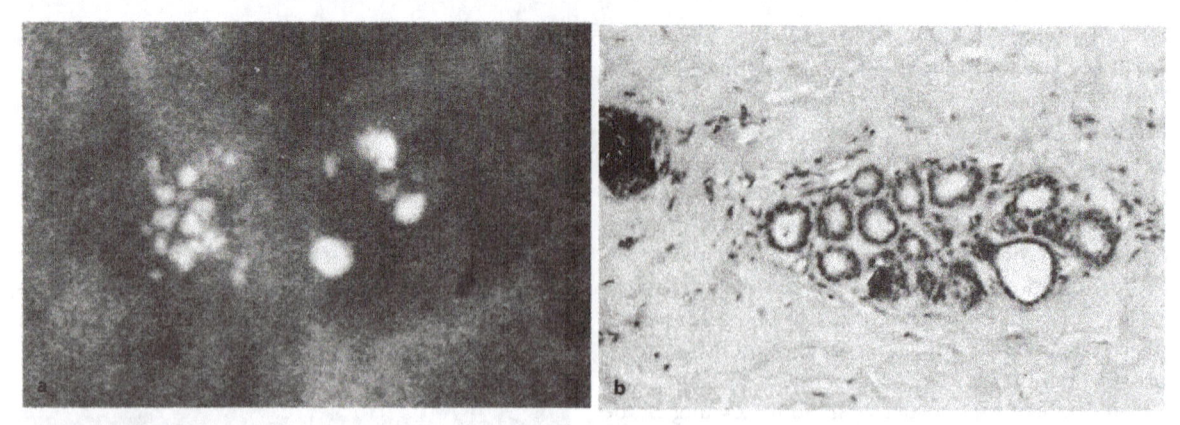

Abb. 2.4. a 4 mm große, ovaläre Gruppe von etwa 20 rundlichen, teils facettierten Mikroverkalkungen, **b** Histologie: kleinzystische (Blunt-duct-)Adenose

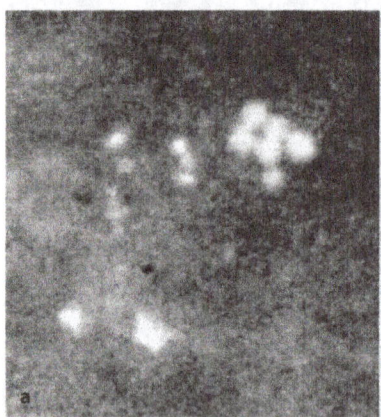

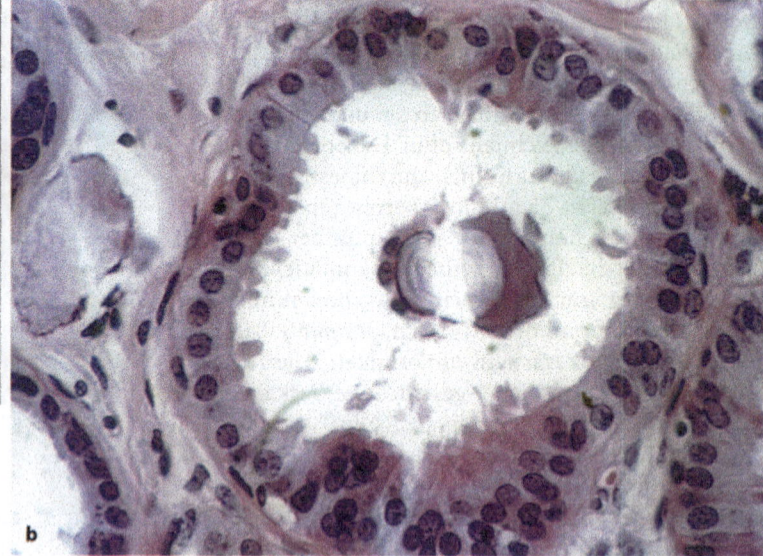

Abb. 2.5. a Ein anderer Fall mit fast identischem Bild wie Abb. 2.4a, stark vergrößert: dieses himbeerähnliche Bild erlaubte die exakte präoperative Diagnose der kleinzystischen Adenose. **b** Psammomkörper im Zentrum einer lobulären Zyste, teils mit apokrinen Epithelien (mit keulenförmigen und halbkugeligen Plasmafortsätzen)

Umschrieben oder diffus verteilt können die Herde der *kleinzystischen (Blunt-duct-)Adenose* im Mammogramm zur Darstellung kommen, wenn sie kalkhaltiges Sekret („Kalkmilch") mit beigemischten Psammomkörpern enthalten. Die Kalkmilch kontrastiert dann die intralobulären zystischen Hohlräume nach der Art eines positiven Kontrastmittels. Hier kommt dann der – ansonsten harmlosen – Adenose doch eine klinische Bedeutung zu, weil sie mit Mikroverkalkungen maligner Art verwechselt und so Anlass überflüssiger Biopsien werden können. Ohne Kenntnis der nachstehenden Symptome ist dies in fast 20% der wegen Mikroverkalkungen durchgeführten Biopsien der Fall [81].

Die folgenden mammographischen Mikroverkalkungssymptome sind charakteristisch für eine kleinzystische (Blunt-duct-)Adenose:

- Gruppenform: In beiden Ebenen rundlich-ovalär.
- Gruppengröße: 2–5 mm oder – wenn mehrere Lobuli nebeneinander Mikroverkalkungen aufweisen – größer.
- Größe und Form der einzelnen Mikroverkalkungen: 0,1–0,3 mm groß, monomorph rundlich, punktförmig, teils mit Konturabflachungen, quasi „facettiert". Wenn sie dicht nebeneinander liegen, sind sie voneinander durch feine „Linien" getrennt, sodass die Gruppe ein himbeer- oder morulaähnliches Bild ergibt (Abb. 2.4, 2.5, 2.6).

Zwei nebeneinander liegende Mikroverkalkungen sehen wie „Diplococcus" aus [80]!

Erweiterungen der Azini   33

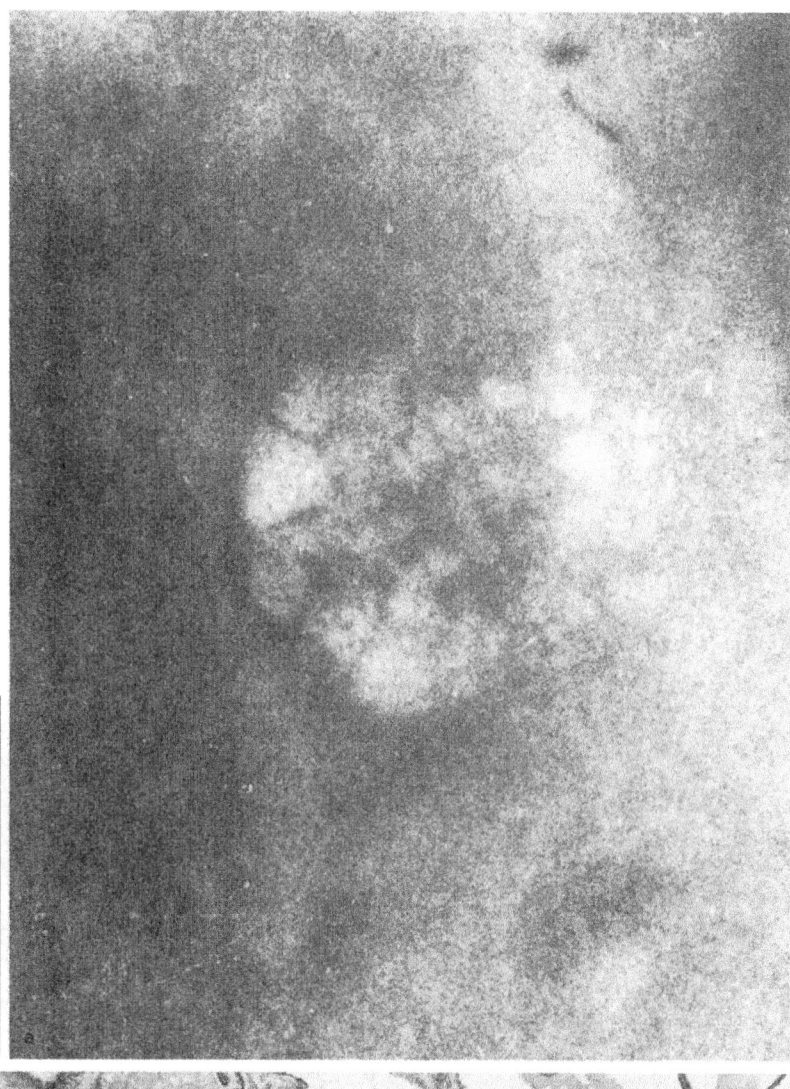

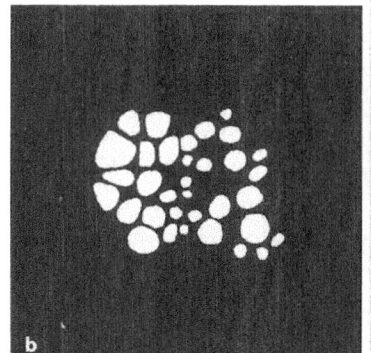

Abb. 2.6. a,b Mammogrammausschnitt und schematische Darstellung: 8 mm große, rundliche Gruppe von etwa 30 rundlichen, teils facettierten, flauen Mikroverkalkungen mit feinen Trennlinien, morulaähnliches Bild.
c Histologie: Kleinzystische Adenose mit zahlreichen Psammomkörpern, die interzystischen Spalten korrelieren mit den „Trennwänden" im Mammogramm

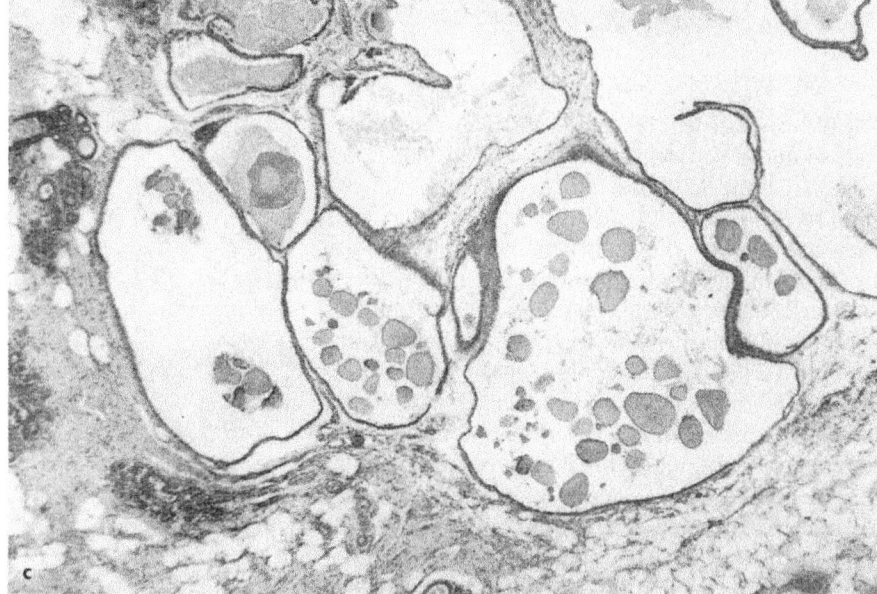

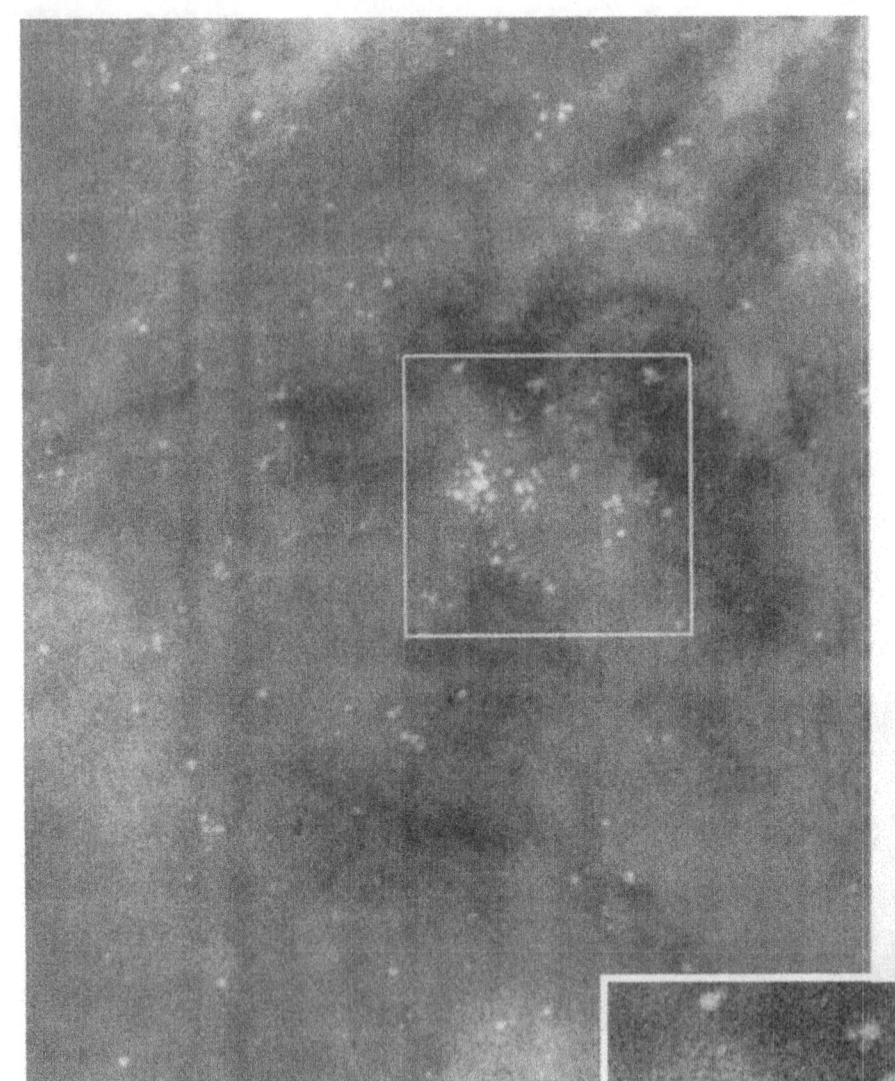

Abb. 2.7. Diffus verstreute, auffällig gleich große, monomorphe, rundlich punktförmige Mikroverkalkungen (beidseitig!), die in dem markierten Bezirk gehäuft vorkommen. Früher sprach man von „Gruppierungstendenz" und empfahl wegen Karzinomverdacht eine Exzision. Man sieht hier jedoch nicht einmal eine minimale Polymorphie wie beim intraduktalen Karzinom. Histologie: kleinzystische (Blunt-duct-)Adenose

Die diffus – meistens bilateral – auftretenden Mikroverkalkungen der kleinzystischen (Blunt-duct-)Adenose sind etwa gleichgroß, vorwiegend monomorph, punktförmig-rundlich (Abb. 2.7), auch hier sieht man bei eng benachbarten Verkalkungen die oben beschriebenen Abflachungen mit „Trennlinien".

Die kleinzystische Mastopathie zeigt im Mammogramm ein ähnliches Bild wie das der Adenose. Lediglich die Fleckschatten sind etwas größer und schärfer begrenzt. Ob es sich um eine kleinzystische Adenose oder kleinzystische Mastopathie handelt, kann man mammographisch nicht unterscheiden. Wie die Adenose, so kommt auch diese Veränderung meistens beiderseits diffus und symmetrisch verteilt vor. Bei der Galaktographie stellen sich diese kleinen Zysten auf den Milchgängen „hängend" dar (Abb. 2.8). Gelegentlich sieht man dann auf der seitlichen Aufnahme eine Schichtung: auf dem Boden der Zysten ist das Kontrastmittel mit seinem höhe-

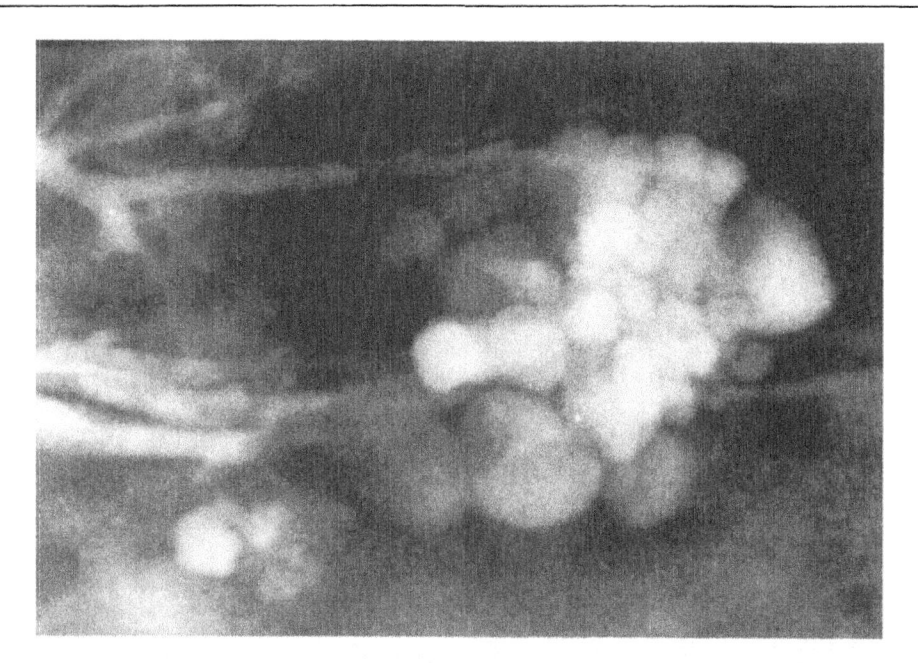

Abb. 2.8. Galaktogramm mit Darstellung einer rundlich/ ovalären Zystengruppe am Ende eines Milchganges

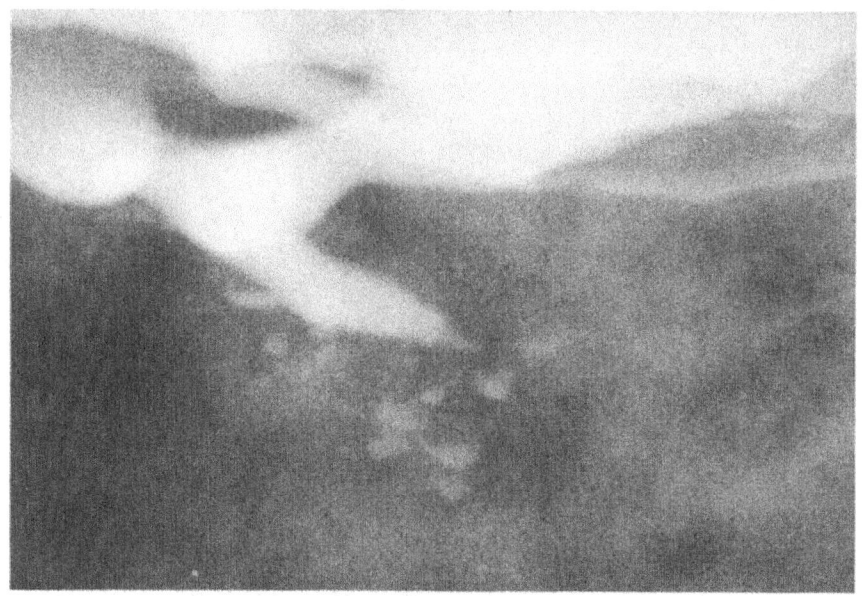

Abb. 2.9. s. Text

ren spezifischen Gewicht sedimentiert, darüber das leichtere Sekret (Abb. 2.9). Sonographisch können Zysten ab 2 mm Durchmesser erfasst werden [38].

Die Mikroverkalkungen der kleinzystischen Mastopathie zeichnen sich durch ihre Formänderung in 2 Ebenen aus. Dieses sog. „Teetassenphänomen" wurde von mir 1977 beschrieben und später von anderen bestätigt [64, 86, 117]. Das Teetassenphänomen entsteht dadurch, dass auf der streng seitlichen Aufnahme die Psammomkörper mit ihrem höheren spezifischen Gewicht als Bodensatz zur Darstellung kommen. Auf den kraniokaudalen Aufnahmen sieht man unscharf konturierte, rundliche, flaue manchmal jedoch sehr intensive Mikroverkalkungen (Abb. 2.10). Es kann auch vorkommen, dass die Mikroverkalkungen nur auf der seitlichen Aufnahme zu sehen sind, oder aber dass nur einige „Teetassen" innerhalb der Gruppe von punktförmigen Verkalkungen zu finden sind, weil die übrigen Zysten mit Psammomkörpern völlig ausgestopft sind (Abb. 2.11).

Die Gruppenform kann in beiden Ebenen amorph oder rundlich-ovalär sein. Kalkmilchzysten findet man in der Regel bilateral, wenn auch nicht immer in dem gleichen Ausmaß. Kalkmilchzysten kamen in 29 % der wegen Mikroverkalkungen operierten Fälle der Universitätsfrauenklinik, Köln vor [81].

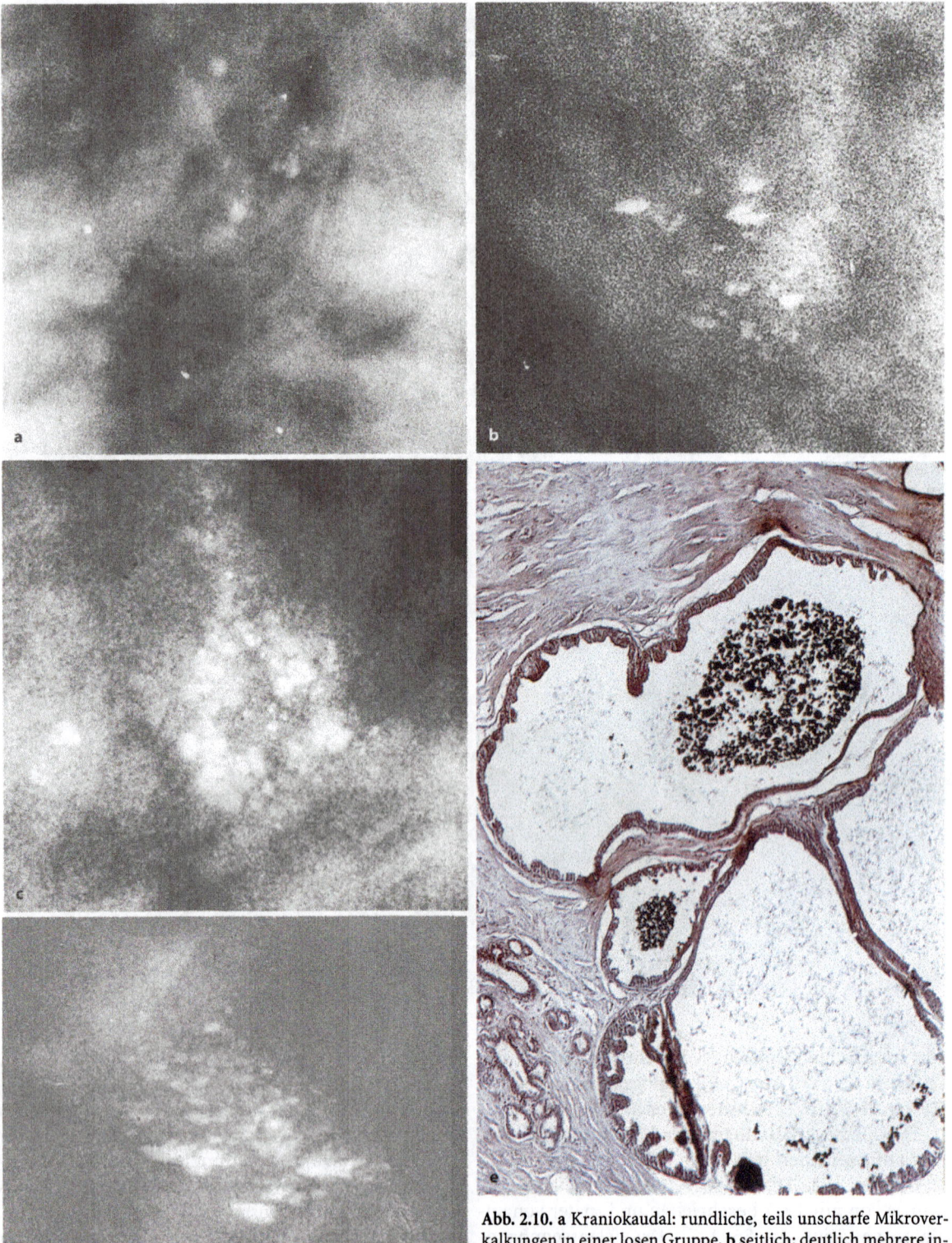

Abb. 2.10. a Kraniokaudal: rundliche, teils unscharfe Mikroverkalkungen in einer losen Gruppe, **b** seitlich: deutlich mehrere intensivere „Teetassen"- und linienförmige Mikroverkalkungen (stark vergrößert). **c** Ein anderer Fall: rundliche Gruppe von mehreren runden, intensiven, teils facettierten Mikroverkalkungen kraniokaudal. **d** Seitlich: „Teetassen"- und linienförmige Verkalkungen. **e** Histologie: Kalkmilch innerhalb von zwei Zysten (Kossa-Färbung), links unten kleinzystische Adenose

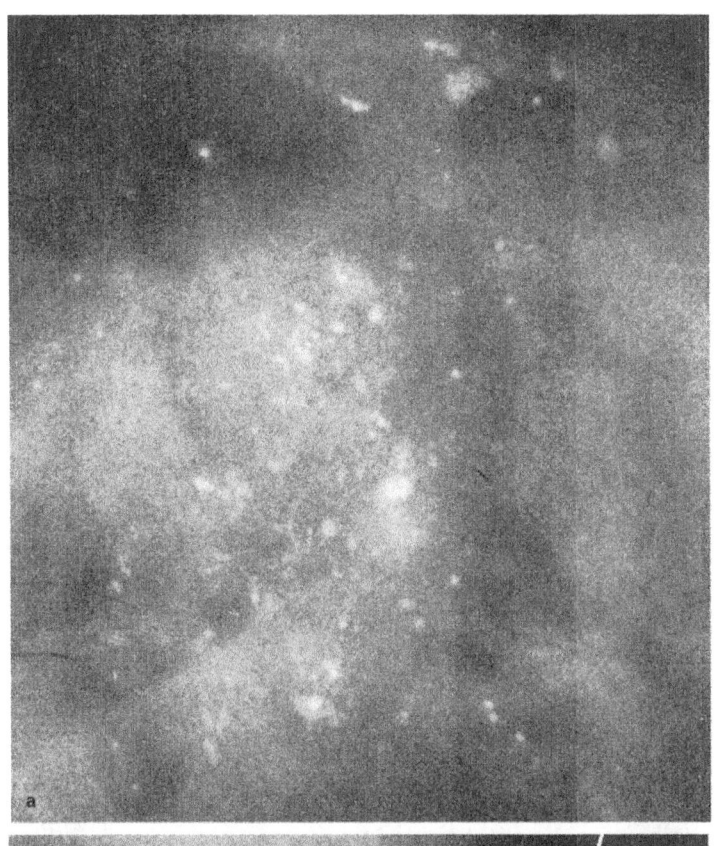

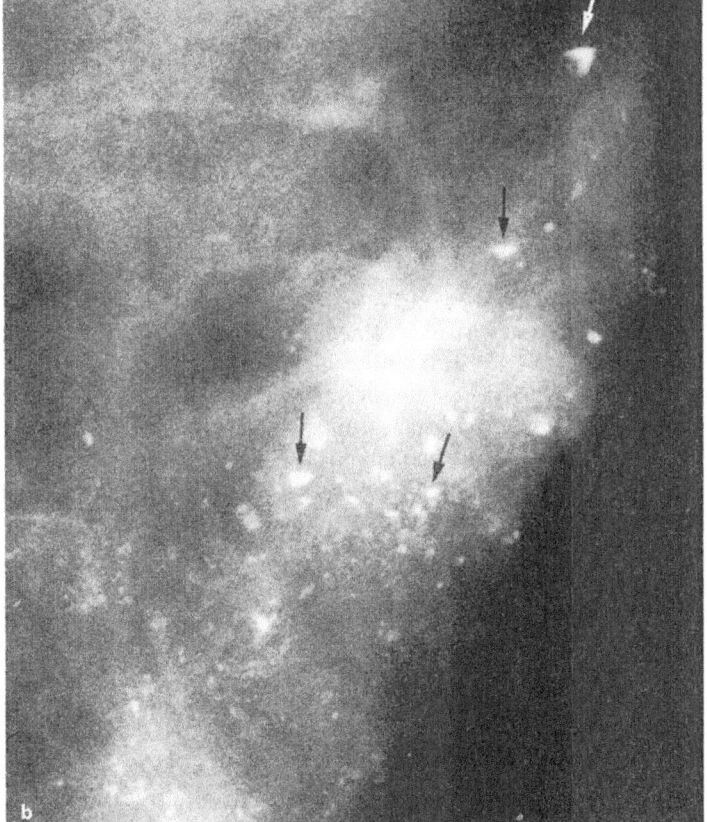

Abb. 2.11. a Kraniokaudal: verschieden große, rundliche Verkalkungen, **b** seitlich (vergrößert): einige Verkalkungen sind teetassenförmig (*Pfeile*), **c** Histologie s. S. 38 (Prof. Dr. P. Citoler/Köln)

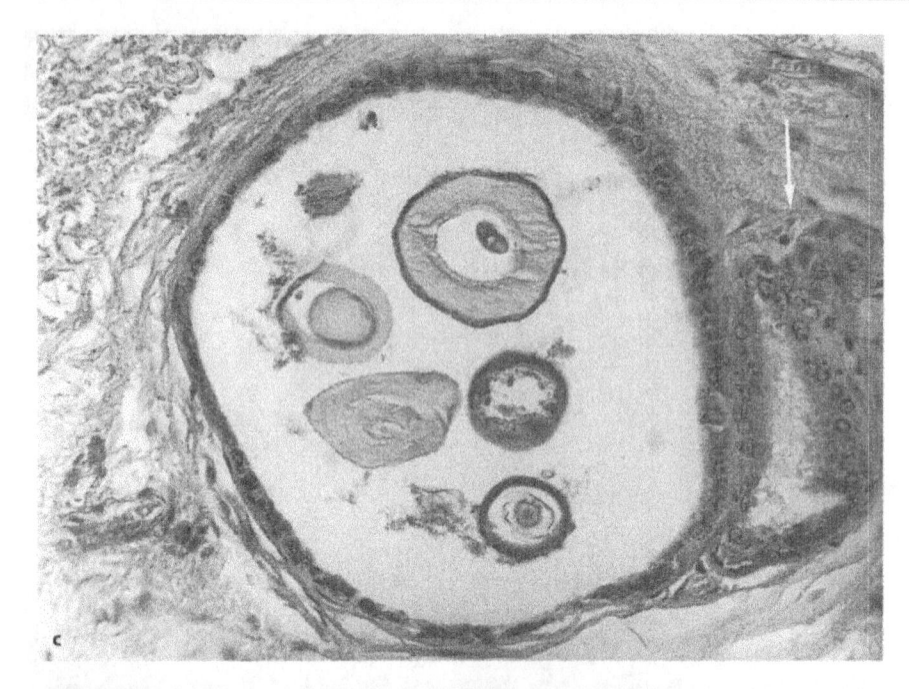

Abb. 2.11.c Klinisch occultes, tubuläres Karzinom (*Pfeil*) neben einer harmlosen Zyste mit Psammomkörper

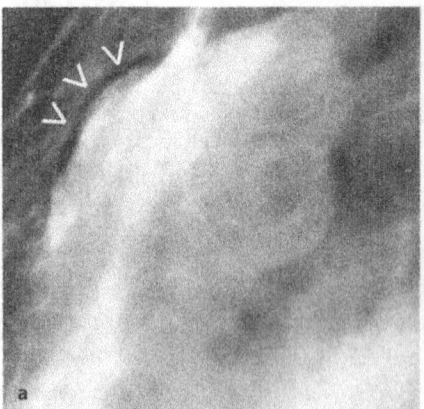

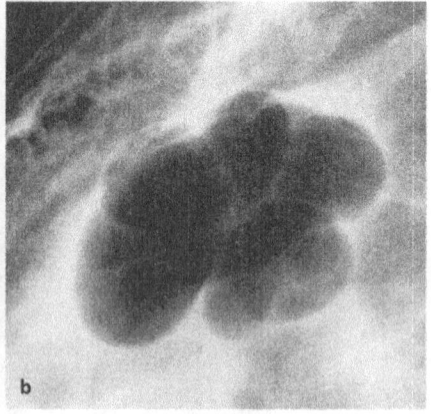

Abb. 2.12. a 4 cm großer, rundlicher, gelappter, vorwiegend glatt konturierter Tumorschatten mit Halo (*Pfeile*), **b** Pneumozystogramm: mehrkammerige Zyste mit glatten Innenkonturen: da der Schatten verschwunden ist, ist auch ein Halo nicht mehr erkennbar, Zytologie: negativ, vollständige Rückbildung der Zyste nach 3 Monaten

Die Kalkmilchzysten wurden früher als für die sklerosierende Adenose charakteristische Verkalkungen angesehen [42, 63]. Diese Behauptung wurde jedoch später widerlegt: Bei 90 wegen gruppierte Kalkmilchzysten operierte Fällen konnten nur in 37,7 % sklerosierende Adenose-Herde histologisch nachgewiesen werden [79]. Es handelt sich hier offensichtlich um ein zufälliges Zusammentreffen zweier Bestandteile der Mastopathie in zwei völlig verschiedenen Untersuchungsebenen, nämlich die der Kalkmilchzyste im Mammogramm und die der sklerosierenden Adenose im histologischen Schnitt.

Ein zufälliges Zusammentreffen harmloser lobulärer Mikroverkalkungen im Mammogramm mit mammographisch okkulten intraduktalen, tubulären oder lobulären Karzinomen ist selbstverständlich nie auszuschließen (Abb. 2.11c)!

Wir können jedoch nur das röntgenologisch sichtbare Symptom „Mikrokalk" beurteilen, nicht aber den mikroskopischen Befund daneben. Auch hier handelt es sich um Veränderungen in unterschiedlichen Ebenen.

Die *Makrozysten* kommen im Mammogramm multipel oder – äußerst selten – solitär zur Darstellung. Sie zeigen, typischerweise, verschieden große rundlich-ovaläre homogene, mittelintensive bis intensive Schatten. Die Zysten haben meistens glatte Randkonturen, die – im Falle von Mehrkammerigkeit – polyzyklisch gelappt sein können. Sie sind oft von einem schmalen, sog. „Sicherheitssaum" umgeben (sog. „Halo-Symptom": engl. *halo*: Hof oder Heiligenschein). Dieses Symptom ist jedoch keine Garantie für Benignität, da es auch bei scharf konturierten rundlichen malignen Prozessen vorkommen

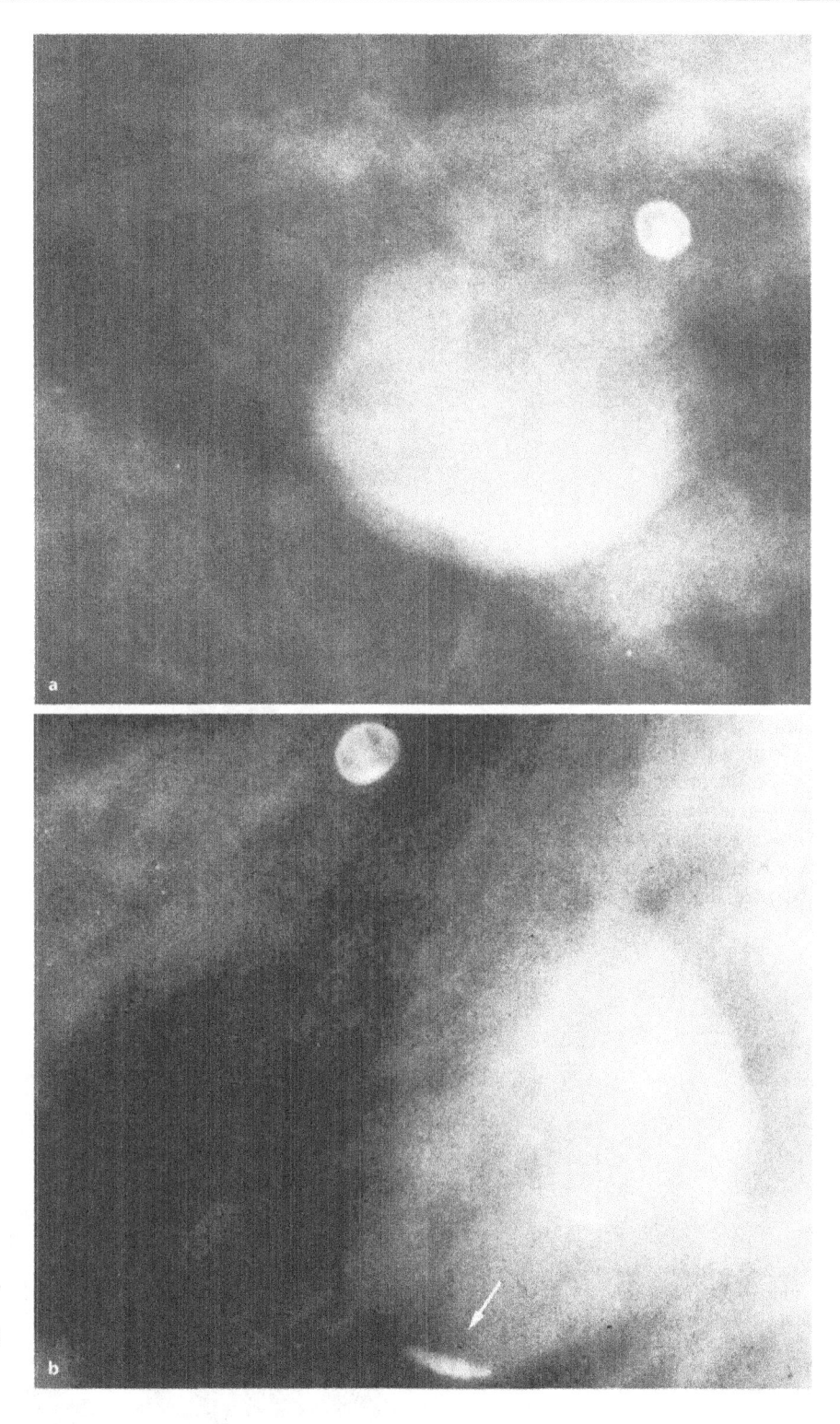

Abb. 2.13. a Kraniokaudal: glattkonturierter Rundschatten ohne Mikroverkalkungen, **b** seitlich: Ansammlung von Psammomkörpern am Boden der Zyste (Pfeil)

kann. Nach densitometrischen Untersuchungen kamen Gordenne u. Malchair [46] zu der Überzeugung, dass es sich bei diesem Symptom um eine optische Täuschung sog. „Macheffekt" oder Hintergrundeffekt handelt (Abb. 2.12). Mikroverkalkungen mit „Teetassenphänomen" innerhalb eines großen glattkonturierten Rundschattens sprechen für eine Makrozyste (Abb. 2.13). Diese Verkalkungen

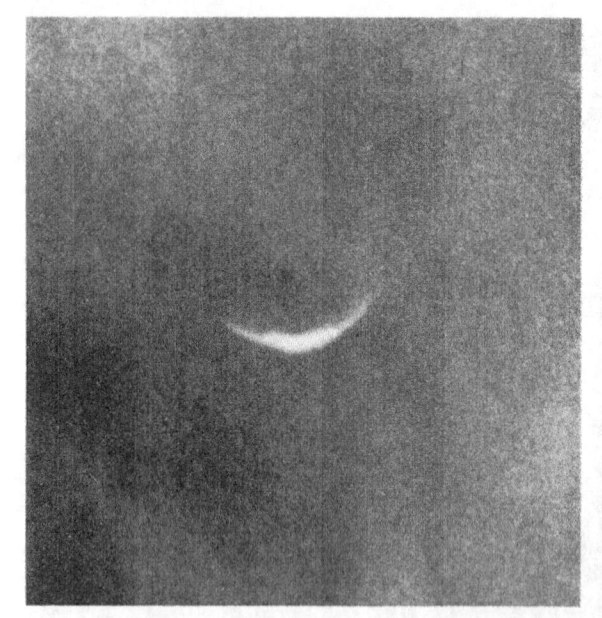

40 KAPITEL 2 Veränderungen des milchproduzierenden Systems

Abb. 2.14. Sichelförmige Verkalkung der Zystenwand ohne Weichteilschatten

sind nicht mit der umschriebenen Zystenwandverkalkung zu verwechseln (Abb. 2.14).

Die *Pneumozystographie* wurde von Baraldi [6] inauguriert und später von Gros et al. [47] weiter entwickelt und in der deutschsprachigen Literatur von Haage u. Fischedick [50], Hoeffken u. Hintzen [62], Weishaar et al. [133] propagiert.

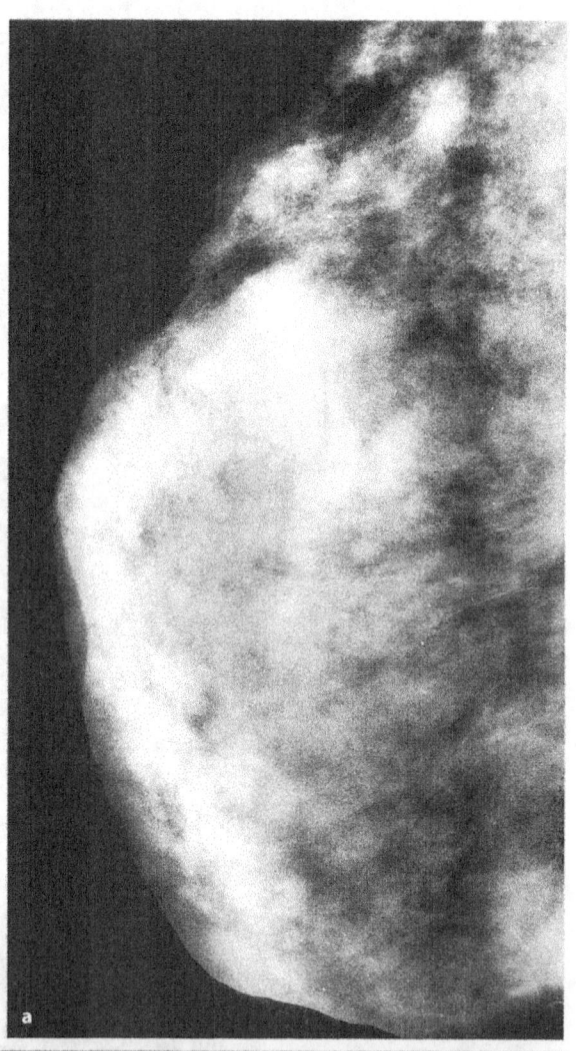

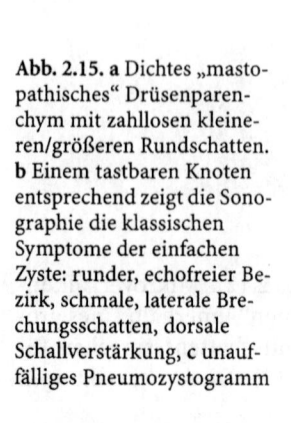

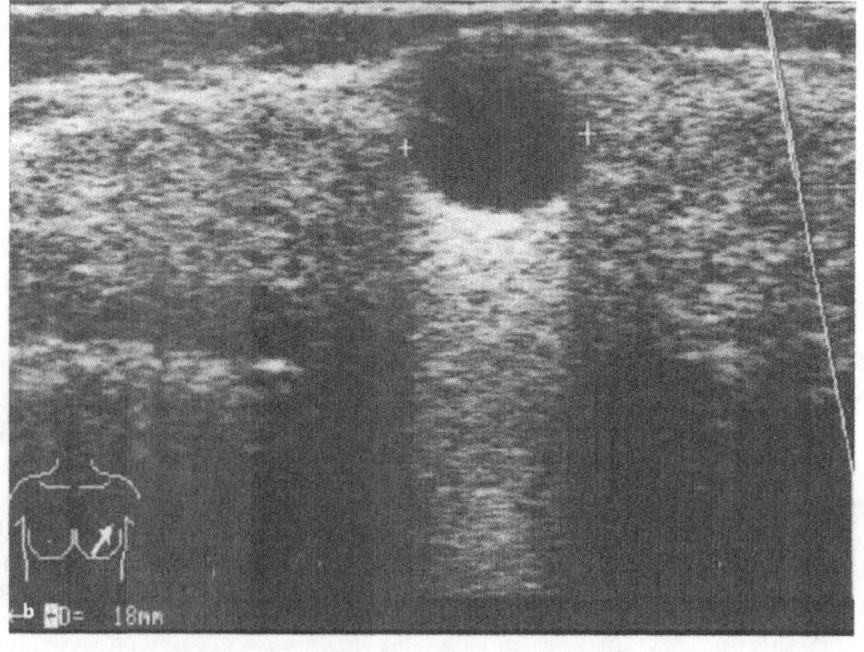

Abb. 2.15. a Dichtes „mastopathisches" Drüsenparenchym mit zahllosen kleineren/größeren Rundschatten. **b** Einem tastbaren Knoten entsprechend zeigt die Sonographie die klassischen Symptome der einfachen Zyste: runder, echofreier Bezirk, schmale, laterale Brechungsschatten, dorsale Schallverstärkung, **c** unauffälliges Pneumozystogramm

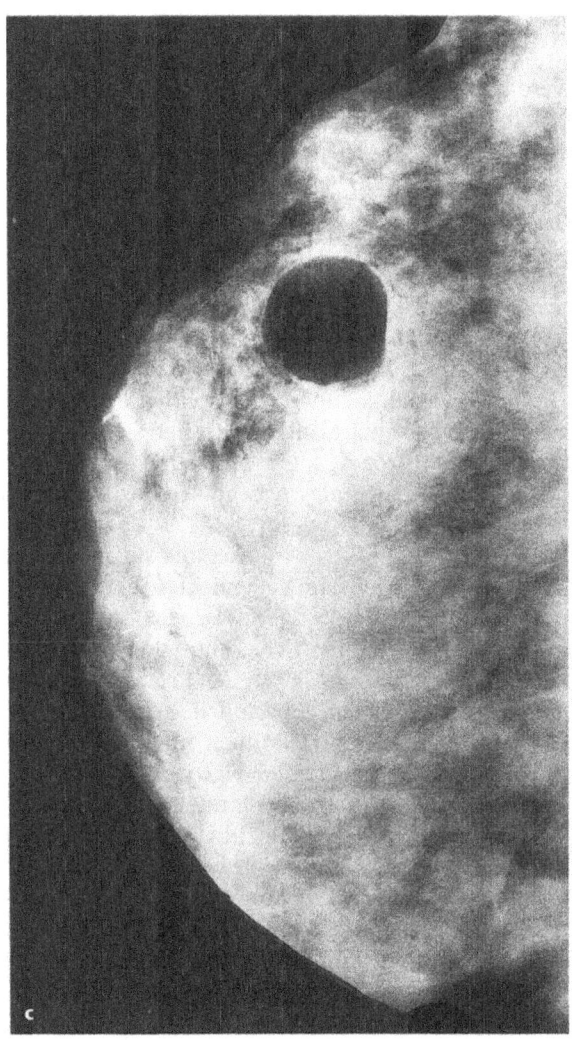

Abb. 2.15c

Dieses Verfahren hat seine Daseinsberechtigung trotz der Verbreitung der Mammasonographie nicht verloren. Jeder mammographisch festgestellte Rundschatten soll *zuerst* sonographisch untersucht werden. Wenn die Veränderung die klassischen sonographischen Kriterien der einfachen, unkomplizierten Zyste aufweist (d.h. ihre Form rund oder oval, ihre Wand glatt und dünn, ihr Inhalt echofrei und auch eine dorsale Schallverstärkung vorhanden ist), dann soll man die Zyste abpunktieren und zusätzlich, nach Luftinsufflation, ein Pneumozystogramm anfertigen (Abb. 2.15). Die Pneumozystographie ist nicht nur als ein die Sonographie ergänzendes diagnostisches Verfahren von Bedeutung; sie hat auch einen therapeutischen Effekt: 95% der Zysten bilden sich nach Pneumozystographie zurück und die Rezidive sind signifikant seltener, als wenn die Zyste lediglich abgesaugt wurde [62].

Die zu punktierende Zyste soll prall gefüllt sein: Nach eigenen Erfahrungen treten Komplikationen wie z.B. unvollständige Entleerung oder – selten – ein Hämatom fast immer bei nicht prallen Zysten auf.

Das Verfahren selbst ist denkbar einfach: Die Punktion wird bei liegender Patientin vorgenommen. Nach Hautdesinfektion kann der mit zwei Fingern fixierte Knoten (sterile Einmalhandschuhe sind obligat!) ohne örtliche Betäubung mit Kanüle Nr. 1 punktiert werden. Nach Absaugen der Zyste wird sie mit Luft aufgefüllt. Im Falle einer ungewöhnlich großen Zyste soll man lateral etwas oberhalb des unteren Zystenpoles punktieren und, wenn kein Inhalt mehr zu gewinnen scheint, noch reichlich Luft instillieren, die Spritze abnehmen, die Kanüle liegen lassen: der Restinhalt wird dann von der instillierten Luft „ausgetrieben" (man kann evtl. mit sanftem Druck „nachhelfen"). Schließlich, wenn man meint, dass die Zyste völlig leer ist, erfolgt durch die liegen gebliebene Kanüle eine wiederholte Luftinsufflation.

Der Zysteninhalt ist im Falle einer unkomplizierten Zyste meistens klar, strohgelb oder bernsteinfarbig, zytologisch enthält er Schaumzellen, apokrine Zellen oder ist relativ zellfrei. Nach Kreuzer et al. [73] braucht ein solcher, makroskopisch unauffälliger Zysteninhalt zytologisch nicht untersucht zu werden, im Gegensatz zu dem bläulichen, dunkelgrünen, „schmutzigen", trüben oder blutig tingierten bzw. blutigen Zysteninhalt.

Manchmal trifft man jedoch eine Zyste mit rahmig eingedicktem, gelblichem oder grünlichem Inhalt. Ein ungewöhnliches Bild zeigt Abb. 2.16a: Streng seitliches Mammogramm mit Darstellung einer dünnwandigen Zyste und mit Niveaubildung zwischen zwei unterschiedlich strahlentransparenten Zonen, wie bei einer Galaktozele [45, 118]. *Galaktozelen* (Milchzysten) entstehen meistens als Folge einer lokalen Milchstauung während der Stillzeit oder kurz danach [9, 44, 105]. Allerdings gibt es Ausnahmen: In einem Fall hat man bei einer 43-jährigen Frau 13 Jahre nach der Entbindung eine Galaktozele entfernt [44]. Auch bei dem in Abb. 2.16b dargestellten Fall war die Patientin 42 Jahre alt und dazu noch Nullipara! Zwei Fälle von – nach Augmentationsplastik entstandenen – Galaktozelen [22] bilden gleichfalls eine Ausnahme. Mutiple Galaktozelen sind in der belassenen Brust einer jungen Frau nach Hormonbehandlung wegen Mammakarzinom kontralateral entstanden [8].

Die bei neugeborenen Knaben gefundenen Galaktozelen sollen durch intrauterine Hormonzufuhr entstanden sein [11, 12, 18, 124].

Bei stillenden Frauen ist ein beurteilbares Mammogramm kaum zu erwarten, deswegen wird hier beim Verdacht auf Galaktozele eine Sonographie empfohlen. In diesem Stadium wird die Galaktozele als Butter-, Käse- oder Seifenzyste bezeichnet. Abbildung 2.16b zeigt einen solchen Fall: Zwischen eingedickten Sekretklumpen sind hauchdünne Lipidschichten erkennbar. Nach dem Aufschneiden des Präparates war eine weiße, etwas ölig glänzende intrazystische Paste sichtbar.

Bei eingedicktem Sekret gelten die klassischen sonographischen Kriterien der Zyste nicht mehr. Die Differenzialdiagnose zum soliden Tumor, wie z.B. invasivem Duktalkarzinom oder zu einem intrazystischen Prozess kann schwierig – und wenn keine Voruntersuchung vorliegt – sogar unmöglich sein [38, 125].

Eiteriger Zysteninhalt ist eher die Ausnahme, es handelt sich meistens um eingedicktes Sekret, jedoch ist bis zum Vorliegen des zytologischen Befundes eine prophylaktische antibiotische, antiphlogistische Behandlung ratsam, da nach eigenen Erfahrungen 15% der punktierten Zysten superinfiziert sind.

Die seltenen Rezidive können mit wiederholten Punktionen weiter behandelt werden. Es ist in einer multizystischen Brust nicht immer einfach festzustellen, ob es sich um ein Rezidiv handelt oder aber um eine neue Zyste, die mit der früher abgesaugten benachbart ist. Vorherige Sono- oder Pneumozystogramme lösen meistens das Problem.

Die Zystenpunktion ist – von gelegentlichen Hä-

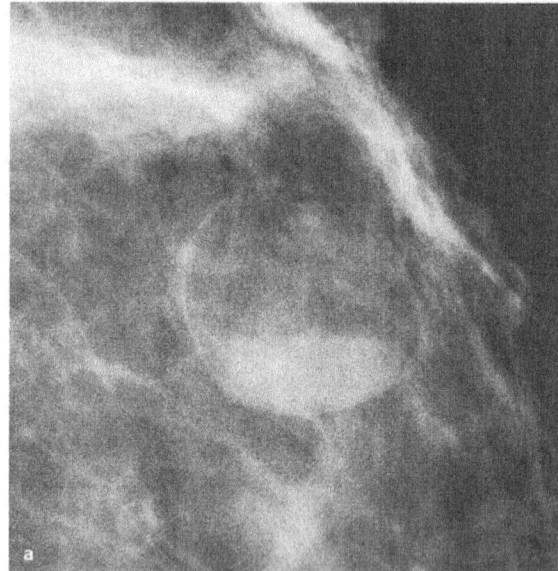

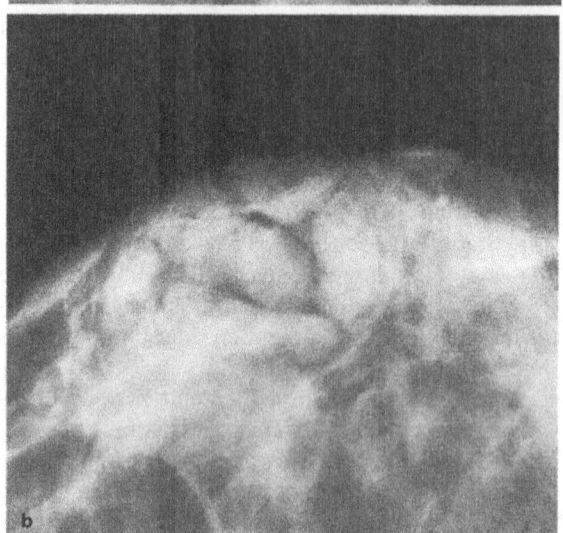

Abb. 2.16. a Galaktozele, b Käsezyste

Das mammographische Bild der Galaktozele zeigt jedoch nicht immer die pathognomonische Niveaubildung: Abhängig von der Fett-Wasser-Relation des Zysteninhaltes kann die Veränderung auch homogen und im Vergleich zu der Umgebung iso- oder hypodens, sogar fast „fettintensiv" sein, wenn sie viel Lipide enthält [71]. Selbstverständlich ist auch der sonographische Befund von der Fett-Wasser-Proportion abhängig, er kann echoarm oder echofrei, sowohl zystisch wie solid sein – und sowohl eine dorsale Schallverstärkung als auch eine Schallabschwächung aufzeigen [60, 125]. Selten kann auch eine charakteristische Niveaubildung festgestellt werden [111, 125].

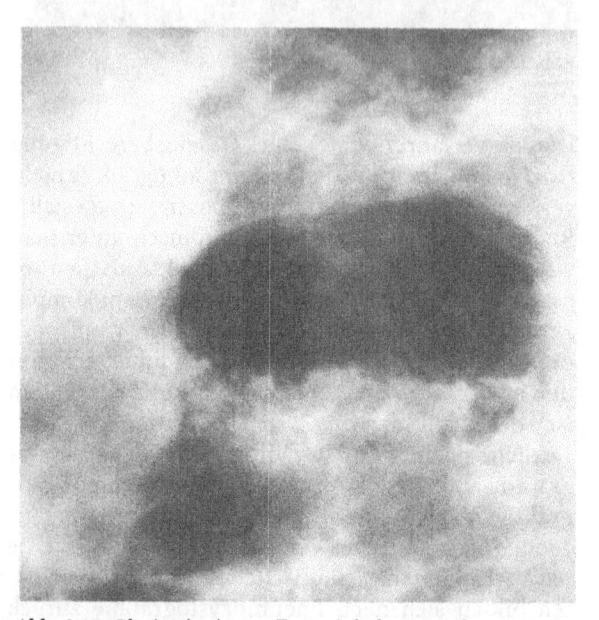

Abb. 2.17. Blutig tingierter Zysteninhalt, Koagula am Boden der abgesaugten, mit Luft gefüllten Zyste, vollständige Rückbildung nach 3 Monaten

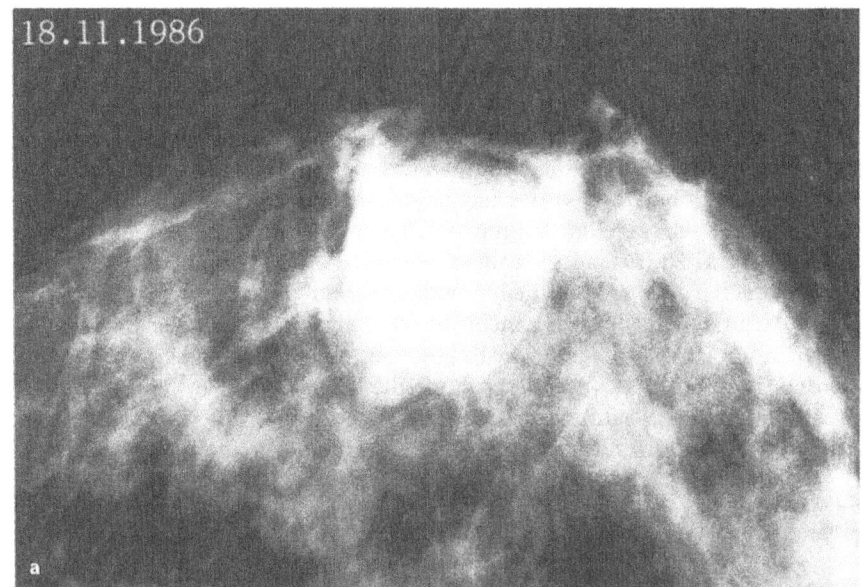

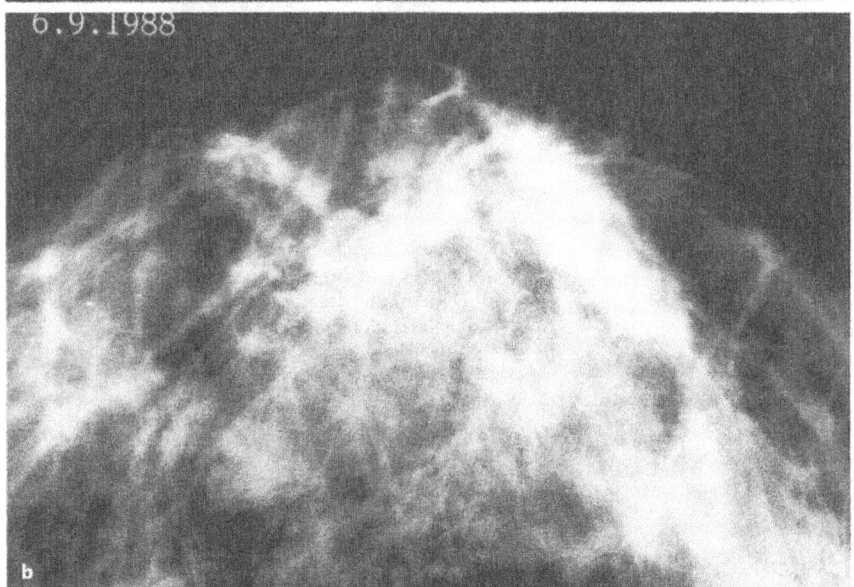

Abb. 2.18. a Trotz des großen Rundschattens ist kein Tumor tastbar. Sonographisch unauffällige Zyste, **b** spontane Rückbildung nach 2 Jahren

matomen abgesehen – praktisch komplikationslos. Der Autor hat bei mehr als 2.000 Zystenpunktionen einmal eine Einblutung erlebt (Abb. 2.17.). Zystenrupturen durch Tubuskompression wurden von Pennes u. Homer [99] bzw. von Novak [97] beobachtet. Die spontane Rückbildung einer Zyste wurde das erste Mal von Hoeffken u. Lanyi 1973 [63] beschrieben; einen weiteren Fall zeigt Abb. 2.18. Besonders im Hinblick auf die beim Screening in großer Zahl gefundenen kleinen, klinisch okkulten, solitären Zysten ist die Beobachtung von Brenner et al. [13] wichtig: 88% der 68 sonographisch gesicherten, kleinen Zysten haben sich im Mammogramm innerhalb von 5 Jahren spontan zurückgebildet.

Wucherungen des intralobulären Bindegewebes

Die sklerosierende (fibrosierende) Adenose

Hier handelt es sich um eine besondere Form der Adenose [37, 55, 66, 128]. Der Pathologe unterscheidet zwei Formen: Die *mikroskopische* und die *tumoröse* Form. Die mikroskopische Form der sklerosierenden Adenose stellt ein Teilphänomen der Mastopathie dar und ist ein ubiquitärer Befund, der in 7% der allgemeinen Population, in 3% aller Brusterkrankungen und in 12–23% neben benignen Veränderungen vorkommt [37].

■ *Pathologie.* Bei der sklerosierenden Adenose besteht neben der Proliferation des Epi- und Myothels auch eine Proliferation des *inter*lobulären Bindegewebes mit Fibrosierung. Wenn die Fibrose nur minimal ist, wird von *florider Adenose* gesprochen [109], während der Begriff *sklerosierende Adenose* bei prominenter intralobulärer Fibrosierung benutzt wird.

Histogenetisch gesehen nimmt einerseits die Zahl der Azini zu (Adenose), andererseits werden sie von wuchernden Myoepithelien und intralobulärem Stroma umgeben und mehr oder weniger komprimiert bzw. deformiert. Die Kaliber der Azini werden im Zentrum des Prozesses durch die Kompression schmaler, während sie in der Peripherie größer, zystisch erweitert oder deformiert werden (Abb. 2.19, 2.21b, 2.22c). So wird die lobuläre Architektur „verzerrt" [16].

■ *Röntgenologie.* Die mikroskopische Form der sklerosierenden Adenose ist ohne klinische Bedeutung. Eine Bedeutung erlangt jedoch dieser Befund, wenn – unglücklicherweiser – die mehr oder weniger deformierten zystisch erweiterten Azini mit Psammomkörpern vermischtes Sekret („Kalkmilch") enthalten, wodurch diese winzigen Hohlräume mammographisch dargestellt werden. Diese Verkalkungen sind innerhalb der Veränderung histologisch nachweisbar [32, 90].

Die Mikroverkalkungen im Mammogramm sind bei der sklerosierenden Adenose – gegenüber den

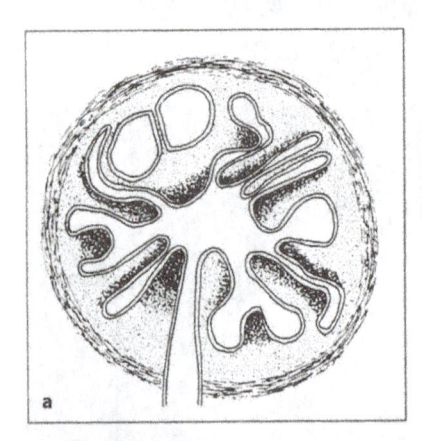

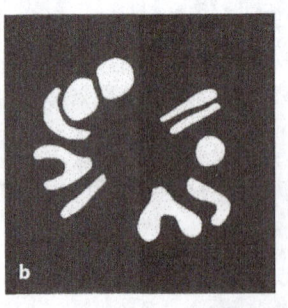

Abb. 2.19a,b. Schematische Darstellung der Entstehung der sklerosierenden Adenose und ihrer Mikroverkalkungen: **a** durch Proliferation des Myoepithels (*Pünktchen*) und des intralobulären Bindegewebes werden die Azini deformiert; **b** die mit Kalkmilch markierten Hohlräume

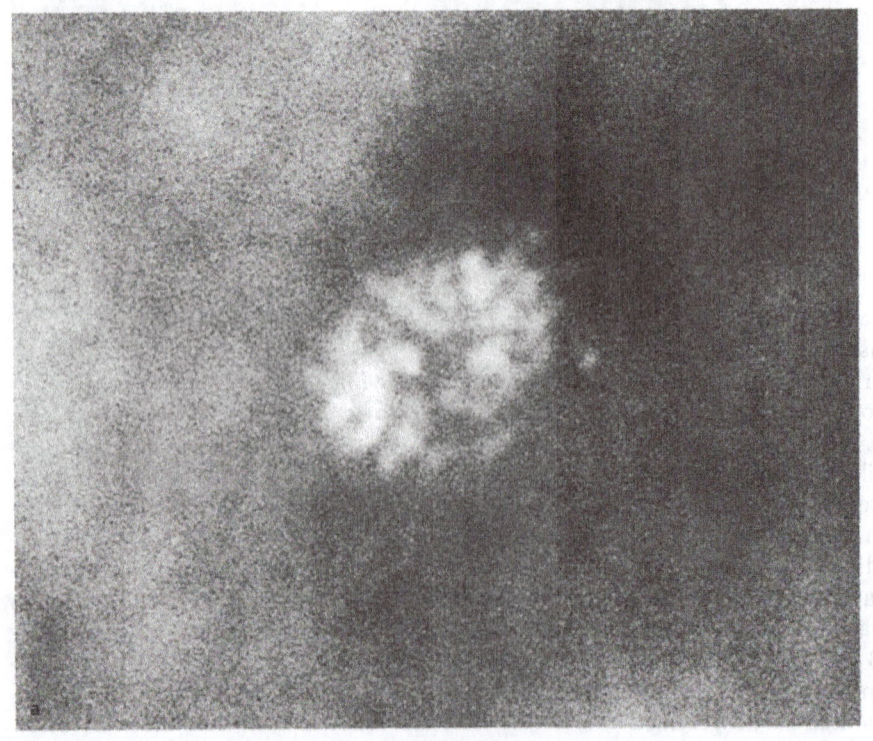

Abb. 2.20. a Rechte Brust: die 5 mm große, ovaläre Mikrokalkgruppe besteht fast ausschließlich aus linien-, bzw. welligen Mikroverkalkungen, die durch zarte Septen voneinander getrennt sind. **b** Linke Brust: auch diese 10 mm große amorphe Gruppe besteht vorwiegend aus linienförmigen und welligen Mikroverkalkungen mit „Trennwänden", Histologie beiderseits: sklerosierende Adenose

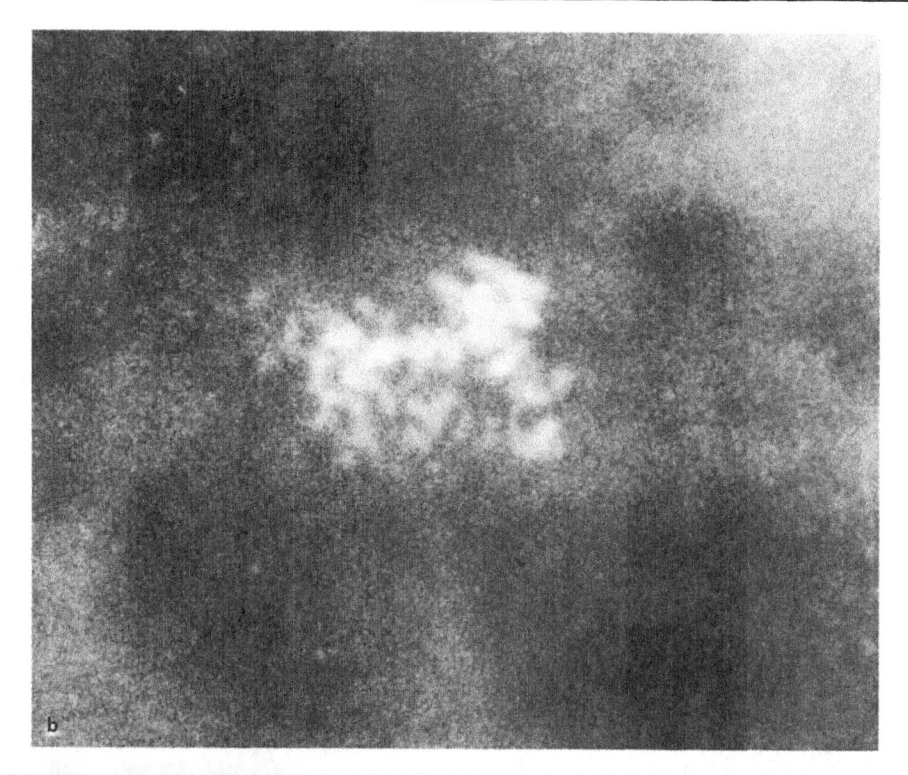

Abb. 2.20b

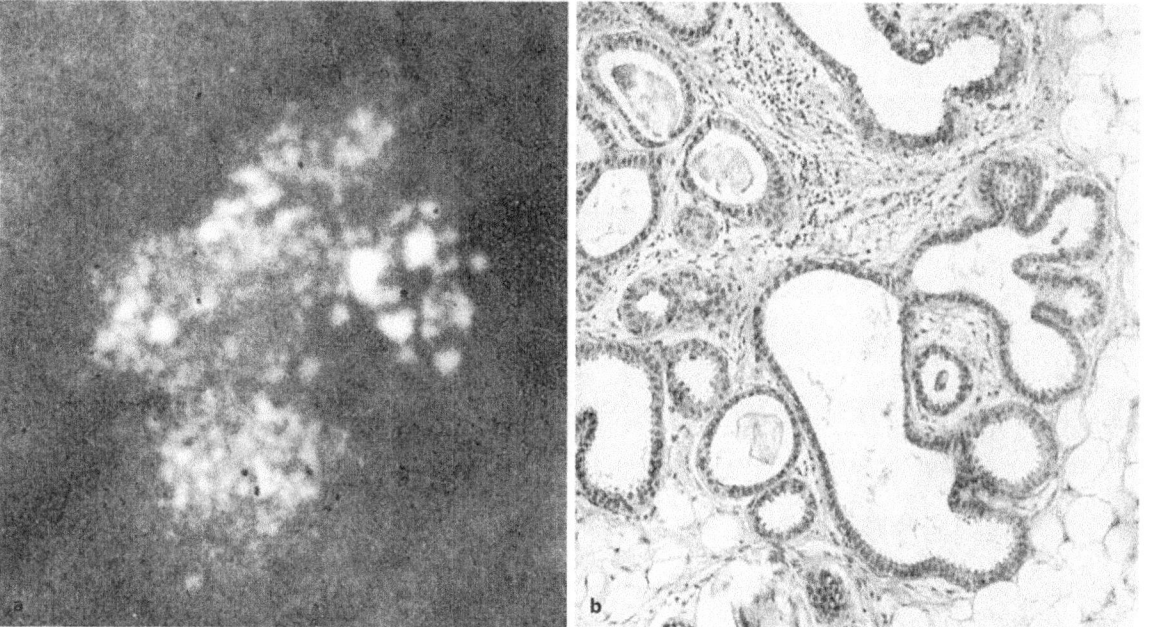

Abb. 2.21. a Rosettenförmige Gruppe von polymorphen Mikroverkalkungen, wobei auch S-, bzw. stäbchenförmige Konfigurationen auffallen (Dr. JHCL Hendricks/Nijmegen). **b** Histologie: Ein Teil der Azini ist durch die intralobuläre Bindegewebswucherung deformiert; ein anderer Teil ist zystisch erweitert; auch flach komprimierte Azini fallen auf, in den Hohlräumen Sekret- und Psammomkörper (Prof. Dr. H. Holland/Nijmegen)

vorwiegend monomorphen, uniformen Verkalkungen der kleinzystischen (Blunt-duct)-Adenose – mehr oder weniger polymorph. So können neben den punktförmigen, rundlichen „facettierten" (weil in noch intakten Zystchen lokalisierten) Mikroverkalkungen, auch komma-, linien-, v-förmige oder wellige Mikroverkalkungen entstehen (Abb. 2.19b, 2.20). Zum Glück bleibt jedoch die Konfiguration

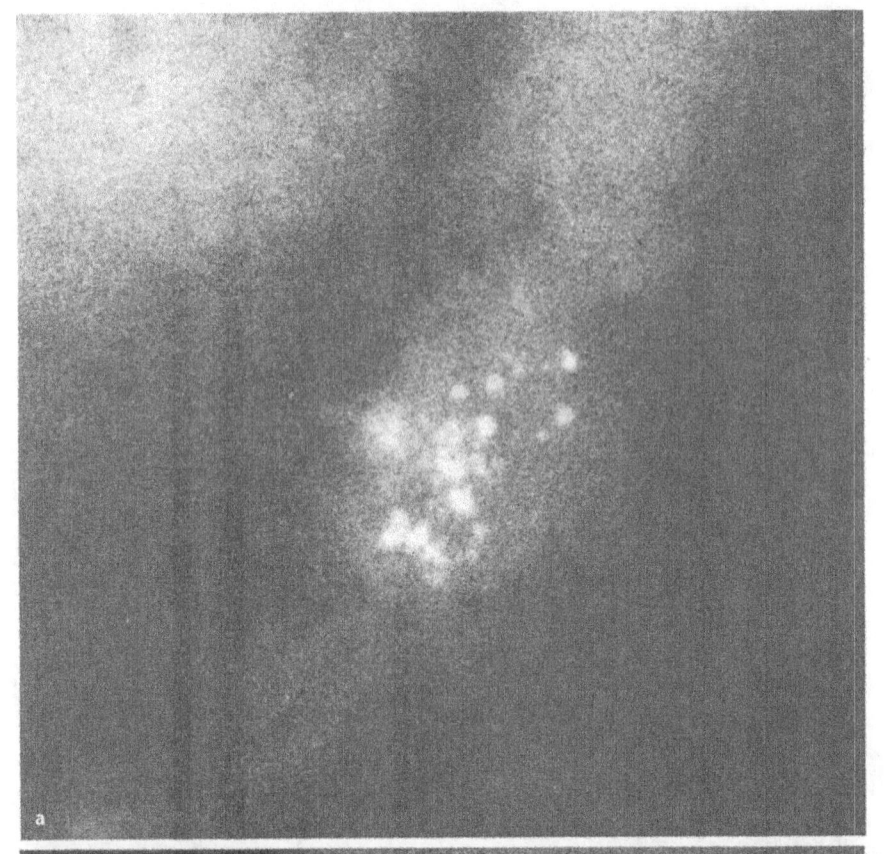

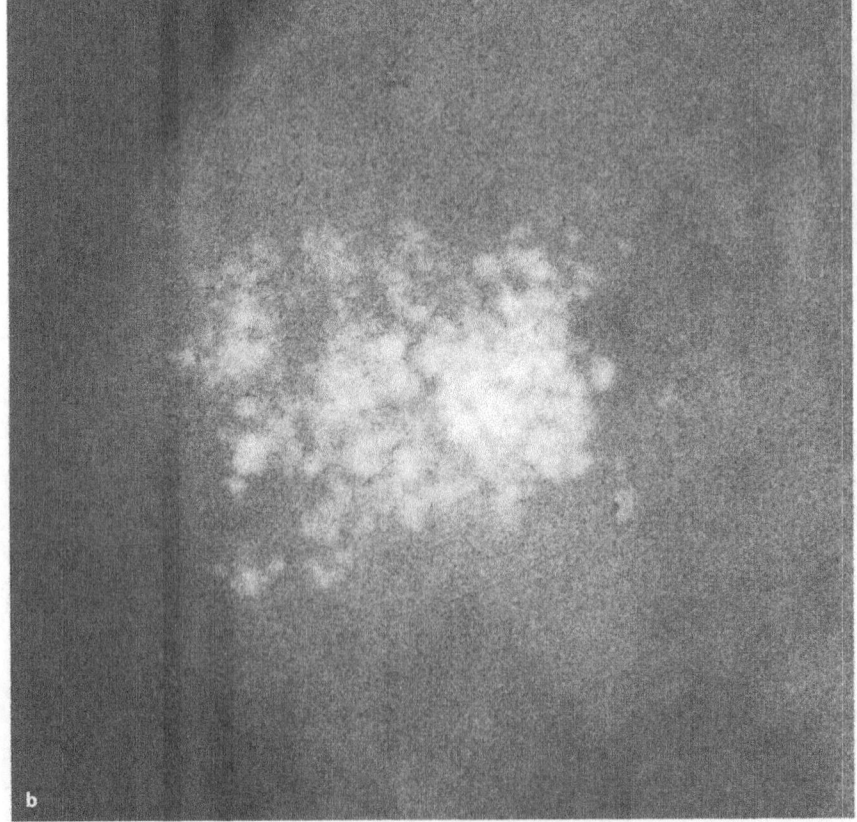

Abb. 2.22. a *Rechts*: fast ausschließlich punktförmige Mikroverkalkungen mit minimaler „Facettierung" und einigen „Trennwänden" innerhalb eines 6 mm großen, flauen Weichteilschattens, **b** *links*: eckige Gruppe von vorwiegend polymorphen Mikroverkalkungen, die oft wellig oder stäbchenförmig sind, dazwischen zarte „Septen", **c** in der *rechten Bildhälfte* zystisch erweiterte Azini mit Psammomkörpern, in der *linken Bildhälfte* durch proliferierendes, interlobuläres Bindegewebe komprimierte und deformierte Azini, Histologie: sklerosierende Adenose bds. (Prof. Dr. R. Stiens/Gummersbach)

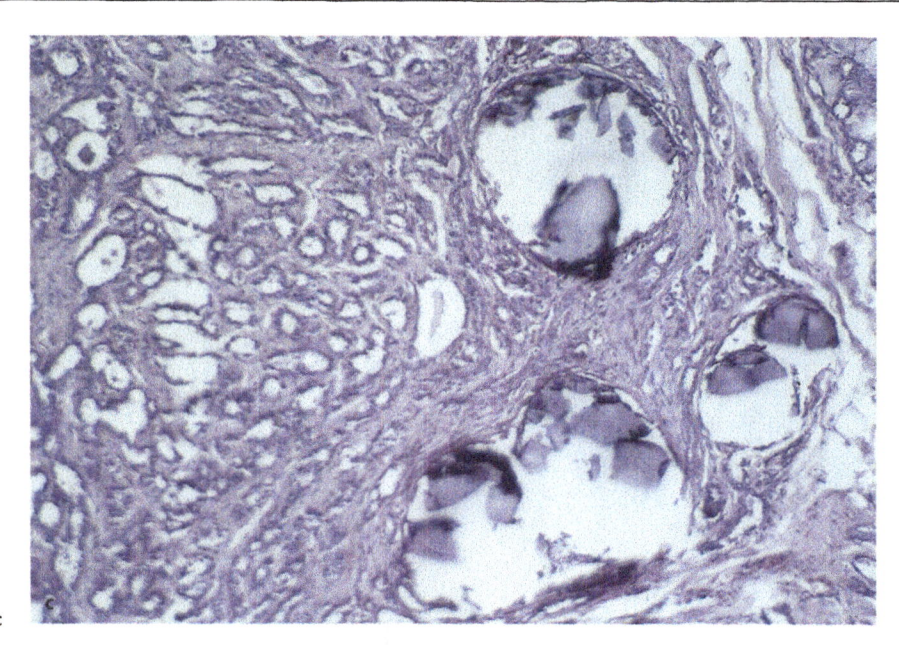

Abb. 2.22c

der 3–8 mm großen Gruppen meistens rundlich oder rosettenförmig (wenn nämlich mehrere Lobuli nebeneinander betroffen sind), sodass eine Differenzierung gegenüber einem intraduktalen Prozess respektive einem intraduktalen Karzinom schon von der Gruppenform her meistens möglich ist (Abb. 2.21a).

Andererseits kann man auch bei eckiger Gruppenkonfiguration zu der richtigen Diagnose gelangen, wenn „facettierte" Zystenverkalkungen oder einige „Diplococci" innerhalb der Gruppe vorzufinden sind (Abb. 2.22). Ein weiterer Hinweis auf eine sklerosierende Adenose sind linienförmige oder s-förmig geschlängelte, wurmartige Verkalkungen, insbesondere wenn sie parallel nebeneinander liegend von einem dünnen Septum getrennt sind. In diesem Falle handelt es sich um benachbarte gleichermaßen komprimierte Zysten (s. Abb. 2.20, 2.22b). Es kommt – leider – immer wieder vor, dass auf Grund von Mikroverkalkungen bei sklerosierender Adenose falsch-positive mammographische Diagnosen gestellt werden (Abb. 2.23, [88]).

Der Formenkreis des Fibroadenoms

Zum Formenkreis des Fibroadenoms gehören: das Fibroadenom, das Cystosarcoma phylloides und das Fibroadenolipom. Da diese Veränderungen neben dem dominierenden fibrösen Anteil auch Epithelien enthalten, werden sie auch als *fibroepitheliale* Tumore bezeichnet. Sie sind von einer mehr oder weniger kompletten Kapsel umgeben. Auf die enge

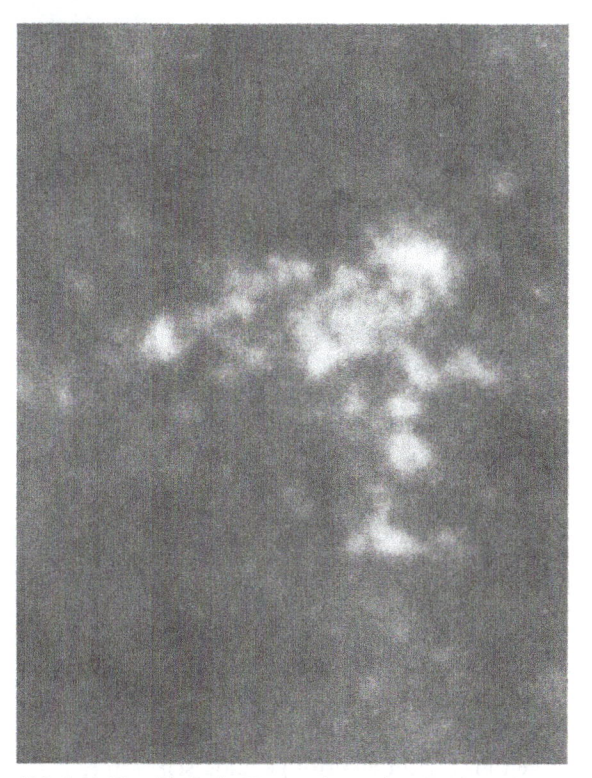

Abb. 2.23. Konsiliarische Untersuchung ohne Kenntnis des vorausgegangenen histologischen Ergebnisses (man wollte mein differenzialdiagnostisches System prüfen), stark vergrößert. Ich meinte: Eine dreieckige Mikrokalkgruppe mit Polymorphie bedarf der histologischen Klärung; es sei denn, dass die Polymorphie – wie hier – aus linienförmigen, geschlängelten und facettiert punktförmigen Mikroverkalkungen besteht: es handelt sich hier also höchstwahrscheinlich um eine sklerosierende Adenose mikroskopischer Größenordnung. Die früher bereits durchgeführte histologische Untersuchung hatte mir Recht gegeben

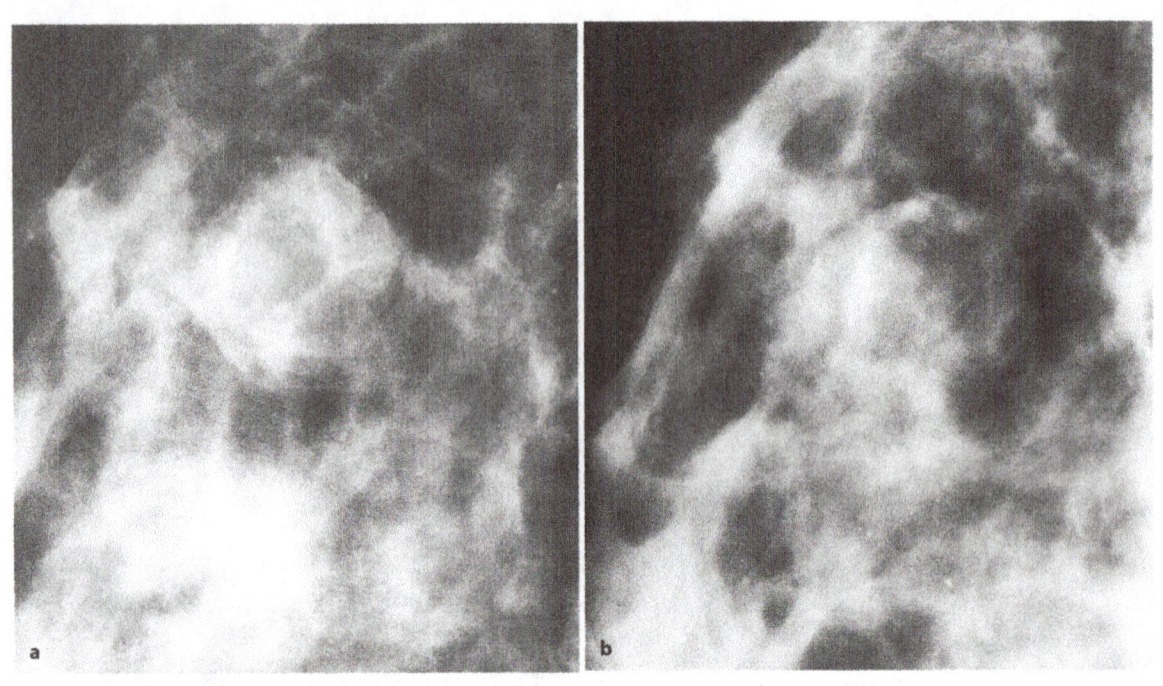

Abb. 2.24a,b. Fibroadenom **a** vor und **b** nach der Menstruation

Verwandtschaft dieser Veränderungen weist der Umstand hin, dass Fibroadenome in Zystosarkomen oder Fibroadenolipomen eingeschlossen sein können und nicht nur Fibroadeno*lipome*, sondern auch Fibroadenome und phylloide Zystosarkome Fettgewebe enthalten können.

Das Fibroadenom

Synonym: Adenoma, Adenofibroma, Zystadenofibroma, Fibroadenoma xanthomatodes – d.h. gelbes Fibroadenoma – Fibroma, Fibropapilloma, Mischtumor, Myxofibroadenom, Periazinalfibroadenosis [8, 90].

■ *Klinik.* Das Fibroadenom ist die häufigste gutartige Neubildung und die dritthäufigste Erkrankung der weiblichen Brust. Man kann bei jeder 4. Frau mit dem Vorkommen eines Fibroadenoms rechnen; autoptisch wurden in 8–10% der Sektionen subklinische Fibroadenome gefunden [9].

Ich habe in 22.992 Fällen bei 771 (3,3%) Patientinnen insgesamt 905 röntgenologisch festgestellte, punktionszytologisch bzw. histologisch bestätigte Fibroadenome beobachtet, davon waren die Fibroadenome bei 105 (11,6%), multipel und bei 81 Patientinnen (8,9%) kamen sie bilateral vor.

Nur ein Teil der Fibroadenome ist tastbar (im eigenen Material 356, d.h. 39,3% aller Fibroadenome!). In diesem Falle palpiert man meistens einen rundlichen, glatten, gut verschieblichen, elastischen oder festen Knoten. Prämenstruell können sie größer und schmerzhaft sein, postmenstruell kleiner und indolent (Abb. 2.24). Bei Frauen, die Ovulationshemmer einnehmen, kommen Fibroadenome *nicht* häufiger vor [102].

Üblicherweise wachsen die Fibroadenome sehr langsam. Allerdings können manche eine plötzliche und schnelle Größenzunahme aufweisen, ohne dabei maligne zu sein. Man kann auf die häufig gestellte Frage: „Ab welcher Größe soll ein Fibroadenom bioptisch geklärt werden?" nicht verbindlich antworten.

■ *Pathologie.* Das Fibroadenom entsteht durch Wucherung des intralobulären Bindegewebes und ist in seinem Anfangsstadium von einer tumorartigen sklerosierenden Adenose histologisch nicht zu unterscheiden [89]. Die enge Verwandtschaft zwischen den zwei Prozessen zeigt auch die Tatsache, dass die sklerosierende Adenose auch in Fibroadenomen vorkommen kann [78, 109].

Makroskopisch ist ein meistens 2–3 cm großes, rundlich-ovaläres, gummiartiges, derbes Tumorgewebe zu sehen. Es ist gut umschrieben und eingekapselt. Die Oberfläche des Fibroadenoms ist glatt oder leicht höckrig. Die Schnittfläche ist vorquellend, grau-weiß. Spalten und kleine Zysten sind sichtbar. Degenerative Veränderungen, mukoide Umwandlungen, Hyalinisierung, Sklerosierung sowie Nekrosen und Einblutungen können innerhalb des Tumors makroskopisch sichtbar sein (Abb. 2.25).

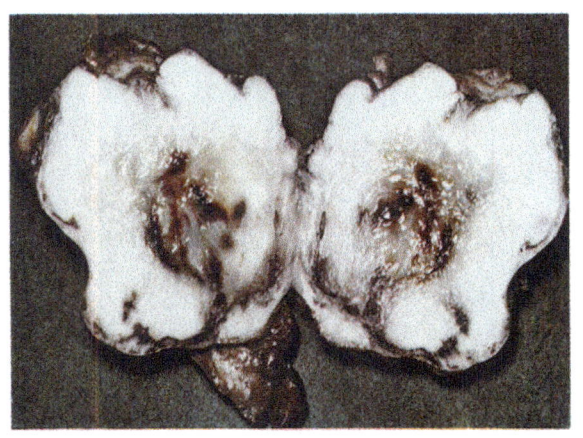

Abb. 2.25. Präparataufnahme eines – mit seiner Kapsel zusammen – ausgeschälten Fibroadenoms, es besteht aus mehreren Knoten, zentral regressive Veränderungen und Einblutungen

hang „Azinus" heißt. Wenn dagegen das Bindegewebe neben dem Azinus wächst und diesen von der Seite her protrusionsartig eindrückt, entsteht das Bild des *intrakanalikulären Fibroadenoms*, wobei die Bezeichnung „intrakanalikulär" falsch ist, da innerhalb der Lumina dieser Azini (canaliculi) kein Bindegewebe wächst (Abb. 2.26)! Ob peri- oder intrakanikulär – eine klinische oder prognostische Bedeutung kommt diesem Unterschied nicht zu, meistens finden sich Mischformen.

Im Gegensatz zu dem gewöhnlichen adulten Fibroadenom kommt das *juvenile Fibroadenom* bei jungen Mädchen vor. Histologisch ist er durch Zellreichtum des Stromas sowie durch Epithelhyperplasie der elongierten, komprimierten Azini charakterisiert [8, 109].

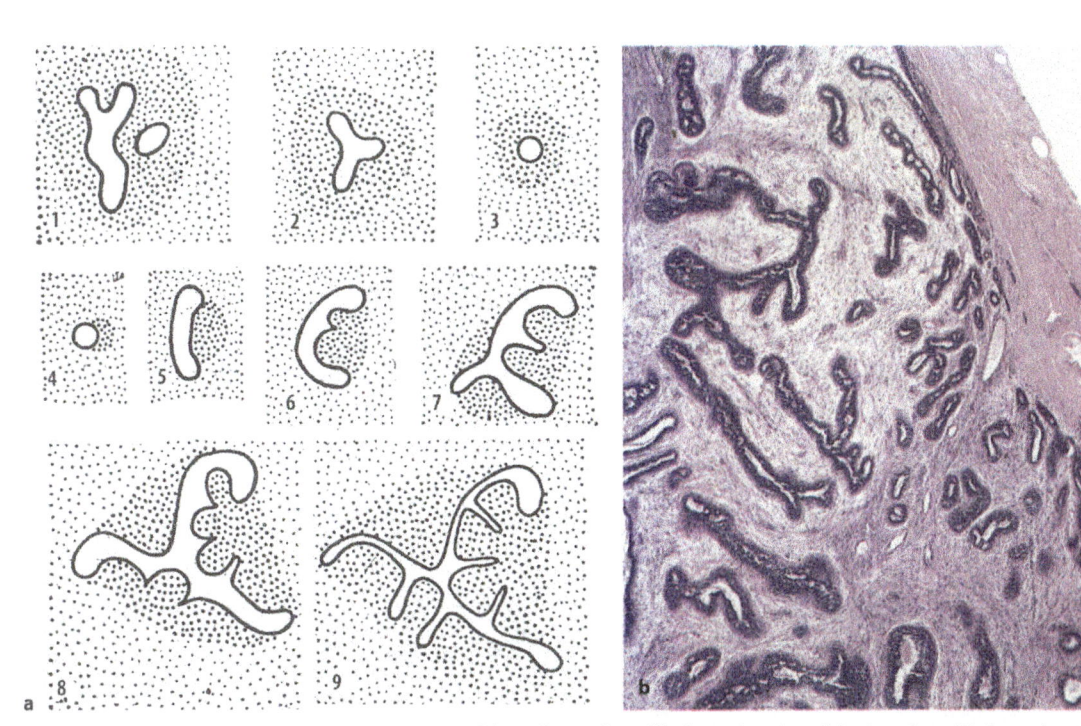

Abb. 2.26. a Schematische Darstellung der Entwicklung des perikanalikulären (*1–3*) und des intrakanalikulären (*4–9*) Fibroadenoms nach Hamperl (1968). Die dicht punktierten Bezirke markieren die Bindegewebsproliferation um die Azini. Achten Sie auf die Entstehung der korkenzieherartigen Konfiguration (*6–9*). **b** Peri- und intrakanalikuläres Fibroadenom (Prof. Dr. R. Stiens/ Gummersbach)

Histologie: Das Fibroadenom bildet sich durch Konfluieren mehrerer hyperplastischer Lobuli aus. Sowohl die Azini als auch das aus Fibroblasten und kollagenen Fibrillen bestehende Stroma proliferieren. Wenn die Azini von dem wuchernden Bindegewebe allseits gleichmäßig umgeben sind, spricht der Histopathologe von *perikanalikulärem Fibroadenom*, wobei „canaliculus" in diesem Zusammen-

Unter *Fibroadenomatosis* versteht Egan [28] multiple Fibroadenome. Fibroadenomatosis kann ein Fibroadenom nachahmen, wenn das proliferierende Bindegewebe Milchgänge und Lobuli einverleibt. Sie kann einen Tumor von mehreren Zentimeter Durchmesser bilden, sie ist zellreicher als das Fibroadenom, hat aber keine scharfe Begrenzung.

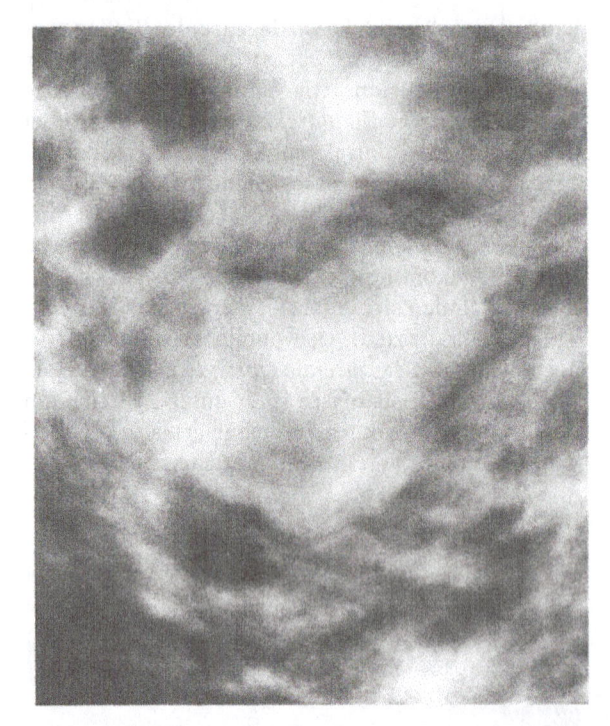

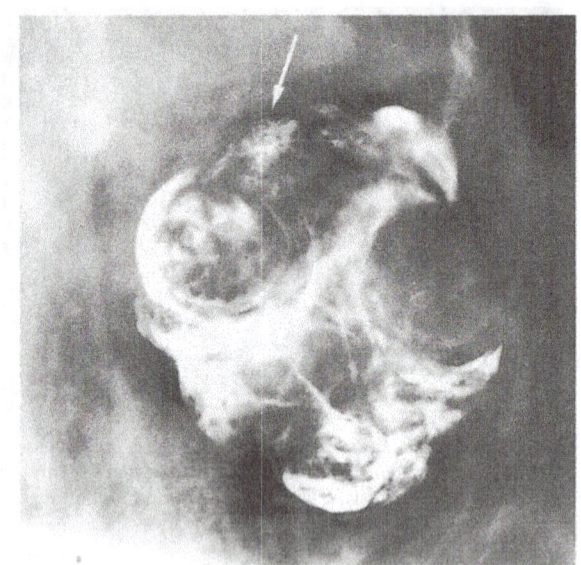

Abb. 2.28. s. Text

◁
Abb. 2.27. s. Text

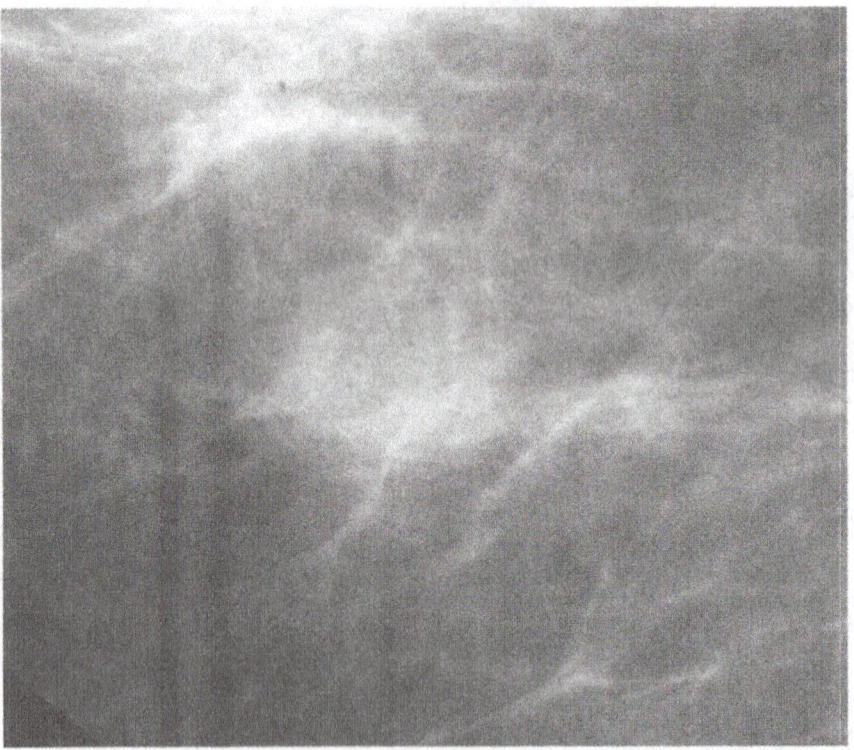

Abb. 2.29. s. Text

■ *Röntgenologie.* Im Mammogramm sieht man das Fibroadenom – typischerweise – als rundlich-ovalären mittelintensiv bis intensiven homogenen Schatten, glatt begrenzt, meistens großbogig gelappt und eventuell mit einem Aufhellungssaum umgeben (Abb. 2.27).

Das ideale *sonographische* Bild des Fibroadenoms zeigt einen querovalen oder runden, gelappten, scharf begrenzten Herd mit meistens homogenem und echoarmem Echomuster. Der Randsaum ist dünn, mit Brechungsschatten beiderseits und mit dorsaler Schallverstärkung. Fibroadenome sind un-

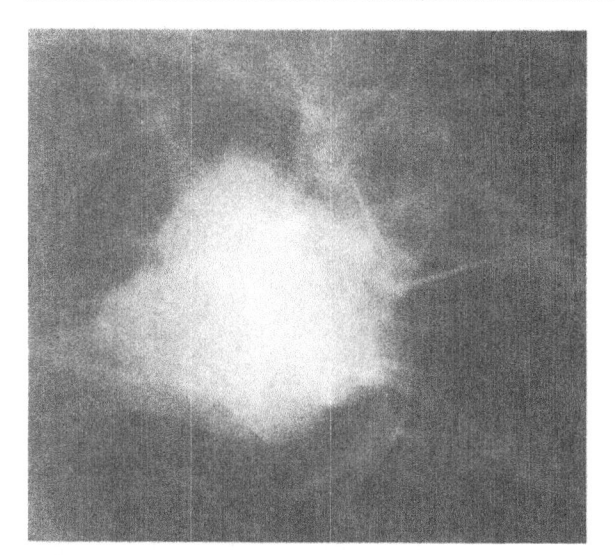

Abb. 2.30. s. Text

ter Echopalpation meistens komprimierbar, verformbar, verschieblich, Die nicht seltenen Abweichungen von diesem Idealbild kann der interessierte Leser bei Friedrich [38] erfahren.

Die Konturlappung entsteht, wie das *Fibroadenogramm* zeigt, durch das Zusammenschmelzen von 3 bis 4 kleineren Fibroadenomen (Abb. 2.28), diese sind Lobuli mit wucherndem Bindegewebe und deformierten, elongierten Azini (canaliculi). Außerdem erkennt man in diesem Fall einen in das Fibrodenom eingeschlossenen, völlig normalen, durch Kontrastmittel dargestellten Lobulus (*Pfeil*).

Die Größenzunahme eines nicht tastbaren, glatt konturierten Rundschattens bedeutet aber noch lange nicht, dass es sich um einen malignen Prozess handelt. Auf Östrogeneinwirkung können Fibroadenome mit einer Zunahme an Intensität und Größe reagieren [93]. Unscharfe Konturen (Abb. 2.29), feine strahlige Strukturen (Abb. 2.30), sogar Hauteinziehung und Mamillenretraktion (Abb. 2.31) können die – glücklicherweise seltenen – *hyalinisierten Fibroadenome* im Mammogramm verursachen.

Die Verkalkungen im Fibroadenom sind wichtige diagnostische Zeichen. In meinem Krankengut wiesen 63% aller Fibroadenome Verkalkungen auf. Besonders wichtig sind sie aber in der Diagnosefindung bei den klinisch okkulten Fibroadenomen: Fast 80% von 549 mammographisch festgestellten, *klinisch okkulten Fibroadenomen* wiesen Verkalkungen auf. Nur 13% von diesen wurden bei der ersten Untersuchung nicht eindeutig als Fibroadenomverkalkungen eingestuft; die Dignität dieser Befunde wurde dann durch mammographische Kontrollen entschieden. In 87% handelte es sich je-

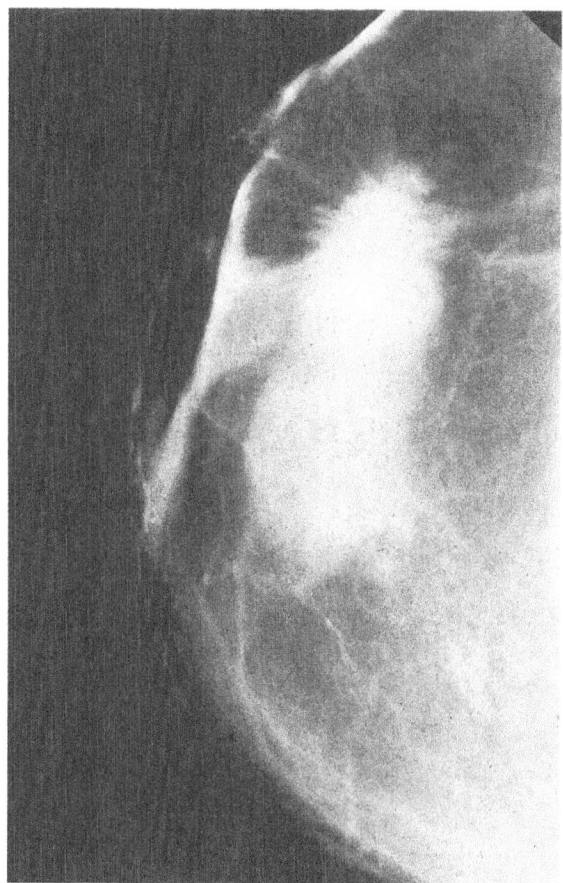

Abb. 2.31. s. Text

doch bereits zum Zeitpunkt der ersten Untersuchung um für das Fibroadenom charakteristische Verkalkungen, die keiner Kontrolle bedurften.

Die Verkalkungen im Fibroadenom entstehen in den elongierten, mehr oder weniger deformierten oder aber – seltener – zystisch erweiterten Azini und sind „Ausgusssteine" der Hohlräume des Fibroadenoms. Frühere Vermutungen, nach denen es sich um nekrobiotische Verkalkungen handelt, sind nicht mehr haltbar, seitdem uns Fibroadenogramme über die Hohlraumstrukturen der Fibroadenome Auskunft gegeben haben [119, 132]. Anhand eines gut gelungenen Fibroadenogramms kann man sich vorstellen, wie die Verkalkungen in den überdimensionierten, komprimierten und deformierten Azini entstehen. In Abbildung 2.32 werden ein Fibroadenogramm, ein „Modell", das histologische Bild eines Fibroadenoms und ein verkalktes Fibroadenom gezeigt.

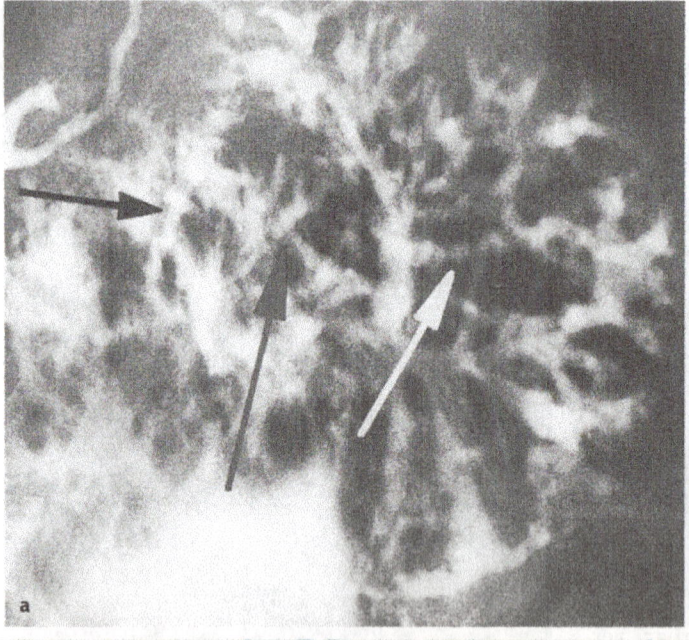

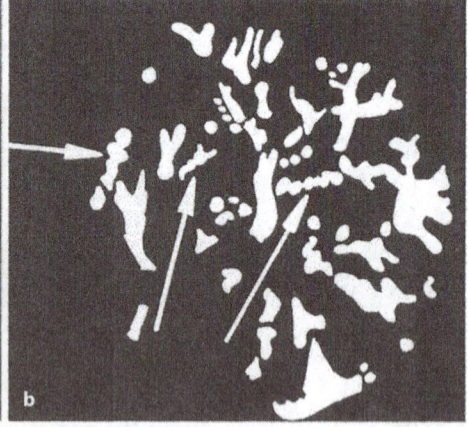

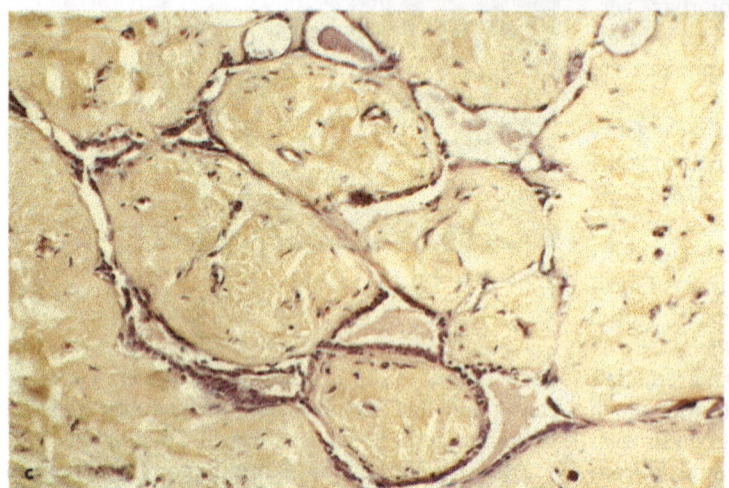

Abb. 2.32. a Das Fibroadenogramm von Dr. R. Müller (Siegburg) zeigt ein vorwiegend „perikanalikuläres" Fibroadenom. Nur einige Azini (canaliculi) sind durch umschriebene Bindegewebsimpressionen deformiert: „intrakanalikuläres Fibroadenom" (*Pfeile*). **b** Wenn in diesem Hohlraumsystem Verkalkungen entstehen würden, könnte man das typische Verkalkungsmuster des Fibroadenoms sehen; die möglichen korkenzieherartigen Verkalkungen des „intrakanalikulären" Anteils sind mit Pfeilen markiert. **c** Histologie eines vorwiegend perikanalikulären Fibroadenoms. **d** Der größte Teil der Azini (canaliculi) ist verkalkt. Nur wenige elongierte Azini sind durch das wuchernde Bindegewebe imprimiert und im Sinne eines „intrakanalikulären Fibroadenoms auch deformiert: korkenzieherartige Verkalkungen (*Pfeile*)

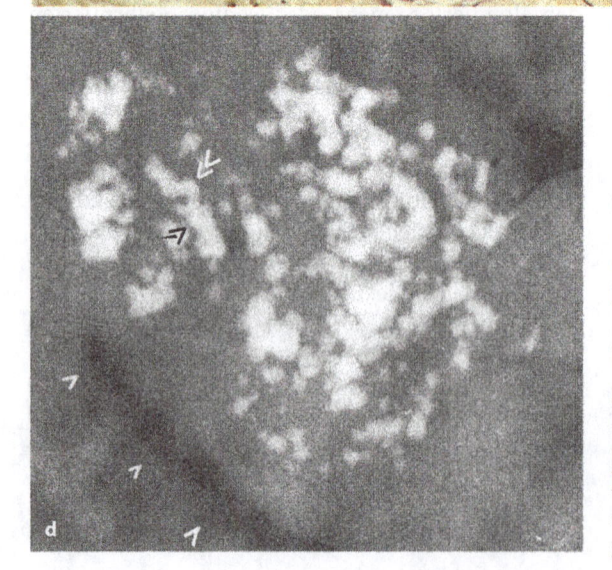

Anfangs sind die Verkalkungen – wie auch die Hohlräume, in denen sie entstehen – sehr fein (Abb. 2.33). Mit Fortschreiten des Sekretverkalkungsprozesses, quasi durch „Apposition" werden sie immer dicker und drängen das Stroma beiseite, bis schließlich innerhalb der Kapsel fast kein Bindegewebe mehr zurückbleibt (Abb. 2.34, 2.35). Das Epithel der erweiterten Azini (canaliculi) wird dabei durch die Verkalkungen abgeschliffen; wahrscheinlich sprachen deswegen die Pathologen früher von „Stromaverkalkung", da sie kein Epithel im histologischen Bild fanden.

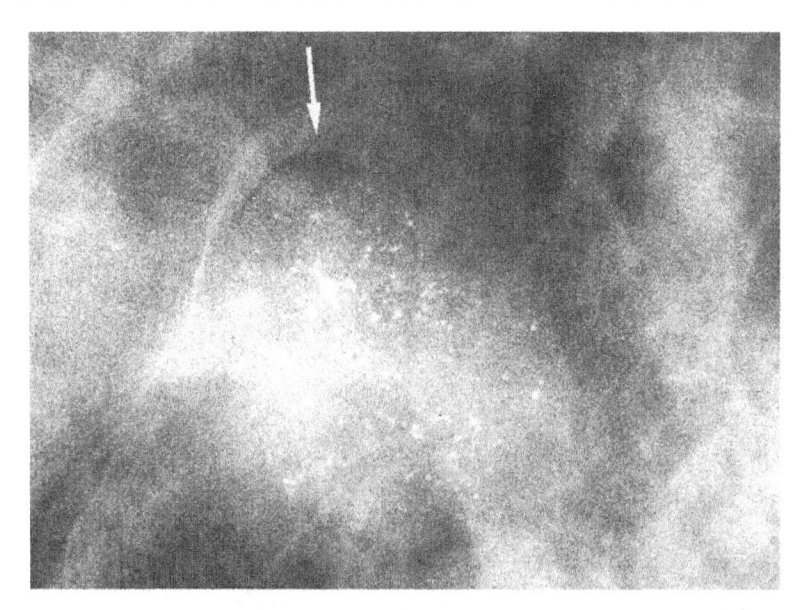

Abb. 2.33. Konsiliarfall: 12 mm großer, teils glatt, teils unscharf konturierter, ovalärer, gelappter Schatten mit Halophänomen. Wegen der polymorphen Mikroverkalkungen hatte ich „sicherheitshalber" eine histologische Klärung empfohlen, Histologie: Fibroadenom mit kleinen Verkalkungen (Dr. H. Brunzlow/Bad Saarow)

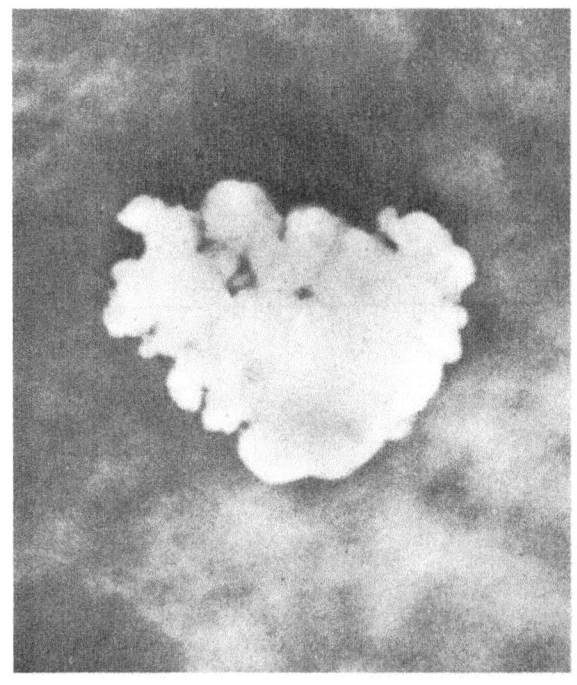

Abb. 2.34. Ovaläre Gruppe von großen, dicht nebeneinander liegenden Verkalkungen, die voneinander durch feine Trennwände separiert sind; sie liegen in ausgedehnten Hohlräumen eines histologisch verifizierten Fibroadenoms (Nebenbefund bei einem intraduktalen Papillom)

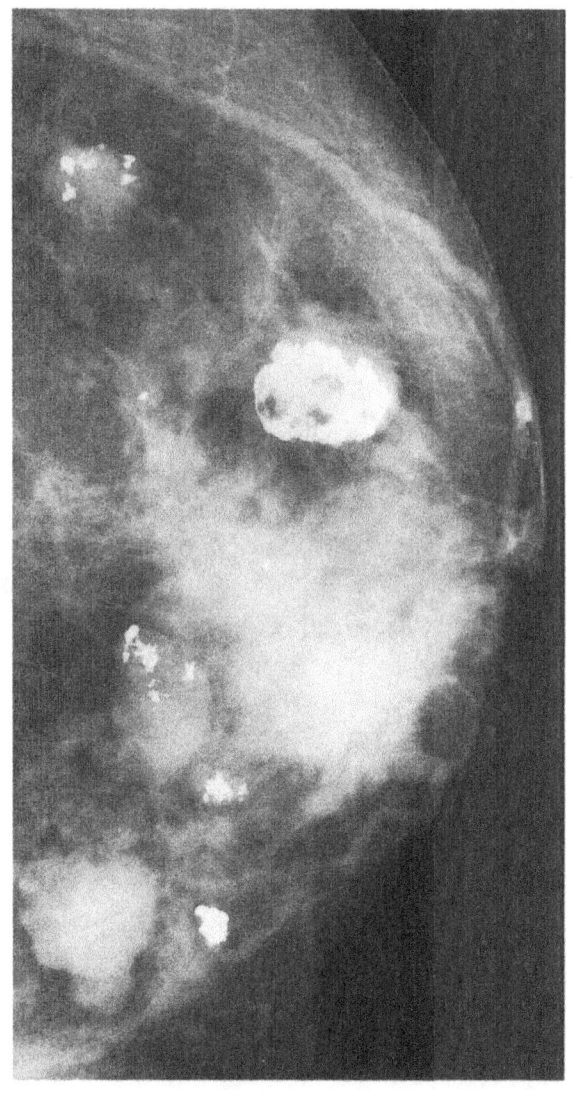

▷
Abb. 2.35. Sechs Fibroadenome in einer Brust, fünf von ihnen sind mehr oder weniger verkalkt; das fast völlig verkalkte Fibroadenom sieht wie „Popcorn" aus und hat nur minimales Restgewebe

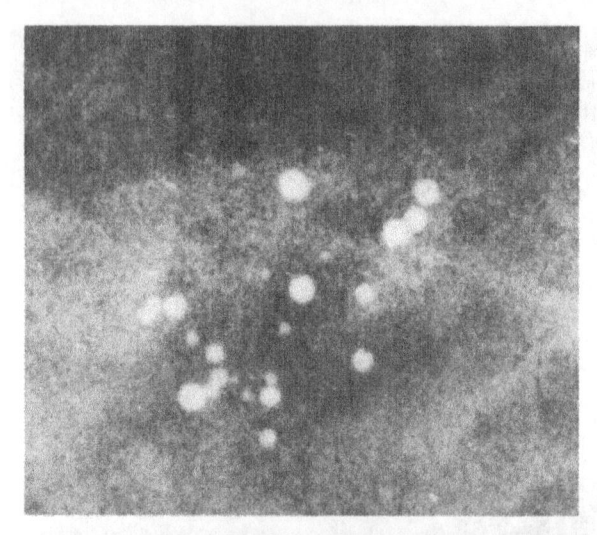

Monomorphe rundliche Verkalkungen wie in Abb. 2.36 kommen selten vor. Sie sind zwar etwas größer als die bei den kleinzystischen Adenosen, jedoch weisen die „Trennlinien" zwischen ihnen unverkennbar auf ihre lobuläre Lokalisation hin. Sehr überzeugend zeigt das Fibroadenogramm wie rundliche Verkalkungen im Fibroadenom entstehen können: Man sieht fast ausschließlich Zysten innerhalb des Fibroadenoms, auf der seitlichen Aufnahme sogar mit 2 „Teetassen" (Abb. 2.37).

Die Verkalkungen des Fibroadenoms sind aber meistens polymorph. Die genaue Analyse zeigt neben den schon besprochenen punktförmigen auch

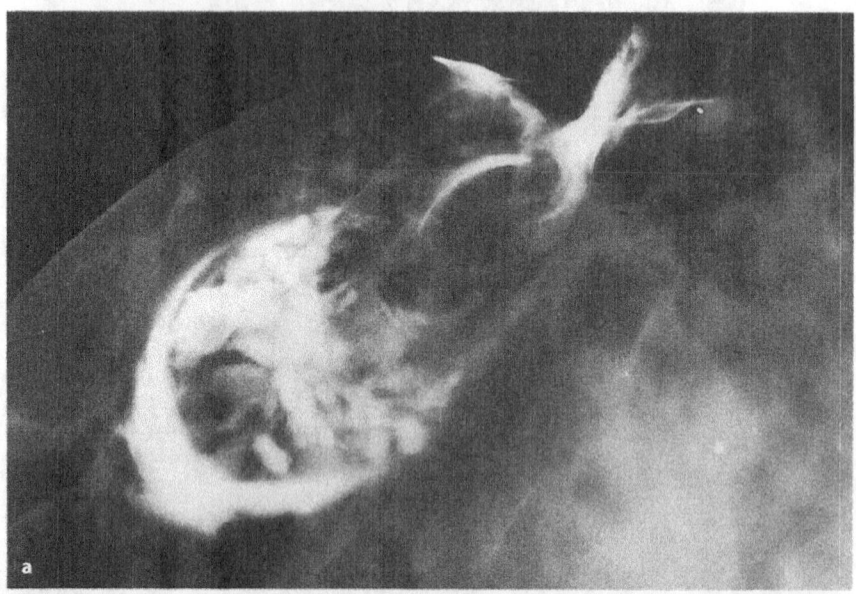

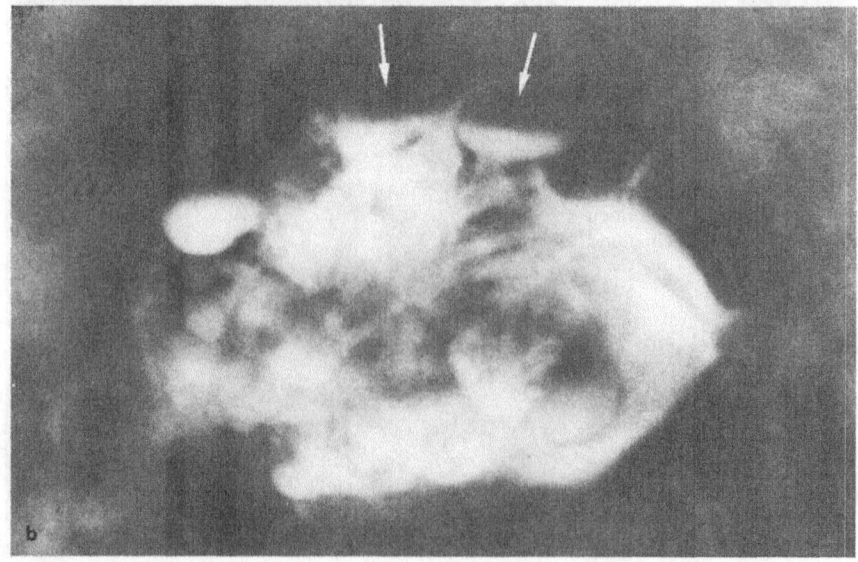

◁
Abb. 2.36. s. Text

Abb. 2.37a,b. Fibroadenogramme **a** kraniokaudal: rundliche Kontrastmittelansammlungen, **b** seitlich oben: zwei „Teetassen" (*Pfeile*)

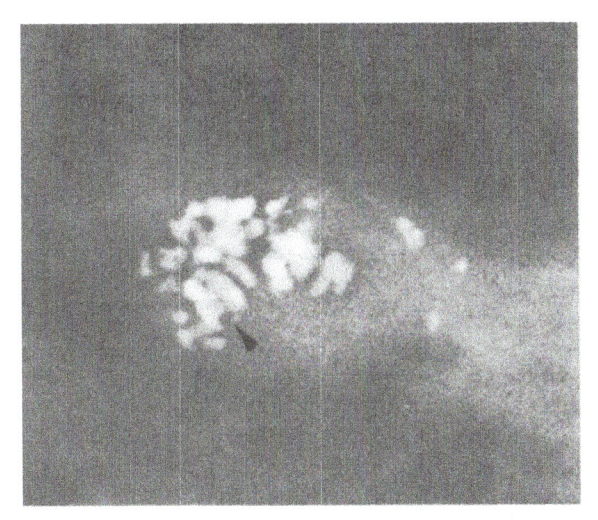

Abb. 2.38. Stäbchenförmige Verkalkungen in einem Fibroadenom (*Pfeil*)

linien-, v- und y-förmige Verkalkungen, ähnlich wie beim intraduktalen Komedokarzinom; allerdings sind die Verkalkungen beim Fibroadenom meistens größer und grobscholliger. Auf zwei Verkalkungsformen soll aber innerhalb der „Polymorphie" des Fibroadenoms besonders hingewiesen werden:

- Parallel laufende, dicht nebeneinander liegende, linien- oder besser stäbchenförmige Verkalkungen entsprechen – wie auch bei der sklerosierenden Adenose – benachbarten, durch die Bindegewebswucherung gleichmäßig plattgedrückten Zysten (Abb. 2.38).
- Die korkenzieherartige Verkalkung, die in einem Azinus entsteht, der nach Art des intrakanalikulären Fibroadenoms deformiert wurde (s. Abb. 2.26, 2.32a,b,d, 2.39).

Eine Zunahme der Mikroverkalkungen innerhalb von 7 Jahren zeigt Abb. 2.40. Man kann hier die Entstehung der ovalären Gruppenform sowie eines „Korkenziehers" am rechten Gruppenrand beobachten.

Cystosarcoma phylloides

Dieser fibroepitheliale Tumor hat von Johannes Müller (1838, [94]) den Namen Cystosarcoma erhalten, weil er eine fleischartige (griech. *sarx:* das Fleisch) Konsistenz hat, Zysten enthält und seine Schnittfläche oft wie Blätterteig geschichtet (griech. *phyllon:* das Blatt) aussieht. Seitdem sind 62(!) verschiedene Termini empfohlen worden [34]. Gebräuchlich von diesen sind – außer dem ursprüng-

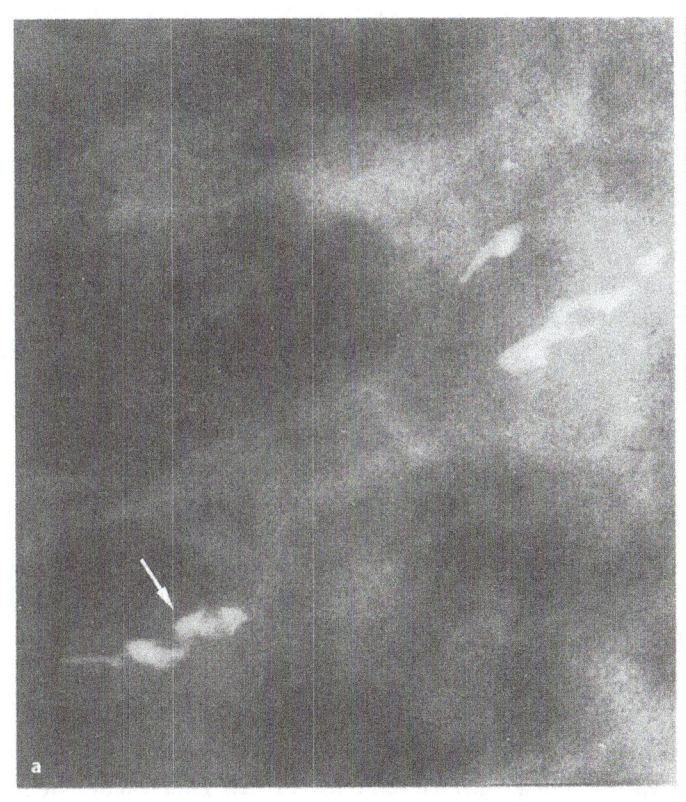

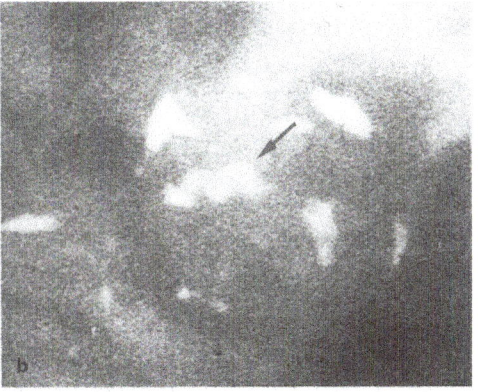

Abb. 2.39. Auswahl von korkenzieherartigen Verkalkungen

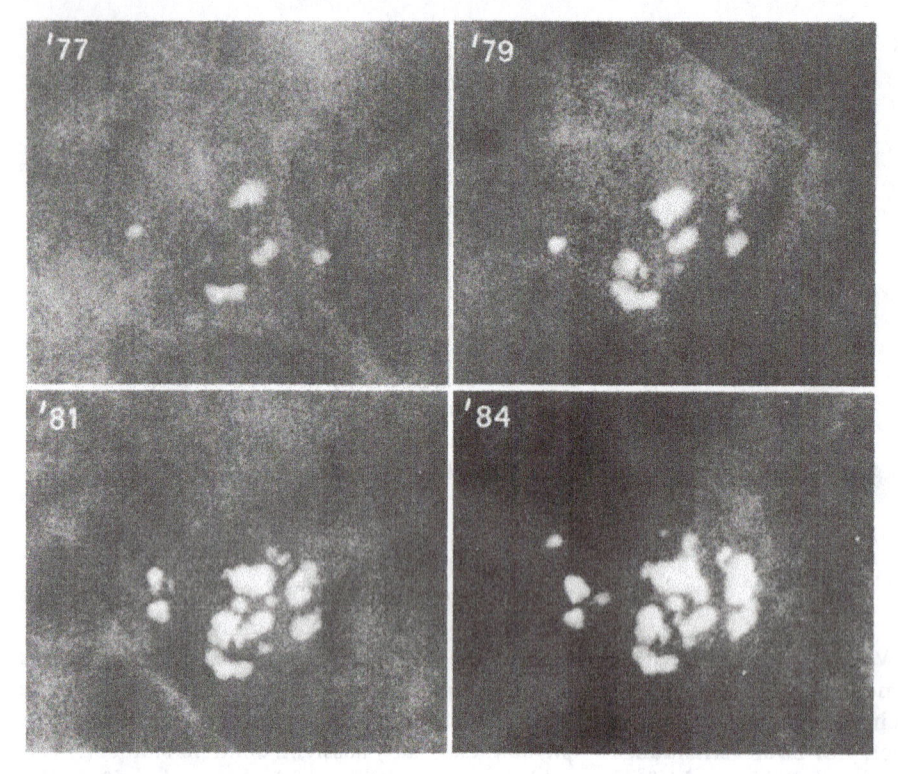

Abb. 2.40. s. Text (stark vergrößert)

lichen Namen – noch „Riesenfibroadenom", „Fibroadenoma phylloides", „Phylloid-Tumor": in der englischsprachigen Literatur wird von „phyllodes tumor" gesprochen.

■ *Klinik.* Das Cystosarcoma phylloides macht weniger als 1 % der Brusttumoren aus und 2–3 % der fibroephitelialen Neoplasien [109]. Man unterscheidet benigne und maligne Zystosarkome. Die gutartigen werden zu etwa einem Drittel rezidivieren und etwa 5 % der malignen Varianten bilden Metastasen. Das Durchschnittsalter liegt bei 40 bis 45 Jahren. Die Veränderung kommt unter 30 Jahren selten vor und ist bei jungen Mädchen eine ausgesprochene Rarität [10, 68, 77]. Bei Männern kommt sie äußerst selten vor.

Das erste klinische Zeichen ist ein schnellwachsender, glatter, gutbeweglicher Knoten von 1–30 cm im Durchmesser [27, 89]. Das kleine Zystosarkom ist klinisch nicht von einem Fibroadenom zu unterscheiden.

Wenn der Tumor sehr groß wird, ist der klinische Eindruck erschreckend. Man tastet einen evtl. die ganze Brust ausfüllenden, sehr derben, höckerigen, indolenten Knoten, über den sich die Haut mitunter nur noch papierdünn – aber frei verschieblich – spannt. An einzelnen Stellen kann die Haut atrophisch sein und sogar exulzerieren, was jedoch nichts über die Dignität der Veränderung aussagt. Eine „Apfelsinenschalenhaut" – wie sie beim diffusen Mammakarzinom als klassisches Zeichen der Hautbeteiligung gilt – findet man hier nicht. Die Achselhöhlen sind frei. Das Cystosarcoma phylloides kann beiderseitig und auch multipel vorkommen.

■ *Pathologie.* Die Vorstellungen über die Histogenese des Cystosarcoma phylloides divergieren. Manche meinen, dass es sich bei dieser Veränderung um eine besondere Entität, eine De-novo-Krankheit handelt, andere wiederum sind der Auffassung, dass der Ausgangspunkt der Veränderung immer das Fibroadenom sei [5, 52]. Für letztere Auffassung spricht die Tatsache, dass man histologisch oft innerhalb oder außerhalb eines Cystosarcoma phylloides oder kontralateral gewöhnliche Fibroadenome findet [8, 58]. Nach WHO-Klassifikation [136] ist der phylloide Tumor „ein mehr oder weniger umschriebenes Neoplasma mit einer laminierten Struktur aus Bindegewebe und epithelialen Elementen zusammengesetzt, analog zu dem Fibroadenom, aber durch einen größeren Zellreichtum des Bindegewebes charakterisiert".

Makroskopisch sieht der Pathologe einen rundlich oväleren oder nierenförmigen, häufig grobknolligen, eingekapselten Tumor, der sich samt Kapsel gut ausschälen lässt. Wenn die Kapsel unvollständig ist, kann das Tumorgewebe die Umgebung „infiltrieren". In solchen Fällen sind kleine

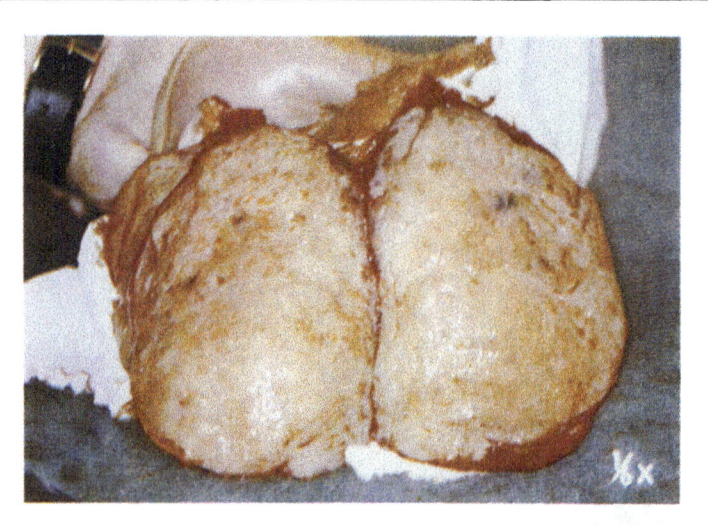

Abb. 2.41. s. Text

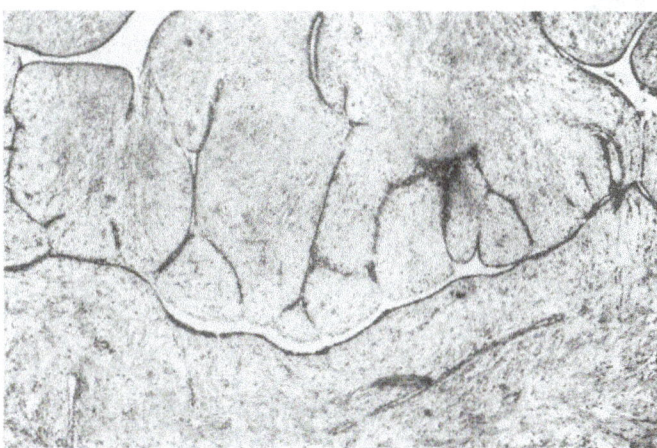

Abb. 2.42. s. Text

multiple, fingerartige Fortsätze zu sehen. Wenn diese Fortsätze während der Operation nicht vollständig entfernt werden, kommt es zu Rezidiven [54, 90].

Die Schnittfläche ist je nach mesenchymalem Anteil bräunlich-gelblich, weiß oder grau, die Konsistenz des Tumors ist verschieden: hart oder weich, gelatinös, blätterteigartig lobuliert oder glatt (Abb. 2.41). Man sieht kleinere oder größere Zysten und – fakultativ – degenerative Veränderungen, Nekrosen und Einblutungen, wie auch beim Fibroadenom.

Histologisch ist das Bild des Cystosarcoma phylloides *benignum* „eine Übertreibung des kanalikulären Fibroadenoms" [109]. Die ursprünglichen Azini sind außerordentlich elongiert und bilden verzweigte Spalten; dadurch entsteht eine laminierte Struktur (Abb. 2.42). Das Stroma ist wesentlich zellreicher als das des Fibroadenoms. Gerade dieser Zellreichtum mit mitotischer Aktivität ist bei der histologischen Diagnose ausschlaggebend. Es ist nämlich durchaus möglich, dass vom Pathologen ein kleiner (1–2 cm großer) Tumor mit deutlichem Zellreichtum und mitotischer Aktivität als Cystosarcoma phylloides klassifiziert wird („miniature cystosarcoma", nach Gershon-Cohen u. Moore [41]), während ein großer Tumor ohne diese Zeichen als ein einfaches Fibroadenom beschrieben wird [5]. Somit ist der Terminus „Riesenfibroadenom" als Synonym wenig sinnvoll. Das *maligne* Cystosarcoma phylloides unterscheidet sich vom benignen durch ein sarkomatöses Stroma mit Zellatypien, Zellpolymorphien hoher Mitosenrate und aggressivem Wachstum.

Die histopathologische Diagnose eines Cystosarcoma phylloides ist insbesondere dann für den Pathologen problematisch, wenn der Tumor sehr groß ist. Zahlreiche Blöcke und Schnitte müssen nach makroskopischer Orientierung untersucht werden, um eine möglichst repräsentative mikroskopische Beurteilung des Tumors zu gewährleisten und eine entsprechende Dignitätseinschätzung abgeben zu können.

■ *Röntgenologie.* Die Röntgensymptome dieses fibroepithelialen Tumors wurden zuerst von Leborg-

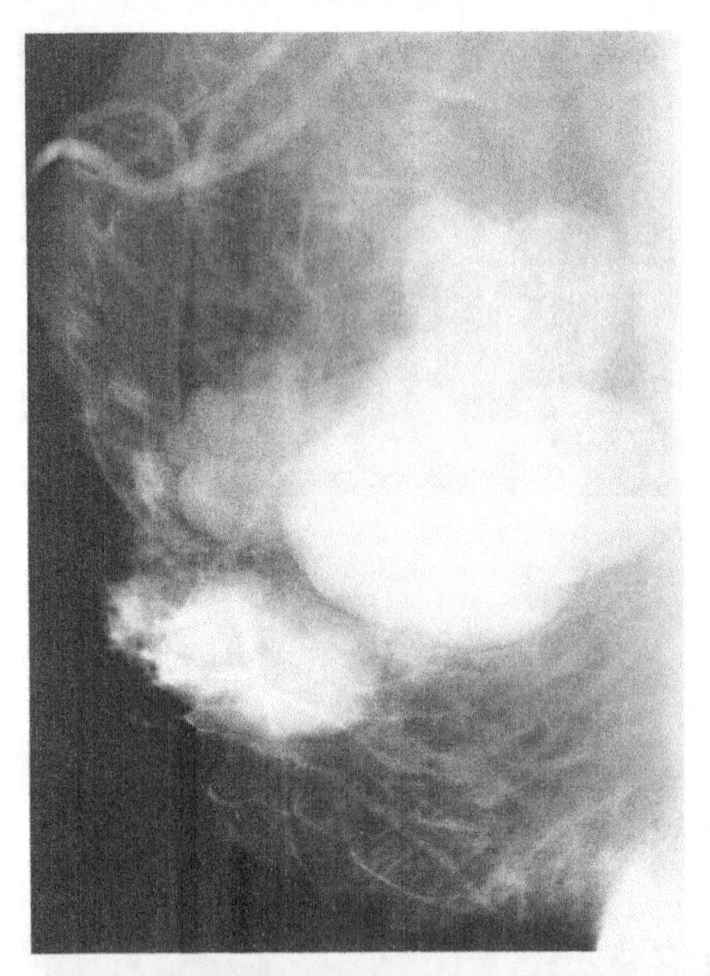

58 KAPITEL 2 Veränderungen des milchproduzierenden Systems

Abb. 2.43. Cystosarcoma phylloides, aus großknotigen Tumoranteilen aufgebaut. Vor 6 Monaten wurde hier ein Fibroadenom exstirpiert. Kurz danach setzte erneut ein rasches Tumorwachstum ein. Verdacht auf Sarkom, Histologie: Cystosarcoma phylloides benignum

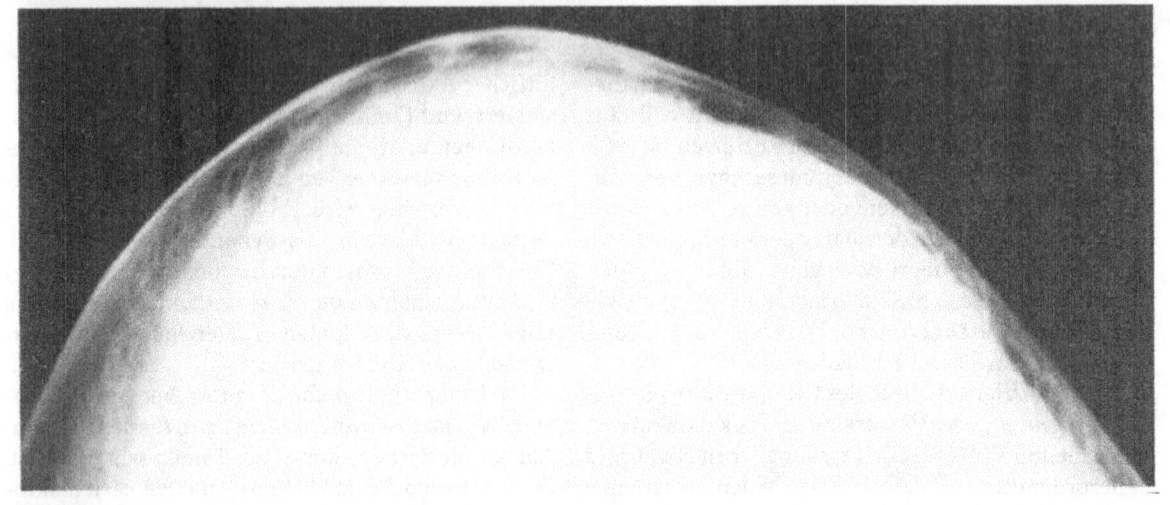

Abb. 2.44. s. Text

ne [82] später von Gershon-Cohen u. Moore [41] bzw. von Hoeffken u. Lanyi [63] beschrieben.

Man sieht verschieden große, rundlich ovaläre, glatte oder gelappte, scharf konturierte, intensive, homogene Schatten (Abb. 2.43). Verschwommene Konturen sagen nichts über die Dignität aus, sie können infiltrationsartigen Fortsätzen, oder aber einfach überlagertem Drüsengewebe entsprechen.

Bei den die ganze Brust ausfüllenden phylloiden Tumoren ist der Tumorschatten gegenüber dem

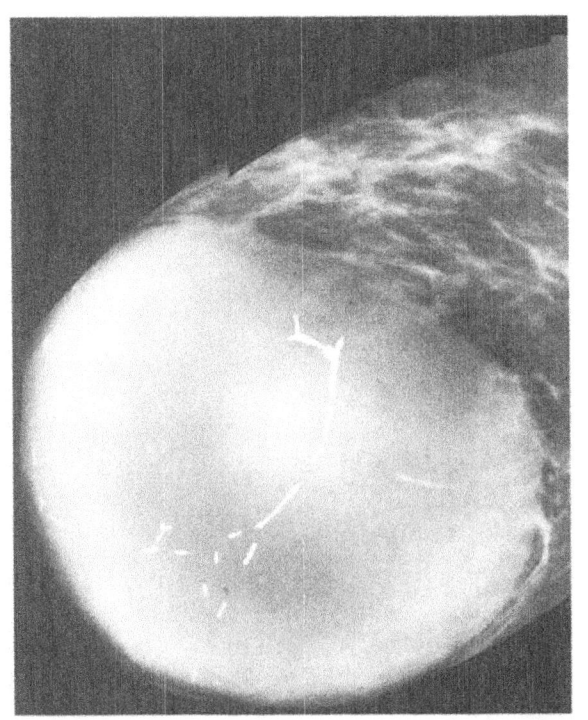

Wucherungen des intralobulären Bindegewebes 59

subkutanen Fettgewebe gut abgrenzbar, seine Oberfläche ist glatt und das subkutane Fettgewebe ist frei (Abb. 2.44).

Verkalkungen innerhalb des Tumors sprechen nicht gegen ein Cytosarcoma phylloides und für Fibroadenom, wie früher behauptet wurde [41, 63]. In meinem Material waren bei den phylloiden Tumoren in 10% Verkalkungen zu sehen. Diese sind überdimensioniert „ausgezogen" (Abb. 2.45) oder polymorph bzw. „korkenzieherartig" konfiguriert (Abb. 2.46).

Bei schnellwachsenden Tumorschatten mit klassischen Kriterien der Benignität (Abb. 2.47, 2.48) – insbesondere, wenn in derselben Brust oder kontralateral Fibroadenome zu finden sind oder waren – kann zwar die Verdachtsdiagnose eines Cystosarcoma phylloides gestellt werden; eine nähere Differenzierung bezüglich Malignität ist jedoch mammographisch nicht möglich.

Sonographisch sieht man ein dem Fibroadenom ähnliches Bild: Ein homogen echoarmes Echomuster, dünner hyperreflexiver Randsaum, evtl. kleine

◁ Abb. 2.45. s. Text

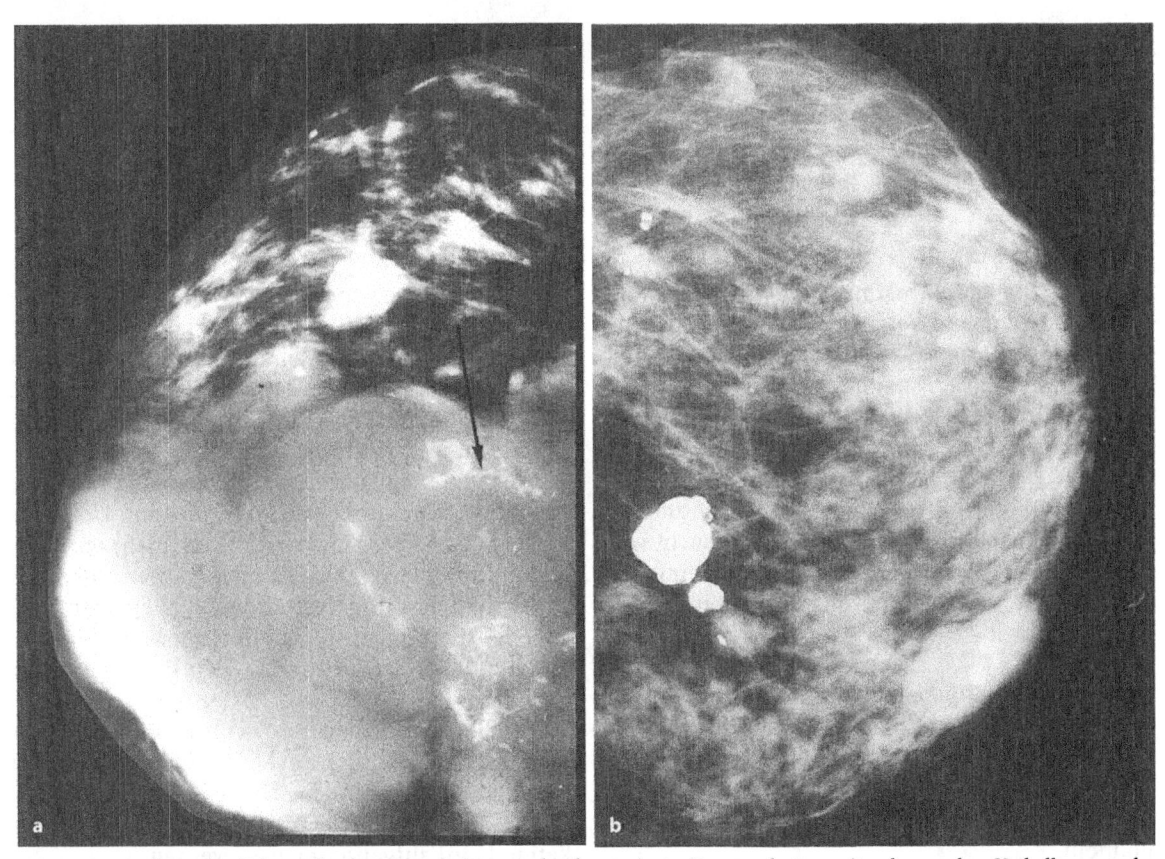

Abb. 2.46. a Außerordentlich großer, knotig aufgebauter, glatt konturierter Tumorschatten mit polymorphen Verkalkungen, darunter eine Mikroverkalkung mit korkenzieherartiger Konfiguration (*Pfeil*), Histologie: Cystosarcoma phylloides benignum. Außerhalb des Tumors ein zweiter, kleiner, glatt konturierter Rundschatten, Histologie: Fibroadenom, **b** mehrere kleinere bis größere, glatt konturierte Rundschatten, teils mit Verkalkungen, offensichtlich multiplen Fibroadenomen entsprechend

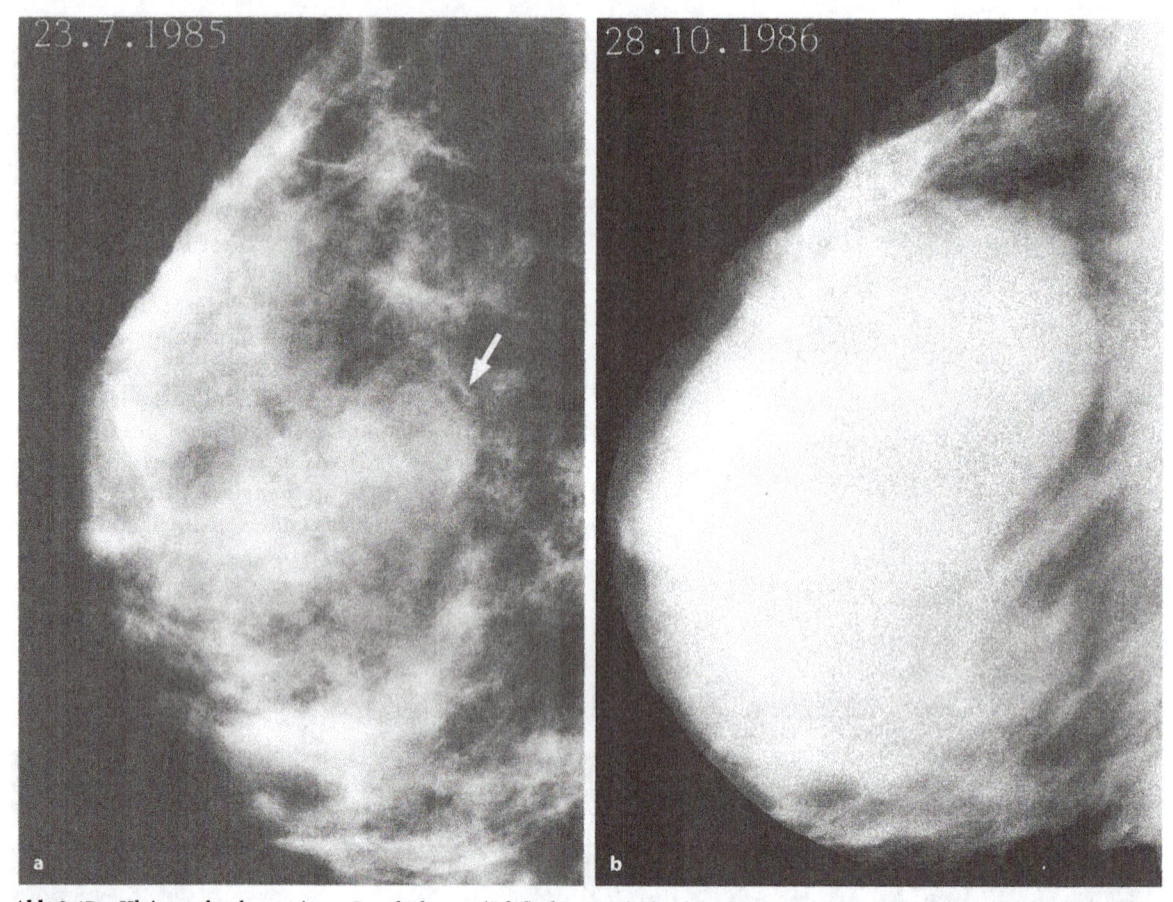

Abb. 2.47. a Kleiner, glatt konturierter Rundschatten (*Pfeil*) ohne Tastbefund, **b** 15 Monate später, Histologie: Cystosarcoma phylloides benignum

Zysten [38]. Die Kontrastmittel MRT bietet bei der Diagnosefindung im Vergleich zur Mammographie und Ultraschall keine wesentlichen Vorteile [60].

Mit *Stanzhistologie* kann man maligne Zystosarkome feststellen, wie es Rosen [106] in mehreren Abbildungen zeigt.

- *Therapie.* Die großen Tumore müssen in toto entfernt und histologisch sorgfältigst untersucht werden. Übergroße Zystosarkome werden mit einfacher Mastektomie, kleinere mit Exzision „weit im Gesunden" behandelt.

Das Fibroadenolipom (sog. Hamartom) und seine Varianten

Die Vielfalt der Termini entspricht der Vielfalt der histologischen Varianten: Fibroadenolipom, Adenolipom, Fibrolipom, Lipofibroadenom, Zystadenolipom.

- *Pathologie.* Die Vorstellungen über die Pathogenese sind grundverschieden. Egan [28] z.B. meint, dass das Adenolipom eine Variante des Fibroadenoms sei. Azzopardi [5] glaubt, dass das Adenolipom ein Lipom sei, das lobuläre epitheliale Elemente inkorporiert habe. Fechner u. Mills [32] verstehen das Adenolipom als Restdrüsengewebe, welches durch Fett infiltriert sei.

Nach einer ganz anderen Pathogenese fasst man das Fibroadenolipom als *Hamartom* auf. Unter Hamartom (griech. *hamartanein*: verfehlen) wird eine lokale tumorartige Fehlbildung während der Embryonalentwicklung verstanden, d.h. eine unzureichende Differenzierung von Keimgewebe, also eine Art *Dysplasie*. Prädilektionsstellen sind: Haut, Lunge, Leber.

Der Begriff „Hamartom" wurde in die Mammapathologie von Arrigoni et al. [3] eingeführt und hat seitdem eine erstaunliche „Karriere" gemacht: ihm wurde „die Ehre zuteil" in die WHO-Tumorklassifikation [136] aufgenommen zu werden.

Dabei sind die pathogenetischen Vorstellungen ziemlich kompliziert. So nehmen Kronsbein et al. [76] an, dass ein Gangsegment „Spätentwickler" sei,

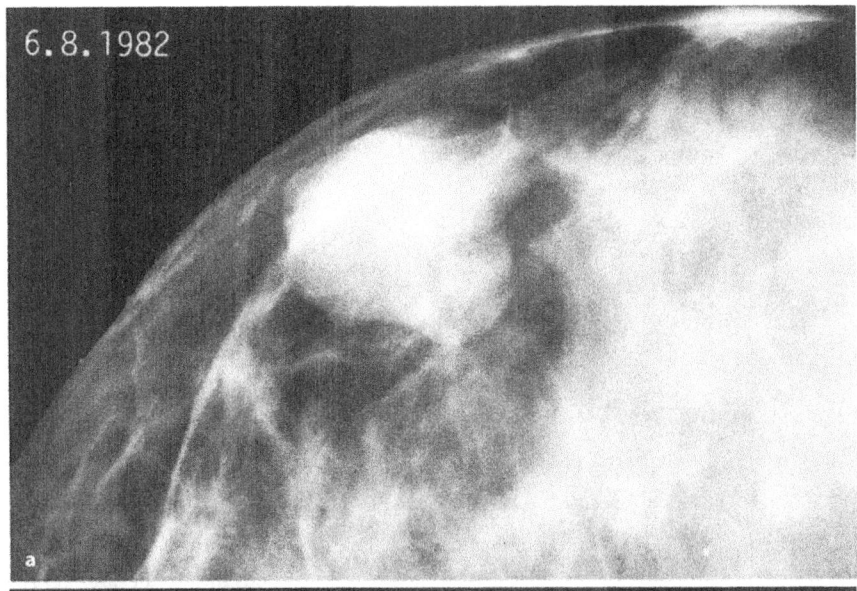

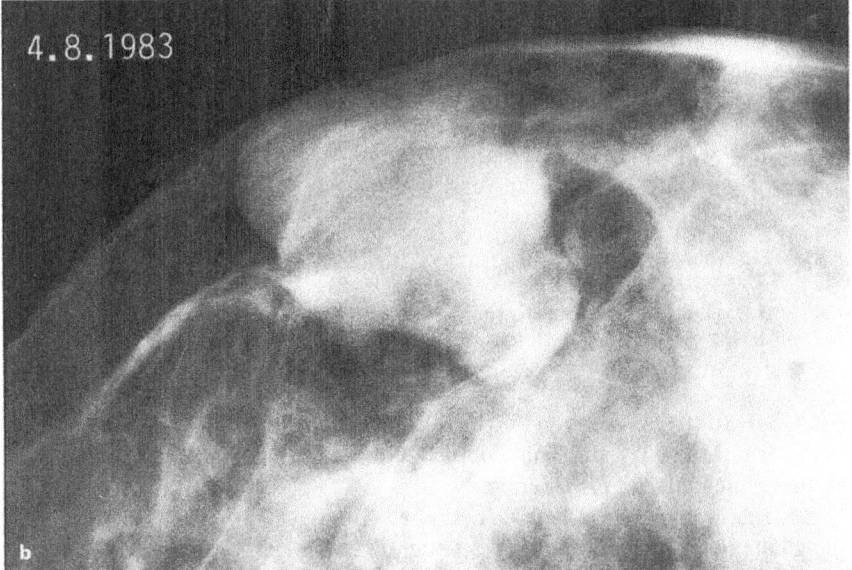

Abb. 2.48. a Punktionszytologie: Fibroadenom, **b** da der Tumor innerhalb eines Jahres deutlich größer geworden war, erfolgte eine Exzision. Histologie: Cystosarcoma phylloides benignum

d.h. während die üblichen Gangsegmente die normale Entwicklung der Brust fahrplanmäßig durchlaufen, wird sich dieses Gangsegment (sog. „Hamartomspross") später entwickeln [76]:

Durch Wachstumsdruck und Verdrängung wird die pseudokapsuläre Begrenzung der Hamartome erklärbar, die letztlich einen kleinen, eigenständigen Drüsenkörper in der Mamma darstellen (sog. 'Mamma in der Mamma').

Diese Erklärung bleibt jedoch die Antwort auf die Frage schuldig: Wieso „wollen" nicht nur die Gangsegmente/Drüsenelemente, sondern auch das Fettgewebe ihre ausgebliebene Entwicklung „nachholen"? Der Begriff „Hamartom" beinhaltet eine embryonale Fehlentwicklung. Die Hamartome müssten also bereits vor der Pubertät vorkommen, was aber nicht der Fall ist. Um diesen offensichtlichen Widerspruch zu lösen, haben Hessler et al. [59] die folgende Theorie ersonnen:

Die Hamartome der Mamma können sich ... entwickeln, wie auch die Hamartome anderer Organe (d.h. embryonal), tastbar werden sie jedoch erst post partum, nach der Menopause und nach Gewichtsverlust.

Diese Annahme wird wiederum von Helvie et al. [57] auf Grund eigener Erfahrung bestritten. Wie wir sehen werden, hat der Oberbegriff „Hamartom" zu Klassifikationsschwierigkeiten bei Pathologen

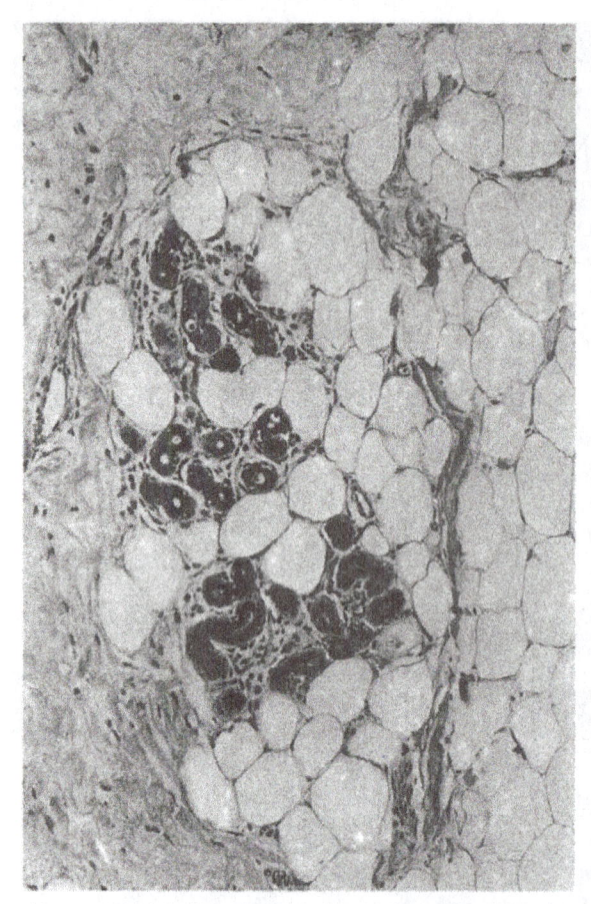

Abb. 2.49. Das lobuläre Bindegewebe wurde durch Fettgewebe fast vollständig ersetzt (Prof. Dr. R. Bässler/Fulda)

denolipoms ist leicht, wenn der Tumor vollständig enukleiert wird. Jedoch: ohne Kenntnis des radiologischen Befundes und ohne vollständige Ausschälung des Knotens samt Kapsel wird der Pathologe an kleinen Inzisionsbiopsien und zerstückelten Exzisaten lediglich unspezifische oder geringe mastopathische Veränderungen beschreiben, die den radiologisch erkennbaren Tumorcharakter nicht erklären. Eine enge Zusammenarbeit zwischen Radiologen, Operateur und Pathologen ist daher eine unabdingbare Voraussetzung für die zutreffende Diagnose [76].

Das *makroskopische* und *mikroskopische* Bild ändert sich je nach quantitativer Zusammensetzung der drei tumorbildenden Elemente – Fettgewebe, Drüsengewebe, Bindegewebe – in dem jeweilig aktuellen Prozess. Wenn das Fettgewebe dominiert, sieht man eine überwiegend gelbe, fettig glänzende Schnittfläche mit kleineren bzw. größeren Einlagerungen von Parenchyminseln (Abb. 2.50). Je mehr Parenchym und Bindegewebe, desto weniger gelbes Fettgewebe und mehr weiße Einlagerungen, bis schließlich bei faserreichen, parenchym- und fettgewebsarmen Veränderungen die Schnittfläche – wie die eines Fibroadenoms – grau-weiß, der Tumor selbst elastisch ist und nur wenige inselartige Fettablagerungen zu erkennen sind. Multiple, kleinere bzw. größere Zysten ergänzen das Bild. Die tumorartige Veränderung ist auch hier in eine bindegewebige Pseudokapsel eingeschlossen. Das mikroskopische Bild entspricht den oben beschriebenen Varianten.

(und bei Röntgenologen) geführt. So meinen z.B. Fechner u. Mills [32], dass ein Teil der publizierten Hamartome einfach Fibroadenome sind.

Zu einer einfacheren pathogenetischen Überlegung hat mich eine Abbildung in dem Buch „Pathologie der Brustdrüse" von Bässler [8] geführt. In Abbildung 2.49 sieht man einen sog. stromafreien Lobulus. Das intralobuläre Bindegewebe wurde hier weitgehend durch Fettgewebe ersetzt. Nach dieser Art – meine ich – können Lobuli oder Läppchengruppen teils oder gänzlich von Fettgewebe umgeben sein. Wenn nun die Azini und das mehr oder weniger „verfettete" *intra*lobuläre Bindegewebe nach der Art des Fibroadenoms wuchern, kann ein Fibroadenolipom entstehen. Man darf nicht vergessen, dass auch innerhalb von gewöhnlichen Fibroadenomen Fettgewebe nachweisbar ist [5]. Nach Rosen u. Oberman [109] sieht man Fettgewebe sowohl bei benignen als auch bei malignen Zystosarkomen. Hat also Egan [28] doch Recht, wenn er meint, dass das Adenolipom eine Variante des Fibroadenoms sei?

Die **pathomorphologische Diagnose** eines Fibroa-

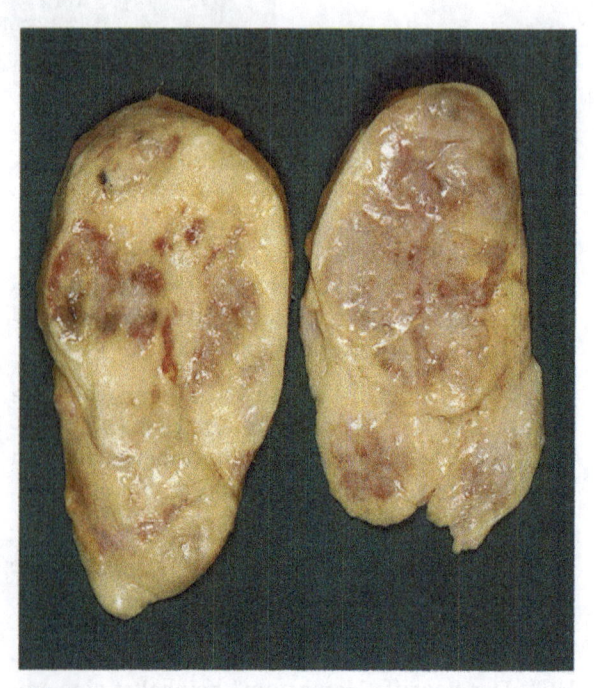

Abb. 2.50. s. Text

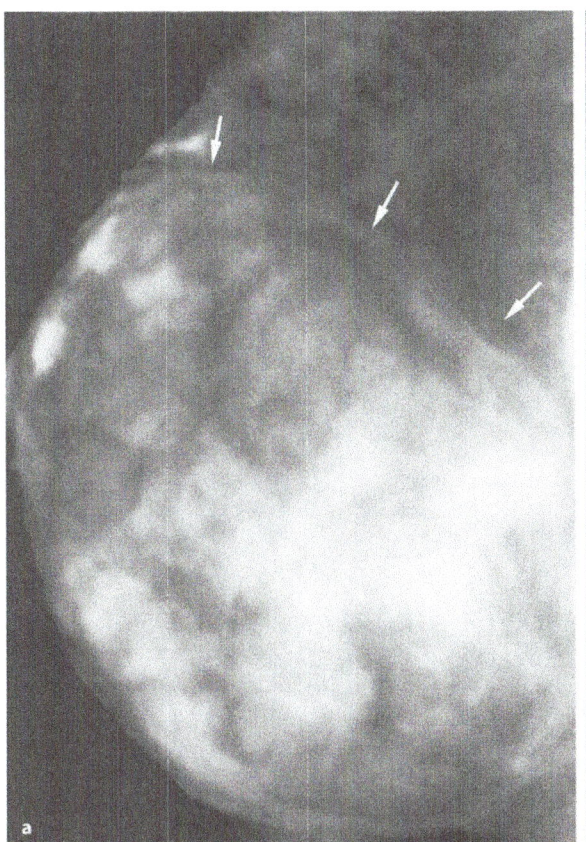

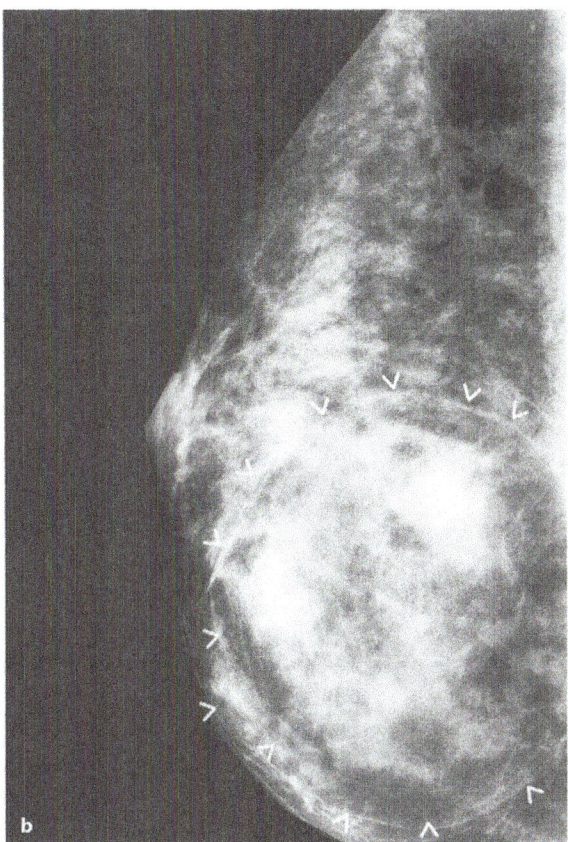

Abb. 2.51. s. Text

■ *Klinik.* Fibroadenolipome kommen von der Postpubertät bis in das Senium vor, mit einer Häufung zwischen dem 40 und 60. Lebensjahr [74]. Sie sind 2–10 cm groß; sie können wachsen, bleiben aber meistens jahrelang konstant. Sie liegen meistens retromamillär oder sind im oberen-äußeren Quadranten lokalisiert. Nach Erfahrung der meisten Autoren – und auch nach meiner eigenen – sind die Fibroadenolipome, auch wenn sie eine beträchtliche Größe erreichen, nicht wie ein Knoten tastbar. Manchmal entspricht der Palpationsbefund eher einem schwammigen, mittelweichen Gewebe, dessen Konsistenz von der Umgebung nicht oder kaum zu unterscheiden ist. Bei Helvie et al. [57] waren von 17 „Hamartomen" 3 nicht, 13 sehr diskret tastbar und nur ein „vorwiegend fibröses Hamartom" (Fibroadenom mit Fetteinlagerung?) war als harter Knoten getastet. Schmerzhaftigkeit wurde nicht registriert. Haut und regionale Lymphknoten bleiben frei. Wenn das Fibroadenolipom sehr groß ist, kann eine einseitige Makromastie entstehen [103]. Rezidive sind nicht bekannt.

■ *Radiologie.* Auch die mammographische Symptomatik ist von der quantitativen Zusammensetzung der Fett-, Drüsen- bzw. Bindegewebsanteile abhängig. Ein ungewöhnlich großes, typisches Fibroadenolipom sieht man in Abb. 2.51a. Die Veränderung ist etwas polyzyklisch und von einer teils mehrschichtigen sogenannten Pseudokapsel umgeben. Die Binnenstruktur besteht aus kleineren oder größeren, rundlichen, mittel intensiven bis sehr intensiven, teils gut abgrenzbaren Schatten, welche adenomatösen Knoten entsprechen. Sie sind in Fettgewebe eingebettet; dünne Streifenschatten (Bindegewebsstränge) ergänzen das Bild, das an eine aufgeschnittene Bauernwurst erinnert. Viel Fettgewebe, wenig Adenom sieht man dagegen bei dem Lipoadenom (Abb. 2.51b).

Wenn ungewöhnlich große Zysten innerhalb des Fibroadenolipoms entstehen und diese den fibroadenomatösen Anteil verdrängen, entsteht das Bild des *Zystadenolipoms* (Abb. 2.52).

Verkalkungen lobulären oder intraduktalen Ursprungs bzw. als Folge einer Fettgewebsnekrose können beim Fibroadenolipom vorkommen. So fanden Kronsbein u. Bässler [74] bei einem Fall verstreute lobuläre Mikrokalzifikationen.

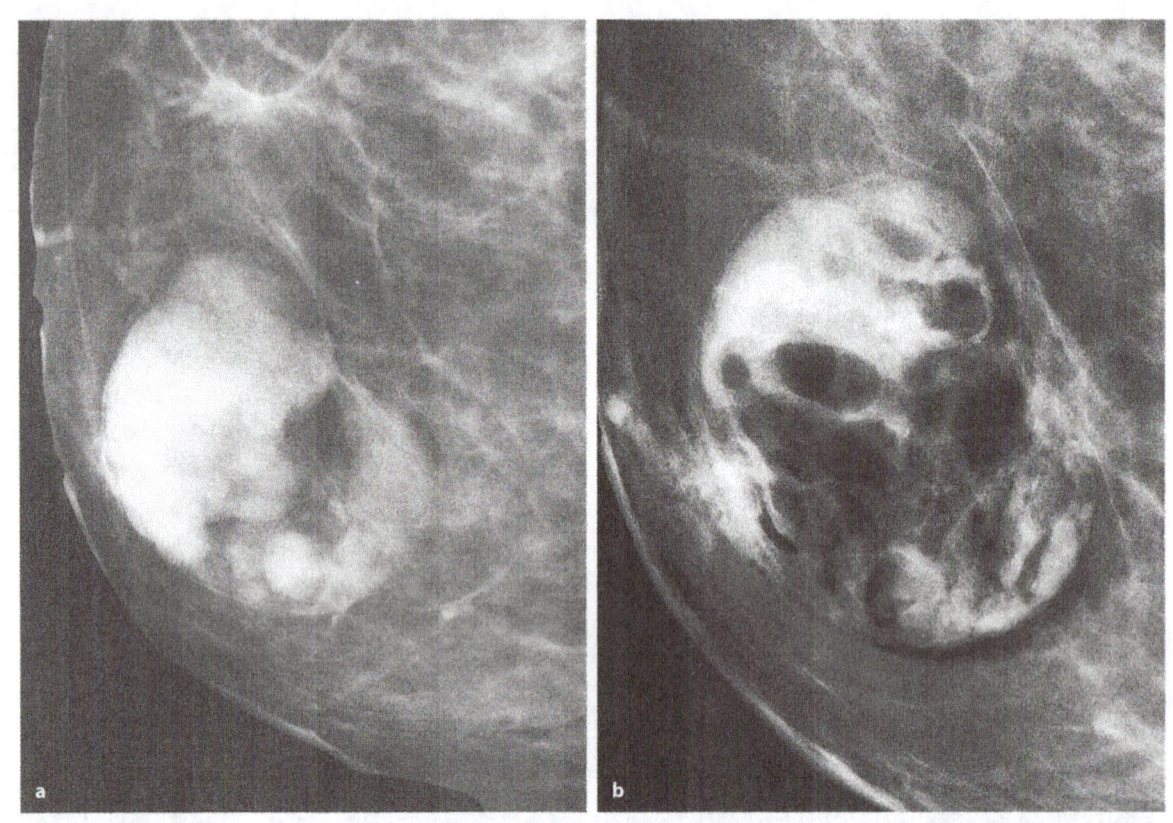

Abb. 2.52. a Innerhalb des gut tastbaren Tumors ist mammographisch Fettgewebe zu sehen. **b** Punktion: klarer, strohgelber Zysteninhalt, nach Luftinsufflation stellt sich heraus, dass ein Teil des Tumors aus Zysten besteht, Histologie: Zystadenolipom

■ *Therapie*. Wenn das Fibroadenolipom röntgenologisch das oben beschriebene charakteristische Bild zeigt und die Veränderung keine subjektiven Beschwerden (wie z.B. einseitige Makromastie) verursacht, soll die Kontrolle der operativen Entfernung vorgezogen werden. Bei klinisch und/oder radiologisch unklarem Befund ist die Enukleation die Therapie der Wahl.

Epithelveränderungen in der terminalen duktulolobulären Einheit (TDLU)

Es ist wahrscheinlich, dass der Brustkrebs oft im Bereich der terminalen duktulolobulären Einheit entsteht [134]. Es gibt aber auch benigne Epithelveränderungen in diesem Bereich, die teils als Präkanzerosen gelten. Röntgenologisch sind von diesen Veränderungen nur die gutartigen Papillome bzw. die papillären Karzinome wahrnehmbar.

Das apokrine Epithel (die apokrine Metaplasie)
Sowohl die lobulären Zystchen, als auch die Mikro-/Makrozysten sind sehr oft teils oder gänzlich mit apokrinem Epithel ausgekleidet. Der Pathologe spricht in diesem Falle von *apokriner Metaplasie* und versteht darunter eine Umwandlung der normalen Epithelzellen zu schweißdrüsenähnlichen Zellen, wie man diese gewöhnlich in den apokrinen Drüsen der Vulva, der Augenlider, sowie der äußeren Hörgänge findet. Die apokrinen Zellen sind zylindrisch mit keulenförmigen oder halbkugeligen Plasmafortsätzen an ihren apikalen Enden (s. Abb. 2.5b). Durch die Abschnürung dieser Plasmafortsätze entstehen die Sekrettropfen. Einen ähnlichen Vorgang der apokrinen Ausscheidung kann man bei der Milch*fett*produktion beobachten, eine enge Verwandtschaft zwischen den zwei Vorgängen des lobulären Epithels – apokrine Milchfettproduktion und apokrine Sekretproduktion – liegt also auf der Hand. Das Drüsenepithel sezerniert mehr oder weniger intensiv ständig auch außerhalb der Laktation. Es ist also kein Wunder, dass auch sezernierende Zellen vorhanden sein müssen, nämlich die apokrinen Zellen.

Die Bedeutung des apokrinen Epithels wird viel diskutiert. Carter [16] meint, dass die apokrine Metaplasie ein fast absolut sicheres Zeichen der Benignität sei. Wellings et al. [134] sowie Dixon et al. [26]

haben dagegen die Erfahrung gemacht, dass Zysten mit apokriner Metaplasie deutlich häufiger bei Frauen mit erhöhtem Brustkrebsrisiko vorkommen. Auch Haagensen [52] stellt fest, dass aus dem ansonsten benignen apokrinen Epithel in einer beträchtlichen Zahl apokrine Karzinome entstehen können.

Die Epithelhyperplasien (Epitheliose, Papillomatose, atypische Epithelhyperplasie)

Diese Veränderungen findet man sowohl in den Lobuli als auch in den Milchgängen vor. Von der normalen lobulären Architektur über die lobuläre Hyperplasie bis zur atypischen lobulären Hyperplasie und weiter bis zum lobulären Carcinoma in situ (LCIS oder CLIS) findet der Histopathologe ein breites Spektrum, wobei die Grenzen zwischen diesen Proliferationsformen unscharf sind [16, 109]. Die lobulären Epithelhyperplasien sind mammographisch symptomlos.

Das lobuläre Carcinoma in situ

Das lobuläre Carcinoma in situ oder lobuläre Neoplasie bzw. lobuläre Präkanzerose stellt ein schwieriges, weil widersprüchliches Kapitel in der Mammapathologie dar. Die Schwierigkeiten fangen schon bei der Benennung dieser Veränderung an: Der korrekte Name einer Krankheit soll nicht nur auf deren Ätiologie hinweisen, sondern zugleich auch therapeutische Konsequenzen beinhalten. In der gegenwärtigen Literatur findet man zwei Namen für diese Veränderung: Lobuläres Carcinoma in situ (LCIS oder CLIS) nach Foote u. Stewart [36] und lobuläre Neoplasie nach Haagensen et al. [53]. Die Hauptprobleme dieser Veränderung sind:

- das histologische Bild ist uneinheitlich,
- die Bedeutung der Veränderung in der Karzinogenese ist unklar,
- die therapeutischen Konsequenzen sind umstritten,
- mammographisch ist die Veränderung nicht darstellbar.

Das LCIS ist sowohl klinisch als auch makroskopisch symptomlos, es kommt vorwiegend vor der Menopause, oft beiderseits bzw. multifokal vor und verursacht keine Metastasen. LCIS wurde – je nach Autor – in 2–10% aller Karzinomfälle diagnostiziert [8].

■ *Histologie.* Unter In-situ-Karzinom wird generell ein zytomorphologisch maligner Prozess verstanden, der aber die Basalmembran noch nicht durchbrochen hat.

Die unumstrittenen *zytomorphologischen* Kriterien der Malignität sind:

- Zellkernpolymorphie,
- Polychromasie,
- Verschiebung des Plasma-Kern-Verhältnisses zu Gunsten des Kerns und häufige Mitosen.

Dagegen ist das *histologische Bild* des LCIS uneinheitlich [16, 35, 52, 109].

Ich habe versucht, die zytologischen und architektonischen Merkmale aus acht Arbeiten von führenden Mammapathologen [5, 8, 16, 32, 36, 52, 90, 109] herauszufiltern. Das Ergebnis war niederschmetternd: Praktisch waren sich diese Autoren in keinem der Symptome einig.

Die Zellgröße wurde als „klein", „groß", „veränderlich", die Zellform: als „eher rundlich", „polygonal", „unterschiedlich", das Zytoplasma als „wenig" oder „reichlich" beschrieben. Auch die Beschreibung des Zellkerns war von Autor zu Autor unterschiedlich: „keine Mitosen", „Mitosen sind selten", „mittlerer Chromatingehalt", „Hyperchromasie", „keine Hyperchromasie", „keine Nukleoli", „kleine Nukleoli". Nichtsdestoweniger uneinheitlich sind die Pathologen in der Beschreibung anderer Merkmale: „Azinus erweitert", „Azinuserweiterung ist kein differenzialdiagnostisches Zeichen", „Obliteration des Azinuslumens", „Obliteration nicht unbedingt notwendig", „die Zellen sind kohärent", „die Zellen zeigen oft eine Lockerung". Auch die Frage, „wie viel Lobuli müssen befallen sein, um die Diagnose LCIS aussprechen zu können?" wurde uneinheitlich beantwortet: „Ein befallener Lobulus genügt." „Mindestens zwei Lobuli müssen befallen sein." Obwohl kein „Idealbild" des LCIS existiert, gibt es doch noch Varianten.

Haagensen et al. [53] haben versucht, die lobuläre Neoplasie in zwei Gruppen zu ordnen und zwar Typ A und Typ B. Beim Typ A haben die etwas gleichmäßigen Zellen ein helles Zytoplasma, während die Zellen des Typ B größer und ungleichmäßiger und ihre Kerne hyperchromatisch sind. Das bedeutet, dass der Typ B zytomorphologische Eigenschaften eines eindeutig proliferativen und progressiven Prozesses hat, während Typ A eine Transformation in einen malignen Tumor nicht erwarten lasse ([8]; Abb. 2.53). Typ A und Typ B können simultan – sogar innerhalb eines Lobulus – vorkommen.

■ *LCIS und Karzinogenese.* Die Rolle des LCIS in der Karzinogenese wird seit fast 90 Jahren diskutiert. Die Kardinalfrage ist, ob überhaupt und wenn ja, wie oft ein Karzinom aus einem LCIS entstehen kann.

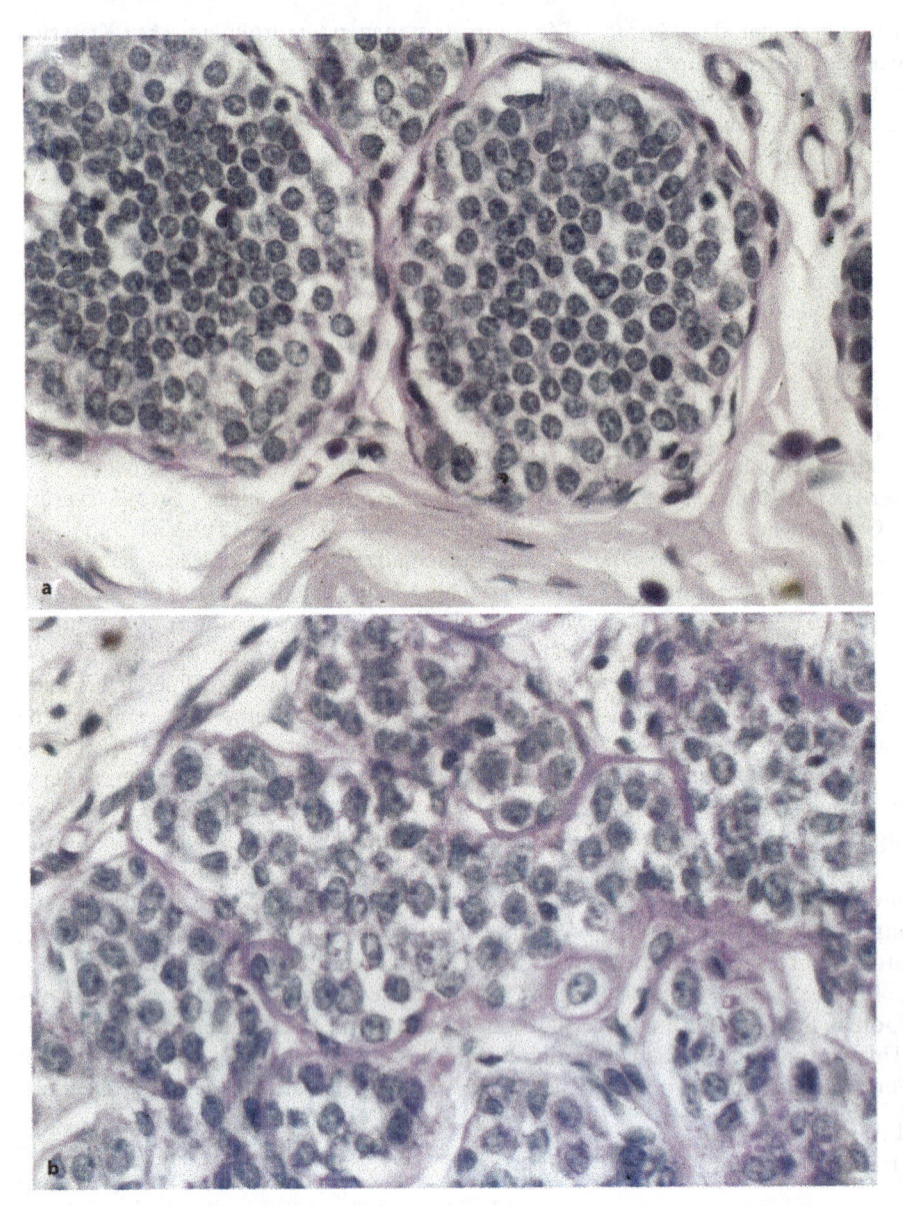

Abb. 2.53a–b. Die histologischen Grundformen des LCIS nach Haagensen. **a** Typ A: gleichförmige, kleine Epithelzellen mit hellem Zytoplasma. Die Kerne sind rund, keine Mitosen, keine Hyperchromasie. **b** Typ B: die Zellen sind größer, unregelmäßiger, die Kerne hyperchromatisch (Prof. Dr. P. Citoler/Köln)

Tatsache ist, dass die Entwicklung eines LCIS in ein infiltrierendes lobuläres Karzinom (ILC) histologisch nur zufällig beobachtet wird. Tatsache ist gleichfalls, dass man in der Umgebung von Karzinomen histologisch in nur 6–20% der Fälle LCIS-Herde finden kann; sogar in der Umgebung von invasiven lobulären Karzinomen findet man nicht immer und nicht unbedingt LCIS-Herde [32]. Auch die nach Langzeitbeobachtungen von LCIS-Fällen später festgestellten Karzinome sind in 50–60% nicht lobulären, sondern intraduktalen Ursprungs [51, 53, 107].

In meinem Röntgeninstitut wurden bei 762 histologischen Berichten insgesamt 63 LCIS-Fälle gefunden und zwar 33 bei 315 verschiedenen Karzinomfällen (10,5%) und bei 447 verschiedenen gutartigen Veränderungen 30 (6,7%). Die Häufigkeiten des LCIS waren bei der Irrtumswahrscheinlichkeit von $p = 0{,}05$ nicht signifikant verschieden.

Um die Rolle des LCIS in der Karzinogenese zu klären, wurden mehrere Studien durchgeführt [2, 65, 108, 135]. Da aber das histologische Bild des LCIS uneinheitlich und verschieden interpretierbar ist, sind auch die verschiedenen „Entartungsstatistiken" miteinander nicht vergleichbar [104].

Nach Bässler [8] ist die *lobuläre Präkanzerose* eine Läsion, die sich in der prämenopausalen Brust entwickelt, aber in 77–85% der Fälle ohne Konsequenzen bleibt, weil sie sich in der Postmenopause zurückbilden kann.

■ *Therapie*. Das Spektrum der Therapievorschläge:
- radikale oder einfache Mastektomie der betroffenen Brust mit oder ohne Ausräumung der Axilla [4, 19, 30, 31, 84, 107];
- subkutane Mastektomie;
- Quadrantektomie mit Axillarevision [35];
- sorgfältige engmaschige Kontrolle [2, 43, 52, 131, 140].

Zu diesem Wirrwarr der Therapieempfehlungen haben Maass et al. [87] Stellung genommen:

Die niedrige Rate an invasiven Karzinomen bedeutet, dass das CLIS sich entweder spontan zurückbilden kann oder nur selten eine Entwicklung in ein invasives Karzinom durchmacht. Auf Grund dieser Tatsache hat sich die Strategie geändert. Eine EORTC-Konsensus-Konferenz (van Dongen et al. [129]) hat sich dahingehend geeinigt, dass das CLIS keine Indikation zu einer aggressiven operativen Therapie darstellt. Eine Mastektomie kann daher nicht empfohlen werden. Inwieweit sich eine Indikation zur Durchführung einer subkutanen Mastektomie ergibt, kann im Einzelfall von zusätzlichen Risikofaktoren abhängig gemacht werden. Als generelle Empfehlung gilt auch die Durchführung der subkutanen Mastektomie nicht mehr. Eine eindeutige histologische Diagnose in einem repräsentativen Gewebsanteil und konsequente Überwachungen sind für diese abwartende Haltung Voraussetzung.

■ *Mammographie*. Gibt es mammographische Symptome des LCIS? Ruth E. Snyder [121] war die Erste, die 1966 über die mammographische Symptomatik des lobulären In-situ-Karzinoms berichtet hat. Die Summe ihrer Erfahrungen war:

„Wir können zwar nach unseren gegenwärtigen Kenntnissen und Erfahrungen nicht sagen, dass das lobuläre Carcinoma in situ eine spezifische Symptomatik hat. Jedoch glauben wir, dass ein Befund von gruppierten feinen Verkalkungen, die nicht offensichtlich benigne sind – wie ein Fibroadenom oder Sekretstau – der Biopsie zugeführt werden muss."
Und später: „Obwohl das (lobuläre) Carcinoma in situ keine (mammographisch) erkennbare Abnormität in der Brust verursachen kann, waren trotzdem die Mammogramme bei über der Hälfte der Fälle von (!) 35 Brüsten mit (LCIS) in dieser Studie eine eindeutige Hilfe (in der Diagnosestellung)."
Und anschließend: „Verkalkungen im lobulären Carcinoma in situ waren histologisch in den benachbarten Lobuli und von diesen unabhängig".

Diese Aussagen von Snyder aus dem weltberühmten Memorial Sloan-Kettering Hospital, New York – unterstützt von Hutter u. Foote [65] aus demselben Hause – hat eine Kettenreaktion ausgelöst. Es fiel niemandem auf, dass die Schlussfolgerung der Arbeit völlig absurd ist. Diese Absurdität fällt besonders auf, wenn man die Worte „LCIS" mit „Ladendieb" und „Mikroverkalkungen" mit „schwarzhaarigen Kunden" ersetzt. In diesem Fall lautet die Aussage von Snyder folgendermaßen:

„Wir können zwar nicht sagen, dass Ladendiebe besondere Merkmale haben. Jedoch glauben wir, dass alle schwarzhaarigen Kunden im Supermarkt verhaftet werden müssen, weil man in ihrer Nähe einen Ladendieb finden kann."

Es fiel auch niemandem auf, dass die Treffquote („über die Hälfte") sehr niedrig war. Eine solche Arbeit hätte ohne den Nimbus des Memorial Sloan-Kettering Hospitals, New York, in keiner medizinischen Zeitschrift erscheinen können. So hat man aber – mich inbegriffen – emsig nach LCIS gesucht, und wenn der Pathologe manchmal eines gefunden hat, dann haben wir unsere Tüchtigkeit gefeiert, den Preis der zahlreichen überflüssigen Biopsien gleicher mammographischer Symptomatik vergessend.

Gad u. Azzopardi ([39], S. 715) haben sogar versucht, das „Mysterium" der Mikroverkalkungen neben LCIS zu lösen. Ihre Hypothese ist ziemlich kompliziert: Einer von den vielen faszinierenden Aspekte des LCIS ist der mammographische Befund ... Mikroverkalkungen in ansonsten normalen Lobuli in der Nähe von LCIS wurden beschrieben: Muzin (und wahrscheinlich auch zerfallene oder ganze Tumorzellen) sickern durch dasselbe Duktalsystem in die benachbarten Lobuli ... und dienen als Nidus für Mikroverkalkungen. So können mechanische Faktoren, Änderungen in dem Muzininhalt und zweifelsohne auch andere unbekannte Faktoren zusammen eine Rolle in der Entstehung der seltsamen „Nachbarverkalkungen" des LCIS spielen.

Man darf doch Gad u. Azzopardi fragen: „Und wie entstehen dann die lobulären Mikroverkalkungen ohne LCIS?"

Gibt es aber überhaupt eine LCIS spezifische Röntgensymptomatik? Und wenn ja, welche Rolle spielen Mikroverkalkungen in der Diagnostik des LCIS? Citoler [17] fand nur bei einem Drittel seiner Fälle Mikroverkalkungen innerhalb der LCIS-Herde. In der Universitäts-Frauenklinik Köln wurden zwar bei fast der Hälfte der Fälle Mikroverkalkungen in den betroffenen Lobuli verifiziert, diese waren jedoch mit der mammographisch sichtbaren nicht identisch, da viel zu klein um auf den Aufnahmen erkennbar zu sein. In etwas mehr als 40% waren Mikroverkalkungen ausschließlich außerhalb der lobulären Karzinome gesichtet worden (Abb. 2.54) und bei dem Rest hat man Kalzifikatio-

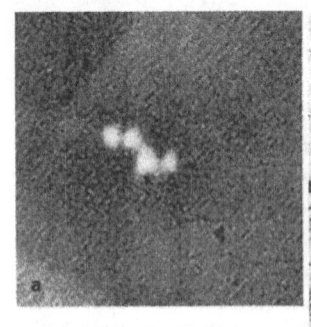

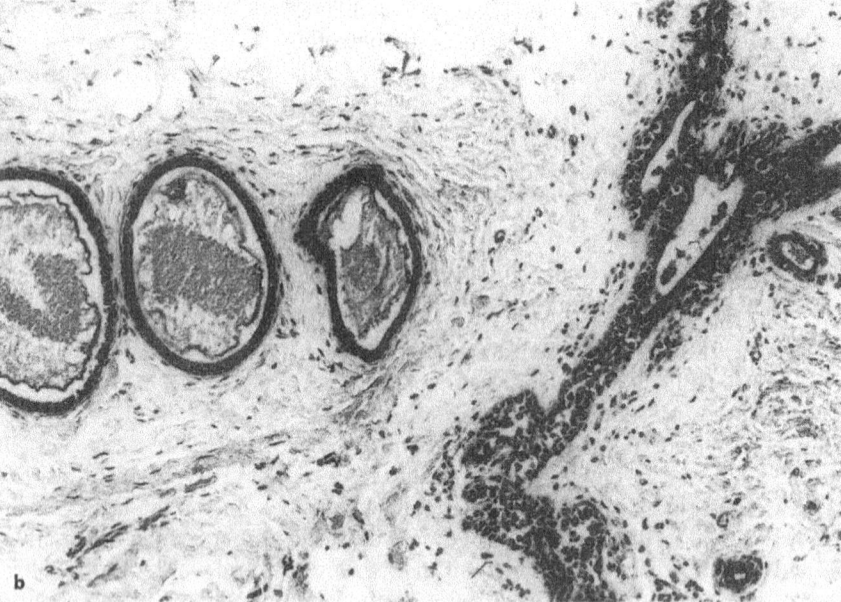

Abb. 2.54. a Vier punktförmige Mikroverkalkungen nebeneinander (stark vergrößert), **b** links sind von diesen drei histologisch nachweisbar. Daneben rechts terminale ductulolobuläre Neoplasie (Prof. Dr. H. Zippel/Hanau)

nen sowohl innerhalb als auch außerhalb der lobulären Neoplasien gefunden [79].

Die Tatsache, dass LCIS auch neben Plasmazellmastitis, Narbenverkalkungen und Liponekrosen vorkommt, zeigt den ubiquitären Charakter dieser Veränderung [101, 122].

In meinem Röntgeninstitut wurden bei 182 operierten Fällen wegen röntgenologisch erkennbarer Mikroverkalkungen lobulären Ursprungs nur 13 LCIS-Fälle gefunden (7%)! Eine solche „Ausbeute" verbietet die Indikation zur Probeexzision bei Mikroverkalkungen sicher lobulären Ursprungs!

In den letzten Jahren ist es um LCIS still geworden; das Thema war ausgereizt. Zwei Autorengruppen (Sapino et al. [40]; Georgian-Smith u. Lawton [112]) haben neuerdings den Faden wieder aufgenommen und versucht, – durch vergleichende mammographisch-histologische Untersuchungen – der mammographischen Symptomatik neue Kenntnisse beizutragen.

Unabhängig von einander haben beide Gruppen festgestellt, dass in den LCIS-Herden neben punktförmigen auch grobschollige Mikroverkalkungen vorkommen und diese verkalktem nekrotisierten Gewebe entsprechen. Die kritische Analyse beider Arbeiten zeigt jedoch:

- dass die Zahl der untersuchten Fälle – mit insgesamt 17 – zu gering ist,
- schollige Verkalkungen nur bei 10 Fällen (59%) vorkamen (nach Tavassoli [127] findet man in LCIS Nekrosen und nekrotische Mikroverkalkungen sowieso sehr selten),
- dass punktförmige und schollige, in rundlichovalären Gruppen angeordnete Mikroverkalkungen – wie diese beiden Veröffentlichungen zeigen – nicht nur bei LCIS, sondern in erster Linie bei Adenose und sklerosierenden Adenoseherden dargestellt werden und so eine Differenzialdiagnostik unmöglich ist. Außerdem vermisst man bei beiden Autorengruppen die Zahl der Fälle, die auf Grund dieser Symptomatik bioptiert worden sind und doch keine LCIS waren.

Zusammenfassend: Das LCIS ist ein klinisch und makroskopisch nicht fassbarer *histologischer* Zufallsbefund. Die Diagnosestellung des LCIS ist nicht die erstrangige Aufgabe des Röntgenologen. Auch heute gilt die Meinung von Farrow ([30], S. 652): Die Zahl der LCIS hat deswegen zugenommen, weil die Pathologen sorgfältiger arbeiten und mehrere Schnitte anfertigen, die Zahl der Probeexzisionen zugenommen hat und in einigen wenigen Fällen auch die Mammographie zu der Diagnosefindung beigetragen hat.

Wie auch Rosen [104], gleichfalls aus dem Memorial Sloan-Kettering Hospital, New York, 20 Jahre nach dem Erscheinen der Arbeit von Snyder, festgestellt hat (sinngemäß): Die Mammographie kann fähig sein, gutartige Veränderungen ... welche mit LCIS einhergehen können zu identifizieren, sie kann aber nicht selbst das LCIS finden.

Richtig hat Lewison [83] bereits 1964 geschrieben:

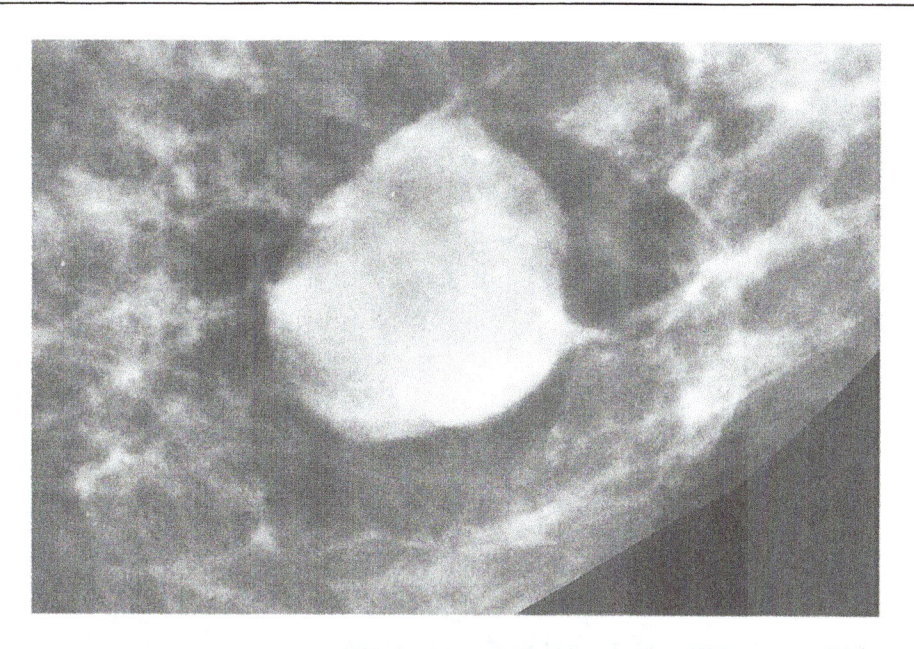

Abb. 2.55. s. Text

Manche enthusiastischen Radiologen sagen, dass das (lobuläre) Carcinoma in situ durch Mammographie erkennbar sei. Meiner Meinung nach ist das der Sieg der Hoffnung über die Erfahrung.

Intrazystische papilläre Prozesse

Das *intrazystische Papillom* (Synonym: papilläres Zystadenom) und das *intrazystische papilläre Karzinom* sind nur wegen ihrer Lokalisation bzw. ihrer damit verbundenen klinischen Eigenschaften als besondere Entität klassifiziert. Bei diesen Veränderungen handelt es sich eigentlich um herkömmliche Papillome bzw. papilläre Karzinome, wie man sie üblicherweise in den Milchgängen antrifft.

■ *Klinik.* Sie sind fast ausschließlich okkult, entdeckt werden sie nur, wenn die Zyste, in der sie verborgen sind, tastbar wird. Selten kann es zum bernsteinfarbigen, grünlichen, evtl. blutigen Mamillensekret kommen, wenn die Verbindung zwischen Zyste und Milchgang noch nicht obliteriert ist. Intrazystische Papillome – welcher Dignität auch immer – kommen selten vor. So haben Barth u. Prechtel [7] bei 1.500 Pneumozystographien je ein intrazystisches Papillom bzw. papilläres Karzinom (0,06%) gefunden. Ungewöhnlich viele intrazystische Tumore fanden dagegen Tabár u. Péntek [126]: 9 Papillome und 11 Karzinome von 132 Pneumozystographien (7 bzw. 8%!).

■ *Pathologie.* Histologisch gelten die gleichen Kriterien wie bei den intraduktalen Papillomen bzw. papillären Karzinomen. Die Frage, ob intrazystische papilläre Karzinome aus präexistenten intrazystischen

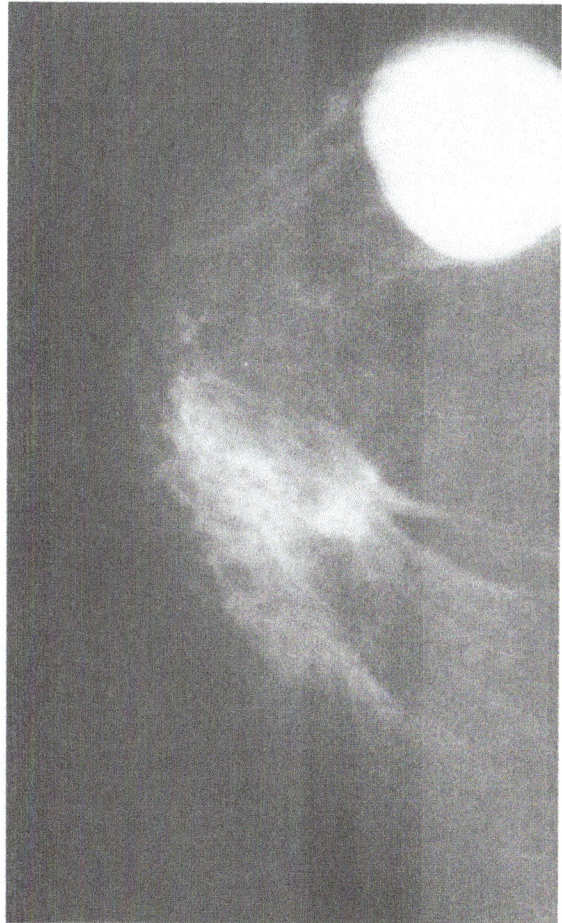

Abb. 2.56. Invasives Duktalkarzinom und intrazystisches Papillom mit Einblutung (Frau Dr. Schwan/Göttingen)

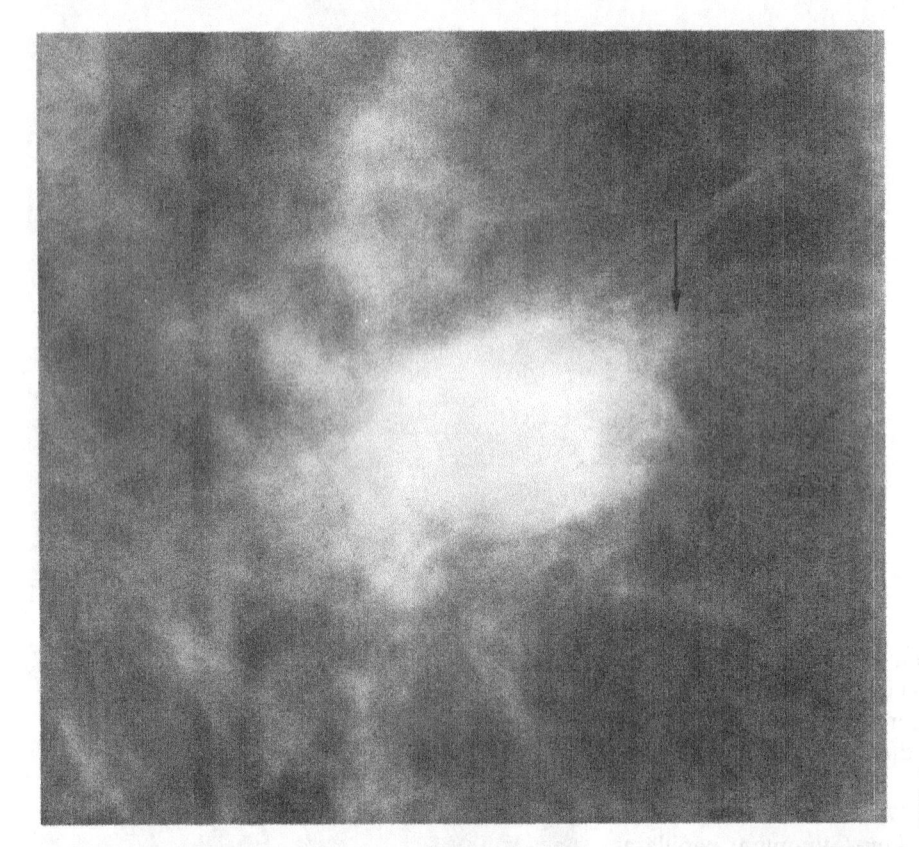

Abb. 2.57. Intrazystisches, papilläres Karzinom mit Infiltration (*Pfeil*)

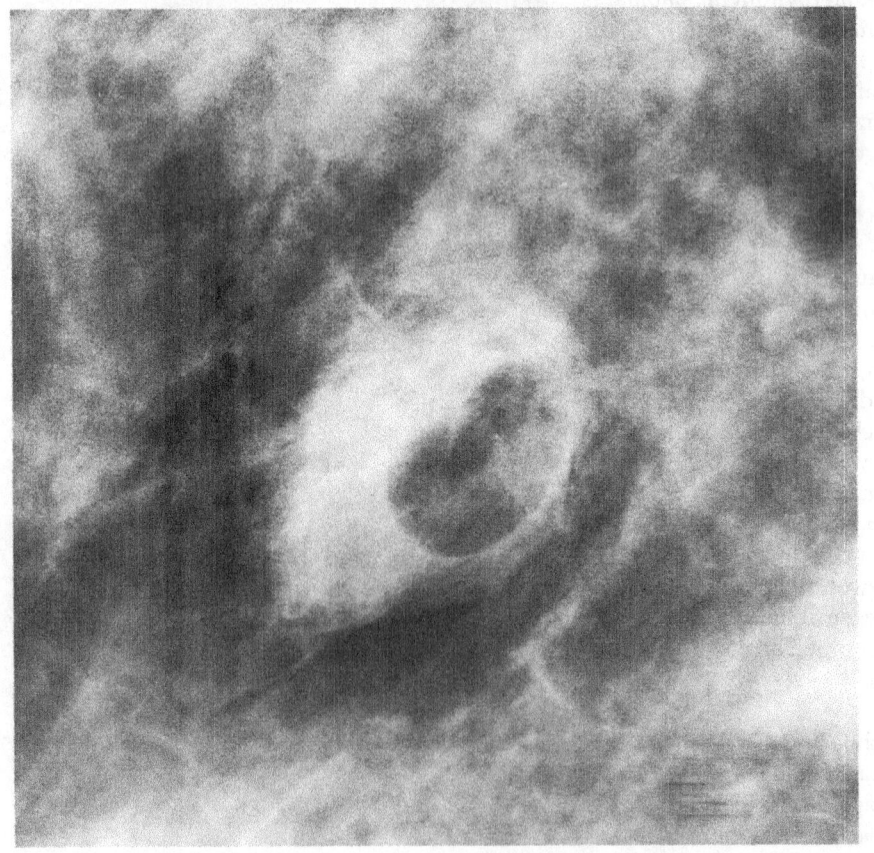

Abb. 2.58. s. Text

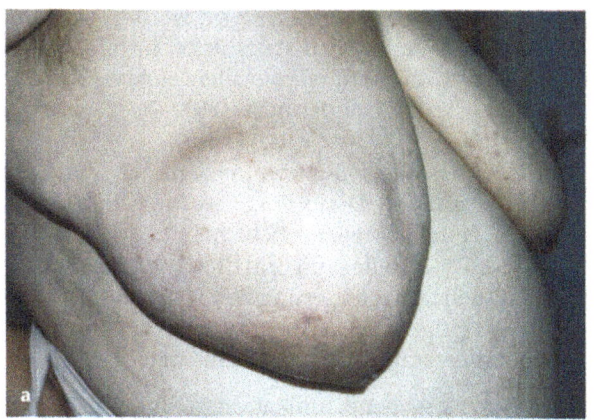

Abb. 2.59. a Die ganze Brust ausfüllender, etwas höckeriger, gut beweglicher Tumor ohne Haut- oder Lymphknotenbeteiligung, **b** dem klinischen Befund entsprechend großer, homogen-intensiver, gelappter, glatt konturierter Tumorschatten. **c** Nach Aufschneiden des Tumors kommt ein die ganze Zyste ausfüllendes papilläres Gewebe zum Vorschein, Histologie: intrazystisches papilläres Karzinom

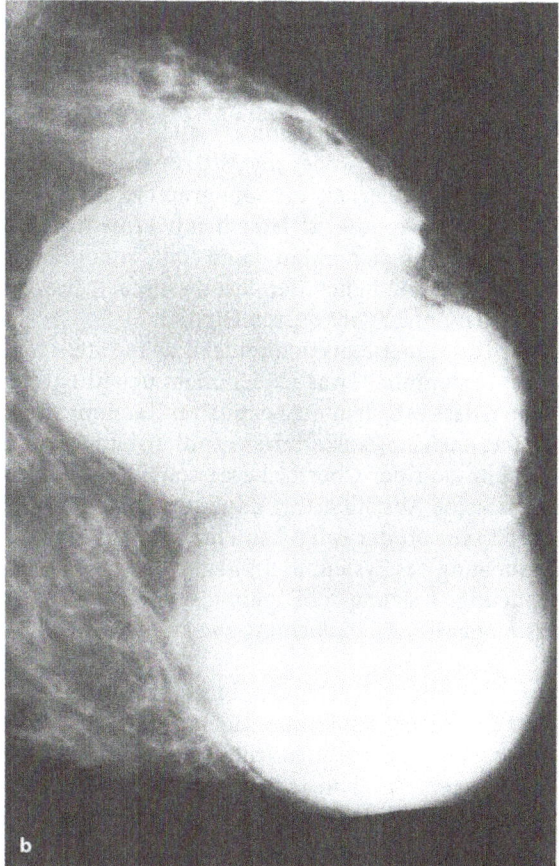

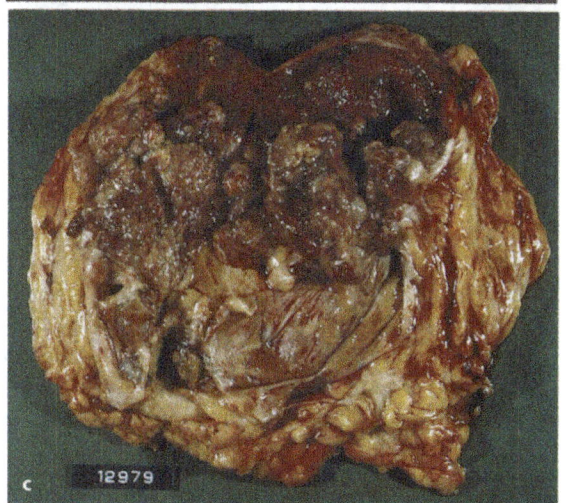

Papillomen entstehen können, wird seit langem diskutiert und wahrscheinlich auch nie gelöst [16].

Zweifelsohne gibt es Papillome, die teils karzinomatös entartet, teils jedoch noch benigne geblieben sind. Allerdings hält Azzopardi [5] solche Fälle für unterdiagnostizierte papilläre Karzinome. Er meint, dass die intraduktalen oder intrazystischen papillären Karzinome nicht durch Entartung eines ursprünglich benignen Papilloms, sondern „de novo" entstehen.

■ *Radiologie.* Im *Mammogramm* ist die papillomtragende Zyste als Rundschatten mit glatten, eventuell gelappten Konturen zu sehen. Selten sieht man einen schnabelartigen Fortsatz, wohl dem terminalen Milchgang entsprechend (Abb. 2.55).

Im Falle einer intrazystischen Blutung (exulzeriertes Papillom? papilläres Karzinom?) kann der Zystenschatten auffällig intensiver sein. Die Erklärung nach Egan [28]: „In der Zyste entsteht ein Haemosiderin-Konzentrat" (Abb. 2.56). Man kann verschwommene Zystenkonturen bei einem intrazystischen papillären Karzinom sehen, wenn der Tumor die Umgebung der Zyste infiltriert (Abb. 2.57). Jedoch: Eine abakterielle perizystische Entzündung kann auch verschwommene Konturen oder Verdickung der Zystenwand verursachen (Abb. 2.58). Intrazystische papilläre Prozesse können außerordentlich groß sein, sogar die ganze Brust einnehmen (Abb. 2.59)!

Der Nachteil der *Pneumozystographie* im Falle einer intrazystischen Wucherung ist, dass nach dem Absaugen des Zysteninhaltes und Luftinsufflation der Knoten zum Zeitpunkt der Operation nicht mehr tastbar und so für den Operateur (aber auch für den Pathologen!) nur schwer aufzufinden ist. Deswegen empfehle ich – aus Erfahrung gelernt – keine Pneumozystographie mehr bei sonographisch einwandfrei nachgewiesenen intrazystischen Prozessen durchzuführen. Eine Pneumozystographie soll nur dann durchgeführt werden, wenn der sonographische Befund nicht eindeutig ist. In diesem Falle muss eine präoperative Lokalisation des nicht mehr tastbaren Befundes erfolgen.

Knelson et al. [69] meinen – allerdings nur anhand eines Falles – dass die MR zuverlässigere Informationen liefert als die Sonographie.

Eine Artdiagnose ist jedoch mit keinem dieser Verfahren möglich. Man kann mit Sonographie oder mit MR lediglich den intrazystischen Prozess feststellen, nicht aber dessen Dignität.

Im Falle einer Punktion findet man meistens blutigen Zysteninhalt, was jedoch nicht unbedingt bedeutet, dass es sich um ein papilläres Karzinom handelt, da auch ein exulzeriertes Papillom bluten kann!

Wenn von der Oberfläche des papillären Karzinoms keine Abschilferung der Zellen erfolgt – und das ist sehr oft der Fall – kann die zytologische Untersuchung des Zysteninhalts negativ ausfallen. Eine eindeutige Klärung der Dignität ist also nur von der histologischen Untersuchung zu erwarten.

Proliferierendes Epithel und Fibroadenom

Bei Fibroadenomen können auch proliferative Epithelprozesse unterschiedlicher Art und Dignität vorkommen. Obschon es sich hier eigentlich keineswegs um etwas Ungewöhnliches handelt (weil ja dort, wo es Epithel gibt, auch ein Karzinom entstehen kann), wurde trotzdem die Kombination Fibroadenom/Karzinom als etwas Besonderes aufgefasst und hat viele Autoren beschäftigt.

Ob in situ oder invasiv, lobulär oder duktal: Karzinome kommen innerhalb von Fibroadenomen äußerst selten vor. Egger u. Müller [29] fanden bei 479 Fibroadenomen 7 Karzinome (1,46%), davon waren 4 noch in situ; dagegen haben Hindle u. Alonzo [61] bei der Überprüfung von 498 Fibroadenomen kein einziges Karzinom gefunden. Auch Buzanowski-Konakry et al. [14] konnten von 4.000 Fibroadenomen nur bei 5 ein LCIS feststellen. Ozzello u. Gump [98] berichten über eine Malignitäts-Wahrscheinlichkeit von 0,03% bei 5000 Fibroadenomen. Die meisten Karzinome, die im Fibroadenom gefunden werden, sind LCIS [25, 100, 138].

Außerhalb der Fibroadenome wurden noch weitere LCIS-Herde in etwa einem Fünftel und DCIS-Herde in etwa einem Sechstel der Fälle gefunden; nach der Zusammenstellung von Pick u. Iossifides [100] sogar in 42%! Das ist ein Beweis dafür, dass es sich hier nicht um eine Erkrankung des Fibroadenoms, sondern um die des Epithels der TDLU oder sogar des milchproduzierenden und -ableitenden Systems handelt. Diese Zahlen sind jedoch wahrscheinlich zu niedrig, weil die Fibroadenome meistens mit einem schmalen Gewebsmantel entfernt werden, sodass es schwer oder unmöglich sein dürfte, histologisch zu bestimmen, ob das Karzinom allein auf das Fibroadenom beschränkt ist oder nicht [98].

■ *Therapie.* Wie soll man also dann das Fibroadenom behandeln? Diese Frage wurde schon vor 90 Jahren gestellt. Im Jahr 1910 meinte De Quervain ([21], S. 788): „Jede einigermaßen umschriebene fibroepitheliale Veränderung der Mamma sollte operativ beseitigt werden. Der sicherste Eingriff ist die Totalentfernung der Brust." Und später:

Die oben gegebene Indikationsstellung ist ... begründet in der Gefahr späterer maligner Entartung der Fibroadenome ... Wir werden mit diesem Vorgehen einige Brüste opfern ... dafür aber da und dort ein Leben erhalten.

Eine praktisch unveränderte Auffassung zeigte sich 67 Jahre später von Egger u. Müller ([29], S. 1499):

Wegen der Unsicherheit der präoperativen Diagnose ... empfehlen wir, Fibroadenome stets mit einem Gewebsmantel aus der Umgebung heraus zu lösen ... Wer alle klinisch und mammographisch entdeckten Fibroadenome exzidiert, erkennt bei 1,7% Carcinomata in situ und Karzinome sehr frühzeitig.

Die Praxis widerspricht jedoch dieser Empfehlung: Ich hatte innerhalb von 15 Jahren bei 320 Frauen punktionszytologisch gesicherte Fibroadenome mammographisch kontrolliert, 22% konnten 5–10 Jahre lang beobachtet werden: Bei keiner von ihnen entstand während dieser Zeit ein Malignom! Auch bei den 531 klinisch okkulten, oft multiplen und manchmal bilateralen Fibroadenomen – die ich 3–10 Jahre lang kontrolliert hatte – wurde kein Karzinom gefunden! Diese alle operieren zu lassen, um 9 Karzinome (LCIS, DCIS, invasiv?) zu finden, wäre unseren Patientinnen unzumutbar, vom finanziellen Aufwand ganz abgesehen. Die vernünftigste Lösung des Problems ist die *mammographische Kontrolle*. In zwei prospektiven Studien haben Sickles [116], Varas et al. [130] insgesamt 1207 Fälle mit „wahrscheinlich benignen" Rundschatten in 6- bis 12-monatigen Abständen 2 bis 3 Jahre lang kontrolliert. Bei 879 solitären Rundschatten wurden 16 (1,8%), bei 329 multiplen 1 (0,3%), insgesamt also 17 (1,4%) Karzinome gefunden. Sie waren im Stadium 0–1. Oft wurde eine Rückbildung der Rundschatten festgestellt! Voraussetzung ist eine absolut sorgfältige Untersuchung mit Aufnahmen in 2 Ebenen (streng seitlich!) sowie Vergrößerung! Die Treffsicherheit der Mammographie (96,5%) und der Punktionszytologie (97,2%) hinsichtlich Fibroadenom hat in meinem Krankengut keine signifikanten Unterschiede gezeigt. Die beiden Methoden ergänzen sich sehr gut, konsequente klinische Überwachung genügt [15, 23, 24, 49, 61, 110, 137].

Man soll bei jugendlichen und heranwachsenden Mädchen mit Fibroadenom besonders zurückhaltend sein: Beobachtung statt Operation, letztere soll – wenn überhaupt – möglichst nach dem Abschluss der Brustentwicklung durchgeführt werden [10, 95]. Übrigens: Die Bedeutung der Fibroadenome für die Entwicklung von Mammakarzinomen überhaupt wird gegensätzlich diskutiert. Die einzelnen Studien sind jedoch miteinander nicht vergleichbar, weil die Kontrollgruppen meistens nach verschiedenen Kriterien gebildet wurden. McDivitt et al. [90] meinen, dass das Fibroadenom ein von Epithelhyperplasie

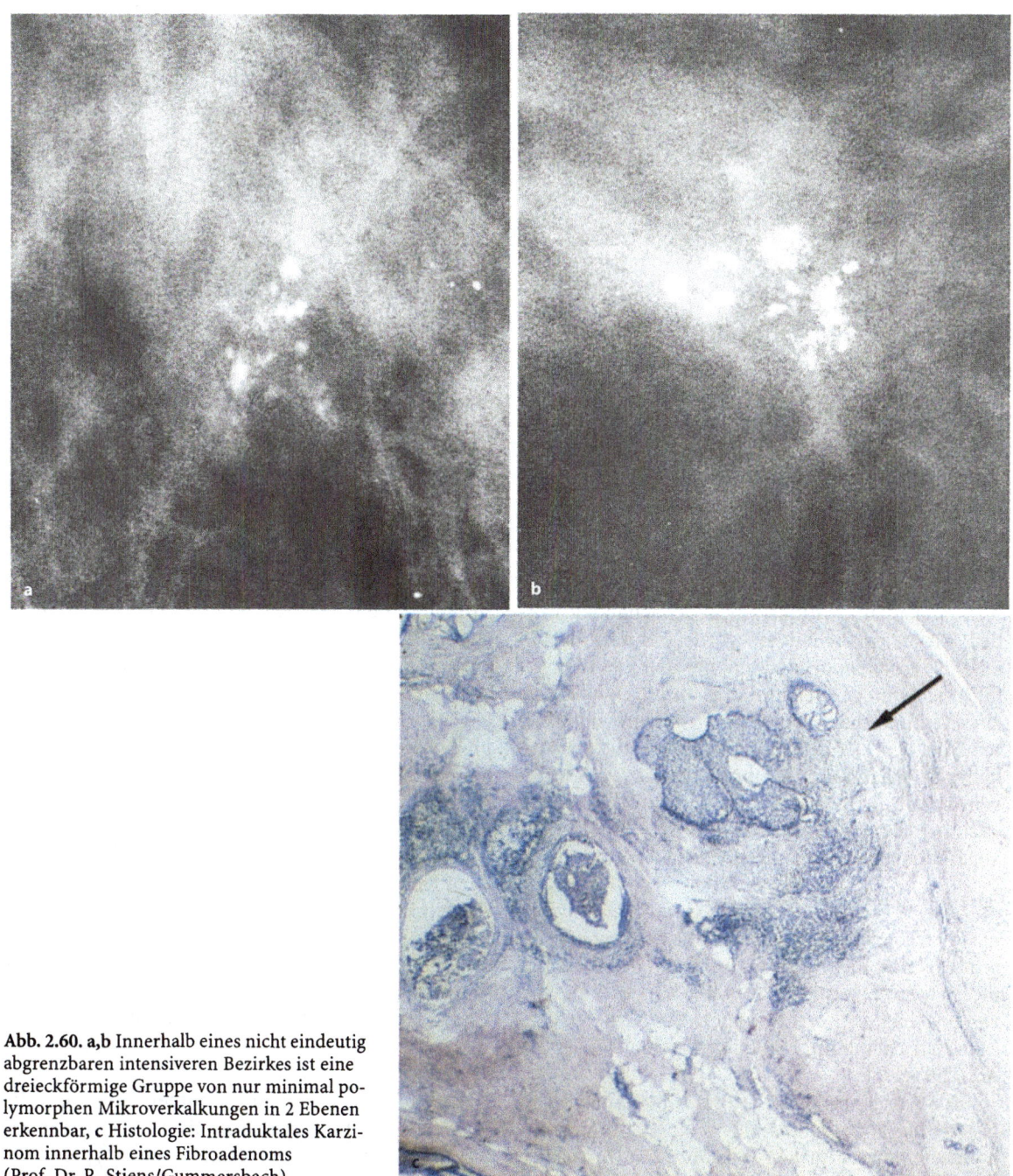

Abb. 2.60. a,b Innerhalb eines nicht eindeutig abgrenzbaren intensiveren Bezirkes ist eine dreieckförmige Gruppe von nur minimal polymorphen Mikroverkalkungen in 2 Ebenen erkennbar, **c** Histologie: Intraduktales Karzinom innerhalb eines Fibroadenoms (Prof. Dr. R. Stiens/Gummersbach)

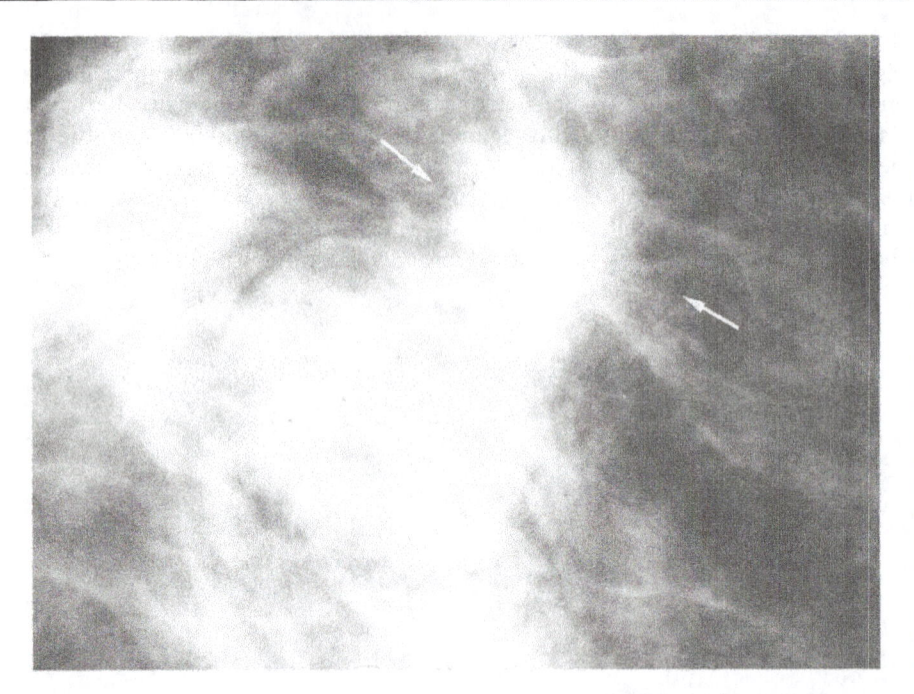

Abb. 2.61. Klinisch: gut beweglicher, glatter Knoten ohne Haut- oder Lymphknotenbeteiligung, mammographisch: glatt konturiert, mit „Sicherheitssaum" umgebener, durch Fetteinlagerung etwas aufgelockerter, mit dem Drüsenparenchym isodenser Schatten, daneben unregelmäßige Struktur (*Pfeile*). Obwohl die Punktionszytologie des tastbaren Knotens einem Fibroadenom entsprach, habe ich – wegen der unregelmäßigen Struktur neben dem Rundschatten – eine ausgedehnte Exzision empfohlen. Histologie: Fibroadenom und invasives Duktalkarzinom

unabhängiger 1,7-facher Risikofaktor ist. Dieser Feststellung widersprechen jedoch Yu et al. [139], sie meinen: „Obwohl das Fibroadenom mit dem Brustkrebs einige gemeinsame Risikofaktoren hat, gibt es keinen Grund zu glauben, dass das Fibroadenom ein Vorläufer des Karzinoms sei".

In situ oder invasiv, lobulär oder duktal? Die in Fibroadenomen gefundenen Karzinome sollen – nach allgemeiner Auffassung – so behandelt werden, wie man sie behandeln würde, wenn sie nicht in einem Fibroadenom entstanden wären [98, 100]. Erfahrungen mit der Behandlung von 100 In-situ-Karzinomen innerhalb von Fibroadenomen veranlassten Diaz et al. [25] bei solchen Fällen, die brusterhaltende Behandlung zu empfehlen. Dagegen schlagen Shinde u. Jussawalla [115] eine Mastektomie auch bei LCIS im Fibroadenom vor, was nach meiner Überzeugung stark übertrieben ist.

■ *Differenzialdiagnosen.* Lobuläre *In-situ-Karzinome* in Fibroadenomen zeigen keine mammographischen Symptome. Auch die intraduktalen Karzinome innerhalb eines Fibroadenoms können nur dann von uns diagnostiziert werden, wenn sie deren charakteristisches Mikrokalkbild anbieten, wie es die Abb. 2.60 zeigt.

Differenzialdiagnostische Probleme können *feine polymorphe Mikroverkalkungen* innerhalb eines Fibroadenoms verursachen (s. Abb. 2.33). In solchen Fällen kann eine Stanzbiopsie die Lösung bringen.

Keine differenzialdiagnostischen Schwierigkeiten dürften jedoch Fibroadenome verursachen, die in unmittelbarem Kontakt mit invasiven Karzinomen sind (Abb. 2.61, 2.62).

Epithelhyperplasien mit extrem ausgeprägten Atypien wurden von Rosen u. Oberman [109] beschrieben. LCIS oder DCIS werden innerhalb von phylloiden Zystosarkomen selten gesehen [14, 52]. In meinem eigenen Krankengut wurde von 20 Zystosarkomen nur einmal ein LCIS (innerhalb und außerhalb des Tumors) histologisch beschrieben.

Auch das *intraduktale Karzinom* oder das *invasive Duktalkarzinom* ist innerhalb des Cystosarcoma phylloides eine Rarität [48, 70, 91]. Röntgenologisch kann man auch hier die Diagnose eines intraduktalen Karzinoms – ähnlich wie beim Fibroadenom – anhand von verdächtigen Mikroverkalkungen (s. Abb. 2.60) stellen. Ich persönlich habe einen solchen Fall nie erlebt und kenne auch keinen aus der Literatur. Eine gewisse Hilfe kann die Punktionszytologie leisten. Jedoch: Atypische Epithelhyperplasien können zytologisch als Karzinom gedeutet werden [120]. Die sicherste Lösung bleibt: alle auf Cystosarcoma phylloides verdächtigen Veränderungen zu exstirpieren und histologisch untersuchen zu lassen.

Beim *Fibroadenolipom* kommen Epithelproliferationen äußerst selten vor: Apokrine Metaplasie [20, 114], Epithelhyherplasie ohne Atypie [103], LCIS [75, 92] wurden beschrieben. „Ein klassisches

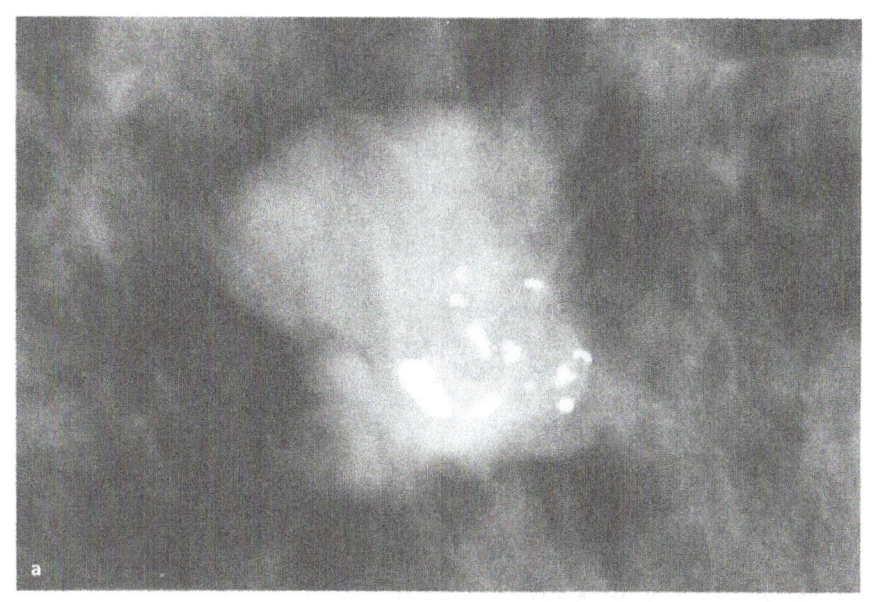

Abb. 2.62. a Am unteren Pol eines doppelkegelförmigen, intensiven, teils etwas unscharf konturierten Schattens sind schollige Verkalkungen wie bei einem Fibroadenom zu sehen. Wegen der eigenartigen Form der Veränderung habe ich eine Exzision empfohlen. **b** Das Fibroadenom war von einem schleimbildenden Karzinom umgeben (Prof. Dr. R. Stiens/ Gummersbach)

intraduktales Karzinom in einem Hamartom wurde von Andersen 1983 [75] bei dem Mammatumor-Schnittseminar ... (in Hamburg) vorgestellt. Entsprechende Berichte in der Literatur sind uns nicht bekannt," – haben Kronsbein u. Bässler 1985 geschrieben.

Degenerative, metaplastische und sarkomatöse Veränderungen des wuchernden intralobulären Bindegewebes

Myxoide oder *degenerative* Veränderungen des wuchernden Mantelgewebes sind oft zu finden. *Leiomyomatöse Metaplasie* kann sowohl bei der sklerosierenden Adenose als auch beim Fibroadenom, Cystosarcoma phylloides [5] und beim *Fibroadenolipom* [20, 114] vorkommen. Diese degenerativen und metaplastischen Veränderungen zeigen keine mammographischen Symptome.

Knorpelige oder *ossäre* Metaplasien entstehen sowohl bei benignen als auch bei malignen Wucherungen des intralobulären Bindegewebes, wahrscheinlich aus den noch omnipotenten, unreifen Vorstufenzellen des Mesenchyms. Jedoch: Knorpel- oder knochenhaltige benigne Tumoren der menschlichen Brust kommen selten vor (bei Hündinnen oft!).

So findet man gelegentlich Knochengewebe in hyalinisierten Fibroadenomen [109], knorpelige oder Knochenmetaplasie bei benignen phylloiden Zystosarkomen [52] oder bei Fibroadenolipom [67, 74].

Knorpel- oder Knochenmetaplasien gehen jedoch meistens mit malignen Veränderungen einher.

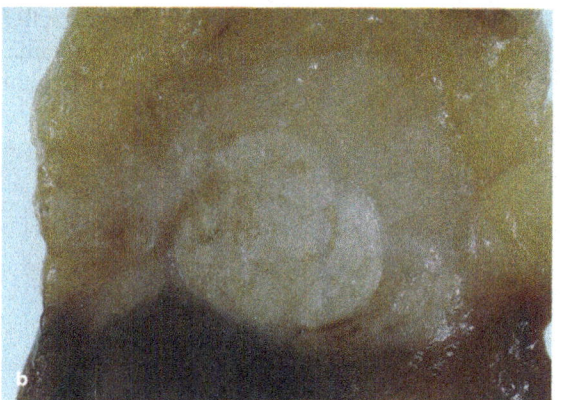

Das *mammographische Bild* ist bei diesen Fällen uneinheitlich, Achram et al. [1] haben keine Verkalkungen gesehen. Ein Fall von Schöner u. Gutgesell [113] weist eine Masse von kalkintensiven Gebilden auf, die histologisch teils osteoiden, teils auch verkalkten Knochenbälkchen entsprechen.

Sarkomatöse Veränderungen in dem wuchernden intralobulären Bindegewebe können sowohl bei Fibroadenomen als auch bei phylloiden Tumoren vorkommen. Bei Fibroadenomen sind sie äußerst rar, dagegen kommt eine sarkomatöse Umwandlung unter den phylloiden Zystosarkomen in 6–31% der Fälle vor [8, 56]. Die unterschiedlichen Angaben verschiedener Zusammenstellungen sind durch die fließenden Grenzen zwischen „noch Fibroadenom" und „bereits Cystosarcoma phylloides" bzw. „noch benigne" und „bereits maligne" zu erklären. Dazwischen liegen die „Grenzfälle, wenn der Pathologe sich nicht entscheiden kann" – wie es Carter [16] so schön formulierte.

Das Problem des Pathologen ist, dass das histologische Bild und die Tumoraggressivität nicht unbedingt miteinander korrelieren, d.h.: mikroskopisch benigne Zystosarkome können später maligne Lokalrezidive aufweisen, sogar Metastasen bilden [16, 54] und umgekehrt, histologisch als maligne imponierende Zystosarkome bleiben auch nach Langzeitbeobachtungen rezidiv- bzw. metastasenfrei [52]. Norris u. Taylor [96] sowie Haagensen [52] meinen einstimmig, dass ein ganz klarer Unterschied zwischen benignen und malignen Zystosarkomen nicht gemacht werden kann. Um Azzopardi [5] zu zitieren: „Am Ende lacht doch der Tumor den verblüfften Pathologen aus."

Wie könnte man also von dem Mammographer erwarten, dass er zwischen benignen und malignen phylloiden Tumoren unterscheidet?

Ein großer, mehr oder weniger elastischer, gut beweglicher Knoten mit glatten Oberflächen kann sowohl gut- als auch bösartig sein. Auch ein großer, glatt berandeter, homogener (oder durch Fetteinlagerung aufgelockerter) Rundschatten (mit oder ohne Verkalkungen) kann sowohl benigne als auch maligne sein ([85], Abb. 2.63).

Sonographisch kann man nicht mal zwischen Fibroadenom und Cystosarcoma phylloides unterscheiden, wie könnte man dann den benignen phylloiden Tumor von den malignen trennen können [38, 85]?

Kann uns aber die *Punktionszytologie* weiterhelfen? Die diesbezüglichen Angaben in der Literatur sind ziemlich spärlich und mit einer etwa 50%iger Treffsicherheit nicht viel versprechend [72, 120, 123].

Angaben über die Erfolgsquote der *Stanzbiopsie* habe ich nicht gefunden, Rosen [106] zeigt sehr instruktive stanzhistologische Bilder von benignen und malignen Zystosarkomen.

Die *malignen phylloiden Zystosarkome* sind meistens *Fibrosarkome*. Ihre Metastasenhäufigkeit liegt zwischen 12 und 23% [33, 56]. Die Prognose der malignen phylloiden Tumore ist schlecht. Als Behandlung erscheint eine einfache Mastektomie auszureichen, da Lymphknotenmetastasen sehr selten sind. Manche empfehlen, dass jedes tastbare Fi-

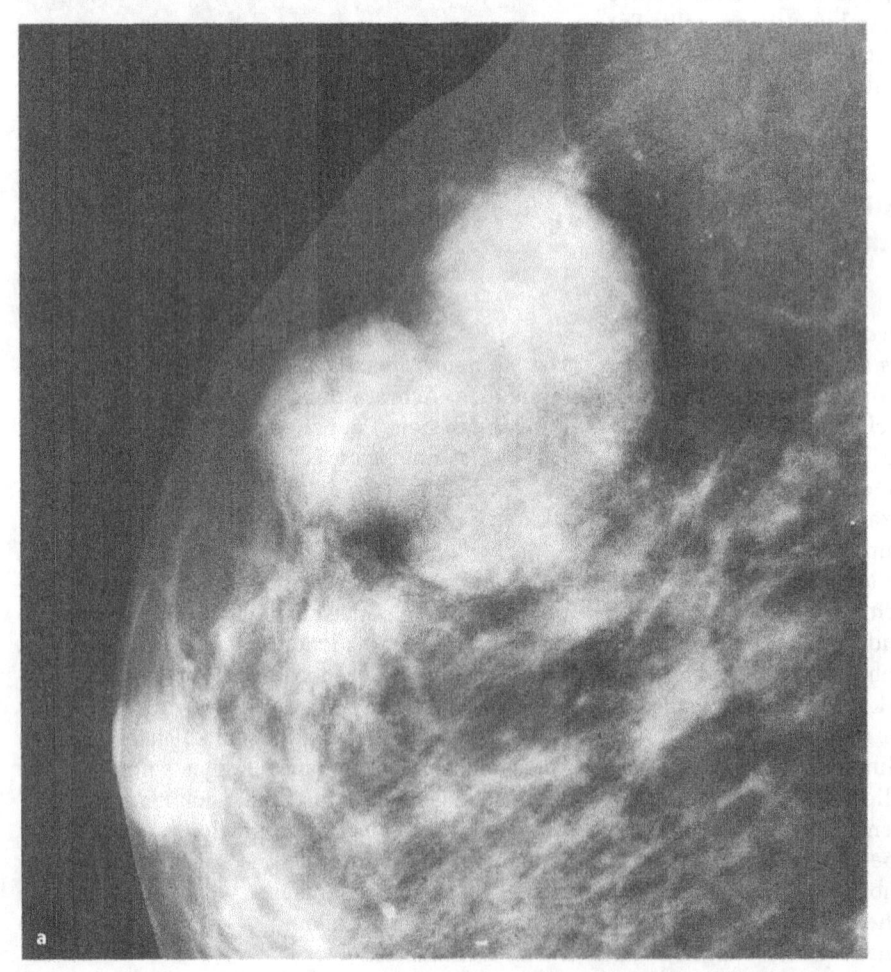

Abb. 2.63. a Im Vergleich zu Abb. 2.43 kann man nicht sagen, bei welcher Veränderung ein malignes Cystosarcoma phylloides vorliegt. Nur die sorgfältigste histologische Untersuchung hat bei diesem Fall den sarkomatösen Anteil des vorwiegend benignen Tumors entdeckt. **b** Benigner myxoid veränderter Anteil eines cystosarcoma phylloides, **c** Sarkom (Prof. Dr. R. Stiens/Gummersbach)

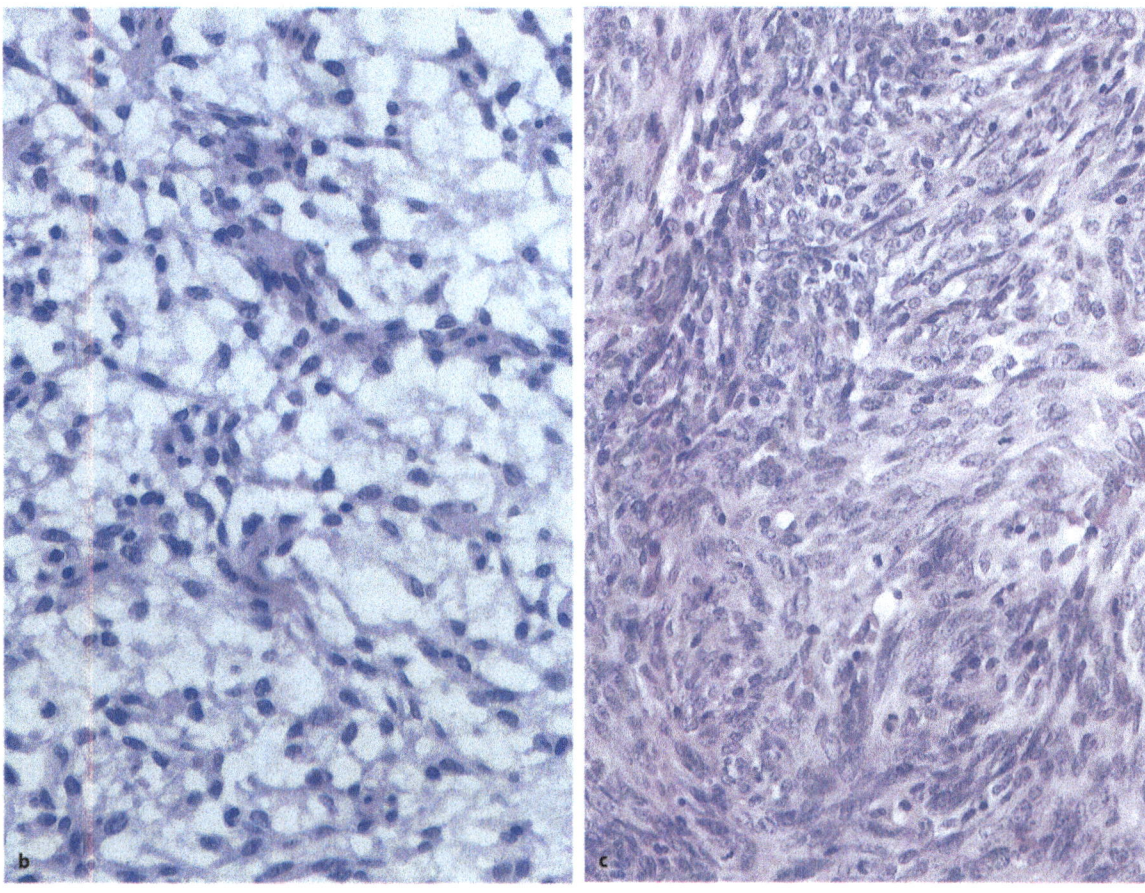

Abb. 2.63b, c

broadenom wegen der Gefahr der sarkomatösen Entartung exstirpiert oder zumindest langfristig kontrolliert werden soll. Auch hier gilt die Aussage von Bässler [8]:

„Nach Erfahrung und Schrifttum sind Karzinome und Sarkome auf dem Boden eines Fibroadenoms viel zu selten, als dass hier allgemein von einem präkanzerösen oder präsarkomatösen Tumor gesprochen werden sollte."

Unter *Karzinosarkom* wird die gleichzeitige Malignisierung der fibrotischen und der epithelialen Bestandteile des Tumors verstanden. Solche Veränderungen kommen äußerst selten vor.

Literatur

1. Achram M, Issa S, Rizk G (1985) Osteogenic sarcoma of the breast: some radiological aspects. Br J Radiol 58: 264-265
2. Andersen JA (1977) Lobular carcinoma in situ of the breast. Cancer 39: 2597-2602
3. Arriggoni MG, Dockerty MB, Judd ES (1971) The identification and treatment of mammary hamartoma. Surg Gynecol Obstet 133: 577-582
4. Ashikari R, Huvos AG, Snyder RE (1977) Prospective study of non-infiltrating carcinoma of the breast. Cancer 39: 435-439
5. Azzopardi JG (1979) Problems in breast pathology. In: Bennington JL (ed) Major problems in pathology. Vol 11. Saunders, London Philadephia Toronto
6. Baraldi A (1935) Roentgen-neumo-mastia. Rev Cirurg (Buenos Aires) 530/14: 321-342
7. Barth V, Prechtel K (1990) Atlas der Brustdrüse und ihrer Erkrankungen. Enke, Stuttgart
8. Bässler R (1978) Pathologie der Brustdrüse. In: Doerr W, Seifert G, Uehlinger E (Hrsg) Spezielle pathologische Anatomie. Bd 11. Springer, Berlin Heidelberg New York
9. Bässler R (1997) Mamma. In: Remmele W (Hrsg) Pathologie. Bd 4. Springer, Berlin Heidelberg New York Tokio
10. Bauer BS, Jones KM, Talbot CW (1987) Mammary masses in the adolescent female. Surg Gynecol Obstet 165: 63-65
11. Bessman SP, Lucas JC (1953) Galactocele in a male infant. Pediatrics 11: 109-112
12. Boyle M, Lakhoo K, Ramani P (1993) Galactocele in a male infant. Pedriatric Pathol 13: 305-308
13. Brenner RJ, Bein ME, Sarti DA et al. (1994) Spontaneous regression of interval benign cysts of the breast. Radiology 193: 365-368

14. Buzanowski-Konakry K, Harrison EG, Payne WS (1975) Lobular carcinoma arising in fibroadenoma of the breast. Cancer 35: 450–456
15. Cant PJ, Madden MV, Close PM et al. (1987) Case of conservative mangement of selected fibro-adenomas of the breast. Br J Surg 74: 857–859
16. Carter D (1990) Interpretation of breast biopsies. 2nd edn. Raven, New York
17. Citoler P (1978) Microcalcifikations of the breast. in: Grundmann E, Beck L (eds) Early diagnosis of breast cancer. Fischer, Stuttgart
18. Cuvelier B, Zouari A, Nocton F (1984) Bilateral galactocele in an infant. Arch Fr Pediatr 41: 191–192
19. Dall'Olmo CA, Ponka JL, Horn RC et al. (1975) Lobular carcinoma of the breast in situ. Arch Surg 110: 537–541
20. Daroca PJ, Reed RJ, Love GL et al. (1985) Myoid hamartomas of the breast. Hum Pathol 16: 212–219
21. De Quervain F (1910) Fibroadenom und Krebs der Brustdrüse. Correspondenz-Bl Schweizer Ärzte 40: 785–790
22. Deloach ED, Lord SA, Ruf LE (1994) Unilateral galactocele following augmentation mammoplasty. Ann Plast Surg 33: 68–71
23. Denschenes L, Jacob S, Fabia J et al. (1985) Beware of breast fibroadenomas in middle-aged women. Can J Surg 28: 372–373
24. Dent DM, Cant PJ (1989) Fibroadenoma. World J Surg 13: 706–710
25. Diaz NM, Palmer JO, McDivitt RW (1991) Carcinoma arising within fibroadenomas of the breast. Am J Clin Pathol 95: 614–622
26. Dixon JM, Lumsden AB, Miller WR (1985) The relationship of the cyst type to risk factors for breast cancer and the subsequent development of breast cancer in patients with breast cystic disease. Eur J Cancer Clin Oncol 21: 1047–1050
27. Dyer NH, Bridger JE, Taylor RS (1966) Cystosarcoma phylloides. Br J Surg 53: 450–455
28. Egan RI (1988) Breast imaging: Diagnosis and morphology of breast diseases. Saunders, Philadelphia London
29. Egger H, Müller S (1977) Das Fibroadenoma der Mamma. Dtsch Med Wochenschr 42: 1495–1500
30. Farrow JH (1968) Clinical considerations and treatment of in situ lobular breast cancer. AJR 102: 652–656
31. Farrow JH (1970) Current concepts in the detection and treatment of the earliest of the early breast cancers. Cancer 25: 468–477
32. Fechner RE, Mills SE (1990) Benign prolieferations, atypias, in situ carcinomas. In: Breast pathology. ASC, Chicago
33. Fernandez BB, Hernandez FJ, Spindler W (1976) Metastatic cytosacoma phylloides. Cancer 37: 1737–1746
34. Fiks A (1981) Cystosarcoma phyllodes of the mammary gland – Müller's tumor. Virchows Arch Pathol Anat 392: 1–6
35. Fisher ER, Fisher B (1977) Lobular carcinoma of the breast: an overview. Ann Surg 185: 377–385
36. Foote FW, Stewart FW (1941) Lobular carcinoma in situ. Am J Pathol 17: 491–496
37. Foote FW, Stewart FW (1945) Comparative studies of cancerous versus noncancerous breasts. Ann Surg 12: 6–53
38. Friedrich M (1999) Lehratlas der Mammasonographie. Wissenschaftliche Verlagsgesellschaft, Stuttgart
39. Gad A, Azzopardi JG (1975) Lobular carcinoma of the breast: a special variant of mucin-secreting carcinoma. J Clin Pathol 28: 711–716
40. Georgian-Smith D, Lawton TJ (2001) Calcifications of lobular carcinoma in situ of the breast: radiologic-pathologic correlation. AM J RHINOL 176: 1255–1259
41. Gershon-Cohen J, Moore L (1960) Roentgenography of giant fibroadenoma of the breast (cystosarcoma phylloides).Radiology 74: 619–625
42. Gershon-Cohen JS, Berger SM, Curcio BM (1966) Breast cancer with microcalcification: diagnostic-difficulties. Radiology 87:613
43. Giordano JM, Klopp CT (1973) Lobular carcinoma in situ: Incidence and treatment. Cancer 31: 105–109
44. Golden GT, Wangensteen SL (1972) Galctocele of the breast. Am J Surg 123: 271–273
45. Gomez A, Mata JM, Donoso L et al. (1986) Galactocele: Three distinctive radiographic appearances. Radiology 158: 43–44
46. Gordenne WH, Malchair F (1988) Mach bands in mammography. Radiology 169: 55–58
47. Gros CH, Sigrist R, Burg S (1954) La Pneumomastographie (Technique du radio diagnostic des kystes du sein). J Radiol d'Electrol 35: 882
48. Grove A, Deibjerg-Kristensen L (1986) Intraductal carcinoma within a phyllodes tumor of the breast: a case report. Tumori 72: 187–190
49. Gupta RK, Dowle C (1992) Fine needle aspiration of breast carcinoma in a fibroadenoma. Cyto Pathol 3: 49–53
50. Haage H, Fischedick O (1964) Die Solitärzyste der weiblichen Brust im Röntgenbild. Röfo 100: 639–645
51. Haagensen CD (1962) Lobular carcinoma of the breast. Clin Obstet Gynecol 5: 1093–1101
52. Haagensen CD (1986) Diseases of the breast, 3rd edn. Saunders, Philadelphia London
53. Haagensen CD, Lane N, Lattes R (1972) Neoplastic proliferation of the epithelium of the mammary lobules. Surg Clin North Am 52: 497–524
54. Hajdu SI, Espinosa MH, Robbins GF (1976) Recurrent cystosacoma phyllodes. Cancer 38: 1402–1406
55. Hamperl H (1939) Über die Myothelien (myo-epithelialen Elemente) der Brustdrüse. Virchow Arch Pathol Anat 305: 171–215
56. Heidenreich W, Majewski A (1986) Klinik des cystosarcoma phyllodes. Gynäkol Prax 10: 489–497
57. Helvie MA, Adler DD, Rebner M et al. (1989) Breast hamartomas: variable mammographic appearence. Radiology 170: 417–421
58. Herting W (1976) Pathogenese, Klinik, Morphologie, Therapie und Prognose der Riesenfibroadenoms der Mamma. Geburtsh Frauenheilk 36: 877–881
59. Hessler C, Schnyder P, Ozello L (1978) Hamartoma of the breast: diagnostic observation of 16 cases. Radiology 126: 95–98
60. Heywang-Köbrunner SH, Schreer I (1996) Bildgebende Mammadiagnostik. In: Mödder U (Hrsg) Radiologische Diagnostik. Thieme, Stuttgart New York Tokio
61. Hindle WH, Alonzo LJ (1991) Conservative management of breast fibroadenomas. Am J Obstet Gynecol 164: 1647–1651
62. Hoeffken W, Hintzen C (1970) Die Diagnostik der Mammazysten durch Mammographie und Pneumozystographie. Röfo 112: 9
63. Hoeffken W, Lanyi M (1973) Röntgenuntersuchung der Brust. Thieme, Stuttgart
64. Homer MJ, Cooper AG, Pile-Spellman ER (1988) Milk of calcium in breast microcysts: Manifestation as a solitary focal disease. AJR 150: 789–790
65. Hutter RVP, Foote FW (1969) Lobular carcinoma in situ. Cancer 24: 1081–1085

66. Ingleby H, Gershon-Cohen J (1960) Comparative anatomy pathology and roentgenology of the breast. Univ Pennsylvania Press, Philadelphia
67. Kaplan L, Walts AE (1977) Benign chondrolipomatous tumor of the human female breast. Arch Pathol Lab Med 101: 149–151
68. Kiesler J, Gassner H (1977) Riesenfibroadenom (sog. Cystosarcoma phyllodes) der kindlichen Brust. Z Kinderchir 22: 131–138
69. Knelson MH, El Yousef SJ, Goldberg REA et al. (1987) Intracystic papillary carcinoma of the breast: mammographic, sonographic and MR appearance with pathologic correlation. J Comput Assist Tomogr 11: 1074–1076
70. Knudsen PJT, Ostergaard J (1987) Cystosarcoma phylloides with lobular and ductal carcinoma in situ. Arch Pathol Lab Med 111: 873–875
71. Kopans DB (1998) Breast Imaging. Lippincott Raven
72. Kreuzer G, Boquoi (1977) Die Feinnadelpunktion von Sarkomen der Mamma: Zytomorphologie und DNS-Zystophotometrie. Geburtsh Frauenheilk 37: 416–422
73. Kreuzer G, Boquoi E, Meyer RD (1973) Die Diagnostik gut- und bösartiger Mammatumoren. Dtsch Med Wochenschr 98: 691–698
74. Kronsbein H, Bässler R (1982) Pathomorphologie und Diagnostik sogenannter Hamartome der Mamma. Pathologe 3: 310–318
75. Kronsbein H, Bässler R (1985) Metaplasien und maligne Transformationen in Hamartomen der Mamma. Verh Dtsch Ges Pathol 69: 310–315
76. Kronsbein H, Bässler R, von Daniels H (1983) Das Hamartom der Mamma. Röfo 138: 613–619
77. Kuusk U (1988) Multiple giant fibroadenomas in an adolescent female breast. Can J Surg 31: 133–134
78. Laberke HG, Inninger R, Baur R (1985) Die Bedeutung der sklerosierenden Adenose (SA) in der Routinediagnostik. Verh Dtsch Ges Pathol 69: 316–321
79. Lanyi M (1986) Diagnostik und Differenzialdiagnostik der Mammaverkalkungen. Springer, Berlin Heidelberg New York Tokio
80. Lanyi M, Citoler P (1981) Differenzialdiagnostik der Mikroverkalkungen: Die kleinzystische (blunt duct-)Adenose. Röfo 134: 225–231
81. Lanyi M, Neufang KFR (1984) Möglichkeiten und Grenzen der Differenzialdiagnostik gruppierter intramammärer Mikroverkalkungen. Röfo 141: 430–438
82. Leborgne RA (1953) The breast in Roentgen diagnosis. Impressora Uruguaya SA, Montevideo
83. Lewison EF (1964) Lobular carcinoma in situ of the breast: the feminine mystique. Milit Med 129: 115–123
84. Lewison EF, Finney GG (1968) Lobular carcinoma in situ of the breast. Surg Gynecol Obstet 126: 1280–1286
85. Liberman L, Bonaccio E, Hamele-Bena D et al. (1996) Benign and malignant phyllodes tumors: mammographic and sonographic findings. Radiology 198: 121–124
86. Linden SS, Sickles EA (1989) Sedimented calcium in benign breast cysts. 152: 967–971
87. Maass H, Eidtmann H, Schreer I (1993) Behandlung des Carcinoma in Situ. Dtsch Ges Senol 17: 9–11
88. MacErlean DP, Nathan BE (1972) Cacification in sclerosing adenosis simulating malignant breast calcification. Br J Radiol 45: 944–945
89. McDivitt RW, Stewart FW, Berg JW (1968) Tumors of the breast. Armed Forces Institute of Pathology, Washington
90. McDivitt RW, Stevens JA, Lee NC et al. (1992) Histologic types of benign breast disease and the risk for breast cancer. Cancer 69: 1408–1414
91. Meister P (1985) Mesenchymale Tumoren der Brust: Immunhistochemie und Klassifizierung. Verh Dtsch Ges Pathol 69: 289–295
92. Mendiola H, Henrik-Nielson R, Dyreborg U et al. (1982) Lobular carcinoma in situ occurring in adenolipoma of the breast. Acta Radiol Diagn 23: 503–505
93. Meyer JE, Frenna TH, Polger M et al. (1992) Enlarging occult fibroadenomas. Radiology 183: 639–641
94. Müller Johannes (1838) Über den feineren Bau und die Formen der krankhaften Geschwülste. Reimer, Berlin
95. Naraynsingh V, Raju GC, Sieunarine K (1987) Treatment of breast lumps in the teenager. Br J Surg 74: 1168
96. Norris HJ, Taylor HB (1967) Relationship of histologic features to behavior of cystosarcoma phyllodes. Cancer 20: 2090–2099
97. Novak R (1989) Rupture of a cyst during compression at mammography. Acta Radiol 30: 257–258
98. Ozzello L, Gump FE (1985) The management of patients with carcinomas in fibroadenomatous tumors of the breast. Surg Gynecol Obstet 160: 99–104
99. Pennes DR, Homer MJ (1987) Disappearing breast masses caused by compression during mammography. Radiology 165: 327–328
100. Pick PW, Iossifides IA (1984) Occurrence of breast carcinoma within a fibroadenoma. Arch Pathol Lab Med 108: 590–594
101. Pope TL, Fechner RE, Brenbridge NAG (1987) Carcinoma of the breast: radiologic, ultrasonographic and pathologic correlation. J Can Assoc Radiol 38: 50–51
102. Prechtel K, Seidel H (1973) Der Einfluss oraler Steroidkontrazeptiva auf das Fibroadenom der Mamma. Dtsch Med Wochenschr 98: 698–702
103. Riveros M, Cubilla A, Perotta F et al. (1989) Hamartoma of the breast. J Surg Oncol 42: 197–200
104. Rosen PP (1984) Lobular carcinoma in situ and intraductal carcinoma of the breast. In: McDivitt RW, Oberman HA, Ozzello L, Kaufman N (eds) The breast. Williams & Wilkins, Baltimore
105. Rosen PP (1997) Rosen's breast pathology. Lippincott Raven
106. Rosen PP (1999) Breast pathology diagnosis by needle core biopsy. Lippincott Williams & Wilkins, Baltimore
107. Rosen PP, Braun DW, Kinne DE (1980) The clinical significance of pre-invasive breast carcinoma. Cancer 46: 919–925
108. Rosen PP, Liberman PH, Braun DW et al. (1978) Lobular carcinoma in situ of the breast, detailed analysis of 99 patients with average follow-up of 24 years. Ann Surg Pathol 2: 225–251
109. Rosen PP, Oberman HA (1993) Tumors of the Mammary Gland. In: Atlas of tumor pathology (3rd series) Fascicle 7. Armed Forces Institute of Pathology, Washington
110. Sainsbury JRC, Nicholson S, Needham GK et al. (1988) Natural history of the benign breast lump. Br J Surg 75: 1080–1082
111. Salvador R, Salvador M, Jimenez JA et al. (1990) Galactocele of the breast: radiologic and ultrasonographic findings. Br J Radiol 63: 140–142
112. Sapino A, Frigerio A, Peterse JL et al. (2000) Mammographically detected in situ lobular carcinomas of the breast. Virch Arch 436: 421–430
113. Schöner E, Gutgesell H (1981) Osteochondrosarkom der Mamma. Röfo 135: 714–717
114. Shepstone BJ, Wells CA, Berry AR et al. (1985) Mammographic appearance and histopathological description of a

muscular hamartoma of the breast. Br J Radiol 58: 459–461
115. Shinde SR, Jussawalla DJ (1982) Lobular carcinoma arising in a fibroadenoma. J Surg Oncol 20: 59–61
116. Sickles E (1991) Periodic mammography follow-up of probably benign lesions: results in 3,184 consecutive cases. Radiology 179: 463–468
117. Sickles EA, Abele JS (1981) Milk of calcium within tiny benign cysts. Radiology 141: 655–658
118. Sickles EA, Vogelaar PW (1977) Fluid level in a galactocele seen on lateral projection mammogram with horizontal beam. Breast 7: 32–33
119. Sigfusson BF, Andersson I, Ljungberg O (1982) Percutaneous injection of contrast medium into breast lesions for radiographic exclusion of malignancy. Br J Radiol 55: 26–31
120. Silverman JF, Geisinger KR, Frable WJ (1988) Fine-needle aspiration cytology of mesenchymal tumors of the breast. Diagn Cytopathol 4: 50–58
121. Snyder RE (1966) Mammography and lobular carcinoma in situ. Surg Gynecol Obstet 122: 255–260
122. Sonnenfeld MR, Frenna TH, Weidner N et al. (1991) Lobular carcinoma in situ: mammographic-pathologic correlation of results of needle-directed biopsy. Radiology 181: 363–367
123. Stawicki ME, Hsiu JG (1979) Malignant cystosarcoma phylloides. A case report with cytologic presentation. Acta Cytol 23: 61–64
124. Steiner MM (1967) Bilateral galactocele in a male infant. J Pedriatric 71: 240–243
125. Stevens K, Burrell HC, Evans AJ et al. (1997) The ultrasound appearances of galactoceles. Br J Radiol 70: 239–241
126. Tabàr L, Péntek Z (1976) Pneumocystography of benign and malignant intracystic growths of the female breast. Acta Radio Diagn 17: 830–836
127. Tavassoli FA (1999) Pathology of the breast. Appleton & Lange, Stamford/CT
128. Urban A, Adair FE (1949) Sclerosing adenosis. Cancer 2: 625–634
129. van Dongen JA, Fentiman IS, Harris JR et al. (1989) In-situ breast cancer: the EORTC consensus meeting. Lancet 7: 25–27
130. Varas X, Leborgne F, Leborgne JH (1992) Nonpalpable, probably benign lesions: role of follow-up mammography. Radiology 184: 409–414
131. Veronesi U (1989) Clinical management of minimal breast cancer. Semin Surg Oncol 5: 145–50
132. Wahlers B, Plum R, Fischedick O (1977) Die perkutane Darstellung von Milchgängen in gutartigen Mammatumoren. Röfo 126: 345–350
133. Weishaar J, Paterok EM, Müller A et al. (1977) Die Bedeutung der Pneumozystographie in der Abklärung von Mammatumoren. Dtsch Med Wochenschr 102: 958–960
134. Wellings SR, Jensen HM, Marcum RG (1975) An atlas of subgross Pathology of the human breast with special reference to possible precancerous lesions. J Nat Cancer Inst 55: 231–273
135. Wheeler JE, Enterline HT, Roseman JM et al. (1974) Lobular carcinoma in situ of the breast. Cancer 34: 554–563
136. WHO (1981) Histological typing of breast tumors. International histological classification of tumors no. 2, 2nd edn. Geneva 1981
137. Wilkinson S, Anderson TJ, Rifkind E et al. (1989) Fibroadenoma of the breast: a follow-up of conservative mangement. Br J Surg 76: 390–391
138. Yoshida Y, Takaoka M, Fukumoto M (1985) Carcinoma arising in fibroadenoma : case report and review of the world literature. J Surg Oncol 29: 132–140
139. Yu H, Rohan TE, Cook MG et al. (1992) Risk factors for fibroadenoma: a case-control study in Australia. Am J Epidemiol 135: 247–258
140. Zurrida S, Bartoli C, Galimberti V et al. (1996) Interpretation of the risk associated with the unexpected findings of lobular carcinoma in situ. Ann Surg Oncol 3: 57–61

Kapitel 3

Veränderungen des milchableitenden Systems

Pathologische Sekretion, Duktektasie

Unter pathologischer Sekretion wird ein Zustand verstanden, in dem aus der Brust – außerhalb der Laktation – spontan Sekret austritt. Krustenbildung auf der Mamille weist auf eine latente spontane Sekretion hin. Pathologisches Sekret kann uni- oder bilateral, aus einer oder mehreren Milchgangsöffnungen austreten, manchmal intermittierend oder aber ununterbrochen.

In meinem Krankengut hatten 9% der Patientinnen eine pathologische Sekretion, wobei alle Altersgruppen vertreten waren und das Durchschnittsalter bei 43 Jahren lag. Im Schrifttum wird die Frequenz der Sekretion mit 3–10% angegeben [7]. Sogar bei Kindern kann (blutige) Sekretion auftreten [144].

Je nach Farbe spricht man von wässrigem, serösem, bräunlich-grünem oder bläulichem Sekret; bei Blutbeimengung wird von serosanguinolentem Sekret, bei purem Blut von blutender Mamille gesprochen. Die milchartige Absonderung wird als Galaktorrhoe bezeichnet (Abb. 3.1).

Die Farbe des Sekrets sagt über den der Sekretion zugrunde liegenden pathologischen Prozess nur wenig oder überhaupt nichts aus. Manche glauben z.B., dass das blutige Sekret unbedingt etwas Malignes bedeuten muss: falsch!

Ich habe von 34 histologisch verifizierten intraduktalen Karzinomen mit Sekretion nur bei 11 Fällen blutige Absonderung oder Blut festgestellt. Und

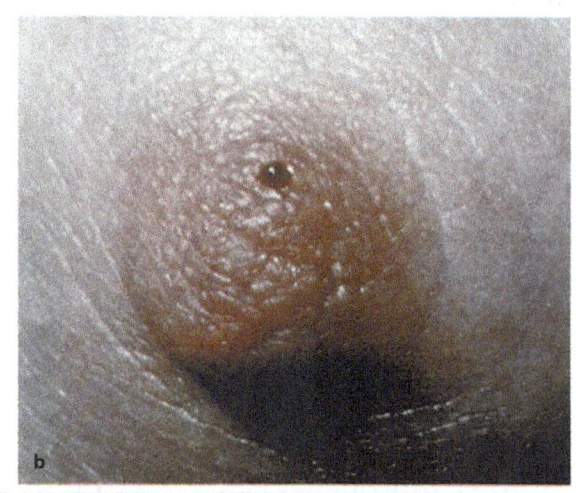

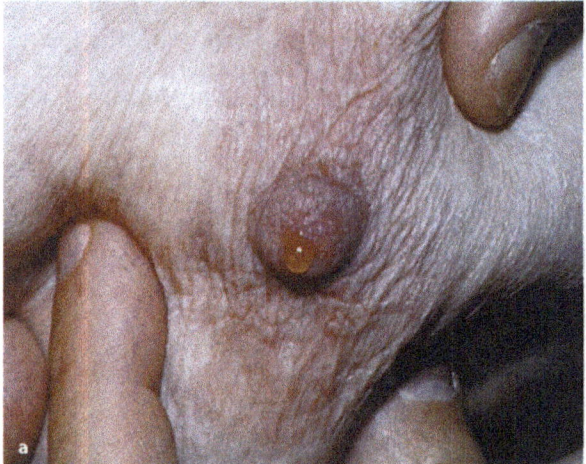

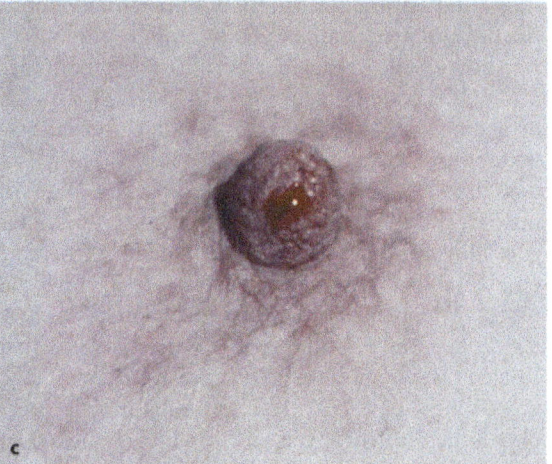

Abb. 3.1. a Seröses, b grünliches, c serosanguinolentes Sekret, d seröses Sekret aus der Mamille, pures Blut aus einer Milchgangsöffnung in der Areola, e Galaktorrhoe

Abb. 3.1 d, e

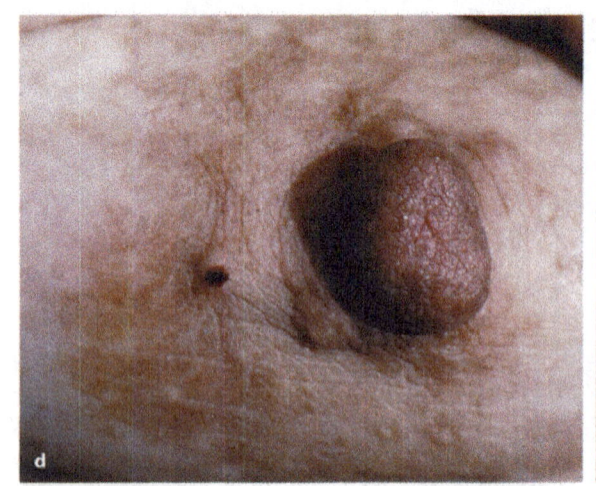

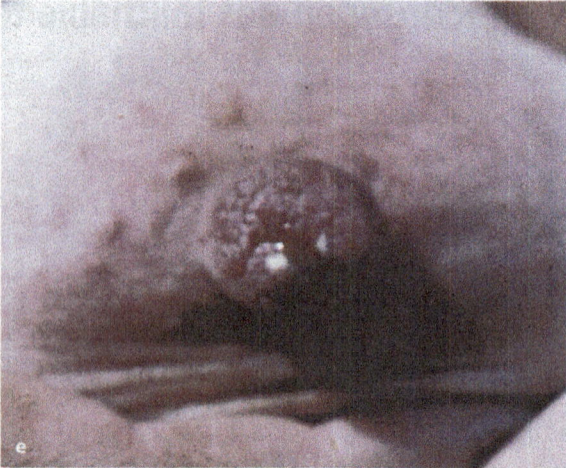

Abb. 3.2. s. Text

prämenstruell. Dauerhafte Schmerzen bedeuten die Komplikation der sog. „sekretorischen Erkrankung" in Form einer Plasmazellmastitis [71].

Der Pathomechanismus der Sekretbildung wurde bereits besprochen, die Ursache ist jedoch nicht klar. Es wurden hormonelle Stimuli angenommen. Das pastenartige Sekret entsteht durch Beimengung von Zelldetritus, das bräunliche bzw. grünlich-bläuliche durch Beimengung von Blut und Abbauprodukten.

> **Mögliche Ursachen der Galaktorrhoe nach Zander u. Holzmann [162]**
> - Zentrale und hypophysäre Krankheitsprozesse und Erkrankungen des Nervensystems
>   - Chromophobes Adenom, eosinophiles Adenom, basophiles Adenom, Kraniopharyngeom, Angiosarkom, Pseudotumor cerebri, Enzephalitis, Pinealom, Pneumoenzephalographien, Hypophysenstieldurchtrennung, Diabetes insipidus, Pseudogravidität, Psychosen und Psychopathien, Tabes dorsalis, Syringomyelie
> - Endokrine Dysfunktionen
>   - Primäre Hypothyreose, Hyperthyreose, Cushing-Syndrom, Corpus-luteum-Zysten, Klimakterium, Kastration
> - Tumore
>   - Ovarialtumore, Dermoidzysten, Chorionepitheliom, Hypernephrom, Nebennierenrindentumore
> - Erkrankungen im Thoraxbereich
>   - Thorakoplastik, Mastektomie, Zoster, Verbrennungen

umgekehrt: bei 47 blutigen Absonderungen waren nur diese 11 Fälle Karzinome, die weiteren Papillome, Duktuswandulzerationen und einmal konnte die Blutungsquelle nicht gefunden werden.

Andererseits werden bei 20% der Frauen mit serösem Sekret Karzinome festgestellt [131]. Das pastenartig eingedickte, gelbe Sekret ist jedoch für eine Galaktophoritis (Komedomastitis) so charakteristisch, dass man bereits anhand dieses klinischen Bildes die histologische Diagnose stellen kann (Abb. 3.2). Beim sorgfältigen Abtasten kann peri- oder retroareolär eine längliche, schwer abgrenzbare Verhärtung auffallen. Wenn dicht nebeneinander mehrere, etwa stricknadelbreite, wurmartig geschlängelte Verhärtungen tastbar sind, spricht man von einem „Varikozele-Tumor" der Brust [12]. Dieser Befund entspricht ektatischen Milchgängen, die durch eingedicktes Sekret prall gefüllt sind. Solche Verhärtungen können mit Ziehen oder Spannung einhergehen, echte Schmerzen kommen jedoch selten vor, meistens nur

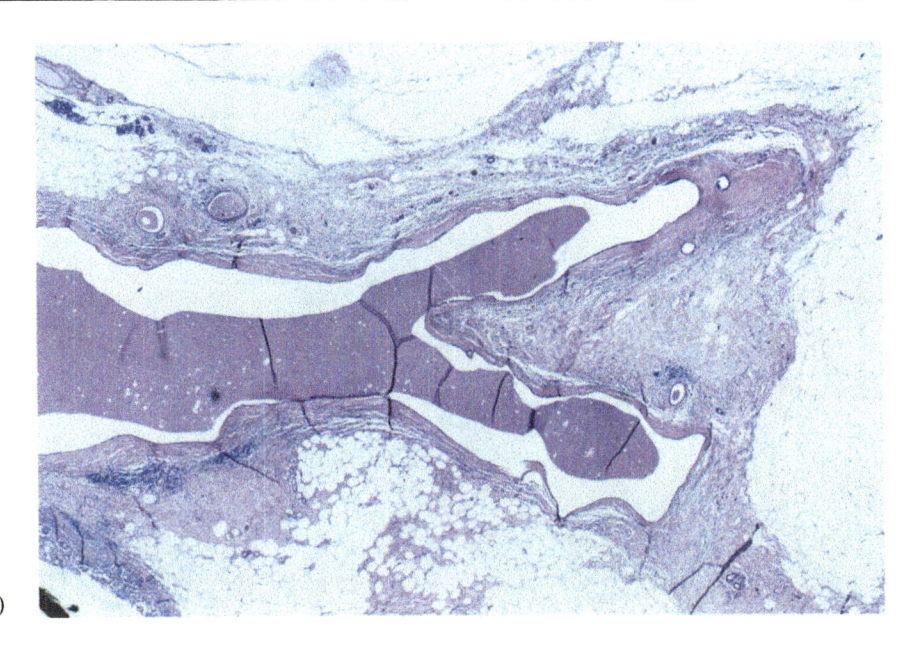

Abb. 3.3. Duktektasie mit eingedicktem Sekret (Prof. Dr. R. Stiens/Gummersbach)

- Medikamente
  - Serpasil, Chlorpromazin, α-Methyl-Dopa, Tofranil, Metoclopramid (Paspertin), Pimozid (Orap) usw.
- Syndrome mit Galaktorrhoe
  - Chiari-Frommel-Syndrom, Argonz-del-Castillo-Syndrom, Forbes-Albright-Syndrom

In dem unauffälligen Mammasekret sieht der *Zytologe* Epithelzellen, apokrine Zellen, Myothelien, Histiozyten mit vielen Fettvakuolen in ihrem Zytoplasma (sog. „Schaumzellen"), Lymphozyten, Plattenepithelzellen sowie Hornschuppen von der Mamillenepidermis.

Makroskopisch und *histologisch* dominiert bei allen Formen der Sekretion die mehr oder weniger ausgeprägte Duktektasie (Abb. 3.3). Auf der Schnittfläche kann man erweiterte Milchgänge mit Sekret verschiedener Art sehen. Bei eingedicktem gelblichem Sekret spricht der Pathologe von „Galaktophoritis" (wobei es sich weder um Eiter noch um echte Entzündung handelt!) oder aber von „Komedomastitis" (weil das Sekret wie Mitesser aus den durchtrennten Milchgängen ausdrückbar ist). Die seit langem bestehende Sekretion führt zu Wandulzerationen. Das Sekret sickert durch diese lecken Stellen in das periduktale Stroma hinein und löst eine Fremdkörperreaktion mit Fibrose aus. Wenn die periduktale Fi-

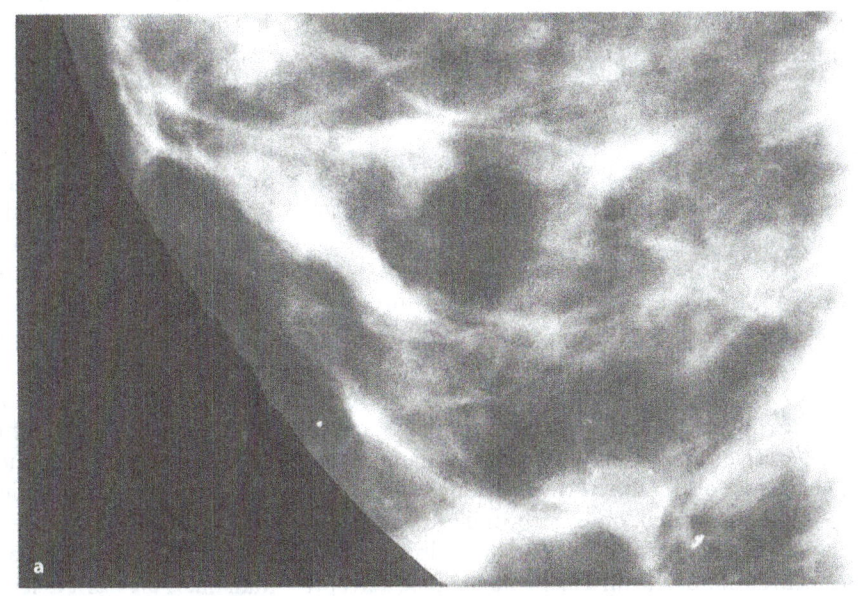

Abb. 3.4. a Mammographisch Duktektasie, **b** galaktographisch bestätigt

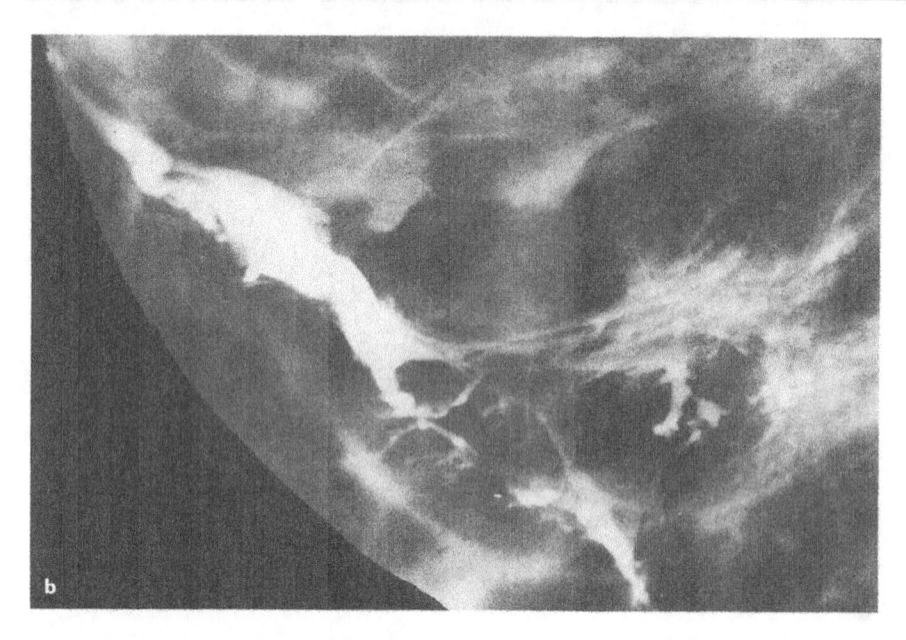

Abb. 3.4 b

brose umschriebene Abschnürungen der Milchgänge verursacht, wird von *obliterierender Galaktophoritis* gesprochen.

Mammographie: Ektatische Milchgänge sind oft bereits auf den Nativ-Mammogrammen zu sehen, insbesondere wenn sie deutlich erweitert sind (Abb. 3.4). Die *Galaktographie* zeigt das positive Bild des Milchganges, evtl. bis zu den Lobuli hin. Sie ist eine mehr als sechzig Jahre alte Methode. Die ersten Erfahrungen von Milchgangsdarstellungen mit Lipiodol-Injektion wurden von Riess [115] veröffentlicht (Abb. 3.5). Auch Thorotrast wurde später zur Darstellung der Milchgänge benutzt. Da Lipiodol oft schwere abszedierende Mastitiden verursacht [118], hörte man mit dieser Methode auf. Die Gefahr einer späteren Karzinomentwicklung verbot schließlich auch die Benutzung des Thorotrastes.

Als Erster hat Leborgne 1944 über Milchgangsdarstellungen mit wasserlöslichem Kontrastmittel berichtet [86].

Die Milchgangsfüllung ist ausschließlich bei spontaner seröser oder blutig tingierter Sekretion bzw. bei purem Blut aus einem Milchgang indiziert!

Man kann selbstverständlich auch mehrere sezernierende Milchgänge simultan darstellen, nur: wenn in einem von diesen eine „Kontrastmittelaussparung" im Sinne eines papillären Prozesses festgestellt wird, steht der Radiologe vor einem unlösbaren Problem, weil der betroffene Milchgang zur präoperativen Lokalisation erfahrungsgemäß nie mehr wieder aufgefunden werden kann.

Man muss prüfen, ob es sich in der Tat um Blut oder aber nur Blut imitierendes, dunkelblaues/grünes Sekret handelt: Auf einem Gazetupfer getropft wird das „falsche" Blut grünlich oder bläulich, während das echte Blut rot bleibt.

Vor der *Galaktographie* müssen Sekretabstriche abgenommen werden.

Es ist sehr wichtig, dass die Patientin noch vor der Untersuchung aufgeklärt wird: „Die Untersuchung ist nicht schmerzhaft. Ein kurzdauerndes, brennendes Gefühl kann vorkommen; bei Schmerzen soll sie es sofort melden, dann wird die Untersuchung abgebrochen. Komplikationen treten äußerst selten auf."

Die Untersuchung führt man am besten bei liegender Patientin durch. Nach Desinfektion der Mamille wird die sezernierende Milchgangsöffnung ausgewählt, indem auf die Areola bzw. Mamille sanfter Druck ausgeübt wird. Mit einem sterilen Tupfer soll der zum Vorschein kommende Sekrettropfen so aufgesaugt werden, dass ein wenig davon im Orifizium zurückbleibt, um es zu markieren. Die sezernierenden Milchgangsöffnungen sind fast immer etwas breiter als die übrigen, was sowohl das Auswählen der richtigen Öffnung als auch das Einführen der Kanüle erleichtert. Mit dem früher von Gros propagierten „Dilatator" habe ich schlechte Erfahrungen gemacht: Viel zu oft führten sie zur Verletzung der Milchgänge und Paravasaten. Auch Spezialkanülen mit Führungsdraht und Katheter [10] oder gebogene Spezialkanülen bzw. Plastikschläuche sind nicht notwendig. Ich persönlich arbeitete immer mit einer einfachen Lymphographiekanüle (0,4 oder 0,35). Diese wird auf eine Einmalspritze gesetzt, die vorher mit 1 ml wasserlöslichen Kontrastmittel gefüllt wurde. Die Mamille wird mit zwei Fingern sanft festgehalten und die Kanüle vorsichtig eingeführt. Man muss die Verlaufsrichtung der intramamillären

Pathologische Sekretion, Duktektasie 85

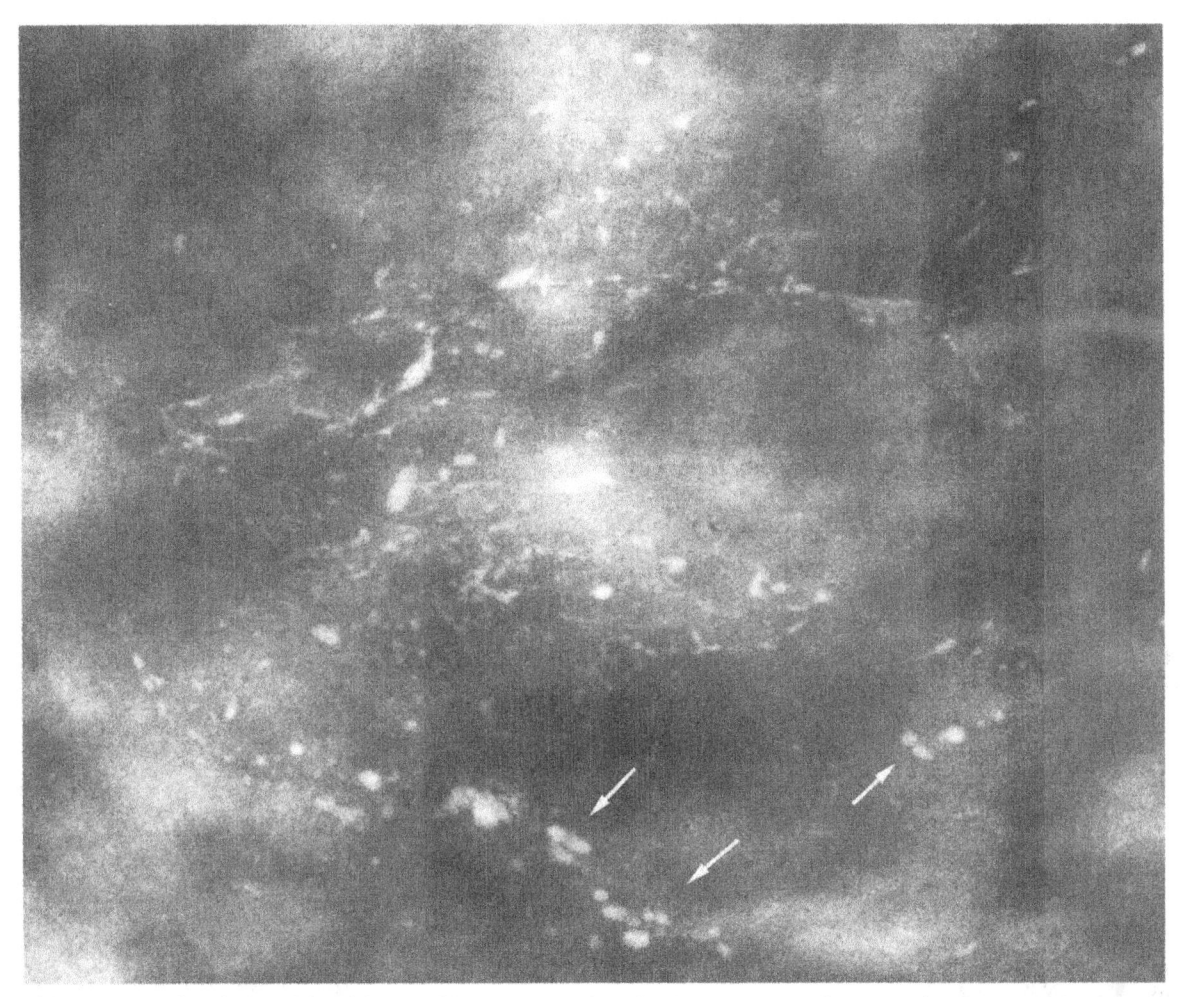

Abb. 3.5. Zustand nach Lipiodol-Galaktographie extra muros (1975!). Die Kontrastmittelreste täuschen ein ausgedehntes Komedokarzinom vor. Nur die intralobulären Kontrastmittelansammlungen mit Trennwänden (*Pfeile*) erwecken den Verdacht, dass es sich vielleicht doch nicht um ein intraduktales Karzinom handelt (*DD* lobuläre Kanzerisation – sehr selten). Nach eingehender Befragung erinnerte sich die Patientin, dass sie vor 7 Jahren bei einem Röntgenologen untersucht worden war, der im Kollegenkreis bekannt dafür war, Galaktographien *noch immer* mit Lipiodol durchzuführen

Milchgänge berücksichtigen: Zentrale Milchgänge laufen sagittal, periphere schräg. Die Kanüle muss quasi von selbst in den Milchgang „hineinrutschen", was bei liegender Patientin leichter gelingt. Mit feinen, kreisenden Bewegungen der Kanüle kann man die innere Milchgangswand sozusagen „abtasten". Bei mamillennahen papillären Prozessen kann man sogar den Tumor als Widerstand mit der Kanülenspitze fühlen!

In einem solchen Fall soll die Kanüle minimal zurückgezogen werden, damit die Einspritzung des Kontrastmittels in den Tumor vermieden werden kann. Forcieren ist zwecklos! Die Instillation des Kontrastmittels erfolgt mit leichtem Druck bis zu dem Zeitpunkt, an dem die Patientin ein dumpfes Gefühl meldet. Brennender Schmerz bedeutet Paravasat oder Überfüllung: man muss mit der Instillation sofort aufhören und die Patientin beruhigen, dass der Schmerz bald vorbei sein wird.

Für ungewöhnlich ektatische Milchgänge reicht 1 ml Kontrastmittel nicht aus; wenn also die Patientin kein Druckgefühl angibt und das Kontrastmittel nicht zurückfließt, muss man dann bei noch liegender Kanüle mehr Kontrastmittel instillieren (bei dem in Abb. 3.51a dargestellten Fall habe ich 5 ml Kontrastmittel in einen außerordentlich ektatischen Milchgang injiziert). Reflux zeigt das Ende der Instillation. Nach der Beendigung der Prozedur muss die Patientin die Mamille zusammendrücken, um das Herausfließen des Kontrastmittels zu vermeiden. Barth u. Prechtel [6] empfahlen, die Öffnung mit flüssigem Kollodium zu verkleben.

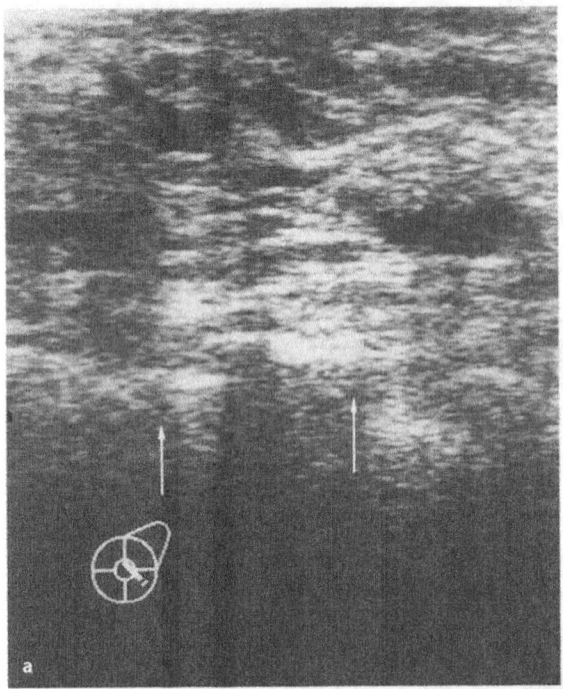

KAPITEL 3 Veränderungen des milchableitenden Systems

über 3000 Milchgangsfüllungen 0,7 % [73]. Sollte eine Patientin wider Erwarten eine Mastitis nach Milchgangsfüllung bekommen, so ist die übliche antiphlogistisch-antibiotische Behandlung indiziert.

Einen Kontrastmittelzwischenfall habe ich weder erlebt noch entsprechende Literaturhinweise dafür gefunden. Kaltenborn et al. [73] empfehlen, Patientinnen mit bekannter Kontrastmittelallergie das MRT-Kontrastmittel Gadolinium zu injizieren.

Schwierigkeiten kann die invertierte Mamille bereiten: Man sieht zwar die Absonderung, kann das Orifizium jedoch nicht finden. Ein anderes Problem stellt die intermittierende Sekretion dar. Einen praktikablen Weg bietet in solchen Fällen die sog. perkutane Galaktographie [117, 146]: Der sonographisch verdächtige Milchgang wird ultraschallgesteuert punktiert und mit wasserlöslichem Kontrastmittel dargestellt (Abb. 3.6).

Manchmal kommt es vor, dass innerhalb des ektatischen Milchganges im Galaktogramm zahlreiche kleinere oder größere „Kontrastmittelausparun-

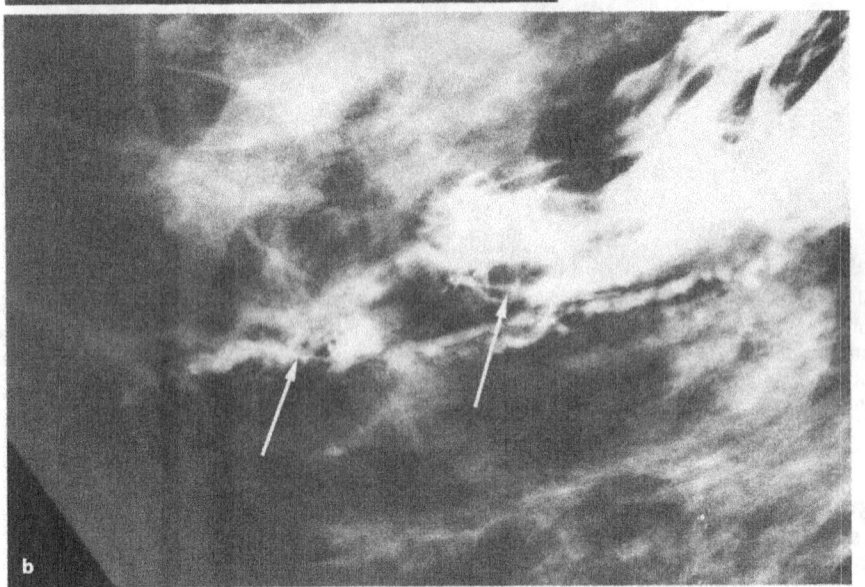

Abb. 3.6. a Bei der Sonographie (7,5 MHz) kommen echoarm erscheinende, unregelmäßig erweiterte Milchgänge zur Darstellung (*Pfeile*). **b** Mit Hilfe von ultraschallgesteuerter Punktion und Absaugen des Sekrets erfolgt eine retrograde Galaktographie: erweiterte Milchgänge mit Kalibersprüngen und Kontrastmittelausparungen (*Pfeile*) kommen zur Darstellung. Histologie: intraduktales papilläres Karzinom (Dr. H. Brunzlow/Bad Saarow)

Es werden zwei Aufnahmen (kraniokaudal und streng mediolateral) angefertigt, evtl. mit ergänzenden Vergrößerungsaufnahmen.

Mit Hoeffken haben wir von 178 komplikationslosen Galaktographien berichtet [66]. Ich habe zwischen 1974 und 1992 bei über 400 Milchgangsfüllungen keine Komplikation erlebt (jedenfalls haben wir nicht davon erfahren). Ähnliche Erfahrungen hatten Fröhlich u. Inoue [48] sowie Kambouris et al. [74] mit insgesamt fast 300 Milchgangsfüllungen. Einer Literaturübersicht zufolge war die Komplikationsrate bei

gen" zu sehen sind. Hier handelt es sich um Kontrastmittel, das sich nicht mit dem Sekret vermischt hat (Abb. 3.7). Im Zweifelsfalle sollte man etwas Kontrastmittel nachspritzen, dann werden die Bläschen eine andere Verteilung zeigen. Sollten noch immer Zweifel bestehen, sollte die Untersuchung Tage später wiederholt werden: Wenn die Kontrastmittelausparungen an denselben Stellen vorzufinden sind, müssen sie Papillomen entsprechen. Bei noch immer bestehenden Zweifel kann eine sog. „Milchgangslavage" mit steriler, physiologischer Kochsalzlösung durchgeführt werden.

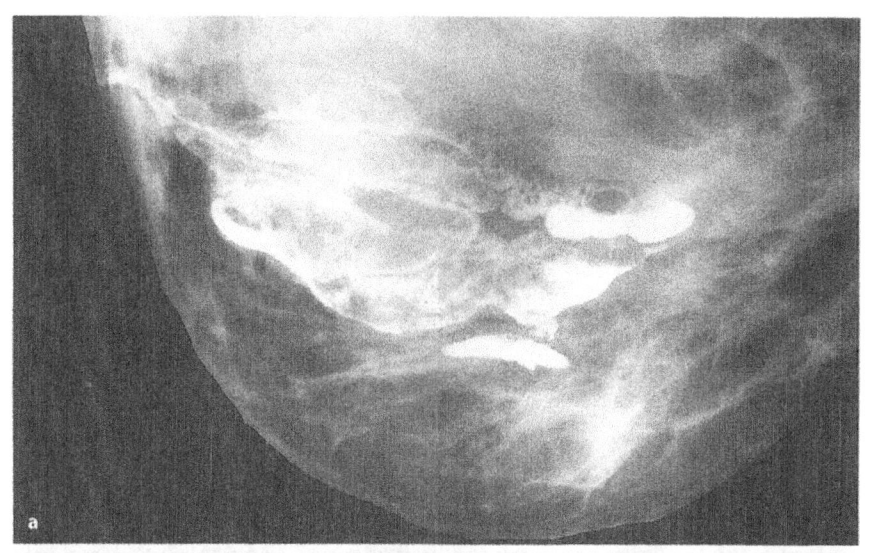

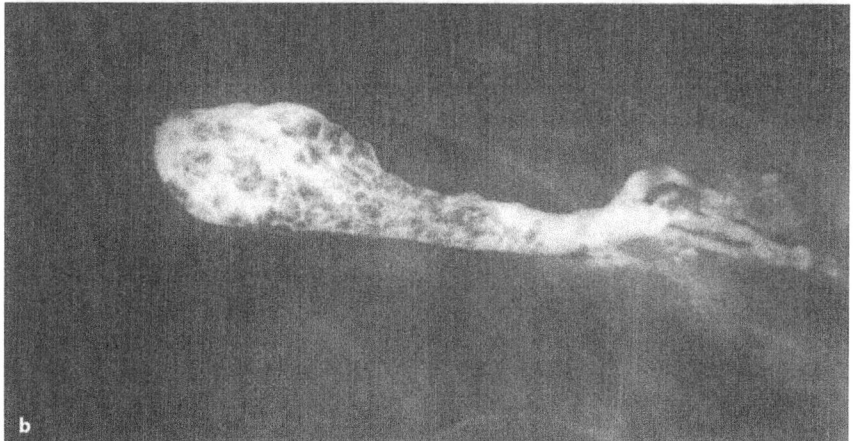

Abb. 3.7. a Zähe Sekretklumpen einer Komedomastitis täuschen intraduktale papilläre Veränderungen vor.
b Zum Vergleich: ausgeprägtes, intraduktales papilläres Karzinom (Frau Dr. M. Reichel/Wiesbaden)

▷ **Abb. 3.8.** s. Text

Sekretverkalkungen im Mammogramm wurden erstmals von Gershon-Cohen et al. [53] beschrieben. Diese Verkalkungen kommen – meistens bei älteren Frauen beiderseits und diffus verteilt – vor. Sie sind vorwiegend linienförmig und fischzugartig [159] auf die Mamille ausgerichtet (Abb. 3.8). Selten findet man so vollständig verkalktes Sekret einer Komedomastitis in einem ektatischen Milchgang, wie es in Abb. 3.9 gezeigt wird.

Möglichkeiten und Grenzen einer Differentialdiagnostik zwischen Sekretverkalkungen und Mikroverkalkungen eines intraduktalen Karzinoms zeigen die Abb. 3.10. Mit sorgfältiger Analyse kann man die Mikroverkalkungen des Komedokarzinoms (Abb. 3.10 mit *Pfeilen* markiert) von den langen und dickeren Sekretverkalkungen unterscheiden. Meistens ist aber die Unterscheidung zwischen den beiden intraduktalen Prozessen nicht

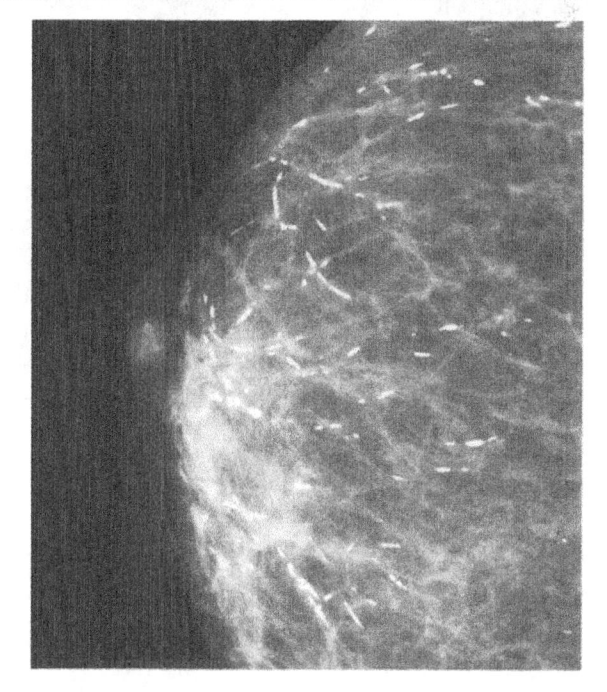

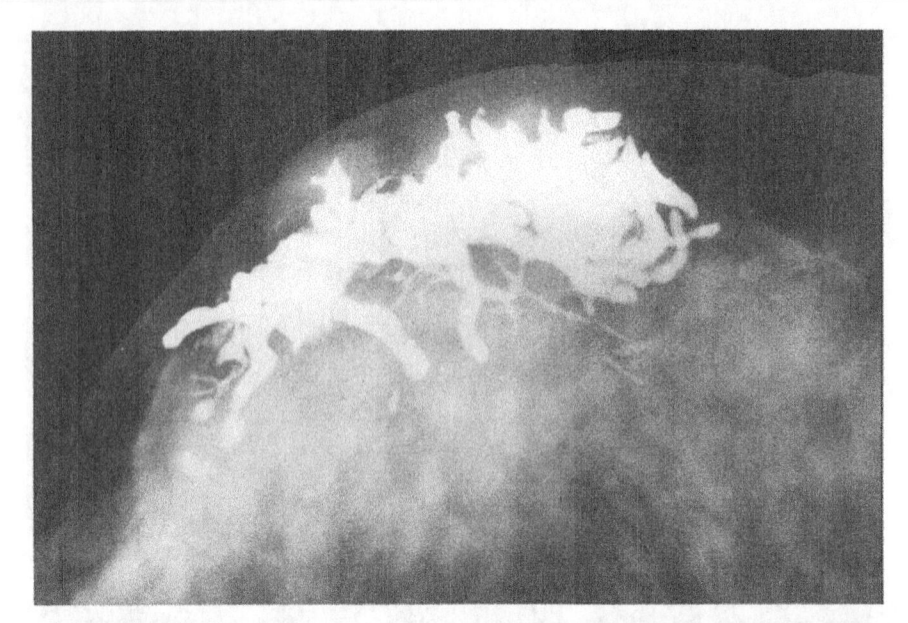

Abb. 3.9. s. Text

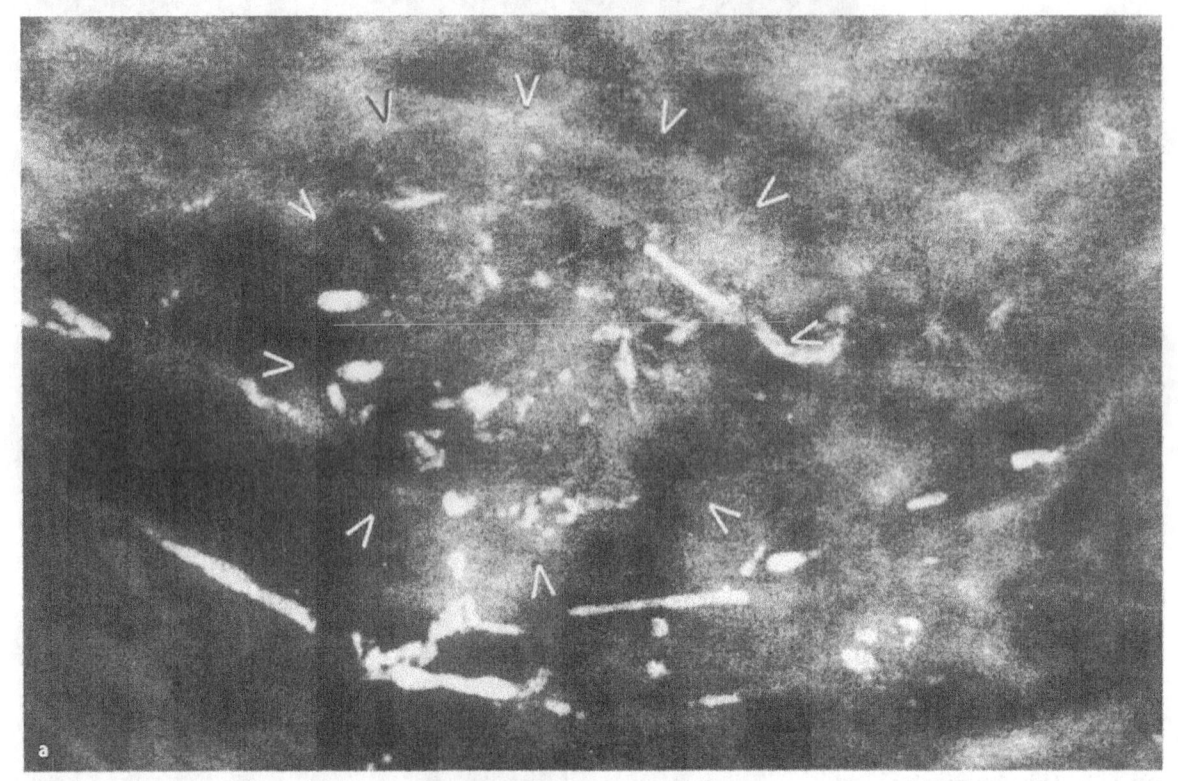

Abb. 3.10. a Gleichzeitiges Vorkommen von Komedomastitis und Komedokarzinom (*s. Text*)

möglich, insbesondere wenn die Zahl der Sekretverkalkungen zunimmt oder wenn sie gruppiert sind. Sowohl die Form der einzelnen Sekretverkalkungen als auch ihre Gruppenkonfiguration kann dann ein intraduktales Karzinom nachahmen; der Mammograph hat keine Chance (Abb. 3.10bc)!

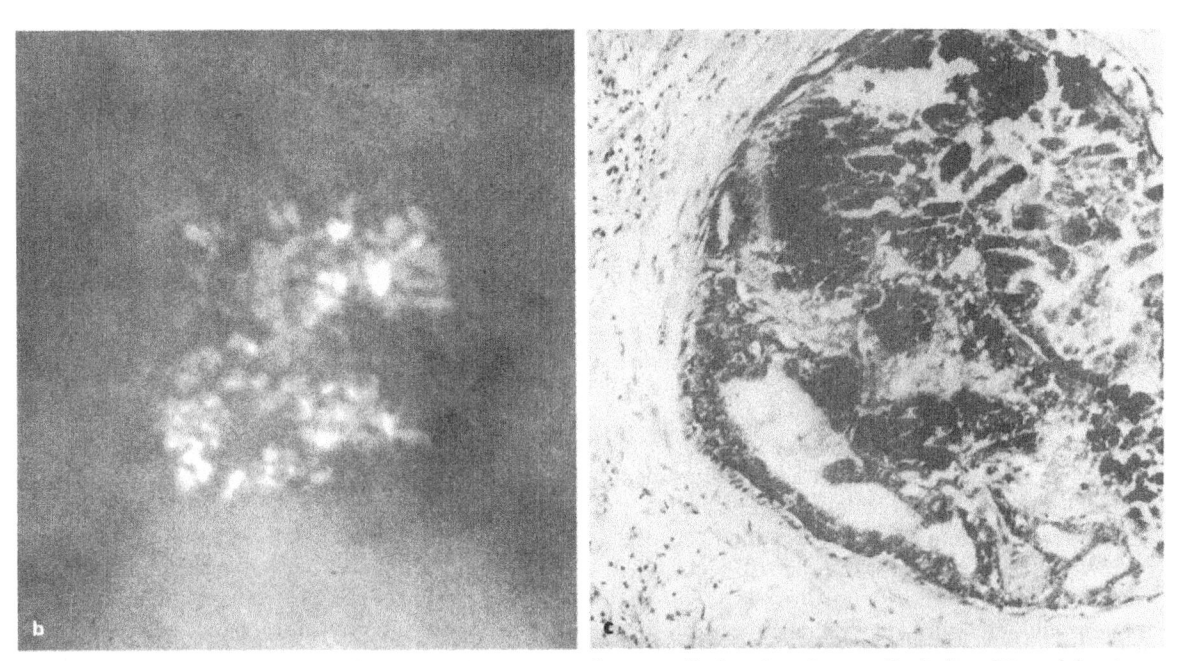

Abb. 3.10 b polymorphe Mikroverkalkungen in einer 9 mm großen, propellerförmigen Gruppe: Verdacht auf Komedokarzinom.
c Histologie: intraduktale Verkalkungen einer Komedomastitis (eine davon rechts im Bild) periduktales Rundzelleninfiltrat (Prof. Dr. P. Citoler/Köln)

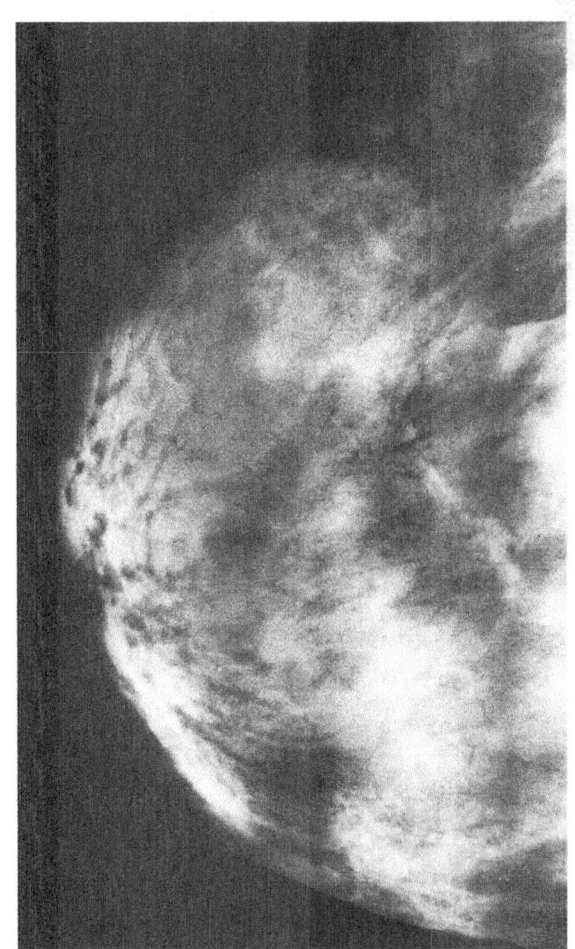

Die *spontane negative Darstellung* des *Milchganges* [65] kommt dann vor, wenn das Sekret sehr fetthaltig ist und der Milchgang durch dichtes Drüsengewebe kontrastiert wird (Abb. 3.11). Dieses mammographische Phänomen ist eine Kuriosität ohne Krankheitswert.

Abb. 3.11. s. Text

Duktale Epithelproliferationen und Neoplasien

Mit der Einführung der Vorsorgemammographie hat die Zahl der Brustbiopsien sprunghaft zugenommen, und damit ist auch ein breites Spektrum von intraduktalen proliferativen Veränderungen erkannt worden, deren klinische Bedeutung damals völlig unbekannt war [149]. Diese sind:

- die (einfache) Hyperplasie,
- die atypische Hyperplasie und
- das duktale In-situ-Karzinom.

> Sowohl die histologischen als auch die biologischen Grenzen sind zwischen diesen Entitäten verschwommen. Es gibt Fälle, bei denen auch der erfahrenste Pathologe differentialdiagnostische Schwierigkeiten hat. So stimmten z.B. sechs führende Mammapathologen nur in 58% der vorgelegten duktalen intraepithelialen Neoplasien überein; sie hatten Probleme bei der Abgrenzung zwischen atypischer Hyperplasie und duktalem In-situ-Karzinom, aber auch zwischen einfacher und atypischer Hyperplasie [124]. Ähnliche Erfahrungen hatten auch Rosai [119] bzw. Bodian et al. [16] gemacht. Es gibt jedoch nicht nur Interobserver- sondern auch Intraobserver-Variabilität, indem derselbe Mammapathologe dieselben ihm in verschiedenen Zeitpunkten vorgelegten Schnitte unterschiedlich beurteilt [122].

Das Problem ist nicht neu. Hamperl [60] hatte es so formuliert:

Zwischen gut- und bösartigen Tumoren besteht keine scharfe Grenze. Sie stehen sich nicht gegenüber wie Engel und Teufel ... ein gegebener Tumor (kann) sich über verschiedene Zwischenstufen von einer harmlosen zu einer mehr und mehr gefährlichen Form entwickeln (Abb. 3.12).

Die *einfache duktale Epithelhyperplasie* kommt in etwa einem Viertel der Biopsien vorwiegend als Begleitbefund bei gutartigen Mammaveränderungen vor [29]. Sie entsteht umschrieben in einem Milchgang oder ausgedehnt in mehreren Milchgängen. Ihre bevorzugte Lokalisation ist jedoch die TDLU.

Der Pathologe spricht über Epithelhyperplasie (oder Epitheliose), wenn das Epithel mehrere Zellschichten hat. Die zytologisch benignen Epithelzellen zeigen verschiedene Aufbaumuster:

- Sie können sich flächenartig ausbreiten (Abb. 3.13a) oder
- feine, nebeneinander aufgereihte Papillen mit oder ohne fibrovaskuläres Stroma bilden (Abb. 3.13b).
  Nur bei diesem Aufbaumuster ist der Terminus „Papillomatose" gerechtfertigt. Man darf jedoch nicht den Sammelgebriff „Epithelhyperplasie" mit dem untergeordneten Begriff „Papillomatose" verwechseln, wie es manche amerikanischen Pathologen zu tun pflegen und deswegen von Azzopardi [4], Haagensen [58] und Rosen u. Oberman [122] auch entsprechend kritisiert worden sind.
- Wenn die kleinen Papillen zusammenwachsen, entstehen Epithelbrücken.

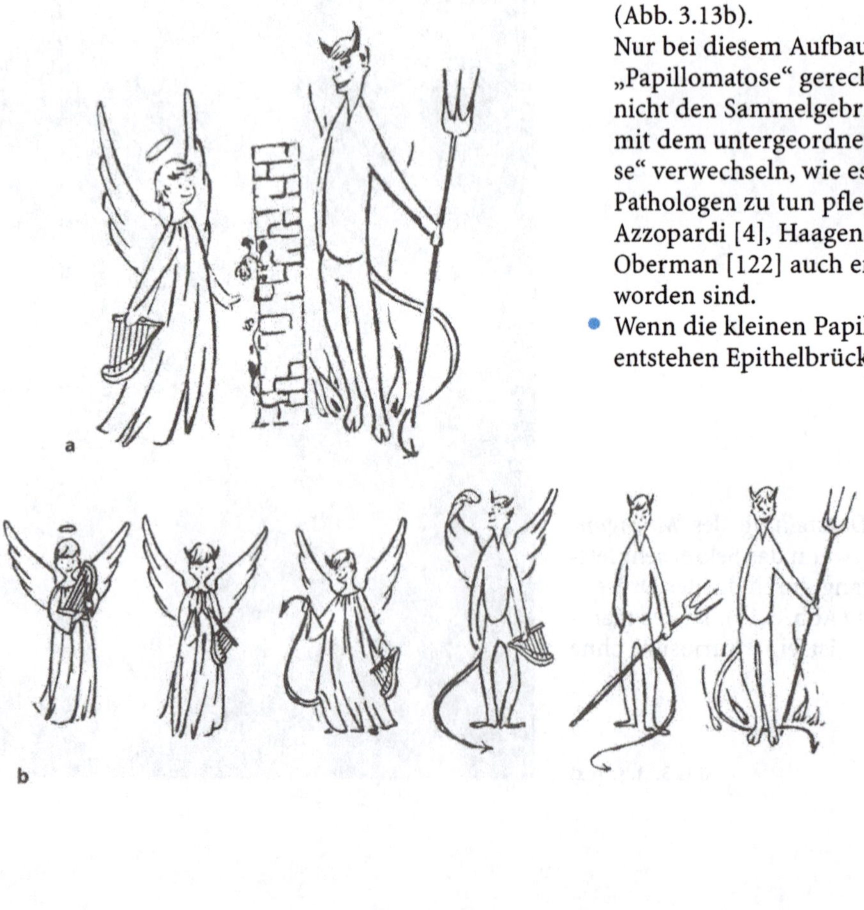

Abb. 3.12. Wann fängt der Engel an, ein Teufel zu werden? Wenn er den Heiligenschein verliert? Wenn ihm kleine Hörner wachsen? Oder wenn er mit seinem Schwänzchen wedeln kann? Auch der Teufel kann noch Flügel haben! (Aus Hamperl [60])

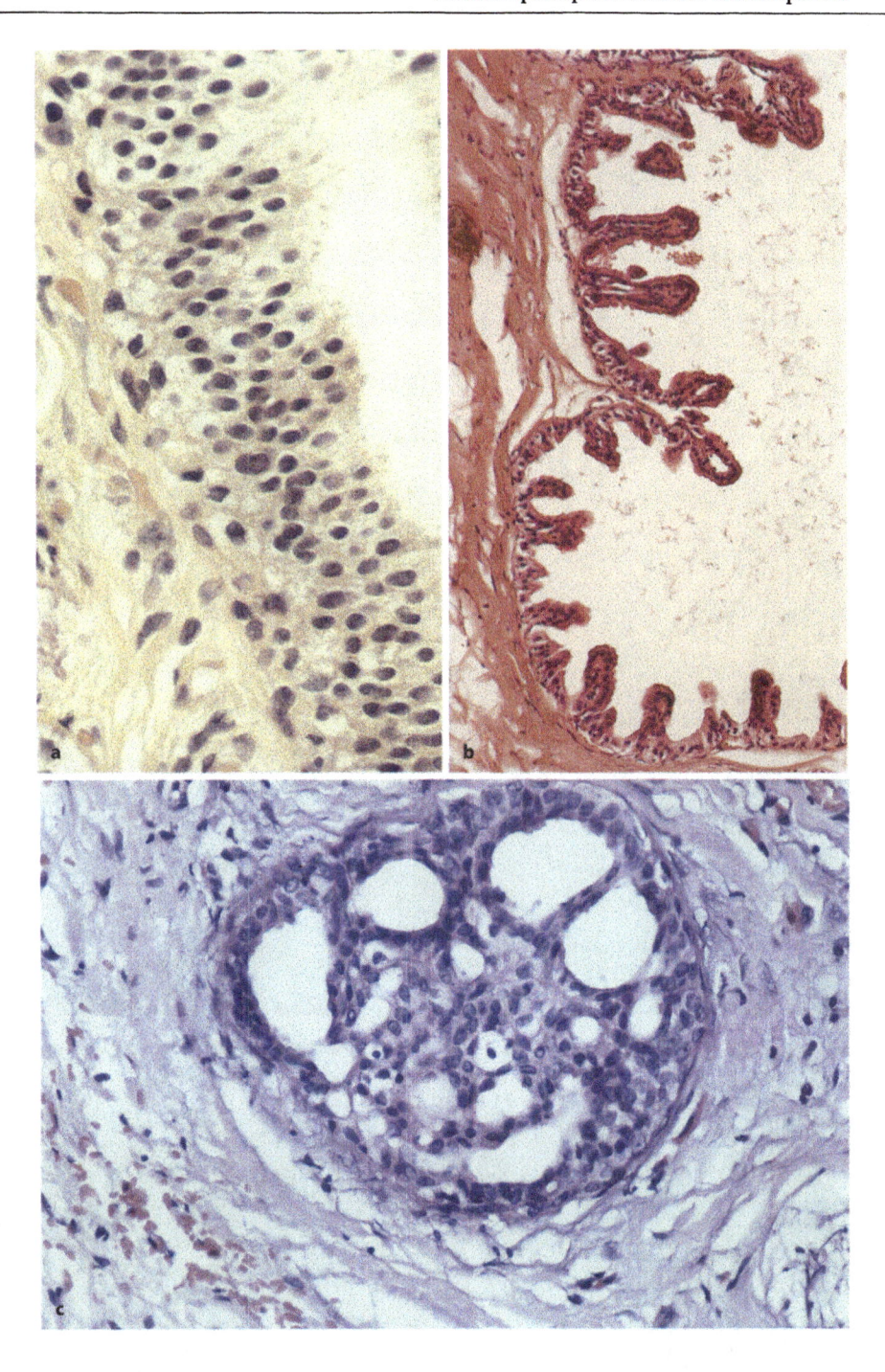

Abb. 3.13. a Epitheliose oder Mehrschichtigkeit des Epithels, **b** Papillomatose mit fibrovaskulärem Stroma, **c** fenestrierende Epitheliose (Prof. Dr. R. Stiens/Gummersbach)

- Wenn die Zellen weiter proliferieren, bilden sich intraluminale rundliche oder unregelmäßige Hohlräume aus. Diese Struktur wird als fenestrierende oder kribriforme Epitheliose beschrieben (Abb. 3.13c).
- Als Letztes entsteht die solide Struktur: Die ektatischen Milchgänge sind mit den hyperplastischen Zellen lückenlos verstopft. Die beschriebenen Entwicklungsstadien der einfachen Epithelhyperplasie kommen simultan vor und bieten so ein heterogenes Bild. Dieser Entwicklungsprozess ist dem des intraduktalen Karzinoms ähnlich, selbstverständlich mit anderer Zytologie.

Apokrine Metaplasie wird in bis zu 20% der Fälle gefunden.

Den einfachen Epithelhyperplasien wird ein höchstens zweifaches Risiko zugeschrieben [122,

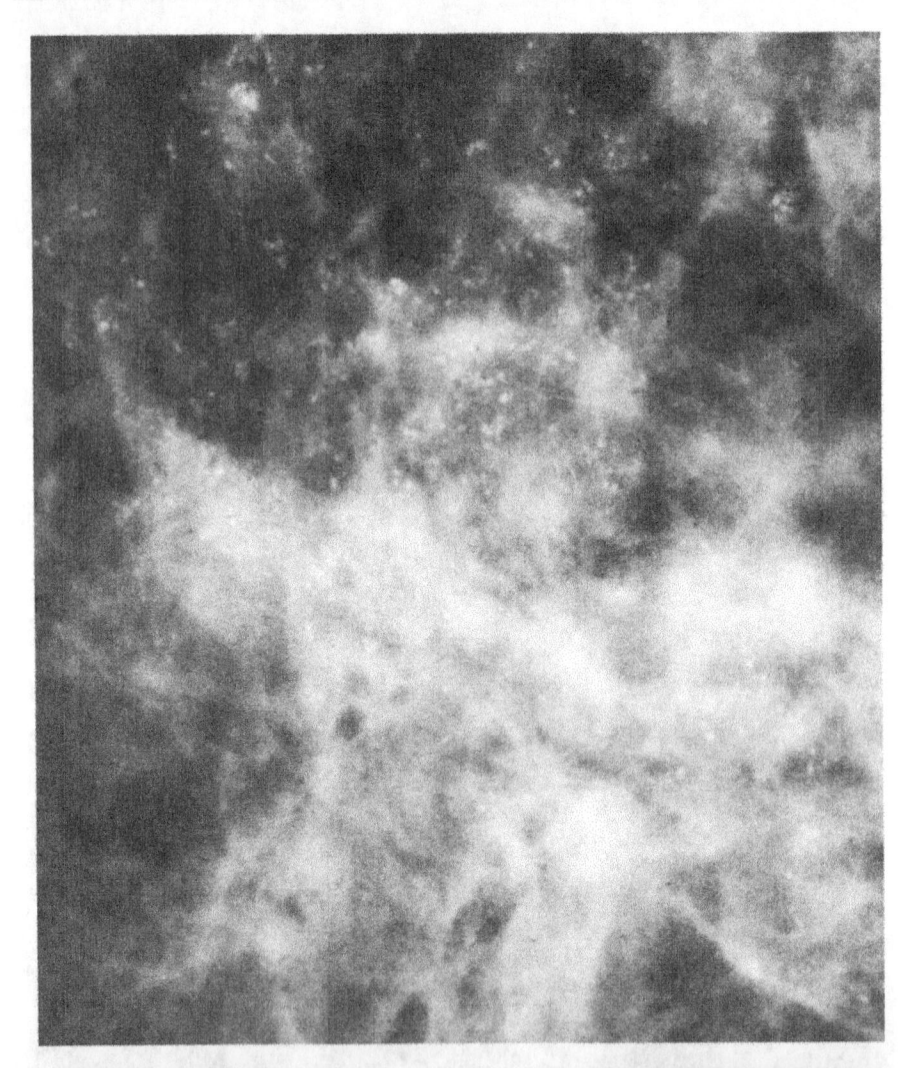

Abb. 3.14. Punktförmige Mikroverkalkungen, Histologie: Papillomatose

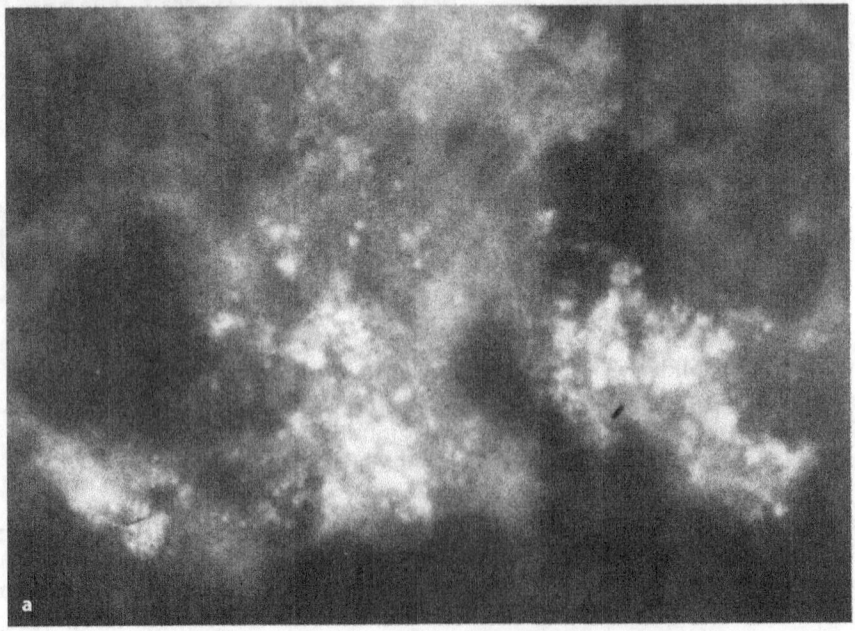

Abb. 3.15. a Grobschollige Mikroverkalkungen, **b** Histologie: in den Hohlräumen einer „fenestrierenden" – oder kribriformen – papillären Epitheliose sind Psammomkörper zu sehen (Prof. Dr. R. Stiens/Gummersbach)

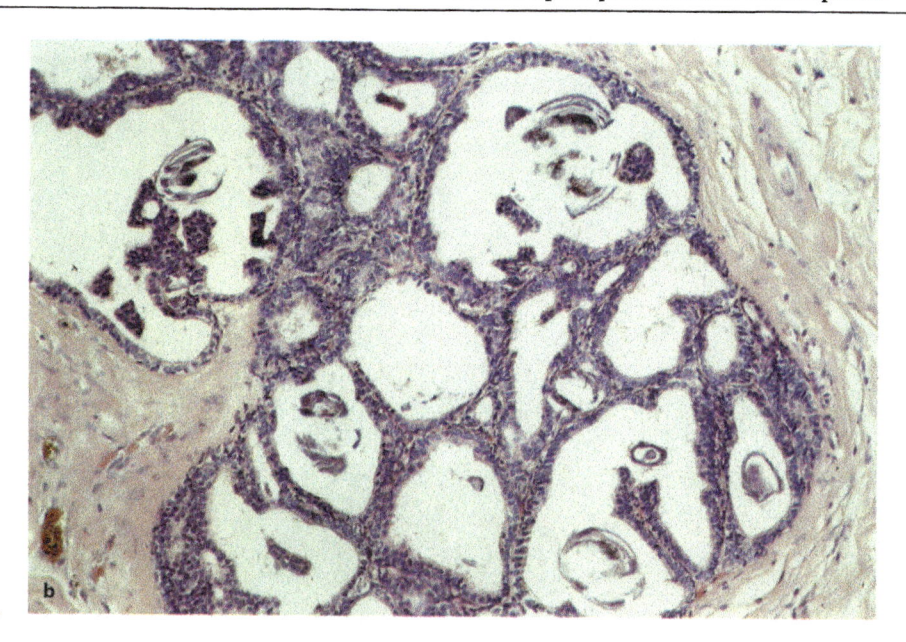

Abb. 3.15b

125]. Nach Hormonsubstitution wird das Risiko nicht erhöht [30, 103].

Mammographische Veränderungen sieht man bei den intraduktalen Epithelhyperplasien nur ausnahmsweise. Mikroverkalkungen kommen äußerst selten vor und wenn ja, dann fast immer als Psammomkörper.

Die Form der einzelnen Mikroverkalkungen kann punktförmig (Abb. 3.14), grobschollig (Abb. 3.15), bzw. mehr oder weniger polymorph sein.

Die Gruppenform ist der Lokalisation entsprechend linienförmig oder eckig bzw. diffus verteilt.

Nach heute allgemein anerkannter Auffassung bedarf die duktale Epithelhyperplasie keiner spezifischen Behandlung.

Die *juvenile Papillomatose* oder „swiss cheese disease" stellt eine Sonderform der intraduktalen Epithelhyperplasien dar. Meistens sind jüngere Frauen betroffen.

Anamnestisch besteht eine 25- bis 55%ige familiäre Brustkrebsbelastung.

Klinisch werden kleinere bzw. größere, maximal 8 cm messende unilaterale und unizentrische Verhärtungen gefunden.

Der Pathologe sieht *makroskopisch* umschriebene kleinere bzw. größere Zysten, wie bei dem Emmentaler Käse (daher der Name „Schweizer Käse-Krankheit").

Histologisch liegen ektatische Milchgänge und Zysten mit mikropapillärer Epithelhyperplasie vor.

Die *Röntgen*symptome sind uncharakteristisch, selten sind Nekroseverkalkungen zu sehen.

Behandlung: Exzision und konsequente klinisch-mammographische Überwachung.

Die *atypische duktale Hyperplasie* (ADH) kommt in 4–5% der Biopsien vor [103]. Sie wird unterschiedlich definiert. Nachstehend eine Auswahl der Definitionen:

- Dupont u. Page [29]: „Eine Läsion mit einigen, aber noch nicht allen Merkmalen des intraduktalen in situ Karzinoms".
- Ahmed [2]: „Beschreibung einer in situ Epithelproliferation, die weder als benigne noch als maligne klassifizierbar ist."
- Rosen u. Oberman [122]: „... wird vorwiegend dann diagnostiziert, wenn der Pathologe zwischen einfacher Hyperplasie und duktalem in situ Karzinom nicht unterscheiden kann."
- Bässler [8]: „Diese diagnostisch problematische Textur steht mit ihren histologischen Eigenschaften zwischen einer floriden duktalen Epithelhyperplasie und einem intraduktalen hochdifferenzierten Karzinom."

Es ist jedoch schwer zu definieren, was atypisch ist und was die atypische duktale Hyperplasie von dem intraduktalen Karzinom unterscheidet. Deutliche Unterschiede bestehen nur zwischen gewöhnlichen und atypischen duktalen Hyperplasien, die meisten zytologischen Merkmale bei ADH und niedrig-gradigem DCIS sind oft ähnlich oder identisch. Diese Ähnlichkeit oder Identität ist nach Böcker et al. [15] darauf zurückzuführen, dass nach molekulargenetischen Untersuchungen die ADH kein „Übergangsstadium" zwischen der einfachen duktalen Hyper-

Abb. 3.16. Flaue, punkt- und linienförmige Mikroverkalkungen in eckiger Anordnung, Verdacht auf okkultes, intraduktales Karzinom. Histologie: intraduktale Papillomatose mit Einzellatypien

plasie und intraduktalem Karzinom ist, sondern sie liegt schon von vornherein am Anfang der Entwicklungslinie des DCIS. Jedoch: unabhängig von diesen neuen Erkenntnissen bleibt die Frage – ADH oder DCIS – für die Pathologen manchmal schwer zu beantworten. ADH bedeutet ein 4- bis 5-mal größeres Risiko und wird bei familiärer Belastung verdoppelt [31]. Hormonsubstitution beeinflusst das Risiko nicht [30].

Um Überdiagnosen möglichst zu vermeiden, wurde in das histologische Konzept eine „Sicherung" eingebaut: die der metrischen Abgrenzung. So meinen Dupont u. Page [29], dass DCIS nur dann diagnostiziert werden soll, wenn mindestens zwei Milchgänge befallen sind. Tavassoli u. Norris [150] setzen die Meßlatte auf 2 mm: Nur darüber kann man über DCIS sprechen, darunter nur von ADH. Bässler [8] fasst die Problematik so zusammen:

Bestehen diagnostische Zweifel zwischen ADH und intraduktalem Karzinom, dann sollte auch als quantitativer Faktor die Herdgröße berücksichtigt und bei uneinheitlichen Texturen der Diagnose ADH der Vorrang gegeben werden.

Die *Stanzbiopsie* erweist sich im Falle der ADH als Versager: Nur 1/4 der stanzhistologisch als ADH beurteilten Fälle entsprach auch exzisions-histologisch atypischen duktalen Hyperplasien, in einem Viertel der Fälle wurden dagegen gewöhnliche Hyperplasien, in situ und invasive Duktalkarzinome bzw. lobuläre und tubuläre Karzinome gefunden. Somit ist im Falle dieser stanzhistologischen Diagnose eine Exzision unbedingt notwendig [19, 114].

Die atypische duktale Hyperplasie wird bei allen mammographischen Symptomen (vorwiegend bei Mikroverkalkungen!) histologisch als Zufallsbefund entdeckt [63]. So haben Stomper et al. [141] bei 300 nacheinander folgenden Biopsien 12% ADH gefunden, davon 16% neben 154 benignen und 10% neben 146-malignen Veränderungen. Fast die Hälfte der benignen Veränderungen mit ADH ist aufgrund von intraduktalen Mikroverkalkungen entdeckt worden. De Lafontan et al. [25] haben von 400 wegen Mikroverkalkungen operierten Fällen in 5,8% ADH gefunden.

Spezifische mammographische Symptome der ADH gibt es also nicht.

Das *duktale In-situ-Karzinom (DCIS)*: Die Annahme, dass das duktale Carcinoma in situ (DCIS) ein Vorläufer des invasiven Duktalkarzinoms (IDC) ist, beruht einerseits auf dessen häufigem Vorkommen innerhalb und in unmittelbarer Nähe des invasiven Karzinoms, andererseits auf mikroskopischen Beobachtungen, wobei die Invasion aus dem intraduktalen Karzinom quasi auf „frischer Tat ertappt" wurde (s. Abb. 5.2).

Unter duktalem Carcinoma in situ (intraduktales Milchgangskarzinom) wird die Proliferation von malignen Epithelzellen verstanden, die noch keine lichtmikroskopisch nachweisbare Invasion durch die Basalmembran in das periduktale Stroma verursacht hat (Abb. 3.16).

Das DCIS hat vor der Einführung der Mammographie-Vorsorge 4% der Brustbiopsien und 5% der Brustkrebse ausgemacht [110, 126, 142]. Sein Vorkommen hat sich zwischen 1973 und 1992 von 2 auf

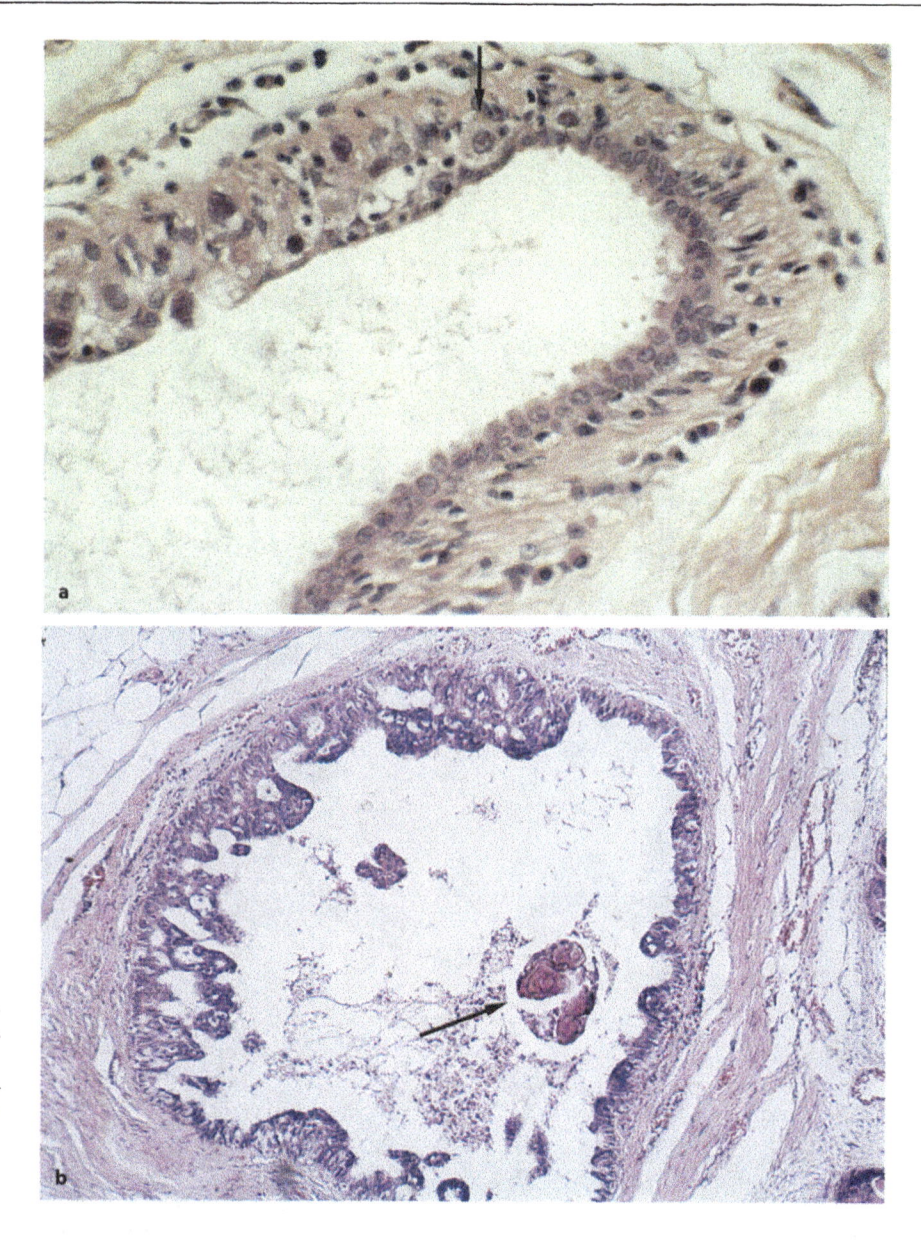

Abb. 3.17a–i. Kollageartige Zusammenstellung der Entwicklungsstadien (Subtypen) des intraduktalen Karzinoms: **a** der Anfang: von dem Pfeil nach links normales Epithel, nach rechts Clinging-Karzinom (Prof. Dr. R. Stiens/Gummersbach), **b** mikropapilläres Karzinom mit einem Psammomkörper (*Pfeil*; Prof. Dr. R. Caesar/ Braunschweig)

16% erhöht [32]. Das tatsächliche Vorkommen liegt in der Population bei etwa 15% [99].

Pathologie: Das intraduktale Karzinom bietet sowohl histologisch als auch biologisch ein heterogenes Bild [78, 108]. Die nachstehenden „Subgruppen" oder „Subtypen" sind auch als verschiedene Entwicklungsstadien des selben Proliferationsprozesses aufzufassen [54].

Am Anfang der DCIS-Entwicklung steht das „Clinging-„ oder „Mural-Karzinom" [4]. Die neoplastischen Zellen füllen die Milchgangslichtung noch nicht aus. Man sieht eine oder einige Reihen atypischer Zellen eng an der Wand anliegend (engl. *clinging*: anliegend) wie in Abb. 3.17a.

In der nächsten Phase der Entwicklung entstehen aus den malignen Epithelzellen – in dreidimensionaler Darstellung – korallenartige Strukturen [37] die in den 4–6 μ dünnen Schnitten als mehr oder weniger dicke Fortsätze zur Darstellung kommen (Abb. 3.17b). Der Pathologe spricht von mikro-, klein- oder feinpapillärem Karzinom, obwohl es sich um keine echte papilläre Formation handelt (es fehlt das bei dem Papillom obligate fibrovaskuläre Gerüst!). Bereits in diesem Frühstadium können im Sekret um die als Nidus dienenden nekrotisierten Zellen perlartige, konzentrisch geschichtete Mikroverkalkungen entstehen, wie ich es 1986 beschrieben habe [83] und später von Holland et al. [68, 69]

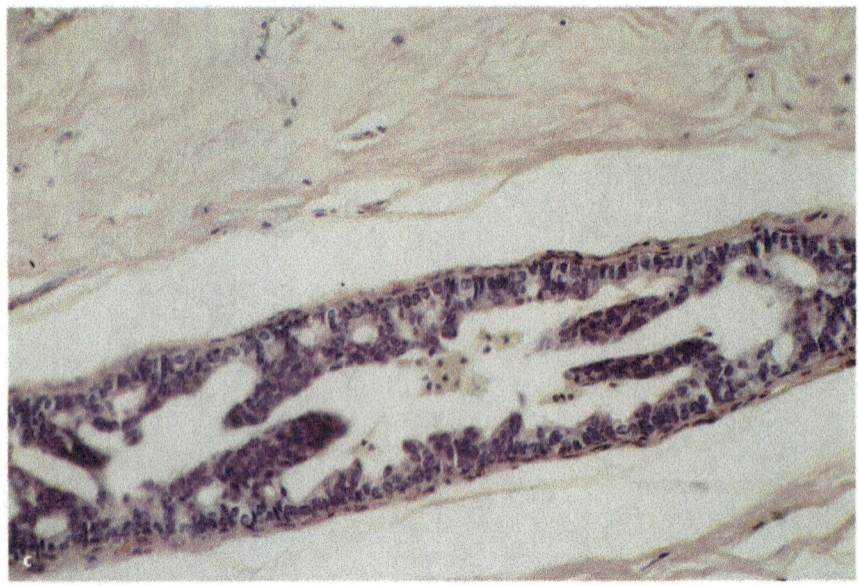

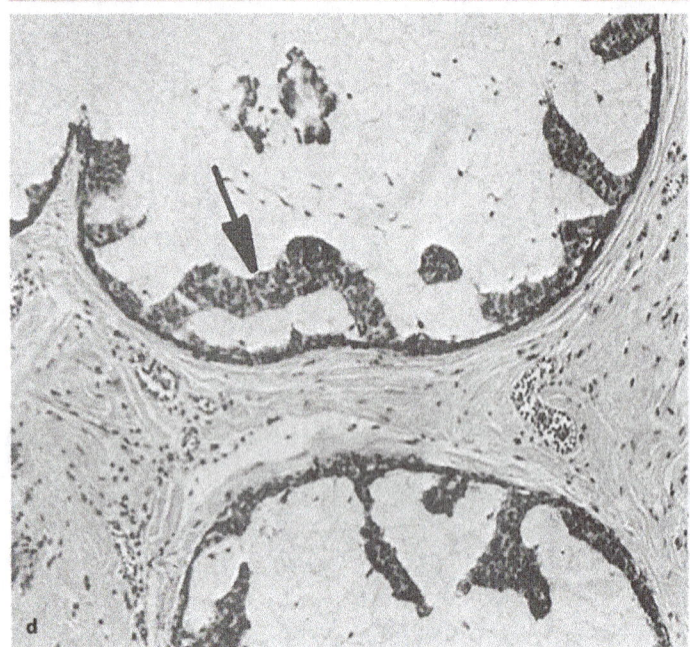

Abb. 3.17. c mikropapilläres Karzinom im Längsschnitt mit beginnender Ausbildung von Hohlräumen im Sinne einer kribriformen Struktur (Prof. Dr. R. Stiens/Gummersbach), **d** Querschnitt eines mikropapillären Karzinoms: Zwei Papillen wachsen zusammen und bilden eine „römische Brücke" (*Pfeil*), der erste Schritt in Richtung Hohlraumbildung. Dieses Bild ist nach Azzopardi (1979) ein wichtiges Zeichen der Malignität (Prof. Dr. R. Holland/Nijmegen)

bestätigt wurde (Abb. 3.17d). Diese sog. Psammomkörper (griech. *psammos*: Sand) sind sowohl in benignen zystischen Veränderungen der Brust als auch bei Schilddrüsen- oder Ovarialkarzinomen zu finden. Später entsteht aus dem Zusammenwachsen der Mikropapillen das Bild der sog. „römischen Brücke" (Abb. 3.17c).

Das nächste Entwicklungsstadium wird als *kribriformes* Karzinom bezeichnet (Abb. 3.17e). Die korallenartigen malignen Epithelverbände des mikropapillären Karzinoms breiten sich aus und bilden miteinander verschmelzend ein – räumlich ge-

sehen – schwammartiges, kavernöses Gewebsmuster. Die Poren dieses Schwammes werden in den dünnen Querschnitten als Sieblöcher bezeichnet (lat. *cribrum*: das Sieb). Psammomkörper können in den Hohlräumen des „kribriformen" Karzinoms wenig und nur mäßig ausgeprägt oder massenhaft vorkommen (Abb. 3.17e).

Im letzten Schritt der Tumorentwicklung wird die Milchgangslichtung von den malignen Zellen immer mehr und mehr ausgefüllt (Abb. 3.17g). Der Pathologe spricht von solidem intraduktalem Karzinom (lat. *solid*: dicht).

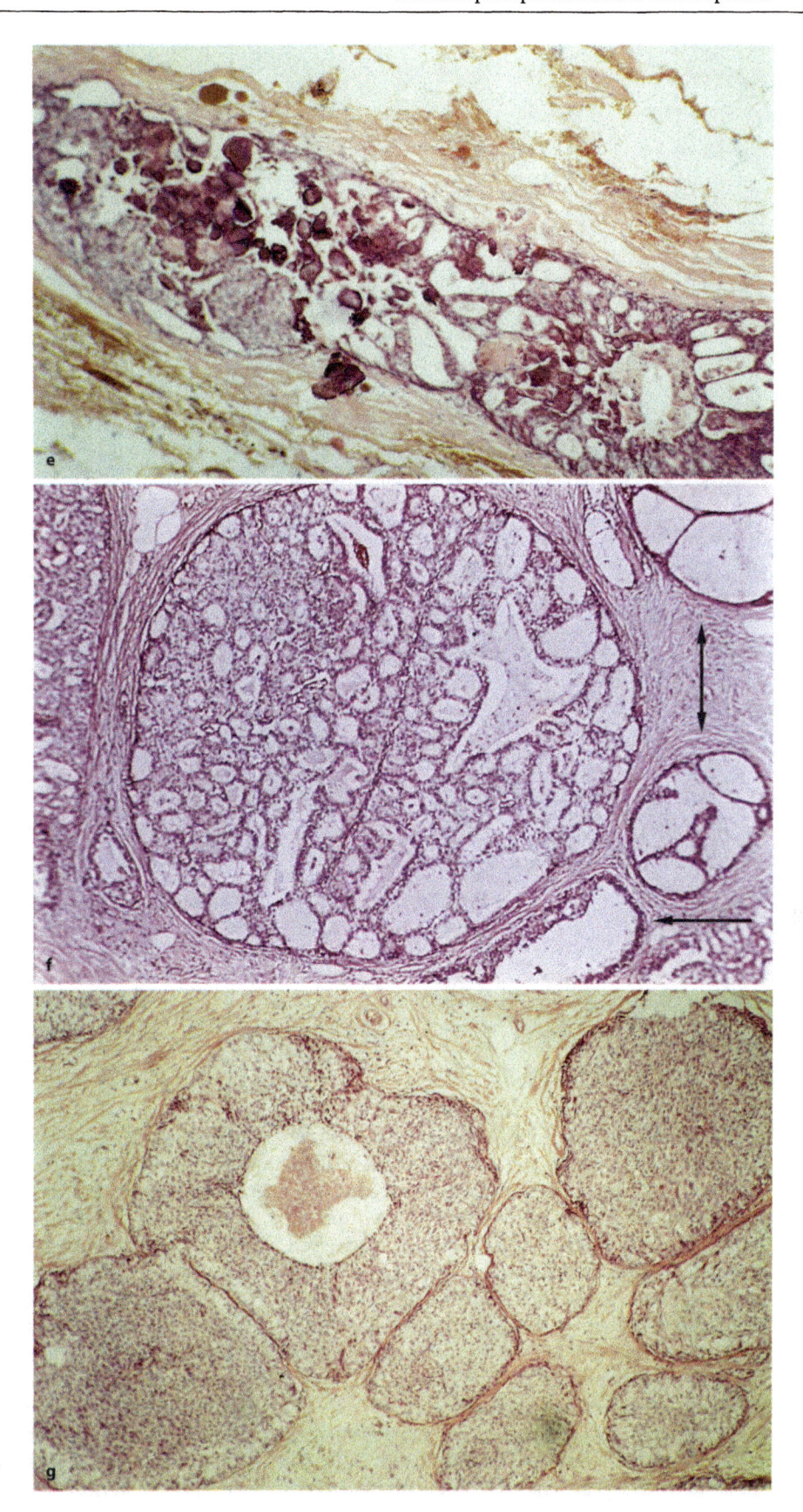

Duktale Epithelproliferationen und Neoplasien 97

Abb. 3.17. e „Kribriformes" (also kavernöses) Karzinom im Längsschnitt mit zahlreichen Psammomkörpern (Prof. Dr. R. Stiens/Gummersbach), **f** „kribriformes" (kavernöses) Karzinom im Querschnitt. Rechts Clinging-Karzinom (*Pfeil*) und „römische Brücken" (*Doppelpfeil*) (Prof. Dr. K.J. Lennartz/Köln), **g** die Karzinomzellen liegen fast lückenlos dicht nebeneinander: solides (dichtes) intraduktales Karzinom (Prof. Dr. R. Stiens/Gummersbach)

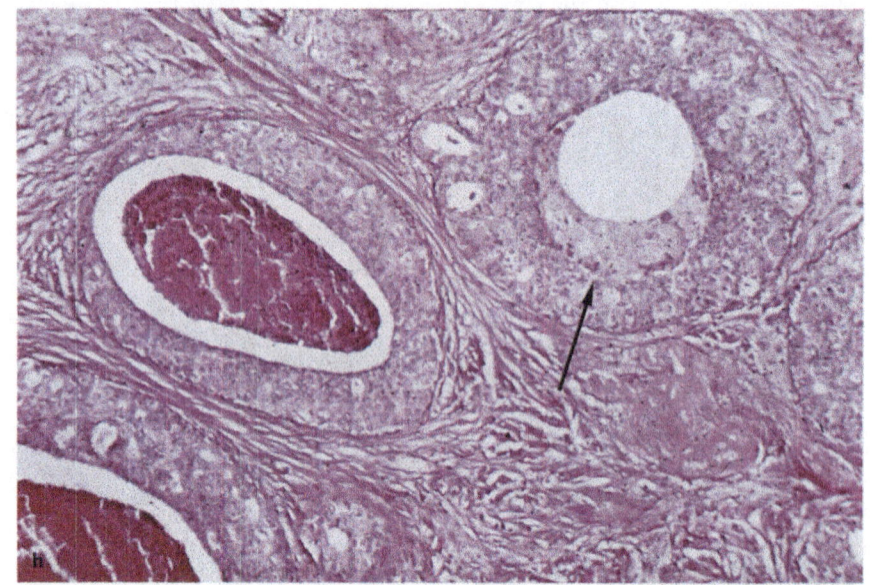

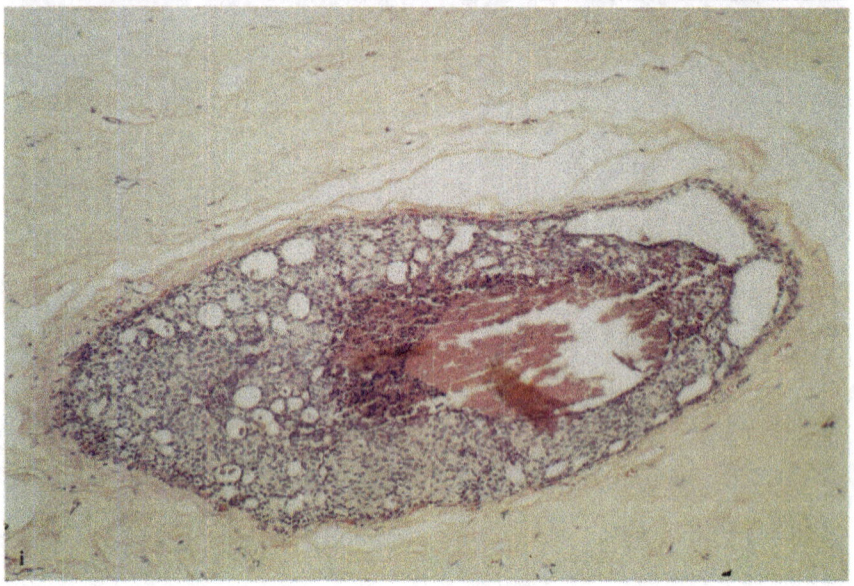

Abb. 3.17. h Rechts oben fast solides intraduktales Karzinom mit „kribriformer" Reststruktur und beginnender zentraler Nekrose (*Pfeil*), links solides Karzinom mit verkalkter zentraler Nekrose (Prof. Dr. K.J. Lennartz/Köln). **i** Alle Entwicklungsstadien (Subtypen) in einem Milchgang: von rechts nach links: clinging, feinpapillär, römische Brücke, teils „kribriform", teils solid mit zentraler Verkalkung (Prof. Dr. R. Stiens/Gummersbach)

Das *Komedokarzinom* ist eine Variante des soliden Karzinoms. Man nimmt an, dass die Zellvermehrung so schnell ist, dass die Blutversorgung dem Wachstum nicht mehr nachkommen kann und die Zellen zentral wegen der Ischämie nekrotisieren. Nach einer anderen Auffassung handelt es sich hier eher um einen genetisch programmierten extensiven Selbstmord der regellos proliferierenden Zellen, eine sog. Schrumpfnekrose oder Apoptose. Gewebsnekrosen können auch bei mikropapillären und Clinging-Karzinomen vorkommen [54, 43].

Die oben beschriebenen Proliferationsstadien (oder Subtypen) kommen dem aktuellen Entwicklungsstand des gegebenen DCIS entsprechend oft nebeneinander – sogar in demselben Milchgang – vor (Abb. 3.17i). So haben z.B. Fisher et al. [45] in ihrem Material 60% Mischtypen gefunden.

Seine erste Begegnung mit einem Komedokarzinom hat Bloodgood 1934 folgendermaßen geschildert: „1883 ... habe ich Dr. Halsted assistiert ... Als wir den Tumor aufgeschnitten und zusammengepresst hatten, kam ein Exsudat mit vielen grauweißen Zylindern zum Vorschein, diese habe ich als Komedonen bezeichnet." Halsted u. Bloodgood haben damals ein ähnliches Bild gesehen wie es Abb. 3.18 zeigt.

Je nach Ausdehnung der Nekrose können kürzere oder längere im Duktuszentrum gelegene, dünnere oder dickere Verkalkungen entstehen.

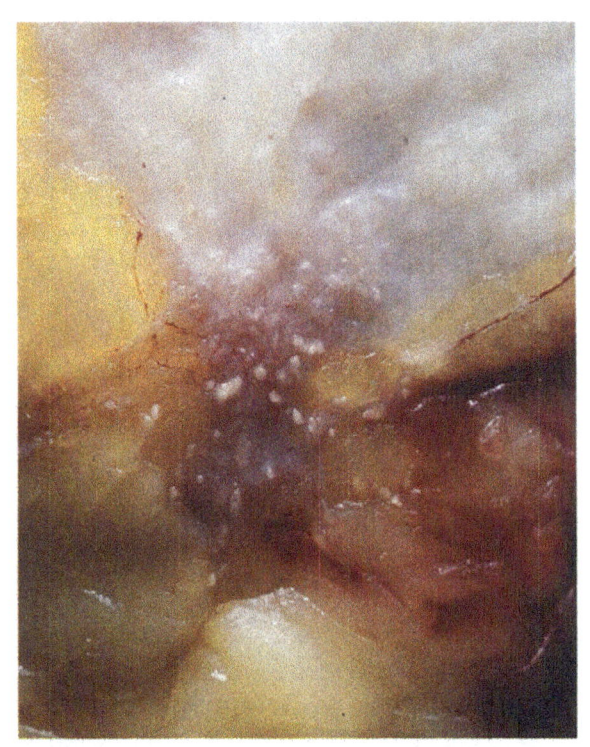

Abb. 3.18. Schnittfläche eines Komedokarzinoms

Die chemische Zusammensetzung benigner und maligner Verkalkungen wurde mit verschiedenen Methoden von mehreren Autoren untersucht [1, 17, 36, 49, 60, 66, 83, 109]. Es stellte sich heraus, dass die Hauptbestandteile der Mikroverkalkungen – welcher Genese auch immer – Calciumphosphat, Calciumhydroxilapatit, Calciumoxalat sowie Magnesiumphosphat sind. Außerdem hat man eine ganze Reihe von verschiedenen Elementen und organischen Verbindungen gefunden [50]. Widersprüchlich waren die Auffassungen hinsichtlich des Calciumoxalates: nach Fandos-Morera et al. [36] kommt es ausschließlich bei malignen, nach Radi [109] dagegen ausschließlich bei benignen Veränderungen vor. Eine malignomspezifische Zusammensetzung der oben beschriebenen Hauptbestandteile wurde nicht festgestellt.

Das normale Milchgangsepithel ist vollständig ausdifferenziert. Mit den oben beschriebenen Proliferationsphasen erfolgt die Entartung oder Entdifferenzierung der Zellen. In den ersten Phasen (clinging, mikropapillär, kribriform) sind die Zellen meistens gleich groß und geformt; die Kerne sind meistens klein, monomorph; das Chromatin fein; Mitosen kommen selten vor; Nucleoli sind selten wahrnehmbar oder fehlen. Der Gesamteindruck ist also, dass diese noch „jungen2 malignen Zellen sich nur wenig von den normalen vollständig ausdifferenzierten Epithelzellen unterscheiden: sie sind also noch *gut differenziert*.

Bei den mittel- oder *mäßig-differenzierten* Karzinomen sind die Zellen schon unterschiedlich groß und geformt; ihre Kerne weisen eine gewisse Polymorphie auf; ihr Chromatin ist gröber; die Mitosen sind deutlicher; die Nucleoli hin und wieder sichtbar.

Die *schlecht-differenzierten* Karzinomzellen unterscheiden sich von den normalen Epithelzellen am deutlichsten. Sie sind verschieden groß und geformt; die großen Kerne polymorph; unregelmäßig konturiert; das Chromatin grob; Mitosen kommen häufig vor; prominente manchmal multiple intraduktale Karzinome entstehen – unabhängig von ihrer Ausdehnung – häufig in nur einem Milchgang [68, 112]. Multizentrisch – also in mehr als in einem Quadranten! – wachsen je nach Autor und Methode 13–74% der DCIS [20, 51, 79, 152]. Komedokarzinome sind öfter multizentrisch als die anderen Subtypen [128].

Bilateralität kommt in 10–37% vor [20, 99]. Während die normalen Milchgänge durchschnittlich 90 μ breit sind, werden die Milchgänge mit DCIS 4-mal breiter [92]. Noch deutlicher werden die Milchgänge beim papillären Karzinom erweitert.

Klinische Symptome des DCIS sind:

- die tastbare Verhärtung,
- die „Paget-Mamille" und
- die Sekretion [34].

Mammographie: Je nach Autor werden etwa 60–90% der intraduktalen Mammakarzinome durch Mikroverkalkungen entdeckt [113, 126, 142]. In den restlichen 10–40% sind verschieden geformte Weichteilschatten das führende Röntgensymptom.

Nachstehend werden wir

1. die Form der einzelnen Mikroverkalkungen in Abhängigkeit von den verschiedenen histologischen Entwicklungsmustern besprechen;
2. den diagnostischen Wert der Anzahl, der Besiedlungsdichte und der numerischen Zunahme der Mikroverkalkungen sowie die Bestimmung ihrer genauen Ausdehnung erörtern;
3. den differentialdiagnostischen Wert der Gruppenkonfigurationen eingehend diskutieren;
4. schließlich das Röntgenbild des DCIS ohne Mikrokalk besprechen.

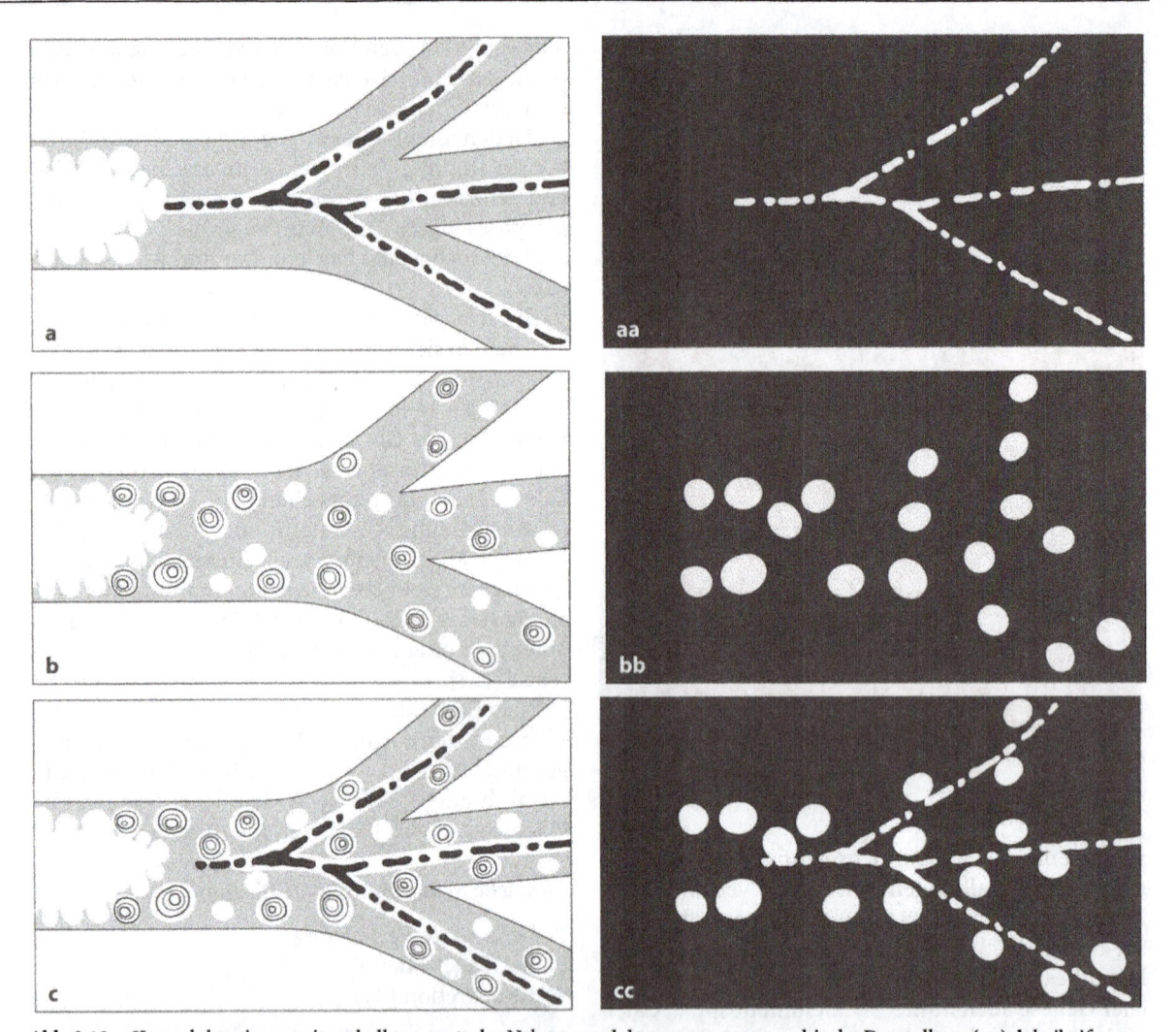

Abb. 3.19. a Komedokarzinom mit verkalkter, zentraler Nekrose und dessen mammographische Darstellung (**aa**), **b** kribriformes (kavernöses) Karzinom mit Psammomkörpern in dessen Hohlräumen und deren mammographische Darstellung (**bb**) und **c**, die Kombination von **a** und **b** und die Entstehung der mammographischen Polymorphie (**cc**)

Ad 1: *Formanalyse der einzelnen Mikroverkalkungen*

> Die Mikroverkalkungen soll man möglichst mit Vergrößerungsaufnahme und/oder mit mindestens vierfacher Lupenvergrößerung analysieren!

Die Mikroverkalkungen sind „Ausgusssteine" der mikroskopischen Hohlräume in denen sie entstanden sind.[1]

Beim Komedokarzinom entstehen die Mikroverkalkungen in den zentralen länglichen Hohlräumen, die durch die Nekrose entstanden sind (Abb. 3.19a). Diese Verkalkungen sind also linien- oder astförmig verzweigt (Abb. 3.19aa).

In den kleineren-größeren sphärischen Hohlräumen des schwammartigen, sog. kribriformen Karzinoms sind dagegen die Psammomkörper granulär (Abb. 3.19b). Sie kommen mammographisch als kleinere-größere, punktförmige-granuläre Mikroverkalkungen zur Darstellung (Abb. 3.19bb).

Jedoch: wie bereits besprochen, kommen die Subtypen (d.h.: die unterschiedlichen Entwicklungsstadien) von Fall zu Fall nebeneinander in verschiedenem Verhältnis vor. Wie das histologische Bild ist auch das Bild der Mikroverkalkungen im Mammogramm; beide sind Momentaufnahmen der aktuellen Zusammensetzung der Subtypen (Abb. 3.19.c und cc), wobei auch die „Verkalkungsneigung" des aktuellen Prozesses eine Rolle spielt.

Kann man aber aus der Zusammensetzung der verschiedenen Mikrokalkformen auf den histologi-

---

[1] In der englischsprachigen Literatur werden nur die astförmigen Komedoverkalkungen als „casting type" (Auguss-Typ) bezeichnet.

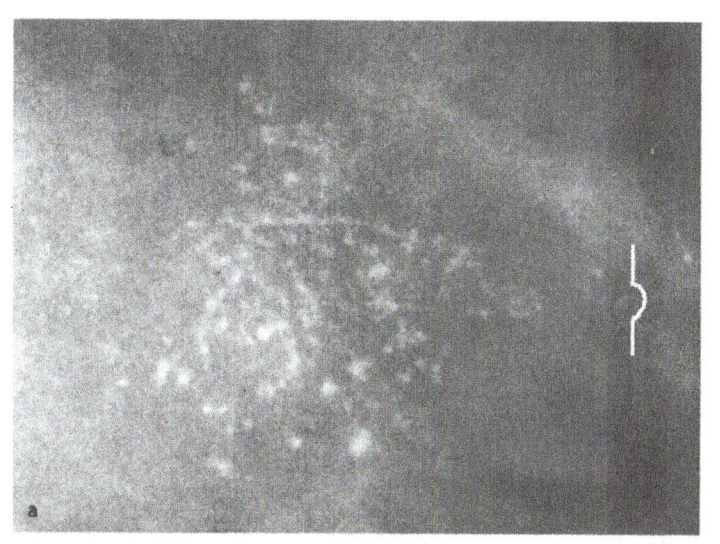

Abb. 3.20. a Rautenförmige Mikrokalkgruppe bei einem Komedokarzinom, **b** nach 20facher Vergrößerung wird die Form der einzelnen Verkalkungen mit unterschiedlichen Farben aufgezeichnet. Die nicht einzuordnenden amorphen Konfigurationen sind ohne Farbe. Mit 41:29 dominieren hier die nicht punktförmigen Mikroverkalkungen, deren 66 % die linien- und astförmigen ausmachen

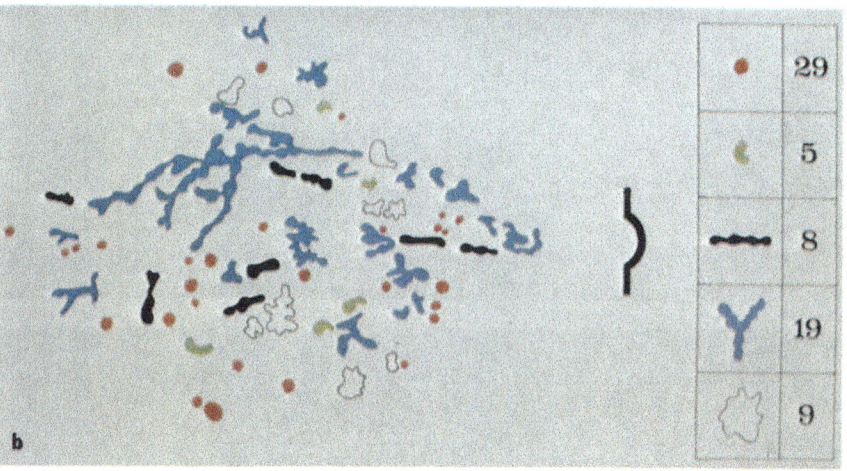

schen Typ eines intraduktalen Karzinoms schließen? Um diese Frage zu beantworten habe ich 121 Mikrokalkgruppen mit insgesamt 7.028 einzelnen Mikroverkalkungen analysiert [82, 83]. Alle Fälle waren intraduktale Karzinome; die histologischen Diagnosen zeigt Tabelle 3.1. Man muss allerdings wissen, dass die histologische Diagnose subjektiv geprägt ist und der Pathologe, der seine Diagnose anhand einiger Schnitte stellt, nur seinen allgemeinen Eindruck beschreibt. Die Bestimmung der his-

Tabelle 3.1. Histologische Diagnosen bei 121 intraduktalen Karzinomen, die ausschließlich aufgrund von Mikroverkalkungen ohne Tumorschatten operiert worden waren

Mikropapillär-kribriforme Karzinome	11
Komedokarzinome	60
Mischformen (komedo und kribriform)	40
Nicht näher differenzierte intraduktale Karzinome	10
Insgesamt	121

tologischen Typen ist also nicht immer 100 %ig zutreffend. So war auch diese Untersuchung von eher orientierendem Charakter.

Um die Form der Mikroverkalkungen einzeln analysieren zu können, wurden sie in 20-facher Vergrößerung auf ein Reißbrett projiziert und so ihre Form einzeln auf Papier übertragen. Mikroverkalkungen mit gleicher Konfiguration wurden mit gleicher Farbe gekennzeichnet, um das Summieren der gleichen Mikrokalkformen zu vereinfachen (Abb. 3.20).

Es stellte sich heraus, dass – wenn alle untersuchten Fälle zugrunde gelegt werden – das Verhältnis der punktförmigen zu den nicht punktförmigen Mikroverkalkungen 51 % : 49 % beträgt.

Von den 121 intraduktalen Karzinomen waren 10 histologisch nicht weiter spezifiziert. Bei den übrigen 111 histologisch genau (genauer?) definierten Fällen bestand zwischen dem feingeweblichen Typ und dem Verhältnis von punktförmigen zu nicht punktförmigen Mikroverkalkungen der folgende Zusammenhang:

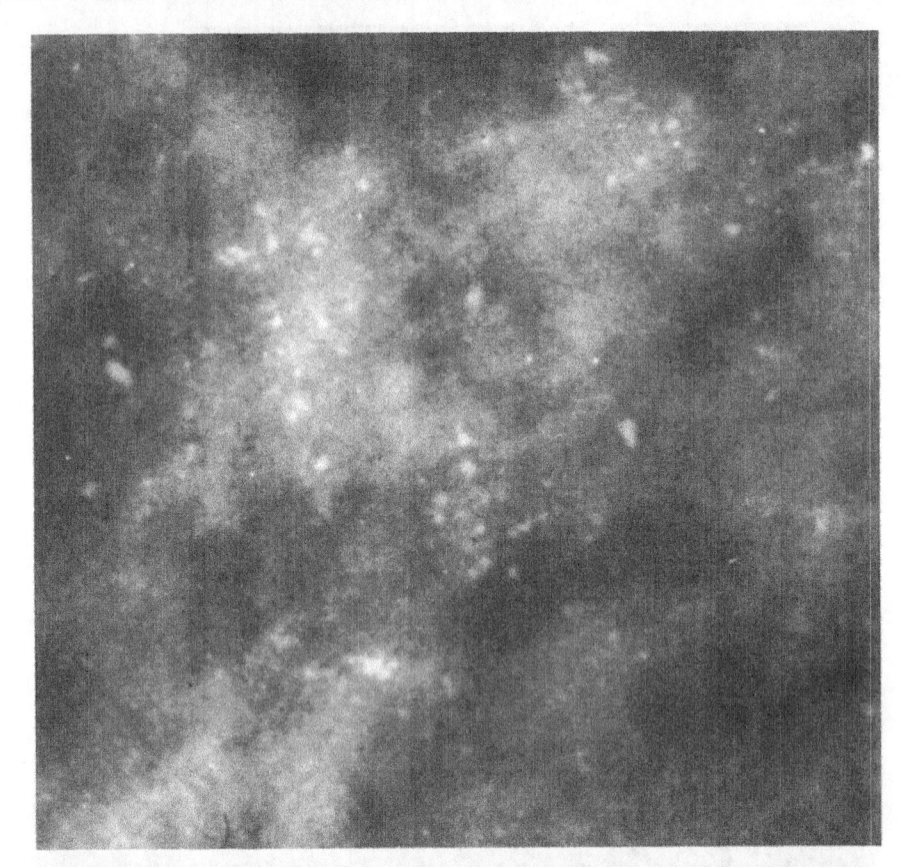

Abb. 3.21. Streng seitliches Mammogramm. Konsiliar-Fall: (Prof. Dr. van de Weyer/ Trier) Frage: Kalkmilchzysten? Neben zahlreichen punktförmigen auch wenige linien-, komma- und v-förmige Mikroverkalkungen. Keine „Teetassen". Meine Diagnose war: vorwiegend mikropapilläres/kribriformes, teilweise Komedokarzinom, Histologisch bestätigt

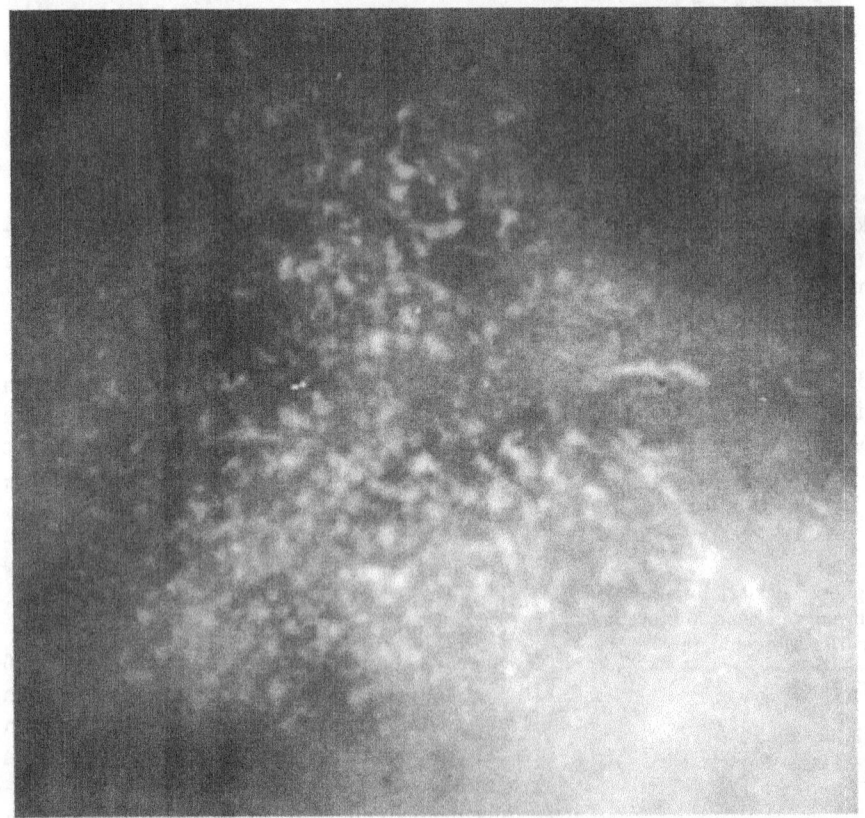

Abb. 3.22. Dreieckförmige Gruppe von vorwiegend polymorphen, nur wenig punktförmigen Mikroverkalkungen (stark vergrößert!) Histologie: Komedokarzinom

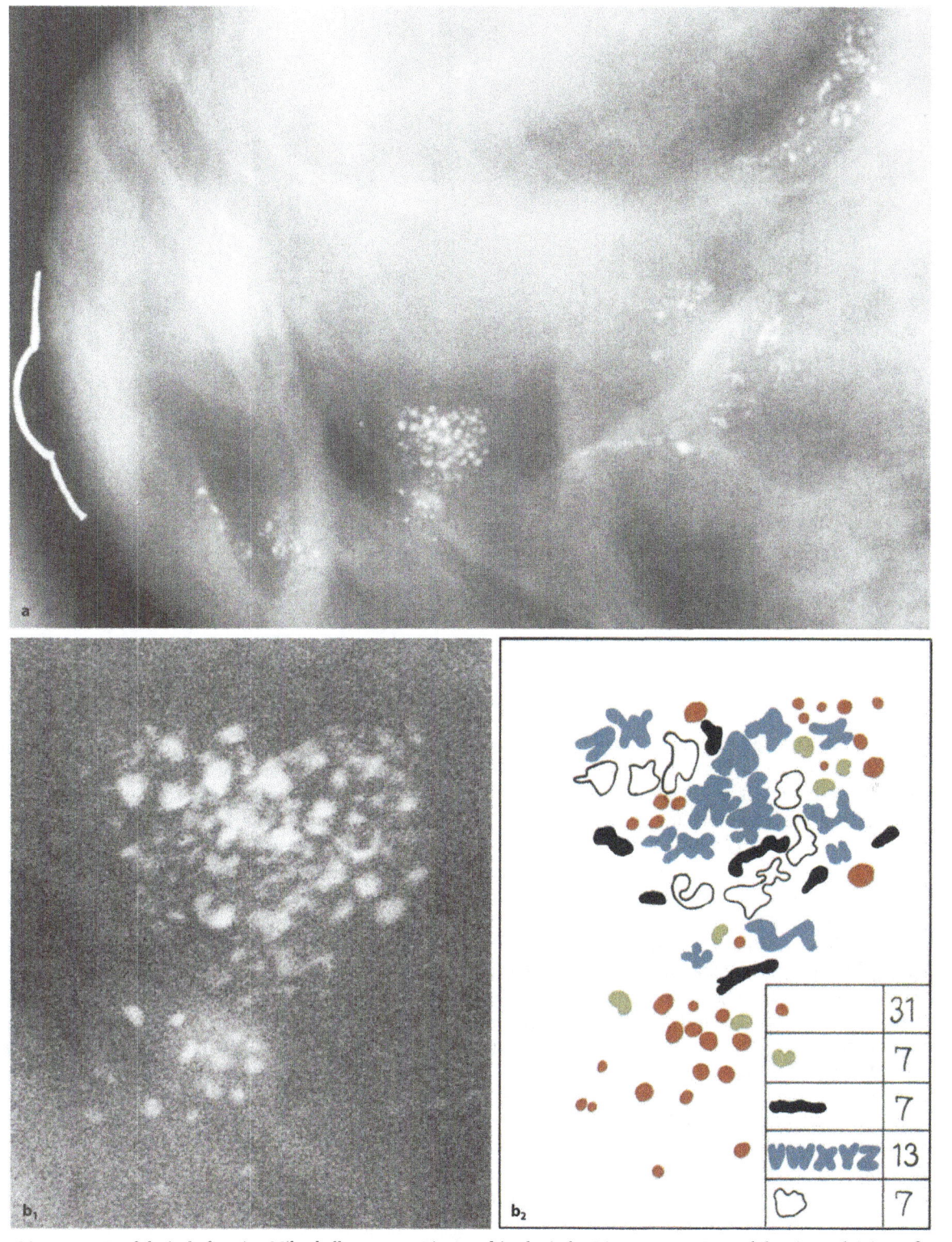

Duktale Epithelproliferationen und Neoplasien 103

Abb. 3.23. a Fünf dreiecksförmige Mikrokalkgruppen. Die erste histologische Diagnose war: Komedokarzinom. **b** Die größte Gruppe wurde vergrößert und näher analysiert: da 48 % der Verkalkungen punktförmig waren, habe ich den Pathologen Prof. Dr. Citoler gebeten seine Diagnose zu überprüfen; diese wurde als „teils komedo-, teils kribriformes Karzinom" korrigiert. **c** Das histologische Bild zeigt außer der zentralen Komedoverkalkung Reststrukturen des kribriformen Karzinoms mit Psammomkörpern (*Pfeile*) (Prof. Dr. P. Citoler/Köln)

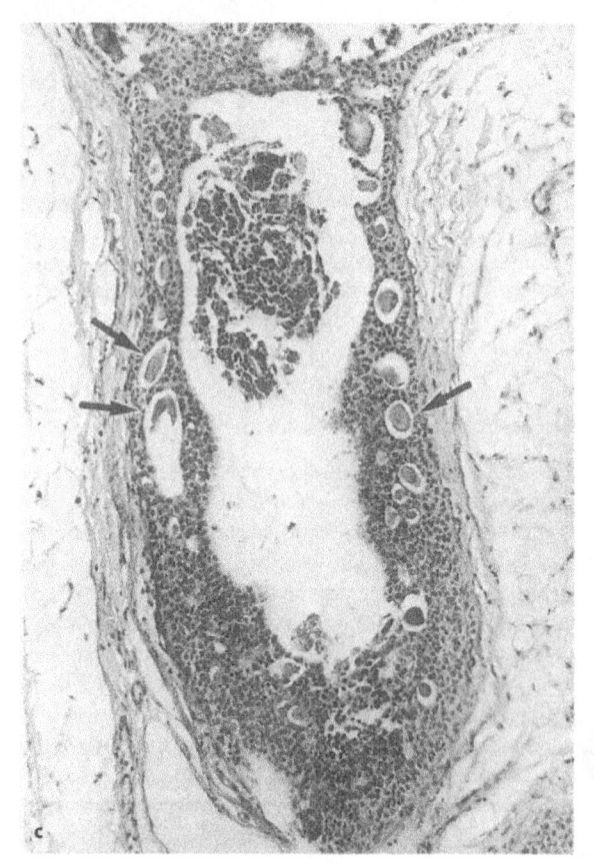

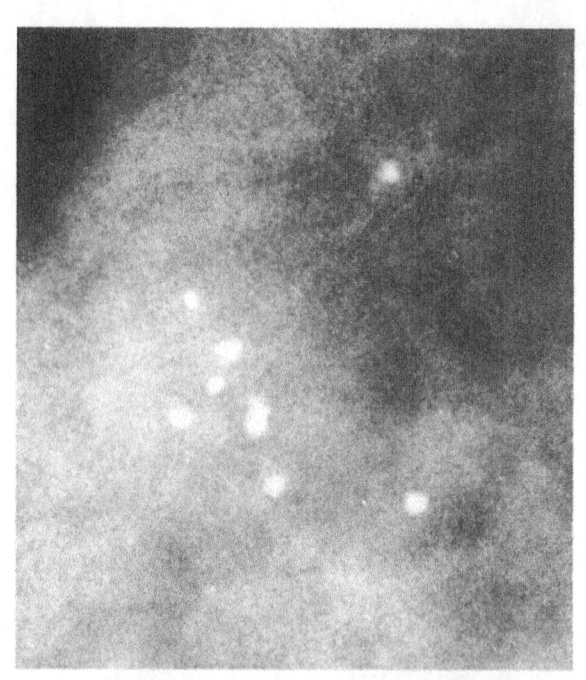

Abb. 3.24. Sieben monomorph granuläre Verkalkungen in einer 8×10 mm großen, trapezförmigen Gruppe. Histologie: papilläres-kribriformes Milchgangskarzinom

Abb. 3.23c

Bei den 11 mikropapillären/kribriformen intraduktalen Karzinomen war das Verhältnis der punktförmigen/granulären Mikroverkalkungen zu den nicht punktförmigen/granulären mit 73:27% deutlich höher als bei den übrigen Fällen. Bei dieser histologischen Form der Milchgangskarzinome herrschen also eindeutig die punktförmigen/granulären Mikroverkalkungen vor (Abb. 3.21).

Bei den 60 Komedokarzinomen war das Verhältnis der punktförmigen/granulären Mikroverkalkungen zu den nicht punktförmigen/granulären 43:57%. Bei dieser histologischen Form der Milchgangskarzinome dominieren also die nicht punktförmigen/granulären Mikroverkalkungen (Abb. 3.22).

Bei den 40 „Mischkarzinomen" betrug das Verhältnis punktförmig/nichtpunktförmig 55:45% und war damit in die Nähe der Proportion aller Milchgangskarzinomtypen angesiedelt (Abb. 3.23).

Weiterhin wurden noch folgende Erfahrungen gemacht:

Eine Monomorphie der punktförmigen Verkalkungen kommt beim intraduktalen Karzinom äußerst selten vor (5 Fälle = 4%) und zwar vorwiegend bei den kleinen feinpapillären/kribriformen Karzinomen (Abb. 3.24).

Meistens sieht man jedoch auch bei den kleinsten mikropapillären/kribriformen Karzinomen neben den punktförmigen mindestens eine komma-, linien- oder astförmige Verkalkung (minimale Polymorphie). Erklärung: Auch die kleinen mikropapillär/kribriformen Karzinome wachsen an einer Stelle bereits solide und nekrotisieren; so kann neben Psammomverkalkungen in einem winzigen Milchgangsabschnitt auch eine nichtpunktförmige Verkalkung entstehen (Abb. 3.25). Ein den ganzen Milchgang ausfüllendes, ausschließlich aus punktförmigen Mikroverkalkungen bestehendes (weil nur mikropapilläres!) Karzinom, wie es Abb. 3.26 zeigt, ist die sprichwörtliche Ausnahme, die die Regel bestätigt.

▷

Abb. 3.25. Intraduktale Karzinome mit minimaler Polymorphie im Mammogramm und deren schematische Darstellung. **a** Madame Dr. Le Gal (Institute Curie/Paris) hat mir den Fall vorgelegt! 5×2 mm große rautenförmige Mikrokalkgruppe. Ausschlaggebend für meine zutreffende Diagnose eines vorwiegend kleinpapillären Karzinoms war außer der Gruppenform die einzige linienförmige Verkalkung neben den 16 punktförmigen, **b** 4 × 8 mm großen Mikrokalkgruppe ohne eindeutig zu bestimmende Gruppenform (Schmetterling?). Neben 23 punktförmigen, granulären Mikroverkalkungen sind auch 3 y- bzw. v-förmige zu sehen, die mir die Diagnose eines intraduktalen, papillären-kribriformen Karzinoms mit Komedoanteilen erlaubten. **c** 12 punkt- und eine kommaförmige Mikroverkalkung in einer eckigen (propellerförmigen) Gruppe, anlässlich einer Vorsorgemammographie entdeckt (Dr. G. Göring, Dr. Stockhammer/ Braunschweig). Konsiliaruntersuchung mit der Fragestellung, ob eine diagnostische Exzision notwendig sei. Meine mammographische Diagnose war: Verdacht auf papilläres-kribriformes Karzinom. Histologisch bestätigt

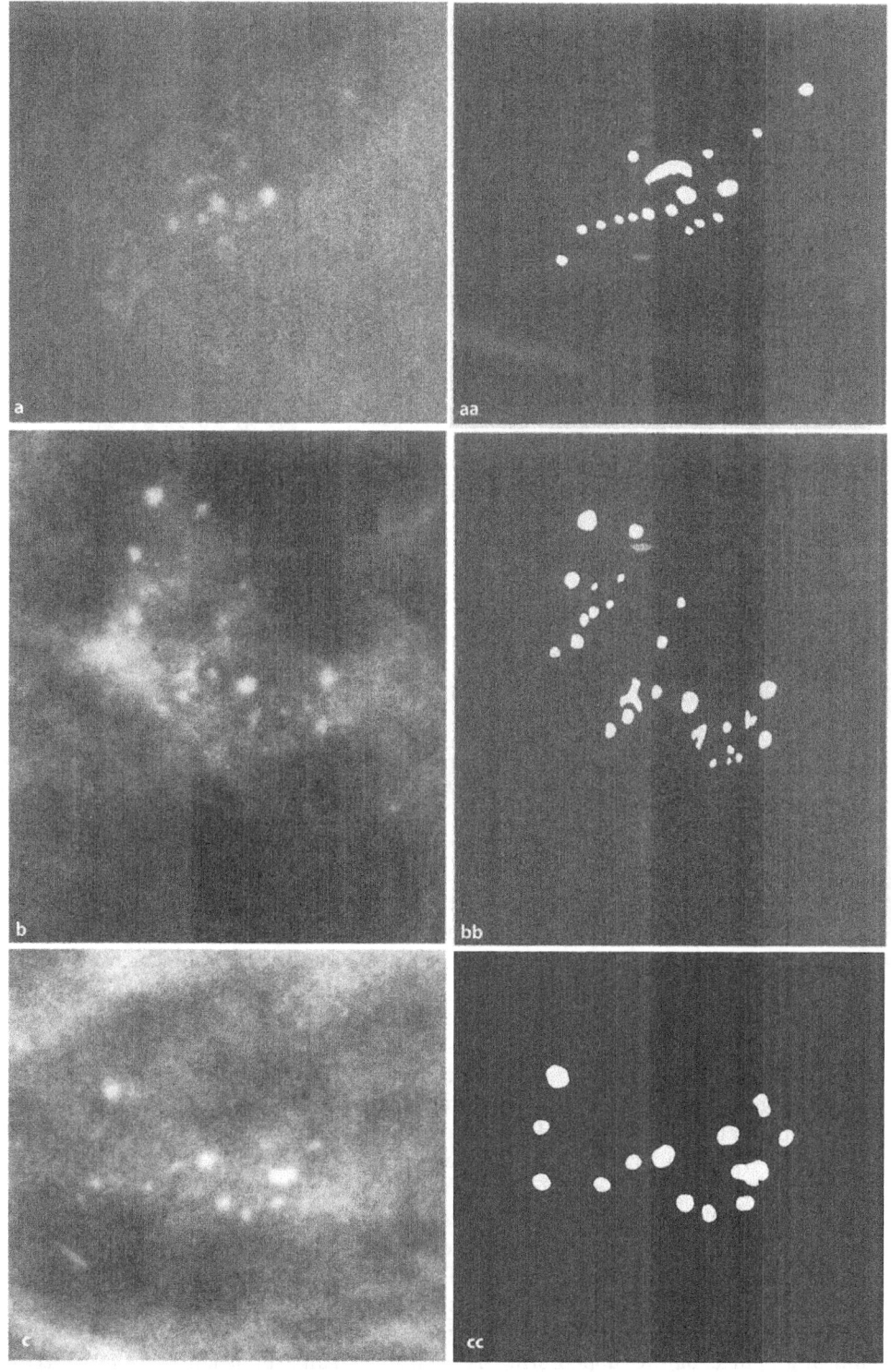

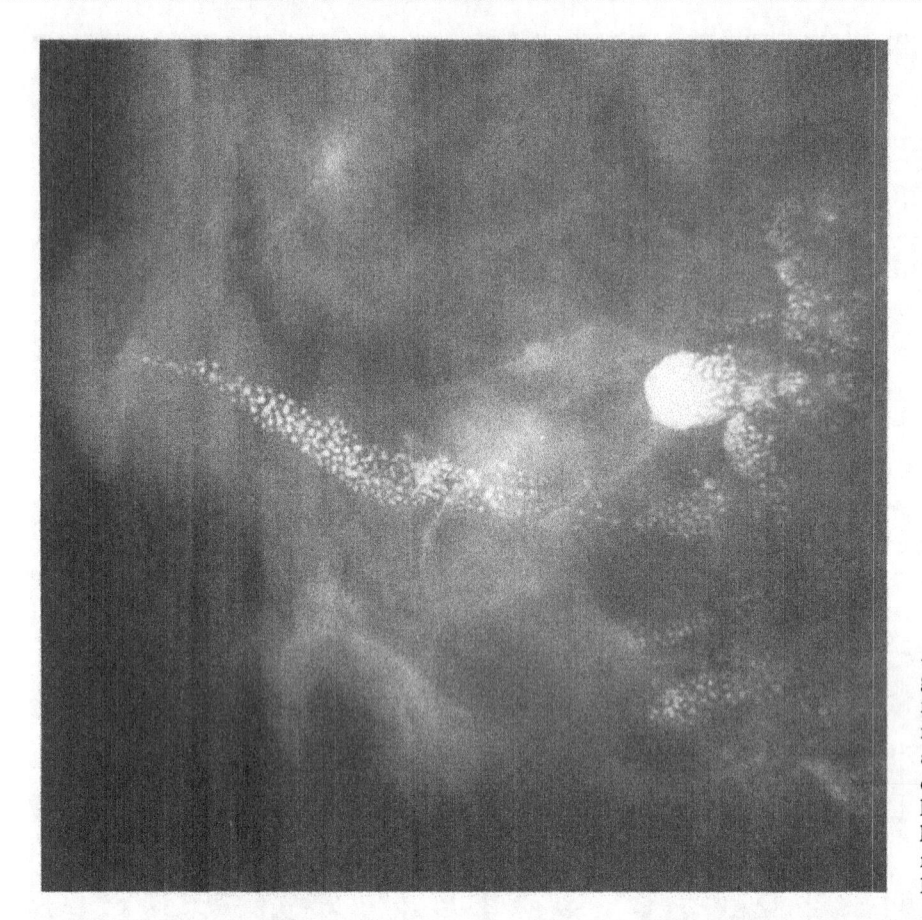

Abb. 3.26. Ein ganzer Milchgang – teils mit Lobuli! – ist mit ausschließlich punktförmigen Mikroverkalkungen ausgestopft. Das Gesamtbild erinnert an eine Schlangenhaut. Histologie: ausschließlich mikropapilläres Karzinom ohne Invasion! (Frau Dr. M. Reichel/Wiesbaden)

Nach sehr sorgfältiger Analyse kann man also den wahrscheinlichen Subtyp eines intraduktalen Karzinoms bestimmen. Andererseits ist es auch sehr wichtig, dass auch der Pathologe möglichst viele Schnitte untersuchen soll.

Oft wird die Frage gestellt, ab wie vielen nebeneinander liegenden Mikroverkalkungen der Verdacht auf ein intraduktales Karzinom besteht. Früher hat man gesagt: „Bei mehr als 5 Mikroverkalkungen muss eine diagnostische Exzision empfohlen werden" [95]. Heute wissen wir aber, dass nicht so sehr die Quantität, sondern vielmehr die Qualität der Mikroverkalkungen diagnostische Bedeutung hat. So kann z.B. eine rundliche Gruppe von 6 punktförmigen „facettierten" Mikroverkalkungen als Blunt-duct-Adenose, dagegen gleichfalls 6 nichtfacettierte, punktförmige Mikroverkalkungen ohne eindeutig beurteilbare Gruppenform, als beobachtungswürdig, während andererseits 5 punktförmige und 1 strich- oder kommaförmige Mikroverkalkung ohne eindeutige Gruppenfiguration als verdächtig eingestuft werden.

Früher hatte ich die dichte Besiedlung der Mikroverkalkungen als karzinomtypisch angesehen [80].

Hansell et al. [62] bzw. de Lafontan et al. [25] haben jedoch anhand eines großen Materials festgestellt, dass weder die Zahl, noch die dichte Besiedlung der Mikroverkalkungen zuverlässige Hilfen in der Diagnosefindung sind. Nach Menges et al. [94] ist das Auftreten von neuen Mikroverkalkungen zwischen zwei Routine-Mammographien oder deren zahlenmäßige Zunahme alarmierend. Die zahlenmäßige Zunahme der Mikroverkalkungen ist in der Tat ein wichtiges, wenn auch nicht spezifisches Zeichen der Malignität. Gleichbleibende Zahl bedeutet aber noch keineswegs, dass es sich um keinen malignen Prozess handelt. Nach den Erfahrungen von Lev-Toaff et al. [89] zeigte ein Viertel der DCIS-Fälle keine Zunahme der Mikroverkalkungen innerhalb von 8 bis 63 Monaten: eine wichtige Information für diejenigen Mammographer, die eine fragliche Mikrokalkgruppe jahrelang in 3- bis 6-monatigen Abständen kontrollieren. Ohne das Recht zur Kontrolle bestreiten zu wollen, müssen wir bestrebt sein, die Frage: *PE – ja oder nein?* möglichst bereits bei unserer ersten Begegnung mit dem Fall verbindlich zu beantworten! Wenn keine eindeutige mammographische Diagnose gestellt werden kann, und aus zu

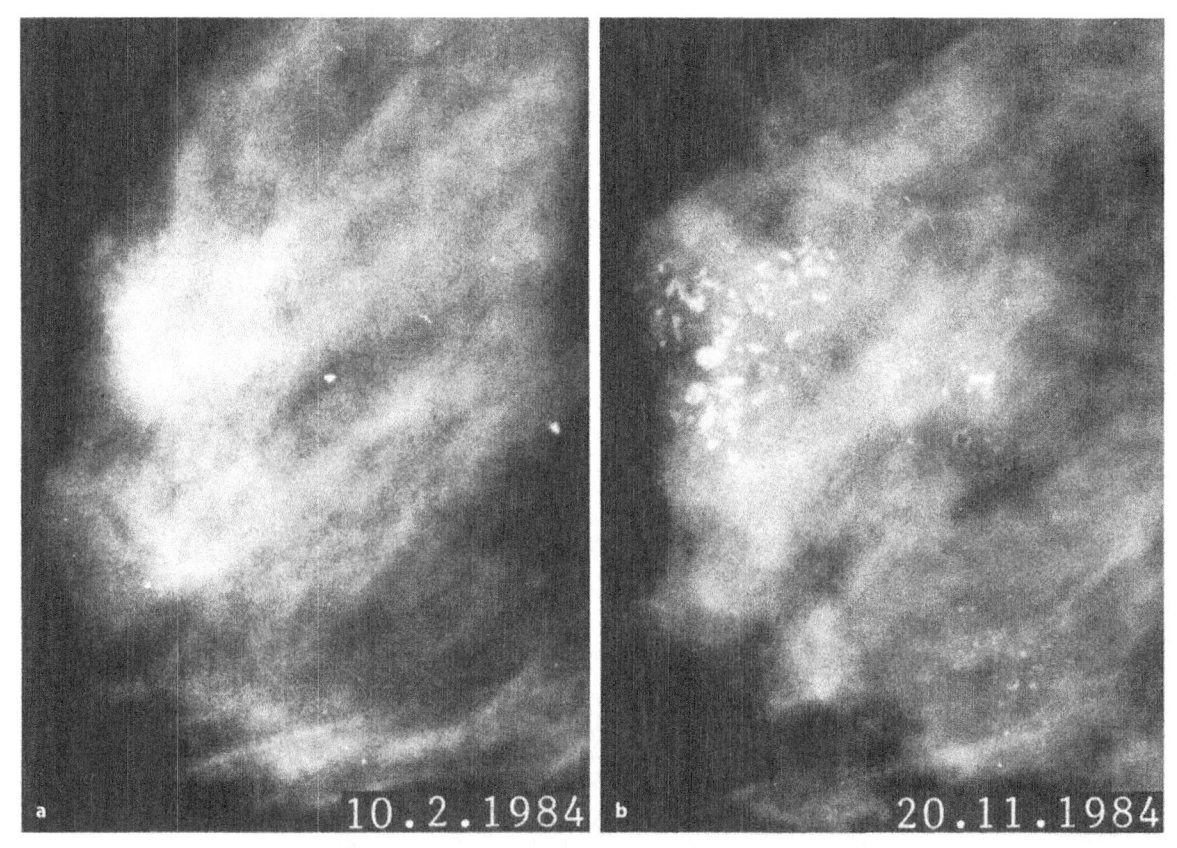

Abb. 3.27a,b. Zunahme der Mikroverkalkungen innerhalb von 9 Monaten. Die Patientin hat mich im November 1984 wegen einer diffusen Verhärtung in ihrer rechten Brust aufgesucht. **a** Die Diagnose eines ausgedehnten intraduktalen, vorwiegend Komedokarzinoms war einfach. Da sie aber im Februar desselben Jahres wegen ihrer Beschwerden bereits anderswo untersucht worden war, habe ich die Voraufnahmen besorgt. Auf diesen (**b**) waren nur einige flaue Mikroverkalkungen in einem größeren Areal verstreut zu sehen. Das ausgedehnte Karzinom war offensichtlich schon damals – und wahrscheinlich noch früher – da, seine Verkalkung erfolgte jedoch später

vertretenden Gründen eine Probeexzision vermieden werden sollte (z.B. Alter, kardialer Zustand oder zahlreiche diagnostische Exzisionen in der Vorgeschichte), kann eine Kontrolle nach 6 Monaten erfolgen. Erfahrungsgemäß ist eine wahrnehmbare Veränderung früher nicht zu erwarten! Voraufnahmen sind zum Vergleich stets heranzuziehen!

Anscheinend hat jedes DCIS seine eigene Verkalkungsdynamik, die möglicherweise vom aktuellen Verhältnis der verschieden differenzierten histologischen Strukturen des konkreten Falles abhängig ist. Deswegen ist vermutlich auch die mammographische Ausdehnung der Nichtkomedokarzinome deutlich kleiner als ihre tatsächliche histologische

▷
Abb. 3.28. Ausschnitt (5-mal) Die dreieckförmige Gruppe von polymorphen Mikroverkalkungen mit dorsaler Einkerbung (*Pfeil*) wurde in der Röntgenklinik einer großen deutschen Universität nicht wahrgenommen. Drei Jahre später kommt an dieser Stelle ein von Mikroverkalkungen „vollgestopfter" Milchgang zur Darstellung. Fortsetzung des Falles Abb. 3.35c,d

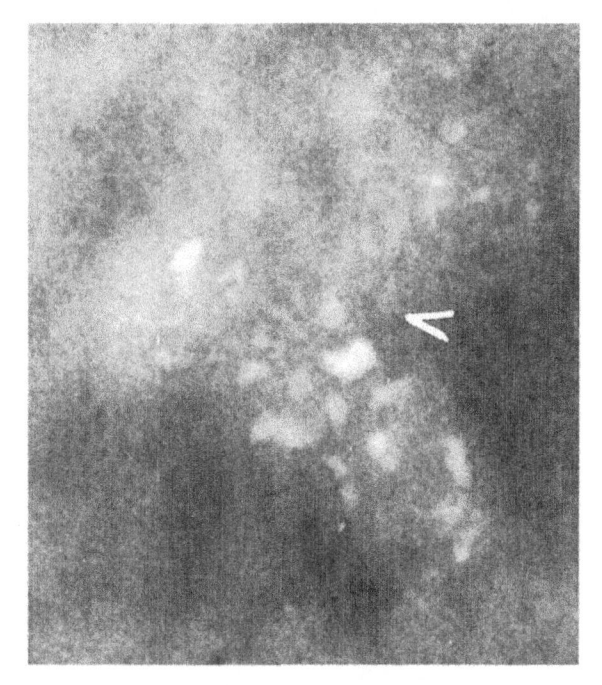

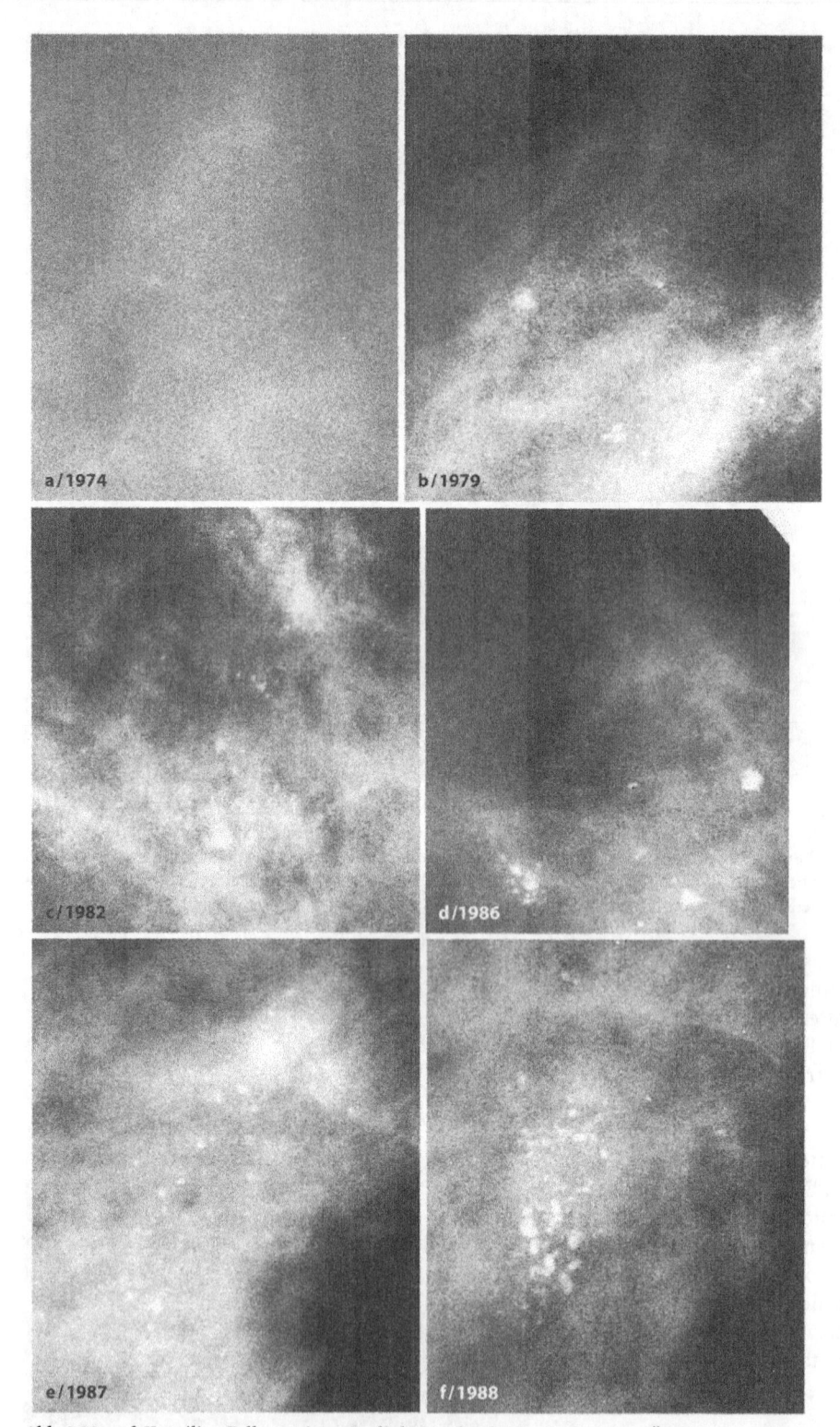

Abb. 3.29.a–f. Konsiliar-Fall von einem Radiologen, der der Patientin (einer Ärztin!) seit Jahren vergebens die diagnostische Exzision empfohlen hatte und jetzt hoffte, dass ich sie vielleicht überreden könnte, sich operieren zu lassen – was auch geschah. **a–e** Die hartnäckige Weigerung der Kollegin gibt uns die Möglichkeit, die Änderung der Intensität, das Verschwinden einiger und das Entstehen andere Mikroverkalkungen zu beobachten, bis schließlich das klassische Bild (dreieckförmige Gruppe von polymorphen Mikroverkalkungen) entstand. **f** Was den Fall noch interessanter macht: lichtmikroskopisch konnte bei diesem intraduktalen Karzinom keine Invasion festgestellt werden

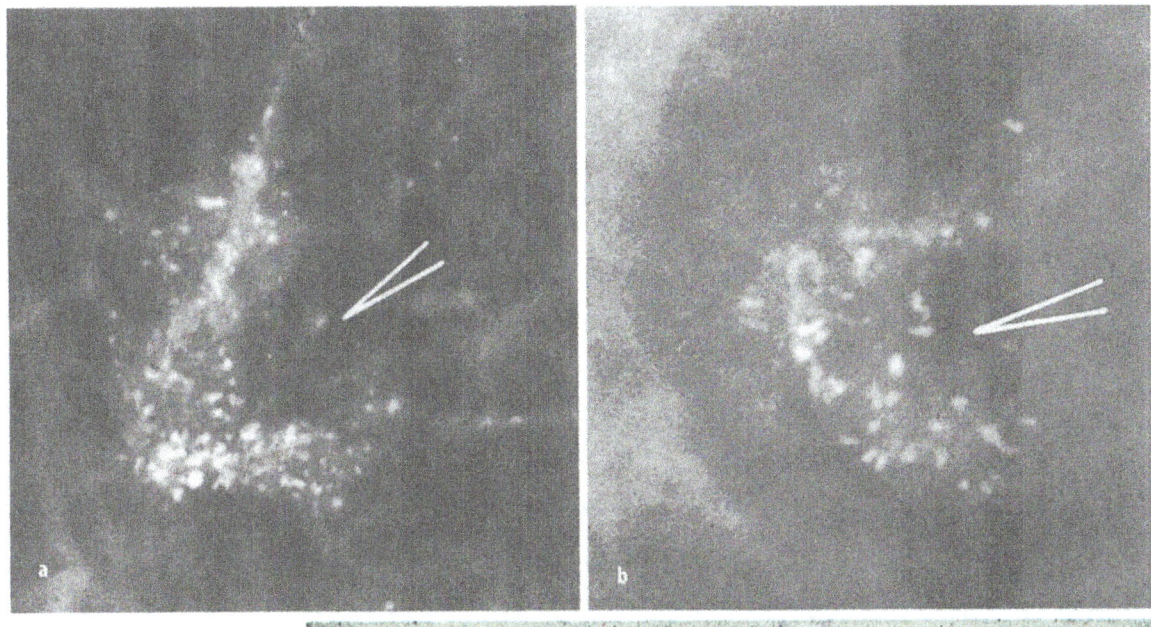

Duktale Epithelproliferationen und Neoplasien   109

Abb. 3.30. a,b,d Dreieckförmige Gruppen mit vorwiegend polymorphen Mikroverkalkungen von Komedokarzinomen mit dorsalen Einkerbungen (*Pfeile*),
c,e die histologischen Bilder zu (b) und (d). Sowohl die Dreieckform als auch die Einkerbungen sind mikroskopisch nachweisbar.
Bei **d** oben rechts wurde ein Gewebsstück zwecks Schnellschnittuntersuchung entfernt (Prof. Dr. P. Citoler/ Köln)
(Abb. 3.30 d, e s. S. 110)

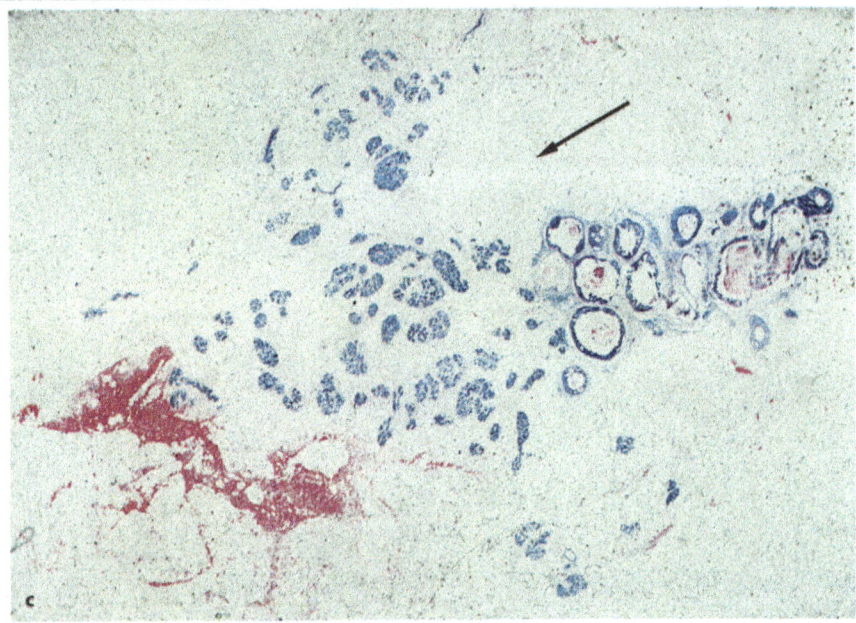

Größe, während die der Komedokarzinome mit der histologischen Größe eher übereinstimmt [67, 68]. Wahrscheinlich kann man auch deswegen bei einer früher „übersehenen" Mikrokalkgruppe später nicht mit Sicherheit sagen, ob der maligne intraduktale Prozess oder nur die Zahl der Mikroverkalkungen zugenommen hat (Abb. 3.27, 3.28, 3.29). Mikroverkalkungen können auch vollständig verschwinden [128, 132]!

Um die reale Ausdehnung der Mikroverkalkungen im Mammogramm möglichst genau bestimmen zu können, muss man mit mindestens vierfacher Lupenvergrößerung bzw. mit Vergrößerungsaufnahmen arbeiten [83, 112]. Besonders sorgfältig soll das Gebiet zwischen Läsion und Mamille auf Mikrokalk untersucht werden [67]. Einblendung am Lichtkasten ist obligat.

Ad 2: Formanalyse der Mikrokalkgruppen
Man sollte die Gruppenformanalyse immer unter Lupenbetrachtung und durch das Verbinden der ganz außen liegenden Verkalkungen durchführen. Ein angespitzter, weicher Bleistift ist für diesen Zweck geeigneter als ein Fettstift! Die Gruppenform

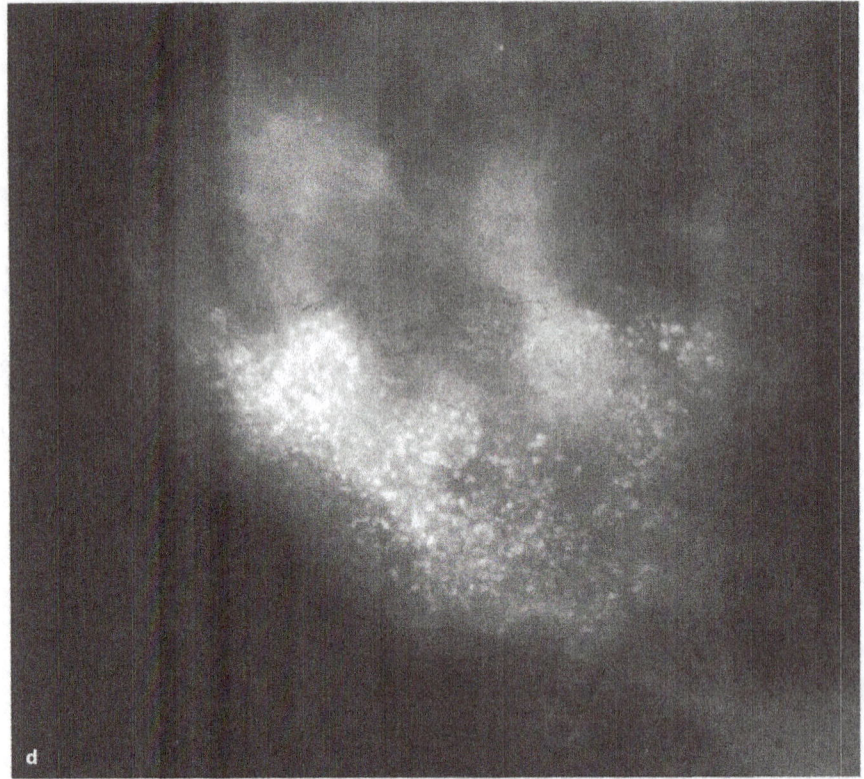

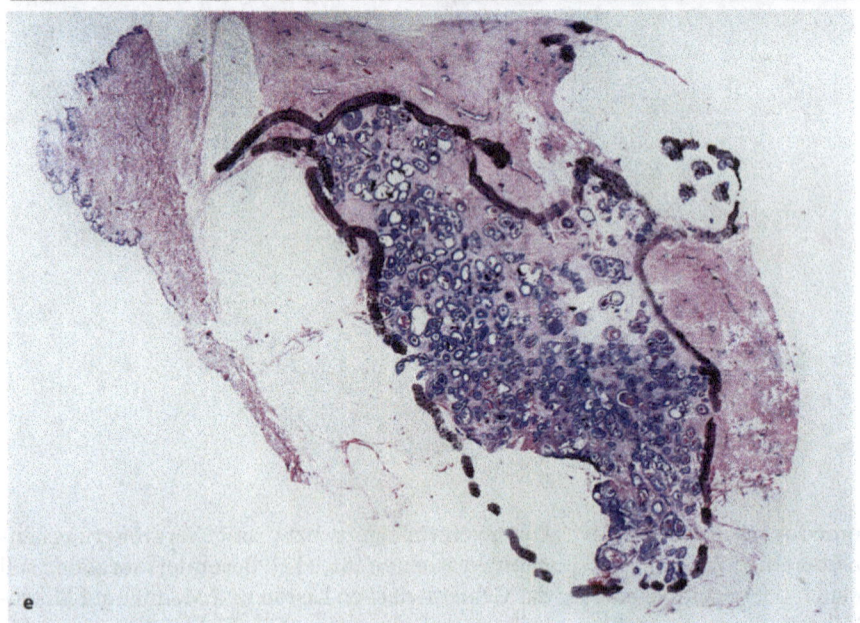

Abb. 3.30 d, e

muss in 2 Ebenen (kraniokaudal und streng mediolateral) bestimmt werden. Die grobe Einschätzung der Gruppenform mit dem bloßen Auge kann irreführend sein!

Bei der Formanalyse von 153 Mikrokalkgruppen maligner Genese [80, 81] wurden die folgenden Gruppenformen gefunden:

- eckige – vorwiegend dreieckige – in 88 % der Fälle (s. Abb. 3.22, 3.23a, 3.24, 3.25a, 3.27, 3.28, 3.29, 3.30, 3.31a, 3.33, 3.34),
- stern- oder schmetterlingsförmige Gruppen in 5 % der Fälle (Abb. 3.31b, Abb. 3.32),
- linien- oder astförmige Anordnung in 4 % der Fälle (Abb. 3.32).

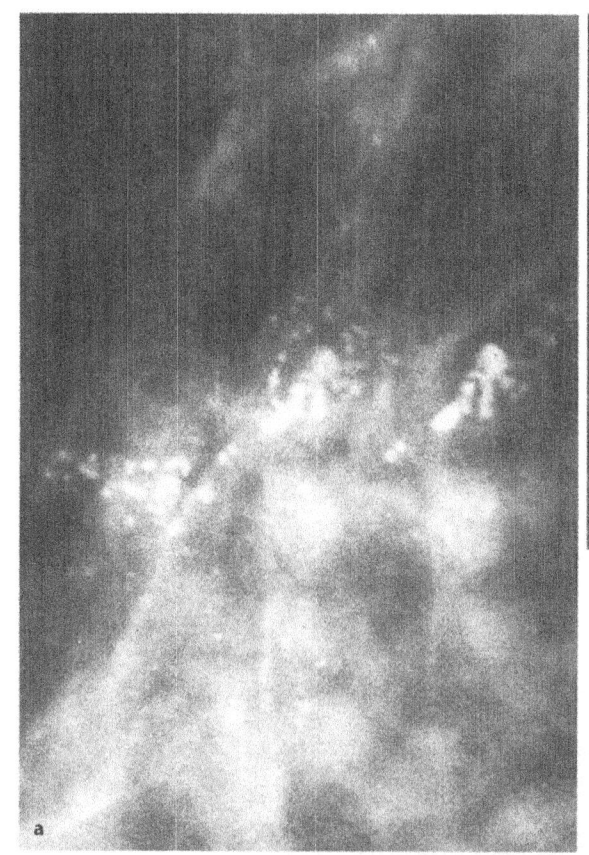

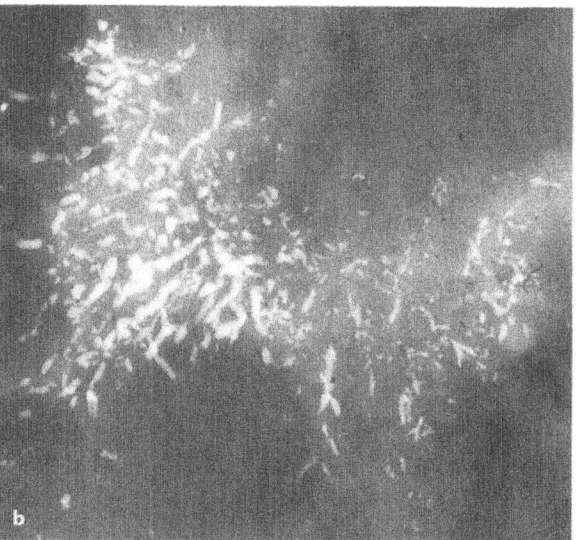

Abb. 3.31. a Sternförmige Gruppe von polymorphen Mikroverkalkungen bei einem intraduktalen Karzinom (vorwiegend Komedo Typ), **b** Schmetterlingsförmige Gruppe von fast ausschließlich astförmigen Mikroverkalkungen bei einem Komedokarzinom

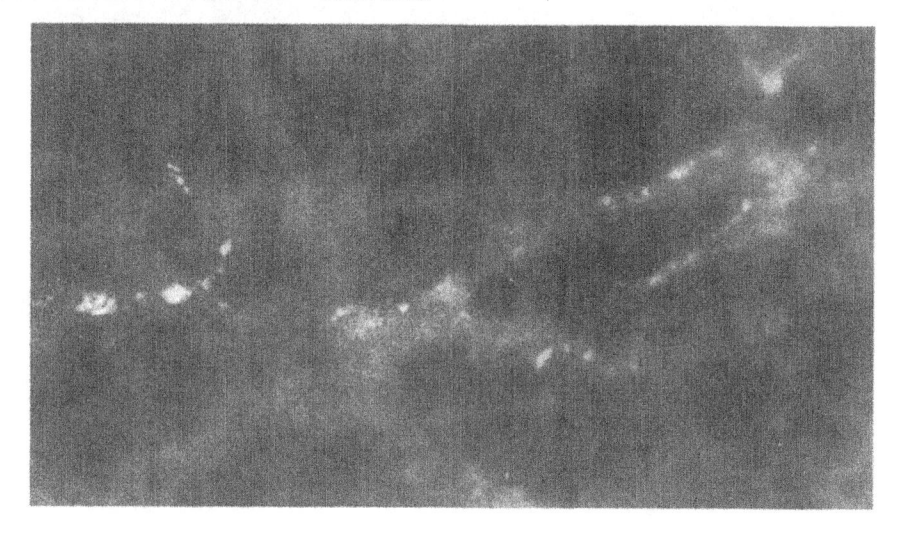

Abb. 3.32. Astförmige Anordnung von vorwiegend linienförmigen Mikroverkalkungen bei einem 2 cm großen Komedokarzinom. Die Mikroverkalkungen liegen teils im Zentrum bandförmiger Weichteilschatten, die ektatischen Milchgängen entsprechen

Nur in 3 % der untersuchten Fälle waren die Mikrokalkgruppen keiner der oben aufgeführten Formationen zuzuordnen. Rundliche, ovaläre Gruppen habe ich in dieser Studie nicht gefunden; sie kommen nur bei lobulären Kanzerisationen vor [97, 148].

Bei sehr kleinen Gruppen kann die Bestimmung der Gruppenkonfiguration sehr schwierig oder auch unmöglich sein.

Die Längsachse der eckigen und linienförmigen Gruppen sind immer entweder auf die Brustwarze oder aber auf die sagittale Brustachse ausgerichtet.

In mehr als 50 % der Fälle findet man in beiden Aufnahmenebenen dreiecksförmige Gruppen (Abb. 3.33). Es kommt jedoch oft vor, dass die Gruppenform nur in einer Projektion dreieckig ist, wäh-

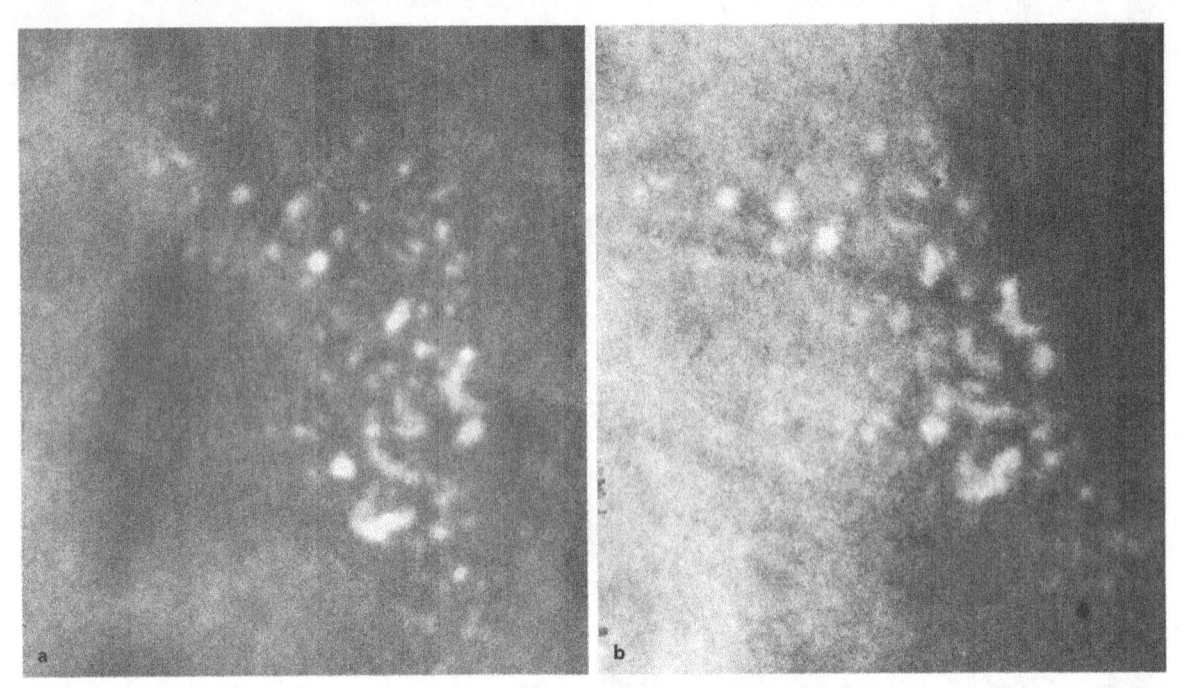

Abb. 3.33. a Kraniokaudale und **b** seitliche Aufnahme eines intraduktalen Karzinoms von Komedotyp

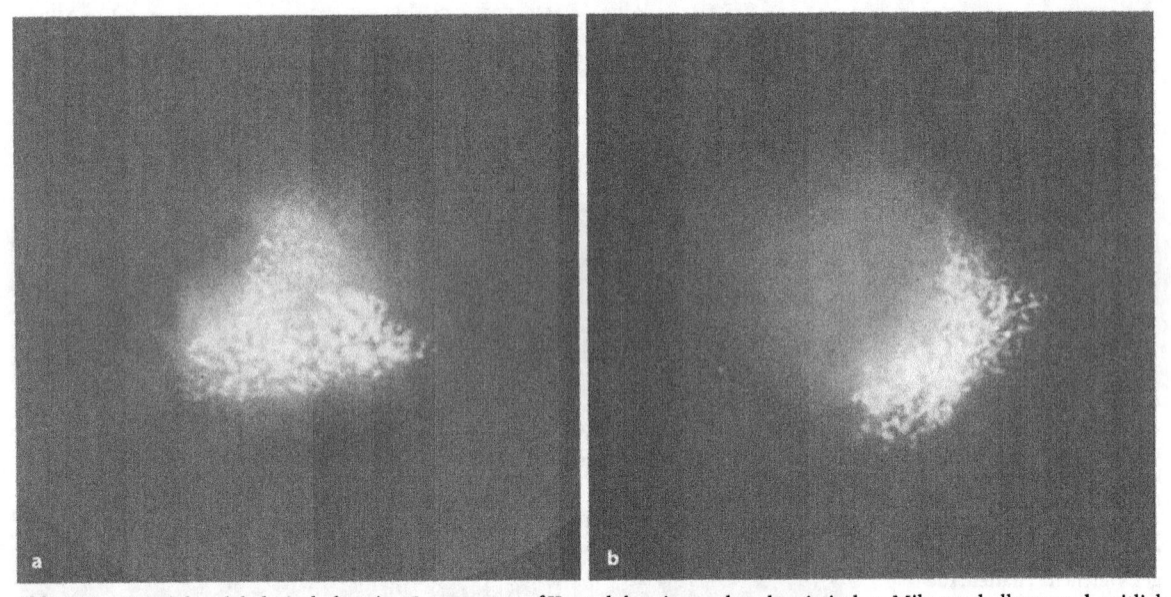

Abb. 3.34. a Kraniokaudal: dreiecksförmige Gruppe von auf Komedokarzinom charakteristischen Mikroverkalkungen, **b** seitlich ist die Gruppe rechteckig (propellerförmig). Der invasive Anteil ist rund und homogen

rend in der anderen eine andere eckige Konfiguration aufzeigt (Abb. 3.34, 3.35, 3.36).

Dieses Phänomen ist auf die Änderung der Milchgangsform in zwei Ebenen zurückzuführen (Abb. 1.18). Die eckige Gruppenform und die Änderung der Gruppenform je nach Ebene sind wichtige Hinweise der intraduktalen Lokalisation, wenn sie auch – bei sehr kleinen intraduktalen Karzinomen (Abb. 3.38a) – nicht immer deutlich erkennbar sind.

Die Analyse der Randkonturen der Mikrokalkgruppen beim intraduktalen Karzinom hat gezeigt, dass sie in über 30 % der Fälle wellig sind (Abb. 3.36), und zwar um so häufiger je größer die Gruppe ist. Bei Gruppen unter 100 mm² kommen diese welligen Konturen nur selten vor. Das Phäno-

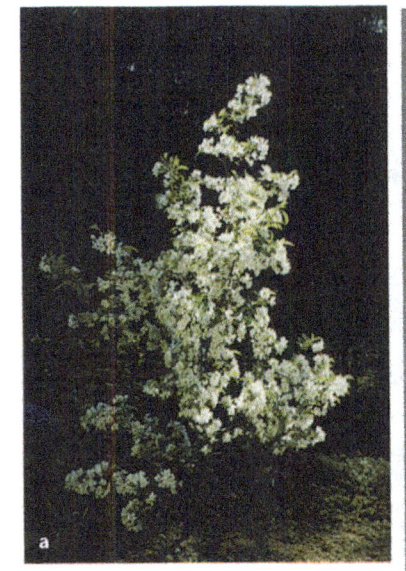

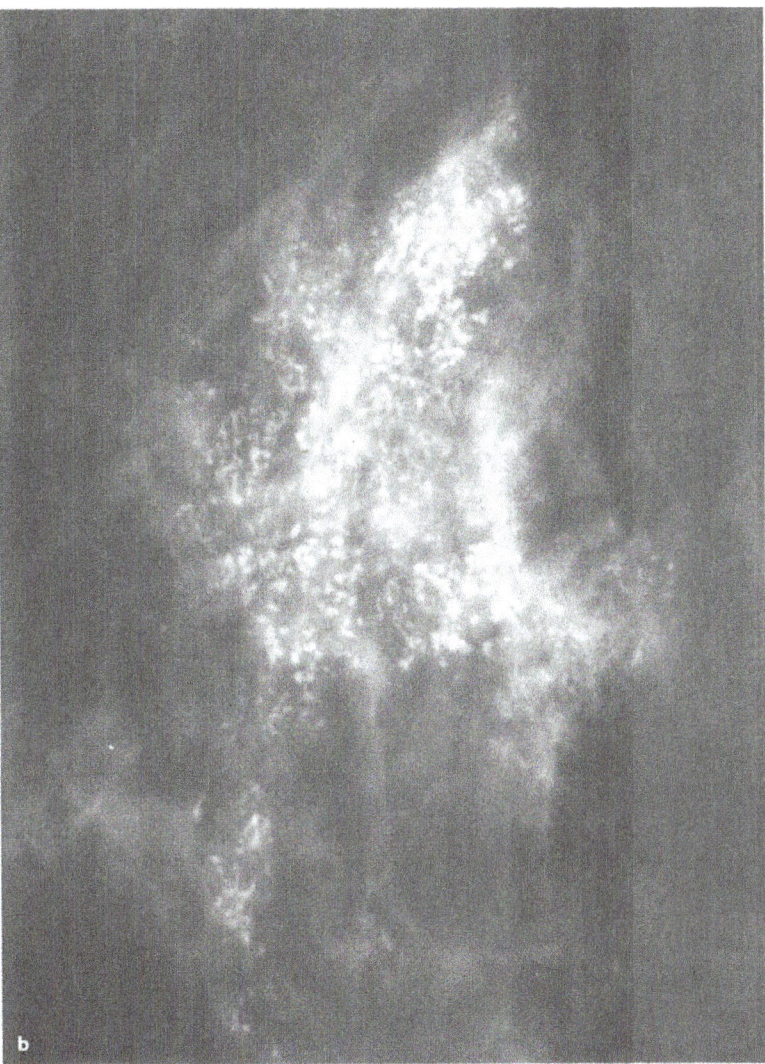

Abb. 3.35a–d. Wie die Form eines Baumes anders abgebildet wird, wenn man ihn von der Seite **a** oder von oben **d** fotografiert, so auch die Form des durch Mikroverkalkungen markierten Drüsenbaumes eines ausgedehnten intraduktalen Karzinoms: **b** seitliche Aufnahme, **c** kraniokaudale Aufnahme (Abb. 3.35c, d s. S. 114)

men kann bei der Beurteilung größerer Gruppen mit unklaren Mikrokalkkonfigurationen eine differentialdiagnostische Bedeutung erlangen.

An der – meistens thoraxwärts liegenden – Basislinie der dreieckigen Gruppen findet sich oft eine Einkerbung, die der Gruppe ein „schwalbenschwanzähnliches" Aussehen verleiht (s. Abb. 3.30, 3.33, 3.34).

Manchmal sind auch mehrere solcher Einkerbungen zu sehen (Abb. 3.39). Auch dieses Phänomen kommt bei kleineren Mikrokalkgruppen nur selten vor. Für ein intraduktales Karzinom spricht auch, wenn man innerhalb von größeren Mikrokalkgruppen inselartige mikrokalkfreie Gebiete findet (Abb. 3.36, 3.37).

Intraduktale Karzinome ohne Mikroverkalkungen kommen selten vor. Im Mammogramm sieht man dann:

- erweiterte torquierte „kornährenähnliche" Milchgänge, die histologisch meistens papillären Karzinomen entsprechen. Dieser Befund ist nicht karzinomspezifisch, eine diagnostische Exzision ist obligat [66],
- die einseitigen, mehr oder weniger ausgedehnten umschriebenen, sogenannten asymmetrischen Verschattungen, die auf eine periduktale reaktive Fibrose zurückzuführen sind. Um überflüssige Operationen zu vermeiden, muss man mit diesem schwer definierbaren Befund vorsichtig umgehen, insbesondere wenn die Veränderung klinisch okkult ist. Die Indikation zur diagnostischen Exzision wird bei entsprechendem Tastbefund erleichtert [75],

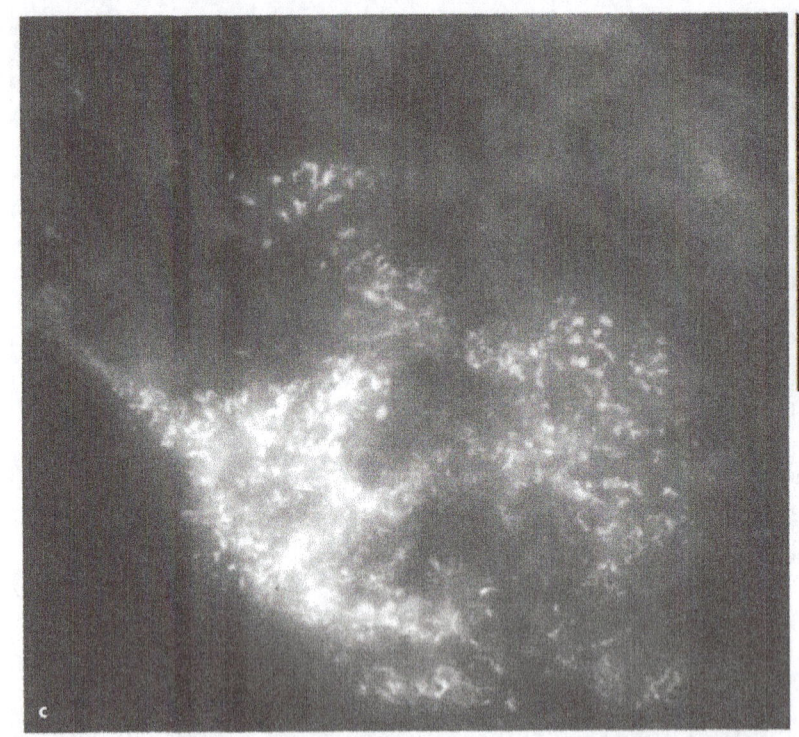

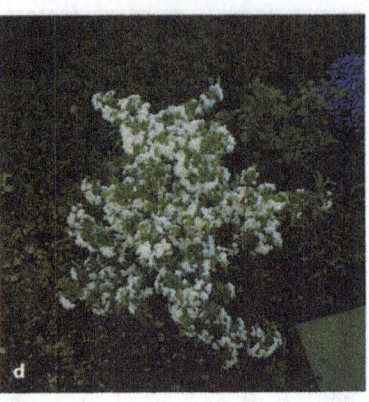

Abb. 3.35c, d

- strahlige Struktur ohne Mikrokalk. Dieser Befund kommt bei 2–8 % der DCIS-Fälle vor. Die Veränderung ist gleichfalls durch reaktive periduktale Fibrose zu erklären [113].

DCIS kann auch in einer strahligen Narbe entstehen, wie es Reiff et al. [113] von 86 DCIS in vier Fällen gefunden haben.

Durch *Feinnadelaspirationsbiopsie* kann ein DCIS nicht ausgeschlossen werden [116]. Die FNAB kann zum präoperativen Grading nur dann beitragen, wenn es sich um ein hochmalignes DCIS handelt [93].

Nach Liberman et al. [90] bzw. Brem et al. [19] ist die Vakuum-Stanzbiopsie eine unzuverlässige Methode, weil DCIS in 25–52 % der Fälle als ADH beurteilt wird!

Sonographie: Wenn auch größere Mikroverkalkungen in echoarmer Umgebung mit Ultraschall entdeckt werden können, kann man sie oft nicht wahrnehmen [47, 57, 87, 88, 151]. In der letzten Zeit kann man aber über vielversprechende Ergebnisse mit hochauflösender (10–5 MHz) Sonographie lesen. Die Mikroverkalkungen sehen dann wie „funkelnde Sterne am dunklen Himmel" aus – ein poetisches Bild [161]. Die hochauflösende Sonographie soll besonders bei jungen Frauen eingesetzt werden, bei denen man wegen des erhöhten Risikos gerne mammographieren würde, von dieser jedoch wegen des dichten Drüsenparenchyms doch Abstand nehmen will [70].

Die „kornährenähnliche" umschriebene Erweiterung eines Milchganges kann auch sonographisch dargestellt werden. Das Bild sagt aber nichts über die Dignität der Veränderung aus [151]. Dagegen: die sonographische Entdeckung von mammographisch okkulten Mikroinvasionen kann den Plan einer brusterhaltenden Behandlung ändern.

Die *dynamische MR-Mammographie* ist zur Untersuchung des DCIS ungeeignet, weil sie in etwa 1/5 der Fälle keine Kontrastmittelanreicherung aufzeigt [39, 64, 158].

Therapie des DCIS: Der behandelnde Arzt kann seiner Patientin zwei Alternativen anbieten: entweder die Mastektomie oder eine großzügige Exzision mit oder ohne Bestrahlung.

Für eine Mastektomie spricht der 100 %ige Heilerfolg [24, 52, 145, 154]. Seit der Etablierung der brusterhaltenden Therapie (BET) bei invasiven, klinischen Mammakarzinomen ist es aber sehr schwer einer Frau zu erklären, dass sie wegen eines mammographisch festgestellten, klinisch okkulten Karzinoms ihre Brust verlieren soll, während ihre Freundin mit einem tastbaren Krebsknoten brusterhaltend behandelt wurde.

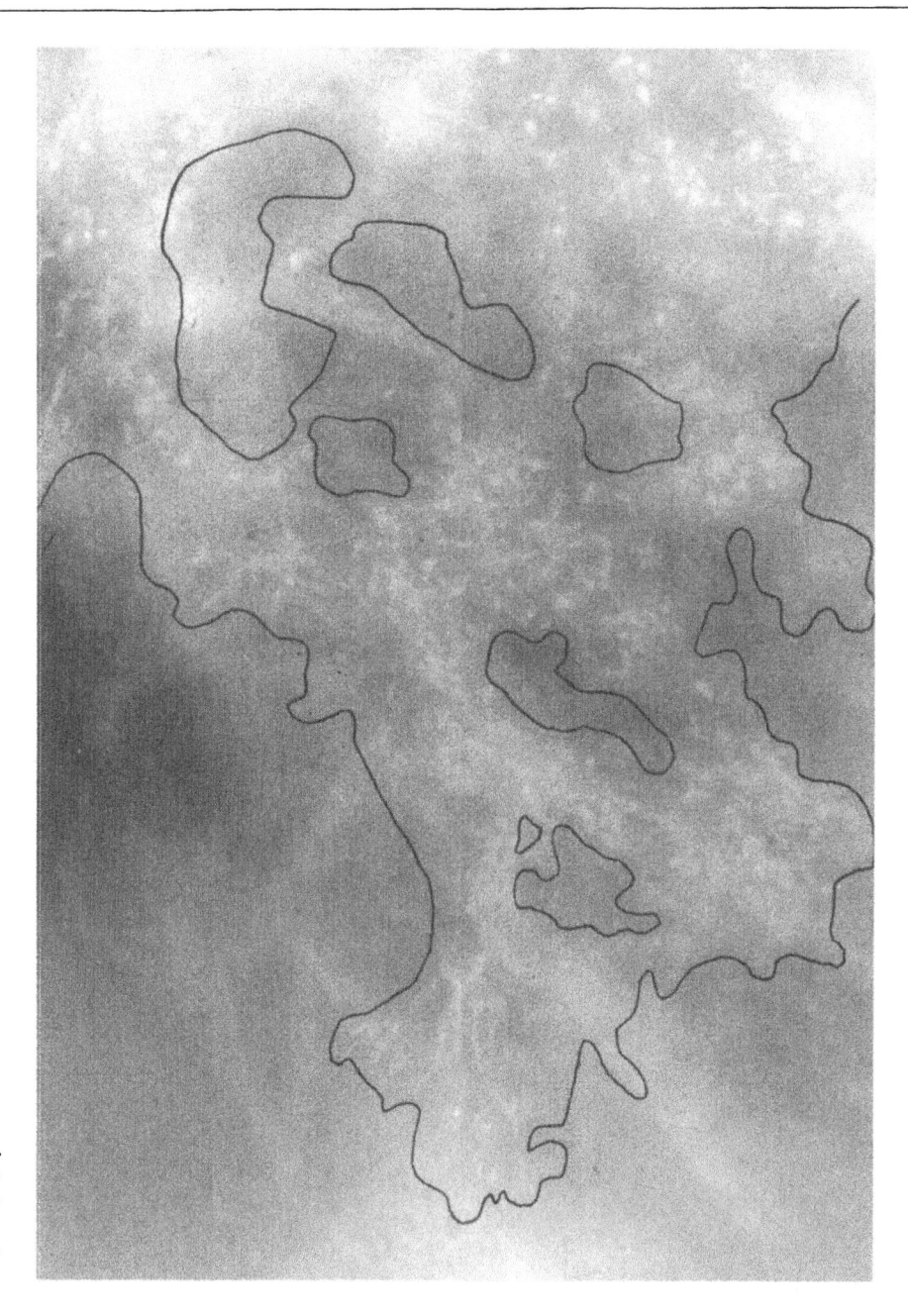

Abb. 3.36. Ausschnitt (Vergr. 5:1) Polymorphie: die Gruppenkonturen zeigen kürzere und längere „Fortsätze", inselartige mikrokalkfreie Gebiete

Der Wunsch, das intraduktale Karzinom brusterhaltend zu behandeln, ist nicht neu. Bereits 1934 schrieb Bloodgood [12]: „Wenn der Tumor klein ist und der Gefrierschnitt ein pures Komedoneoplasma zeigt, dann genügt es, nur den Tumor zu exzidieren." Auch Fisher et al. [43, 44] meinen, dass es paradox sei, die invasiven Karzinome brusterhaltend zu behandeln und das DCIS nicht.

Erfolg oder Misserfolg der brusterhaltenden Behandlung wird mit der Häufigkeit der Lokalrezidiven, der Fernmetastasen und an der Mortalität gemessen. Es wurde untersucht, ob diese Parameter

1. von dem histologischen Aufbaumuster,
2. von der Tumorgröße
3. bzw. von dem Zustand der Resektionsränder abhängig sind – oder aber nicht.

Ad 1: Mit Hilfe einer autoradiographischen Methode (*Thymidin Labeling Index*) konnte festgestellt werden, dass die Komedokarzinome schneller proliferieren als die Nichtkomedokarzinome [96]. Es wur-

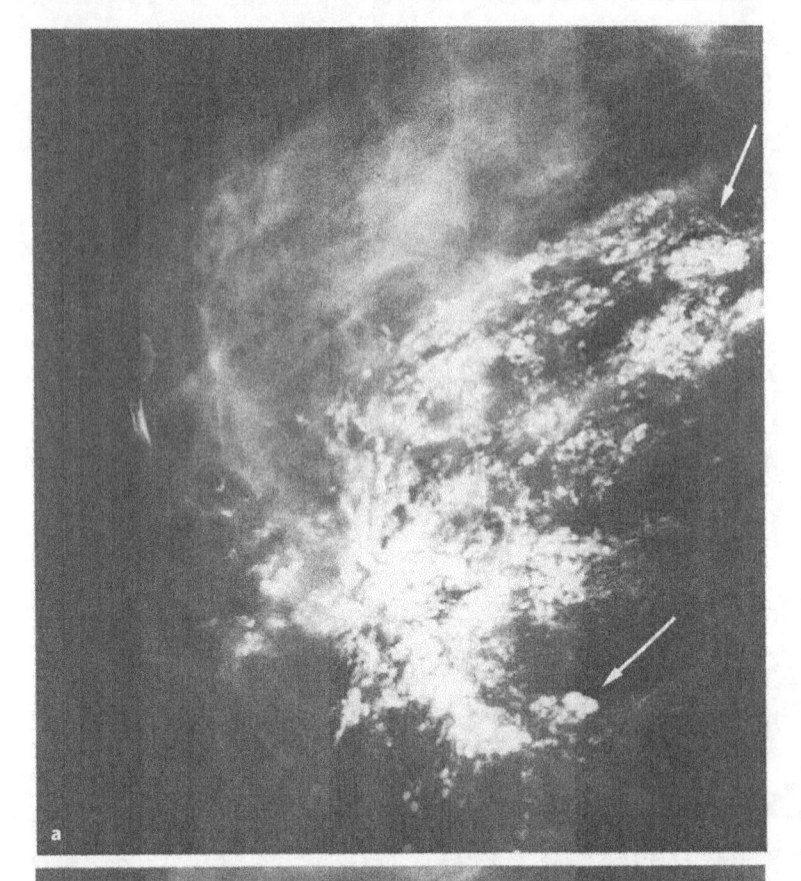

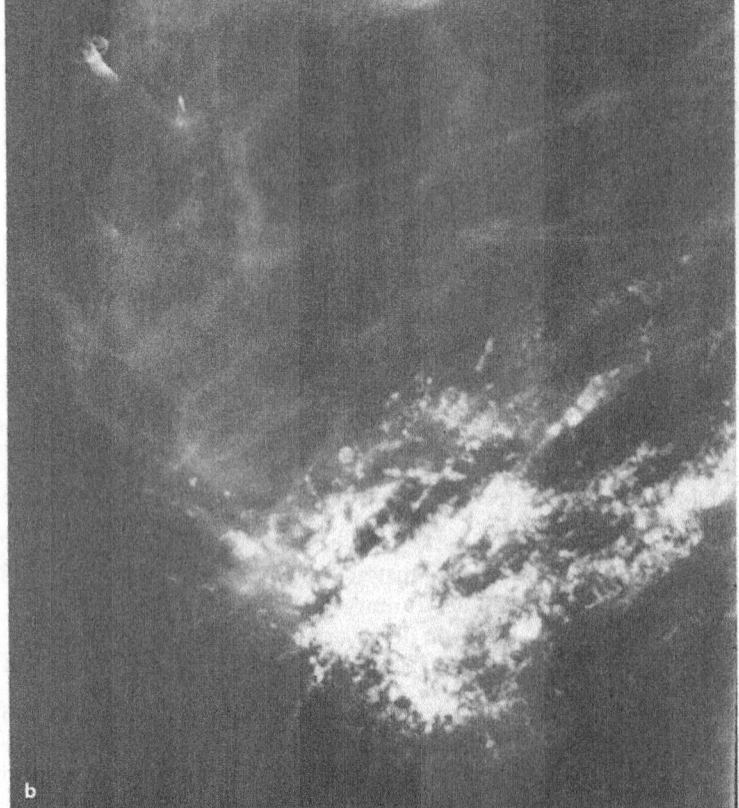

Abb. 3.37. a Kraniokaudal, **b** seitlich: ausgedehnte Gruppe eines vorwiegend Komedokarzinoms, wobei ein ganzer Milchgang betroffen ist. Änderung der Gruppenform je nach Ebene. Laterale „Fortsätze" und dorsale Einkerbungen, achten Sie auf die lobulären Mikrokalkgruppen (*Pfeile*) – lobuläre Kanzerisierung oder zufälliges Zusammentreffen zweier Befunde unterschiedlicher Dignität

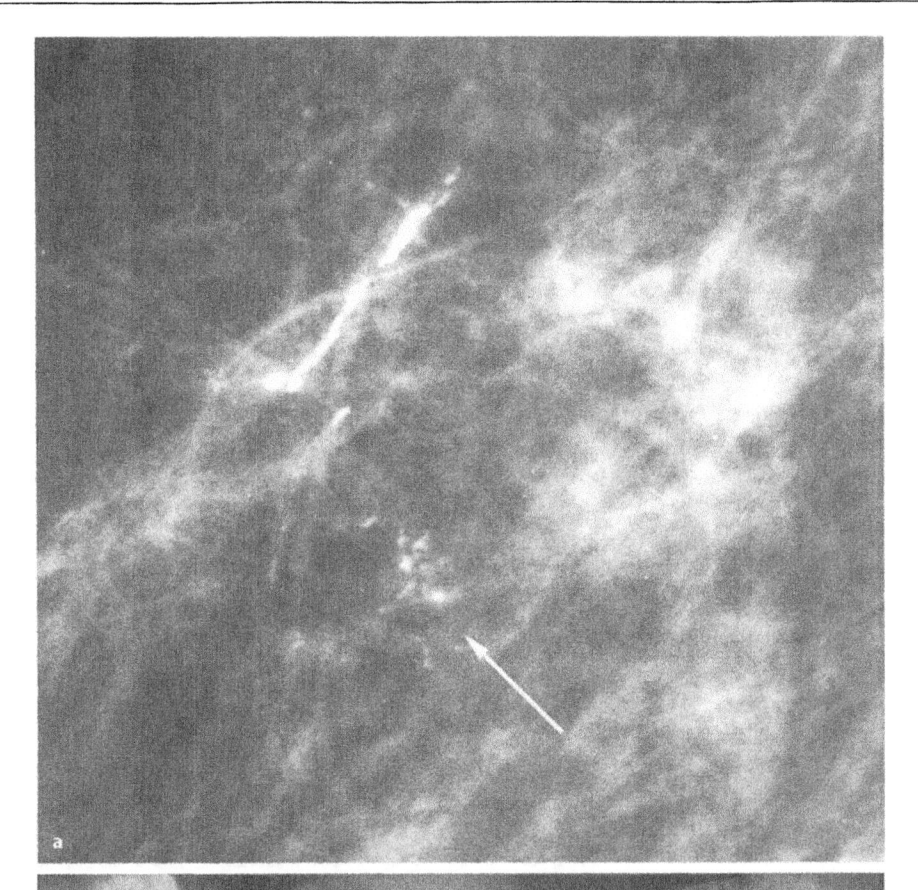

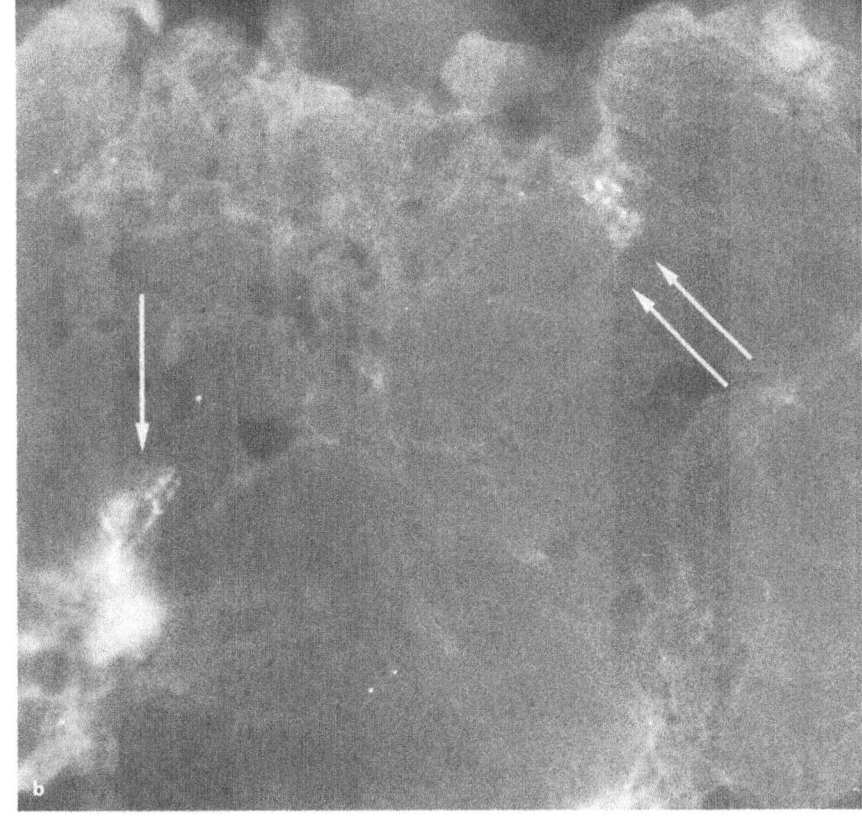

Duktale Epithelproliferationen und Neoplasien 117

Abb. 3.38. a Für ein intraduktales Karzinom charakteristische Mikrokalkgruppe (*Pfeil*), **b** im Präparat liegt die Veränderung teils ein Zentimeter vom Rand entfernt (*Pfeil*), teils wandständig (*Doppelpfeil*); histologisch sind jedoch die Resektionsränder frei. **c** Kontrolle zeigt fünf Monate später keine Restverkalkungen. **d** Nach weiteren sechs Monaten: neue Mikroverkalkungen (*Pfeile*) Reexzision. Histologie: intraduktales Karzinom in einem 2 cm großen Bezirk. Die 65jährige Frau wollte ihre Brust ablatieren lassen. In der Nähe der Exzisionsnarbe wurden noch weitere DCIS-Residuen gefunden

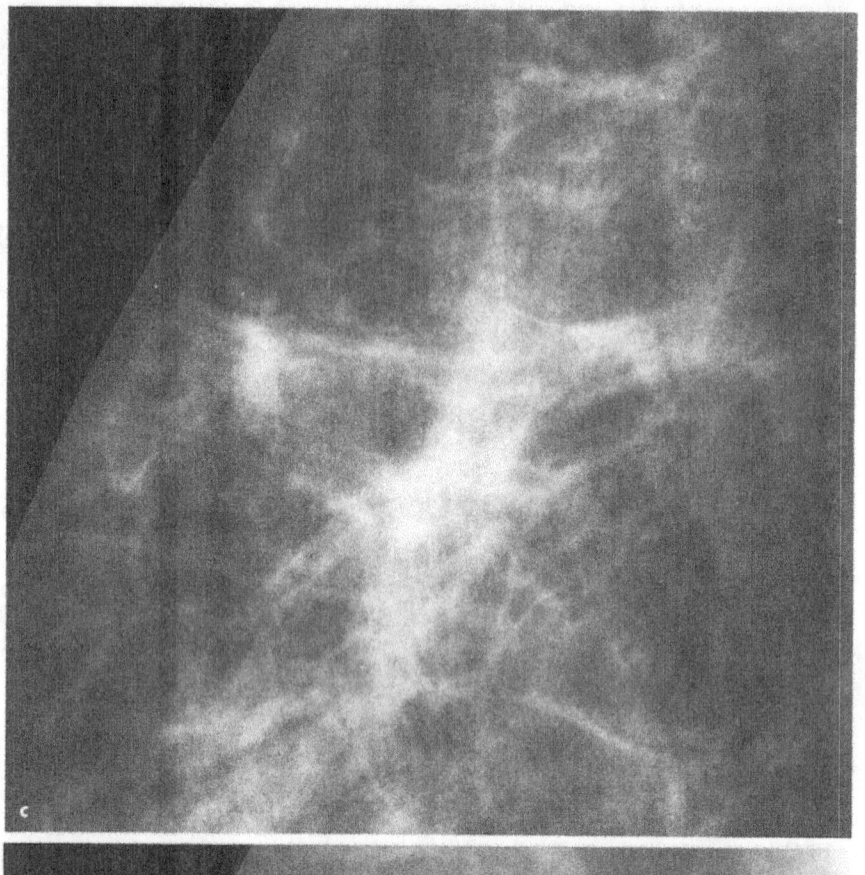

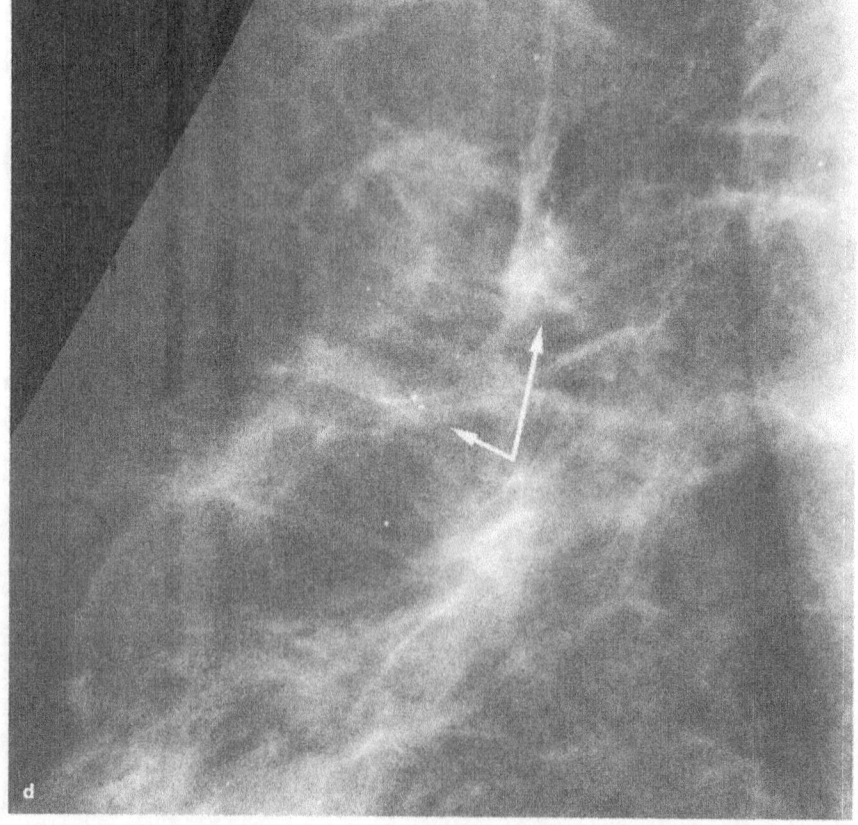

118 KAPITEL 3 Veränderungen des milchableitenden Systems

Abb. 3.38 c, d

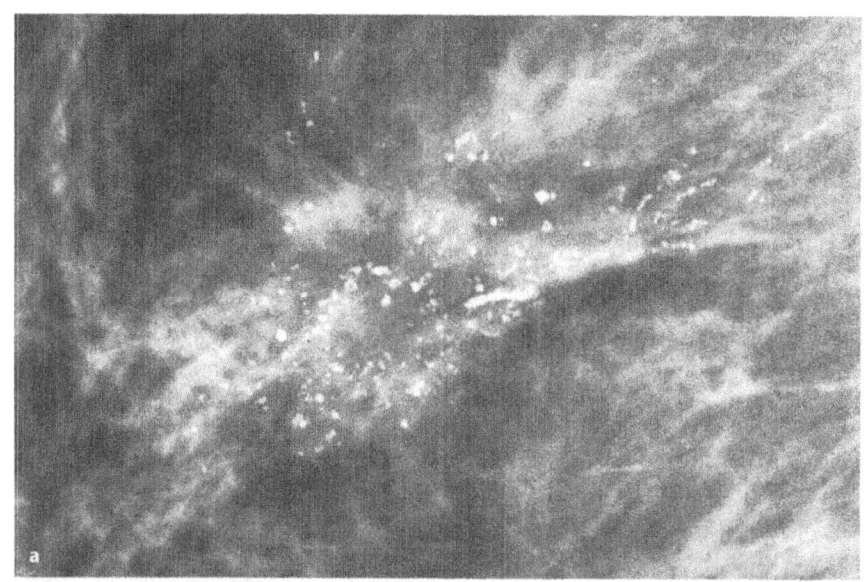

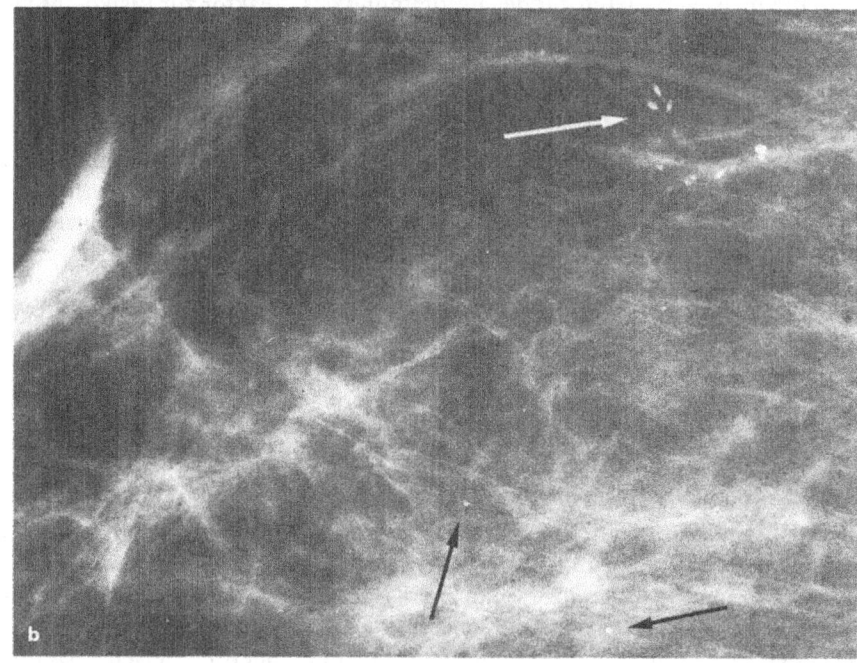

Abb. 3.39. a Das klassische Bild eines intraduktalen Karzinoms (Mischtyp) mit dreieckiger Gruppenform und dorsalen „Einkerbungen". Sechs Monate nach der vollständigen Entfernung des Karzinoms und Bestrahlung negatives Kontrollmammogramm. **b** Bei der zweiten Kontrolle nach einem weiteren halben Jahr Auftreten neuer Mikroverkalkungen (*Pfeile*). Reexzision, Histologie: intraduktales Karzinom, Ablatio

de auch bewiesen, dass eine minimale Komedonekrose signifikant seltener zum Lokalrezidiv führt als eine ausgeprägte, was in der Therapieplanung ein wichtiger Gesichtspunkt sein kann [43, 102]. Man dachte also, dass die Brüste mit Komedokarzinom ablatiert werden müssen, während die weniger aggressiven Subtypen brusterhaltend behandelt werden könnten. Diese Risikoaufteilung ist jedoch eine grobe Vereinfachung des Problems [134, 156]. Erfahrungen mit 43 In-situ-Nichtkomedokarzinomen – die früher fälschlicherweise als benigne Epithelhyperplasien beurteilt und somit nicht weiter behandelt wurden – haben gezeigt, dass in 46% dieser Fälle 6–30 Jahre später Lokalrezidive entstanden sind, in 85% sogar mit Invasionen [11, 104, 105, 121]. D.h.: Auch die heute noch „sanften" intraduktalen Karzinome können später aggressiv werden, wenn sie nur Zeit genug haben sich zu entwickeln [33]. Das histologische Aufbaumuster allein kann also die Entscheidung „Mastektomie oder Brusterhaltung" nicht beeinflussen.

Man muss jedoch wissen, dass in 60–70% der DCIS-Fälle mindestens zwei oder mehrere unterschiedliche Strukturen nebeneinander gefunden werden [45, 134]. Als Komedokarzinom wird ein Fall bezeichnet, wenn der Pathologe mindestens 50% Komedoanteil in den Schnitten feststellt; auch die anderen Subtypen werden je nach ihrer Dominanz bestimmt; wenn kein vorherrschendes Muster bestimmbar ist, wird von „Mischtyp" gesprochen [28].

Ein kleines DCIS histologisch zu klassifizieren ist verhältnismäßig einfach. Bei größeren intraduktalen Karzinomen kann aber die Bestimmung des dominierenden Aufbaumusters schwierig sein, da je ausgedehnter der Prozess ist, desto größer kann die Vielfalt der Entwicklungsstadien sein. Die in der Praxis üblichen 1–2 Schnitte reichen nicht aus, Stufenschnitte müssen beurteilt werden und trotzdem ist die Diagnose oft subjektiv geprägt [9]! Eine neue, sicherere Risikobestimmung war also vonnöten.

Es sind mehrere Klassifikationen empfohlen worden; die meisten basieren auf der Bestimmung des Kernmalignitätsgrades. Die gut differenzierten, niedrig malignen Fälle rezidivieren selten, die schlecht differenzierten, hochmalignen sehr oft. Zwischen diesen zwei Gruppen werden die mäßig differenzierten DCIS platziert.

Zwei von diesen Klassifikationen sind in den letzten Jahren entstanden und werden besonders heftig diskutiert.

Die erste von den beiden ist die gemeinsame Arbeit von sieben Mammapathologen aus vier europäischen Ländern [69]. Nach dieser Risikobestimmung hat das Aufbaumuster keine prognostische Bedeutung, zumal es – wie bereits besprochen – schlecht definierbar ist. Dagegen sind die zytonuklearen Merkmale innerhalb eines gegebenen Tumors konstant. Nach dieser Klassifikation können auch Clinging-Karzinome schlecht differenziert und biologisch bösartig und – umgekehrt – auch solide Karzinome gut differenziert und biologisch weniger bösartig sein. Da nach dieser Klassifikation 45 % der DCIS-Fälle gut differenziert sind, könnte man fast die Hälfte der Frauen brusterhaltend und trotzdem ohne größeres Rezidivrisiko behandeln [37].

Die zweite Klassifikation wird nach der kalifornischen Stadt Van Nuys benannt, wo M.J. Silverstein arbeitet [134, 135]. Diese Klassifikation ist eine Kombination von Nukleargrad und Komedonekrose:

Gruppe 1: Niedriger Zellmalignitätsgrad, keine Komedonekrose;
Gruppe 2: Niedriger Zellmalignitätsgrad und Komedonekrose;
Gruppe 3: Hoher Zellmalignitätsgrad mit oder ohne Komedonekrose.

„Beide Vorschläge zur Subklassifikation des DCIS zielen somit auf ein Grading, wenn auch mit etwas unterschiedlichen Kriterien. Dessen Anwendung für die intraduktalen Karzinome wird daher empfohlen. Es bleibt allerdings abzuwarten, welches System sich durchsetzen und welches sich als praktikabler erweisen wird." – hat Bässler 1996 Stellung genommen. In demselben Jahr ist eine Arbeit erschienen, in der anhand von 180 Fällen die Interobserver-Variabilität von 6 Klassifikationen geprüft wurden. Als „Sieger" wurde die Van-Nuys-Klassifikation „ausgerufen", weil die Übereinstimmung zwischen – allerdings nur – zwei erfahrenen Pathologen bei dieser mit 82,3 % höher lag als bei der europäischen Klassifikation mit 69,5 % [28]. Damit ist jedoch das letzte Wort noch nicht gesprochen worden!

Ad 2: Die Ausdehnung des DCIS ist ein wichtiger Faktor zur Risikoeinschätzung. Je kleiner die Veränderung ist, desto weniger wahrscheinlich ist seine Multizentrizität, der Mamillenbefall, die okkulte Invasion, sowie dass die Resektionsränder befallen sind [77, 78, 106]. Die präoperative Größenbestimmung soll immer in 2 Ebenen (kraniokaudal und streng seitlich) erfolgen, die Schrägaufnahme ist für diesen Zweck ungeeignet [67].

Da die Mehrzahl der heutzutage gefundenen intraduktalen Karzinome so klein ist, dass sie weder mit okkulter Invasion noch mit axillären Metastasen einhergehen, wäre für diese Fälle eine ausgiebige Exzision gleichzeitig auch die entsprechende Behandlung [46, 55, 77, 136, 138]. Im Falle ausgedehnter intraduktaler Karzinome sollten die Brüste dagegen ablatiert werden [27, 156].

Andererseits haben Fisher et al. [43, 44] in ihren umfangreichen Studien keinen Zusammenhang zwischen Tumorgröße, Multizentrität und Histologie bzw. Lokalrezidiv gefunden.

Wie großzügig soll aber die Exzision sein? Die meisten Serien setzen entweder histologisch komplette Exzisionen oder aber die vollständige Entfernung aller Mikroverkalkungen voraus. Diese Kautelen sind jedoch nur bei 40–60 % der Fälle durchführbar, wenn man auch das kosmetische Ergebnis berücksichtigen will [156].

Die vollständige Entfernung der Mikroverkalkungen soll durch eine *intraoperative Präparatradiographie* gesichert werden. Auch dieser Wunsch ist in der Praxis nicht immer erfüllbar. Insbesondere nicht, wenn eine größere Mikrokalkgruppe in mehreren Stücken entfernt wird. In einem solchen Fall kann die Ausdehnung des Prozesses nicht mehr bestimmbar sein [152].

Die präparatradiographisch gesicherte komplette

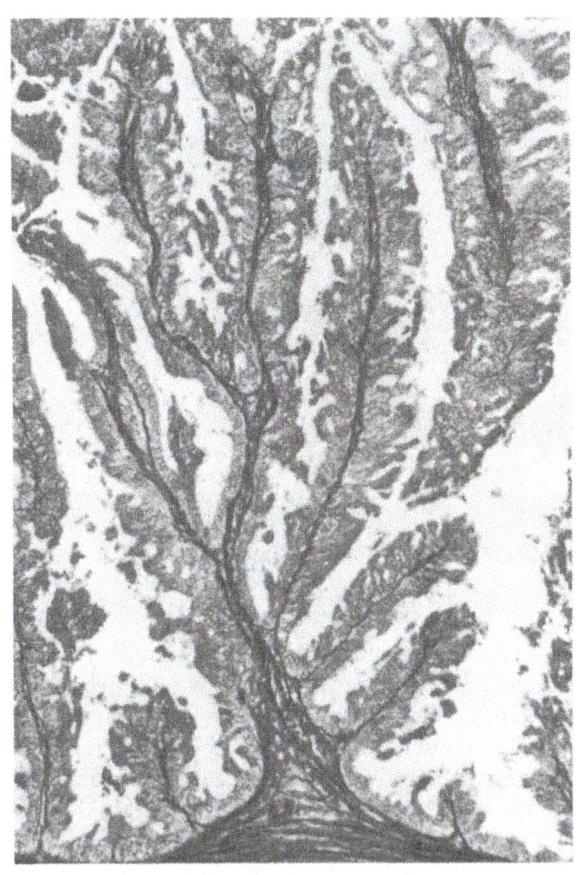

Abb. 3.40. Baumartiges intraduktales Papillom mit schmalen fibrovaskulären Stielrippen und Verwurzelung in die Milchgangswand (Prof. Dr. R. Bässler/Fulda)

Entfernung der Mikroverkalkungen ist jedoch kein Garant für die vollständige Entfernung des intraduktalen Karzinoms selbst (Abb. 3.40). Wie wir wissen, kann die histologische Ausdehnung um 2 cm größer sein als die der Mikrokalkgruppe. Diese Differenz kommt bei Komedokarzinomen seltener, bei den anderen Subtypen häufiger vor [68]. Man muss auch wissen, dass das DCIS nicht kontinuierlich wächst; wenn also der Milchgang gerade bei einer tumorfreien Lücke getrennt wurde, kann in der Brust ein Teil des Karzinoms zurückbleiben und weiter wachsen.

Ohne Stufenschnitte ist die genaue Ausdehnung in den meisten Fällen nicht bestimmbar [125]. Größere Prozesse müssten eigentlich immer mit Großflächenschnitten untersucht werden.

Ad 3: Die Resektionsränder müssen frei sein! Was heißt aber „frei"? Ein wie großer Abstand ist zwischen der Tumorgrenze und den Resektionsrändern erlaubt? Manche meinen 2 mm genügen, andere wollen dagegen mindestens 1 cm gesundes Gewebe um das DCIS haben.

Die Größe des zu entfernenden Gewebes stellt sich also aus der mit Lupe oder Vergrößerungsmammographie gemessenen Größe der Mikrokalkgruppe ± mindestens 2 cm für den nicht verkalkten DCIS-Anteil + 1 cm für den tumorfreien Rand in zwei Ebenen gemessen zusammen.

Um allen prognostischen Parametern gerecht zu werden, haben Silverstein et al. [133, 135] auf der Basis eines Punktesystems den sog. „Van-Nuys-Prognose-Index" entworfen:

- Bestimmung des Subtyps und des Nukleargrades bzw. der Komedonekrose;
- Bestimmung der Tumorgröße und
- Beurteilung der Resektionsränder.

Jeder der Faktoren erhält maximal 3 Punkte; je weniger Punkte zusammen kommen, desto eher eignet sich der Fall zur brusterhaltenden Behandlung.

Wenn die Resektionsränder nicht einwandfrei sind oder Mikroverkalkungen in der Brust zurückbleiben, muss reexzidiert werden [153]. Sollten noch immer Zweifel aufkommen, bleibt die sogenannte Salvage(Rettungs)-Mastektomie als letzte Lösung, obwohl nicht alle inkomplett entfernten Läsionen invasiv werden. Abbildung 3.38a–d und 3.39a, b verdeutlichen die Problematik.

Etwa 6 bis 8 Wochen nach der Operation kann man schon eine brauchbare Mammographie anfertigen, um evtl. zurück gebliebene Mikroverkalkungen auszuschließen. Mammographie-Kontrollen sind nach BET in den ersten drei postoperativen Jahren halbjährlich, danach jährlich zu empfehlen; kontralateral in jährlichen Abständen. Monatliche Selbstkontrollen und klinische Überwachung in halbjährlichen Intervallen sind obligat. Auch im Falle eines nichtinvasiven Rezidivs versucht man zuerst mit einer Reexzision auszukommen, bei invasivem Rezidiv bleibt schließlich doch die Mastektomie als einzige mögliche Lösung. Da die intraduktalen Karzinome ohne Invasion nur sehr selten in die regionalen Lymphknoten metastasieren, ist eine axilläre Dissektion nicht notwendig [3, 76, 111].

Die Rezidivrisikoeinschätzung wird in einigen Jahren mit gesicherten Ergebnissen der Molekular-Marker-Forschung ergänzt [85, 137]. Die Molekularmarker werden weiterhelfen, das biologische Potential der verschiedenen Subtypen noch besser einschätzen zu können. Manche Institute machen schon jetzt die Entscheidung „Mastektomie oder Brusterhaltung" von der Positivität oder Negativität der c-erb B-2-Untersuchung abhängig [35].

Kann aber die brusterhaltende Behandlung des DCIS eine fast 100%ige Ausheilung – wie die Mastektomie – auf lange Sicht versprechen? Die Anga-

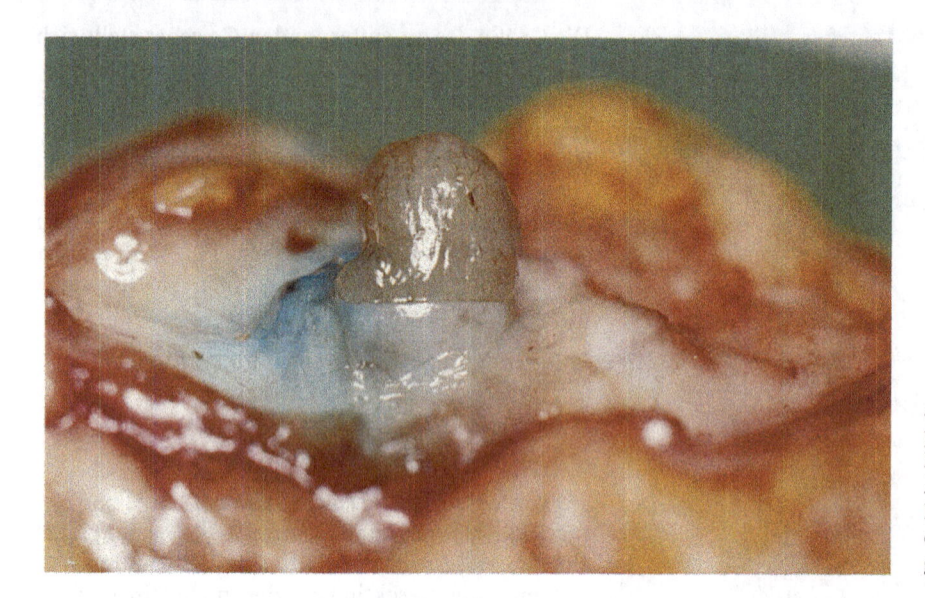

Abb. 3.41. Intraduktales Papillom, durch das glänzende Epithel schimmern feine Äderchen durch; die blaue Farbe stammt von der präoperativen Chromogalaktographie

ben verschiedener Autoren über Lokalrezidive, Fernmetastasen und Mortalität nach BET des DCIS mit oder ohne Bestrahlung sind schwer oder unmöglich zu vergleichen, weil die Zahl der Fälle, die dominierenden histologischen Subtypen, die Tumorgrößen, der Zustand der Resektionsränder, die Behandlungsmethoden viel zu unterschiedlich und die Beobachtungszeiten viel zu kurz sind. Man darf nicht vergessen, dass das intraduktale Karzinom sehr langsam wächst, es kann 10 Jahre dauern, bis nach der BET ein Lokalrezidiv entsteht [138]. Die Zahl der Lokalrezidive nach BET nimmt jährlich um 1,5% zu (Lagios, persönliche Mitteilung 1993). Ganz grob kann man jedoch sagen, dass die Rezidivrate ohne Bestrahlung zwischen 5 und 43%, mit Bestrahlung aber nur bei 2–18% liegt [14, 40, 41, 110, 138, 155]. Die Hälfte der Rezidive ist bereits invasiv mit Metastasen und letalem Ausgang [112].

Die Auswertung von 12 Arbeiten [18] zeigt jedoch, dass die Mortalität des DCIS nach eingeschränkter Chirurgie ohne Bestrahlung (2,3%) bzw. mit Bestrahlung (1,1%) nicht schlechter ist als nach Mastektomie (1,7%).

Es stellt sich auch die Frage, wie weit die Zahl der Lokalrezidive durch *adjuvante Tamoxifen-Behandlung* verringert werden kann. In einer groß angelegten, multiinstitutionellen, randomisierten Studie haben Fisher et al. [42] 899 Patientinnen nicht nur mit Tumorektomie und Bestrahlung, sondern zusätzlich auch fünf Jahre lang mit Tamoxifen behandelt. Als Kontrollgruppe dienten gleichfalls 899 Frauen mit Tumorektomie und Bestrahlung, denen jedoch Placebo verabreicht wurde. Die Beobachtungszeit betrug durchschnittlich 74 Monate.

Es stellte sich heraus, dass durch Tamoxifen sowohl die Zahl der invasiven Lokalrezidive als auch die der kontralateralen Zweitkarzinome in etwa halbiert wurde. Von den bekannten Komplikationen der Tamoxifen-Behandlung kamen Endometriumkarzinome in 0,7% vor (Placebogruppe: 0,2%); tiefe Venenthrombosen, pulmonale Embolien in weniger als 1%; einen Schlaganfall hatte keine der Patientinnen erlitten.

Intraduktale Papillome und papilläre Karzinome: Der Prototyp des benignen intraduktalen Papilloms ist ein feingliedriges Astwerk fibroepithelialer Proliferationen, die der Milchgangswand entstammen und demgemäss ein zweireihiges Epithel mit Myothel besitzen [7] (Abb. 3.41). Gelegentlich findet der Pathologe eine Variante dieses Prototyps, die auch als duktales Adenom bezeichnet wird. Es gibt zwei Theorien um die Pathogenese des duktalen Adenoms zu erklären:

- Rosen [120] meint, dass die adenomartigen Strukturen mit Hohlräumen aus anastomosierenden Papillom-ästen entstehen,
- Tavassoli [149] meint dagegen, dass die Papillome eigentlich in die Milchgänge invaginierte Lobuli sind, die die bei den normalen Lobuli bereits besprochenen adenotischen bzw. skleradenotischen fibroadenomatösen Veränderungen durchmachen können.

Die Fibrosierung eines Papilloms kann so ausgeprägt sein, dass es histologisch von einem Fibroadenom kaum mehr zu unterscheiden ist [120], wie es Abbildung 3.45 zeigt. Das fibrosierte Stroma des Papilloms kann – nach Art eines Fibroadenoms – hya-

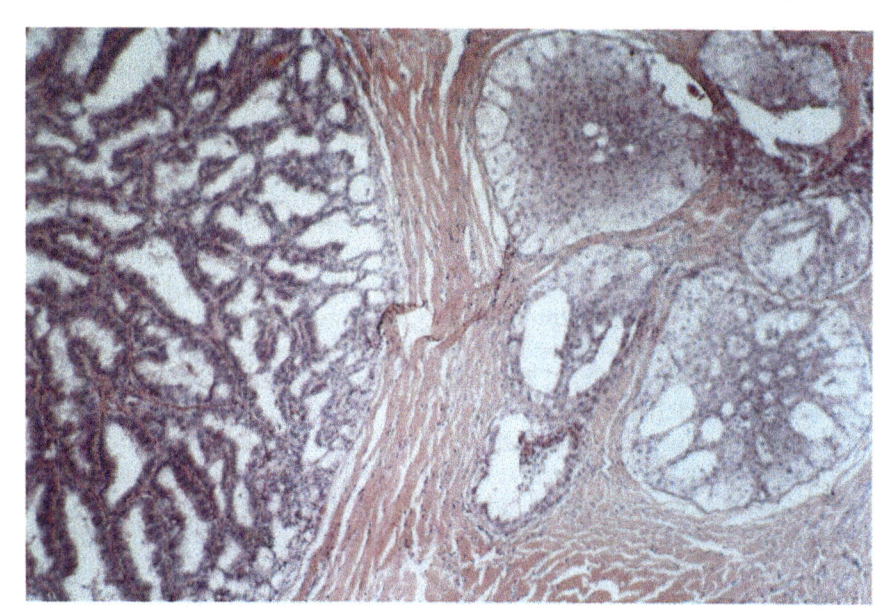

Abb. 3.42. Mikropapillom (*links*) als Zufallsbefund neben einem DCIS (*rechts*) (Prof. Dr. R. Stiens/Gummersbach)

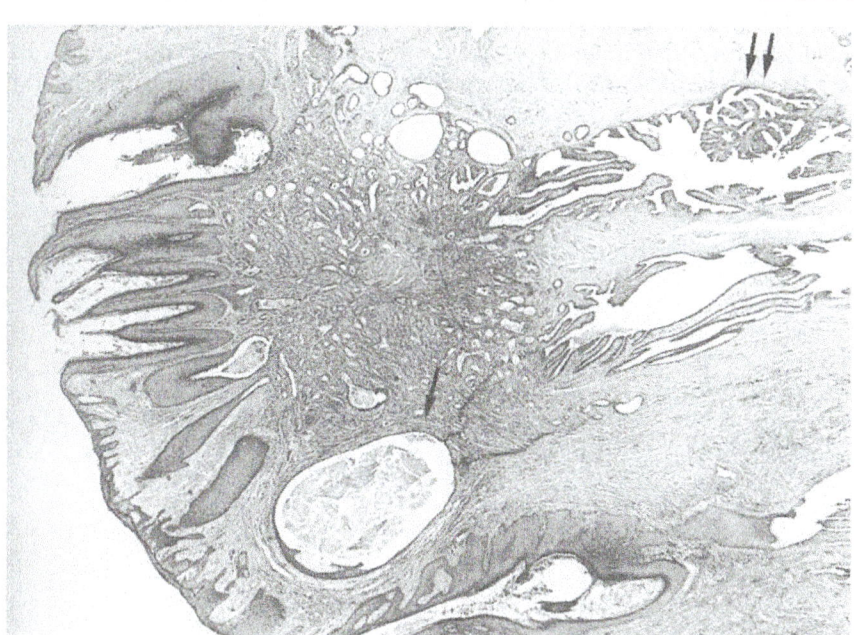

Abb. 3.43. Von links nach rechts: längs getroffene Ausführungsgänge der Mamille mit intramamillärem (papillärem) Adenom (*Pfeil*) und intraduktaler papillärer Hyperplasie (*Doppelpfeil*) (Dr. F.A. Tavassoli/Washington)

linisiert werden oder auch infarzieren. In den intraduktalen papillären Adenomen entstehen also Hohlräume und in diesen wiederum Verkalkungen, wie bei der fibrosierenden Adenose oder dem Fibroadenom (Abb. 3.45, 3.48, 3.49).

Das Epithel des Papilloms kann eine apokrine Metaplasie oder Epithelhyperplasie (evtl. mit Atypie) erfahren [22, 107]. Makroskopisch sind die Papillome von wenigen Millimetern bis zu mehreren Zentimetern lang und meistens 2–3 mm dick. Sie sind gelblich, bräunlich oder weißlich und mit feinen Äderchen versehen (Abb. 3.41). Ihre Oberfläche kann glatt oder zerklüftet sein. Sie können breitbasig oder gestielt vorkommen. Ihre Konsistenz kann weich und bröcklig oder aber hart sein, je nachdem, wie viel Bindegewebe das Papillom enthält [38].

Die Papillome können verschiedentlich unterteilt werden. *Der Größe nach* spricht man von Mikro- bzw. Makropapillom, wobei das Mikropapillom nur als Zufallsbefund mikroskopisch feststellbar ist (Abb. 3.42). Sie machen drei Viertel aller Papillome aus [98]. Das intraduktale Papillom kann wiederum als *intramamilläres*, *zentrales* oder *peripheres* bezeichnet werden.

Das Attribut *multipel* wird den mehrfachen Papillomen zuteil. Es ist wichtig, zwischen multiplen Papillomen und Papillomatose zu unterscheiden!

Im Folgenden werden die Papillome nach ihrer Lokalisation besprochen.

Das *intramamilläre Papillom* (auch papilläres Adenom, erosive Adenomatosis, floride Papillomatosis der Mamille genannt) kommt selten und in jedem Lebensalter vor.

Klinisch ist anfangs ein intramamilläres, sich aus dem Hautniveau vorwölbendes Knötchen zu tasten. Seröses oder blutiges Sekret, brennendes Gefühl oder Schmerzen sind die weiteren Symptome. Wenn später der papilläre Prozess aus dem Porus excretorius herauswächst, kommt ein krustenartiger Belag zum Vorschein, der ulzerieren und bluten kann. Dieser Befund ist klinisch von der sog. „Paget-Mamille", von einem M. Bowen oder von einer ekzematösen Dermatitis nicht zu unterscheiden.

Histologisch wird einmal ein klassisches solitäres Papillom, ein anderes Mal ein Adenom mit papillärer Hyperplasie (Abb. 3.43), dann wiederum ein Papillom mit ausgeprägter sklerosierender Adenose festgestellt. Eine maligne Entartung kommt selten vor; eine Koexistenz mit Karzinomen ist möglich.

In der *mammographischen Literatur* ist wenig über das intramamilläre Papillom zu finden. Bei einem Fall konnte man unmittelbar hinter der Mamille einen etwa 1 cm messenden, gut abgrenzbaren, homogenen, mittelintensiven Schatten sehen, offensichtlich dem erweiterten Milchgang entsprechend [157]. Bei Sekretion soll man eine Galaktographie durchführen. Dreimal habe ich beobachtet, dass das Papillom während der Kontrastmittelinstillation aus dem Orifizium herausrutschte. Auch andere haben diesen „therapeutischen Effekt" der Milchgangsfüllung gesehen [127].

Die sogenannten *„zentralen" Papillome* der großen Milchgänge kommen selten vor. Sie können solitär oder aber multipel entstehen. Nach Carter [23] findet man sie in nicht ganz 1 % aller Biopsien, nach Page et al. [107] in 6 % aller Exzisionen mit benignen Veränderungen. Es können alle Altersgruppen betroffen sein. Bilateralität ist selten.

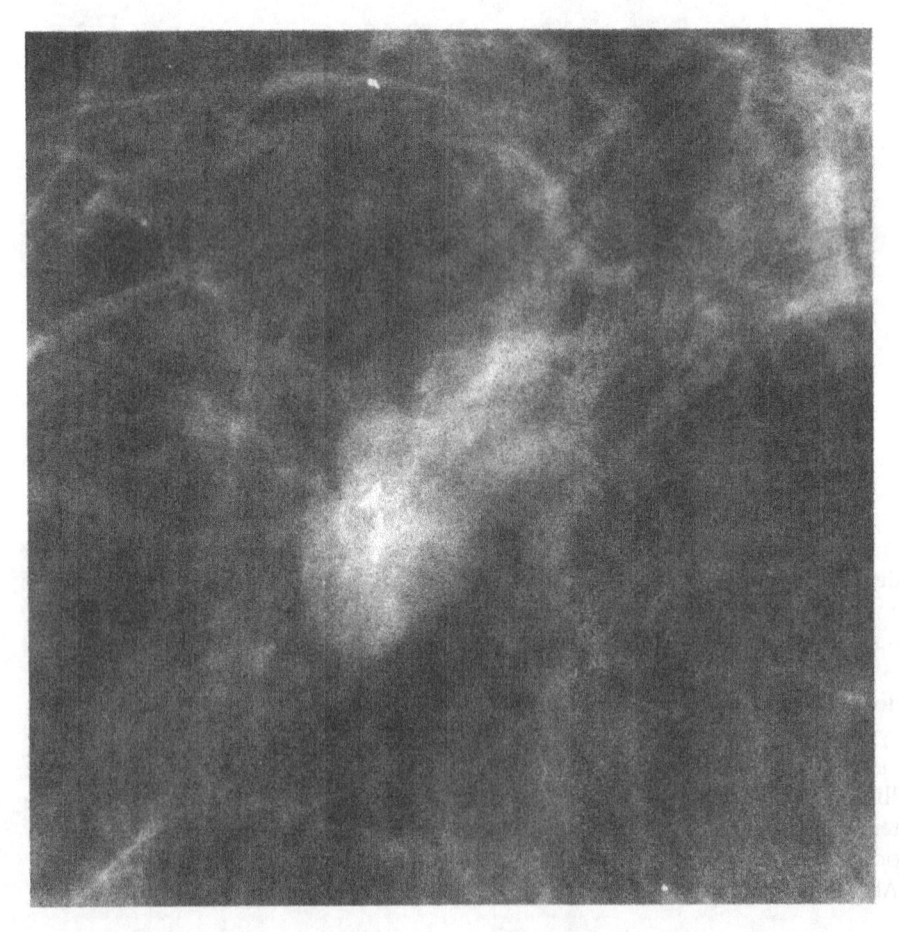

Abb. 3.44. s. Text

Das *klinische Leitsymptom* ist in 70–76% der Fälle die spontane Sekretion. Von 458 Milchgangsfüllungen wurden in 21% intraduktale Proliferationen (fast ausschließlich benigne Papillome) gefunden [5]. In der einen Hälfte der Fälle ist das Sekret blutig tingiert oder besteht aus purem Blut, in der anderen Hälfte wässrig-serös oder – sehr selten – milchig. Oft ist das erste klinische Symptom ein Fleck im Büstenhalter. Manchmal tritt die Sekretion intermittierend auf, sogar mit längeren Unterbrechungen.

Ein Tastbefund liegt in der Hälfte der zentralen Milchgangspapillome vor. Eine Verhärtung tastet man dann vorwiegend subareolär, seltener tiefer in der Brust. Diese einige Millimeter dicken, aber eventuell mehrere Zentimeter langen Verhärtungen zeigen meistens auf die Mamille hin; sie entsprechen einem das Papillom beherbergenden, erweiterten Milchgang mit periduktaler Fibrose. Bei Druck auf die Verhärtung kann Sekret exprimiert werden. Mamillenretraktion kommt selten vor, sie entsteht durch die periduktale Fibrose.

Mammographisch kommt das Papillom der großen Milchgänge in etwa einem Drittel der Fälle zur Darstellung [22]. Man sieht dann meistens bandartige Streifenschatten der Duktektasie, seltener umschriebene rundlich-ovaläre Weichteilschatten mit oder ohne Mikroverkalkungen; Mikroverkalkungen ohne Weichteilschatten kommen sehr selten vor. Mammographisch allein kann ein benignes Papillom mit einem invasiven Duktalkarzinom verwechselt werden [72].

Nachstehend einige Beispiele: Abb. 3.44 zeigt einen 1 cm großen, gut abgrenzbaren, feinzackig gelappten Weichteilschatten, dessen Längsachse auf die Mamille zeigt. Innerhalb der Veränderung sind einige flaue, strichförmige Mikroverkalkungen zu sehen. Kein Tastbefund. Bei fehlender Sekretion konnte keine Galaktographie durchgeführt werden. Wegen der mikrolobulierten Konturen und der linienförmigen Mikroverkalkungen habe ich mammographisch ein kleines, klinisch okkultes invasives Duktalkarzinom vermutet, wobei ich der Ausrichtung der Längsachse auf die Mamille keine differentialdiagnostische Bedeutung beigemessen hatte. Histologisch ist ein teilweise sklerosiertes Papillom festgestellt worden; die Mikroverkalkungen lagen offensichtlich in dessen flachen Spalten.

In einem anderen Fall wurde anlässlich einer Vorsorgemammographie ein 0,7 × 4 cm messender y-förmiger Schatten festgestellt (Abb. 3.45a). Auch hier ist die Längsachse der Veränderung mamillenwärts ausgerichtet. Da auch hier keine Sekretion bestand, konnte keine Milchgangsfüllung durchgeführt werden. Nach entsprechender Lokalisation wurde die Veränderung unter der mammographischen Diagnose eines „intraduktalen Prozesses unbekannter Dignität" operativ entfernt (Abb. 3.45b). Histologie: Sklerosiertes Papillom, das fast wie ein Fibroadenom aussieht.

Abbildung 3.46a zeigt im Mammogramm einen 5 mm breiten, 10 cm langen scharfkonturierten Streifenschatten, daneben einen 6 × 7 mm großen ovalären, scharf begrenzten Weichteilschatten (*Pfeil*), dessen Längsachse auf die Mamille zeigt. Wie bereits betont, kommt die radiäre Ausrichtung des Papillomschatten oft vor und hat eine differentialdiagnostische Bedeutung [66, 143]. Abbildung 3.46b zeigt das Galaktogramm dieses Falles: In der Vergabelung des Milchganges ist eine über 2 cm große Kontrastmittelaussparung zu sehen, dessen kraniodorsaler Anteil dem im Mammogramm sichtbaren, periduktal-ovalären Schatten entspricht (*Pfeil*). Histologie: intraduktales Papillom.

In Abbildung 3.47a sehen wir einen 8 mm messenden, ovalären glattkonturierten Weichteilschatten mit einer anschließenden kurzen, bandförmigen Verlängerung nach dorsal. Auch dieser Schatten ist auf die Mamille gerichtet (*Pfeil*). Im Galaktogramm kommt der Weichteilschatten als Kontrastmittelaussparung innerhalb eines ektatischen Milchgangs zur Darstellung (Abb. 3.47b). Histologie: intraduktales Papillom.

Mikroverkalkungen als einziges mammographisches Zeichen zeigt Abb. 3.48. Die polymorphen Mikroverkalkungen bilden eine annähernd ovaläre Gruppe. Histologie: sklerosiertes Papillom. Die Verkalkungen in sklerosierenden Papillomen können – wie auch die der Fibroadenome – fein und sehr spärlich sein oder aber innerhalb eines großen Papilloms grobschollig vorkommen (Abb. 3.49).

Das *Galaktogramm* zeigt im Falle des Papilloms fast ausschließlich Kontrastmittelaussparungen (Abb. 3.50) und nur selten eine Obstruktion (Abb. 3.51, [160]). Cardenosa et al. [21] nehmen noch die Milchgangsdistorsion und die umschriebene, unregelmäßige Wandkontur zu den galaktographischen Zeichen des Milchgangspapilloms hinzu.

> Keines der zur Verfügung stehenden Untersuchungsverfahren ist fähig, die Dignität eines papillären intraduktalen Prozesses präoperativ mit Sicherheit vorauszusagen.

Die *Sekretzytologie* kann nur diejenigen Zellen beurteilen, die spontan abgeschilfert werden; somit wird die Diagnose dem Zufall überlassen und unzuverlässig.

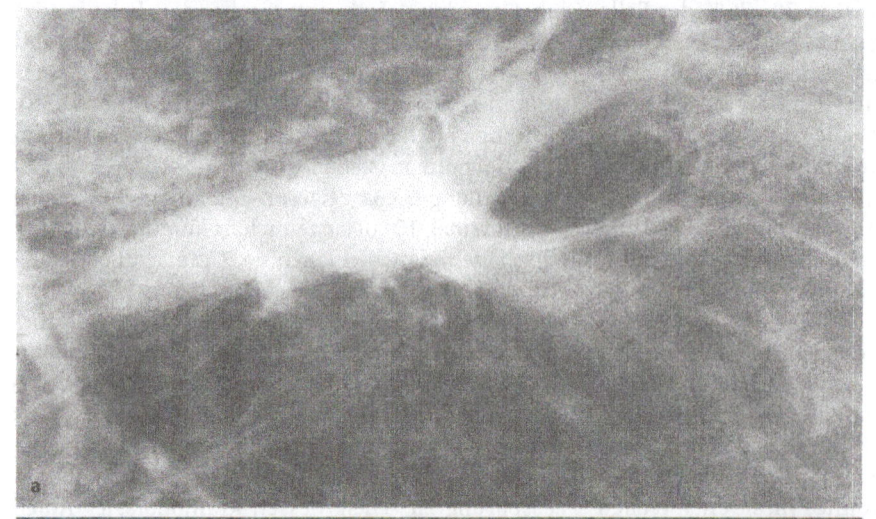

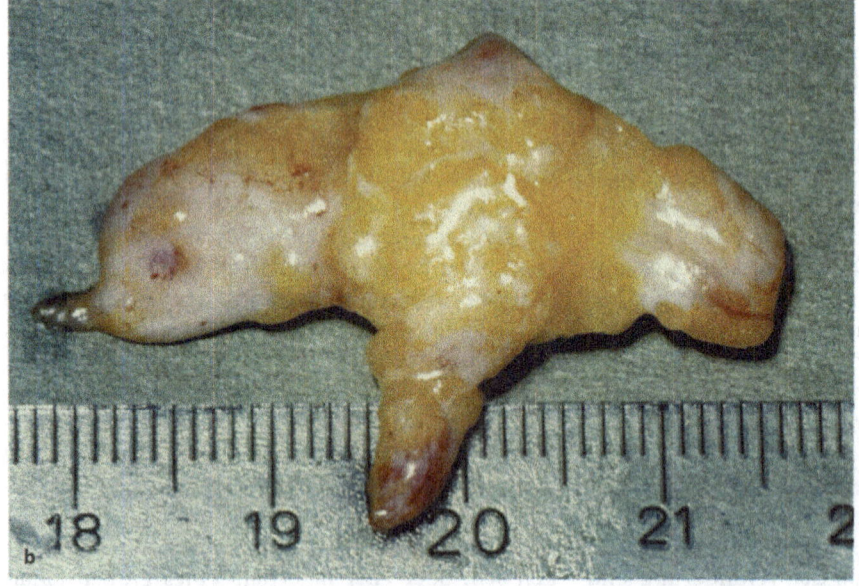

Abb. 3.45. s. Text

Auch die *Feinnadel-* oder *Stanzbiopsie* ist zur Klärung der Dignität intraduktaler Papillome nur bedingt geeignet, weil die Differenzierung zwischen Papillom und papillärem Karzinom anhand weniger Zellen oder eines kleinen Zylinders nicht möglich ist und ein negativer Befund bei diesen Verfahren ein Karzinom nicht ausschließt.

Mit der *hochauflösenden Sonographie* können intraduktale Papillome als wandständige polypöse oder das ganze Lumen einnehmende echohaltige intraduktale Strukturen dargestellt werden [47].

Bei der *Magnet-Resonanz-Tomographie* reichern die sklerosierten Papillome kein oder nur wenig Kontrastmittel an; die nicht sklerosierten können dagegen (besonders, wenn sie gut vaskularisiert sind) so viel Kontrastmittel anreichern, dass sie von einem Malignom nicht zu differenzieren sind [64]. So stimmte der MR-Befund mit dem histologischen nur in 73% überein [56].

Die Dignität eines Papilloms kann zwar auch galaktographisch nicht vorausgesagt werden; jedoch ist die Milchgangsfüllung noch immer die einzige Methode, mit deren Hilfe man die für die Sekretion verantwortliche Veränderung überhaupt finden und zuverlässig lokalisieren kann [147].

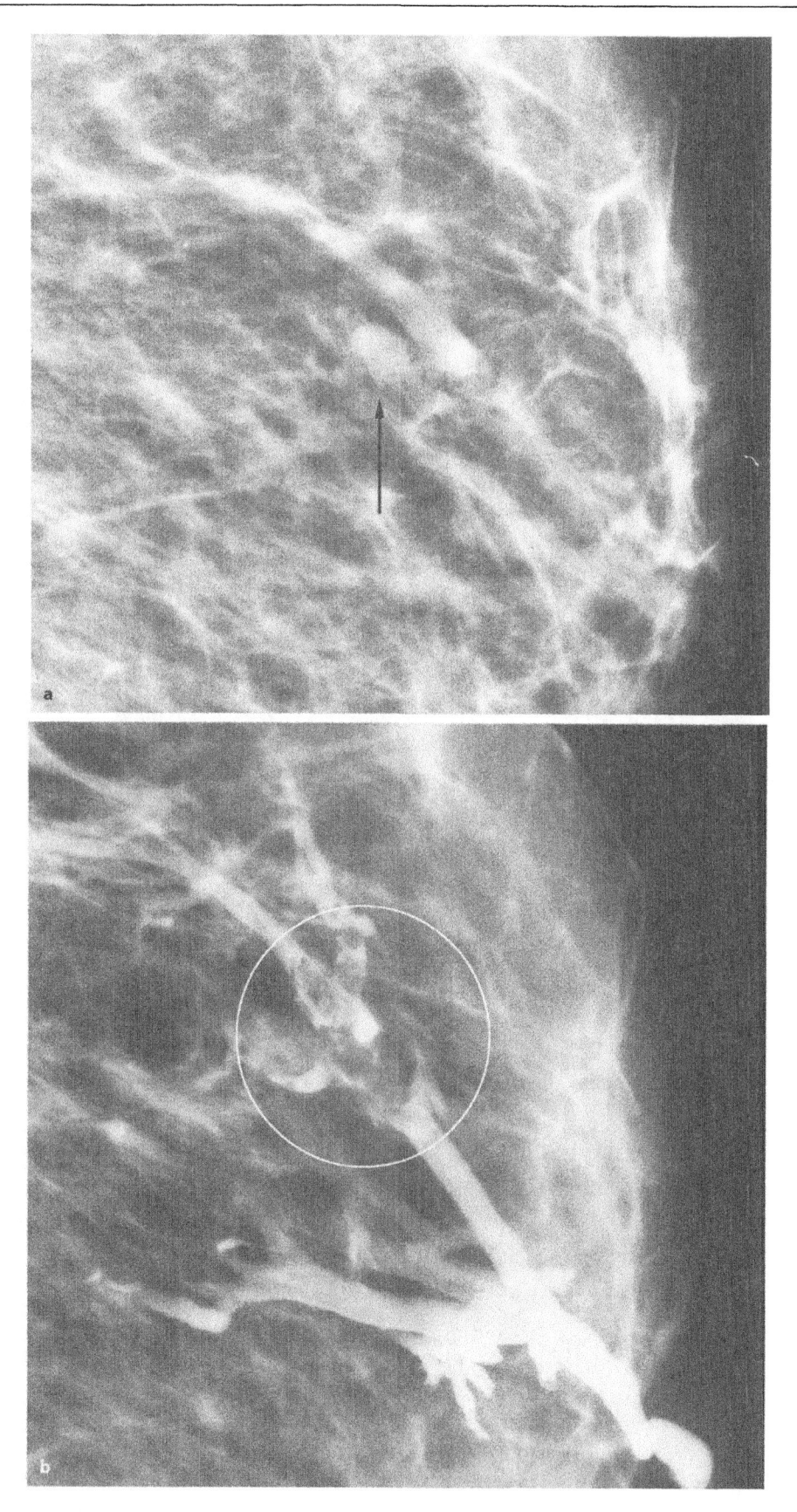

Duktale Epithelproliferationen und Neoplasien   127

Abb. 3.46. s. Text

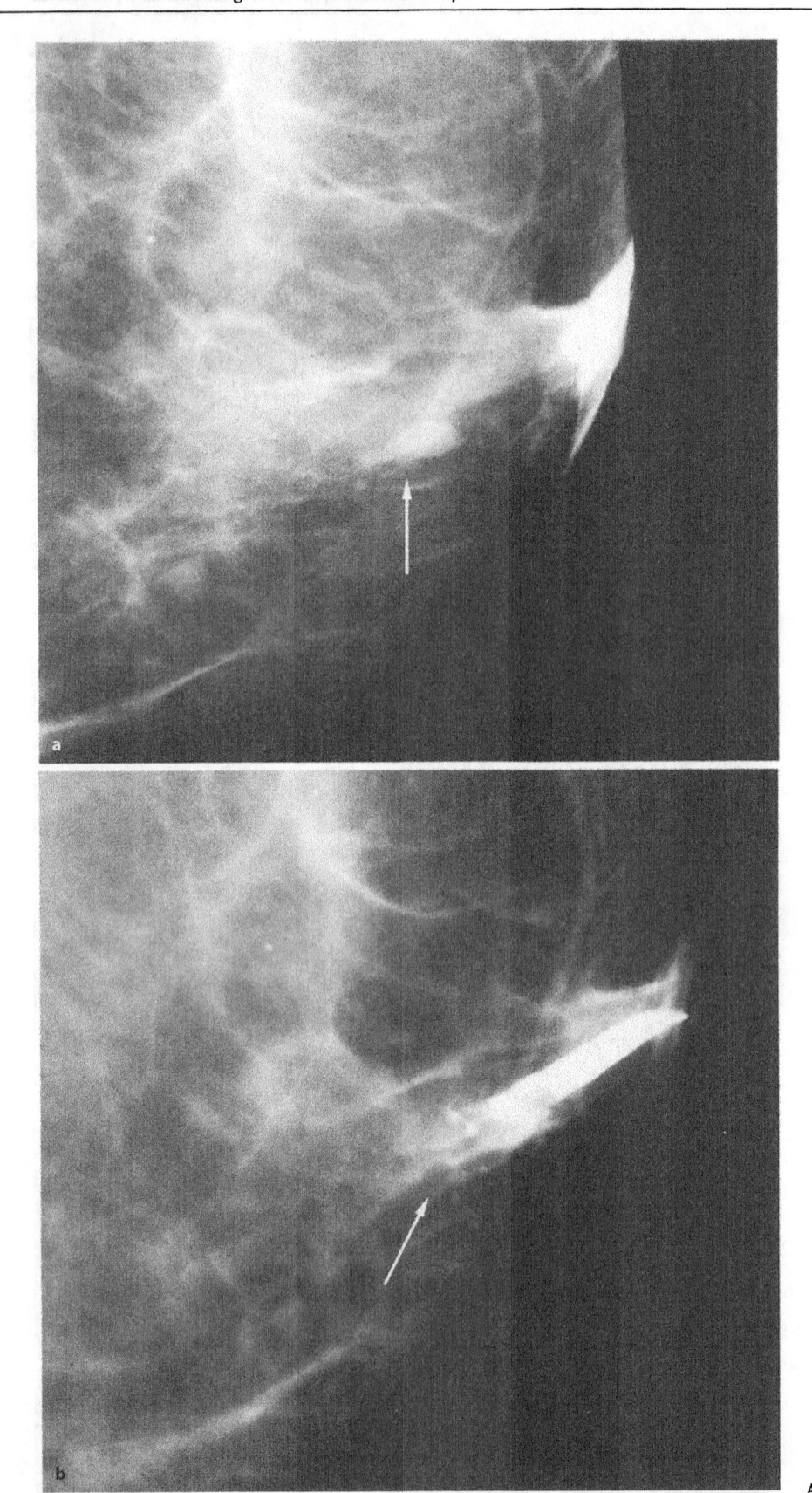

128 KAPITEL 3 Veränderungen des milchableitenden Systems

Abb. 3.47. s. Text

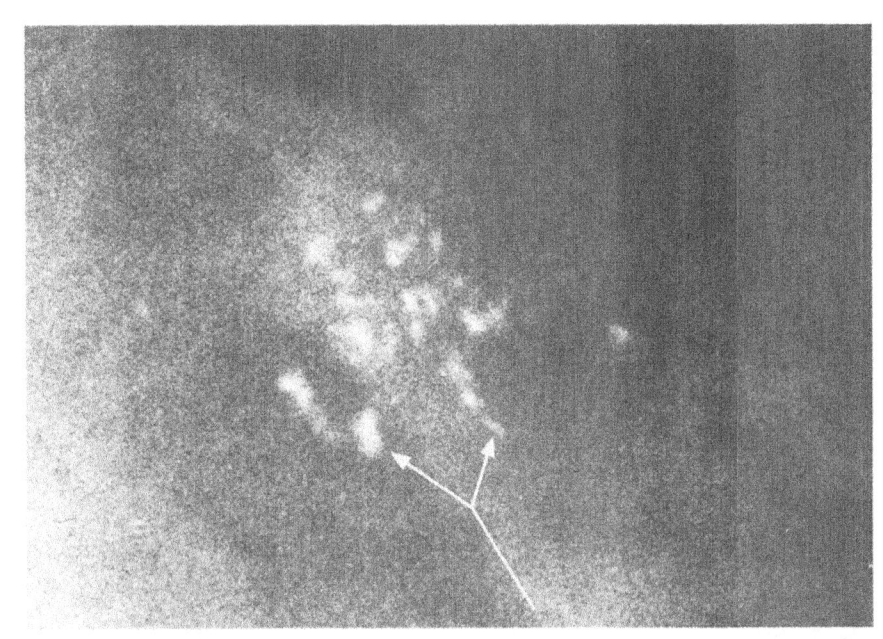

Abb. 3.48. Mikroverkalkungen bei einem fibroadenomähnlichen, sklerosierten Papillom mit zwei korkenzieherartigen Verkalkungen (*Pfeile*)

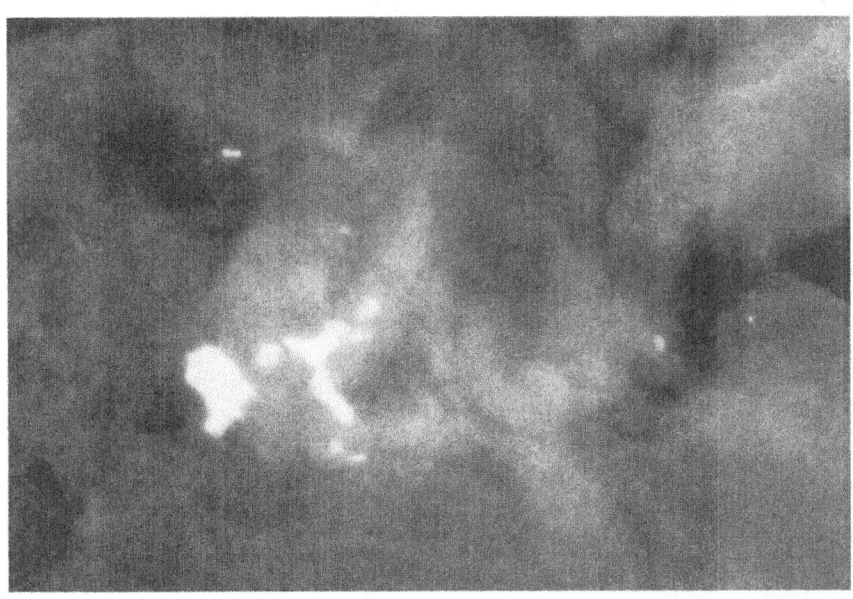

Abb. 3.49. s. Text

Behandlung: Die Papilloms hat man früher als Präkanzerosen betrachtet und die betroffenen Brüste ablatiert [59]. Heute gilt die operative Entfernung des benignen Papilloms zwecks histologischer Untersuchung gleichzeitig auch als Therapie; weitere Maßnahmen sind nicht notwendig!

Ein galaktographisch auf Papillom verdächtiger Befund darf ausschließlich durch selektive Duktektomie entfernt werden. Kurz vor der Operation wird eine Chromogalaktographie angefertigt, indem das wasserlösliche Kontrastmittel mit etwas Methylenblau vermischt in den sezernierenden Milchgang instilliert wird. Danach werden Kontroll-Galaktogramme angefertigt. Wenn die Kontrastmittelaussparung unverändert zu sehen ist, bestimmt der Operateur die entsprechende Schnittführung und präpariert den blau gefärbten Milchgang frei (Abb. 3.50b, 3.51b). Die Papillome sind meistens – wenn nicht sklerosiert – weich und für den Pathologen schwer zu finden. Deswegen war ich bei solchen Operationen immer dabei und habe das Papillom mit einer feinen Schere für den Pathologen freigelegt. Meine Erfahrung ist: wenn bei meinen Patientinnen – warum auch immer – keine präoperative

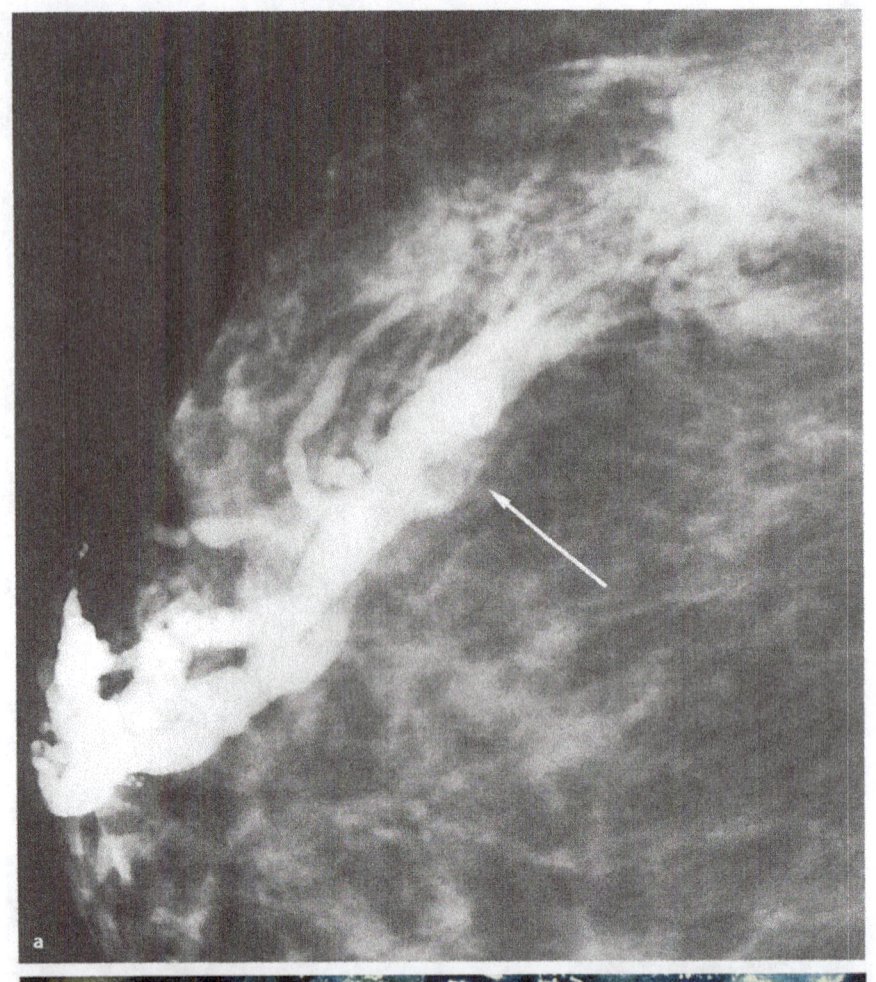

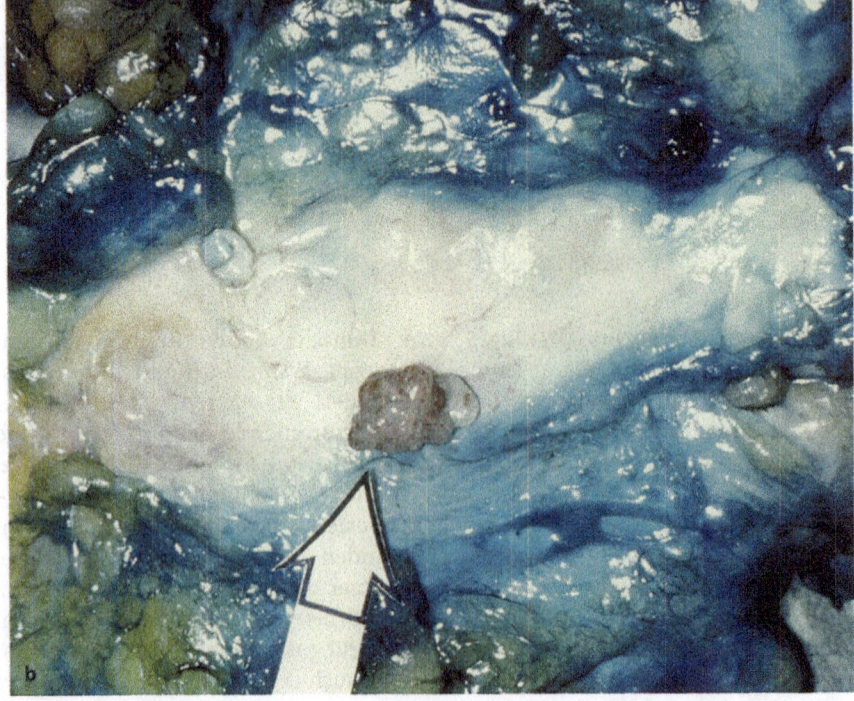

Abb. 3.50. a Außerordentlich ektatischer Milchgang mit Füllungsdefekt (*Pfeil*), **b** makroskopische Darstellung des Papilloms nach selektiver Duktektomie mit präoperativer Chromogalaktographie (*Pfeil*)

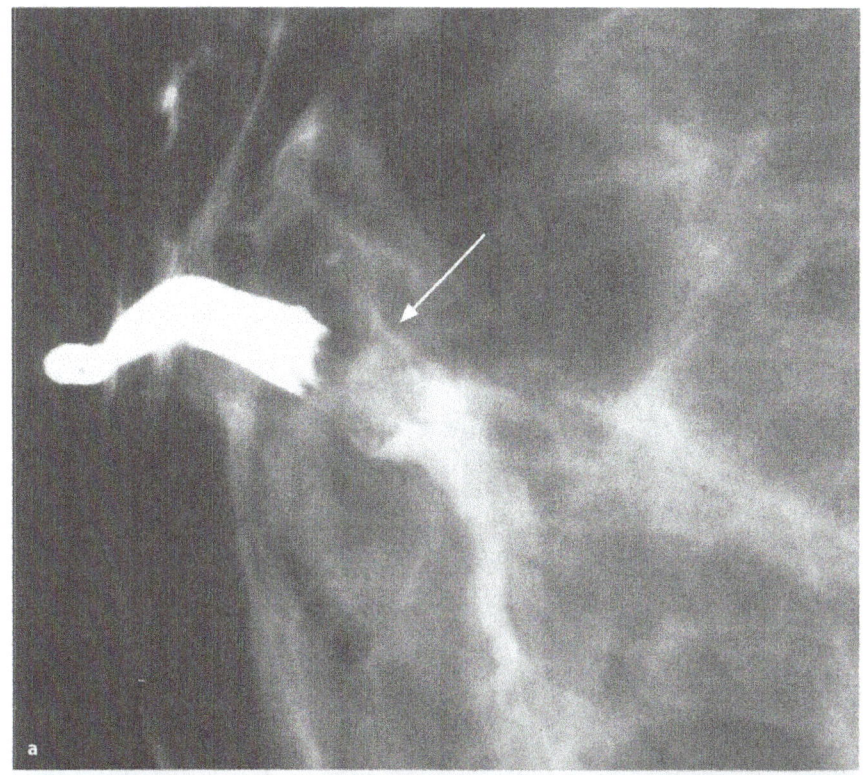

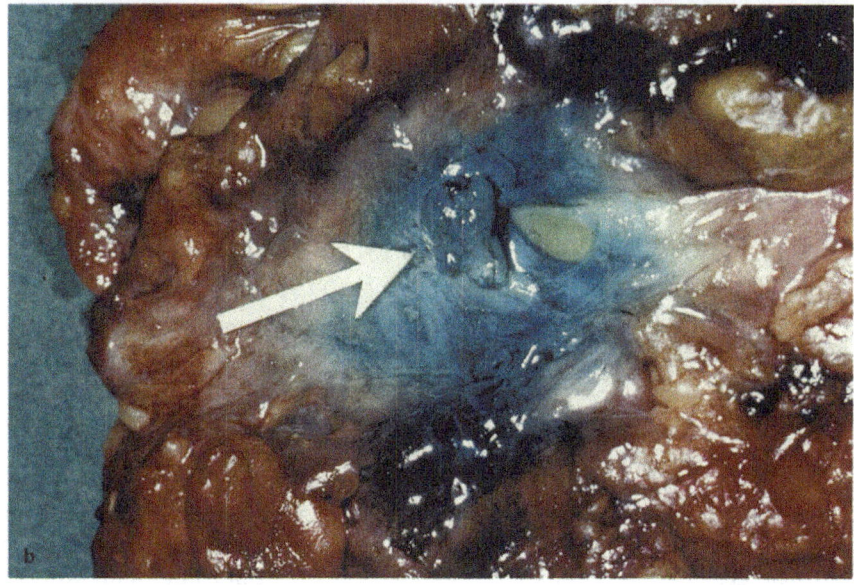

Abb. 3.51. a Im Galaktogramm erweiterter sinus lactifer mit fast vollständigem Stop, verursacht durch ein das ganze Lumen ausfüllendes, gestieltes Papillom (*Pfeil*), **b** makroskopische Darstellung des Papilloms nach selektiver Duktektomie mit Chromogalaktographie (*Pfeil*)

Chromogalaktographie durchgeführt wurde oder ich das Papillom dem Pathologen nicht „auf dem Servierbrett präsentieren" konnte, wurde das vorher galaktographisch einwandfrei festgestellte Papillom histologisch nicht bestätigt. Die hohe Zahl der Lokalrezidive bei Papillomen ist zweifelsohne auf ungeeignete Operationstechnik zurückzuführen; nach präoperativer Chromogalaktographie und selektiver Duktektomie liegt dieser Prozentsatz deutlich niedriger. Nach Dennis et al. [26] kann man auch durch Vakuum-Stanzbiopsie das Papillom entfernen und eine zuverlässige histologische Diagnose erreichen.

Die *peripheren multiplen Papillome* sind histologisch zwar genauso aufgebaut wie die zentralen, meistens solitären. Sie werden trotzdem als beson-

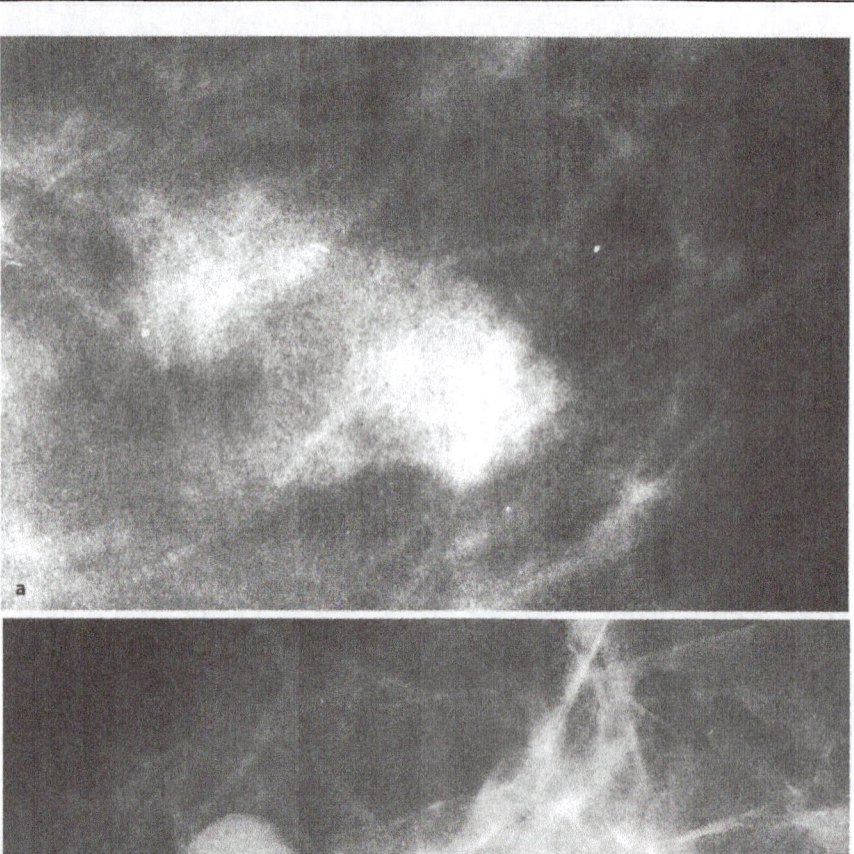

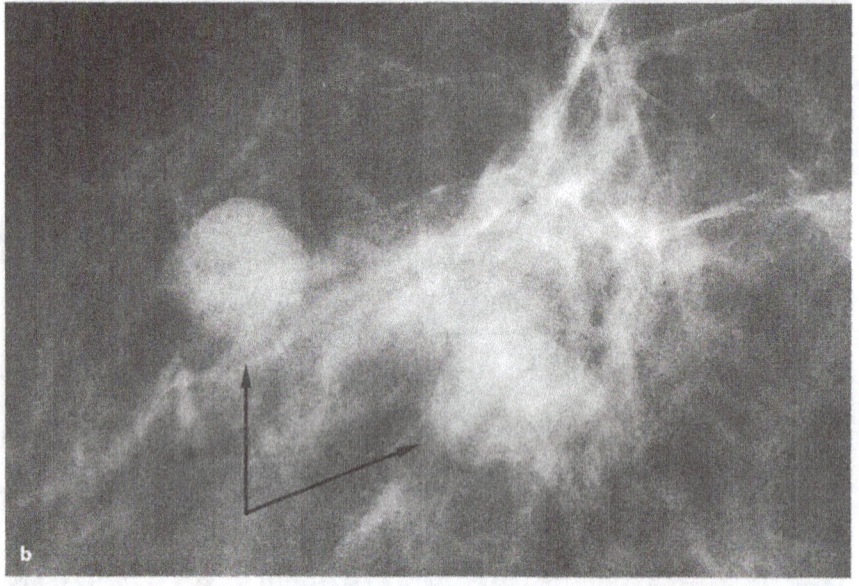

Abb. 3.52. a Zwei Papillome mit feinen Kontureinkerbungen wie bei einem invasiven Duktalkarzinom und **b** zwei andere Papillome als glatt konturierte Rundschatten (*Pfeile*)

dere klinische Entität besprochen, weil sie im Vergleich zu den solitären Papillomen der großen Milchgänge:

- bei jüngeren Frauen auftreten,
- öfter bilateral vorkommen,
- ihr klinisches Leitsymptom deutlich seltener die Sekretion und häufiger die tastbare Verhärtung ist; weil
- Lokalrezidive bei multiplen Papillomen 20-mal öfter vorkommen können, und schließlich weil
- das relative Karzinomrisiko bei multiplen Papillomen das Dreifache des solitären Papilloms ist.

Multiple Papillome findet man nur selten in den großen zentralen Milchgängen. Sie liegen vorwiegend innerhalb von mehreren benachbarten peripheren Milchgängen, lobulusnah und sind – wie dreidimensionale Untersuchungen zeigen – in den terminalen duktulolobulären Einheiten (TDLU) verwurzelt [101]. Wegen dieser Lokalisation spricht man auch von peripheren multiplen Papillomen.

Atypische duktale Hyperplasien wurden bei diesen Veränderungen signifikant häufiger gefunden, als bei den solitären oder den zentral gelegenen multiplen Papillomen; deswegen soll das Karzinomrisiko bei peripher liegenden multiplen Papillomen deutlich größer sein [22]. Während die zentralen Papillome in erster Linie durch Sekretion und anschließende Galaktographie erkannt und lokalisiert werden, wird die Mehrzahl der peripheren multiplen Papillome nativ-mammographisch dargestellt. Man sieht dann zwei oder mehrere rundlich-ovaläre, glatt oder feinzackig konturierte Weichteilschatten [22], wie sie in Abb. 3.52 dargestellt sind.

Die *Behandlung* besteht auch hier aus Lokalexzision. Da die multiplen Papillome klinisch oft nur ungenau abgrenzbar sind, werden sie meistens nicht restlos entfernt, daher die ungewöhnlich hohe Zahl der Lokalrezidive. Haagensen [58] berichtet von einem Fall, wobei die Patientin innerhalb von 26 Jahren sechsmal an der selben Stelle immer wieder wegen multipler Papillome operiert wurde; sie hat trotzdem die ihr schlussendlich nahgelegte Mastektomie abgelehnt.

Wie bei den solitären zentralen ist auch bei den multiplen peripheren intraduktalen Papillomen die ausgiebige Exzision die geeignete Therapie. Konsequente Überwachung ist obligat. Eine prophylaktische Mastektomie ist nicht notwendig.

Das *intraduktale papilläre Karzinom*: Das Entartungsrisiko eines Papilloms wird mit 0,4 bis 8% angegeben [23, 149] und wird mit atypischer Epithelhyperplasie noch höher [107].

Nach Haagensen [58] machen die intraduktalen papillären Karzinome etwa 2% aller Brustkrebse aus, in meinem Material waren sie mit 1,4% vertreten; sie kommen in 3% der intraduktalen, nicht invasiven Karzinome vor [43] und – in meinem Krankengut – in 6% der papillären Veränderungen. Es handelt sich also um einen seltenen Befund. Es erkranken vorwiegend Frauen ab dem 25. Lebensjahr; Männer nur selten.

Das klassische **histologische Bild** zeigt monomorphe neoplastische Zellen in zwei oder mehreren Reihen; ihre Kerne sind hyperchromatisch und zeigen vermehrt Mitosen (Abb. 3.53a, [8]). Von den Karzinomzellen werden die unterliegenden Myoepithelzellen und auch das fibrovaskuläre Gerüst mehr oder weniger vernichtet. Das Fehlen der Myothelschicht ist – nach Tavassoli [149] – ein sehr wichtiges differentialdiagnostisches Zeichen des papillären Karzinoms, es kommt jedoch nicht immer vor! Überhaupt: die Unterscheidung zwischen noch benignem und bereits malignem Papillom kann für den Histopathologen sehr schwierig sein, weil „es keine festen Regeln gibt", die als Orientierungshilfe dienen könnten [122]. So hat z.B. Bässler [8] 10 histopathologische Kriterien zusammengestellt mit der Bemerkung, dass diese „nicht als Einzelbefunde sondern nur in Kombination mehrerer Merkmale

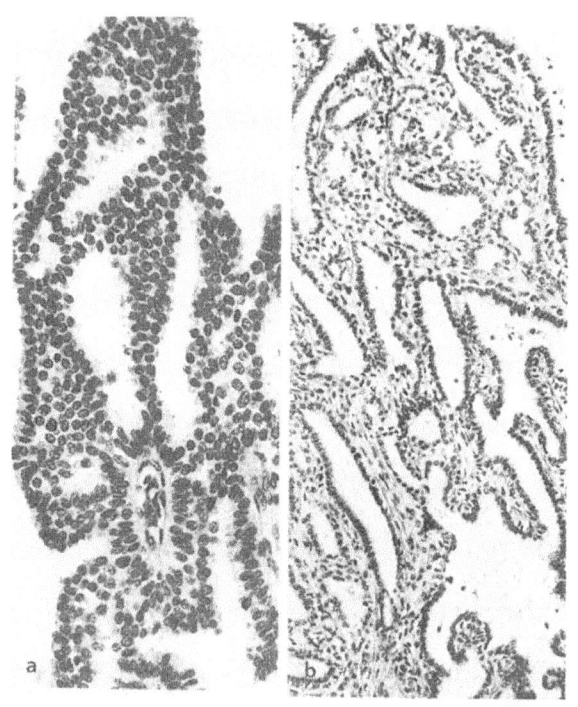

Abb. 3.53. a Das Epithel des papillären Karzinoms mit einheitlichem Zellmuster, hyperchromatischen Kernen und ohne fibrovaskuläres Gerüst, **b** benignes Milchgangspapillom mit normalem Epithel und Stroma (Prof. Dr. R. Bässler/Fulda)

anzuwenden sind". Es empfiehlt sich, im Zweifel auch das Alter der Patientin zu berücksichtigen, da die Wahrscheinlichkeit, ein papilläres Karzinom zu entwickeln, mit dem Alter steigt. Nach Bässler [8]: „Diagnostische Irrtümer beziehen sich in der Regel auf eine Überbewertung benigner Papillome, die bei Zweifeln ... zumeist als maligne Formen deklariert werden."

Bei so viel Unsicherheit des Histopathologen ist es verständlich, dass der Mammographer über die Dignität eines Papilloms keine Aussage machen kann. Die Farbe des Sekrets ist irrelevant: sie ist nicht immer blutig, aber auch blutiges Sekret kann andere Ursachen haben.

Im *Mammogramm* sehen wir entweder eine umschriebene, unspezifische Duktuserweiterung (Abb. 3.54) oder Verkalkungen. Letztere sind entweder winzig, punktförmig, diffus verstreut oder aber fibroadenomähnlich, polymorph. Soo et al. [140] haben von 5 intraduktalen papillären Karzinomen bei 4 Verkalkungen gefunden. Diese Verkalkungen sind jedoch nicht karzinomcharakteristisch: man findet sie in der gleichen Form auch bei benignen Papillomen (s. Abb. 3.48, 3.49).

Im *Galaktogramm* werden die intraduktalen papillären Karzinome – wie auch die benignen Papil-

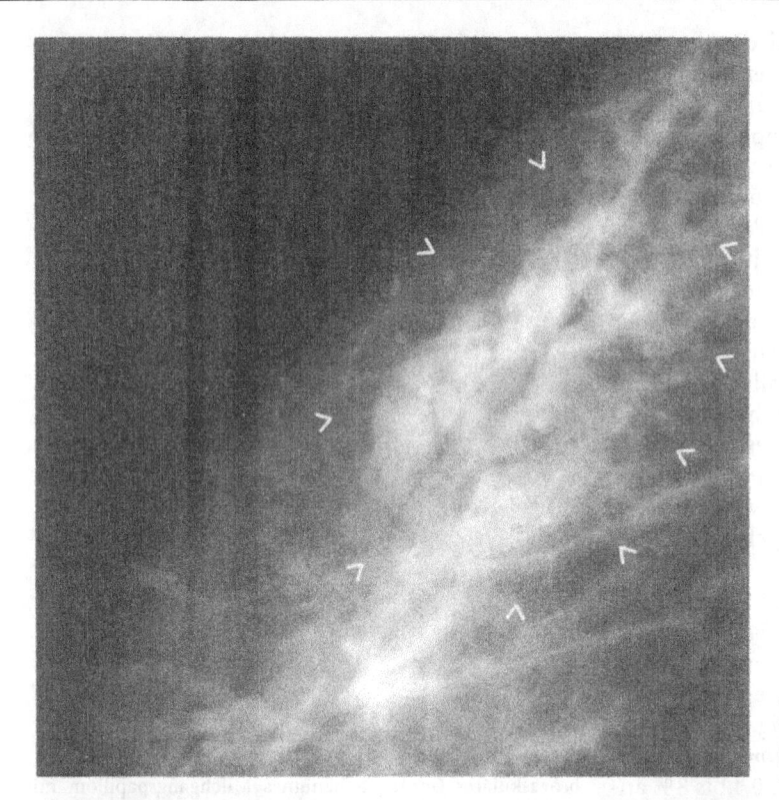

134 KAPITEL 3 Veränderungen des milchableitenden Systems

Abb. 3.54. Der umschrieben erweiterte und torquierte Milchgang zeigt ein kornährenförmiges Bild, kein Tastbefund! Histologie: Intraduktales, papilläres Karzinom

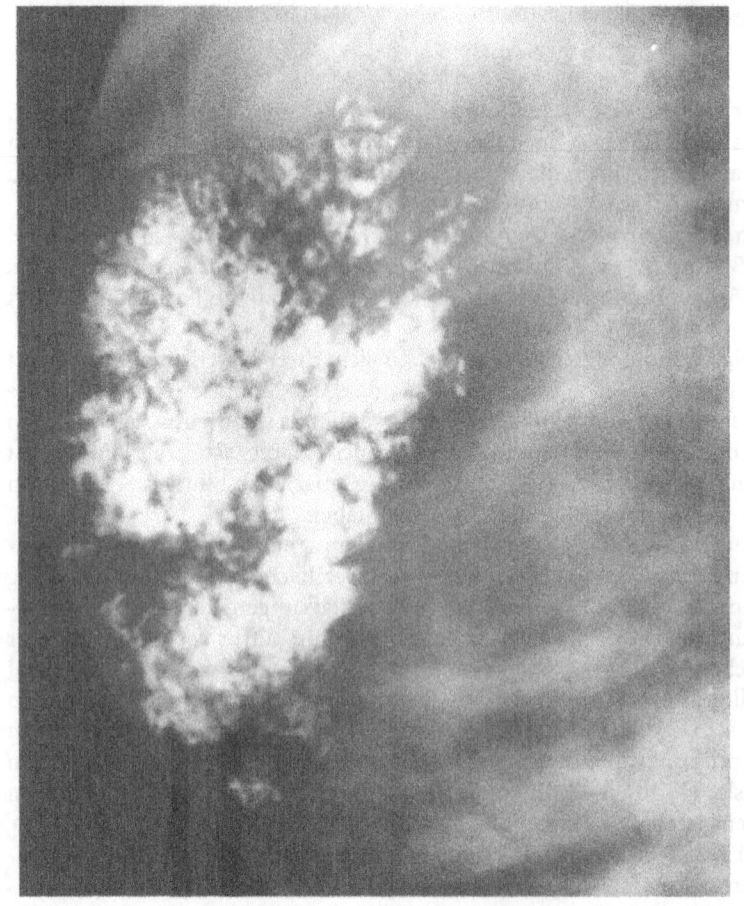

Abb. 3.55. s. Text

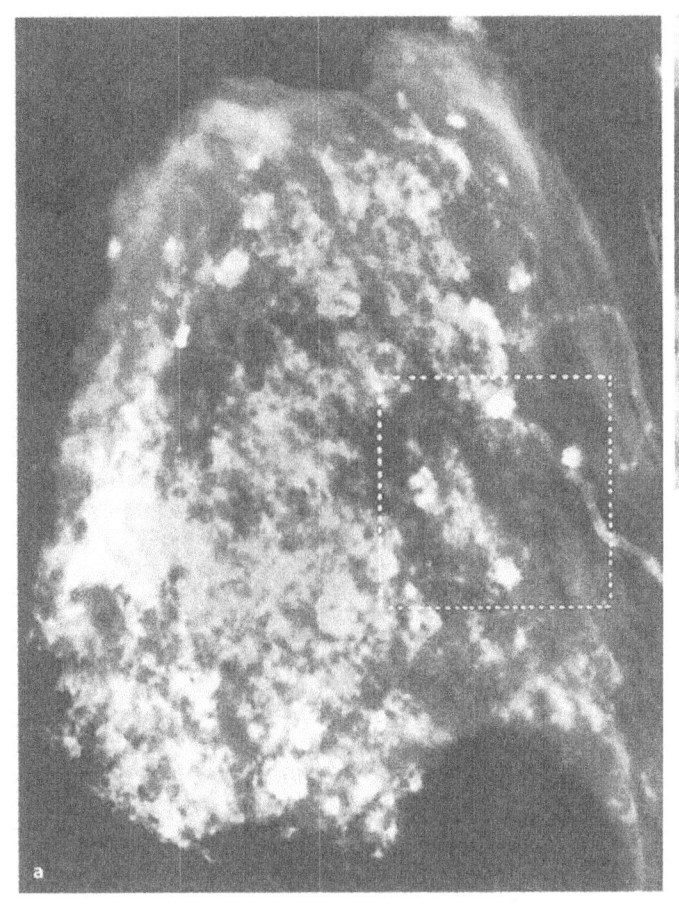

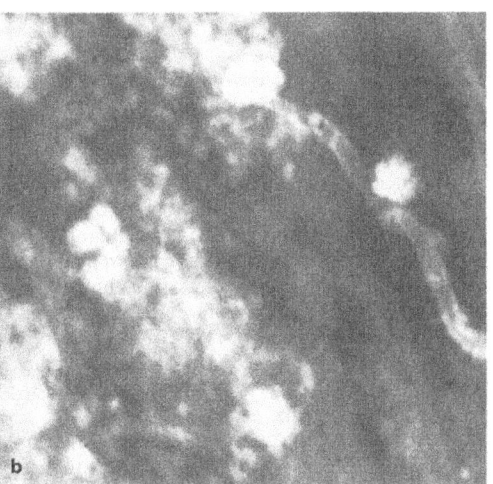

Abb. 3.56. s. Text

lome – entweder als eine Kontrastmittelaussparung oder als Füllungsdefekte mit Kaliberschwankungen dargestellt.

Die nichtinvasiven intraduktalen papillären Karzinome haben eine sehr gute Prognose und sind zu brusterhaltender Behandlung geeignet [120, 149]. Da axilläre Lymphknotenmetastasen nur sehr selten vorkommen, ist eine axilläre Dissektion nicht notwendig.

Duktale Verkalkungen bei Hyperkalzämie: Hyperkalzämie kann beim Knochenabbau wegen Metastasen oder beim Hyperparathyreoidismus entstehen und zu sogenannten „Kalknestern" in den Weichteilen führen. In der Brust sind neben Arterien auch die Azini und die Milchgänge verkalkt [84, 91, 139]. Mammographisch sieht man Brustverkalkungen dieser Art nur selten, weil bei den – meistens schwerkranken Frauen – nur bei gravierenden klinischen Symptomen mammographiert wird. Eine systematische prospektive Studie hat gezeigt, dass bei 29 % der Frauen mit chronischer Niereninsuffizienz intraduktale Verkalkungen – als Folge des sekundären Hyperparathyreoidismus – zu finden sind [139]. Teilregression der Verkalkungen nach Dialyse wurde von Han u. Witten [61] beobachtet. Ich persönlich habe zwei Fälle von Hyperkalzämien konsiliarisch untersucht. Bei dem ersten Fall hatte die Patientin ausgedehnte Knochenmetastasen eines Mammakarzinoms und eine Verhärtung in der belassenen Brust. Das Mammogramm zeigte einen großen segmentartigen Bezirk von linearen, v- und kommaförmigen Verkalkungen, die offensichtlich intraduktal lokalisiert waren (Abb. 3.55). Bei dem zweiten Fall handelte es sich um eine chronische Niereninsuffizienz; hier sieht man vorwiegend lobulär lokalisierte Verkalkungen mit Trennwänden, aber auch wenige linienförmige, offensichtlich intraduktal gelegene und eine verkalkte Arterie (Abb. 3.56).

Literatur

1. Ahmed A (1975) Calcification in human breast carcinomas: ultrastructural observations. J Pathol 117: 247-257
2. Ahmed A (1992) Diagnostic breast pathology. Churchill Livingstone, Edinburgh London Madrid
3. Amichetti M, Caffo O, Richetti A et al. (1999) Subclinical ductal carcinoma in situ of the breast: treatment with conservative surgery and radiotherapy. Tumori 85: 488-493
4. Azzopardi JG (1979) Problems in breast pathology. In: Bennington JL (ed) Major problems in pathology. Vol 11. Saunders, London Philadephia Toronto
5. Barth V, Müller R, Mayle M (1975) Die weibliche Brustdrüse im Galaktogramm. Dtsch Med Wochenschr 100: 1213-1218
6. Barth V, Prechtel K (1990) Atlas der Brustdrüse und ihrer Erkrankungen. Enke, Stuttgart
7. Bässler R (1978) Pathologie der Brustdrüse. In: Doerr W, Seifert G, Uehlingen E (Hrsg) Spezielle pathologische Anatomie. Bd 11. Springer, Berlin Heidelberg New York
8. Bässler R (1997) Mamma. In: Remmele W (Hrsg) Pathologie Bd 4. Springer, Berlin Heidelberg New York Tokio
9. Bellamy COC, McDonald C, Salter DM et al. (1993) Noninvasive ductal carcinoma of the breast. Hum Pathol 24: 16-23
10. Berná JD, Guirao J, Garcia V (1989) A coaxial technique for performing galactography. AJR 153: 273-274
11. Betsill WL, Rosen PP, Lieberman PH et al. (1978) Intraductal carcinoma. JAMA 239: 1863-1867
12. Bloodgood JC (1923) The clinical picture of dilated ducts beneath the nipple frequently to the palpated as a doughy worm-like mass – the varicocele tumors of the breast. Surg Gynecol Obstet 36: 486
13. Bloodgood JC (1934) Comedo carcinoma (or comedo-adenoma) of the female breast. Am J Cancer 22: 842-853
14. Bobrow LG, Millis RR (1995) The pathology of ductal carcinoma in situ of the breast. Clin Oncol 7: 232-235
15. Böcker W, Decker T, Ruhnke M et al. (1997) Duktale Hyperplasie und Duktales Carcinoma in situ. Pathologe 18: 3-18
16. Bodian CA, Perzin KH, Lattes R et al. (1993) Reproducibility and validity of pathologic classifications of benign breast disease and implications for clinical applications. Cancer 71: 3908-3913
17. Bouropoulou V, Anastassiades OT, Kontogeorgos G et al. (1984) Microcalcifications in breast carcinomas. A histological and histochemical study. Pathol Res Pract 179: 51-58
18. Bradley SJ, Weaver DW, Bouwman DL (1990) Alternatives in a surgical management of in situ breast cancer. Am Surg 56: 428-432
19. Brem RF, Behrndt VS, Sanow L et al. (1999) Atypical ductal hyperplasia: Histologic underestimation of carcinoma in tissue harvested from impalpable breast lesions using 11-Gauge sterotactically guided directional vacuum-assisted biopsy. AJR 172: 1405-1407
20. Brown PW, Silverman S, Owens E et al. (1976) Intraductal „noninfiltrating" carcinoma of the breast. Arch Surg 111: 1063-1067
21. Cardenosa G, Doudna C, Eklund GW (1994) Ductography of the breast: technique and findings. AJR 162: 1081-1087
22. Cardenosa G, Eklund GW (1991) Benign papillary neoplasms of the breast: mammographic findings. Radiology 181: 751-755
23. Carter D (1977) Intraductal papillary tumors of the breast. A study of 78 cases. Cancer 39: 1689-1692
24. Cooke TG (1989) Ductal carcinoma in situ: a new clinical problem. Br J Surg 76: 660-662
25. De Lafontan B, Daures JP, Salicru B et al. (1994) Isolated clustered microcalcifications: diagnostic value of mammography – series of 400 cases with surgical verification. Radiology 190: 479-483
26. Dennis MA, Parker S, Kaske TI et al. (2000) Incidental treatment of nipple discharge caused by benign intraduktal papilloma through diagnostic mammotome biopsy. AJR 174: 1263-1268
27. Dershaw DD, Abramson A, Kinne DW (1989) Ductal carcinoma in situ: mammographic findings and clinical implications. Radiology 170: 411-415
28. Douglas-Jones AG, Gupta SK, Attanoos RL et al. (1996) A critical appraisal of six modern classifications of ductal carcinoma in situ of the breast (DCIS): correlation with grade of associated invasive carcinoma. Histopathology 29: 397-409
29. Dupont WD, Page DL (1985) Risk factors for breast cancer in women with proliferative breast disease. N Engl J Med 312: 146-151
30. Dupont WD, Page DL, Parl FF et al. (1999) Estrogen replacement therapy in women with a history of proliferative breast disease. Cancer 85: 1277-1283
31. Dupont WD, Parl FF, Hartmann WH et al. (1993) Breast cancer risk associated with proliferative breast disease and atypical hyperplasia. Cancer 71: 1258-1265
32. Ernster VL, Barclay J, Kerlikowske K et al. (1996) Incidence of and treatment for ductal carcinoma in situ of the breast. JAMA 275: 913-918
33. Eusebi V, Feudale E, Foschini MP et al. (1994) Long-term follow-up of in situ carcinoma of the breast. Sem Diagn Pathol 3: 223-235
34. Evans AJ, Pinder S, Ellis IO et al. (1994) Screening-detected and symptomatic ductal carcinoma in situ: mammographic features with pathologic correlation. Radiology 191: 237-240
35. Evans AJ, Pinder SE, Ellis IO et al. (1994) Correlations between the mammographic features of ductal carcinoma in situ (DCIS) an C-erbB-2 oncogene expression. Clin Radiol 49: 559-562
36. Fandos-Morera A, Prats-Esteve M, Tura-Soteras JM et al. (1988) Breast tumors: composition of microcalcifications. Radiology 169: 325-327
37. Faverly DRG, Burgers L, Bult P et al. (1994) Three dimensional imaging of mammary ductal carcinoma in situ: clinical implications. Semin Diagn Pathol 11: 193-198
38. Fechner RE, Mills SE (1990) Breast pathology, benign proliferations, atypias, in situ carcinomas. ASC, Chicago
39. Fischer U, Westerhof JP, Brinck U et al. (1996) Das ductale In-situ-Karzinom in der dynamischen MR-Mammographie bei 1,5 T. Röfo 164: 290-294
40. Fisher B, Anderson S, Redmond CK et al. (1995) Reanalysis and results after 12 years of follow-up in a randomised clinical trial comparing total mastectomy with or without irradiation in the treatment of breast cancer. N Engl J Med 333: 1456-1461
41. Fisher B, Costantino J, Redmond C et al. (1993) Lumpectomy compared with lumpectomy and radiation therapy for the treatment of intraductal breast cancer. N Engl J Med 328: 1581-1586
42. Fisher B, Dignam J, Wolmark N et al. (1999) Tamoxifen in treatment of intraductal breast cancer: national surgical adjuvant breast and bowel project B-24 randomised controlled trial. Lancet 353: 1993-2000
43. Fisher ER, Costantino J, Fisher B et al. (1995) Pathologic

findings from the national surgical adjuvant breast project (NSABP) protocol B-17. Intraductal carcinoma (ductal carcinoma in situ). Cancer 75: 1310–1319
44. Fisher ER, Leeming R, Anderson S et al. (1991) Conservative management of intraductal carcinoma (DCIS) of the breast. J Surg Oncol 47: 139–147
45. Fisher ER, Sass R, Fisher B et al. (1986) Pathologic findings from the national surgical adjuvant breast protect (protocol 6) I. Intraductal carcinoma (DCIS). Cancer 57: 197–208
46. Fowble B (1989) Intraductal non-invasive breast cancer: a comparison of three local treatments. Oncology 3: 51–58
47. Friedrich M (1999) Lehratlas der Mammasonographie. Wissenschaftliche Verlagsgesellschaft, Stuttgart
48. Fröhlich G, Inoue Y (1976) Ergebnisse der Galaktographie – ein Beitrag zur Früherkennung des Mammakarzinoms. Röfo 124: 369–378
49. Galkin BM, Feig SA, Patchefsky AS et al. (1977) Ultrastructure and microanalysis of „benign" and „malignant" breast calcifications. Radiology 124: 245–249
50. Galkin BM, Frasca P, Feig SA et al. (1982) Non-calcified breast particles. A possible new marker of the breast cancer. Invest Radiol 17: 119–128
51. Gallager HS, Martin JE (1969) Early phases in the development of breast cancer. Cancer 24: 1170–1178
52. Gallagher WJ, Koerner FC, Wood CW (1989) Treatment of intraductal carcinoma with limited surgery: Long-term follow-up. J Clin Oncol 7: 376–380
53. Gershon-Cohen J, Ingleby H, Hermel MB (1956) Calcification in secretory disease of the breast. AJR 76: 132–135
54. Gillis DA, Dockerty MB, Clagett OT (1960) Preinvasive intraductal carcinoma of the breast. Surg Gynecol Obstet 110: 555–562
55. Graham MD, Lakhani S, Gazet JC (1991) Breast conserving surgery in the management of in situ breast carcinoma. Eur J Surg Oncol 17: 258–264
56. Greenstein Orel S, Dougherty CS, Reynolds C et al. (2000) MR Imaging in patients with nipple discharge: initial expericence. Radiology 216: 248–254
57. Gufler H, Buitrago-Téllez CH, Madjar H et al. (2000) Ultrasound demonstration of mammographically detected microcalcifications. Acta Radiol 41: 217–221
58. Haagensen CD (1986) Diseases in the breast. 3rd edn. Saunders, Philadelphia London Toronto
59. Haagensen CD, Stout AP, Phillips JS (1951) The papillary neoplasms of the breast. Ann Surg 133: 18–36
60. Hamperl H (1968) Lehrbuch der allgemeinen Pathologie und der pathologischen Anatomie. 28. Aufl. Springer, Berlin Heidelberg New York
61. Han Sang Y, Witten DM (1977) Diffuse calcification of the breast in chronic renal failure. AJR 129: 341–342
62. Hansell DM, Cooke JC, Parsons CA et al. (1988) A quantitative analysis of the spatial relationship of grouped microcalcifications demonstrated on xero-mammography in benign and malignant breast disease. Br J Radiol 61:21–25
63. Helvie MA, Hessler C, Frank TS et al. (1991) Atypical Hyperplasia of the breast: mammography appearance and histologic correlation. Radiology 179: 759–764
64. Heywang-Köbrunner SH, Schreer I (1996) In: Mödder U (Hrsg) Bildgebende Mammadiagnostik in Referenz-Reihe-Radiologische Diagnostik. Thieme, Stuttgart New York
65. Hoeffken W (1977) Spontane Milchgangsdarstellung bei der Mammographie. Radiologe 17: 203–205
66. Hoeffken W, Lanyi M (1973) Röntgenuntersuchung der Brust. Thieme, Stuttgart

67. Holland R, Hendriks JHCL (1994) Microcalcifications associated with ductal carcinoma in situ: mammographic-pathologic correlation. Semin Diagn Pathol 11: 181–192
68. Holland R, Hendriks JHCL, Verbeek ALM et al. (1990) Extent, distribution, and mammographic/histological correlations of the breast ductal carcinoma in situ. Lancet 335: 519–522
69. Holland R, Peterse JL, Millis RR et al. (1994) Ductal carcinoma in situ: a proposal for a new classification. Semin Diagn Pathol 11: 167–180
70. Huang CS, Wu CY, Chu JS et al. (1999) Microcalcifications of non-palpable breast lesions detected by ultrasonograhy: correlation with mammography and histopathology. Ultrasound Obstet Gynecol 13: 431–436
71. Ingleby H, Gershon-Cohen J (1960) Comparative anatomy pathology and roentgenology of the breast. 1960 Univ. of Pennsylvania Press, Philadelphia
72. Kalisher L, Rickert RR, Sharo RJ (1998) Solitary peripheral papilloma of the breast: a radiologic-pathologic correlation of a benign lesion that may mimic breast cancer on mammography. AJR 171: 605–609
73. Kaltenborn H, Schadmand S, Beck T et al. (1995) Gadolinium-DTPA (Magnevist) als Kontrastmittel für die Galaktographie. Röfo 163: 457–459
74. Kambouris T, Wenz W, Kotoulas K et al. (1978) Die Bedeutung der Galaktographie bei der sezernierenden Mamma. Fortschr Med 96: 1443–1446
75. Kinkel K, Gilles R, Féger C et al. (1994) Focal areas of increased opacity in ductal carcinoma of the comedo type: mammographic- pathologic correlation. Radiology 192: 443–446
76. Kinne DW, Petrek JA, Osborne MP et al. (1989) Breast carcinoma in situ. Arch Surg 124: 33–36
77. Lagios MD (1990) Duct carcinoma in situ. Pathology and treatment. Surg Clin N A 70: 853–871
78. Lagios MD (1996) Classification of duct carcinoma in situ (DCIS) with a characterization of high grade lesions: defining cohorts for chemoprevention trials. J Cellul Biochem 25: 108–111
79. Lagios MD, Westdahl PR, Margolin FR et al. (1982) Duct carcinoma in situ. Cancer 50: 1309–1314
80. Lanyi M (1977) Differentialdiagnose der Mikroverkalkungen. Radiologe 17: 213–216
81. Lanyi M (1982) Formanalyse von 153 Mikroverkalkungsgruppen maligner Genese: Das „Dreiecksprinzip". Röfo 136: 77–84
82. Lanyi M (1983) Formanalyse von 5641 Mikroverkalkungen bei 100 Milchgangskarzinomen: Die Polymorphie. Röfo 139: 239–248
83. Lanyi M (1986) Diagnostik und Differentialdiagnostik der Mammaverkalkungen. Springer, Berlin Heidelberg New York Tokio
84. Lanyi M (1997) Differential diagnosis of microcalcifications. In: M. Friedrich, Sickles EA (eds) Radiological diagnosis of the breast diseases. Springer, Berlin Heidelberg New York Tokio
85. Leal CB, Schmitt FC, Bento MJ et al. (1995) Ductal carcinoma in situ of the breast. Cancer 75: 2123–2131
86. Leborgne R (1944) Diagnostico de las procesos pathologicos de la mamma por la radiograffia con la inyeccion de medios de contraste. Obstet Ginec Lat Am 2: 551
87. Leucht D, Madjar H (1995) Lehratlas der Mammasonographie. Thieme, Stuttgart New York
88. Leucht W, Rabe D, Bastert G (1989) Mammosonographi-

sche Darstellung und Bewertung von Mikrocalzifikationen. Arch Gynecol Obstet 245: 684–687
89. Lev-Toaff AS, Feig SA, Saitas VL et al. (1994) Stability of malignant breast microcalcifications. Radiology 192: 153–156
90. Liberman L, Cohen MA, Dershaw DD et al. (1995) Atypical ductal hyperplasia diagnosed at stereotaxic core biopsy of breast lesions: an indication for surgical biopsy. AJR 164: 1111–1113
91. Marinescu I, Damian A (1984) Primary hyperparathyroidism associated with galactophorous ducts calcification. Roum Med Endocrinol 22: 211–214
92. Mayr NA, Staples JJ, Robinson RE et al. (1991) Morphometric studies in intraductal breast carcinoma using computerized image analysis. Cancer 67: 2805–2812
93. McKee GT, Tildsley G, Hammond S (1999) Cytologic diagnosis and grading of ductal carcinoma in situ. Cyto Pathol Cancer 87: 203–209
94. Menges V, Frank P, Prager P (1976) Zahlenmäßige Zunahme von Mikroverkalkungen, ein wichtiges röntgendiagnostisches Kriterium für das okkulte Mammakarzinom. Röfo 124: 372–378
95. Menges V, Wellauer J, Engeler V et al. (1973) Korrelation zahlenmäßig erfaßter Mikroverkalkungen auf dem Mammogramm und dadurch diagnostizierter Carcinome und Mastopathietypen. Radiologe 13: 468–476
96. Meyer JS (1986) Cell kinetics of histologic variants of in situ breast carcinoma. Breast Cancer Res Treat 7: 171–180
97. Mitnick JS, Roses DF, Harris MN et al. (1989) Circumscribed intraductal carcinoma of the breast. Radiology 170: 423–425
98. Moore W, Pearce J, Ring E (1961) Intraductal papilloma of the breast. Surg Gynecol Obstet 112: 153–158
99. Nielsen M, Thomsen JL, Primdahl S et al. (1987) Breast cancer and atypia among young and middle-aged women. a study of 110 medicolegal autopsies. Br J Cancer 56: 814–819
100. Noriaki Ohuchi unter O
101. Ohuchi N, Abe R, Tokahashi T et al. (1984) Origin and extension of the intraductal papillomas of the breast: a three-dimensional reconstruction study. Breast Cancer Res Treat 4: 117–128
102. Ottesen GL, Graversen HP, Blichert-Toft M et al. (1992) Ductal carcinoma in situ of the female breast. Am J Pathol 16: 1183–1196
103. Page DL, Dupont WD (1993) Anatomic indicators (histologic and cytologic) of increased breast cancer risk. Breast Cancer Res Treat 28: 157–166
104. Page DL, Dupont WD, Rogers LW et al. (1982) Intraductal carcinoma of the breast: follow-up after biopsy only. Cancer 49: 751–758
105. Page DL, Dupont WD, Rogers LW et al. (1995) Continued local recurrence of carcinoma 15–25 years after a diagnosis of low grade ductal carcinoma in situ of the breast treated only by biopsy. Cancer 76: 1197–1200
106. Page DL, Lagios MD (1995) Pathologic analysis of the National Surgical Adjuvant Breast Project (NSABP) B-17 Trial. Cancer 75: 1219–1222
107. Page DL, Salhany KE, Jensen RA et al. (1996) Subsequent breast carcinoma risk after biopsy with atypia in a breast papilloma. Cancer 78: 258–266
108. Patchefsky AS, Schwartz GF, Finkelstein SD et al. (1989) Heterogeneity of intraductal carcinoma of the breast. Cancer 63: 731–741

109. Radi MJ (1989) Calcium oxalate crystals in breast biopsies. Arch Pathol Lab Med 113: 1367–1369
110. Rebner M, Raju U (1994) Noninvasive breast cancer. Radiology 190: 623–631
111. Recht A, Danoff BS, Solin LJ et al. (1985) Intraductal carcinoma of the breast: results of treatment with excisional biopsy and irradiation. 3: 1339–1343
112. Recht A, Dongen JA van, Peterse JL (1994) Ductal carcinoma in situ. Lancet 343: 969
113. Reiff DB, Cooke J, Griffin M et al. (1994) Ductal carcinoma in situ presenting as a stellate lesion on mammography. Clin Radiol 49: 396–399
114. Reynolds HE (2000) Core needle biopsy of challenging benign breast conditions: a comprehensive literature review. AJR 174: 1245–1250
115. Riess E (1930) Diagnostic lipiodol injection into milk ducts followed by abscess formation. Am J Cancer 20: 414
116. Ringberg A, Andersson I, Aspegren K et al. (1991) Breast carcinoma in situ in 167-women-incidence, mode of presentation, therapy and follow-up. Eur J Surg Oncol 17: 466–476
117. Rissanen T, Mäkäräinen HP, Mattila SI et al. (1993) Wire localized biopsy of breast lesions: a review of 425 cases found in screening or clinical mammography. Clin Radiol 47: 14–22
118. Romano SA, McFetridge EM (1938) Limitations and dangers of mammography by contrast mediums. J Am Med Assoc 110: 1905
119. Rosai J (1991) „Borderline" epithelial breast lesions. Am J Surg Pathol 15: 209–221
120. Rosen PP (1997) Rosen's breast pathology. Lippincott Raven
121. Rosen PP, Braun DW, Kinne DE (1980) The clinical significance of pre-invasive breast carcinoma. Cancer 46: 919–925
122. Rosen PP, Oberman HA (1993) Tumors of the mammary gland in Atlas of tumor pathology (Third series) fascicle 7. Armed Forces Institute of Pathology, Washington
123. Sang Y Han unter Han
124. Schnitt SJ, Connolly JL, Tavassoli FA et al. (1992) Interobserver reproducibility in the diagnosis of ductal proliferative breast lesions using standardized criteria. Am J Surg Pathol 16: 1133–1143
125. Schnitt SJ, Harris JR, Smith BL (1996) Developing a prognostic index for ductal carcinoma in situ of the breast. Cancer 77: 2189–2192
126. Schnitt SJ, Silen W, Sadowsky NL et al. (1988) Ductal carcinoma in situ (intraductal carcinoma) of the breast. N Engl J Med 318: 898–903
127. Schut JM, Tegelbeckers JHD (1988) A case of 'therapeutic' galactography. Neth J Surg 40: 53–54
128. Schwartz GF, Patchefsky AS, Finkelstein SD et al. (1989) Nonpalpable in situ ductal carcinoma of the breast. Arch Surg 124: 29–32
129. Schwarz E, Hagen D, Elsäßer M (1999) Kompletter Mikrokalkabbau in einem duktalen invasiven Mammakarzinom. Röfo 170: 514–515
130. Scott Soo, Mary unter Soo
131. Seltzer MH, Perloff LJ, Kelley RI et al. (1970) The significance of age in patients with nipple discharge. Surg Gynecol Obstet 131: 519–522
132. Seymour HR, Cooke J, Given-Wilson RM (1999) The significance of spontaneous resolutions of the breast calcification. Br J Radiol 72: 3–8

133. Silverstein MJ, Lagios MD, Craig PH et al. (1996) A prognostic index for ductal carcinoma in situ of the breast. Cancer 77: 2267-2274
134. Silverstein MJ, Poller DN (1997) Van Nuys ductal carcinoma in situ classification. In: Silverstein MJ (eds) Ductal carcinoma in situ of the breast. Williams & Wilkins, Baltimore Philadelphia London
135. Silverstein MJ, Poller DN, Waisman JR et al. (1995) Prognostic classification of breast ductal carcinoma-in-situ. Lancet 345: 1154-1157
136. Simpson JF, Page DL (1995) Pathology of pre-invasive and excellent-prognosis breast cancer. Curr Opin Oncol 7: 501-505
137. Siziopikou KP, Prioleau JE, Harrris JR et al. (1996) bcl-2 Expressions in the spectrum of preinvasive breast lesions. Cancer 77: 499-506
138. Solin LJ, Recht A, Fourquet A et al. (1991) Ten-year results of breast carcinoma (ductal carcinoma in situ) of the breast. Cancer 68: 2337-2344
139. Sommer G, Kopsa H, Zazgornik J et al. (1987) Breast calcifications in renal hyperparathyroidism. AJR 148: 855-857
140. Soo MS, Williford ME, Walsh R et al. (1995) Papillary carcinoma of the breast: imaging findings. AJR 164: 321-326
141. Stomper PC, Cholewinski SP, Penetrante RB et al. (1993) Atypical hyperplasia: frequency and mammographic and pathologic relationships in excisional biopsies guided with mammography and clinical examination. Radiology 189: 667-671
142. Stomper PC, Margolin FR (1994) Ductal Carcinoma in situ: The mammographer's perspective. AJR 162:585-591
143. Strax P u. Pomeranz MM (1964) Nonmalignant variations in mammography. AJR 92: 21
144. Stringel G, Perelman A, Jimenez C (1986) Infantile mammary duct ectasia: a cause of bloody nipple discharge. J Pediatric Surg 21: 671-674
145. Sunshine JA, Moseley HS, Fletcher WS et al. (1985) Breast carcinoma in situ. Am J Surg 150: 44-51
146. Suramo I, Rissanen T (1994) Neue Möglichkeiten zur Anwendung von Ultraschall bei Brustdrüseninterventionen. Röntgenpraxis 47: 194-196
147. Tabár L, Dean PB, Péntek Z (1983) Galctography: the diagnostic procedure of choice for nipple discharge. Radiology 149: 31-38
148. Tabàr L, Gad A, Parsons WC et al. (1997) Mammographic appearances of the in situ carcinomas. In: Silverstein J (eds) Ductal carcinoma in situ of the breast. Williams & Wilkins, Baltimore Philadelphia
149. Tavassoli FA (1999) Pathology of the breast. Appleton & Lange, Stamford/CT
150. Tavassoli FA, Norris HJ (1990) A comparison of the results of long-term follow-up for atypical intraductal hyperplasia and intraductal hyperplasia for the breast. Cancer 65: 518-529
151. Teubner J, Bohrer M, Kaick G van et al. (1993) Echomorphologie des Mammakarzinoms. Radiologe 33: 277-286
152. Tulusan AH, Bauer N, Egger H (1985) Multizentrizität und Bilateralität ductaler Carcinoma in situ und mikroinvasiver Krebse. Verh Dtsch Ges Pathol 69: 147-148
153. Tulusan AH, Bühner M, Folger M et al. (1998) Die Therapie des Carcinoma ductale in situ der Mamma. Geburtsh Frauenheilk 58: 363-373
154. Urban JA (1989) Verfahrenswahl hinsichtlich der Radikalität des chirurgischen Vorgehens. In: Bohmert H (Hrsg) Brustkrebs. Thieme, Stuttgart New York
155. Van Dongen JA, Fentiman IS, Harris JR et al. (1989) In-situ breast cancer: the EORTC consensus meeting. Lancet 7: 25-27
156. van Dongen JA, Holland R, Peterse JL et al. (1992) Ductal carcinoma in-situ of the breast: second EORTC Consensus meeting. Eur J Cancer 28: 626-629
157. Vette J, Muller JW (1983) Adenoma of the nipple. Diagn Imag 52: 264-266
158. Westerhof JP, Fischer U, Moritz JD et al. (1998) MR imaging of mammographically detected clustered microcalifications: is there any value? Radiology 207: 675-681
159. Willemin A (1972) Mammographic appearances. Karger, Basel München Paris
160. Woods ER, Helvie MA, Ikeda DM et al. (1992) Solitary breast papilloma: comparison of mammographic, galactographic and pathologic findings. AJR 159: 487-491
161. Yang WT, Suen M, Ahuja A et al. (1997) In vivo demonstration of microcalcification in breast cancer using high resolution ultrasound. Br J Radiol 70: 685-690
162. Zander J, Holzmann K (1969) Der menstruelle Zyklus. In: Gynäkologie und Geburtshilfe. Thieme, Stuttgart

Simultane lobuläre und intraduktale Veränderungen

In den vorausgegangen Kapiteln wurden die lobulären und duktalen Veränderungen – aus didaktischen Gründen – getrennt besprochen. Es gibt jedoch zwei mammographisch relevante Prozesse, die gleichzeitig in den Lobuli und in den Milchgängen entstehen und zwar: die Mastopathie und die lobuläre Kanzerisierung.

Mastopathie (Brustleiden)

Definition: „Die Mastopathie stellt ... eine hormonal induzierte, qualitativ und quantitativ gesteigerte Umbaureaktion vor und während der Menopause dar ..." [3].

Klinik: Das Leitsymptom ist die ein- oder beidseitige, umschriebene oder diffuse Verhärtung, die in etwa der Hälfte der Fälle mit prämenstrueller Mastodynie und in 5–10% mit Sekretion einhergeht.

Histologisch besteht die Mastopathie aus drei Bestandteilen unterschiedlicher Ausprägung (Abb. 4.1) und zwar:

- aus der ganzen Palette lobulärer Veränderungen (unterschiedlich großen Zysten, Adenoseherden ohne/mit Sklerosierung und Fibroadenomen) (s. Abb. 4.1)
- aus mehr oder weniger ektatischen Milchgängen mit/ohne Epithelhyperplasie;
- aus östrogeninduzierter Quellungsreaktion des Stromas mit Fibrosierung.

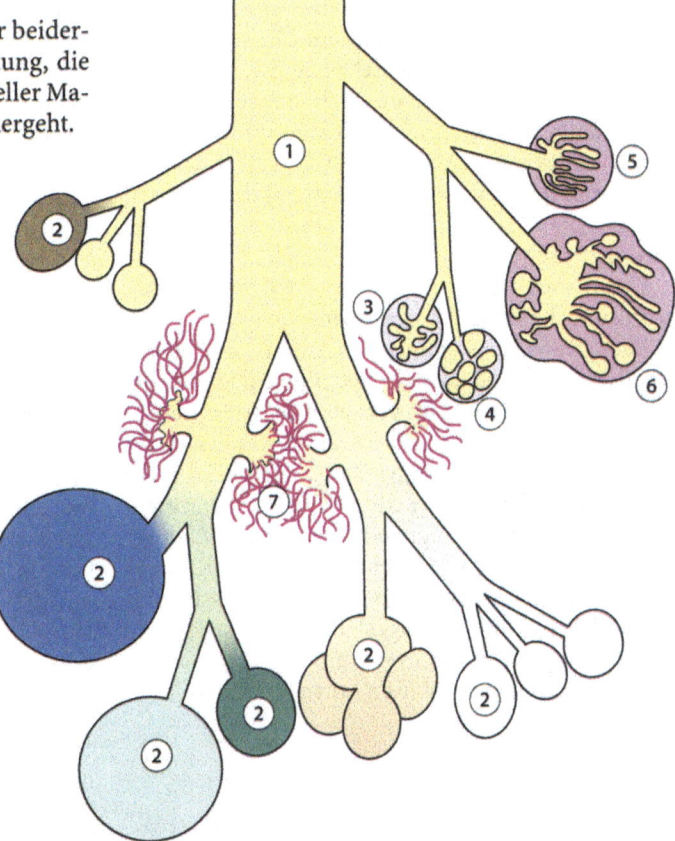

Abb. 4.1. Die Einzelheiten der sog. Mastopathie wurden in Kapitel 2 ausführlich besprochen. Hier werden sie noch einmal schematisch dargestellt: *1* zeigt die mehr oder weniger erweiterten Milchgänge. *2* die unterschiedlich großen Zysten, sie können wässrig sein oder gelbe, blaue, grünliche Farben aufzeigen. Selten sind sie blutig. *3, 4, 5* stellen die fibrotischen Veränderungen der Azini in den Zysten dar: die kleinzystischen, fibrotischen, sklerosierenden Adenosen und das Fibroadenom (*6*). Schließlich: wenn aus den Milchgängen das Sekret austritt, entstehen mehr oder weniger ausgeprägte periduktale, reaktive Fibrosen (*7*)

Terminologische Probleme: Um eine interdisziplinäre und internationale Verständigung zu gewährleisten, muss ein Terminus die Eigenschaften des gegebenen Prozesses exakt und für jeden nachvollziehbar definieren. Bei der Mastopathie ist dies nicht der Fall: Tavassoli [12] hat fast 40 (!) Termini bei der Durchsicht von 144 (!) Arbeiten gezählt.

Die Termini wurden je nach aktueller Dominanz der oben beschriebenen Bestandteile formuliert. So hat man im 17. und 18. Jahrhundert die Mastopathie als Geschwulst angesehen und wegen ihrer auffälligen Fibrose als Szirrhus bezeichnet. Später sprach man von Entzündung (Mastitis chronica oder Mastopathia cystica fibrosa chronica), obwohl es keine akute Form gab und gibt, dann von Fibroadenomatosis micro- oder macrocystica bzw. papillomatosa. Die Termini „M. Reclus" (1883), „M. Schimmelbusch" (1892) sind nur von historischer Bedeutung. Die Mastopathie wurde auch als Mammadysplasie bezeichnet. ***Dieser Begriff wurde aus der Teratologie ausgeliehen und bedeutet*** fehlerhafte Zellorganisation mit Fehlbildung oder Fehlentwicklung eines Organs, wie z.B. Hüftgelenksdysplasie. Über den Gebrauch dieses Begriffes in der Mammapathologie hat Azzopardi [1] geschrieben: „Its use cannot be sufficiently deprecated."

Der Begriff „mastopathy" wurde im angloamerikanischen Schrifttum seit geraumer Zeit durch den Terminus „fibrocystic disease" abgelöst.

Ist Mastopathie – oder wie auch immer sie heißt – eine Krankheit oder ist sie ein Zustand? Klinisch haben etwa 50 % der Frauen knotige Brüste (Devitt [5]), histologisch findet man nach Sektionsstatistiken in 51–58 % mehr oder weniger ausgeprägte mastopathische Veränderungen [8, 9].

Kann man denn einen so oft vorkommenden Prozess als Krankheit bezeichnen?

Eine Konsensustagung führender amerikanischer Mammapathologen, Onkologen und Chirurgen (1985) hat diese Frage verneint. Diese Konferenz kam vor allem auf die Initiative empörter Frauen zu Stande, bei denen „fibrocystic disease" (also diese Krankheit) festgestellt wurde. Die Versicherungsgesellschaften wollten aufgrund dessen keine Verträge abschließen bzw. die Prämien alter Policen erhöhen.

Die Konsensustagung hat dann beschlossen, das Wort „disease" mit „changes" oder „condition" zu ersetzen, weil „the fibrocystic process in the breast is not a disease, but rather an exaggerated physiologic phenomenon[1] [7].

Ob man „Mastopathie", „fibrozystische Krankheit" oder „ fibrozystischen Zustand" sagt, ist unwichtig, solange jeder weiß, was unter dem Terminus zu verstehen ist. So bekennt sich z.B. Bässler – der Nestor der deutschen Mammapathologen – [3] zu dem veralteten Namen, wenn er schreibt: „Für die Verständigung mit unseren klinischen Partnern hat sich nach eigener Überzeugung der Mastopathiebegriff bis heute bewährt …".

Größter Verdienst amerikanischer Pathologen war jedoch, dass sie die Epithelproliferationen verschiedener Art vom Terminus „fibrozystische Veränderung" oder „fibrozystischer Zustand" (d.h.: Mastopathie) getrennt hatten.

Das Vermengen der zwei Begriffe – Mastopathie und Epithelproliferation – hat immer zu Missverständnissen geführt.

Im deutschsprachigen Raum spricht man von Mastopathie I (nach Prechtel), wenn das Epithel keine Proliferation zeigt. Zu dieser Gruppe gehören 79 % der „fibrozystischen" Mastopathien. Von Mastopathie II (nach Prechtel) wird gesprochen, wenn das Epithel zwar proliferiert, atypische Zellen jedoch nicht zu finden sind (in 18 % der Fälle). Mastopathie III ist Epithelproliferation und ausgeprägte Atypie (3 %).

Das relative Risiko[1] wird bei Gruppe I mit 1,1, bei Gruppe II mit 1,9 und bei Gruppe III mit 4,4 angegeben [10]. Das Risiko steigt mit dem Alter und mit familiärer Belastung. Bei Mastopathie III nach Prechtel liegt das kumulative Risiko[2] nach 5 Jahren bei 1,2, nach 10 Jahren bei 2,6 und nach 15 Jahren bei 7,8 [10]. Atypische Hyperplasien sind jedoch an und für sich keine obligaten Präkanzerosen [3].

Es geht hier nicht um den Kern dieser Aussagen von Prechtel (zu ähnlichen Ergebnissen kamen auch andere Pathologen), sondern nur um die Verknüpfung der Epithelproliferationen mit dem Begriff „Mastopathie".

Unkundigen mögen diese „Feinheiten" als Haarspalterei vorkommen, man muss jedoch wissen, dass es – wenn es um die Behandlung der Mastopathie geht – „blutig ernst" wird: Vor 60 bis 70 Jahren war nämlich die prophylaktische Mastektomie wegen Mastopathie mit Epithelproliferation noch gang und gäbe. Vor 30 Jahren wurde sie von der subkutanen Mastektomie abgelöst. Für den Operateur war es ausreichend, im histologischen Befund Mastopa-

---

1 Der fibrozystische Prozess in der Brust ist keine Krankheit, sondern eher ein übertriebenes physiologisches Phänomen

1 Relatives Risiko: Die Zahl der Karzinome bei den Gruppen I, II, III wird relativiert – also geteilt – durch die Mammakarzinomhäufigkeit einer bestimmten Population.
2 Kumulatives Risiko: Das geschätzte Risiko einer Person, innerhalb einer bestimmten Lebenszeit an einem Tumor zu erkranken.

thie II bis III zu lesen, und er hat – nach einem Aufklärungsgespräch und mit Einverständnis der Patientin (und ihres Ehemannes) – die subkutane Mastektomie durchgeführt. So wurde bei unzähligen Brüsten das Parenchym ausgeschält und durch Silikonprothesen ersetzt. Von den oft schlechten kosmetischen Ergebnissen einmal ganz abgesehen, kann das Verfahren jedoch keine Garantie bieten, dass in dem zurückgebliebenen Restparenchym doch kein Karzinom entsteht. Heute wird die subkutane Mastektomie als Behandlung der Mastopathie nicht mehr durchgeführt.

Zur Begriffsklärung und somit auch gegen eine Übertherapie haben zweifelsohne die amerikanischen Pathologen beigetragen. Wie Love et al. 1982 schrieben: „These findings raise questions about the validity of a diagnosis of fibrocystic disease as an indication for a prophylactic mastectomy or aggressive endocrine therapy."[1]

---

[1] Diese Befunde erwecken die Frage, ob die Diagnose fibrozystische Krankheit als Indikation für eine prophylaktische Mastektomie oder aggressive Hormonbehandlung gerechtfertigt ist.

Mammographie: Das mammographische Bild verschiedener zystischer Veränderungen bzw. Duktektasien wurde bereits ausführlich besprochen.

Lobuläre Kanzerisierung

Der Begriff ist relativ neu. Das erste Mal hatte Fechner [6] über das den Lobulus involvierende Duktalkarzinom gesprochen. Das Wort „Kanzerisierung" drückt die Vorstellung aus, dass hier die malignen Zellen des Milchgangepithels die Lobulusgrenzen überschreiten und die Läppchen quasi „okkupieren" („kanzerisieren"). Nach dieser Vorstellung geht der maligne Prozess von den terminalen Milchgängen aus und verdrängt das normale Lobulusepithel. Nach Azzopardi [1] ist es allerdings auch denkbar, dass die „Kanzerisierung" gleichzeitig in dem extra- und intralobulären terminalen Gang und in den Azini entsteht (Abb. 4.2).

Histomorphologisch sind die Zellen der lobulären Kanzerisierung von denen eines intraduktalen Karzinoms nicht zu unterscheiden (Abb. 4.3). Der Patholo-

Abb. 4.2. Schematische Darstellung einer lobulären Kanzerisierung: der normale Lobulus (*1*) wird kanzerisiert, (*2*) entweder entsteht hier ein Clinging-Karzinom oder das intraduktale Karzinom wächst in den Lobulus hinein und (*3*) okkupiert die Azini. Schließlich (*4*) wird der ganze Lobulus von Tumorgewebe ausgefüllt (Prof. Dr. R. Bässler/Fulda)

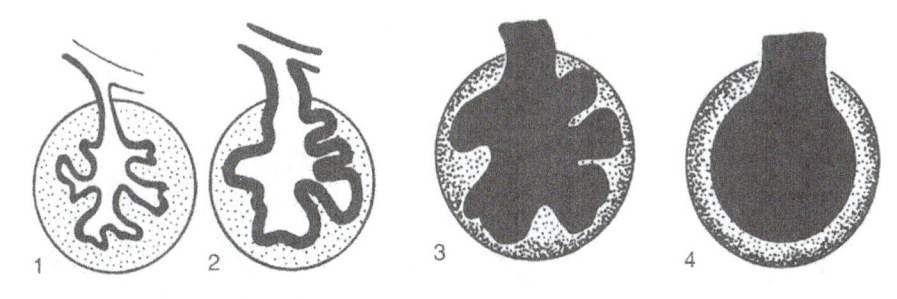

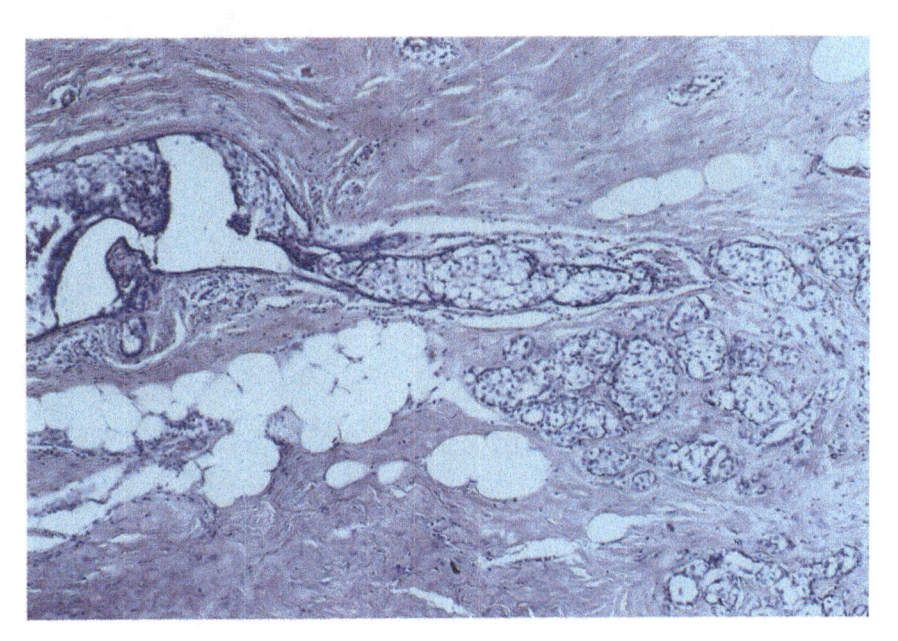

Abb. 4.3. Lobuläre Kanzerisierung. Man sieht – *von links nach rechts* – zuerst das duktale, dann das lobuläre Karzinom (Prof. Dr. R. Stiens/Gummersbach)

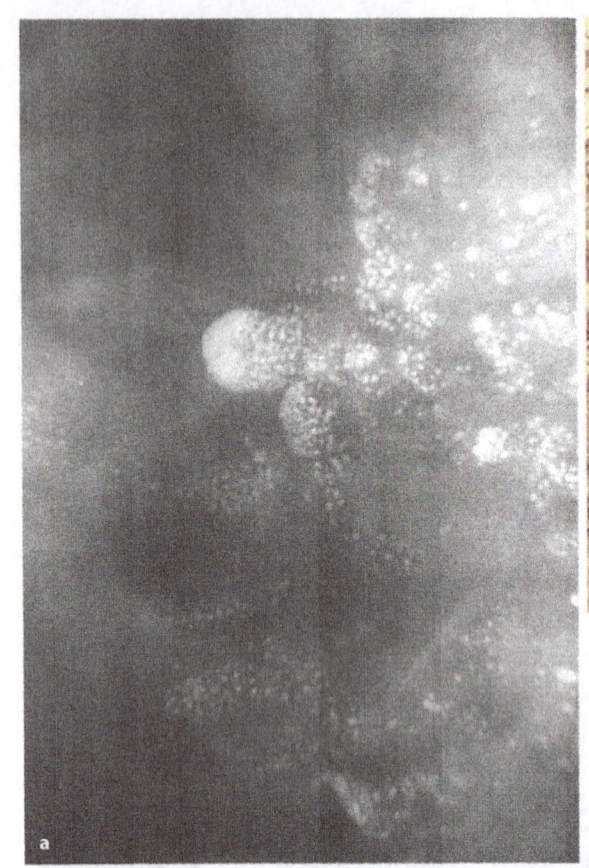

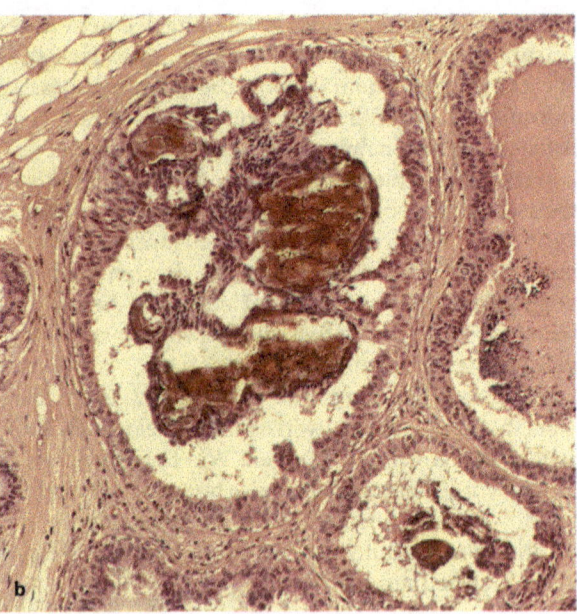

144 KAPITEL 4 Simultane lobuläre und intraduktale Veränderungen

Abb. 4.4. a Darstellung eines ganzen Milchganges und mehrerer Lobuli durch zahllose, vorwiegend punktförmige Mikroverkalkungen bei einem ausschließlich mikropapillären intraduktalen Karzinom mit mehrfacher lobulärer Kanzerierung (Frau Dr. M. Reichel/Wiesbaden). **b** Derselbe Fall: mikroskopisch sieht man in einem Milchgang die Mikroverkalkungen (Prof. Dr. R. Bässler/Fulda)

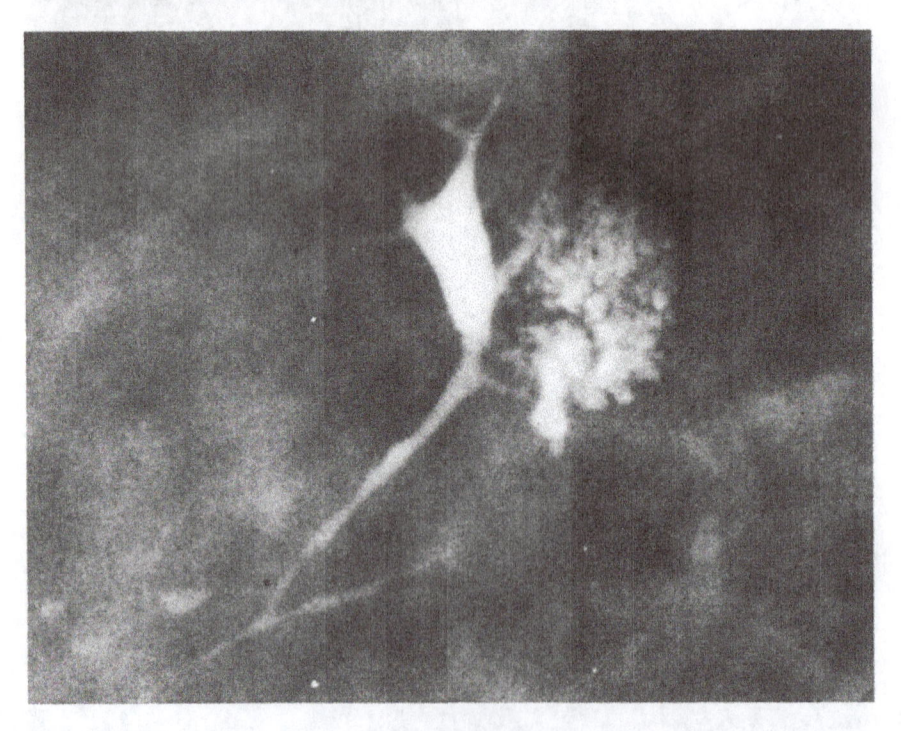

Abb. 4.5. Völlig verkalkte TDLU mit kleinzystischer (Blunt-duct-)Adenose, *links unten* drei „Teetassen"

ge kann also zwischen lobulärer Kanzerisation und lobulärem In-situ-Karzinom (LCIS) meistens problemlos differenzieren.

Mammographisch bilden die in rundlichen Gruppen angeordneten Mikroverkalkungen das Leitsymptom. Diese sind von einer mikrozystischen oder sklerosierenden Adenose nicht zu unterscheiden [11]. Das ist kein Wunder, da das pathologische Substrat beider Veränderungen aus Psammomkörpern besteht (Abb. 4.4). Da die rundlich gruppierten Mikroverkalkungen neben mammographisch eindeutig intraduktalen Karzinomen keine pathologische Relevanz haben, werden sie histologisch nicht gezielt untersucht. So wurden z.B. in einer retrospektiven Studie mit großem Aufwand (Großflächenschnitte von 23 Blöcken mit DCIS, Läppchenkanzerisierung und Mikroverkalkungen) lediglich in zwei Schnitten Kalk direkt in den kanzerisierten Läppchen nachgewiesen [4].

Intraduktale und gleichzeitig auch intralobuläre Verkalkungen dürfen uns aber nicht auf die falsche Fährte führen, wie es mir einmal passierte. Abb. 4.5 zeigt die Vorgeschichte meines späteren „Reinfalls": Man sieht einen vollständig verkalkten terminalen Gang und Lobulus mit einigen „Teetassen". Da ich in erster Linie an verkalktes Sekret dachte, wollte ich der 49-jährigen beschwerdefreien Frau keine diagnostische Exzision zumuten. Ich hatte Recht gehabt: Der Befund war jahrelang kontrolliert und unverändert geblieben. Diese Erfahrung hat mir Mut gemacht, bei einem ähnlichen Bild (Abb. 4.6) auch nur eine (6-monatige!) Kontrolle zu empfehlen, zumal die 62-jährige Patientin vorher einen Herzinfarkt

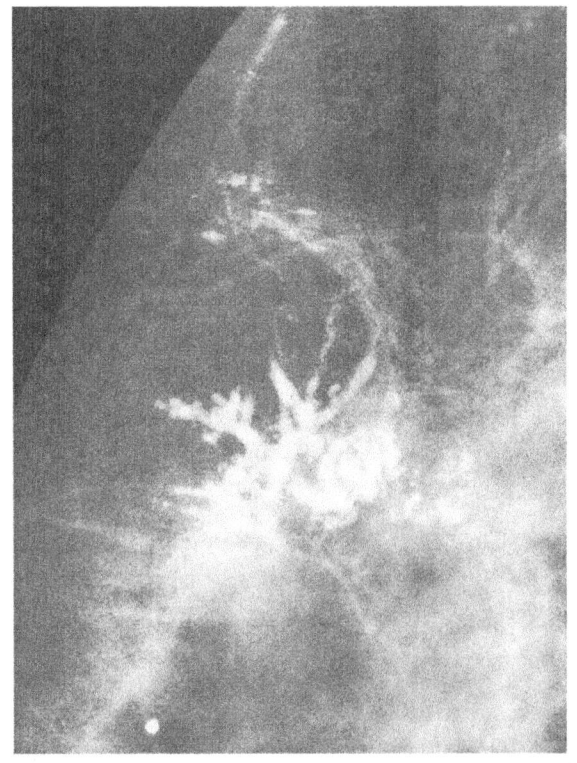

Abb. 4.6. Völlig verkalkter Milchgang mit 4–5 „Teetassen" *oben*. Merke: ein intraduktales Karzinom kann völlig verkalken!

hatte. Wie ich später aus dem Buch von Barth [2] erfuhr, (S. 396, Beobachtung von I. Schreer) handelte es sich doch um ein intraduktales Karzinom. Leider wurde der lobuläre Anteil des Prozesses nicht unter-

Abb. 4.7. a Links ist eine angedeutet dreiecksförmige Gruppe mit vorwiegend punktförmigen, jedoch etwas polymorphen Mikroverkalkungen zu sehen. Rechts sind zwei „Teetassen" und ein kleinzystischer Adenoseherd erkennbar. Obwohl rechts eindeutig lobuläre Mikroverkalkungen vorlagen und die linksseitige Gruppe mir nicht ganz karzinomcharakteristisch vorkam, habe ich mich nach langem Zögern (Fibroadenom, DCIS?) wegen der Gruppenkonfiguration doch für eine diagnostische Exzision entschlossen. **b** Histologie, *links*: intraduktales Karzinom mit Mikroverkalkungen, *rechts*: Kalkmilchzyste und kleinzystische Adenose (Prof. Dr. P. Citoler/Köln)

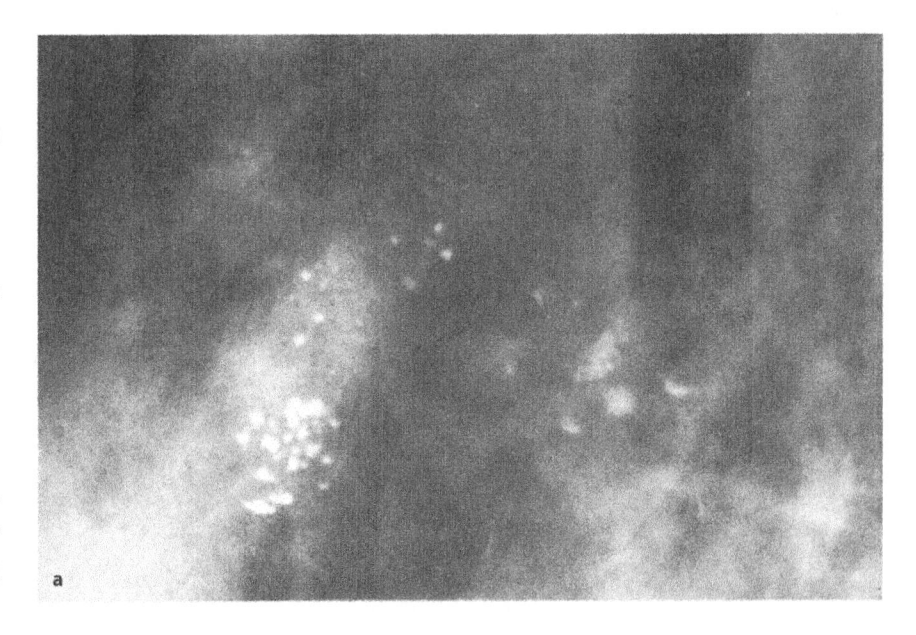

Abb. 4.7 b

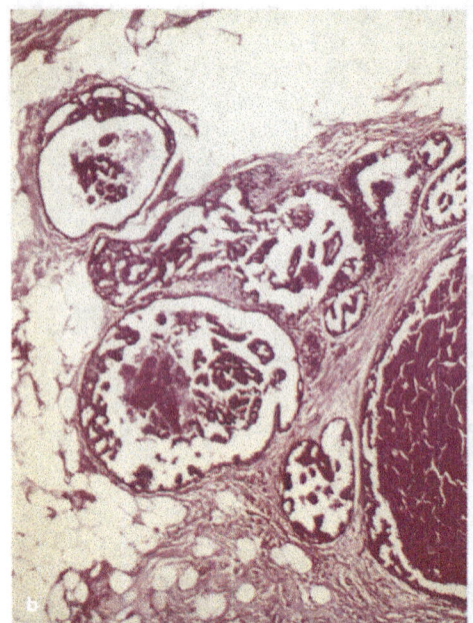

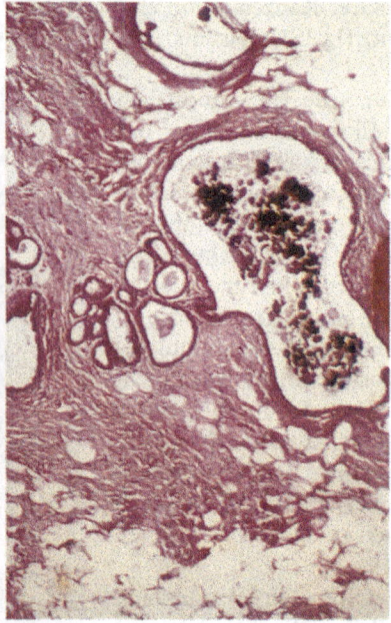

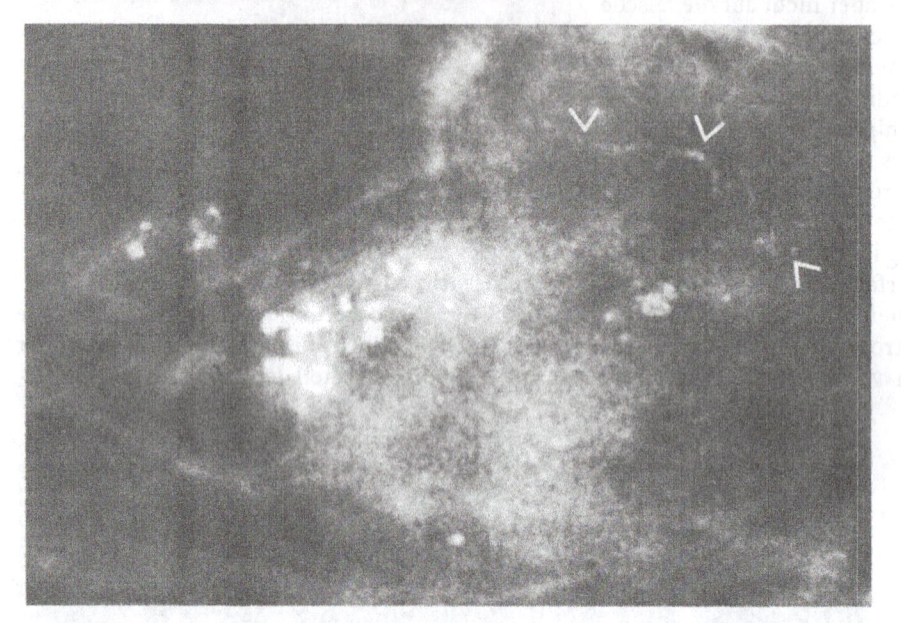

Abb. 4.8. *Rechts*: vorwiegend linear angeordnete Mikroverkalkungen wie bei einem intraduktalen Karzinom, *links:* zwei ovaläre Verkalkungsgruppen, wobei die größere eindeutig einem Fibroadenom entspricht. Histologie übereinstimmend (Dr. H. Brunzlow/Bad Saarow)

sucht (oder das Ergebnis nicht mitgeteilt). Die astförmige Verkalkung entsprach wahrscheinlich einer begrenzten „Selbstheilung"; während die anderen befallenen Milchgangsabschnitte noch keine Verkalkungen aufzeigten.

Moral: Der Mammograph darf sich nicht von Mikroverkalkungen lobulärer Lokalisation irreführen lassen, wenn gleichzeitig auch auf ein intraduktales Karzinom hinweisende *verdächtige Mikroverkalkungen vorliegen.* Meist handelt es sich in solchen Fällen jedoch um ein zufälliges Zusammentreffen intraduktaler und intralobulärer Verkalkungen wie in Abb. 4.7 und 4.8.

Literatur

1. Azzopardi JG (1979) Problems in breast pathology. In: Bennington JL (ed) Major problems in pathology; vol 11. Saunders, London Philadephia Toronto
2. Barth V (1994) Mammographie. Enke, Stuttgart
3. Bässler R (1997) Mamma. In: Remmele W (Hrsg) Pathologie; Bd 4. Springer, Berlin Heidelberg New York Tokio
4. Bochmann D, Bahnsen J, Löning T et al. (1996) Läppchenkanzerisierung der weiblichen Mamma. Geburtsh Frauenheilk 56: 204–208
5. Devitt JE (1981) Clinical benign disorders of the breast and carcinoma of the breast. Surg Gynecol Obstet 152: 437–440
6. Fechner RE (1971) Ductal carcinoma involving the lobule of the breast. Cancer 28: 274–281
7. Hutter RVP (1986) Is fibrocystic disease of the breast precancerous? Consensus meeting Cancer Committee of the College of American Pathologists. Arch Pathol Lab Med 110: 171–173
8. Love SM, Gelman RS, Silen W (1982) Sounding board Fibrocystic „disease" of the breast – a nondisease? N Engl J Med 307: 1010–1014
9. Marx E, Schulz H, Maecker R (1969) Klinische Bewertung der Epithelproliferation in gutartigen Mammatumoren und Masthopathien. Bruns' Beitr Klin Chir 217: 220–231
10. Prechtel P, Prechtel K (1994) Die Histologie der Mastopathie und die kumulative ipsilaterale Mammakarzinomfrequenz. Pathologe 15: 158–164
11. Tabár L, Gad A, Parsons WC et al. (1997) Mammographic appearances of the in situ carcinomas. In: Silverstein MJ (ed) Ductal carcinoma in situ of the breast. Williams & Wilkins, Baltimore Philadelphia
12. Tavassoli FA (1999) Pathology of the breast. Appleton & Lange, Stamford/CT

KAPITEL 5

Maligne und benigne lobuläre und duktale Veränderungen mit Umgebungsreaktionen

Es ist egal, ob Karzinomzellen oder nur Sekret das milchproduzierende ableitende System in Richtung Stroma verlassen; beide werden als körperfremd empfunden. Um sie abzugrenzen, reagiert der Organismus sofort mit lymphoplasmozellulärem (sog. rundzelligem) Infiltrat[1] und reaktiver Fibrose[2] (Abb. 5.6). Die mammographische Abbildung der nachstehend besprochenen Prozesse hängt davon ab, ob sie mit ausgeprägter oder mit geringfügiger reaktiver Fibrose einhergehen.

Veränderungen mit ausgeprägter reaktiver Fibrose

Das invasive Duktalkarzinom (IDC) mit viel Desmoplasie[3]

In der zweiten Hälfte des 19. Jahrhunderts wurde viel darüber gestritten, woher die Zellen der invasiven Karzinome stammen: Lymphgefäßendothelien, amöboid ausgewanderte Blutzellen und umgewandeltes Bindegewebe (Virchow!) standen zur Debatte, bis schließlich Waldeyer [185, 186] festgestellt hatte: Nicht selten sind die großen Milchgänge die Ausgangspunkte des Krebses; er sprach von „galactophorem Karzinom" (Abb. 5.1). Es dauerte jedoch noch fast hundert weitere Jahre, bis endgültig anerkannt wurde, dass die meisten invasiven Mammakarzinome (die invasiven lobulären ausgenommen) aus dem Milchgangsepithel entstehen und nach einer intraduktalen, nichtinvasiven Phase zu lokaler Invasion und später zu Metastasenbildung übergehen. Den Mechanismus der Invasion stellt man sich

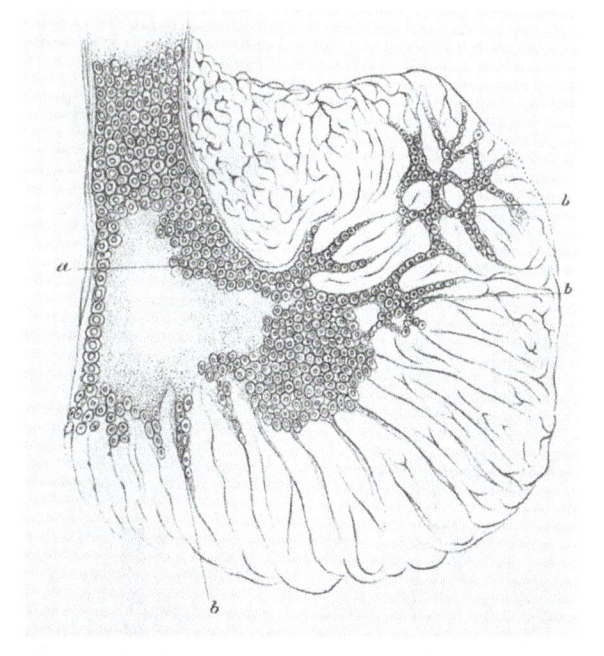

Abb. 5.1. Wie die Invasion entsteht: Originalzeichnung von Waldeyer (1877) mit seiner Erklärung: *a* „Epitheliale Wucherung von einem Milchgang ausgehend", *b* „Übergänge der epithelialen Zellen in Bindegewebsspalten"

folgendermaßen vor: Von den Karzinomzellen werden proteolytische Enzyme produziert; sie lockern die Basalmembran auf und passieren sie mit amöbenartigen Bewegungen. Den Durchbruch der Basalmembran hat Rosen [143] auf „frischer Tat" ertappt (Abb. 5.2).

Die weitere Entwicklung des invasiven Duktalkarzinoms ist einerseits von der Aggressivität der Karzinomzellen, andererseits von der Abwehrkraft des Organismus abhängig.

Nach Gupta et al. [73] hängt die Aggressivität eines invasiven Karzinoms von seinem Malignitätsgrad im präinvasiven Stadium ab. So wird aus einem hochdifferenzierten intraduktalen Karzinom auch ein hochdifferenziertes, weniger aggressives invasives Karzinom und umgekehrt.

---

1 Die antikörperbildenden Lymphozyten bzw. die davon abgeleiteten Plasmazellen sind die wichtigsten Funktionsträger der humoralen Immunität [140].
2 Die Fibrosen bestehen aus 3 Zellarten: Fibroblasten (junge, spindelförmige Zellen) Fibrozyten (alte, dickleibige Fibroblasten) und Myofibroblasten (teils glatte Muskelzellen teils Fibroblasten), die in der reaktiven Fibrose eine wichtige Rolle spielen [8, 11, 114, 157]. Diese Zellen produzieren die Kollagen- und elastischen Fasern bzw. die gelartige Grundsubstanz der Fibrose.
3 Desmoplasie: tumorinduzierte Fibrose

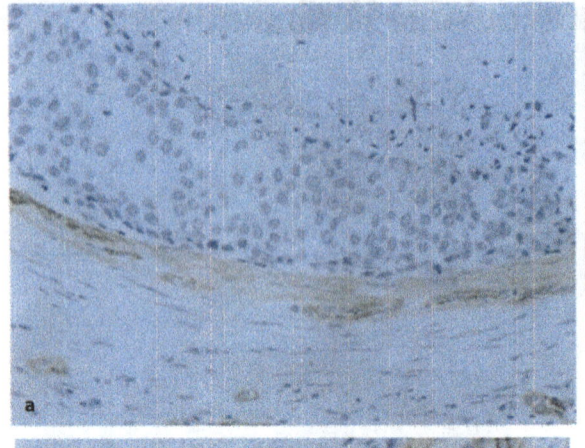

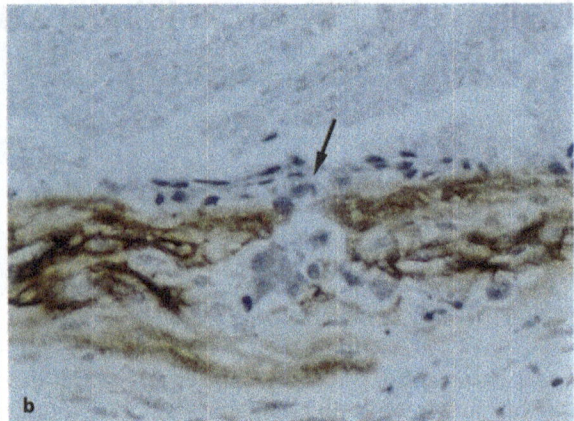

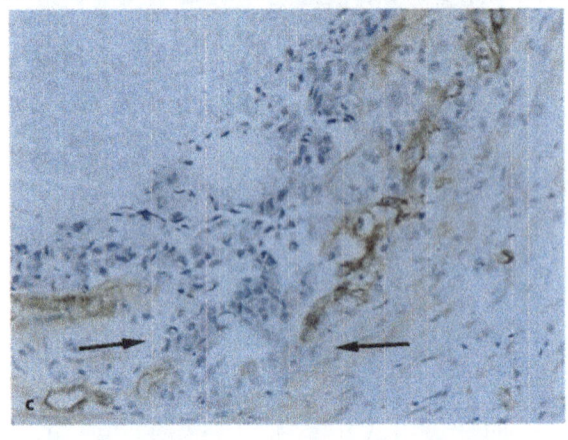

Abb. 5.2a–c. Man sieht, wie die Invasion entsteht: **a** die braun gefärbte Basalmembran (*oben*) trennt noch das intraduktale Karzinom von dem Stroma (*unten* im Bild), **b** die Basalmembran (*braune Streifen*) wird von den malignen Zellen durchbrochen (*Pfeil*), **c** Mikroinvasion (*Pfeil*). (Aus [143], Prof. Dr. P.P. Rosen/New York)

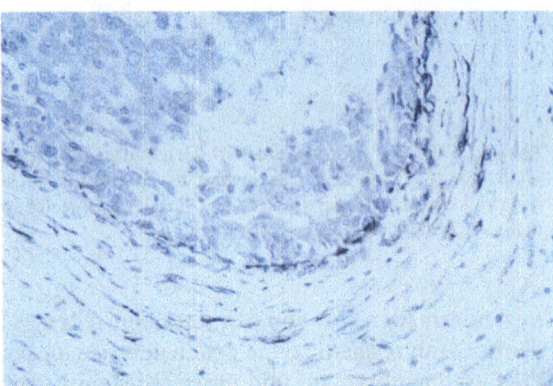

Abb. 5.3. Die Basalmembran ist noch intakt; das Karzinom ist noch intraduktal. Periduktal sind aber schon die ersten Myofibrillen erschienen. Sie sind bereit zum Bauen einer Barrikade (Dr. A. Ahmed/London)

Auf der anderen Seite steht das Abwehrsystem. Bereits vor der Invasion erscheinen junge Myofibroblasten in der Nähe des intraduktalen Karzinoms, wie es Abb. 5.3 zeigt [3, 4, 174]. Diesen Prozess hat übrigens Waldeyer schon 1867 [185] beschrieben: „... die jungen Krebselemente (sind) von jungem ... Bindegewebe umgeben."

Als nächster Schritt entsteht eine fibrotische Manschette aus kollagenen und elastischen Fasern um den malignen intraduktalen Prozess ([66]; Abb. 5.6). In dieser Phase sind im Mammogramm diskrete Streifenschatten zu sehen. Bei 49 invasiven Karzinomen, von denen ich Voraufnahmen zum Vergleich besaß, habe ich nachträglich bei 13 feine Streifenschatten an der Stelle der späteren invasiven Karzinome gefunden (Abb. 5.4, 5.5). Diese diskreten Veränderungen kommen oft nur in einer Ebene zur Darstellung. Retrospektiv findet man diese Streifenschatten in 4–20% der Intervallkarzinome [19, 38, 39, 45,110]. Sie sind aber so minimal, dass – auch wenn der Mammographer sie sieht – er zögert, eine Biopsie zu empfehlen [49, 180].

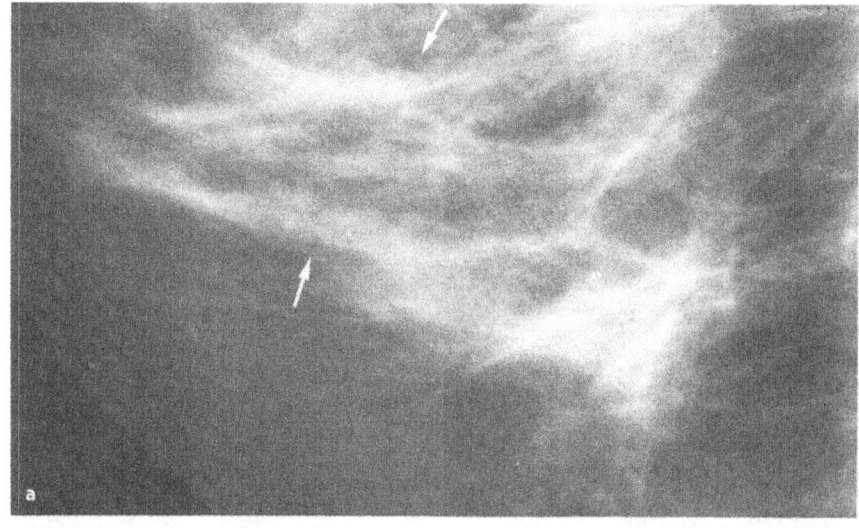

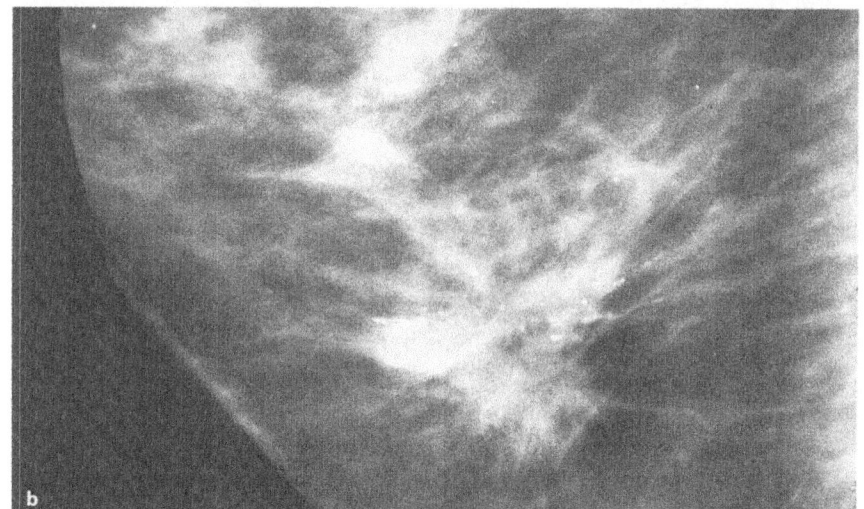

Veränderungen mit ausgeprägter reaktiver Fibrose 151

Abb. 5.4. a 1983: Einige Streifenschatten in einer angedeutet dreiecksförmigen Anordnung (*Pfeil*). Sie sind nicht intensiver als die Cooper-Ligamente. **b** 1996: Invasives Komedokarzinom mit produktiver Fibrose

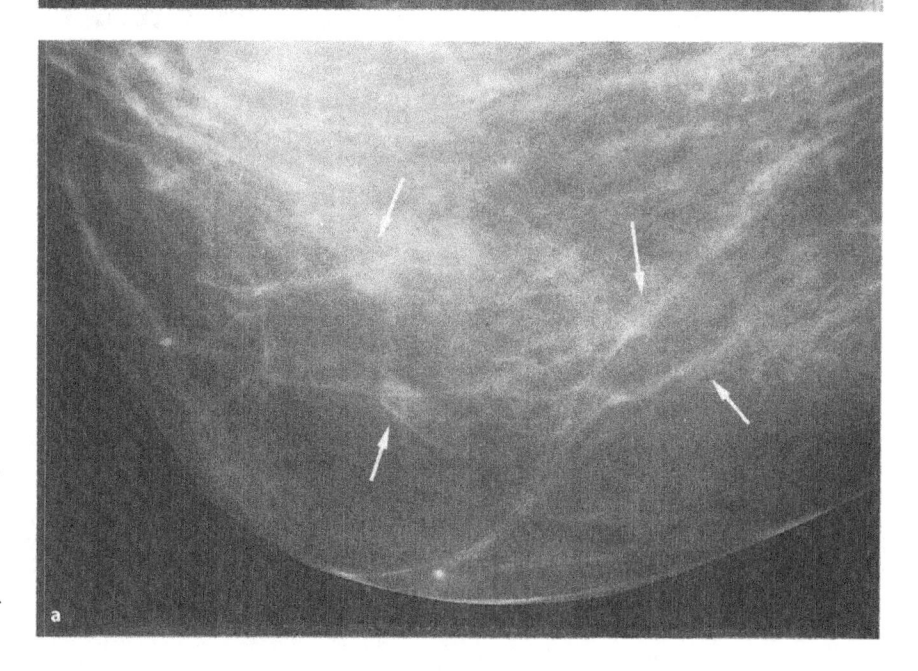

Abb. 5.5. a 1975: dorsal 2 Streifenschatten in V-Form, davor 2 flaue Rundschatten, **b** (s. S. 152) 1978: die dorsalen Streifenschatten sind die intraduktale Komponente des vorwiegend medullären Karzinoms. Die flauen Rundschatten in **a** waren schon vor 3 Jahren kleine Invasionsherde!

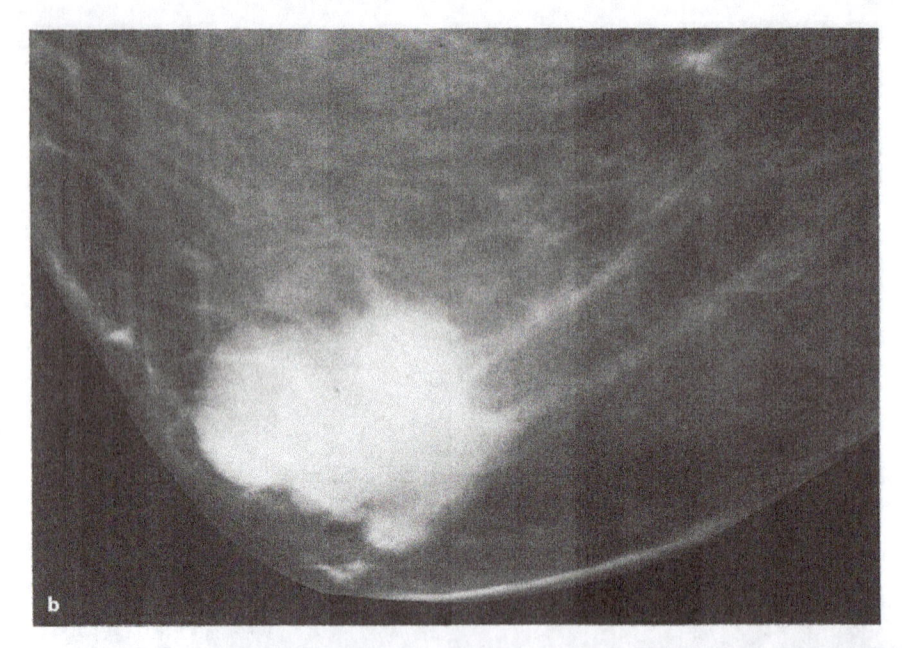

152 KAPITEL 5 Maligne und benigne lobuläre und duktale Veränderungen mit Umgebungsreaktionen

Abb. 5.5 b

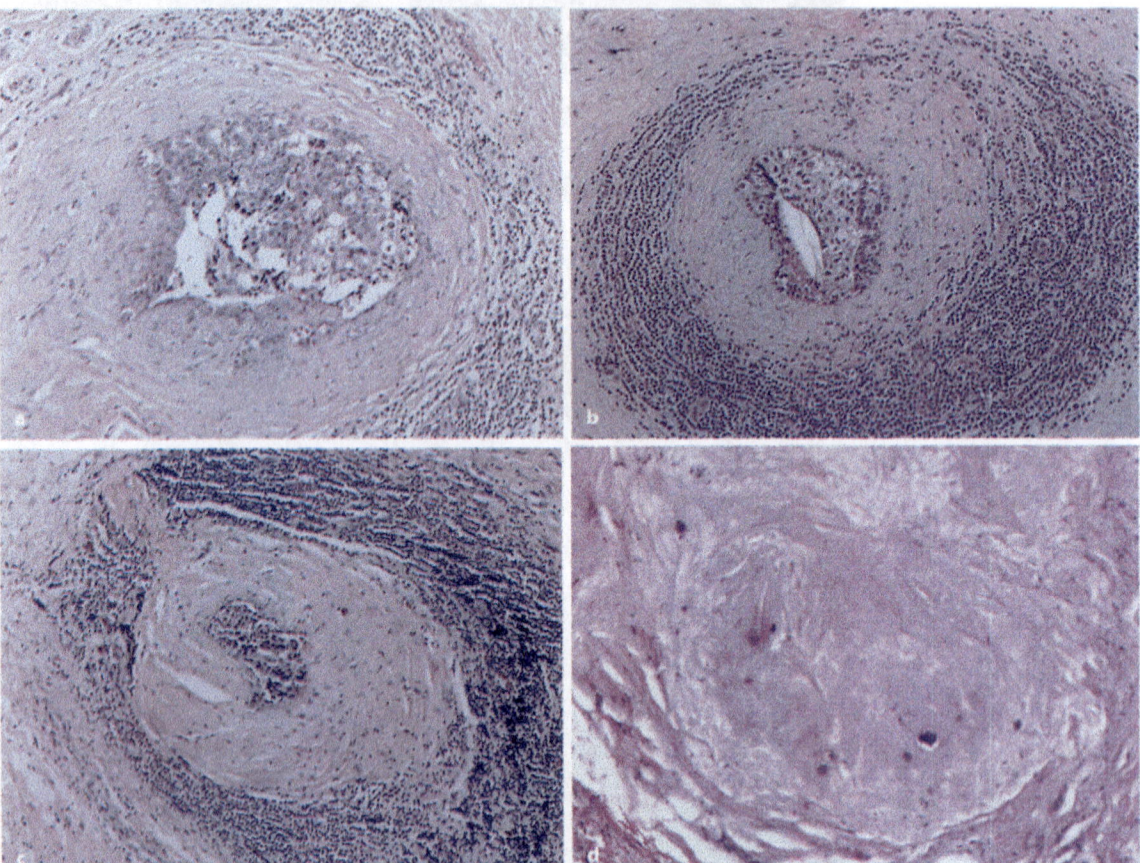

Abb. 5.6a–d. Die spontane „Ausheilung" des intraduktalen Karzinoms nach Rosen [143], Querschnitte. **a** Intraduktales Karzinom mit einem Schutzwall von periduktaler Fibrose und Rundzelleninfiltrat umgeben, **b** Die Bindegewebsmanschette und die lymphozytäre Reaktion wird deutlicher, **c** das Milchgangslumen obliteriert und **d** wird durch kollagene und elastische Fasern ersetzt; die *lila Pünktchen* entsprechen Verkalkungen

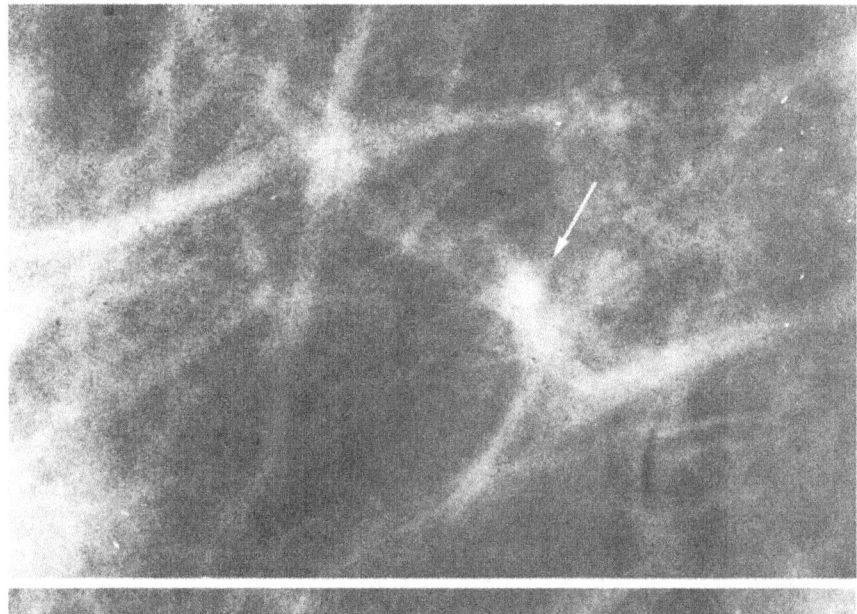

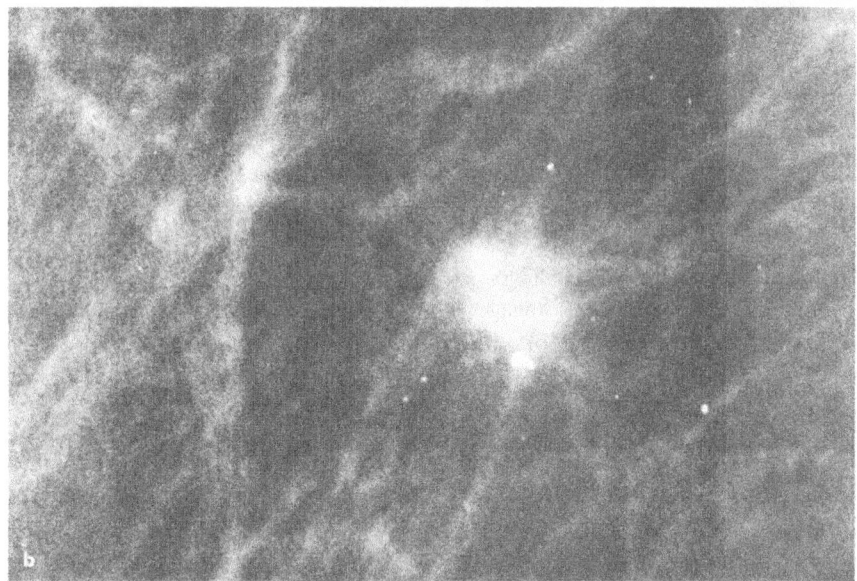

Abb. 5.7. a 1981: Ein 2 mm großer, flauer Rundschatten (*Pfeil*), **b** 1989: ein 4 mm großer, intensiver Rundschatten mit feinen Spicula. Einige uncharakteristische Mikroverkalkungen – Kunstprodukt

Die bindegewebige Abwehr kann ein noch intraduktales Karzinom wortwörtlich erdrosseln [123]. Rosen [143] zeigt die einzelnen Phasen der „spontanen Ausheilung" eines intraduktalen Karzinoms von anfänglicher periduktaler Fibrose mit lymphozytärer Reaktion bis zur fibrotischen Obliteration und Vernarbung des Lumens mit abschließender Verkalkung (Abb. 5.6). Das Phänomen ist allerdings altbekannt, es wurde nur immer wieder neu entdeckt. Bereits 1867 stellte Waldeyer fest [185]: „Die Bindegewebsproduktion kann ... so überwiegen, dass neugebildete karzinomatöse Körper wieder vollständig veröden und zu Grunde gehen." Auch Scholz (1932, [155]) hat „innerhalb des Krebses fibröse Obliterationen der Milchgänge" gefunden. Wie oft spontane Ausheilungen vorkommen, ist unbekannt. Wenn die Abwehr das intraduktale Karzinom nicht erdrosselt, kann es – muss aber nicht! – zur Invasion kommen.

Der Begriff *Mikroinvasion* war vor etwa 20 Jahren noch unbekannt. Mit zunehmender Verbreitung der Mammographie hat jedoch die Zahl der DC1S-Fälle und damit auch die der Mikroinvasionen zugenommen. Somit stellte sich auch die Frage, wie diese bisher unbekannte Invasionsform zu behandeln sei. Wie soll man aber die Mikroinvasion definieren? Die Definitionen sind uneinheitlich!

Die maximale Größe wird – je nach Autor – zwi-

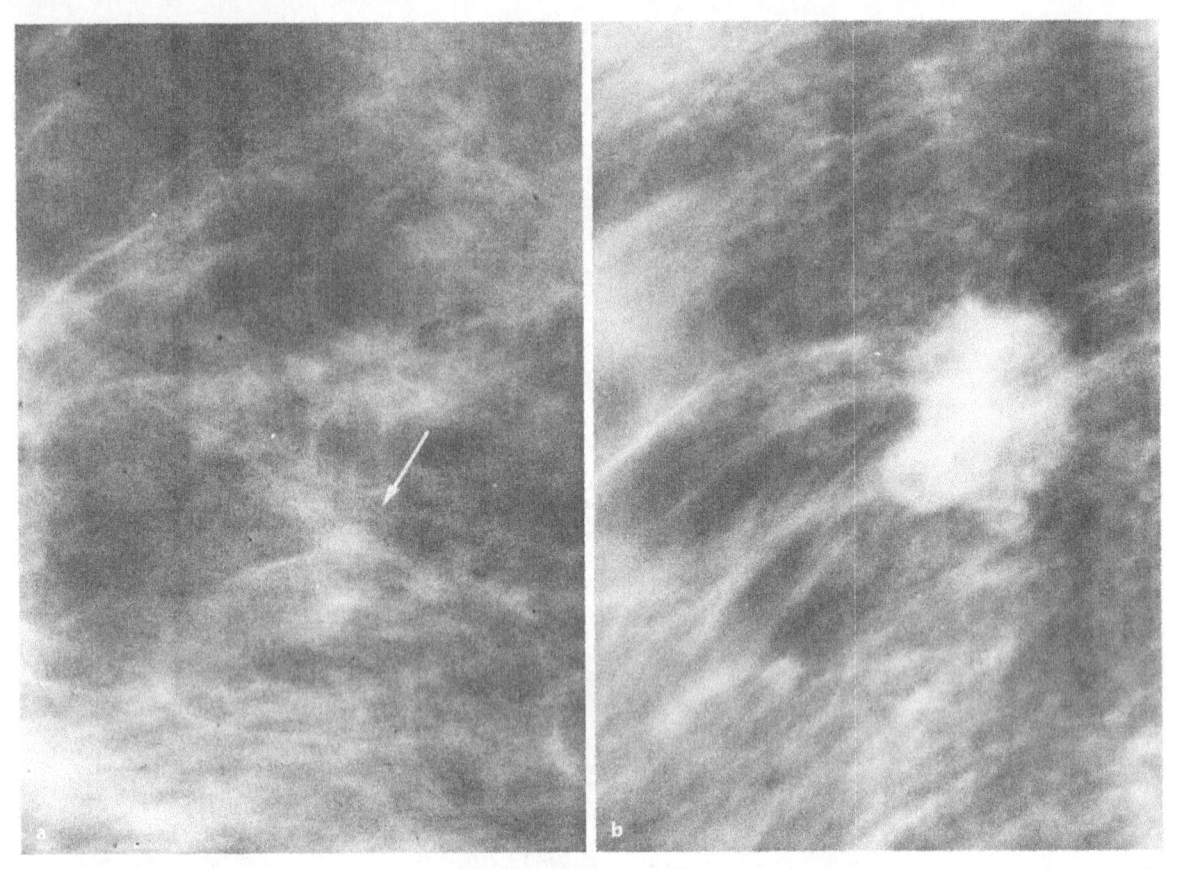

Abb. 5.8. a 1989: 2 mm großer, glattkonturierter, flauer Rundschatten (*Pfeil*), darüber 3–4 gleichgroße, noch flauere Fleckschatten mit etwas unregelmäßiger (?) streifiger (?), Struktur. **b** 1990: 16 mm großer, teils glatt, teils unregelmäßig und etwas gelappt konturierter, intensiver, inhomogener Rundschatten. Die in a sichtbaren Rund- und Fleckschatten waren schon vor 5(!) Monaten als kleine Invasionsherde da

schen 1 und 3 mm angegeben, wobei auch mehrere solch kleiner Invasionsherde noch als „mikro" gelten [163]. Abbildung 5.2c zeigt einen Mikroinvasionsherd direkt neben einem DCIS. Mikroinvasionen werden je nach Großzügigkeit der Definition in 1–9 % der DCIS-Fälle gefunden [145, 161]. Allerdings hängt die Zahl der entdeckten Mikroinvasionen von der Zahl der Schnitte ab [163]. Bereits diese winzigen Invasionen werden vom Abwehrmechanismus durch desmoplastische Fibrose und lymphoplasmazelluläres Infiltrat bekämpft [161]. Lymphknotenmetastasen kommen bei Mikroinvasionen äußerst selten vor. Zur Klärung des Lymphknotenstatus genügt nach Zavotsky et al. [194] die Untersuchung des Sentinel-Lymphknotens. Mikroinvasionen sind mammographisch nicht darstellbar.

Der Begriff *Mikroinvasion* darf nicht mit *Minimalinvasion* verwechselt werden. Am Anfang hat man als „minimal" nur invasive Karzinome bis zu 5 mm Ausdehnung bezeichnet (nach TNM-Klassifikation: T1a). Später wurde der Begriff auch für Invasionsherde bis 1 cm Größe erweitert (T1b) [66, 116]. Ein Teil der minimal invasiven Karzinome ist mammographisch nur nachträglich erkennbar. Von meinen 49 spät erkannten Karzinomen konnte ich retrospektiv auf den Voraufnahmen in 13 Fällen (27 %) 2–8 mm große, flaue, solitäre oder multiple Fleckschatten ohne oder mit feinen Streifenschatten feststellen (Abb. 5.5, 5.7, 5.8); in 36 Fällen konnten keine Veränderungen festgestellt werden. Auch andere Autoren haben minimale Anzeichen der Invasion in 30–50 % nicht wahr (oder nicht ernst?) genommen [45, 49, 180]. Umschrieben intensivere Bezirke neben karzinomtypischen Mikroverkalkungen entsprechen jedoch nicht unbedingt kleinen Invasionsherden, sie können einfach durch reaktive Fibrose entstehen [94]! In nur einer Ebene kommen minimal invasive Duktalkarzinome nur selten zur Darstellung (Abb. 5.9).

Nach Tabár et al. [171] kann man bei minimal-invasiven Karzinomen aus deren mammographischem Bild auf die Prognose schließen: nach ihren

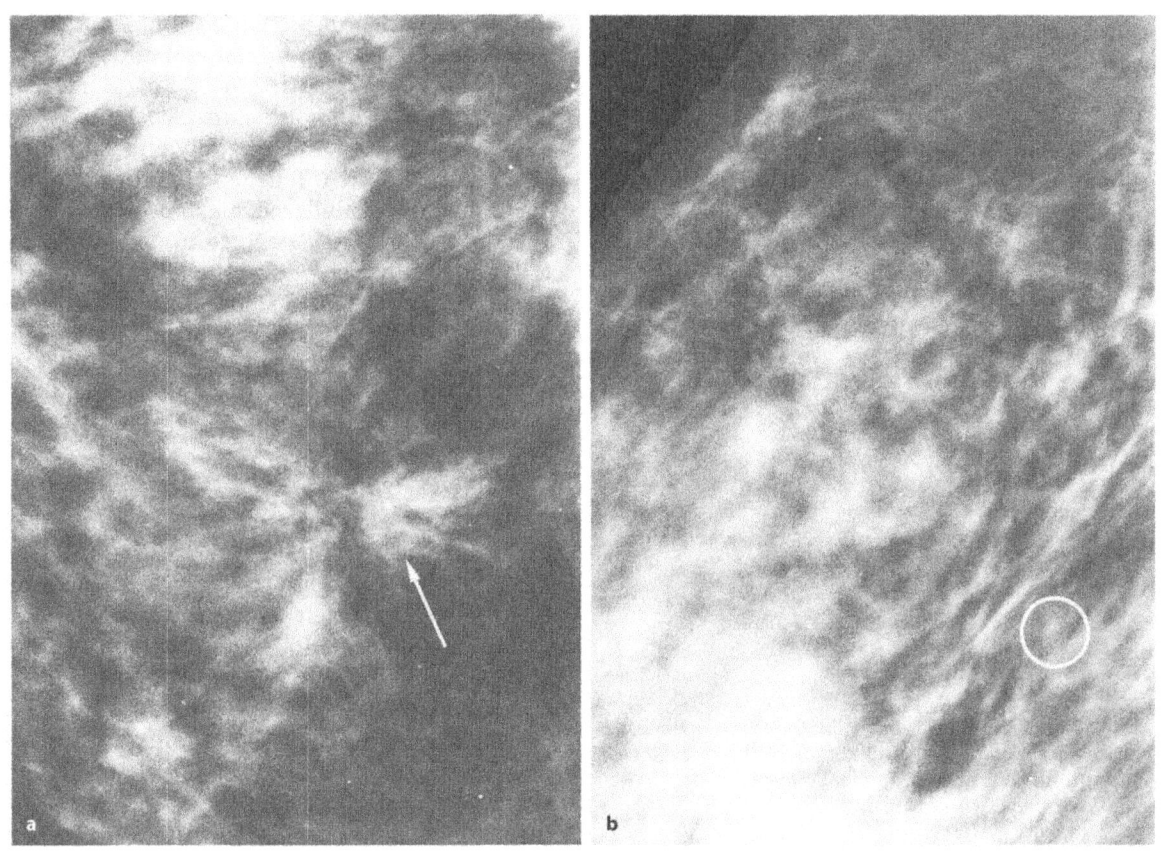

Abb. 5.9. a *Kraniokaudal*: feine Streifenschatten mit einem winzigen, zentralen Fleckschatten und einer punktförmigen Verkalkung. **b** *Seitlich*: die Veränderung ist nicht erkennbar. Wenn man jedoch die punktförmige Verkalkung als Orientierungshilfe nimmt, könnte man sie in dem mit Kreis markierten Bezirk lokalisieren

Erfahrungen haben Frauen mit Tumorschatten und linien- bzw. astförmigen Mikroverkalkungen eine schlechtere Prognose als Frauen mit Tumorschatten allein.

Mit fortschreitender Invasion rücken entweder die bindegewebige Abwehr oder das Rundzelleninfiltrat mehr und mehr in den Vordergrund.

In der überwiegenden Mehrzahl der invasiven Karzinome wird das *histologische/klinische/mammographische* Bild durch die desmoplastische Reaktion beherrscht. Früher sprach man von „carcinoma scirrhosum", wenn sehr viel bzw. von „carcinoma solidum simplex", wenn weniger, aber noch immer recht viel Bindegewebe vorgefunden wurde (griech. *skirrhos*: hart; lat. *solid*: fest; lat. *simplex*: einfach, gewöhnlich). Abbildung 5.10a und b erklären die Unterschiede. Diese Termini waren jedoch schon immer subjektiv geprägt. Bereits Salomon [148] meinte: „Die sogenannten Scirrhen zeigen ... mikroskopisch so fließende Übergänge zum Carcinoma solidum, dass es mir richtig erschien, die relativ wenigen Fälle denselben einzureihen."

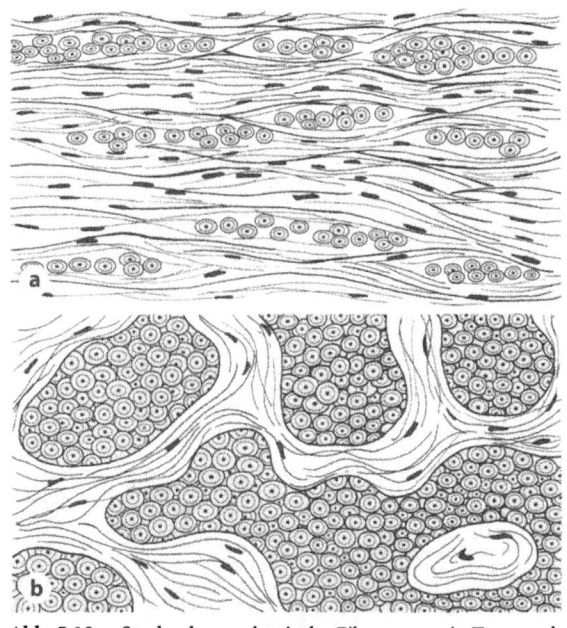

Abb. 5.10. a Starke desmoplastische Fibrose, wenig Tumorzellen, **b** mehr Tumorzellen, weniger desmoplastische Fibrose

156 KAPITEL 5 Maligne und benigne lobuläre und duktale Veränderungen mit Umgebungsreaktionen

Heute spricht man in diesem Zusammenhang von invasivem Duktalkarzinom mit mehr oder weniger ausgeprägter Desmoplasie. Diese Karzinome werden auch als NOS(„*n*ot *o*therwise *s*pecificed")-Karzinome bezeichnet. Sie sind gewöhnliche Karzinome, die den größten Teil der Mammakarzinome ausmachen. Die medullären, muzinösen oder andere seltenen Brustkrebse gehören in die Gruppe anderweitig spezifizierbarer („otherwise specificed") Mammakarzinome mit geringer Desmoplasie.

Die Formanalyse von 190 auf einander folgender invasiver Duktalkarzinome zeigte, dass fast die Hälfte der *kernbildenden Tumorschatten* rundlich und ein weiteres Viertel ovalär waren. Nach Gallager u. Martin [67] entstehen diese Konfigurationen durch das Verschmelzen kleinerer Invasionsherde an einer zentralen Verzweigungsstelle mehrerer Milchgangsäste (Abb. 5.11). Nur ein Viertel der Tumorkörper ist dreieckig (Abb. 5.12) oder amorph. Selbstverständlich spielt auch das Ausmaß der Desmoplasie in der Formbildung der Tumoren eine Rolle.

Die Randkonturen der Kernschatten konnten in 16% (30/190) wegen Parenchymüberlagerungen nicht einwandfrei analysiert werden. Fast 90% aller beurteilbaren Fälle zeigten mehr oder weniger aus-

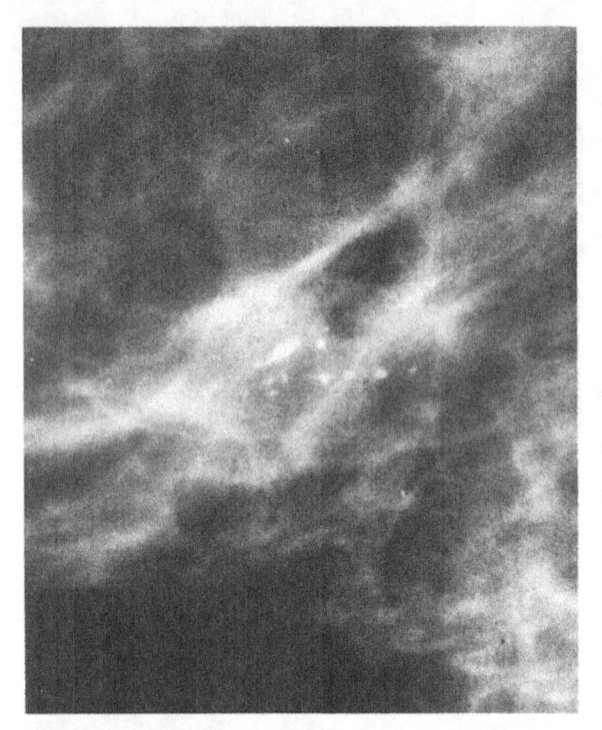

Abb. 5.11. Im Zentrum des rundlichen, invasiven Duktalkarzinoms sind 12 vorwiegend punktförmige Mikroverkalkungen zu sehen. Ihre V-förmige Anordnung markiert die Verzweigung des intraduktalen Anteils

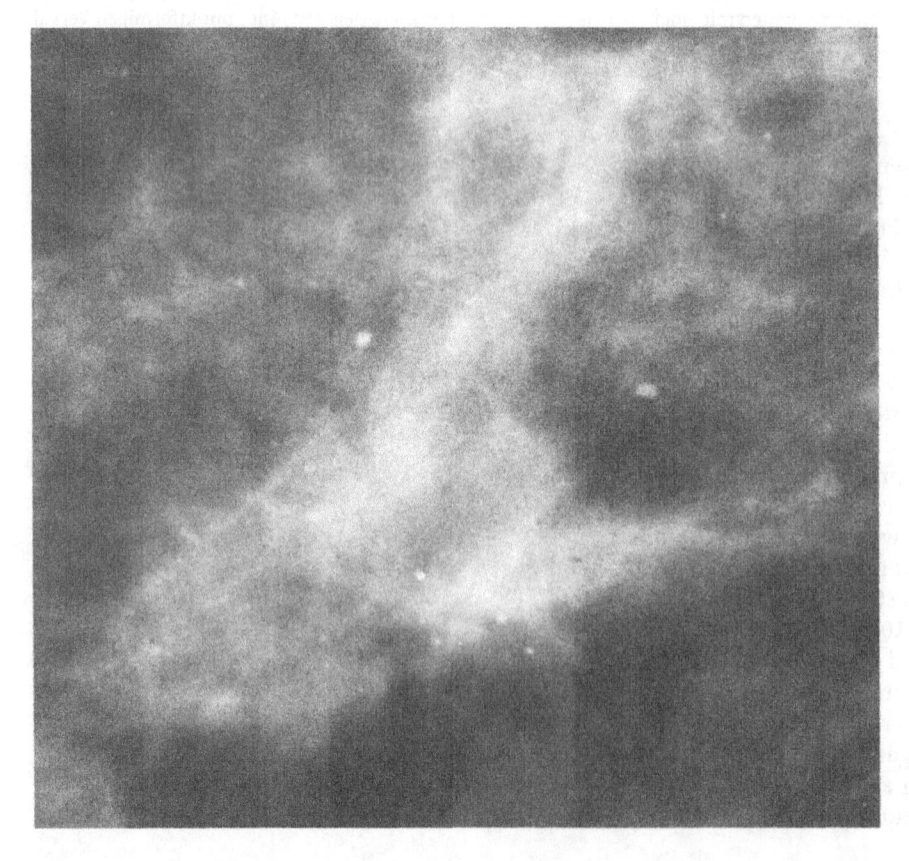

Abb. 5.12. Dreieckförmiges, invasives Duktalkarzinom mit mehreren punktförmigen Verkalkungen

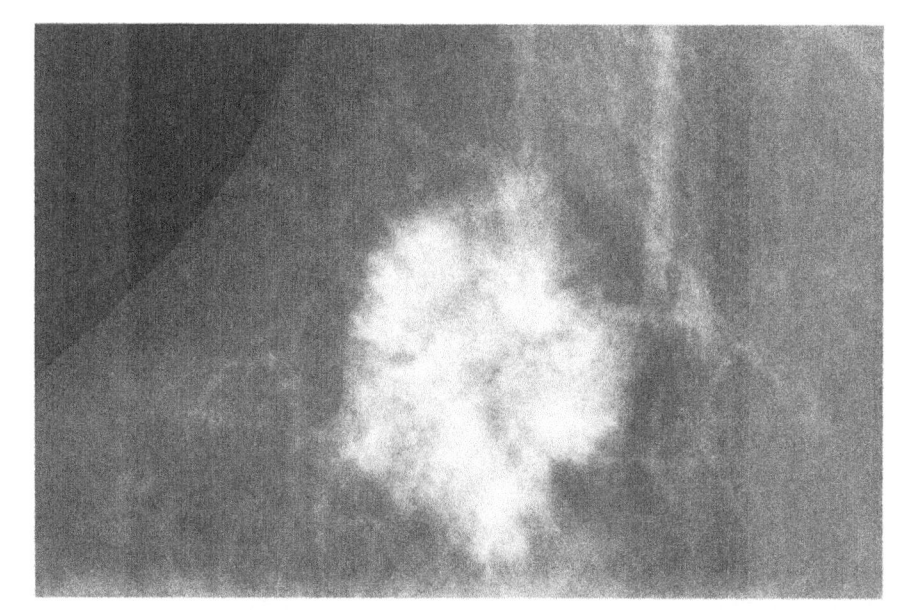

Veränderungen mit ausgeprägter reaktiver Fibrose 157

Abb. 5.13. Der Tumorkörper ist aus zahlreichen, kleineren Rundherden zusammen gesetzt; diese bilden größere Rundherde, die durch fettintensive, tumorfreie Zonen voneinander getrennt sind. Die Tumorkontur ist durch die randbildenden, kleinen Invasionsherde gezähnelt

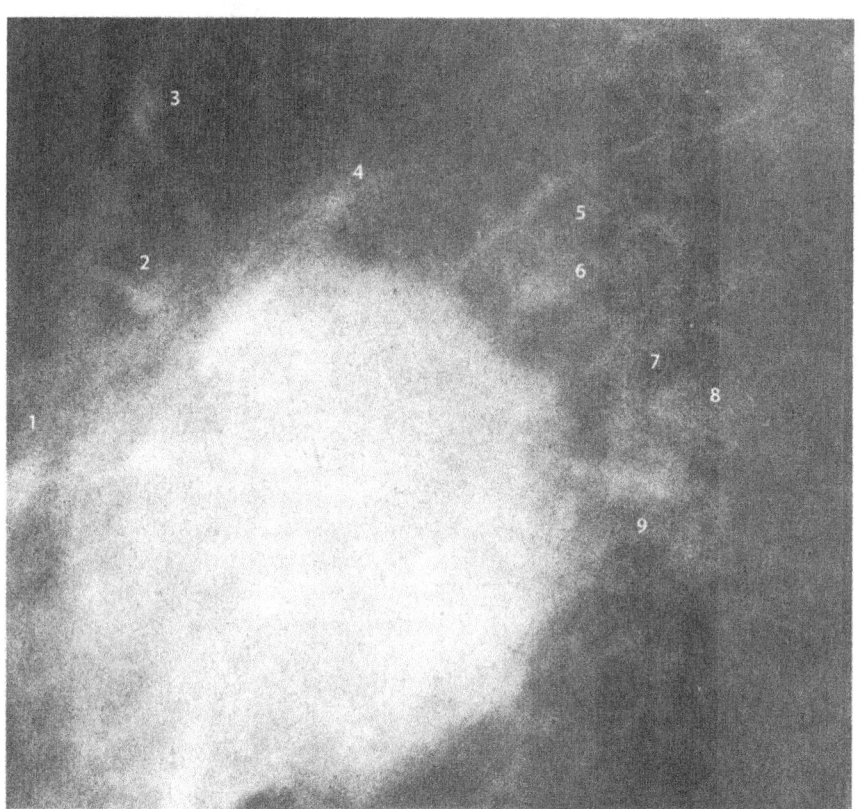

Abb. 5.14. Rundlicher Tumorschatten mit ziemlich glatten, nur minimal verschwommenen Konturen. Jedoch: *oben* sind zwischen kurzen Streifenschatten (intraduktale Komponente) kleine, flaue Fleckschatten (mit Ziffern) zu sehen; sie sind Invasionsherde, die noch keinen Anschluss zum Tumorkörper gefunden haben

gedehnte Kontureinkerbungen (Mikrolobuli). Die gezahnten Randkonturen wurden schon von Gallager u. Martin [67] als „smoothly rounded protuberances" beschrieben. Sie entsprechen kleinen, randbildenden Invasionsherden (Abb. 5.8b, 5.13, 5.14). Auch zwei bis drei solcher Einkerbungen sind von eminenter differenzialdiagnostischer Bedeutung, wenn man an der Natur eines sonst glattkonturierten Schattens zweifelt (Abb. 5.14, 5.15). Lediglich beim Hämangiom sieht man ähnliche wenn auch größere Kontureinkerbungen. Ein weiteres, bisher nicht beschriebenes Merkmal der invasiven Duktal-

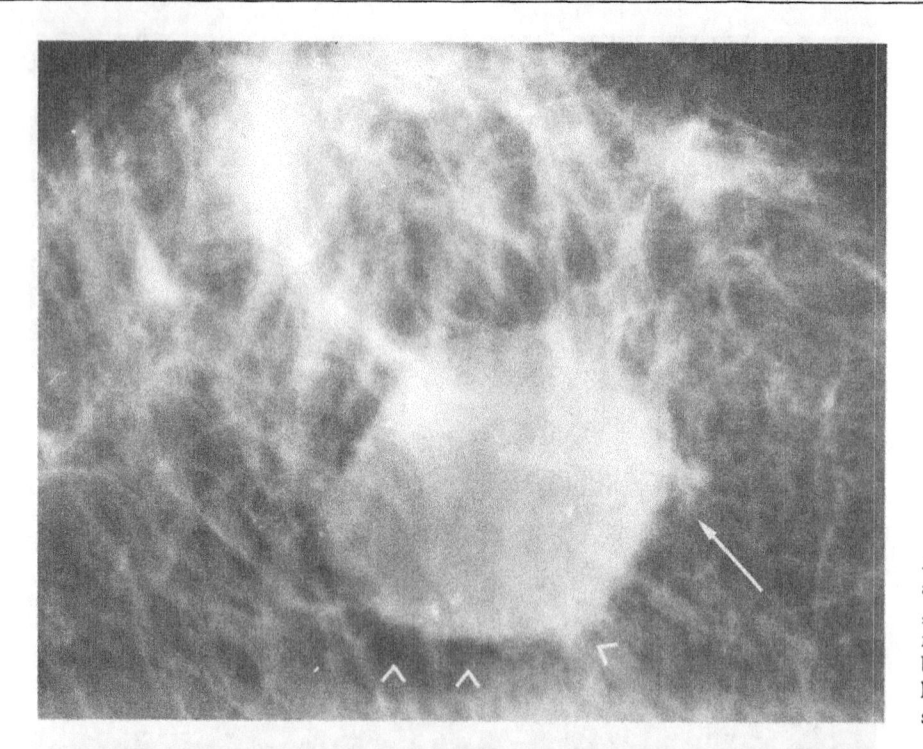

Abb. 5.15. Rundschatten mit abgeflachten Konturen (wie „mit dem Lineal gezogen"), mit einigen kleinen Einkerbungen (*Pfeile*) und einem kleinen, freistehenden Invasionsherd rechts (*Pfeil*)

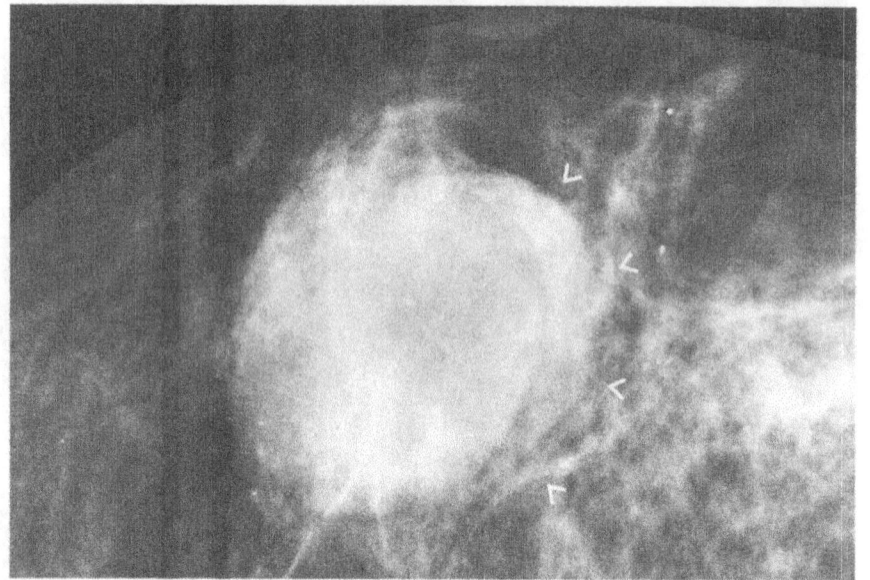

Abb. 5.16. Rundschatten mit Doppelkontur (*Pfeile*), unten mit feinen Einkerbungen, einige Mikroverkalkungen

karzinome ist die ein- oder mehrfache Abflachung ansonsten glatt konturierter Tumorschatten (Abb. 5.15). Diese umschriebene Abflachung („wie mit dem Lineal gezogen") habe ich in 25 % der von mir untersuchten Fälle festgestellt, sie ist ein zuverlässiges differenzialdiagnostisches Zeichen gegenüber einen Fibroadenom. Auch die Doppelkontur rundlicher, glatt konturierter Karzinome wurde bisher nicht beschrieben (Abb. 5.16). Dieses Phänomen habe ich bei invasiven Duktalkarzinomen in 26 % der analysierten Fälle in einer Ebene gesehen, dagegen bei zahlreichen Fibroadenomen nur einmal. Es ist unklar, wie die Doppelkontur entsteht, vielleicht ist sie projektionsbedingt oder durch Apposition neuer Invasionsherde verursacht.

Unscharfe Konturen können durch Invasion am Tumorrand mit oder aber auch ohne begleitender Desmoplasie entstehen.

Glatte Konturen entstehen entweder durch scharfe Begrenzung der Infiltration oder durch Pseudo-

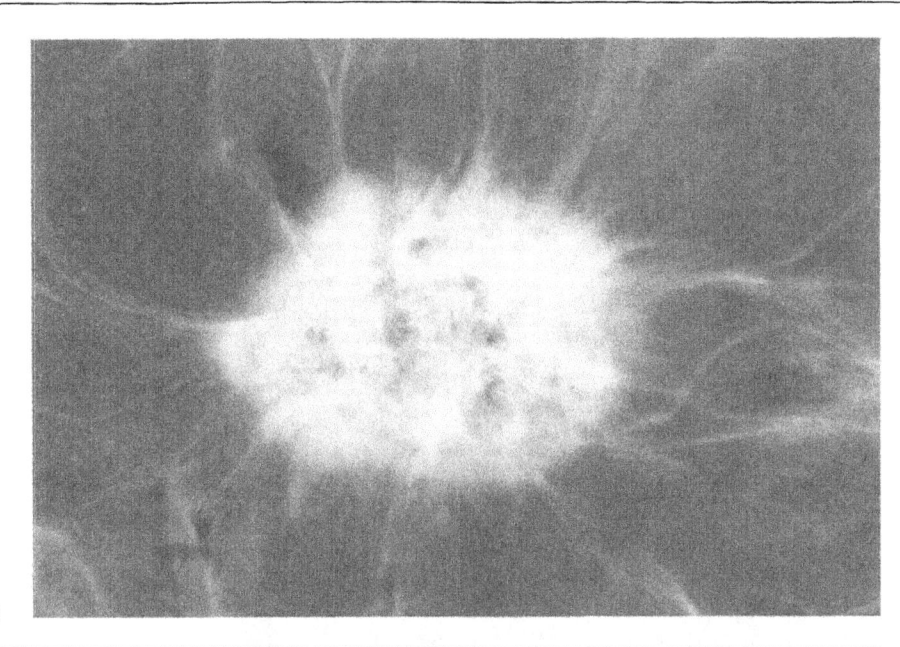

Veränderungen mit ausgeprägter reaktiver Fibrose 159

Abb. 5.17. s. Text

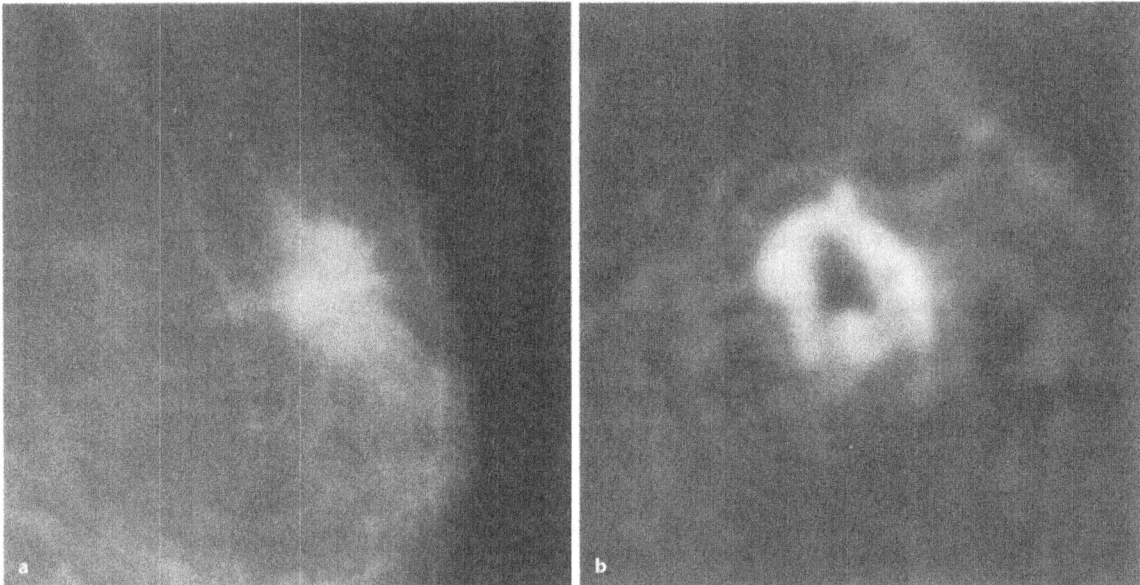

Abb. 5.18. Typische, ringförmige Kontrastmittelanreicherung bei einem invasiven Duktalkarzinom. (Aus [51], Prof. Dr. U. Fischer/Göttingen)

kapselbildung. Patientinnen mit glattkonturierten Karzinomen haben eine 2-mal höhere Lebenserwartung als Frauen mit unregelmäßig konturierten Tumoren [27].

91 % der einwandfrei beurteilbaren invasiven Duktalkarzinome zeigten eine mehr oder weniger ausgeprägte Inhomogenität (s. Abb. 5.13). Im Scheibenradiogramm sieht man besonders deutlich die Fettgewebsinseln zwischen den Invasionsherden (Abb. 5.17). Die Inhomogenität des Kernschattens ist ein ziemlich zuverlässiges Zeichen des invasiven Duktalkarzinoms. Vollständig homogenen Karzinomschatten bedeuten eine vollständige intratumorale Desmoplasie oder Nekrose. Es scheint interessant, dass während bei der MRT die durch die Tumorangiogenese mit Blut gut versorgte Peripherie das Kontrastmittel gut anreichert, liegt im „toten" Tumorzentrum keine Anreicherung vor (Abb. 5.18). Dieses sogenannte Ring-Enhancement wird in 50 % der NOS Karzinome beobachtet [51].

In den letzten 30 Jahren hat die Zahl der brusterhaltenden Therapien (BET) immer mehr zugenom-

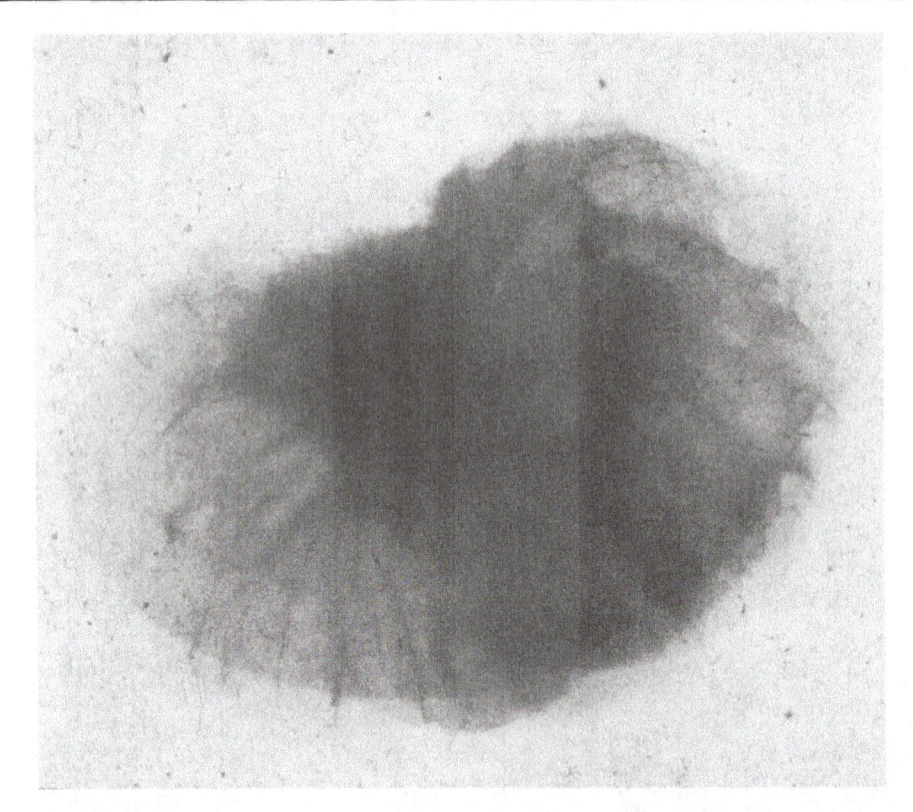

Abb. 5.19. s. Text

men. Mahnende Worte, wie von Urban [177]: „Um den malignen Prozess sowohl in der Brust selbst als auch in den regionalen Lymphknoten mit größtmöglicher Sicherheit auszuschalten, ist unseres Erachtens die totale Mastektomie mit regionaler Lymphknotendissektion die operative Methode der Wahl" wurden in den Wind geschlagen.

Der Erfolg oder Misserfolg der brusterhaltenden Therapie hängt u.a. auch von uns Mammographern ab. Wir müssen bereits präoperativ die ganze Ausdehnung des Prozesses bestimmen. Also:

- die extensiv intraduktale Komponente (EIC),
- die Multifokalität,
- die Multizentrität und
- die Bilateralität feststellen oder ausschließen [79].

Die extensiv intraduktale Komponente (EIC)

Für ein intraduktales Karzinom charakteristische Mikroverkalkungen habe ich in 25 % der 190 invasiven Duktalkarzinome innerhalb des Tumorkörpers gefunden (s. Abb. 5.11). Diese Mikroverkalkungen finden sich in intraduktalen Anteilen des invasiven Duktalkarzinoms. Bereits 1913 hat Salomon [148] dieses Phänomen anhand von Präparatradiogrammen beschrieben:

Gewöhnlich findet man in den sogenannten Scirrhen in den zentralen Theilen der Geschwulst jene zahlreichen, mit feinem Lumen versehenen Punkte und Streifen, welche krebsigen Milchgängen entsprechen.

Und anderswo:
In dem Tumorschatten erkennt man zahlreiche, punktförmige, dichtstehende ... Gebilde, die – wie die mikroskopische Untersuchung lehrt – sehr großen Krebsalveolen entsprechen.

Diese sind in Abb. 5.19 dargestellt. Hierbei handelt es sich um *die erste Beschreibung der Mikroverkalkungen und der intraduktalen Komponente!*

Vor der Ära der BET hat man dieser Veränderung keine besondere Bedeutung beigemessen, da diese mit der Mastektomie sowieso mitentfernt wurde. Im Zeitalter der BET muss der Operateur aber wissen, ob er mit rezidivfähigem DCIS jenseits des sicht- bzw. tastbaren Karzinomanteils rechnen muss und wenn ja, wie ausgedehnt es ist [21]. Ein schmaler Sicherheitssaum mit guter Kosmetik kann eine große Rezidivgefahr bedeuten [183]. Dabei wurde festgestellt, dass die Rezidivgefahr umso größer ist je ausgedehnter die intraduktale Komponente eines Karzinoms [22, 86, 98, 184].

Veränderungen mit ausgeprägter reaktiver Fibrose

EIC - negativ **EIC - positiv**

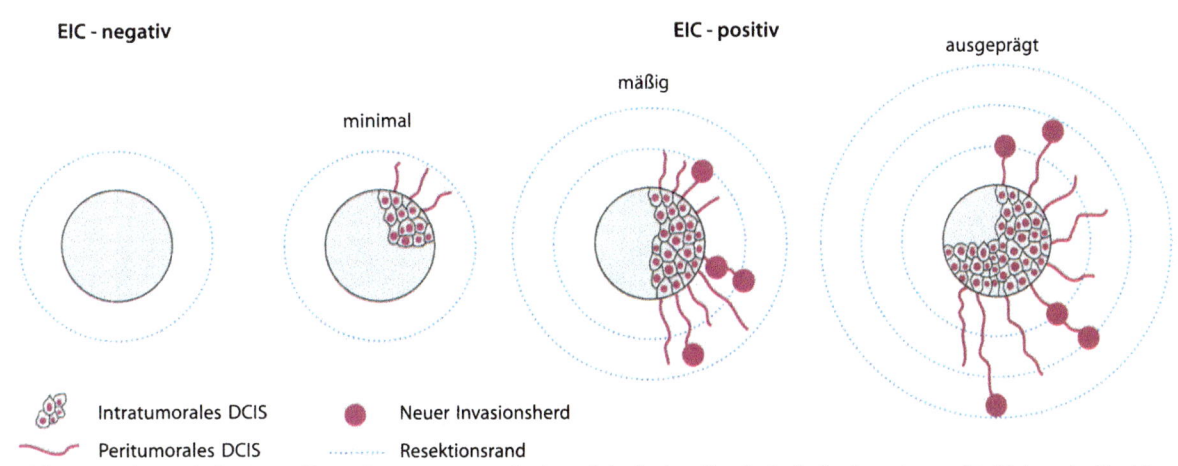

minimal mäßig ausgeprägt

- Intratumorales DCIS
- Peritumorales DCIS
- Neuer Invasionsherd
- Resektionsrand

Abb. 5.20. Schematische Darstellung: Je ausgeprägter der intraduktale Anteil außerhalb der Invasion und je kleiner das Exzidat, desto größer ist die Rezidivgefahr

Man spricht von positiver intraduktaler Komponente (EIC+), wenn mindestens 25% der Tumormasse aus intraduktalem Karzinom besteht, ansonsten wird das invasive Karzinom als EIC-negativ bezeichnet ([35]; Abb. 5.20). 30% der invasiven Duktalkarzinome sind EIC-positiv [86]. Restkarzinome kommen in den EIC-positiv-Fällen 2- bis 3-mal häufiger vor als bei den EIC-negativen. Je kleiner das Exzidat, desto größer die Rezidivgefahr und umgekehrt.

Jedoch: auch bei den histologisch eindeutig EIC-negativen Karzinomen findet man noch 4–8 cm vom Tumorrand entfernt rezidivfähige intraduktale Karzinomanteile [86]!

Sowohl die Bestimmung der extensiv intraduktalen Komponente als auch die Beurteilung des Resektionsrands sind aufwändige, kostenträchtige und zeitraubende Verfahren, die zu Nachresektion oder doch zur Mastektomie führen können. Eine präoperative Bestimmung des Rezidivrisikos wäre bei geplanter BET notwendig. Es stellt sich also die Frage: Inwiefern kann man mit Hilfe der Mammographie die EIC-Positivität der Karzinome voraussagen? Zwischen EIC-Positivität und karzinomcharakteristischen Mikroverkalkungen wurde von mehreren Autoren eine statistisch signifikante Assoziation festgestellt [78, 112, 169]. Der positive Vorhersagewert der Mikroverkalkungen bewegt sich nach diesen Arbeiten zwischen 63 und 90%. Es wurde außerdem festgestellt, dass die Sicherheit, ein Karzinom mit extensiv intraduktaler Komponente vorauszusagen, mit der Ausdehnung die intraduktalen Mikroverkalkungen zunimmt (Abb. 5.21). Andererseits sollen Weichteilschatten ohne Mikroverkalkungen eher EIC-negativen Karzinomen entsprechen. Wie wir sehen werden, handelt es sich hier um eine grobe Vereinfachung des Problems!

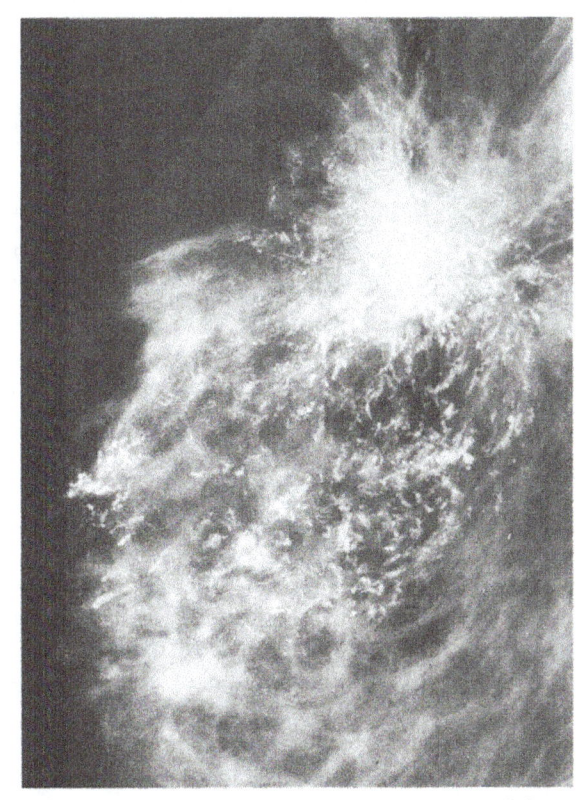

Abb. 5.21. Der invasive Anteil dieses Karzinoms ist verhältnismäßig klein im Vergleich zum intraduktalen Anteil, der durch Mikroverkalkungen markiert ist. Achten Sie auf die Streifenschatten *oben* ohne Mikroverkalkungen, auch diese entsprechen intraduktalen Komponenten!

Wer die EIC-Positivität bestimmen will, muss neben den Mikroverkalkungen auch die sog. Spicula in die Bildanalyse mit einbeziehen. Abbildung 5.22a zeigt einen etwa 10 mm großen, für ein invasives Karzi-

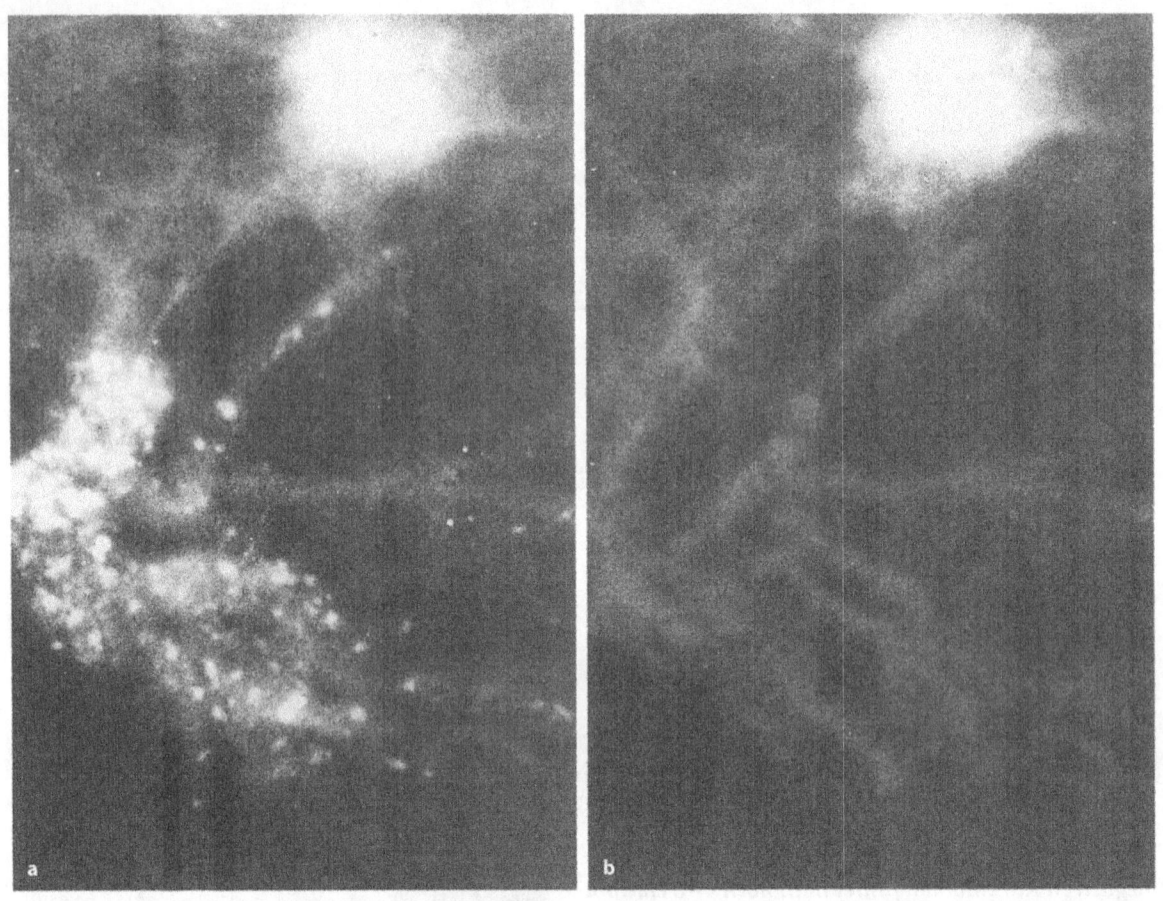

Abb. 5.22. a Invasives Duktalkarzinom mit Mikroverkalkungen sowohl innerhalb als auch außerhalb des Tumorschattens (EIC). **b** Obwohl nach Retusche die Mikroverkalkungen nicht mehr zu sehen sind, ist die EIC geblieben!

nom charakteristischen Rundschatten mit intra- und extratumoralen Mikroverkalkungen, hier ist also nach Healey et al. [78], Stomper u. Conolly [169], Mallek et al. [112] eine BET kontraindiziert! Wenn man aber die Mikroverkalkungen wegretuschiert (Abb. 5.22b), könnte man nach den genannten Autoren doch eine BET indizieren. Bei sorgfältiger Analyse von Abb. 5.22a fällt jedoch auf, dass die linienförmig angeordneten Mikroverkalkungen innerhalb von bandförmigen Weichteilschatten (Spicula) liegen.

Bereits 1933 hatte Schultz-Brauns festgestellt [156]: „Bei diesen sog. Milchgangskarzinomen finden sich mikroskopische ... Stränge, die wie Milchgänge angeordnet sind und offenbar diesen entsprechen ... Die Wände der Milchgänge sind ... oft hochgradig hyalinisiert und verdickt." Gallager u. Martin ([67], S. 857) haben auch die mammographischen Aspekte in ihre Beschreibung der Spicula mit einbezogen:

More than three quarters of the breasts with invasive carcinomas also contained areas of intraductal carcinoma. Such foci may be within the tumor or close to it or in ducts radiating from it toward the nipple. They may also widely distributed in remote segments of the breast ... Ducts thus involved may be dilated or surrounded by increased amounts of hyalin connective tissue which appear in mammograms as ducts of abnormally large diameter. The central portion of the intraductal tumor may be necrotic and calcified, resulting in coarse, irregular, linearly arranged calcifications in the mammograms.[1]

---

[1] Mehr als drei Viertel der invasiven Brustkarzinome hat auch intrakuktale Karzinomanteile. Solche Herde können innerhalb des Tumors oder direkt daneben liegen, oder aber in Richtung Mamille ausstrahlenden Milchgängen. Sie können auch in weit entfernten Segmenten verteilt werden ... Diese befallenen Milchgänge können entweder selbst erweitert sein, oder aber durch das sie umgebende vermehrte, hyalinisierte Bindegewebe mammographisch als abnormal breit dargestellt werden. Der zentrale intraduktal Tumoranteil kann nekrotisieren und verkalken und mammographisch als grobe, unregelmäßige, linear angeordnete Verkalkungen dargestellt werden.

Eine allgemeine Anerkennung hat diese Auffassung jedoch bis heute nicht gefunden. So haben wir (Hoeffken, der Autor und der Pathologe Lennartz) vier Jahre später in unserem Buch geschrieben: „Die strahligen Ausläufer werden als Krebsfüße bezeichnet. Es handelt sich hierbei nicht um eigentliches Karzinomgewebe, sondern um eine fibröse Reaktion des Nachbargewebes auf das Karzinom." „Erst bei weiterem Tumorwachstum können auch diese fibrotischen, hyalinisierten Bänder von Karzinomzellen überwuchert werden."

Wie hartnäckig und kritiklos man sich in der Medizin an nicht nachgeprüften Lehrsätzen festhält, zeigt, dass noch 26 Jahre später Muller [124] das Folgende schreibt: „Die Ausläufer bestehen aus einer fibrösen Reaktion des Nachbargewebes auf das Karzinom. Diese sog. desmoplastische Reaktion ist eine Bindegewebsbildung als Abwehrreaktion des Körpers auf die Tumorzellen. ... In einer noch späteren Phase können allerdings auch Karzinomzellen in den Ausläufern festgestellt werden."

In diesen Sätzen lebt ein altes Problem weiter. Die Pathologen konnten früher nicht entscheiden, ob es sich bei den intraduktalen Anteilen eines invasiven Karzinoms um ein primäres Karzinom des Milchgangsepithels oder aber um ein aus dem invasiven Tumor in den Milchgang sekundär eingebrochenes Karzinom handelt. Schultz-Brauns [156] z.B. meinte, dass

... heute ... in den allermeisten Fällen nicht ausgeschlossen werden kann, ob nicht umgekehrt ein primäres Karzinom der Milchgänge ... mit sekundärem Einbruch in das umgebende Bindegewebe vorliegt.

Auf jeden Fall stellt sich die Frage: Enthalten die Spicula vitale Karzinomanteile und sind somit nach reduzierter Mammachirurgie rezidivfähig oder sind sie ohne Belang?

Mazy et al. [115] bzw. van Bogaert u. Hermans [178] haben festgestellt, dass 86 % der histologisch untersuchten Spicula mehr oder weniger ausgedehnte intraduktale Karzinomanteile enthalten, während 14 % von ihnen ausschließlich aus Bindegewebe bestehen. Diese Erfahrungen haben jedoch kein Echo gefunden!

Da intraduktale Karzinome nur in 25–40 % mit Mikroverkalkungen einhergehen, konnte man logischerweise annehmen, dass auch die Spicula ohne Mikroverkalkungen durchaus DCIS enthalten könnten. Es fehlte jedoch für diese Annahme der Beweis.

So habe ich mir zusammen mit Stiens vorgenommen, die wahre Natur der „strahligen Ausläufer" durch vergleichende radiologisch-histologische Untersuchungen zu klären [100].

Wir haben die Spicula von 67 invasiven Duktalkarzinomen untersucht. Nach mammographischer Feststellung der Gesamtgröße (Tumorkern + Spicula) sind die Veränderungen möglichst weit im Gesunden entfernt worden.

Nach Präparatradiographie wurden 5–15 mm dicke Scheiben horizontal geschnitten und von diesen wiederum Radiogramme angefertigt. Zur histologischen Aufarbeitung wurden 259 Scheiben ausgewählt. Die 3–70 mm (im Durchschnitt 23 mm) langen Spicula wurden in ihrer längsten Ausdehnung möglichst komplett eingebettet. Bei langen Spicula oder bei einem Streifenbündel mussten wir mehrere Kapseln anfertigen (Abb. 5.23). Auf diese Weise sind 984 Paraffinblöcke und insgesamt 1433 Schnitte angefertigt worden, davon 449 Stufenschnitte. Mit diesem Verfahren haben wir 2368 Streifenschatten histologisch dargestellt.

Naturgemäß können die Milchgänge in den 0,5–1,5 mm dicken dreidimensionalen Präparatscheiben in mehreren Ebenen vorkommen. Auf den zweidimensionalen Scheibenradiogrammen werden sie dagegen oft als Summation dargestellt. Auf den 5 μ dicken Schnitten konnte man die Milchgänge manchmal in ihrer ganzen Länge, oft jedoch nur anschnittsweise darstellen. Deshalb beurteilten wir einen Paraffinschnitt immer nur dann als positiv, wenn mikroskopisch mindestens ein Ganganschnitt mit DCIS gefunden wurde, der offensichtlich mit einem Streifenschatten korrelierte. Das Ergebnis fasst Abb. 5.24 zusammen. In 23 Fällen (34 %) wurden in allen Streifenschatten repräsentierenden Schnitten intraduktale Karzinome gefunden. Bei 34 Fällen (51 %) konnten in mindestens 10, maximal 99 % der Spicula intraduktale Anteile histologisch nachgewiesen werden. In 4 Fällen haben wir das DCIS erst nach Stufenschnitten gefunden. In 6 Fällen konnten wir keine intraduktalen Karzinome in den die Streifenschatten repräsentierenden Schnitten feststellen. Die Abbildungen 5.25, 5.26, 5.27 sollen unsere Befunde illustrieren. Diese Zahlen beweisen, dass sich die Spicula bei gezielter und konsequenter histologischer Aufarbeitung in der überwiegenden Mehrzahl der Fälle mit intraduktalen Karzinomanteilen korrelieren lassen. Nur bei 6 invasiven Karzinomen (9 %) waren keine intraduktalen Karzinomanteile in den Spicula nachweisbar. Sie entsprachen entweder tumorfreien Fibrosen wie bei den spontan ausgeheilten, intraduktalen Karzinomen oder benignen Epithelproliferationen, Duktektasien mit Sekretstau oder aber Komedomastitiden. Jedoch hatten auch diese Milchgänge bindegewebige Manschetten! Dass diese Veränderungen in der Umgebung von Karzinomen häufig vorkommen, ist

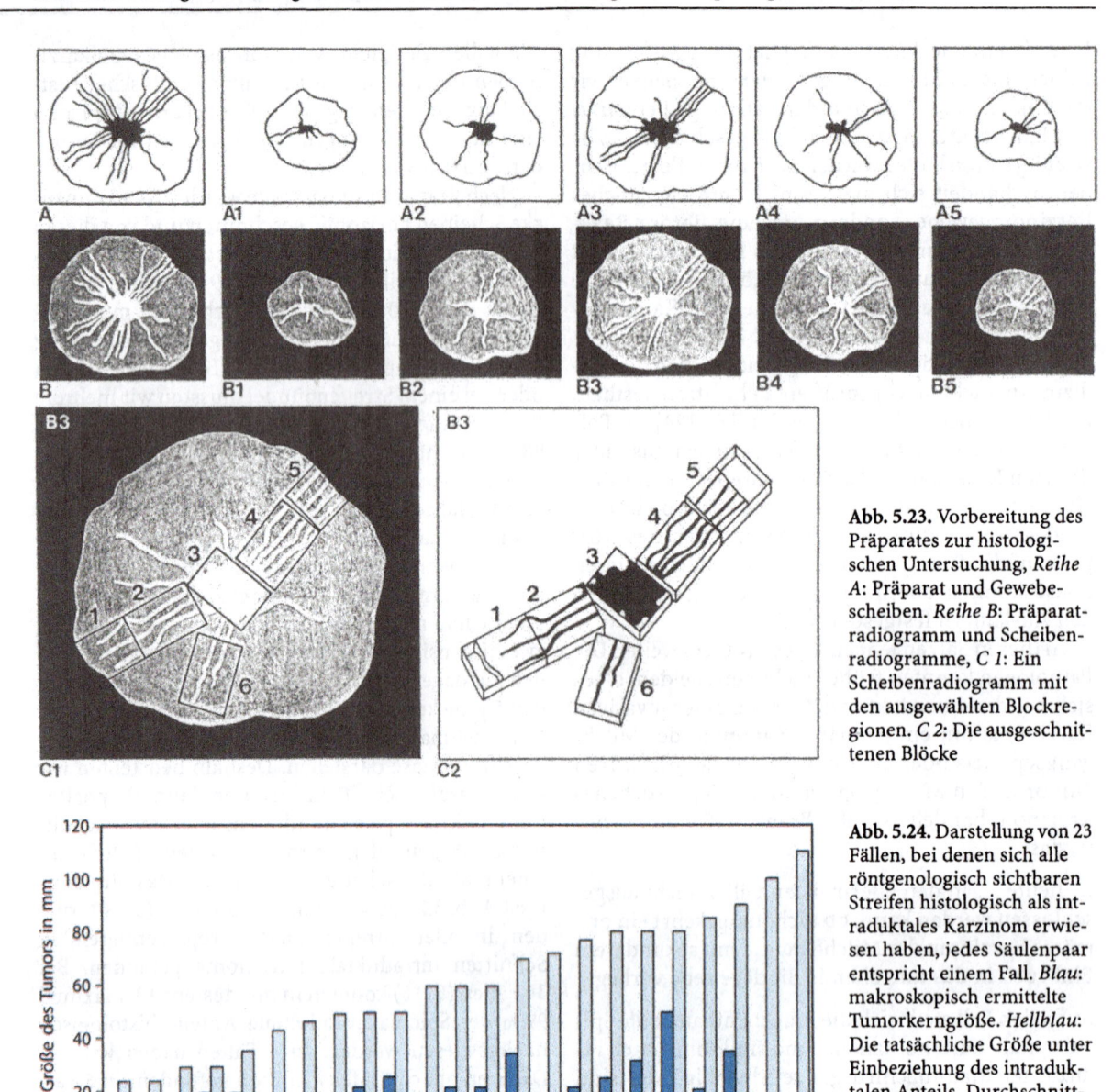

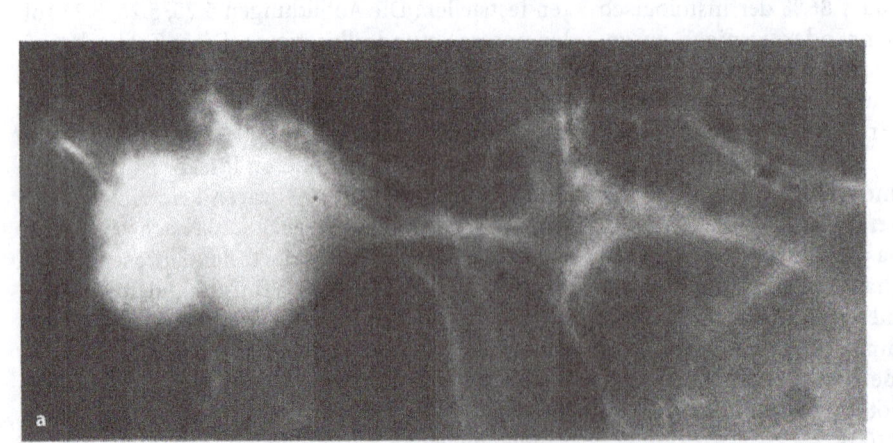

164 KAPITEL 5 Maligne und benigne lobuläre und duktale Veränderungen mit Umgebungsreaktionen

Abb. 5.23. Vorbereitung des Präparates zur histologischen Untersuchung, *Reihe A*: Präparat und Gewebescheiben. *Reihe B*: Präparatradiogramm und Scheibenradiogramme, *C 1*: Ein Scheibenradiogramm mit den ausgewählten Blockregionen. *C 2*: Die ausgeschnittenen Blöcke

Abb. 5.24. Darstellung von 23 Fällen, bei denen sich alle röntgenologisch sichtbaren Streifen histologisch als intraduktales Karzinom erwiesen haben, jedes Säulenpaar entspricht einem Fall. *Blau*: makroskopisch ermittelte Tumorkerngröße. *Hellblau*: Die tatsächliche Größe unter Einbeziehung des intraduktalen Anteils. Durchschnittlicher Unterschied: 40–78 mm

Abb. 5.25. a Scheibenradiogramm: 3,5 cm langer Streifenschatten (Spiculum), **b** Histologie: intraduktales Karzinom mit periduktaler Fibrose

Veränderungen mit ausgeprägter reaktiver Fibrose 165

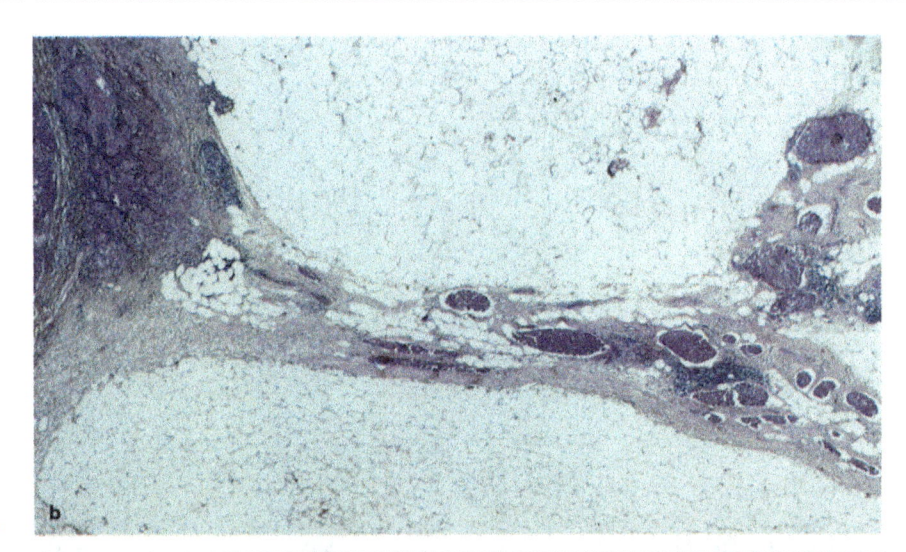

Abb. 5.25 b

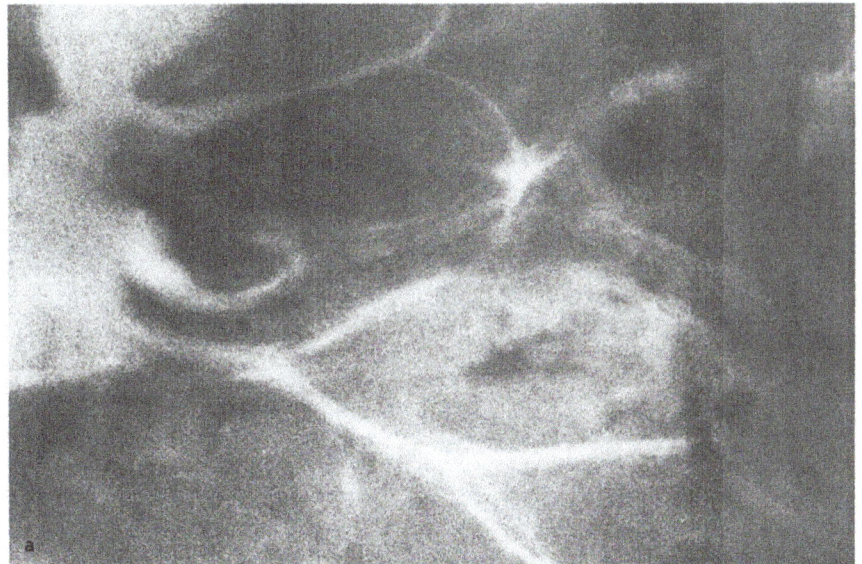

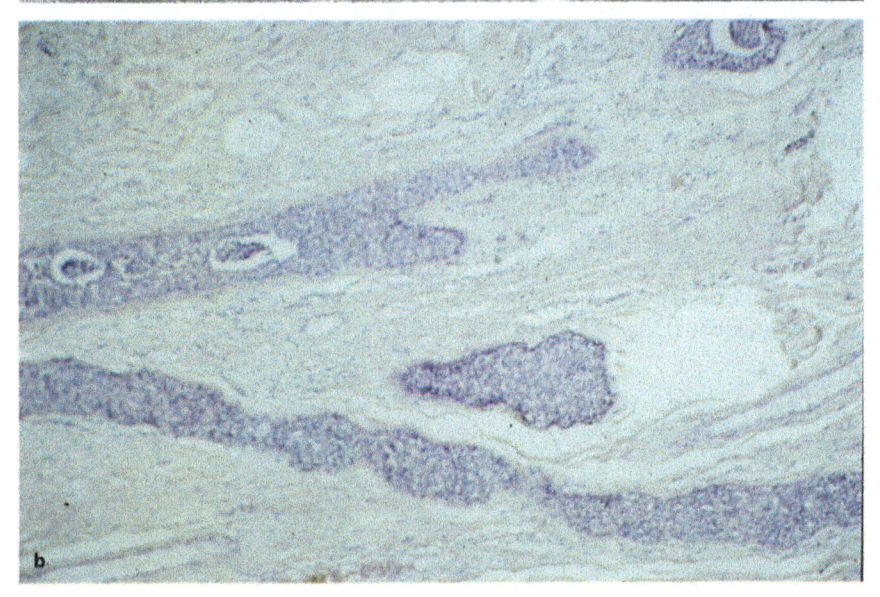

Abb. 5.26. a Scheibenradiogramm: aus dem Invasionsherd (*links*) strahlt ein verzweigter Streifenschatten (Spiculum) aus. b Histologie: vorwiegend solides, intraduktales Karzinom mit periduktaler Fibrose

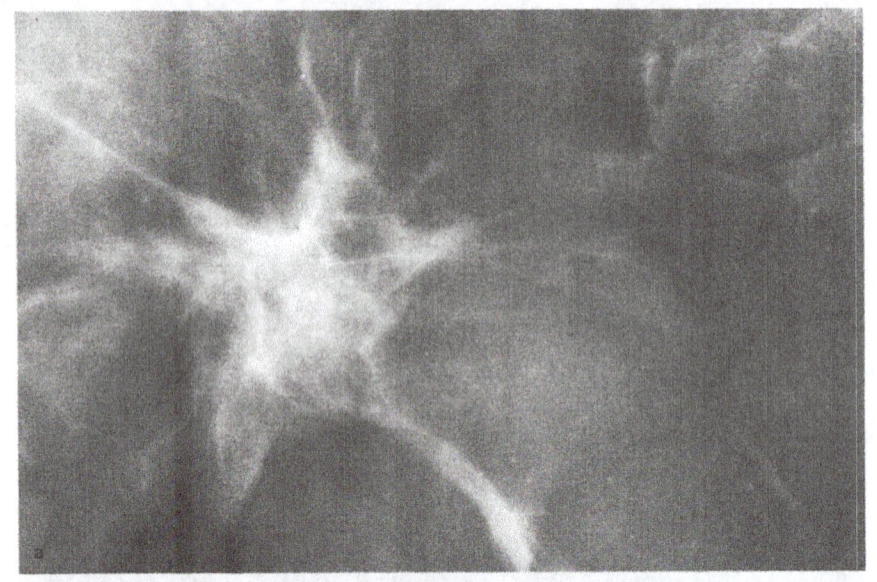

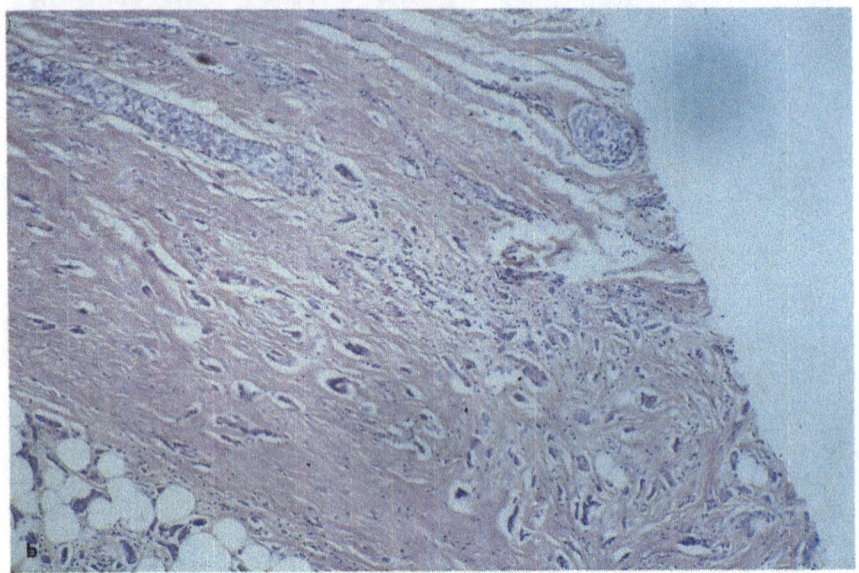

Abb. 5.27. a Scheibenradiogramm: Invasionsherd mit einigen Streifenschatten (Spicula); der längere wurde abgeschnitten. **b** Histologie des abgeschnittenen Streifenschattens: intraduktales Karzinom, ausgiebige fibrotische Reaktion und in der Nähe der Schnittstelle Tumorinfiltration

hinlänglich bekannt [155]. Die Spicula können auch sonographisch (7,5 MHz) als ektatische Milchgänge oder als „Distorsion der Architektur" dargestellt werden, es sei denn, dass sie mit ausgeprägter Mastopathie umgeben sind. In der MRT werden sie als dendritische oder linienförmige Kontrastmittelstreifen sichtbar ([52, 81, 125, 153]; Abb. 5.28).

Mit charakteristischen Mikroverkalkungen kombiniert kamen die Streifenschatten 19-mal (31 %) vor (Abb. 5.29). Das heißt: wenn nur die Mikroverkalkungen als mammographisches Symptom für EIC gelten [78, 112, 169], dann werden präoperativ in etwa 70 % der Fälle falsche EIC-negative Diagnosen gestellt.

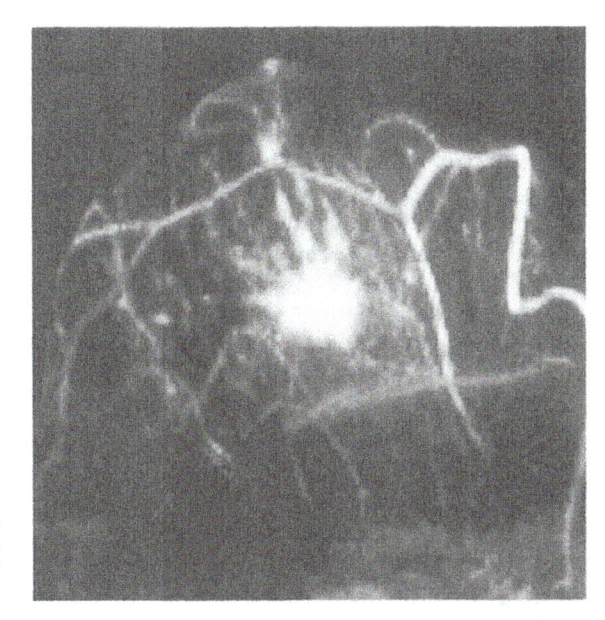

Veränderungen mit ausgeprägter reaktiver Fibrose   167

Abb. 5.28. Darstellung eines NOS-Karzinoms mit Kontrastmittel-MRT. Man sieht den Tumorkörper mit kleinen randbildenden Invasionsherden und fünf Spicula (Prof. Dr. U. Fischer/ Göttingen)

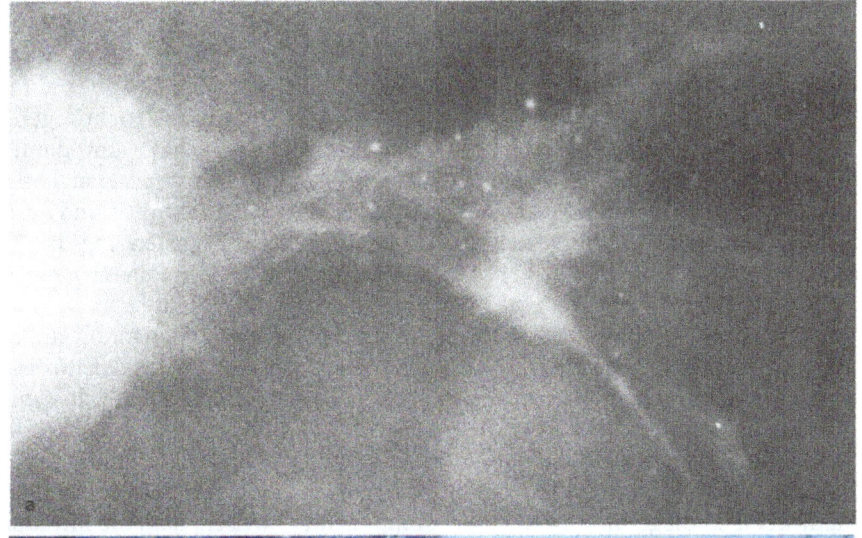

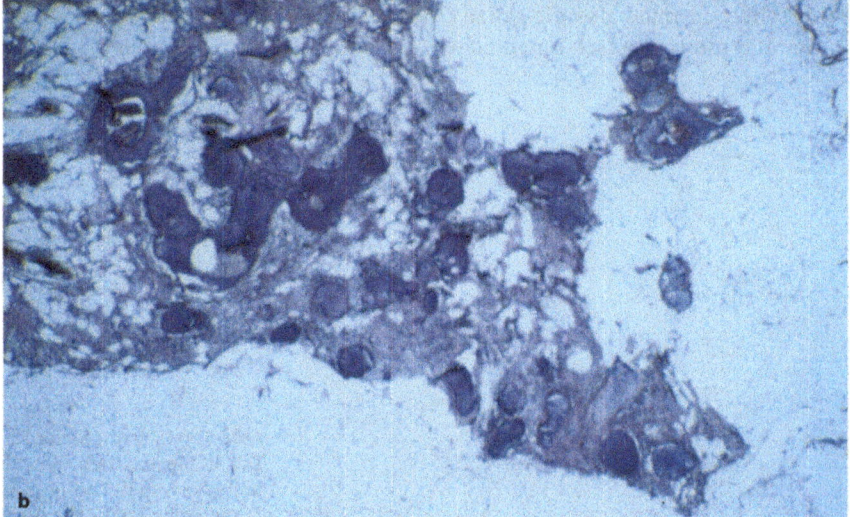

Abb. 5.29. a Scheibenradiogramm mit Teil eines Invasionsherdes links und gebündelten Streifenschatten mit punktförmigen Mikroverkalkungen. **b** Histologie: kribriformes, intraduktales Karzinom mit Psammomkörpern (Prof. Dr. R. Stiens/ Gummersbach)

Gleichfalls zu falschen Ergebnissen führt die Vernachlässigung der Spicula, wenn man die tatsächliche Tumorausbreitung bestimmen will. Nennenswerte Abweichungen zwischen den makroskopischen und mammograpisch-präparatradiographischen Tumor*kern*größen haben wir, wie auch andere Autoren [57, 142], nicht gefunden (s. Tabelle 5.1).

Jedoch waren die Karzinome durchschnittlich mehr als 4 cm größer, wenn auch ihre Spicula (d.h. intraduktalen Anteile) in die Messungen mit einbezogen wurden (s. Abb. 5.24, 5.25). Nach Mumtaz et al. [125] bzw. Satake et al. [153] wird die Größe der invasiven Karzinome mit MRT exakter vorausgesagt als mit der Mammographie. Der Unterschied zwischen der Leistung beider Methoden liegt jedoch daran, dass die genanten Autoren die Länge der Spicula nur bei MRT gemessen haben, während bei der Mammographie nur die Mikroverkalkungen als Zeichen der EIC-Positivität berücksichtigt worden sind.

Nach Fischer (persönliche Mitteilung 2001): „Im Einzelfall kann zwar die MRT präoperativ ein EIC nachweisen, dies kann sie aber nicht regelhaft und zuverlässig leisten."

Mit der Verbreitung der brusterhaltenden Behandlung haben die Pathologen eine neue Aufgabe bekommen: die Untersuchung der Resektionsränder. Die Lokalrezidivrate liegt nach BET bei negativer Randhistologie zwischen 0 und 10%, bei positiver dagegen zwischen 4 und 33% [65]. Auch die 10-jährige Überlebenszeit ist mit positiver Randhistologie schlechter als mit negativer: 78% gegenüber 84% [42]. Folgerichtig ist die korrekte Untersuchung der Präparatränder von eminenter Bedeutung.

Während die invasive Komponente des Karzinoms makroskopisch ziemlich gut zu erkennen ist, kann der Pathologe die intraduktale Komponente nicht sehen. Er muss also die ganze Oberfläche des Präparates mikroskopisch untersuchen, um die evtl.

Tabelle 5.1. Vergleich der makroskopisch/mammographisch/präparat-radiographisch gemessenen Tumorkerndurchmesser in mm

	Makroskopisch	Mammographisch	Präparat-radiographisch
Kleinster	8,00	6,00	7,00
Größter	50,00	50,00	50,00
Durchschnitt	19,63	21,94	23,52

bis an den Rand reichenden intraduktalen Anteile zu finden. Nach Carter [26] ist die Oberfläche eines 5 cm im Durchmesser messenden Präparates 78,5 cm² groß, man muss also in diesem Fall etwa 13 Blöcke anfertigen und eingehend untersuchen, um den Zustand der Resektionsränder bestimmen zu können. Eine zeitraubende Prozedur!

Um das Problem zu lösen, wurden mehrere Verfahren entwickelt [25, 26, 35, 56, 89]. Nach Tuschemarkierung wurden die Präparate in unterschiedlich dicke Scheiben aufgeschnitten oder die Oberfläche in allen Richtungen gekappt bzw. wie eine Orange geschält, um dann das ganze Gewebe histologisch zu untersuchen. Eine andere Methode: Nach Tumorektomie und Feststellung der Malignität wird am nächsten Tag das Tumorbett von innen ausgeschält und das so gewonnene Rezexidat histologisch untersucht [42].

Wir (der Autor und Stiens) haben eine einfachere Lösung gefunden. Nach Tuschemarkierung haben wir nur die in den Scheibenradiogrammen verdächtigen Stellen mikroskopisch untersucht (Abb. 5.30). In 37 Fällen konnten wir dann durch diese gezielten Untersuchungen ohne großen technischen Aufwand nachweisen, dass die intraduktalen Tumoranteile den Resektionsrand erreichten bzw. dass zumindest kein ausreichender Sicherheitsabstand vorlag (Abb. 5.31).

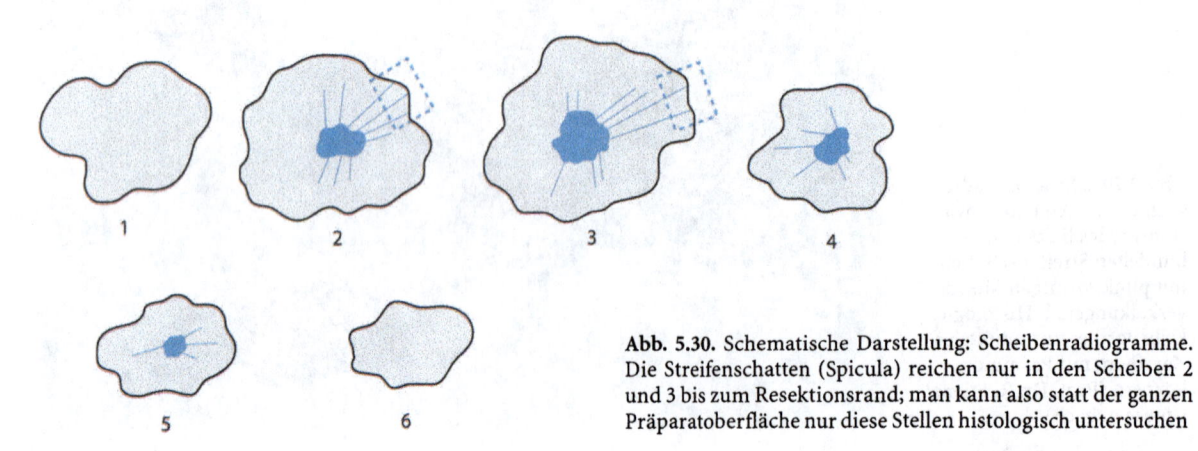

Abb. 5.30. Schematische Darstellung: Scheibenradiogramme. Die Streifenschatten (Spicula) reichen nur in den Scheiben 2 und 3 bis zum Resektionsrand; man kann also statt der ganzen Präparatoberfläche nur diese Stellen histologisch untersuchen

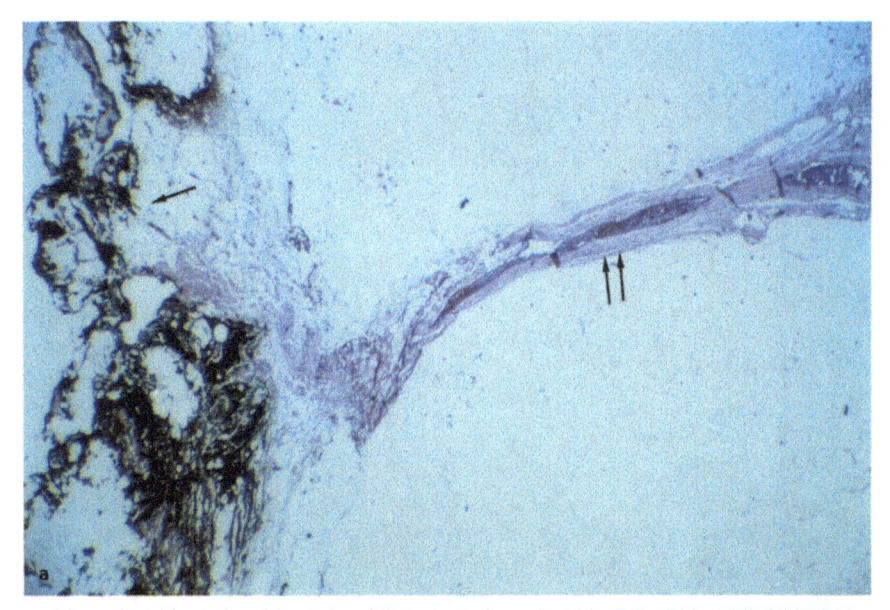

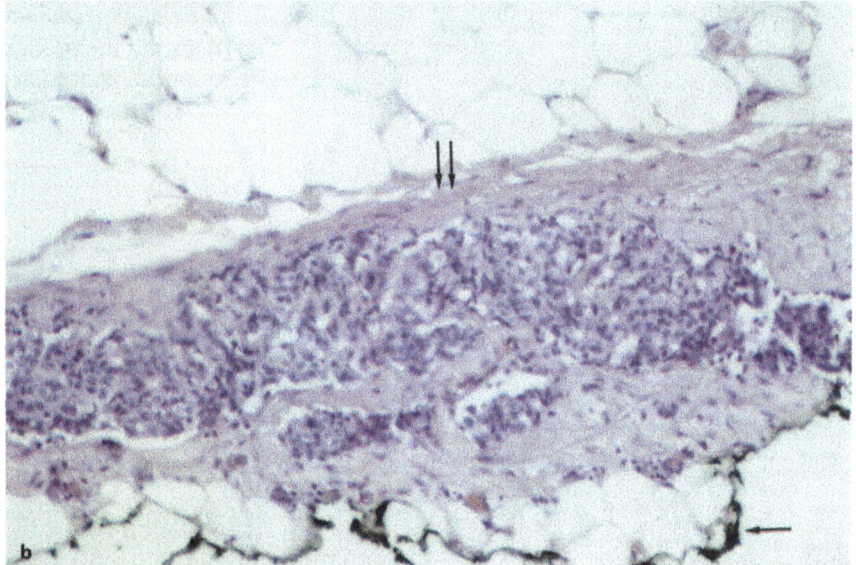

Abb. 5.31. a Das intraduktale Karzinom (Doppelpfeil) erreicht den mit Tusche markierten Resektionsrand (einfacher Pfeil). **b** Ein anderer Fall: das intraduktale Karzinom (Doppelpfeil) liegt dicht neben dem Resektionsrand (einfacher Pfeil)

Multifokalität, Multizentrität

Unter Multifokalität versteht man mehrere *In-situ-* oder *invasive* Karzinomanteile in der Umgebung des Primärtumors[1] gewöhnlich in demselben Quadranten. Etwa die Hälfte der Brustkrebse kommen multifokal vor, größtenteils sind sie bereits invasiv [12]. Von 67 invasiven Karzinomen habe ich mammographisch nur bei 21 Fällen (31 %) Multifokalität festgestellt (Abb. 5.32). In weiteren 29 Fällen habe ich bei der Analyse der Scheibenradiogramme zusätzliche kleinere Invasionsherde entdeckt (Abb. 5.33).

Schließlich in 19 Fällen erbrachte ausschließlich die histologische Untersuchung die Mikro- oder Minimalinvasionsherde, die sich dem röntgenologischen Nachweis entzogen haben [100]. Während mammographisch nur etwa ein Drittel der multifokalen Karzinome entdeckt wird, kann man mit MRT den restlichen finden [52, 125].

Multizentrisch wird ein Karzinom genannt, wenn von dem Primärtumor entfernt in einem anderen Quadranten In-situ- oder invasive Karzinomanteile vorliegen. Sie kommen je nach Art der Methode (ob Blöcke oder Großflächenschnitte untersucht werden) in 13–60 % (im Durchschnitt 30 %) vor [12].

---
[1] Primärtumor (Indextumor, Referenzknoten) ist der größte, auffälligste Knoten.

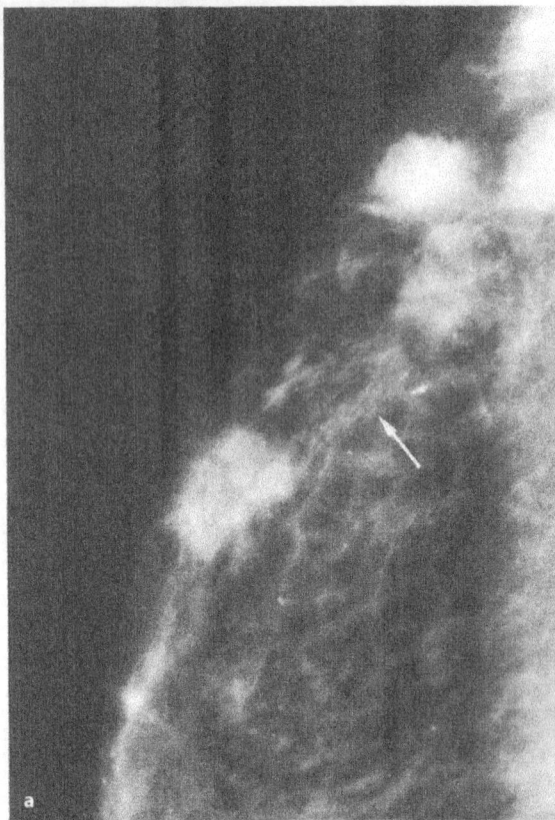

gefunden werden. Die mammographisch unentdeckt gebliebenen Herde sind meistens kleiner als 10 mm und/oder von dichtem Drüsenparenchym überlagert [52, 125].

Die Unterscheidung zwischen „multifokal" und „multizentrisch" ist allerdings nicht immer zutreffend, da – wie wir aus der Milchgangsanatomie wissen – die Milchgänge die Quadrantengrenzen nicht respektieren und sie auch miteinander anastomosieren können. Abbildung 5.34 zeigt einen solchen Fall: Ohne die Mikroverkalkungen würde man sagen, dass es sich hier um multizentrische, in zwei Quadranten liegenden Invasionsherde handelt. Die Mikroverkalkungen markieren aber einen Milchgang in zwei Quadranten gelegen mit multifokalen Invasionen (s. Abb. 1.17).

Multizentrische Rezidive kommen selten vor, sie sind meistens mit dem Primärtumor durch eine Lymphangiosis verbunden [56].

Bilaterale Karzinome kommen in 3–4 % der Fälle meistens mit mehrjähriger Verspätung nach der Entdeckung des kontralateralen Primärtumors vor. Die

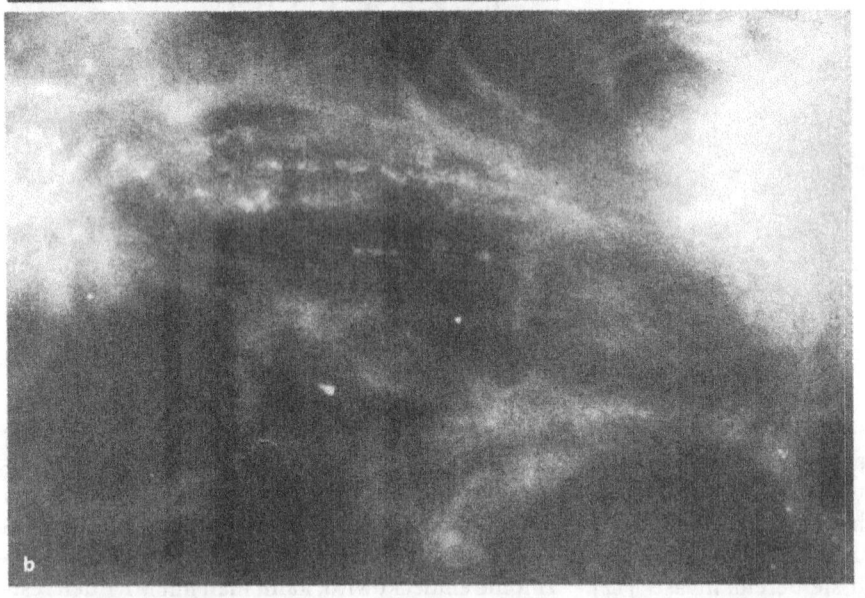

Abb. 5.32. Multifokales Karzinom, dessen Invasionsherde durch Streifenschatten mit Mikroverkalkungen verbunden sind

Multizentrische Karzinome können auch unterschiedliche Histologien und dementsprechend auch unterschiedliche mammographische Darstellungen haben (Abb. 5.35b). Mammographisch wird nur die Hälfte der multizentrischen Karzinome entdeckt, die andere Hälfte kann nur mit Hilfe von KM-MRT simultane Bilateralität (Abb. 5.34) ist noch seltener. Auch hier ist die MRT der Mammographie überlegen. Fast 80 % der simultan kontralateral wachsenden Karzinome werden mit MRT entdeckt [51].

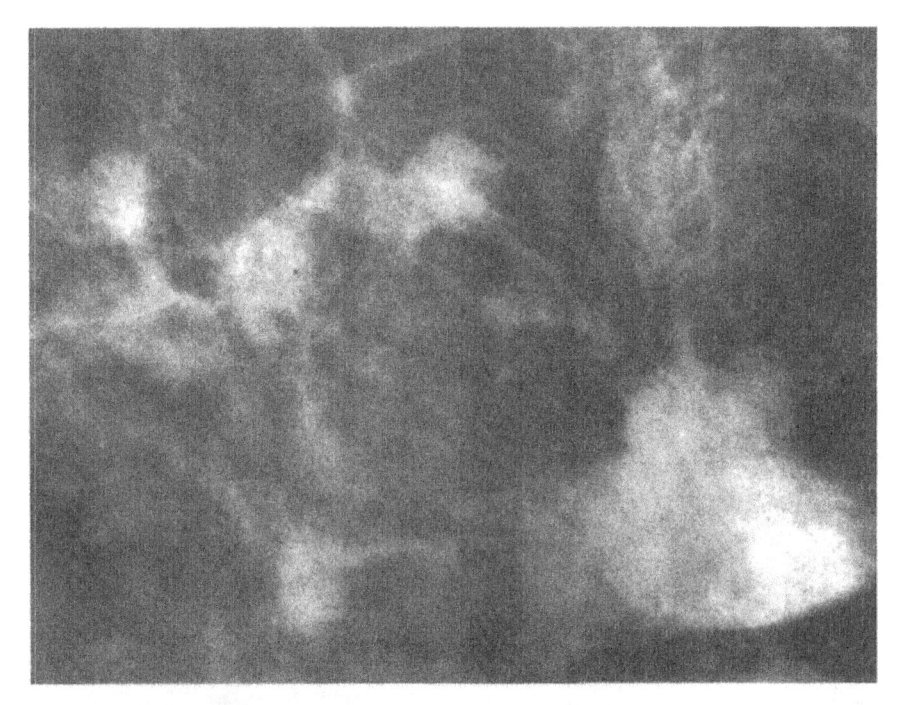

Veränderungen mit ausgeprägter reaktiver Fibrose 171

Abb. 5.33. Scheibenradiogramm: *links* sind mindestens sechs 5 mm große und drei kleinere, auf Mikroinvasionsherde verdächtige Rundschatten zu sehen. Sie sind mit dem etwa 20 mm messenden Primärtumor *rechts*, teilweise durch Streifenschatten (EIC) verbunden. Histologie: intraduktale Anteile und kleine Invasionsherde eines Duktalkarzinoms

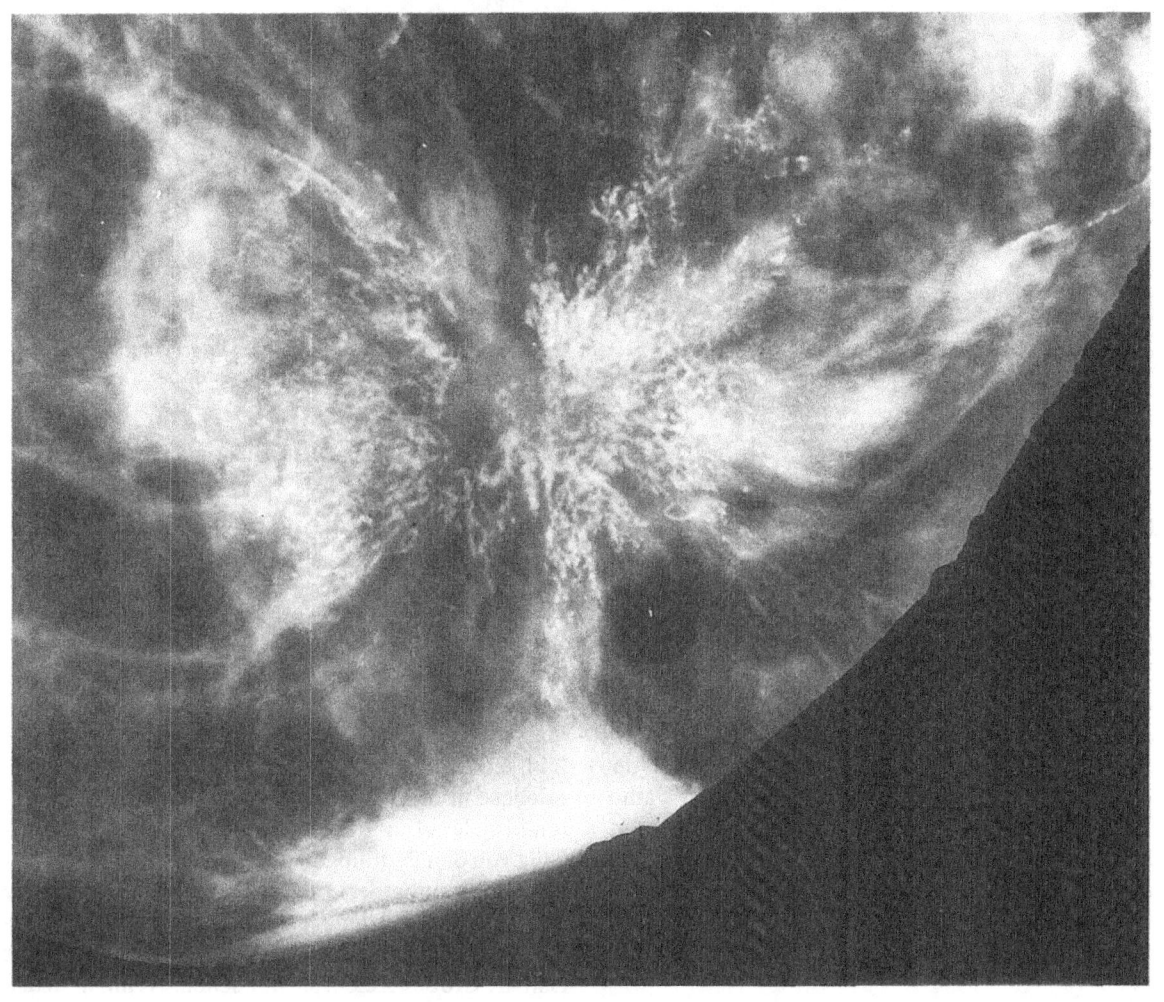

▽ **Abb. 5.34.** s. Text

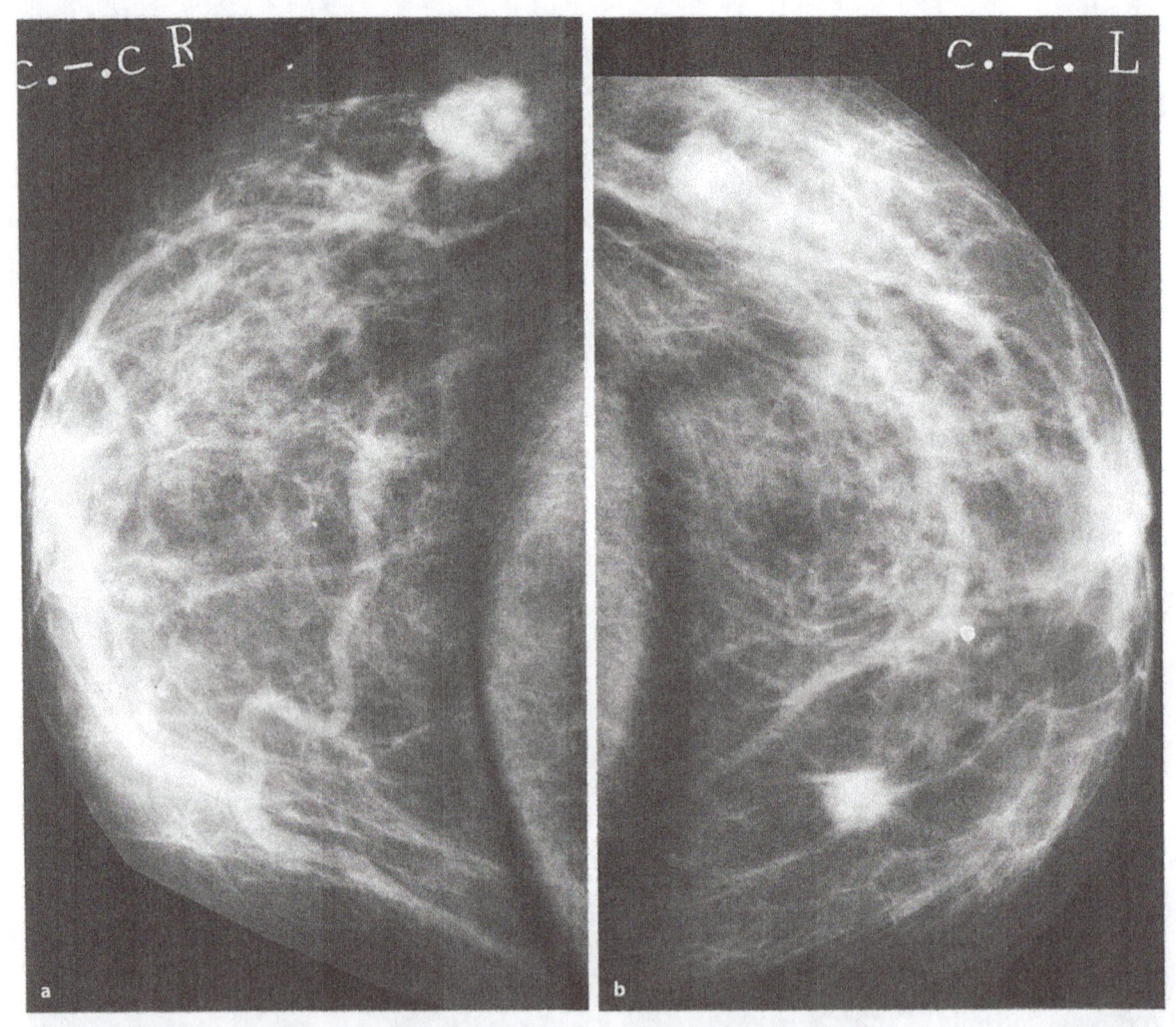

Abb. 5.35. a *Rechts*: der Invasionsherd liegt außen und besteht aus mehreren, kleinen Rundherden, nur wenig Desmoplasie. **b** *Links*: zwei Invasionsherde unterschiedlicher Histologie, innen ein NOS-, außen ein medulläres Karzinom

Die tumoröse Form der sklerosierenden Adenose, die periduktale Fibrose, die strahlige Narbe und das tubuläre Karzinom

Nachstehend werden histologisch unterschiedliche Prozesse besprochen, deren Besonderheit es ist, dass ihre mammographische Darstellung untereinander und mit einem NOS-Karzinom zum Verwechseln ähnlich sein kann. Der einzige Trost für den Mammographer ist, dass es auch für den Pathologen schwer – manchmal unmöglich – ist, diese Veränderungen makroskopisch, ja sogar histologisch auseinanderzuhalten ([4, 133, 143]; Abb. 5.35).

Die tumoröse Form der sklerosierenden Adenose

Über die mikroskopisch kleine sklerosierende Adenose wurde bereits berichtet. Es wurde besprochen, dass bei dieser Veränderung die zystisch erweiterten Azini durch die Proliferation der Myoepithelzellen teils oder vollständig deformiert, sogar erdrosselt werden können. Eine mehr oder weniger ausgeprägte *inter*lobuläre Fibrose ergänzt hier das histologische Bild. Erwähnt wurde auch, dass die sklerosierende Adenose in mikroskopischer Größe ein häufiger Befund ist, der oft multipel vorkommt und meistens zufällig von den Pathologen oder auf Grund von Mikroverkalkungen entdeckt wird. Die *tumoröse* Form der sklerosierenden Adenose entsteht durch das Zusammenfließen solcher mikroskopischer Herde. Eine tastbare Größe erreicht sie nur selten. Wenn ihr drüsiger Anteil (also die Adenose) dominiert, nennt man sie einfach „Adenosetumor". In diesem Fall ist sie sowohl makroskopisch als auch mammographisch gut abgrenzbar [129]. Jedoch: Umso mehr die Fibrosklerose dominiert, desto ähnlicher wird der Befund einem invasiven Duktalkarzinom mit ausgiebiger Fibrose [129]. In solchen Fällen kommt es – selten – auch zu einer Hautbeteiligung (Abb. 5.36).

Mikroverkalkungen lobulären Ursprungs kommen vor. Man sieht dann neben polymorphen Mikroverkalkungen (wie bei der sklerosierenden Adenose üblich in deformierten Zystchen) auch einige Trennwände, die einen Karzinomausschluss meistens ermöglichen.

Auf die FNAB oder Stanzbiopsie ist kein Verlass! Auch bei der Diagnose einer sklerosierenden Adenose muss eine ausgedehnte Exzision mit sorgfältiger histologischer Aufarbeitung empfohlen werden, da ein tubuläres Karzinom ansonsten nicht ausgeschlossen werden kann [143]. Die tumoröse Form der sklerosierenden Adenose galt bislang an und für sich nicht als Präkanzerose; es sei denn, dass sie mit atypischer Epithelproliferation einhergeht. Innerhalb oder in unmittelbarer Nähe von sklerosierenden Adenosen können aber sowohl duktale als auch invasive bzw. lobuläre In-situ-Karzinome entstehen. Andererseits kann ein in der Mammahistologie weniger erfahrener Pathologe gewisse Veränderungen der sklerosierenden Adenose (sog. „Pseudoinfiltrationen") als invasives Karzinom fehldeuten. Sklerosierende Adenose und strahlige Narben kommen auch simultan vor.

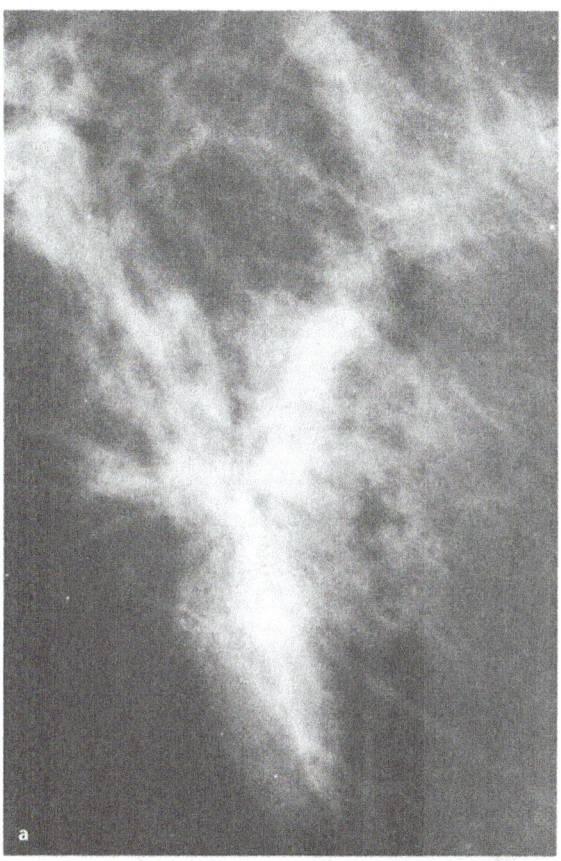

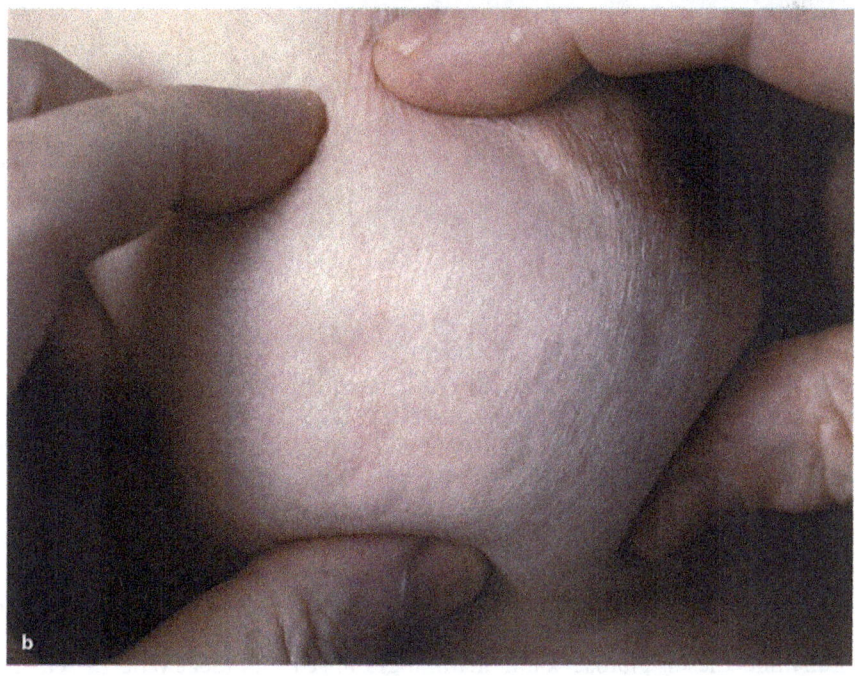

Abb. 5.36. a Tumoröse Form der sklerosierenden Adenose mit ausgeprägter Fibrose und punktuellen Hauteinziehungen. **b.** Da das mammographische Bild zusammen mit dem klinischen an ein Karzinom mit produktiver Fibrose denken ließ, war die histologische Diagnose eine Überraschung

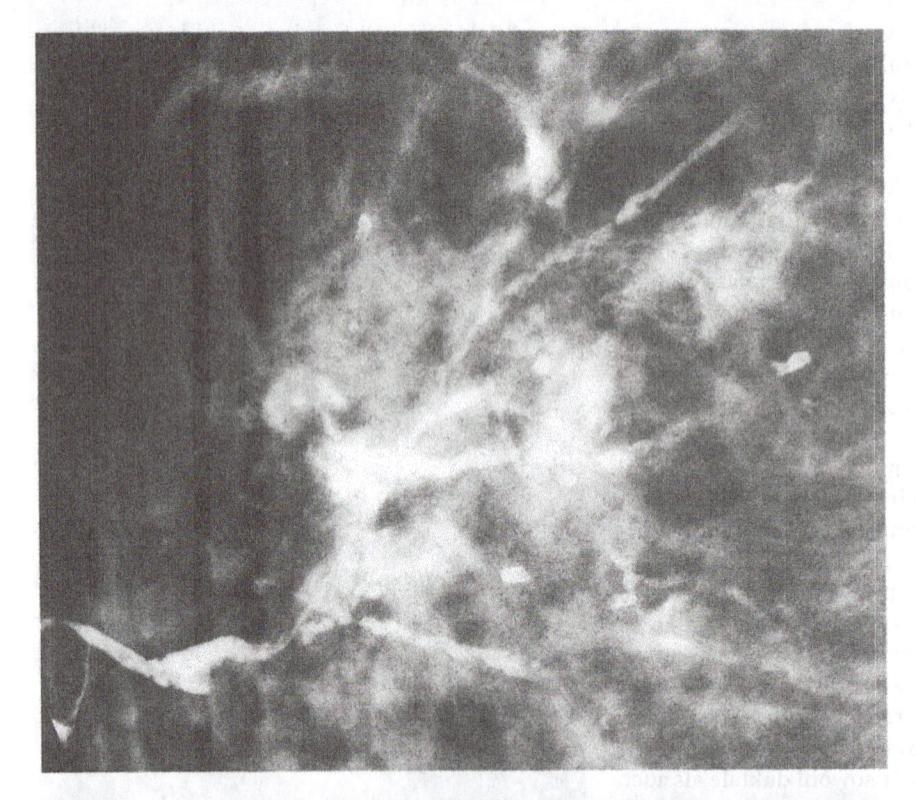

Abb. 5.37. Milchgangsfüllung: mehrere Kontrastmittelaussparungen, Kaliberschwankungen, wie bei multiplen Papillomatosen bzw. Papillomatose oder beim papillären Karzinom. Die Verkalkungen sprechen zwar eher für eine periduktale abakterielle Mastitis mit Liponekrose. Eine histologische Klärung habe ich trotzdem empfohlen. Histologie: obliterierende Galaktophoritis

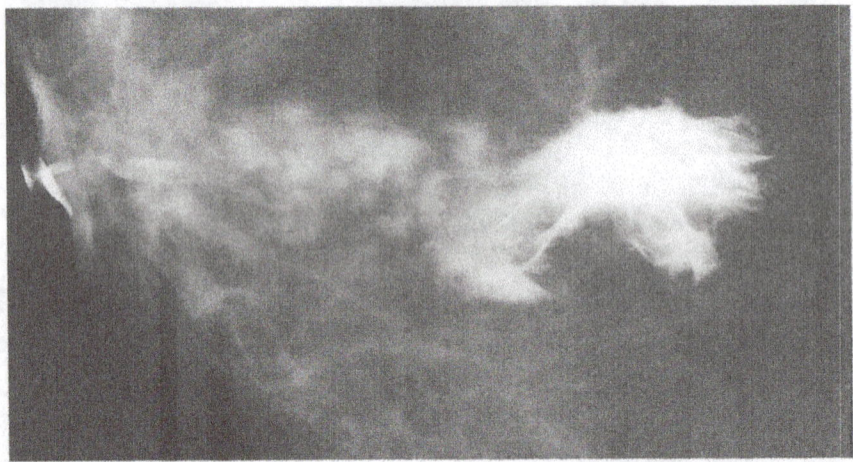

Abb. 5.38. Milchgangsfüllung, das Kontrastmittel ist mit Sekret vermischt. Die periduktalen kleinen Flecken entsprechen winzigen „Kontrastmittel-Pfützen"

Periduktale Fibrose und strahlige Narbe

Die Histogenese dieser Veränderungen ist ähnlich. Durch ätzende Wirkung des Sekrets geht das Milchgangsepithel zu Grunde und es entsteht eine obliterierende Galaktophoritis (Abb. 5.37). Bei Fortschreiten des Prozesses werden Milchgangswand und Basalmembran durchlöchert und das Sekret tritt in das periduktale Stroma aus (Abb. 5.38); es verursacht eine abakterielle, sogenannte chemische Entzündung mit reaktiver Fibrose (Abb. 5.39). Die Zunahme dieser Fibrose kann mammographisch ein invasives Duktalkarzinom mit Desmoplasie vortäuschen (Abb. 5.40).

Auch für die Entstehung der *strahligen Narbe* wird dieser Mechanismus verantwortlich gemacht [76], mit dem Unterschied, dass die – meistens 1,0–1,5 cm kleinen – strahligen Narben [1, 120, 137] nicht in den großen, sondern in den terminalen Milchgängen entstehen.

Histologisch ist im Zentrum des Prozesses ein meist ausgeprägtes, hyalinisiertes fibrös-elastoides Bindegewebe zu sehen. In diesem Kern sind defor-

Veränderungen mit ausgeprägter reaktiver Fibrose 175

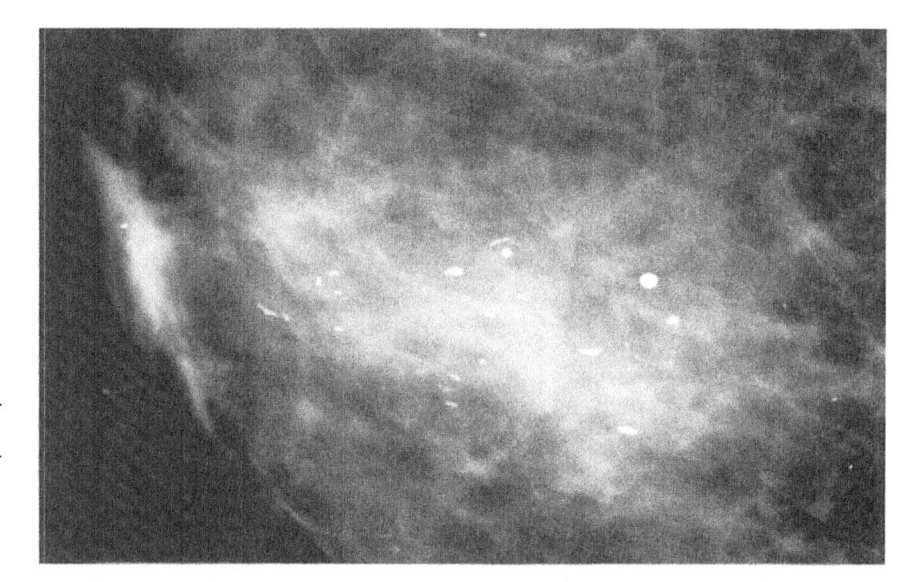

Abb. 5.39. Ausgedehnter, unregelmäßig begrenzter, intensiver Bezirk mit linienförmigen Sekretverkalkungen und einer liponekrotischen Mikrozyste bei einer periduktalen Fibrose

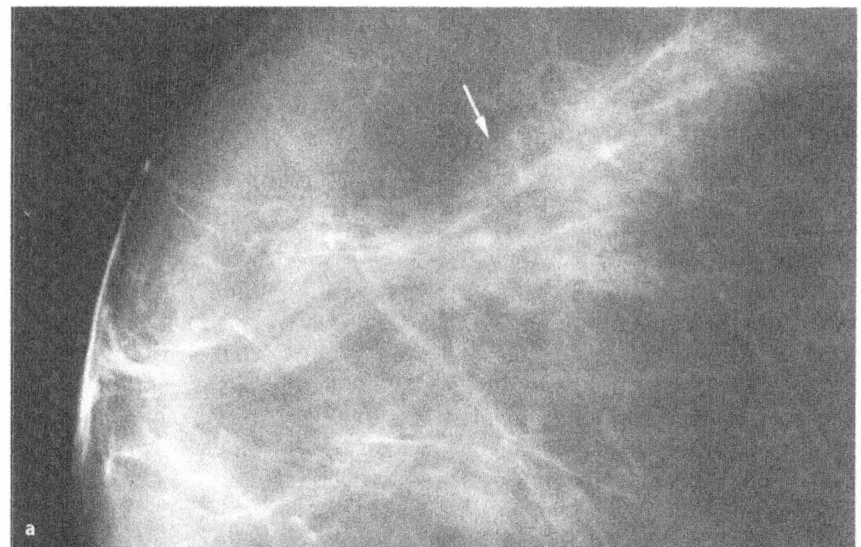

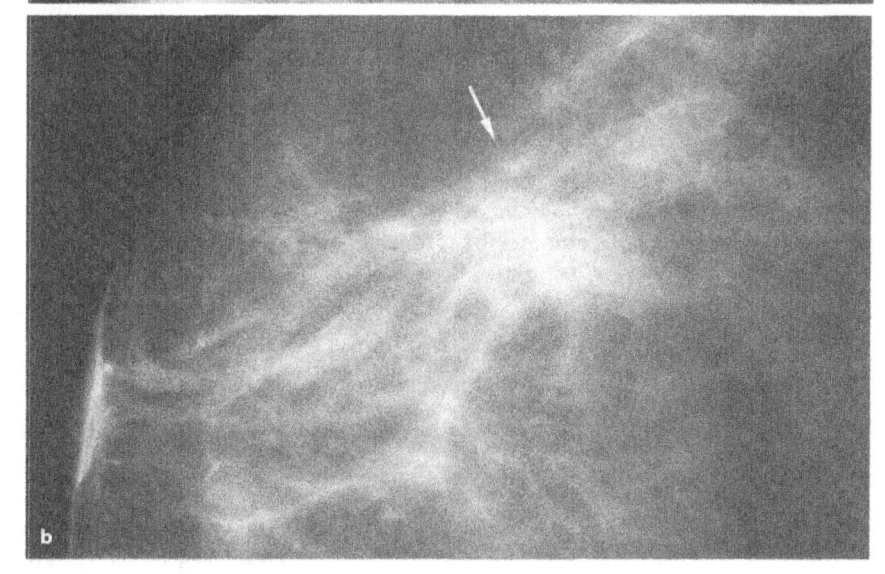

Abb. 5.40. a 1980, **b** 1982. Wegen der deutlichen Zunahme des fibrotischen Bezirks hatte ich eine histologische Klärung empfohlen. Das Ergebnis: Galaktophoritis mit periduktaler Fibrose und Granulationsgewebe

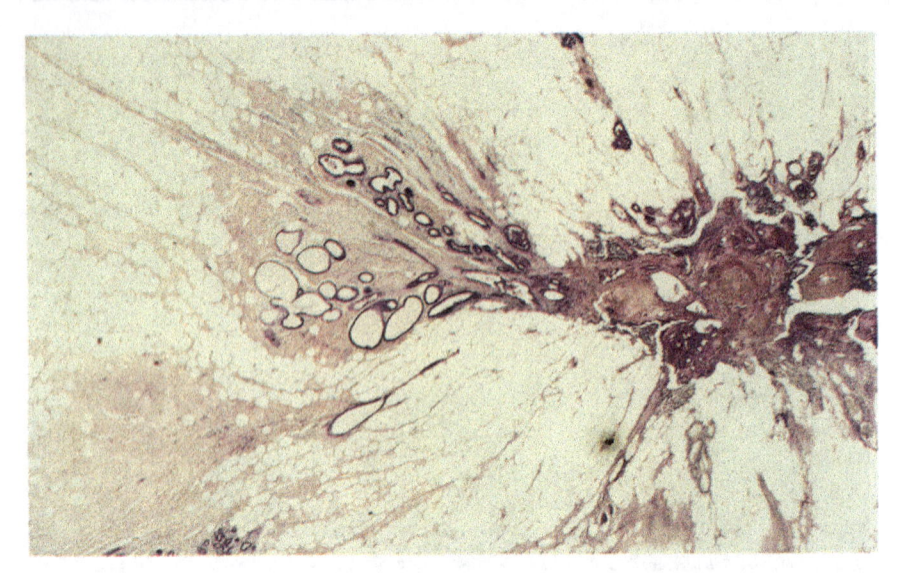

Abb. 5.41. Strahlige Narbe im histologischen Bild (Prof. Dr. R. Stiens/Gummersbach)

mierte und mehr oder weniger obliterierte Milchgänge sowie einige Zysten eingemauert. An der Peripherie sind strahlig angeordnete Milchgänge mit periduktaler Fibrose erkennbar. An den Milchgangsenden findet man wiederum zystisch erweiterte Azini, die mit den Milchgängen zusammen wie eine Krone aussehen (Abb. 5.41).

Das Milchgangepithel kann mehrere pathologische Veränderungen aufweisen: Epitheliose, Papillomatose mit oder ohne Atypien, Papillome bzw. obliterierende Galaktophoritis.

Für dieses eigentlich einfache histologische Bild wurden mehrere Namen empfohlen: „sclerosing papillary proliferation", „benigne sclerosing ductal proliferation", „non encapsulated sclerosing lesion", „infiltrating epitheliosis", „indurative mastopathy", „sclerosing duct hyperplasy", „complex sclerosing lesion". Schließlich wurde der von Hamperl [76] geprägte Begriff „strahlige Narbe" („radial scar") allgemein akzeptiert (nicht mit der chirurgischen Narbe verwechseln!).

Tabár u. Dean [172] waren die Ersten, die versucht hatten, die *mammographischen Symptome* gegenüber den der NOS-Karzinome abzugrenzen. Sie meinten, dass

a) das Fehlen des Tumorkerns,
b) die zentralen strahlentransparenten Bezirke,
c) die projektionsbedingten Unterschiede in Größe und Form,
d) die langen und dünnen Streifenschatten,
e) die strahlentransparenten Begleitschatten, schließlich
f) der fehlende Tastbefund

für die strahlige Narbe charakteristische Symptome seien. Nachstehend werde ich versuchen, diese Symptome anhand von 22 histologisch verifizierten Fällen[1] auf ihre differenzialdiagnostische Tauglichkeit zu prüfen.

Ad a: Das *Fehlen eines Tumorkerns* habe ich in 27% der von mir untersuchten Fälle gefunden (Abb. 5.42). Die Kerne waren ansonsten unterschiedlich groß (Abb. 5.43). Die Größe der Kernschatten ist offensichtlich vom Ausmaß der Bindegewebsreaktion abhängig. So zeigt z.B. Rosen [143] vier verschieden große Kerne bei strahligen Narben; nur einer von diesen ist minimal klein.

---
[1] Die Hälfte des Materials stammt aus der Sammlung von Dr. H. Brunzlow/Bad Saarow.

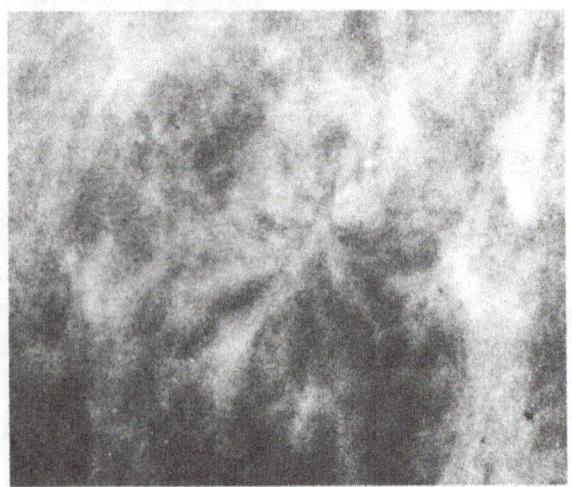

Abb. 5.42. Strahlige Narbe ohne Kern mit zentraler Aufhellung. Manche Streifenschatten sind durch die periduktale Fibrose knüppelartig verdickt

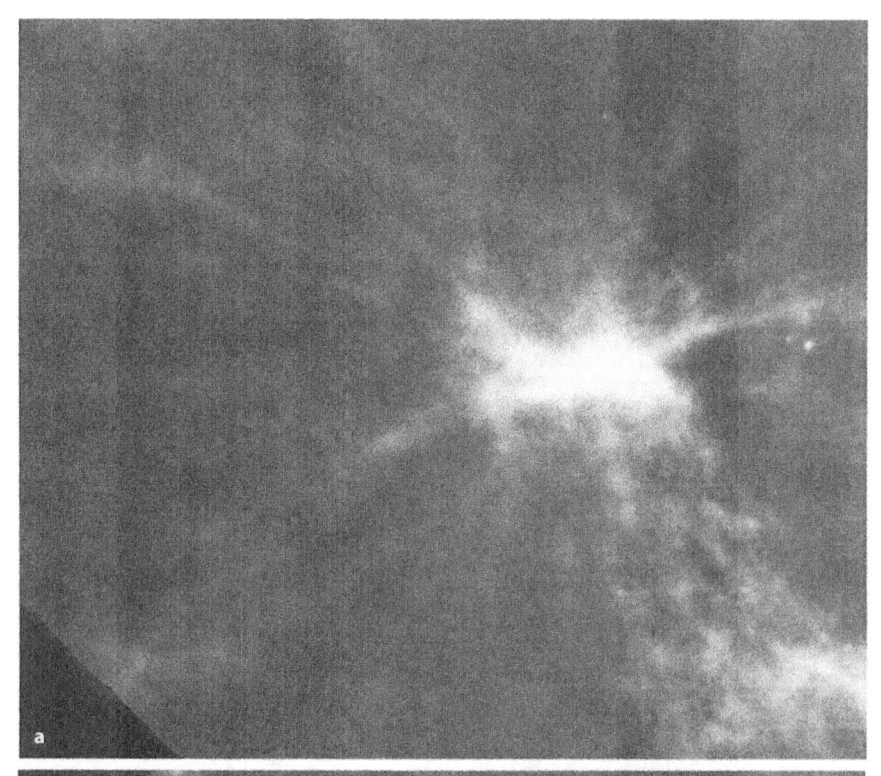

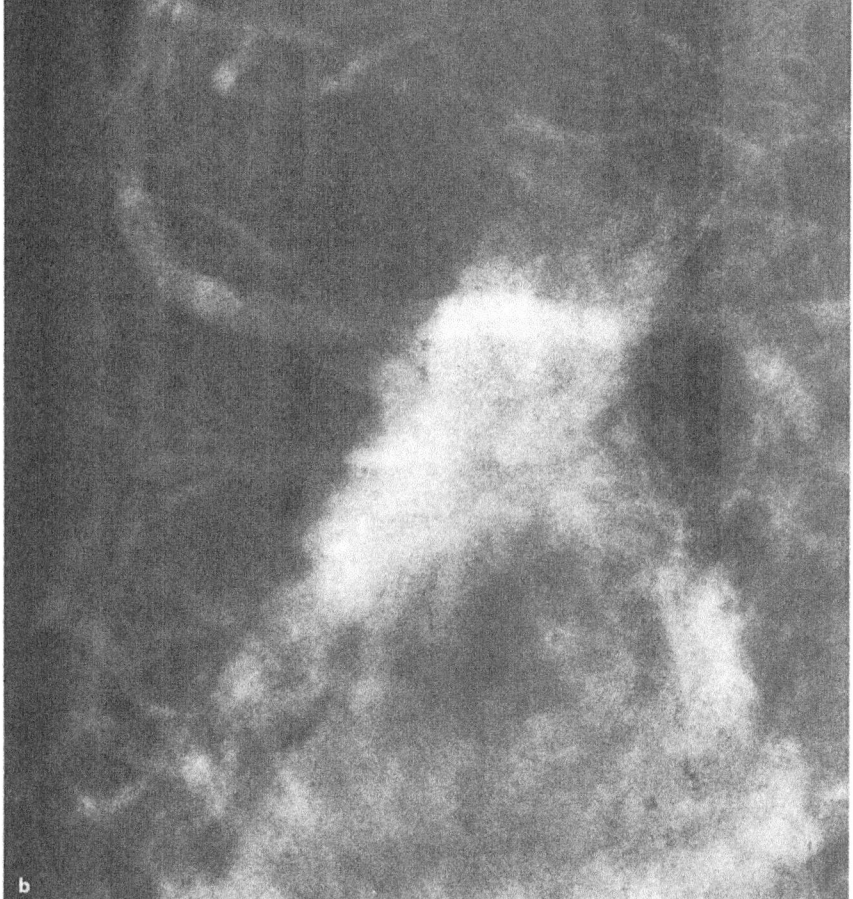

Veränderungen mit ausgeprägter reaktiver Fibrose 177

Abb. 5.43. a 8 mm großer Kern mit 2–3 cm langen, strahligen Streifenschatten, Histologie: strahlige Narbe. **b** Der Kern ist 2,5 cm groß und aus kleineren-größeren Rundschatten zusammengesetzt, seine Konturen sind mikrolobuliert, zwei Mikroverkalkungen, kürzere Streifenschatten. Es liegen also sämtliche mammographische Kriterien eines NOS-Karzinoms vor. Histologie: strahlige Narbe mit Papillomatose und Atypien

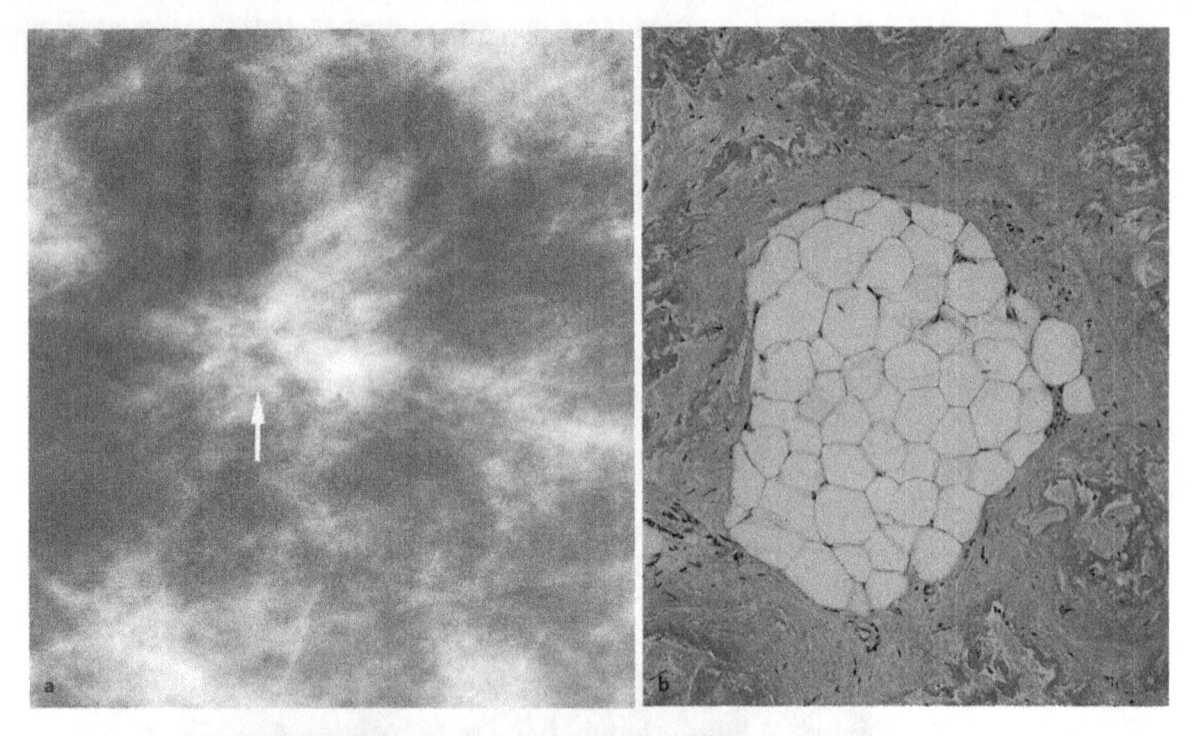

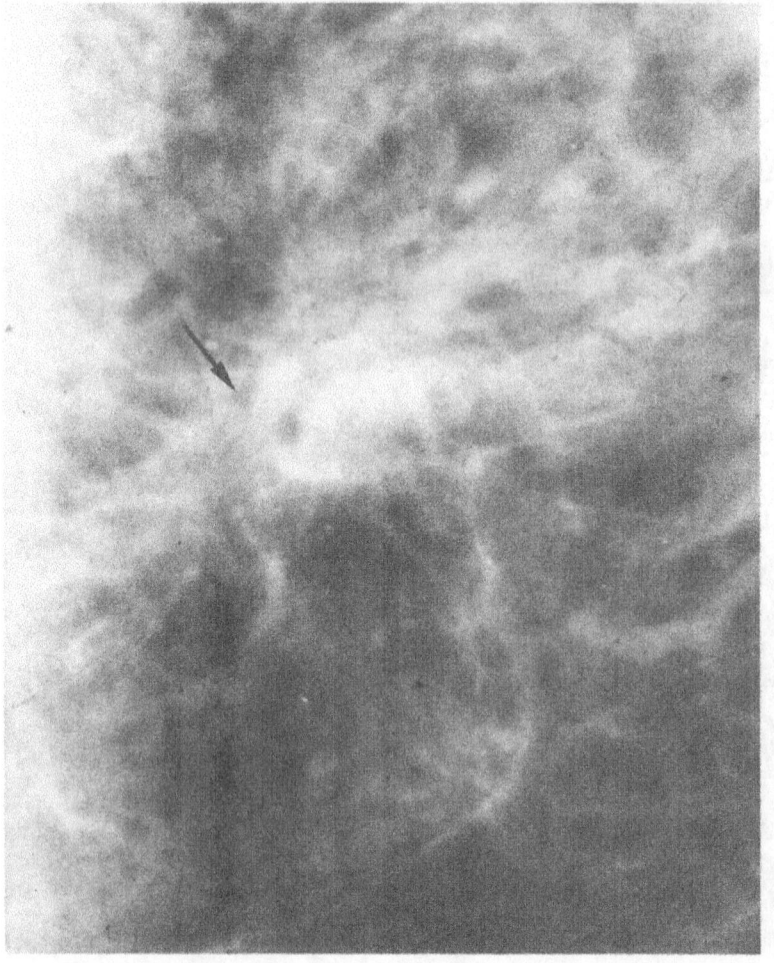

178 KAPITEL 5 Maligne und benigne lobuläre und duktale Veränderungen mit Umgebungsreaktionen

Abb. 5.44. a 1,5 cm große, strahlige Narbe mit knüppelartig verdickten Streifenschatten ohne Kern und mit lochartigem, strahlentransparentem Bezirk (*Pfeil*), einige Mikroverkalkungen zu ahnen (Dr. H. Brunzlow/Bad Saarow). **b** Der rundliche, strahlentransparente Bezirk entspricht Fettgewebe (PD Dr. S. Koch/Bad Saarow)

Abb. 5.45. 1,5 cm großes NOS-Karzinom mit minimaler Invasion und zentralem, strahlentransparentem Bezirk (*Pfeil*)

Ad b: *Zentrale, solitäre oder multipel rundlich/ovaläre strahlentransparente Bezirke* habe ich in 38% gefunden (Abb. 5.44a). Hier handelt es sich um von der Fibrose nicht okkupiertes Fettgewebe, wie es Abbildung 5.44b eindeutig zeigt. Dieses Phänomen kommt auch in 9% der invasiven Duktalkarzinome vor [120].

Ad c: *Projektionsbedingte Unterschiede in der Größe und Form* habe ich in 23% festgestellt. Manchmal waren die Veränderungen in der Tat in nur einer Ebene sichtbar oder deutlich kleiner (Abb. 5.46), was für eine flache, fast eindimensionale Ausbreitung der Fibrose spricht. Ähnliche projektionsbedingte Änderungen sieht man allerdings auch bei invasiven Duktalkarzinomen, insbesondere aber bei invasiven lobulären Karzinomen.

Ad d: Auffällig lange *Spicula* habe ich nur bei Fällen ohne Kernschatten gesehen, bei großen Kernschatten waren sie kurz. Andererseits findet man gelegentlich lange und dünne *Spicula* auch bei invasiven Duktalkarzinomen. Gelegentlich sind die Streifenschatten der strahligen Narben knüppelartig verdickt (s. Abb. 5.42, 5.44a).

Ad e: Strahlentransparente *Begleitschatten zwischen den Ausläufern* habe ich andeutungsweise manchmal gesehen, eindeutig nie! Auch die von Tabár u. Dean als Beispiel gezeigten Fälle 61, 64, 81 in der Ausgabe 2001 [173] konnten mich von diesem Symptom nicht überzeugen; wenn überhaupt, dann handelt es sich hier nur um einen „Macheffekt".

Ad f: Dass die strahligen Narben nicht tastbar sind, habe auch ich früher in den meisten Fällen festgestellt. Nur in 9% der 22 untersuchten Fälle konnte man eine minimale Verhärtung tasten – das allerdings auch nur in Kenntnis des mammographischen Befundes! Frouge et al. [63] haben dagegen in 30% der strahligen Narben Tastbefunde erhoben.

Statistisch gesehen sind also die von Tabár u. Dean [172] beschriebenen „charakteristischen Symptome" unspezifisch. Auch andere Autoren haben diese ernüchternde Erfahrung gemacht [1, 31, 63, 72, 181].

Weil zwei meiner Patientinnen sich bei fehlendem Tastbefund nicht operieren lassen wollten,

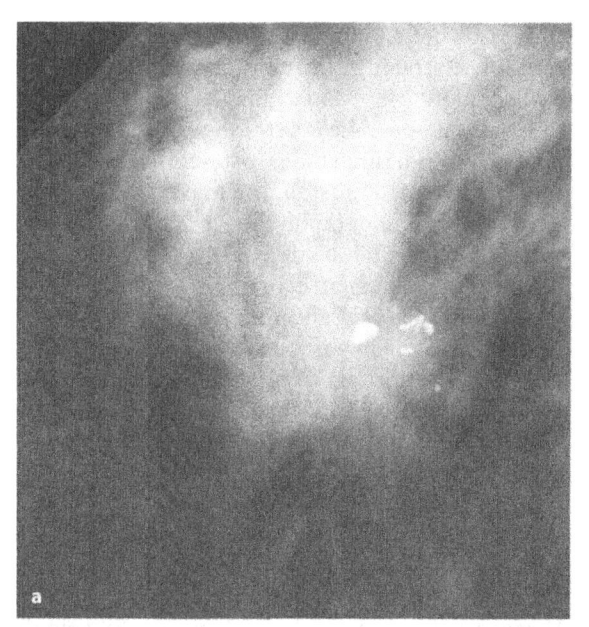

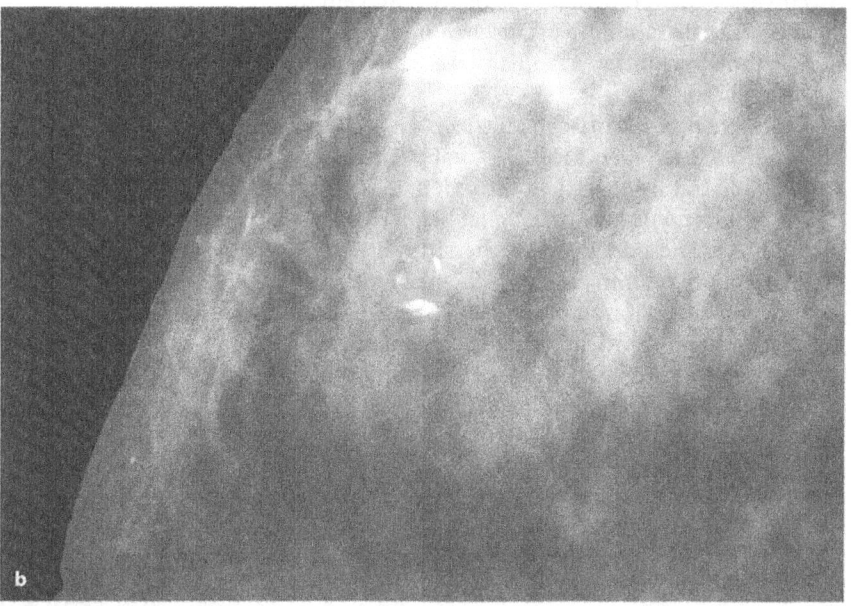

Abb. 5.46. Strahlige Narbe mit Verkalkungen, **a** seitlich **b** kraniokaudal

konnte ich diese Frauen 5 bzw. 7 Jahre lang kontrollieren: Die strahligen Strukturen sind unverändert geblieben! Diese Beobachtungen ändern jedoch nichts daran, dass die als strahlige Narbe imponierenden Veränderungen der histologischen Klärung zugeführt werden müssen. Die maximale Sensitivität dieser mammographischen Diagnose liegt bei 86,7 %, die Spezifität bei 80 % [31].

Mikroverkalkungen haben Ciatto et al. [31] in 36 %, ich in 30 % der Fälle innerhalb oder neben den strahligen Narben gefunden. Sie können monomorph, punktförmig oder aber auch polymorph sein (Abb. 5.42–5.46). Sie entstehen entweder in den Milchgängen mit eingedicktem Sekret oder Papillomatose oder aber in den zystisch erweiterten Azini [63, 72]. Das Fehlen von Mikroverkalkungen hat also keine differenzialdiagnostische Bedeutung, wie es von Mitnick et al. [120] anhand von 9 (!) Fällen behauptet wurde. Im Gegenteil: Wenn polymorphe Mikroverkalkungen vorliegen, kann das Bild ein invasives Duktalkarzinom vortäuschen und sogar für den Pathologen differenzialdiagnostische Schwierigkeiten verursachen [1].

Verkalkte liponekrotische Mikrozysten – als Zeichen der abakteriellen Mastitis – habe ich in 14 % neben den strahligen Narben gefunden.

Die *Sonographie* hilft manchmal bei der Diagnosefindung, insbesondere wenn die strahlige Narbe nur diskret oder nur in einer Aufnahmeebene zu sehen ist; von einem Karzinom ist jedoch die Veränderung sonographisch nicht zu unterscheiden [33, 50].

Auch die *MRT* erlaubt keine sichere Unterscheidung zwischen radiärer Narbe und Karzinom [13].

Die *FNAB* ist unzuverlässig [71]. Die stanzbioptische Diagnose einer strahligen Narbe ist unverbindlich; sie kann nicht zum Karzinomausschluss empfohlen werden [132, 135].

Das tubuläre Karzinom

Ähnlichkeiten der strahligen Narben und der tubulären Karzinome sowie die Tatsache, dass sie miteinander vergesellschaftet vorkommen, führte zu der Überlegung, dass strahlige Narben eine Vorphase der Karzinome sein könnten. Die Untersuchungen kamen jedoch zu widersprüchlichen Resultaten [5, 55, 107, 127, 128, 181]. Mit einer groß angelegten Studie aus drei großen Instituten aus Boston ([93] S. 435) hat die Diskussion ein vorläufiges Ende gefunden:

Patientinnen mit strahliger Narbe sollten regelmäßig klinisch und mammographisch kontrolliert werden, ähnlich wie Frauen mit anderen, mäßig erhöhtem Krebsrisiko einhergehenden benignen Veränderungen.[1]

Als besondere Entität wurde dieses Karzinom 1869 von Cornil u. Ranvier beschrieben [37] und fast hundert Jahre später von McDivitt et al. [116] wieder entdeckt: Es handelt sich um eine gut differenzierte – und somit relativ günstige – Variante des invasiven Duktalkarzinoms. Der Histopathologe sieht

---

[1] Radial scars are independent histological risk factors for breast cancer ... Patients in whom a breast biopsy reveals one or more should undergo the same regular clinical and mammographic follow up recommended for other patients with benign lesions associated with a moderately increased risk of breast cancer in neither breast.

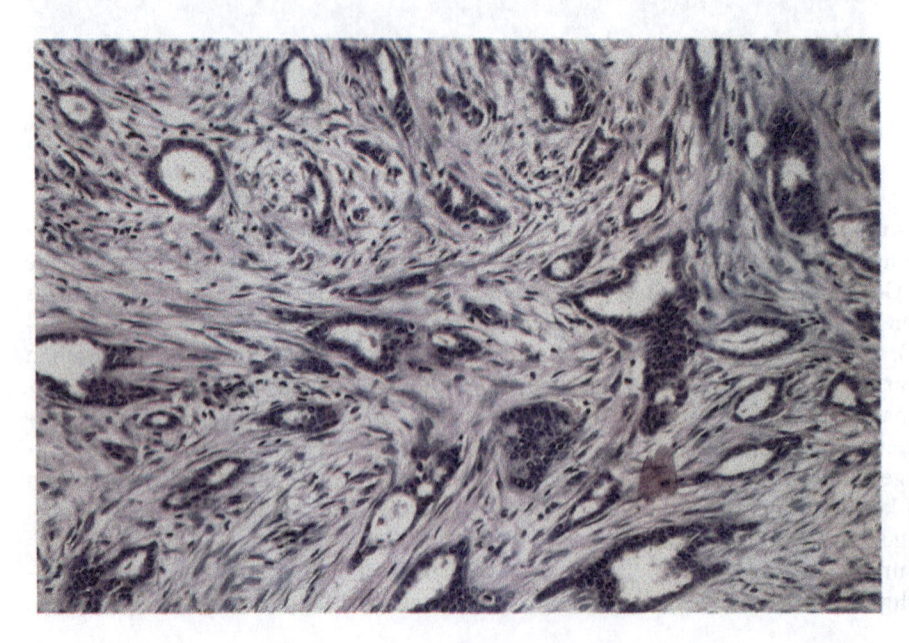

Abb. 5.47. Tubuläres Karzinom mit rundlichen, ovalären, dreiecksförmigen und winkeligen Lichtungsanschnitten und ausgeprägter Fibrose (PD Dr. S. Koch/Bad Saarow)

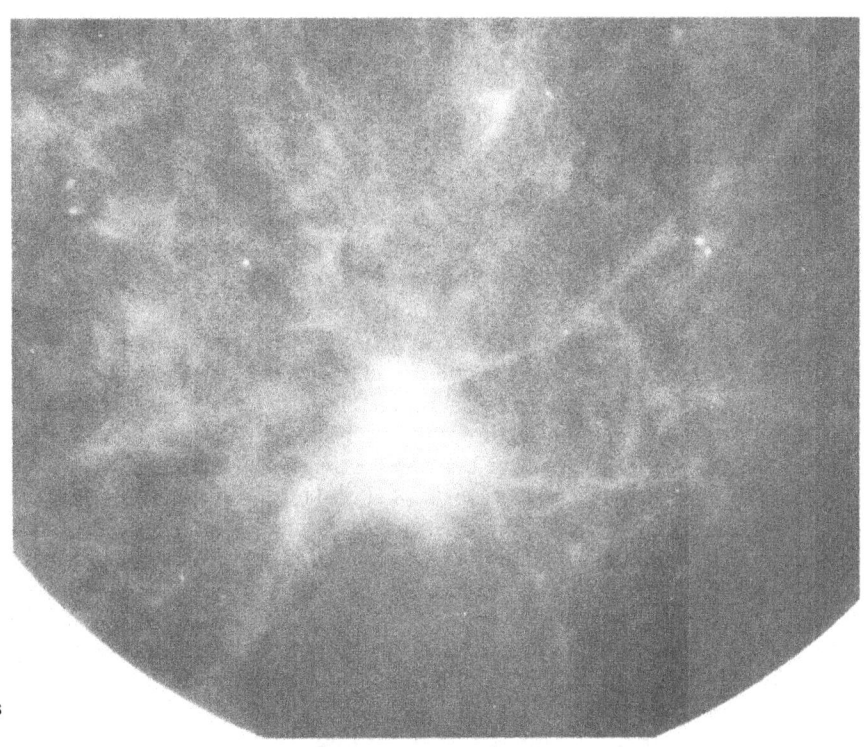

Abb. 5.48. Ein 1 cm großes tubuläres Karzinom mit kurzen Spicula

Abschnitte länglicher, geschlängelt laufender, neu gebildeter Drüsenschläuche (Tubuli), welche mit einreihigem, wenig atypischem Epithel ausgekleidet sind. Die Lichtungen der angeschnittenen Röhrchen sind – je nachdem, wie sie beim Schneiden getroffen wurden – länglich, rundlich, ovalär oder aber winkelförmig. Im Zentrum des Tumors findet man eine ausgiebige desmoplastische Reaktion (Abb. 5.47). Das tubuläre Karzinom kommt teils in reiner Form, teils mit anderen Karzinomen kombiniert vor.

Nach allgemeiner Auffassung hat diese Karzinomart eine gute bis exzellente Prognose [133, 192]. Für die Prognosebestimmung ist es jedoch wichtig zu wissen, ob ein *reines* oder aber ein *kombiniertes* Exemplar aktuell vorliegt.

Als rein tubuläres Karzinom gilt unter den Pathologen, wenn der tubuläre Anteil eines Karzinoms mindestens 75% des Tumorvolumens ausmacht. Die übrigen 25% können aus DCIS, IDC oder ILC in verschiedenem Ausmaß bestehen. Die wirklich reinen (100%igen) tubulären Karzinome machen allerdings nur weniger als die Hälfte der als „pur" bezeichneten Fälle aus, wobei man wissen muss, dass je sorgfältiger der Pathologe arbeitet, desto mehr DCIS, IDC oder ILC auch in einem dominierend tubulären Karzinom entdeckt werden kann. So kann man erklären, warum ein Autor behauptet, dass Lymphknotenmetastasen bei rein tubulären Karzinomen nur selten vorkommen, während nach anderen Autoren die Metastasen 50% der tubulären Karzinomfälle ausmachen [4, 24, 103, 119, 134, 143, 192]. Deutlich mehr als die Hälfte der tubulären Karzinome ist klinisch okkult und wird durch die Mammographie entdeckt [85]. Statistiken über die tubulären Karzinome sind jedoch nicht immer zuverlässig, weil der Histopathologe zwischen sklerosierender Adenose, strahliger Narbe und tubulärem Karzinom nicht immer korrekt unterscheiden kann [4, 133, 143].

Ein für ein tubuläres Karzinom spezifisches *mammographisches Bild* ist nicht bekannt. Alle bei den NOS-Karzinomen sichtbaren mammographischen Zeichen können auch bei tubulären Karzinomen vorkommen. Der Radiologe findet meistens Tumorschatten mit kürzeren oder längeren Spicula (Abb. 5.48). Rundliche ovaläre Schatten mit glatten Konturen kommen selten vor [119]. Mikroverkalkungen können sowohl im tubulären Anteil als auch im DCIS-Anteil entstehen [46, 119, 143].

Es wurde empfohlen, den gewöhnlich kleinen Durchmesser der tubulären Karzinome als differenzialdiagnostischen Hinweis zu nutzen, nach dem Motto: „Alles, was wie ein Karzinom aussieht und einen Durchmesser unter 1 cm hat, ist auf Tubuläres karzinomverdächtig" [103]. Dieser Vorschlag hat kein Echo gefunden. Dagegen ist eine kleine strahlige Struktur auf ein tubuläres Karzinom verdächtig, wenn sie gegenüber den Voraufnahmen eine nur geringe Größenzunahme zeigt [10]. Hamperl (1974) berichtet von einem Fall, bei dem der Tumor zwanzig Jahre lang ohne wahrnehmbares Wachstum bestand [75].

Auch *sonographisch* kann man nicht zwischen der tumorösen Form der sklerosierenden Adenose, der strahligen Narbe und den tubulären oder anderen invasiven NOS-Karzinomen unterscheiden. Man sieht bei allen diesen Veränderungen die – den reaktiven Fibrosen entsprechenden – echoarmen Strukturen [50, 81, 158]. Jedoch kann die Sonographie bei der Entdeckung mammographisch okkulter tubulärer Karzinome oder bei der Bestätigung eines mammographischen Verdachts helfen [119]. Mit MRT können durch Kontrastmittelanreicherung invasive Karzinome innerhalb einer strahligen Struktur festgestellt werden, In-situ-Karzinome jedoch nicht immer (Heywang-Köbrunner, persönliche Mitteilung 2001).

Veränderungen mit wenig reaktiver Fibrose

Das medulläre Karzinom

Dieses seltene Karzinom (2–7% aller Brustkrebse) ist deswegen markig weich, weil es nur über wenig Desmoplasie verfügt. Nur ein zartes Gerüst von Bindegewebe trennt die soliden Komplexe schlecht differenzierter Karzinomzellen voneinander. Statt viel intratumorale Fibrose – wie bei den NOS-Karzinomen – liegen die Tumorzellen hier in oft ausgiebigen lymphoplasmazellulären Infiltraten. Um den Tumor vom Stroma abzugrenzen, entsteht jedoch eine Pseudokapsel aus Bindegewebe. Abbildung 5.49 zeigt einen Ausschnitt aus einem medullären Karzinom: man sieht zwischen inselartigen Invasionsherden die bindegewebigen Trennwände. Oben sind beiderseits Ausschnitte eines kapselartigen Bindegewebes zu erkennen mit Rundzelleninfiltrat.

Die *Schnittfläche* zeigt manchmal das gleiche Bild: sie ist „gefeldert", man sieht die zarten bindegewebigen Trennwände zwischen den Invasionsherden, wobei die intratumorale Fibrose sehr gering ist. Die Tumorgrenzen sind meistens glatt (Abb. 5.50). Nicht selten sind Nekrosen und Einblutungen zu beobachten. An der Peripherie fallen oft intraduktale Anteile auf [138, 143].

Die makroskopischen Symptome sind auch im *Mammogramm* zu erkennen. Die Schatten der medullären Karzinome sind – wie Abbildung 5.51a und b zeigen – fast ausnahmslos rundlich oder ovalär. Die Schatten selbst sind oft inhomogen „gefeldert" (Abb. 5.51b). Die Konturen sind in etwa einem Drittel der Fälle völlig scharf, ansonsten durch lymphoplasmozelluläres Intiltrat teils verschwommen [106]. Oft sieht man Kontureinkerbungen (Mikrolobuli) sowie Konturabflachungen (Abb. 5.51). An der Peripherie sind Streifenschatten als Ausdruck intraduktaler Anteile zu erkennen. Es ist interessant, dass sie nicht wie bei den NOS-Karzinomen strahlig angeordnet sind – wahrscheinlich, weil bei dieser Tumorart keine zentrale desmoplastische intratumoröse Schrumpfung vorliegt (Abb. 5.51, 5.52). Wenn der Großteil des Tumorgewebes zerfällt, dann ent-

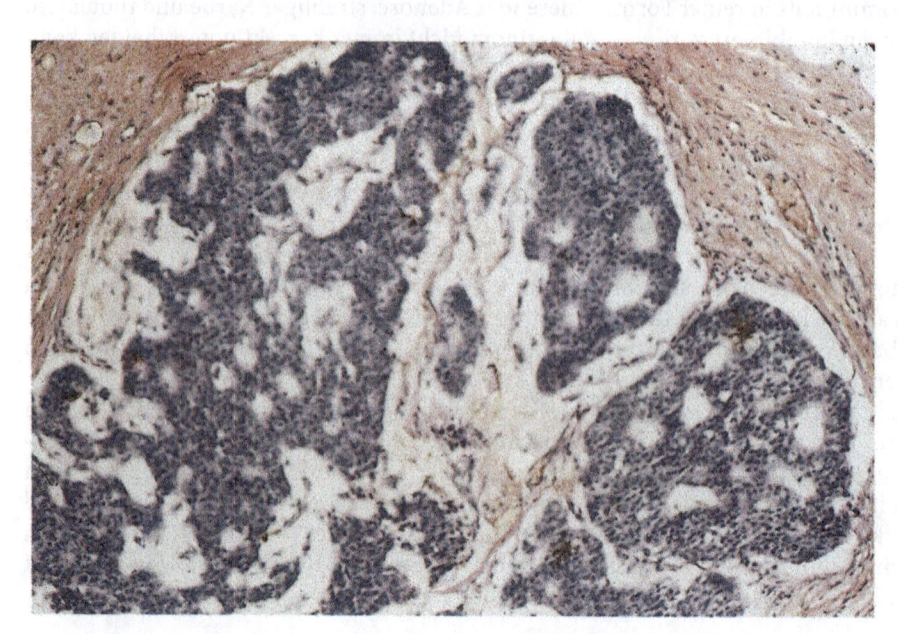

Abb. 5.49. s. Text

Veränderungen mit ausgeprägter reaktiver Fibrose 183

steht makroskopisch oder sonographisch der Eindruck eines intrazystischen Karzinoms. Bei solchen Fällen kann man innerhalb des Tumorschattens amorphe, grobschollige Nekroseverkalkungen finden [84].

Abbildung 5.52 zeigt ein medulläres Karzinom mit Halophänomen („Sicherheitssaum") umgeben. Meyer et al. [118] haben dieses Zeichen bei 12 % ihrer medullären Karzinome gesehen. Dieser strahlentransparente Ring (oder Halbring) um den Tumorschatten wurde von Hoeffken u. Lanyi [84] sowie Tabár u. Dean [172, 173] als sicheres Zeichen der Benignität gedeutet [100]. Das Phänomen kommt aber auch bei malignen Prozessen vor [170]. Hier handelt es sich wahrscheinlich um eine optische Täuschung: Wahrnehmung real nicht existierender Streifen an Hell-Dunkel-Übergängen („Macheffekt").

Das expansive Wachstum medullärer Karzinome kann zur Ausbildung kleiner Satelliten führen [143].

Mikroverkalkungen, wie in Abb. 5.53, kommen selten vor. Meyer et al. [118] und Liberman et al.

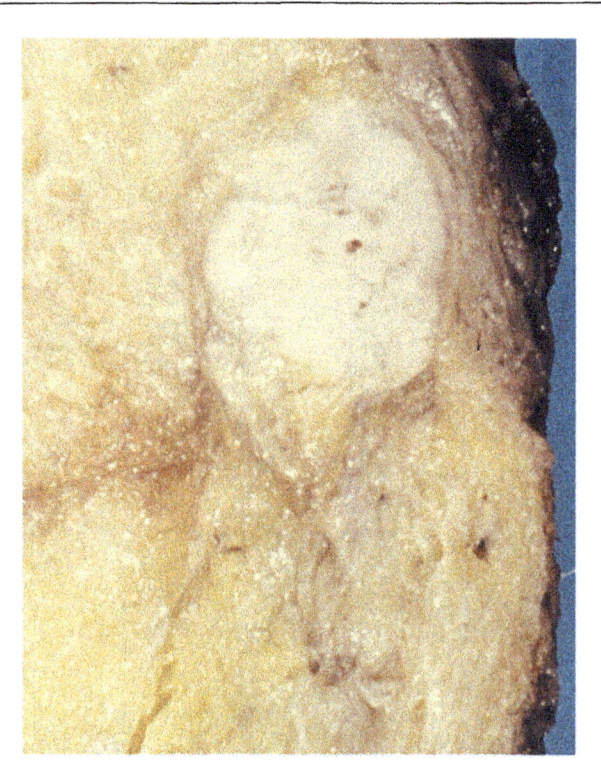

Abb. 5.50. s. Text

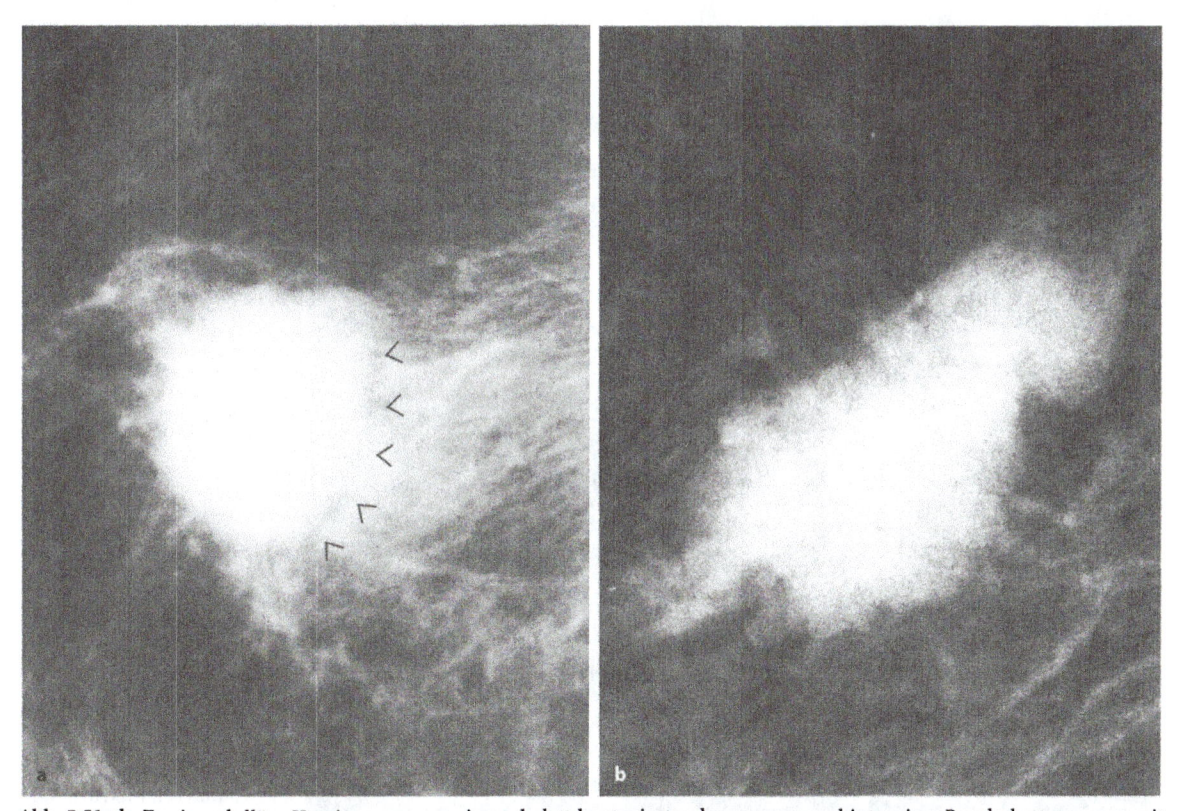

Abb. 5.51a,b. Zwei medulläre Karzinome: **a** vorwiegend glatt konturierter, homogener und intensiver Rundschatten, vorne mit kurzen, dorsal mit längeren, dünnen Streifenschatten im Sinne von intraduktalen Anteilen. Achten Sie auf die dorsale Kontur, die „wie mit dem Lineal gezogen" aussieht. **b** Ovalärer, „gefelderter" Tumorschatten, offensichtlich aus mehreren, etwa gleich großen Invasionsherden zusammengesetzt. Die Konturen sind teils mikrolobuliert, einige Streifenschatten ergänzen das Bild

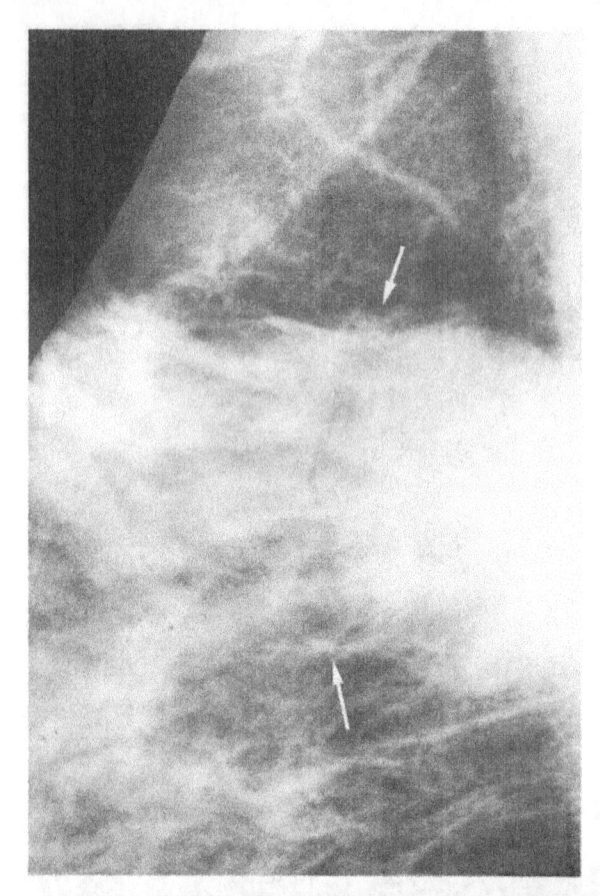

[106] haben unter ihren 38 Fällen keine Mikroverkalkungen gefunden.

Die *klinische Untersuchung* hilft in der Diagnosefindung wenig: Die im Durchschnitt 2–3 cm großen Knoten sind hart, glatt und gut beweglich, wie ein Fibroadenom, ohne Retraktionsphänomen. Reaktive Lymphknotenvergrößerungen können Metastasen vortäuschen, was zu falscher klinischer Stadieneinteilung führt. Die Haut kann oberhalb des Tumors rötlich sein und ein inflammatorisches Karzinom imitieren [74].

Über das *sonographische Bild* des medullären Karzinoms schreibt Friedrich [62]: „Die Packungsdichte der flüssigkeitsäquivalenten Tumorzellen stellt ein schallphysikalisch homogenes Medium dar, dass sonographisch homogen und relativ echoarm ist. Die Schall-Leitung ist sehr gut, weshalb eine dorsale Schallverstärkungszone besteht."

Medulläre Karzinome kommen vorwiegend bei jüngeren Frauen vor, in etwa einem Fünftel der Fälle bilateral [11, 74, 143]. Die Prognose hängt davon ab,

◁
Abb. 5.52. Rundes, völlig glatt konturiertes, homogenes, medulläres Karzinom mit Halo-Phänomen (*Pfeile*). Ventral fallen fast parallel laufende Streifenschatten auf (intraduktale Komponente)

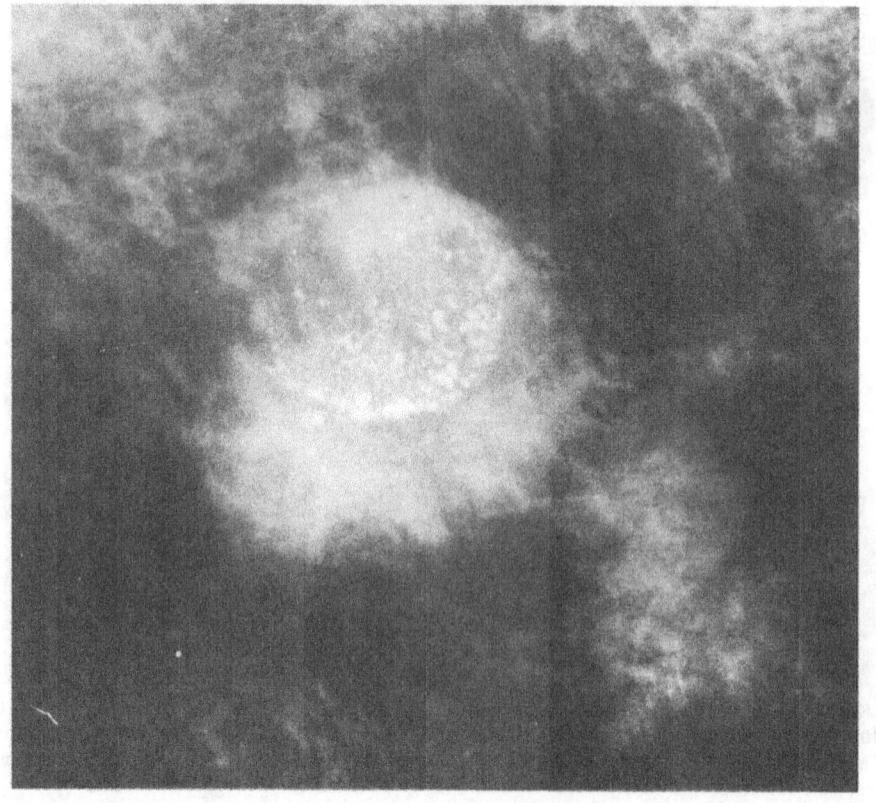

Abb. 5.53. Multifokales, medulläres Karzinom. Innerhalb des größeren Tumorschattens polymorphe Mikroverkalkungen in einer rundlichen Anordnung (ungewöhnlich!). Mikroverkalkungen auch in dem kleineren Invasionsherd, Mikrolobulierung, kurze Streifenschatten

ob die als medulläres Karzinom deklarierten Fälle „echte" oder atypische medulläre Karzinome waren. Meiner Sammelstatistik zufolge konnten in weltbekannten, großen Instituten nur 36% der früher als medulläres Karzinom diagnostizierten 203 Fälle einer Reklassifikation standhalten [106, 138, 146, 187].

Diese Erfahrung ist wichtig, denn während die „echten" medullären Karzinome eine gute Prognose haben, ist die Prognose der anderen so schlecht wie die der NOS-Karzinome.

Das muzinöse Karzinom

Weil seine Schnittfläche glasig, schleimig (muzinös), gallertig ist, nennt man dieses Neoplasma „schleimbildendes (muzinöses) Karzinom" oder „Gallertkrebs" (Abb. 5.54). Sein „klassisches" *mikroskopisches Bild* (Abb. 5.55) zeigt Schleimseen, die durch feine fibrovaskuläre Bänder voneinander getrennt sind. In diesen sog. extrazellulären Schleimseen „schwimmen" (oder eher: schweben?) vitale oder bereits abgestorbene Karzinomzellen [139, 175]. Bei puren muzinösen Karzinomen sind vitale Zellen allerdings nur selten, manchmal nur in Stufenschnitten zu finden [143]. Die intraduktale Komponente an der Tumorperipherie kann gleichfalls in den Verschleimungsprozess miteinbezogen werden ([143, 175]).

Man spricht bei dieser Karzinomart von „mukoider Variante" oder von „mukoider Differenzierung" des invasiven Duktalkarzinoms. Warum produzieren aber die Tumorzellen exzessive Schleimmengen, um sie in den extrazellulären Raum zu entleeren? Vergebens habe ich auf diese Frage von Ribbert (1911, [139]) bis Tavassoli (1999, [175]) nach einer Antwort gesucht. Spekulieren ist also erlaubt. Warum könnte die Schleimproduktion nicht Folge einer Abwehrreaktion sein? Wenn das Abwehrsystem mit den Karzinomzellen durch Desmoplasie nicht fertig wird, versucht es, sie durch Verschleimung zu „liquidieren".

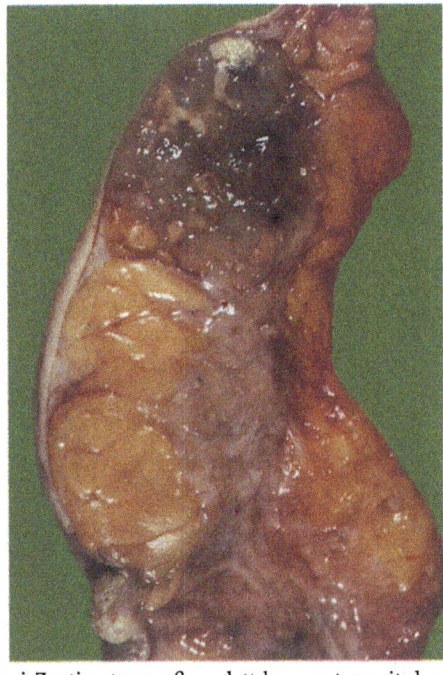

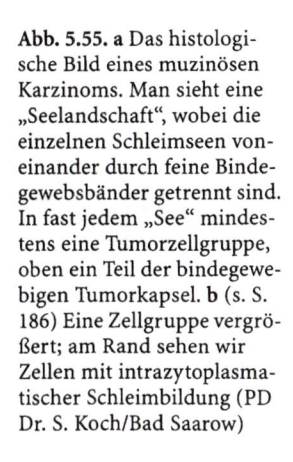

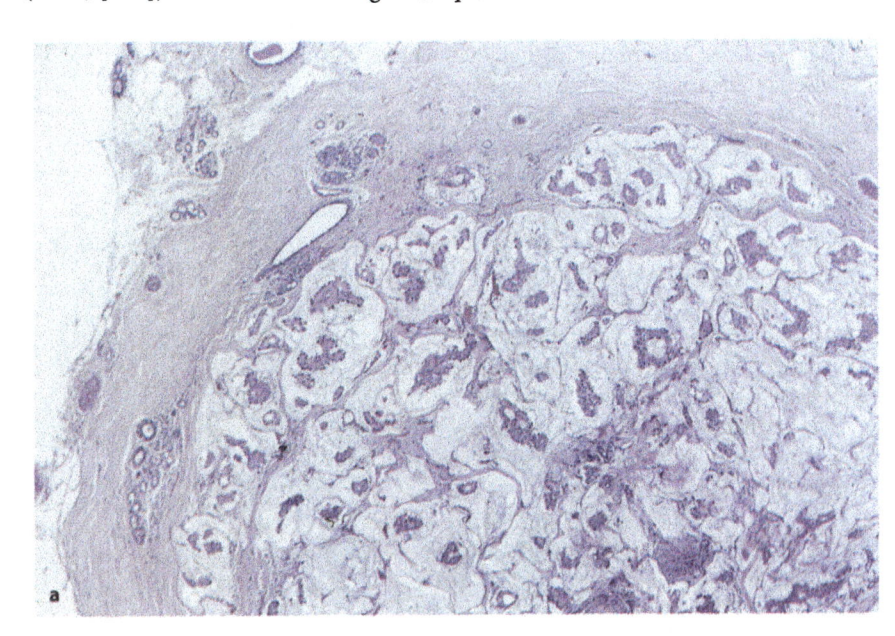

Abb. 5.54. Zwei Zentimeter großer, glatt begrenzter, mit der Haut nicht verwachsener Tumor, der vorwiegend aus einer gallertartigen Substanz besteht, kleinere Einblutungen. Der Tumor ist durch einen gleichfalls gallertartigen Strang mit der Mamille verbunden: verschleimte, intraduktale Komponente

Abb. 5.55. a Das histologische Bild eines muzinösen Karzinoms. Man sieht eine „Seelandschaft", wobei die einzelnen Schleimseen voneinander durch feine Bindegewebsbänder getrennt sind. In fast jedem „See" mindestens eine Tumorzellgruppe, oben ein Teil der bindegewebigen Tumorkapsel. **b** (s. S. 186) Eine Zellgruppe vergrößert; am Rand sehen wir Zellen mit intrazytoplasmatischer Schleimbildung (PD Dr. S. Koch/Bad Saarow)

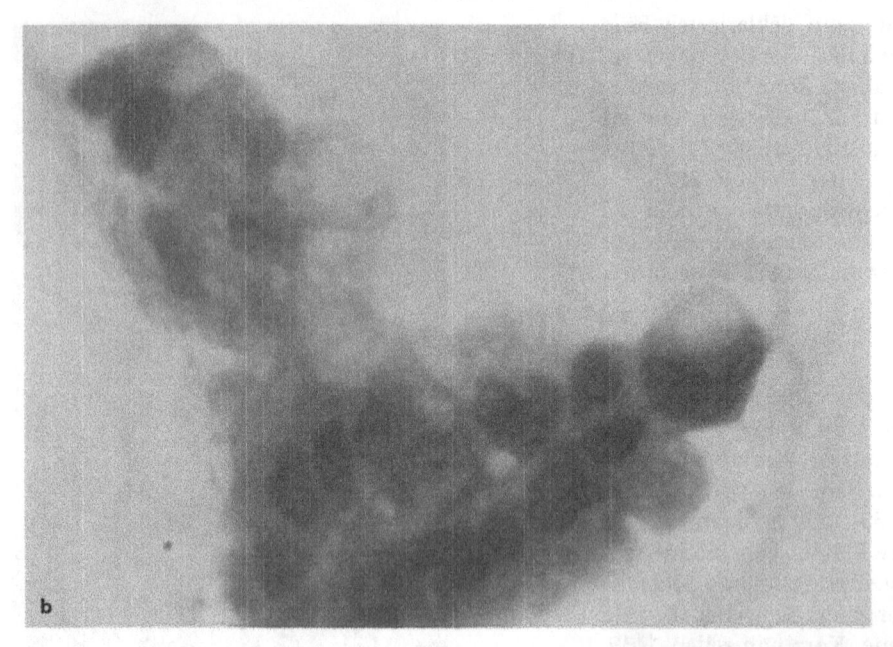

186 Kapitel 5 Maligne und benigne lobuläre und duktale Veränderungen mit Umgebungsreaktionen

Abb. 5.55 b

In ihren erstarrten Momentaufnahmen sehen die Pathologen nur die einzelnen Phasen des Verschleimungsprozesses, ausgehend von den Siegelringzellen durch minimale oder mäßige Verschleimung bis zum terminalen Stadium des Tumors, das als rein muzinöses Karzinom bezeichnet wird. Die einzelnen bis zum Endstadium führenden Phasen nennen die Pathologen „gemischt" muzinöses Karzinom. Die Grenzen sind aber nicht einheitlich bestimmt: das Karzinom muss je nach Autor in 50–90% der Tumormasse Schleim enthalten um als „pur" deklariert zu werden.

Der Grad der Verschleimung hat jedoch eine prognostische Bedeutung. Die rein muzinösen Karzinome haben eine maximal 90%ige Zehnjahresüberlebensrate [95], weil sie langsamer wachsen, seltener metastasieren, durch die Gallertmassen mechanisch gehindert werden und in ihnen zu einem großen Teil zu Grunde gehen [139]. „Eine Zelle mit geschädigtem Protoplasma könnte unter keinen Umständen wachsen, wie es die Krebszelle tut. Wachstum setzt Vollkraft des Lebens voraus, zumal wenn es zu einem Vordringen in andere Gewebe führen soll", wie es Ribbert (1911, [139]) sehr plastisch formulierte.

Die gemischt muzinösen Karzinome haben dagegen eine ähnlich schlechte Prognose wie die gewöhnlichen NOS-Brustkrebse.

Lymphknotenmetastasen kommen je nach Strenge der Definition zwischen 4 und 36 % der pur muzinösen Karzinome vor [175].

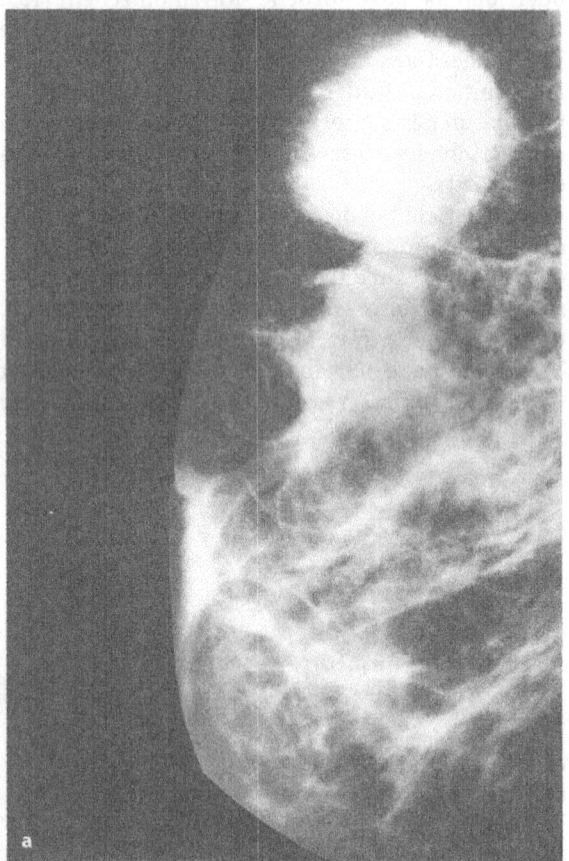

Abb. 5.56a–c. Derselbe Fall wie Abb. 5.54. a *Seitlich*: etwa 2 cm großer, homogener Rundschatten mit gezackten Konturen (Mikrolobuli). Der bandförmige Schatten zwischen Tumor und eingezogener Mamille entspricht der verschleimten EIC (s. Abb. 5.54.)

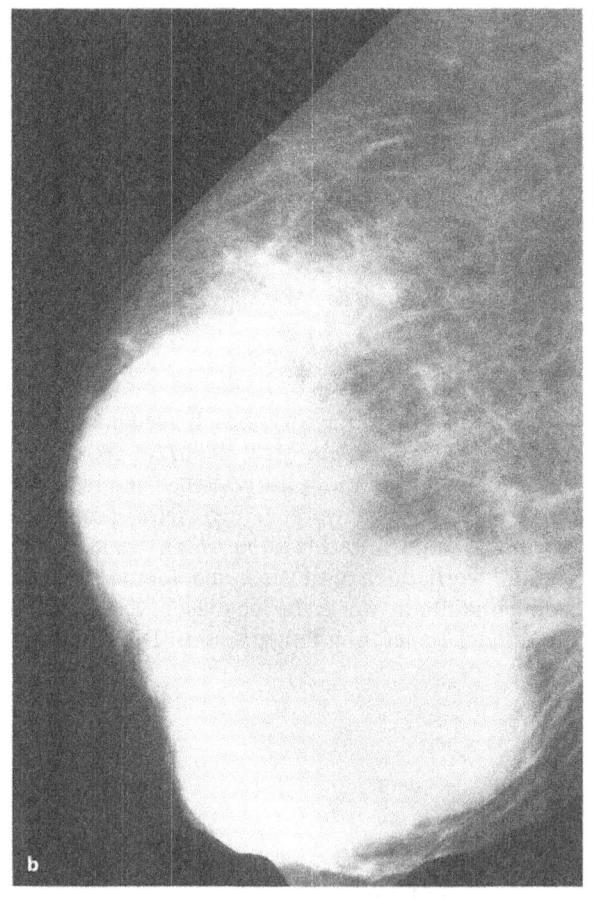

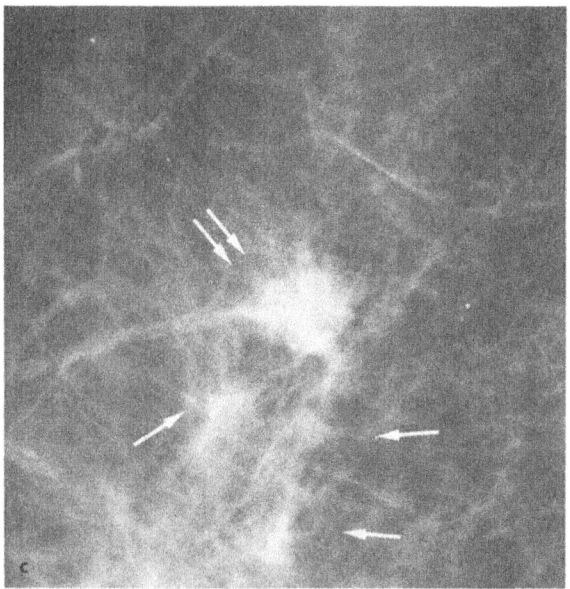

Abb. 5.56. b *Oben*: 5 cm großer Gallertkrebs (völlig glatt konturiert, mit zartem Halo-Phänomen umgeben), darunter 6 cm große, gleichfalls glatt konturierter, homogener und intensiver Rundschatten, einem abgekapselten Hämatom entsprechend. c 8 mm großes muzinöses Karzinom mit etwas inhomogener Binnenstruktur, mikrolobulierter Kontur (*Doppelpfeil*) und drei freistehenden, kleinen Invasionsherden (*Pfeile*)

Die relativ gute Prognose der pur muzinösen Karzinome kann auch ihrer guten Begrenzung zugeschrieben werden. Einerseits ist schon ihre Invasionsgrenze ziemlich scharf, andererseits bildet sich auch hier oft eine Pseudokapsel mit lymphoplasmazellulärer Reaktion [156].

Etwa 2–7% aller Brustkrebse sind muzinös, der größte Teil davon ist klinisch okkult und wird durch Vorsorgemammographie entdeckt [85].

Mammographie: Obwohl in der letzten Zeit mehrere Autoren [23, 34, 70, 147, 191] versucht hatten, die mammographischen Eigenschaften des Gallertkrebses zu beschreiben, konnten sie anhand von insgesamt 107 muzinösen Karzinomen kein spezifisches Bild ausarbeiten.

Die Tumorschatten sind 0,6–5,0 cm groß; ihre Form ist rundlich-ovalär oder amorph, sie können sowohl gut als auch schlecht abgrenzbar sein (Abb. 5.56); ihre Konturen können mikro- bzw. makrolobuliert oder – selten – „spikuliert" sein; sie haben vorwiegend – aber nicht immer! – die gleiche oder höhere Strahlenintensität als das umgebende Parenchym, können aber auch flauer sein. Monomorphe, punktförmige oder aber polymorphe Mikroverkalkungen können in 30–40% festgestellt werden. Diese sind entweder in der intraduktalen Komponente lokalisiert oder entsprechen Kalkniederschlägen im Schleim [11, 70]. In der mammogra-

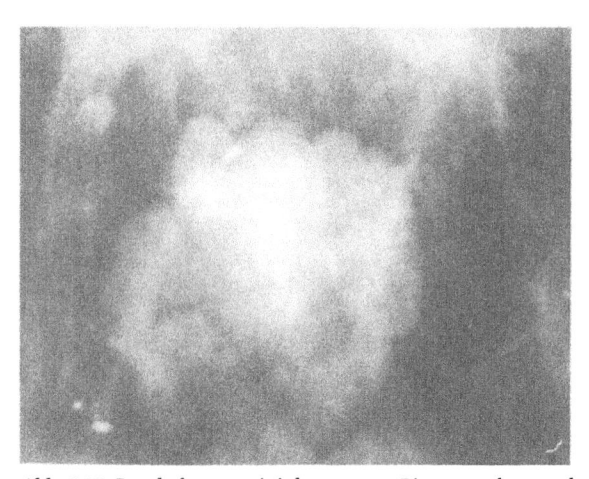

Abb. 5.57. Rundschatten mit inhomogener Binnenstruktur und lobulierter Kontur bei einem „mukozelenartigen" Tumor. Eine mammographische Differenzialdiagnose gegenüber Karzinom ist unmöglich. (Aus [143], Prof. Dr. P.P. Rosen/New York)

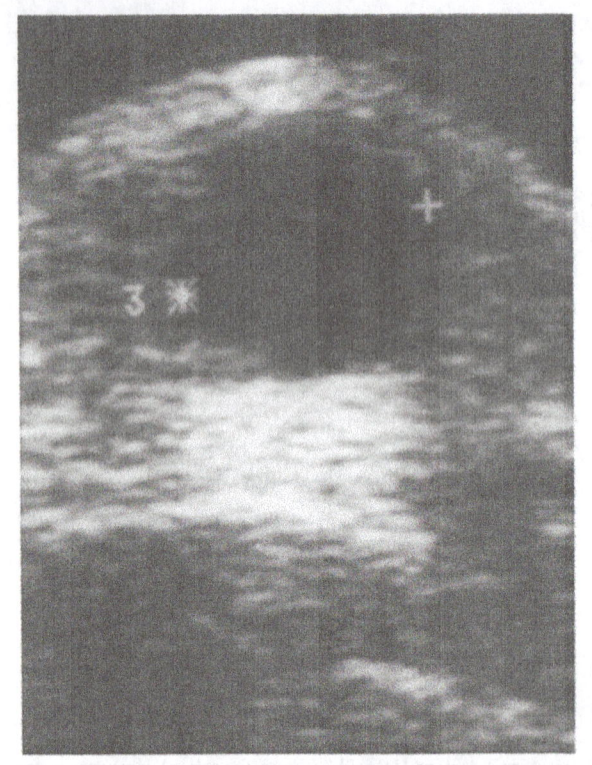

(Abb. 5.58). Man kann somit das muzinöse Karzinom mit einer Zyste verwechseln [62].

Bei der *MRT* reichert die Mehrzahl der muzinösen Karzinome sehr stark Kontrastmittel an, im Einzelfall können sie jedoch eine nur geringe Kontrastmittelanreicherung aufweisen und so mit einem fibrosierten Fibroadenom verwechselt werden [81].

Die **Stanzbiopsiezylinder** zeigen Schleim und neoplastisches Epithel von Fall zu Fall in unterschiedlichem Ausmaß (Abb. 5.59).

Das invasive lobuläre (kleinzellige) Karzinom (ILC)

Bei einer 53-jährigen Frau habe ich 1980 nach mehrmaligen Kontrollen ein Mammakarzinom mit fast dreijähriger Verspätung festgestellt. Die ersten klinischen Symptome waren einige feine punktuelle Hauteinziehungen rechts oben außen. Da kein Tastbefund vorhanden und auch die Mammographie völlig unauffällig war, habe ich diesem Befund keine besondere Bedeutung beigemessen. Die Abbildun-

Abb. 5.58. s. Text

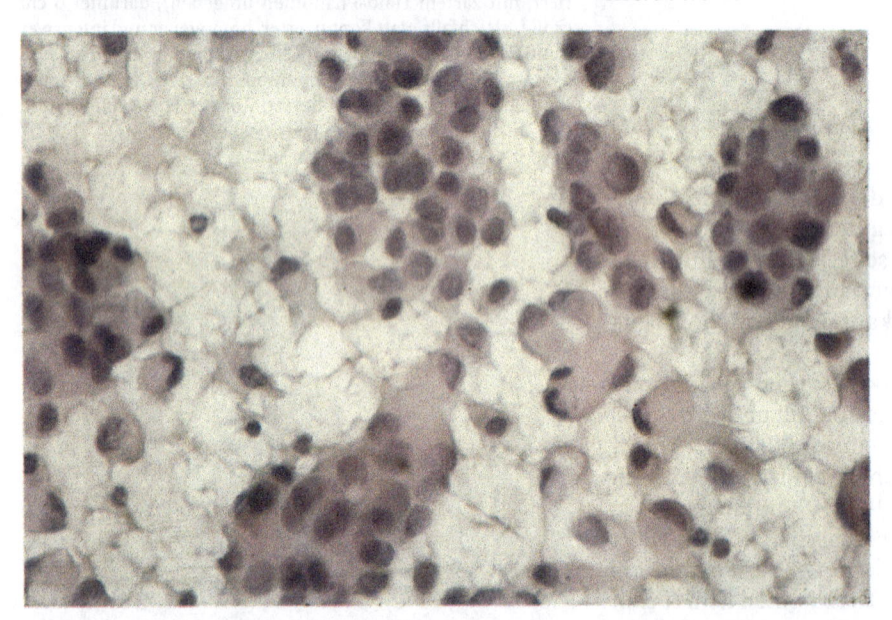

Abb. 5.59. Stanzbiopsie aus einem muzinösen Karzinom: mehrere Zellgruppen in viel Schleim. Beachten Sie die Siegelringzellen mit den an die Seite geschobenen Kernen

phischen Differenzialdiagnostik kommt der mukozelenartige Tumor in Frage (Abb. 5.57). Hier handelte es sich um einen Zystenkomplex mit verschleimtem Inhalt; der Prozess ist in der Regel benigne, kann jedoch maligne entarten [143].

Sonographisch sind die Gallerkrebse rundlich, glatt konturiert, gelegentlich gelappt oder mikrolobuliert, echoarm mit erhöhtem Austrittsecho

gen 5.60a,b zeigen die ersten Aufnahmen. Die Brust ist vollständig dargestellt. Nach zwei sechsmonatigen und einer einjährigen Kontrolle habe ich unveränderte klinische und mammographische Befunde festgestellt und eine weitere Kontrolle in einem Jahr empfohlen (Abb. 5.60c,d). Jedoch: drei Monate später kam die Patientin mit einem „plötzlich entstandenen" faustgroßen, höckrigen Knoten und zahl-

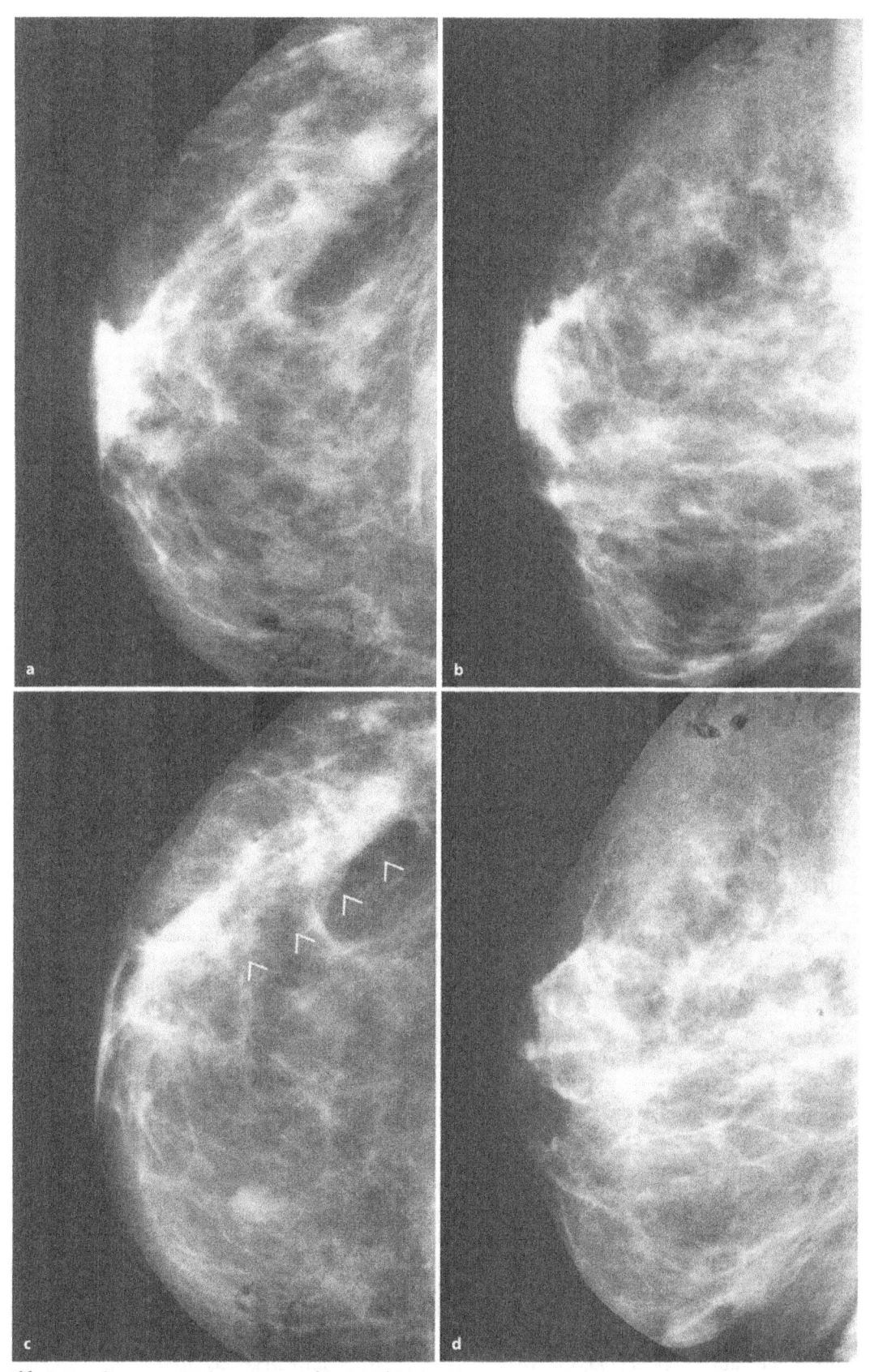

Veränderungen mit ausgeprägter reaktiver Fibrose 189

Abb. 5.60. a, b 1978, **c, d** Februar 1980, **e, f** (s. S. 190) Mai 1980

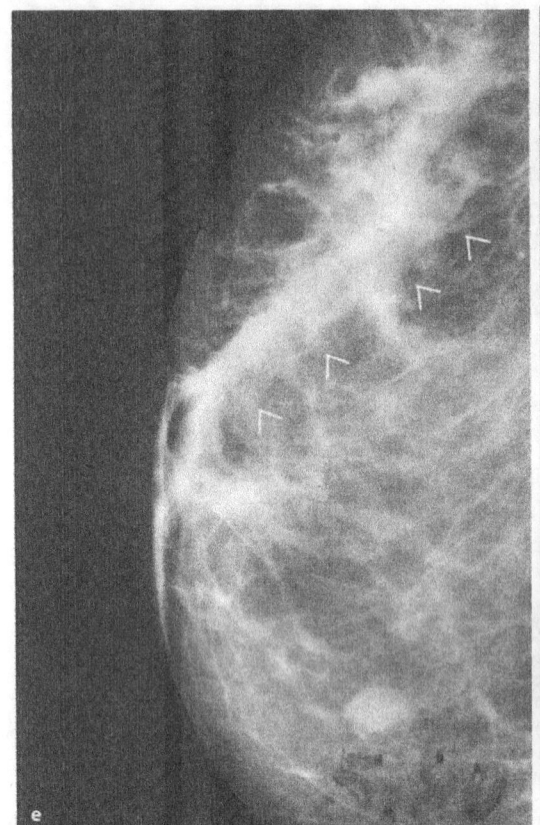

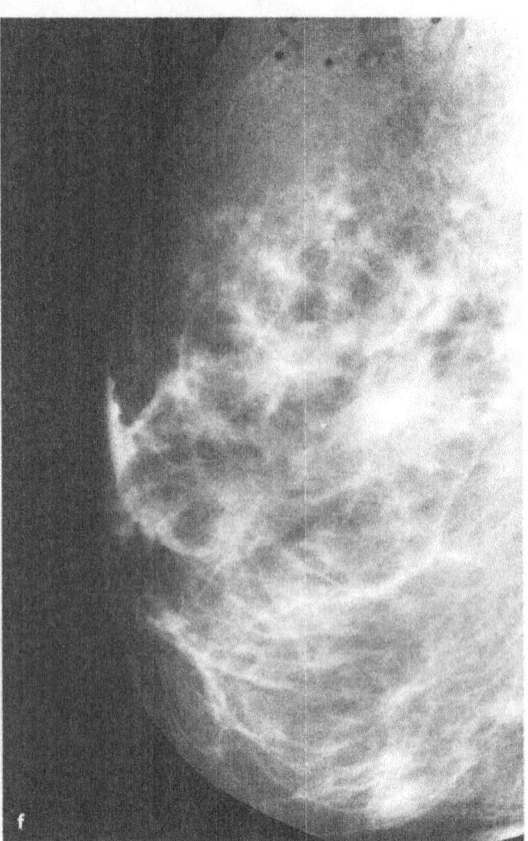

Abb. 5. 60e, f

reichen, diesmal deutlichen punktuellen Hauteinziehungen zur Untersuchung. Die neuen Aufnahmen zeigten eine bandförmige, intensive Verschattung auf der kraniokaudalen Aufnahme (Abb. 5.60e), während auf der seitlichen Aufnahme der fraglichen Stelle entsprechend lediglich eine minimale Strukturunregelmäßigkeit zu sehen war (Abb. 5.60f). Nachträglich habe ich gesehen, dass ich an der Stelle des bandförmigen Schattens bereits auf der Voraufnahme (Abb. 5.60c) einen länglichen, etwas intensiveren Schatten hätte sehen müssen! Auf jeden Fall habe ich damals eine meiner schwersten diagnostischen Niederlagen erlebt. Histologisch handelte es sich um ein invasives lobuläres Karzinom. Die Frau ist ein Jahr nach der letzten Untersuchung verstorben.

Das invasive lobuläre Karzinom (ILC) ist nach dem invasiven Duktalkarzinom (IDC) die häufigste histologische Variante des invasiven Mammakarzinoms. Wenn die Diagnose streng nach den Kriterien von Foote u. Stewart [58] gestellt wird, macht es in den meisten Serien 3–5% der invasiven Brustkarzinome aus. Bei weniger strengen Kriterien steigt das Vorkommen auf 10–14% [143, 152, 164].[1]

Sowohl die mammographische als auch die klinische Symptomatik des ILC unterscheiden sich oft von der des invasiven Duktalkarzinoms. Deswegen ist das ILC unter den mammographisch okkulten bzw. den Intervallkarzinomen gegenüber dem IDC deutlich überrepräsentiert [2, 80, 126, 160]. Oft führen die verspäteten mammographischen Diagnosen zu Schadenersatzprozessen [160].

Histologisch sind für das pure ILC die folgenden zytologischen Merkmale charakteristisch: Die Zellen sind klein („small cell cancer"), die Kerne rund, hyperchromatisch mit nur geringer Anisokaryose. Das Zytoplasma ist schmal und gelegentlich ist eine intrazelluläre Schleimbildung zu sehen (sog. Siegelringzellen).

Was den *Ausbreitungsmodus* betrifft – und das ist für uns sehr wichtig! – breiten sich die Zellen des

---

[1] Eigene Erfahrungen zeigen, dass auch erfahrene Pathologen ILC mit IDC verwechseln können. Von 846 histologisch gesicherten Mammakarzinomen (Röntgeninstitut Gummersbach 1974–1989) wurden von verschiedenen Pathologen ursprünglich 64 als ILC interpretiert (7,5%). Dieser Prozentsatz ist aber nach Reklassifikation durch Prof. P. Citoler (Köln) auf 4,3% gesunken: 37 typisches ILC, 27 IDC oder gemischt ILC+.

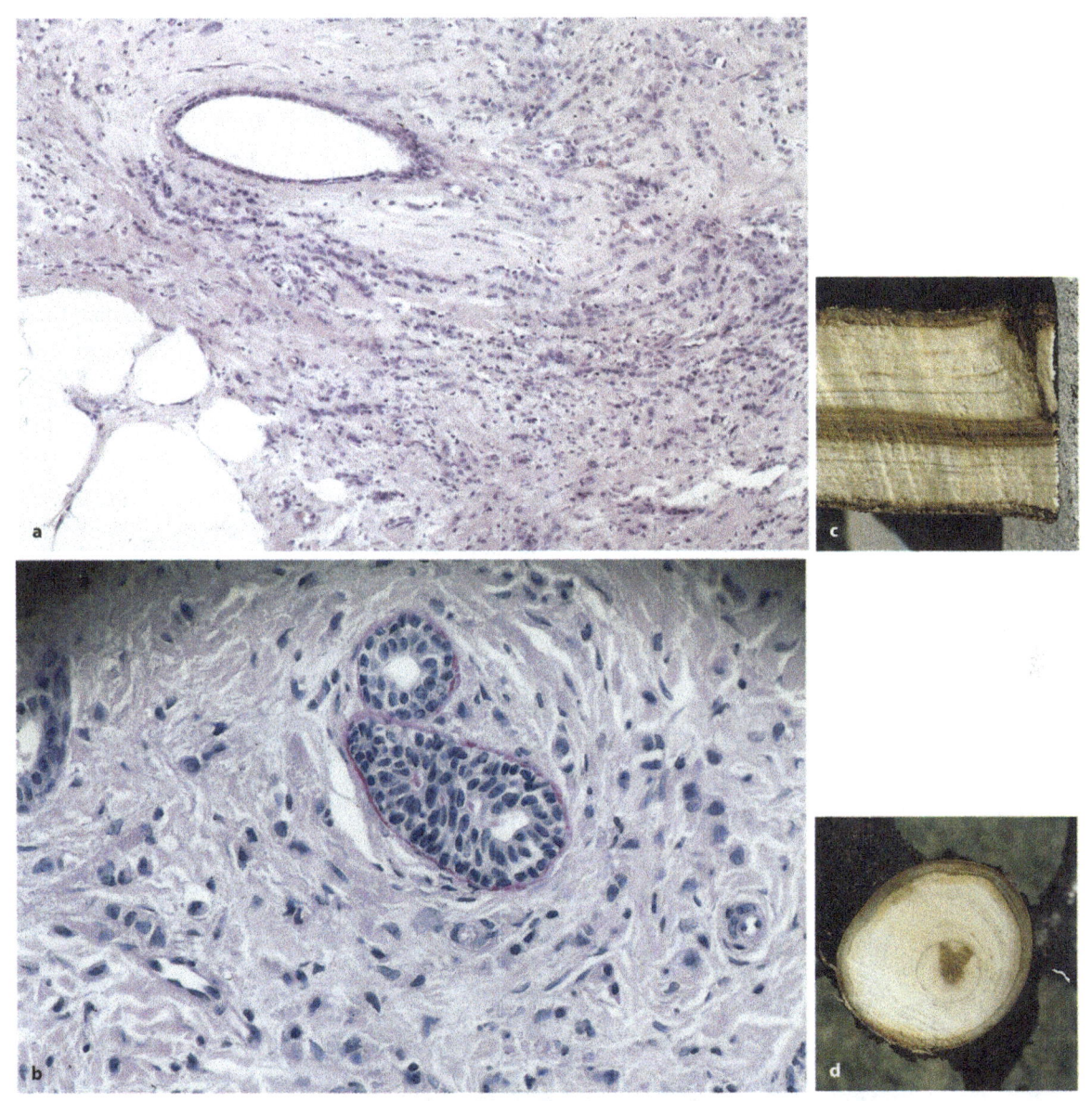

Veränderungen mit ausgeprägter reaktiver Fibrose 191

Abb. 5.61. a Außerhalb eines halblängs getroffenen normalen Milchganges kleine Zellen eines ILC in linearer Anordnung (sog. „Gänsemarsch", Prof. Dr. R. Stiens/Gummersbach). **b** Im Zentrum Querschnitt zweier normaler Milchgänge, die von kreisförmig angeordneten Zellen des ILC umgeben sind: „Zielscheibenphänomen" (PD. Dr. St. Koch/Bad Saarow). Die Erklärung dieser Phänomene zeigen **c** und **d**: **c** bei Längsschnitt des Baumstammes längliche Maserung, bei Querschnitt **d** Jahresringe

ILC typischerweise um normale tumorfreie Milchgänge in sehr schmalen Verbänden innerhalb des periduktalen und perilobulären Stromas aus. So entstehen die von den Pathologen als „Gänsemarsch- bzw. Zielscheibenphänomen" bezeichneten Anordnungen, je nach dem, ob die Milchgänge längs oder quer getroffen wurden (Abb. 5.61).[1]

[1] In der englischsprachigen Literatur wird von „indian file": wie die Indianer im Wald hintereinander marschieren (engl. *file*: die Rotte) und von „target-phenomenon" gesprochen.

Neben diesem diffusen Ausbreitungsmodus kann auch ein konfluierendes Muster mit kleineren bis größeren, flachen oder kugeligen Zellaggregaten („alveoläre Variante") beobachtet werden (Abb. 5.62, 5.63b).

In-situ-lobuläre-Karzinome kommen zwar neben dem ILC oft vor, ihr Vorliegen ist aber nicht obligat und ihr Fehlen spricht nicht gegen ILC [4, 43, 47, 48, 64, 91, 143, 167, 179].

Wie bereits erwähnt, kommen jedoch auch Fälle

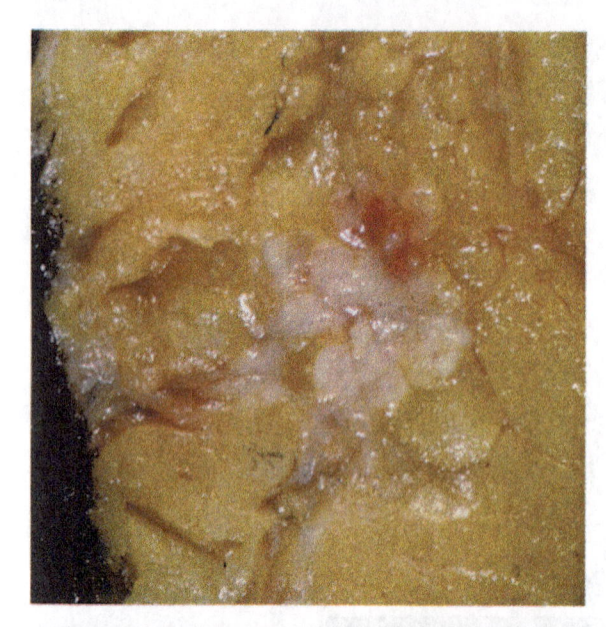

192 KAPITEL 5 Maligne und benigne lobuläre und duktale Veränderungen mit Umgebungsreaktionen

vor, die sowohl die histologischen Kriterien eines ILC als auch eines IDC aufweisen [6, 113, 189]. So zeigt z.B. Abb. 5.63a zwei je etwa 1 cm große Herde eines invasiven Duktalkarzinoms mit langen Spicula. Das histologische Bild (Abb. 5.63b) dazu zeigt den Spicula entsprechend quer getroffene Milchgänge mit intraduktalen Karzinomanteilen und – überraschenderweise – ein Konglomerat von ILC-Zellen.

In der *mammographischen* Literatur findet man mehrere Veröffentlichungen über die Symptomatik dieser für Patientin und Arzt gleichermaßen tückischen Karzinomart [2, 36, 60, 80, 83, 87, 96, 101, 117, 126, 149, 160]. Leider sind aber die Röntgensymptome bei manchen dieser Arbeiten nicht nur bei puren lobulären Karzinomen analysiert worden! So wurde

◁
Abb. 5.62. Zwei Zentimeter großes ILC aus kleineren kugeligen Zellansammlungen bestehend: „alveoläre Variante" (Prof. Dr. R. Stiens/Gummersbach)

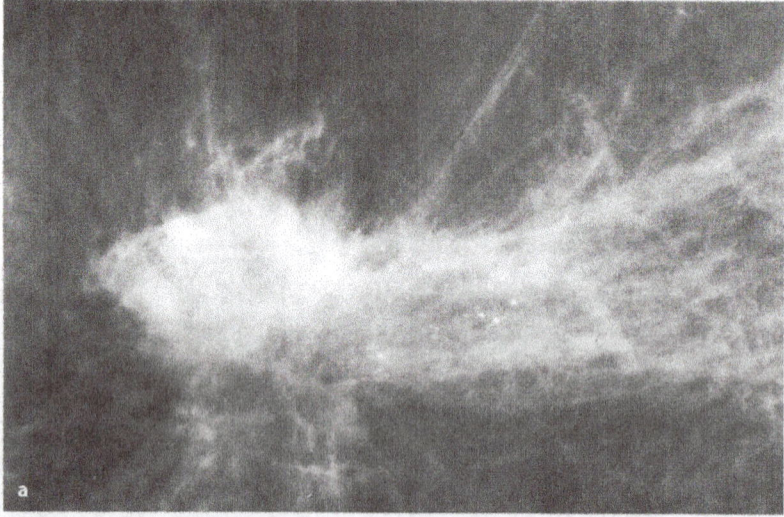

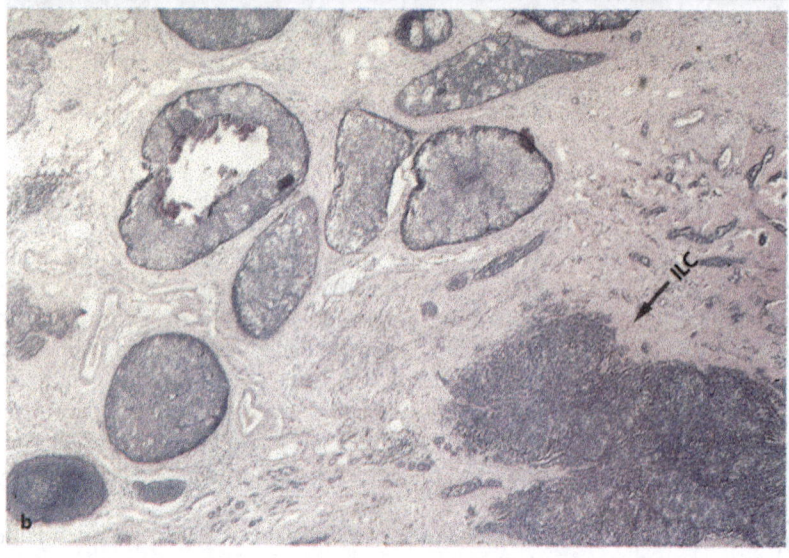

Abb. 5.63. a 1 cm großer ovalärer unregelmäßig konturierter intensiver etwas inhomogener Schatten mit einigen feinen Ausläufern und kleinen unregelmäßigen Mikroverkalkungen, die einem intraduktalen Karzinom entsprechen. **b** intraduktales Karzinom mit beginnendem ILC (*Pfeil*) (Dr. H. Brunzlow und PD Dr. S. Koch/Bad Saarow)

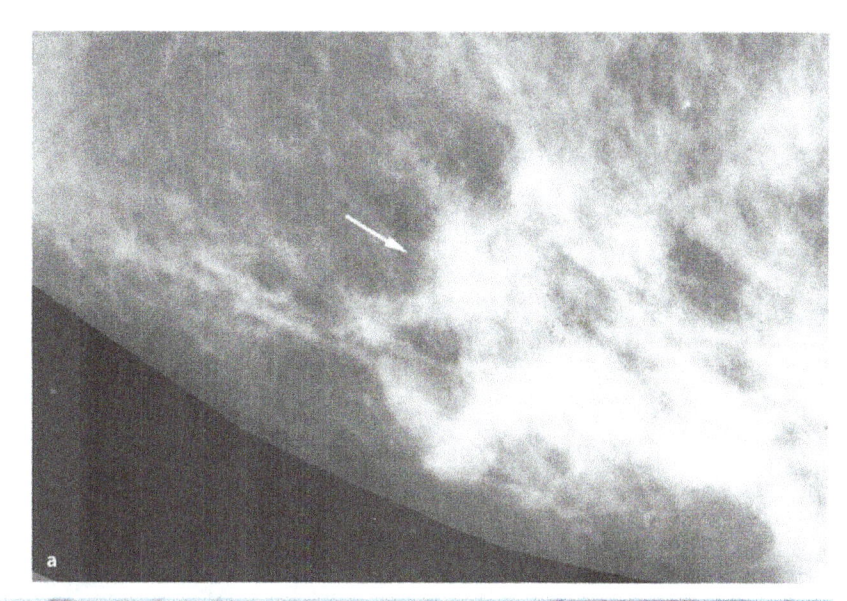

Veränderungen mit ausgeprägter reaktiver Fibrose 193

Abb. 5.64. a *Seitlich*: 1 cm großer, mit dem Drüsengewebe gleich intensiver Bezirk und einige punktförmige bzw. eine linienförmige Mikroverkalkung (Teetasse?), kurze Spicula. **b** ILC mit Bindegewebsstreifen (Prof. Dr. R. Stiens/ Gummersbach)

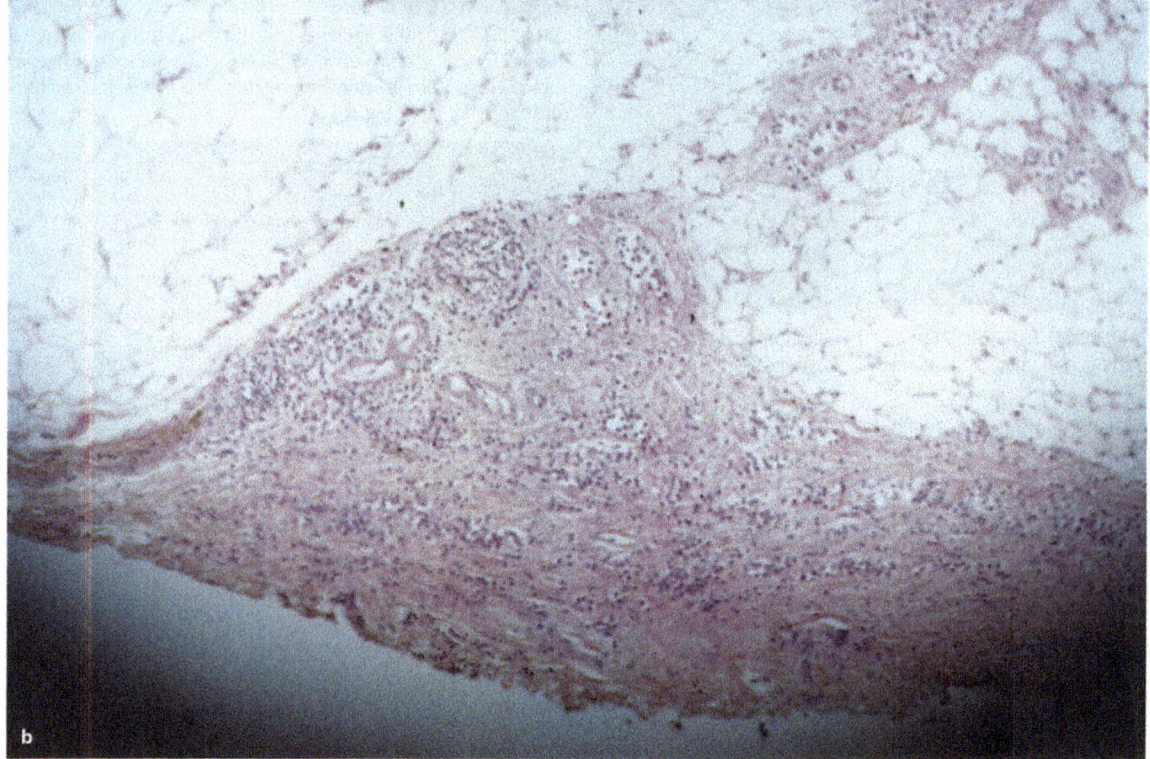

die mammographische Symptomatik des ILC mit der Symptomatik des IDC kontaminiert und dadurch verwischt dargestellt. Den klinischen Symptomen des puren ILC wurde keine besondere Aufmerksamkeit geschenkt!

Um die ***mammographischen Symptome*** des reinen ILC zu beschreiben, habe ich 37 typische Fälle mit 108 IDC-Fällen verglichen. Die Ergebnisse sind nachstehend tabellarisch zusammengefasst (Tabelle 5.2).

Der Kernschatten mit strahliger Struktur gilt als das klassische Symptom des Karzinoms schlechthin. Eine solche Veränderung kam in 40% der IDC-Gruppen vor ($n=44/108$) vor. Bei „typischen ILC-Fällen" konnte man jedoch eine strahlige Struktur mit Kernschatten in nur 22% ($n=8/37$) feststellen (Abb. 5.64a).

Es fällt jedoch auf, dass die Spicula bei purem ILC deutlich kürzer sind als bei den invasiven Duktal-

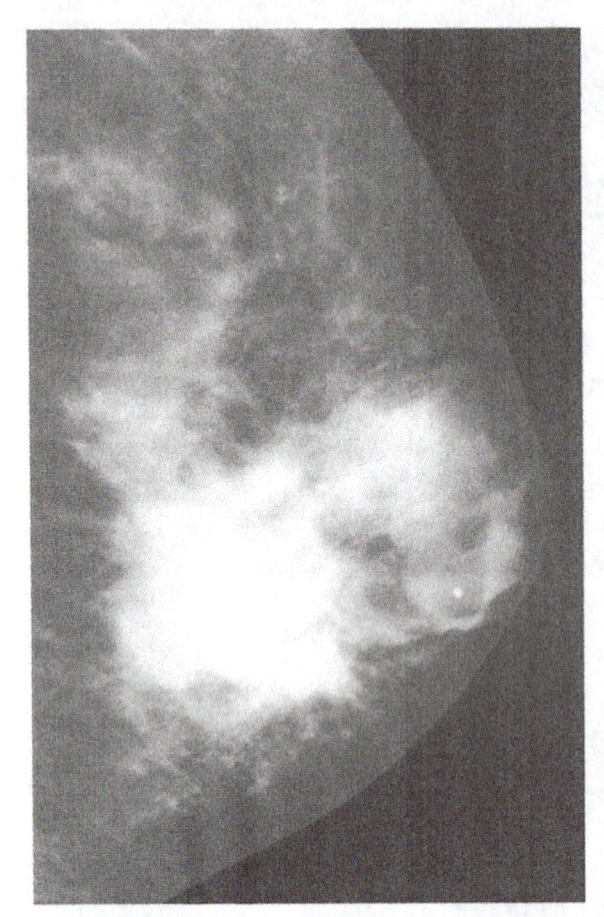

Abb. 5.65. In beiden Ebenen homogener Rundschatten mit kurzen „Spicula" bei einem ILC

Tabelle 5.2. Konsekutive Fälle aus den Jahren 1989–1991, wobei das einzige Auswahlkriterium die Möglichkeit der einwandfreien mammographischen Analyse in 2 Ebenen war

	IDC (n=108) [%]	ILC (n=37) [%]
Kernschatten mit Spicula	40,0	22,0
Rundschatten glatt	1,8	0
Rundschatten unregelmäßig	54,0	11,0
Netzartige Struktur mit Flecken	4,0	51,0
Bandförmig	0	16,0
Einebenendarstellung	0[a]	46,0
Mikroverkalkungen	38,0	5,0

[a]Außerhalb dieser Studie habe ich eine „Einebenendarstellung" bei IDC nur sehr selten gesehen.

karzinomen üblich [9, 83]. Erklärung: Da keine intraduktale Komponente vorhanden ist, handelt es sich hier nicht um Spicula wie bei dem DCIS, sondern die flammenartig gezackte Invasionsgrenze des Karzinoms (Abb. 5.64b).

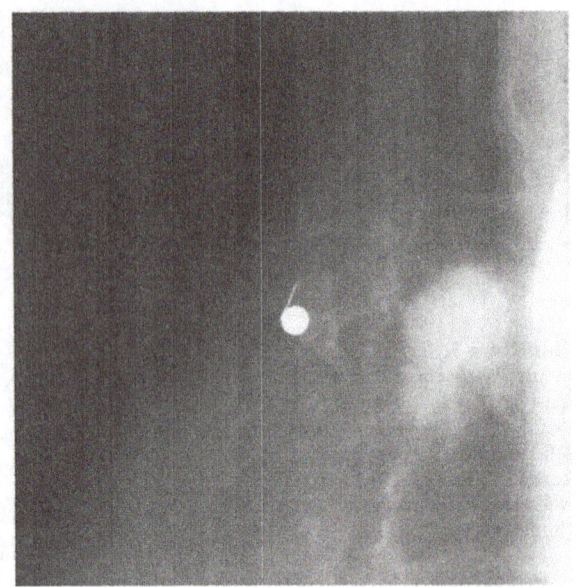

Abb. 5.66. Das Bleikügelchen markiert die äußere Grenze des Tastbefundes, der wesentlich größer ist als der mammographische: ein 1,5 cm großer, homogener, intensiver Rundschatten mit Spicula, Histologie: ILC

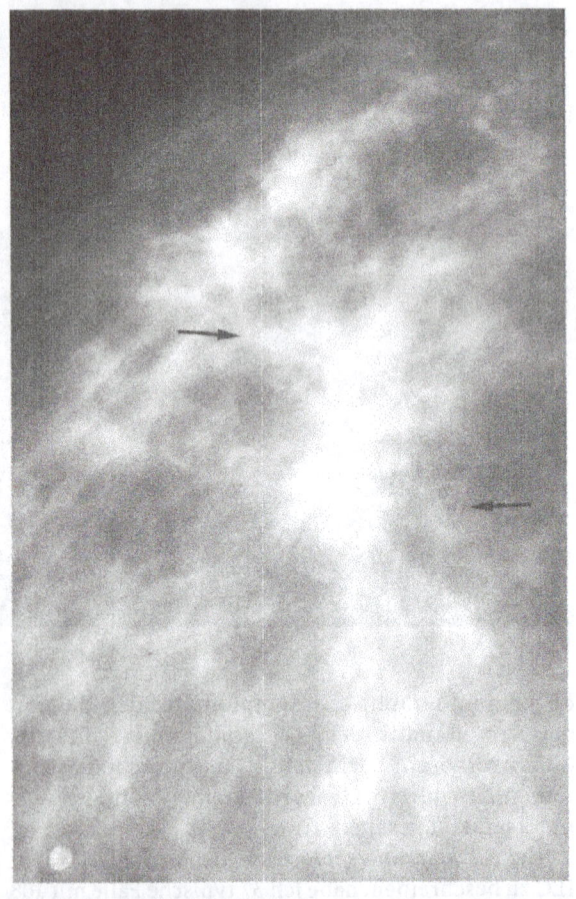

Abb. 5.67. Kein Tumorkörper! Unregelmäßige, streifige Struktur mit einigen wenigen, kleinen, flauen Fleckschatten (*Pfeile*). Histologie: ILC (alveoläre Variante)

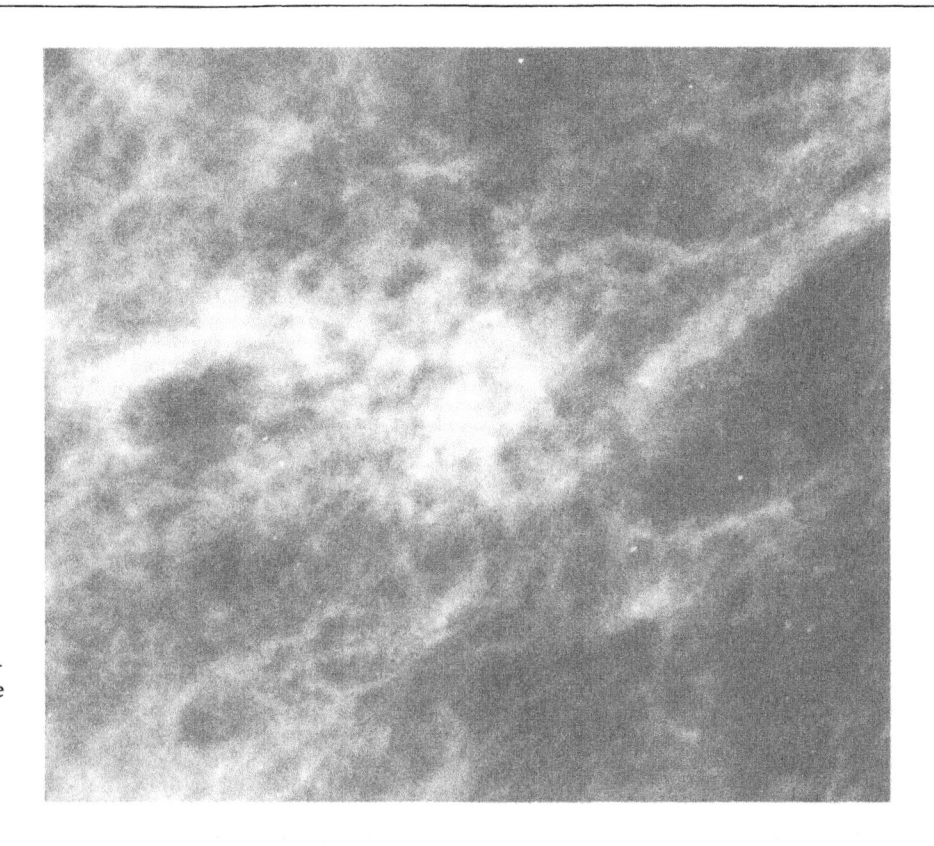

Abb. 5.68. Ein Zentimeter große Gruppe von kleinen Fleckschatten mit nur geringer streifiger Struktur. Meine mammographische Diagnose war: invasives lobuläres Karzinom von alveolären Typ, Histologisch bestätigt

Rundschatten mit unregelmäßigen – eventuell gezackten – Konturen wurden in 11 % (4/37) bei den puren invasiven lobulären Karzinomen festgestellt (Abb. 5.65, 5.66), dagegen in 54 % bei IDC (58/108). Die Rundschatten bei ILC gehören möglicherweise zu dem bereits erwähnten selteneren Ausbreitungsmodus des ILC, nämlich zu dem „konfluierenden Typ" [48], wobei die Karzinomzellen nicht in dem Stroma diffus verstreut, sondern inselartig angeordnet sind. Mendelson et al. ([117]: s. dort Abb. 12) zeigen einen solchen Fall in ihrer Arbeit mit mammographisch-histologischem Vergleich.

Völlig glatt konturierte Rundschatten habe ich bei den invasiven Duktalkarzinomen nur zwei Mal gefunden, in der „typischen ILC-Gruppe" kein einziges Mal. Somit kann man feststellen, dass während die klassischen mammographischen Symptome des Mammakarzinoms (Tumorkernschatten mit Spicula oder Rundschatten mit unregelmäßigen Konturen) in 94 % der IDC-Fälle vorhanden waren, man sie nur in 33 % der typischen ILC-Fälle vorfinden konnte.

Dagegen habe ich bei den typisch invasiven lobulären Karzinomen drei mammographische Symptome gefunden, die bei den invasiven Duktalkarzinomen praktisch nicht vorkommen:

1) Die *netzartige streifige Struktur mit mehr oder weniger Fleckschatten* ist bisher nicht beschrieben worden (Abb. 5.67, 5.68, 5.69). Diese Veränderung wurde von 37 typischen ILC-Fällen 19-mal (51 %) dargestellt und nur 4-mal von 108 IDC-Fällen (4 %). Histologisch entsprechen diese Strukturen Bindegewebsfasern als desmoplastische Reaktion auf die kugelförmigen Zellhaufen bei der alveolären Variante des ILC. Nach Aufschneiden eines solchen Tumors tastet der Pathologe zahlreiche feine sandkornartige harte Knötchen [143]. Wenn diese Zellhaufen groß genug sind, kommen sie mammographisch als winzige Fleckschatten zur Darstellung.

Auch andere Autoren haben dieses Bild gesehen. Sie haben es aber entweder als „Distorsion der Architektur" oder als „Asymmetrie" bezeichnet [7, 124].[1]

---

[1] Nach der Definition des Breast Imaging Reporting and Data Systems (BI-RADS 1998) des American College of Radiology: „The normal architecture is distorted with no definite mass visible. This includes spiculations radiating from a point and focal retraction or distortion of the edge of parenchyma. Architectural distortions can also be an associated finding." (Die normale Architektur der Tumorschatten ist nicht mehr zu sehen. Hierher gehören auch die von einem Punkt ausstrahlenden Spicula und die fokale Retraktion oder Distorsion der Parenchymbegrenzung. Die Distorsion der Ar-

(Fortsetzung s. folgende Seite)

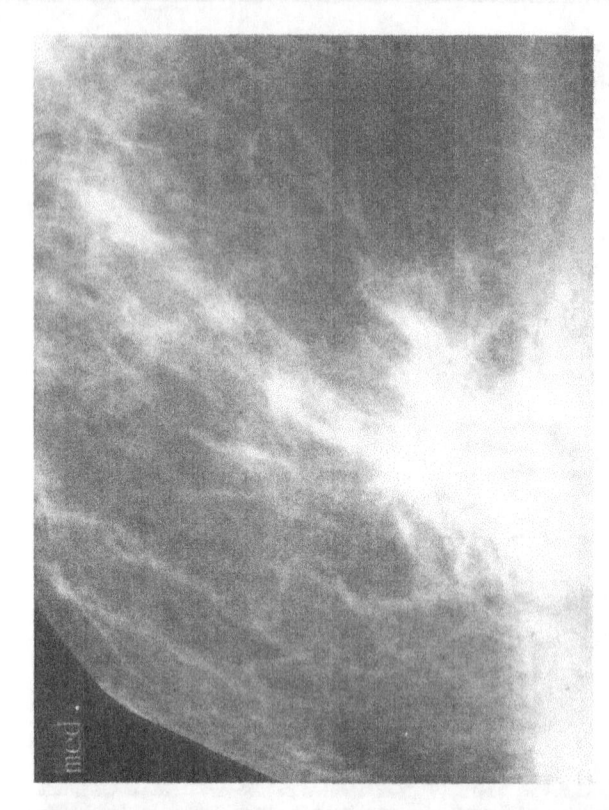

(Fortsetzung von S. 195)

chitektur kann auch ein Nebenbefund sein.) Unter Strukturverzerrung werden also vorwiegend strahlige Strukturen verstanden, wie sie bei den NOS-Karzinomen (ohne Kern) bzw. bei den klassischen strahligen Narben zu sehen sind, jedoch nicht die netzartigen Strukturen. Die Asymmetrie wird in BI-RADS so definiert: „This is a density that cannot be accurately described using the other shapes. It is visible as asymmetry of tissue density with similar shape on two views, but completely lacking borders and the conspicuity of a true mass. It could represent an island of normal breast, but lack of specific benign characteristics may warrant further evaluation. Additional imaging may reveal a true mass or significant distortion." (Es handelt sich um eine Verschattung, die mit Hilfe bekannter Formationen nur unzutreffend beschrieben werden kann. Man sieht eine gleichförmige asymmetrische unverdächtige Verschattung ohne Begrenzung in 2 Ebenen. Es kann eine Parenchyminsel in einer normalen Brust sein, da aber die spezifische charakteristische Zeichen der Benignität fehlen, ist eine weitere Klärung berechtigt. Die Zusatzaufnahme kann einen echten Tumor oder eine signifikante Distorsion entdecken.)

◁
Abb. 5.69. Kein Tumorkörper, unregelmäßig verlaufende Streifenschatten in einem 2 cm großen Bezirk mit einigen flauen Fleckschatten dorsal. Meine mammographische Diagnose war: invasives lobuläres Karzinom vom alveolären Typ, Histologisch bestätigt

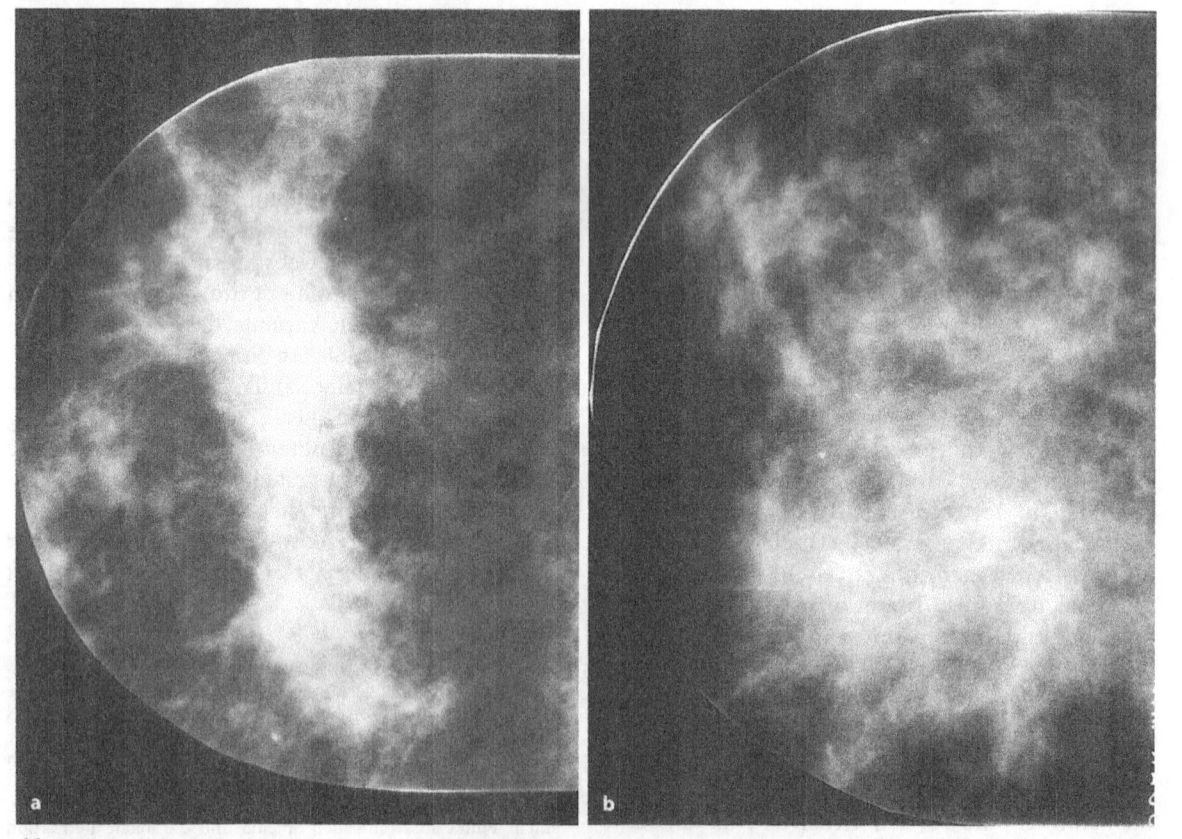

Abb. 5.70a,b. Zielaufnahmen von einem tastbaren Knoten **a** kraniokaudal: sehr intensiver, bandförmiger Schatten mit unregelmäßiger Begrenzung **b** seitlich umschrieben intensivere, unregelmäßige Struktur ohne Tumorkern

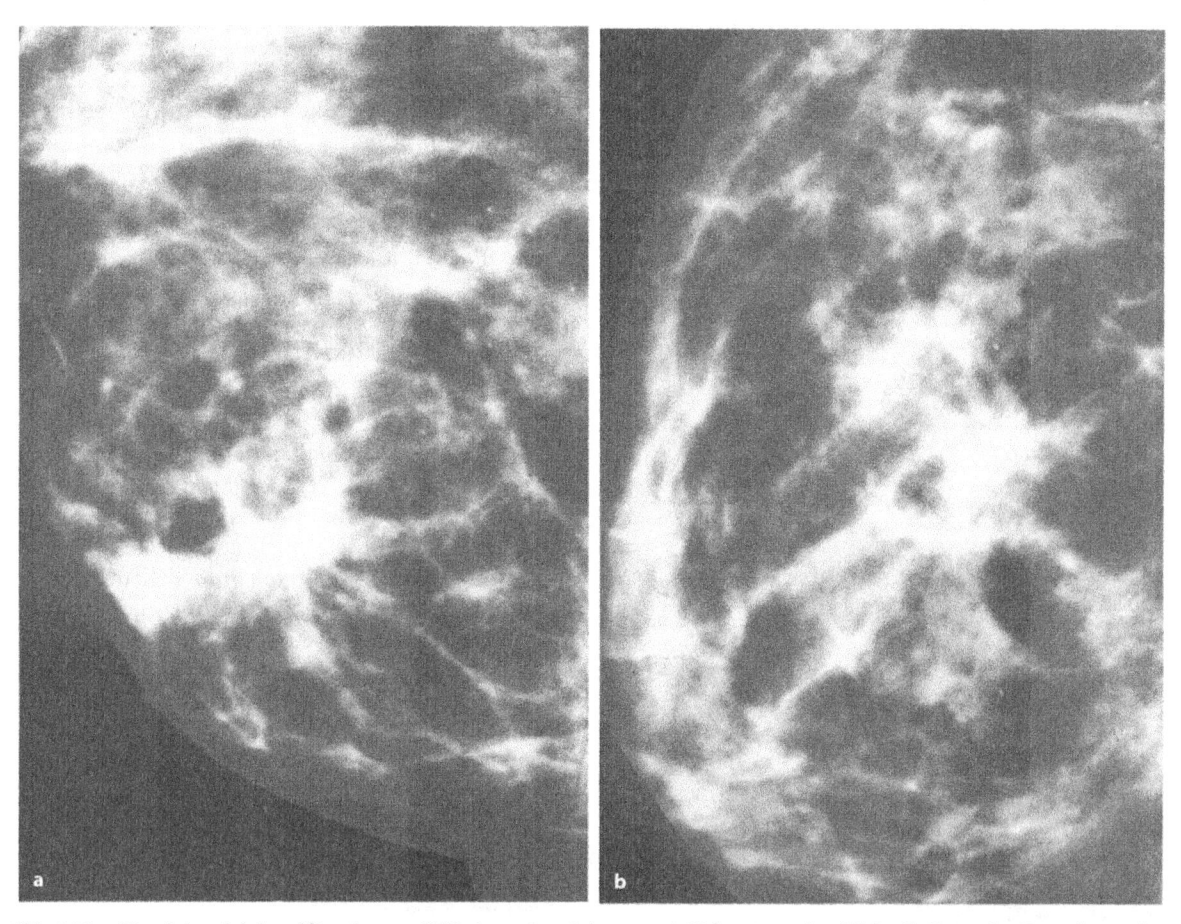

Abb. 5.71. a Kraniokaudal: bandförmiger, auffällig intensiver Schatten mit Nebenästen, **b** seitlich: die Form der Veränderung ist nicht genau bestimmbar. Das Bild passt in keine der zwei Ebenen eines gewöhnlichen NOS-Karzinoms mit EIC

2) Ein völlig neues mammographisches Symptom des ILC ist auch der *bandförmige Schatten* (Abb. 5.60e, 5.70a, 5.71a). Der Befund erinnert an einen unvollständig abgeholzten Baumstamm. Dieses Symptom habe ich in 16% ($n=6/37$) der puren ILC-Fälle, aber bei keinem IDC gefunden. Pathologisch gesehen entstehen diese breiten bandförmigen Schatten durch den Zusammenfluss der infiltrativen und desmoplastischen Komponenten in eine brettförmige Tumorplatte. Mit Sicherheit haben auch andere dieses Phänomen gesehen, aber wahrscheinlich in die Symptomgruppe der spiculierten Schatten eingeordnet. Dieser intensive bandförmige Schatten mit seinen stacheligen Konturen ist jedoch eine besondere mammographische Entität, die durch den ungewöhnlichen flachen Ausbreitungsmodus dieses Karzinoms zu erklären ist. Die besonders betonte Schattenintensität dieser Befunde ist auf eine äußerst heftige bindegewebliche Reaktion zurückzuführen. *Eine so deutliche Intensität kommt bei ILC selten vor. Üblicherweise ist die reaktive Fibrose eher wenig oder moderat, deswegen sind die Schatten des ILC oft flau, kaum oder überhaupt nicht wahrnehmbar* [83, 87, 165].

3) Das dritte für ILC charakteristische mammographische Symptom ist die *Einebenen-Darstellung*. Dieses Phänomen wurde bereits von Hilleren et al. [83], Newstead et al. [126] sowie Helvie et al. [80] beschrieben.
Die Einebenendarstellung, meist kraniokaudal, des ILC im Mammogramm (s. Abb. 5.60) ist durch den schon besprochenen Ausbreitungsmodus bzw. durch desmoplastische Reaktion zu erklären. In der zweiten Ebene wird die Veränderung meistens als nicht abgrenzbarer „mastopathischer Bezirk" (Abb. 5.70a,b) oder „Fibrose" (Abb. 5.71, 5.72) abgebildet. In meinem Material kam dieses Phänomen bei fast der Hälfte der Fälle (17/37) vor, jedoch niemals bei den 108 IDC-Fällen. (Allerdings kommen ausnahmsweise auch sehr kleine minimal-invasive Duktalkarzinome nur in einer Ebene zur Darstellung.)

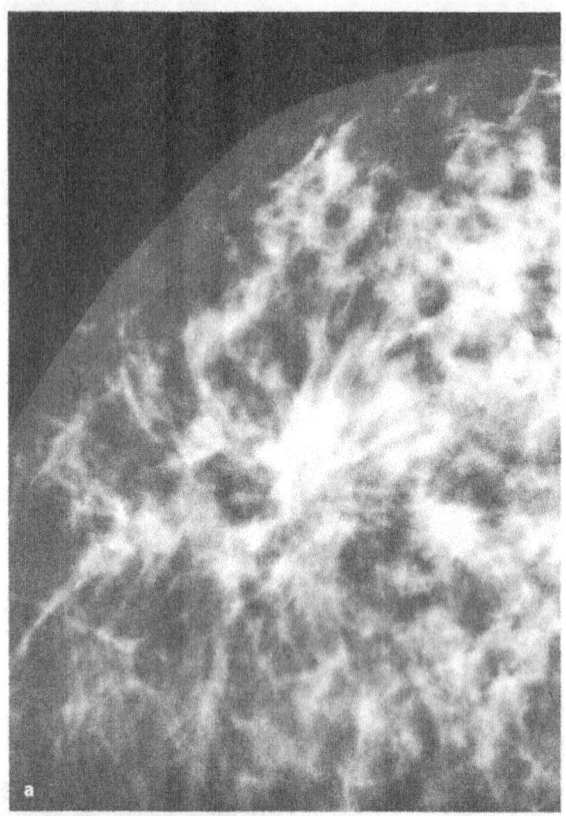

ten Fall konnte ich die flauen Mikroverkalkungen nicht einordnen. Bei den mit IDC gemischten invasiven lobulären Karzinomen kann man selbstverständlich intraduktal lokalisierte Verkalkungen feststellen. Berichte über ein 13- bis 24%iges Vorkommen von Mikroverkalkungen bei ILC [2, 101] können nur dadurch erklärt werden, dass ein Teil der Fälle „Mischkarzinome" waren oder aber die Mikroverkalkungen lobulären Ursprungs waren (wie z.B. Abb. 3 in der Arbeit von Le Gal et al. [101].

Die invasiven lobulären Karzinome sind makroskopisch durchschnittlich 10 mm größer als mammographisch gemessen [193].

Von 37 reinen ILC-Fällen habe ich 6 mal die Indikation zur histologischen Abklärung – trotz wiederholter Kontrollen – mit 6- bis 43-monatiger Verspätung (durchschnittlich 21 Monate) gestellt. Die ersten Mammogramme zeigten in 3 Fällen „unregelmäßige Strukturen" in einer Aufnahmenebene, 3-mal waren sie völlig unauffällig.

Zehn bis zwanzig Prozent der ILC sind mammographisch okkult [2, 96, 101]. Diese Angaben sind jedoch nach Krecke u. Gisvold [96] zu optimistisch! Sie meinen (ich glaube zu Recht!), dass wir unsere tatsächliche Fehlerquote überhaupt nicht kennen

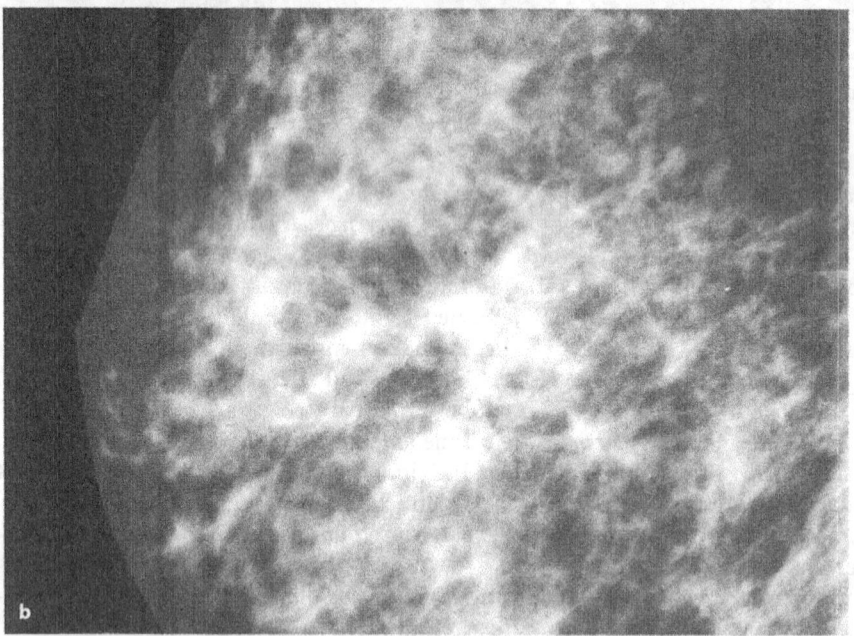

Abb. 5.72. a Seitlich: dem minimalen Tastbefund entsprechend „strahlige Struktur" ohne sicher nachweisbaren Tumorkern, **b** kraniokaudal: unregelmäßige, nicht genau abgrenzbare, fibrotische Struktur

Mikroverkalkungen gehören nicht zu den mammographischen Symptomen des puren ILC [96, 117, 126, 144].

Ich habe unter meinen 37 typischen ILC-Fällen lediglich 2-mal Mikroverkalkungen gesehen, einmal Kalkmilchzysten (s. Abb. 5.64a); bei dem zweiten können, weil wir über das Schicksal unserer falsch negativen Diagnosen nicht immer informiert werden.

Andererseits habe ich nach den „Lehrjahren" anhand der obigen Symptome in 5 Fällen sogar die genaue histologische Diagnose präoperativ vorausgesagt (z.B. Abb. 5.68, 5.69, 5.72).

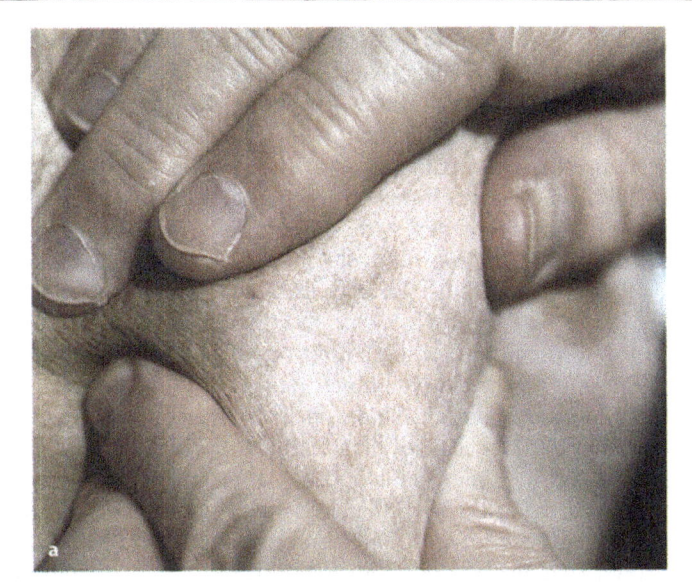

Abb. 5.73. a Diskrete Hauteinziehungen mit Plateauphänomen und mit faustgroßem Tumor, **b** seitlich: direkt vor der Thoraxwand flaue Verschattungen (*Pfeile*, s. auch *6* in Abb. c), von hier ziehen einige dickere Trabekel nach ventral zu, **c** schematische Darstellung der Situation: *1.* Haut, *2.* und *3.* vorderes und hinteres Faszienblatt, *4.* M. pectoralis, *5.* Pseudotumor mit Hauteinziehungen durch das dorsal gelegene flache ILC, *6* (*Pfeile*).

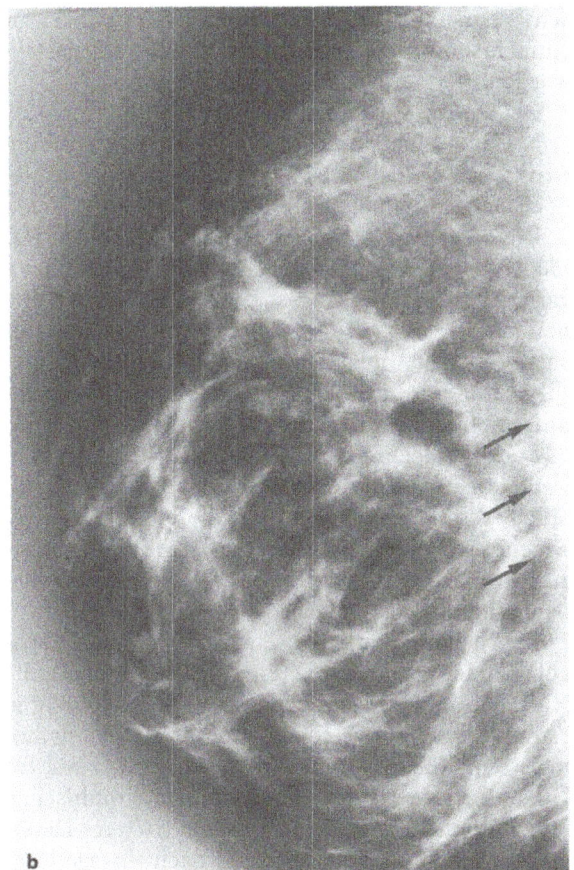

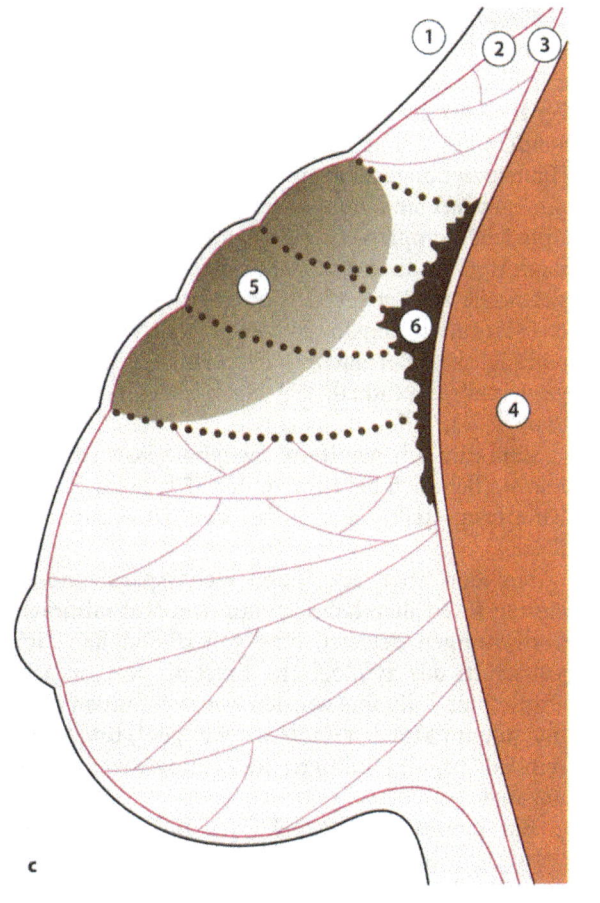

Die klinischen Symptome des ILC. Ich habe 36 typische ILC-Fälle mit 81 IDC-Fällen verglichen. Verhärtungen konnten bei der typischen ILC-Gruppe fast genau so oft beobachtet werden wie bei der IDC-Gruppe (92 vs. 94%; zum Vergleich: Newstead et al. [126] 68 vs. 70%).

Minimale Verhärtungen habe ich in 10% der ILC- und in 16% der IDC-Fälle notiert. *Bei dem ILC kann jedoch hinter einer minimalen Verhärtung ein ausgedehnter multizentrischer Prozess mit nur minimaler Fibrose verborgen sein* [83, 87].

Andererseits kam es in 15% der tastbaren typischen ILC-Fälle vor, dass die getastete große höckrige Verhärtung nicht dem Karzinom, sondern einem darüber liegenden *Pseudolipom* (auch „Pseudotumor" genannt) entsprach. Bei 76 tastbaren IDC-Fällen habe ich dagegen nur einmal ein Pseudolipom gefunden. Pseudolipome entstehen durch die Tumorschrumpfung mit produktiver Fibrose. So ragt das Fettgewebe zwischen Tumor und Haut mehrhöckerig hervor (s. Abb. 5.66, 5.73c). Es ist kein Wunder, dass bei solchen Fällen die Punktionszytologie nur wenig effektiv ist: das weit hinter dem Pseudolipom gelegene Karzinom wird trotz fächerartiger Punktion von der Nadelspitze nicht erreicht. Besonders ausgeprägt sind die Pseudolipome bei multizentrischen Karzinomen, wie es ja auch die invasiven lobulären oft sind; sie können mehrere Zentimeter größer sein als das Karzinom selbst [159].

Punktuelle Hauteinziehungen oder *Plateauphänomene* habe ich in 33% ($n=12/36$) der ILC-Fälle mit klinischen Symptomen gefunden, dagegen in der IDC-Kontrollgruppe nur in 18% ($n=15/81$)! Besonders verdächtig sind die diskreten punktuellen Hauteinziehungen, wenn sie mit einem Pseudolipom gepaart sind. Aus der Erfahrung gelernt (Fall s. Abb. 5.60), empfehle ich in einem solchen Fall auch dann immer eine bis zum dorsalen Blatt der Fascia pectoralis reichende Exzision zu indizieren, wenn das Mammogramm und die Punktionszytologie unauffällig sind. Bei einem solchen Fall wurde histologisch thoraxwandnah ein flaches ILC gefunden (Abb. 5.73).

Eine klinisch manifeste *Lymphangiosis carcinomatosa* habe ich bei keinem der 37 typischen ILC-Fälle festgestellt, dagegen bei der IDC-Gruppe in 5%.

Von den oben erwähnten sechs spätdiagnostizierten ILC-Fällen habe ich nur drei Mal minimale Verhärtungen getastet, eine von diesen habe ich punktiert: das zytologische Ergebnis war negativ. Große Pseudolipome wurden 2-mal gefunden (einmal mit punktuellen Hauteinziehungen!) und 3-mal (ein Fall 2-mal) punktiert; die Zytologie war immer negativ!

Ein interessanter Aspekt der ILC-Problematik wurde von Sickles (1991) diskutiert [160]. „Ist es richtig" - hat er gefragt - „die subtilen mammographischen Zeichen des ILC in die etablierten Malignitätskriterien einzureihen? Wird man dadurch nicht die Zahl der überflüssigen Probeexzisionen noch weiter erhöhen?" In der Tat: wenn man die vagen Definitionen wie „Distorsion der Architektur", „asymmetrisches Parenchym", „dichtes Parenchym ohne erkennbaren Tumorschatten", „schlecht abgrenzbare Verschattung" [83, 101, 117, 126] näher betrachtet, muss man Sickles beipflichten, dass diese Symptome in die Praxis nicht übertragbar sind. Ich hoffe jedoch, dass mit den oben beschriebenen Symptomen den Mammographern die Möglichkeit gegeben wird, sich sowohl vor falsch-positiven als auch vor falsch negativen Diagnosen eher schützen zu können.

Vom Wert der Zusatzuntersuchungen beim ILC ist aus der Literatur nur wenig zu erfahren, da die meisten Autoren ihre ILC-Fälle nicht getrennt, sondern mit den invasiven Duktalkarzinomen zusammen behandeln. So sind auch die nachfolgenden Angaben eher unvollständig.

Von der *FNAB* ist in der Diagnosefindung wenig zu erwarten: Etwa jede dritte/vierte Punktion ist falsch-negativ [60, 193] In meinem Krankengut waren aus differenzialdiagnostischen Gründen bei acht Frauen 10-mal FNAB durchgeführt, aber nur einmal ist die richtige Diagnose zytologisch gestellt worden.

Die *Stanzbiopsie* soll dagegen absolut zuverlässig sein, meinen Leifland et al. [104], allerdings nur auf Grund von 22 Fällen. Die Pseudolipome müssen jedoch ausgeklammert werden!

Die *Sonographie* versagt bei jedem 3. bis 5. ILC [60, 131]. Paramagul et al. [131] meinen: „ILC has a variety of US appearances. US was insensitive and non specific in the diagnosis of ILC, especially for small cancers. A negative US result should not deter surgical biopsy if indicated by mammographic findings or clinical findings"[1]

Nach Friedrich [62]: „Das Tumorwachstum (ruft) weder im Mammogramm noch im Sonogramm auffällige Veränderungen hervor, die eine frühzeitige Diagnose begünstigen. Diese Art des lobulären Karzinoms wird also in aller Regel erst in fortgeschrittenem Stadium entdeckt".

Dagegen meinen Butler et al. [20], dass die hochauflösende Sonographie eine gute diagnostische Hilfe bei der Feststellung des invasiven lobulären Karzinoms sei. Das Fehlen der einheitlichen pathologischen Klassifikation halten sie jedoch für ein Hindernis in der Beurteilung der sonographischen Symptome. Auch die Interpretation früherer Untersuchungen ist - ihrer Meinung nach - wegen der Kontamination der ILC-Fälle mit IDC erschwert.

Invasiv-lobuläre Karzinome können bei der *Kernspintomographie* eine mäßige, diffuse, verspä-

---

[1] Das ILC zeigt verschiedene sonographische Symptome auf. Die Sonographie ist in der Diagnosefindung des ILC weder sensitiv noch spezifisch. Ein mammographisch oder klinisch verdächtiger Befund soll auch dann der chirurgischen Biopsie zugeführt werden, wenn die Sonographie negativ ausfällt.

tete Kontrastmittelanreicherung aufzeigen, da ihre Vaskularisation nur geringfügig ausgeprägt ist. So kann es vorkommen, dass sie dem kernspintomographischen Nachweis entgehen. Die Detektionsrate des ILC ist in der MR-Mammographie geringer als die des IDC (durchschnittlich 88% vs. 98%). Bei MR-negativen Fällen darf also ein Karzinom nicht ausgeschlossen werden [51, 82].

Bilateralität: Wie beim Carcinoma lobulare in situ, so ist auch beim ILC eine hohe bilaterale Inzidenz vorhanden: je nach Autor zwischen 6 und 36% [6, 30, 43, 102, 165, 189].

Metastasen in den regionalen Lymphknoten sind in 28% der Fälle zu finden [6]. Eine Meningitis carcinomatosa kommt fast ausschließlich bei ILC vor [166].

Die *Prognose* des ILC ist nach Ashikari et al. [6] schlechter als die des IDC: die 10-Jahresüberlebenszeit betrug in ihrem Material nur 46% gegenüber 57% der Patientinnen mit IDC. Dagegen ist die Überlebenschance der ILC-Patientinnen nach Dixon et al. [43] doch besser, sie schreiben: „The variation in survival in different series in part reflects the problems in classification of ILC and its variants."[1]

Therapie. Seit der Verbreitung der brusterhaltenden Therapie invasiver Duktalkarzinome ist der Wunsch immer stärker geworden, auch die invasiven lobulären Karzinome brusterhaltend zu behandeln. Die schwierigere intraoperative Abgrenzbarkeit sowie die Neigung zum multizentrischen Wachstum erschweren aber die vollständige Exstirpation des ILC [121, 136, 164]. Jedoch, wie Fisher [54] formulierte: „Es (kann) für den Operateur keinerlei Rechtfertigung geben, sich nicht unter allen Umständen um tumorfreie Resektionsränder zu bemühen und die Bedeutung tumorfreier Ränder in der Annahme abzutun, eine Bestrahlungsbehandlung werde schon ihren Teil besorgen."

Schnitt et al. [154] haben als Erste das Schicksal von 49 Frauen, die wegen ILC mit dem von 561 Frauen, die wegen IDC brusterhaltend behandelt wurden, verglichen. Beide Gruppen waren T1/T2-Tumore. *Um gute kosmetische Ergebnisse zu bekommen, haben die Chirurgen der ehrwürdigen Harvard Medical School (Boston) die tastbaren Knoten nur mit einem schmalen Sicherheitssaum exzidiert. Die Präparatränder wurden histologisch nicht auf Tumorreste untersucht!* Nach einer im Mittel fünfjährigen Beobachtungszeit stellte sich heraus, dass bei den ILC-Fällen deutlich weniger Lokalrezidive entstanden waren als bei den EIC-positiven IDC-Fällen (12 vs. 23%). Dagegen lag der Prozentsatz der Lokalrezidive bei den EIC-negativen IDC-Fällen mit 5% deutlich niedriger als bei den invasiven lobulären Karzinomen. Allerdings können Lokalrezidive des ILC auch nach 10 Jahren auftreten (s. unten).

Bessere Ergebnisse wurden im Tumorzentrum Mailand erzielt, in dem die 286 ILC- und 1903 IDC-Fälle mit QUART (Quadrantektomie und Bestrahlung) behandelt worden waren: nach durchschnittlich elfjähriger Beobachtung wurden in beiden Gruppen 7% Lokalrezidive gefunden [150]. Multifokalität wurde bei ILC etwas öfter festgestellt als bei IDC (4,5 vs. 3,6%); dagegen waren 6,4% der IDC-Fälle EIC-positiv, aber nur 0,3% der ILC-Fälle (diese waren offensichtlich Mischkarzinome).

Durch die großzügige Entfernung invasiv-lobulärer Karzinome samt intaktem Gewebe – wie bei der Quadrantektomie – wird also ein Lokalrezidiv offensichtlich besser vermieden. Auch Bouvet et al. [17] aus dem Anderson Krebszentrum (Houston) stellten fest, dass positive Resektionsgrenzen oder nicht ausreichender Tumorabstand bei ILC mit erhöhtem Lokalrezidivrisiko einhergehen. Von ihren 9 Patientinnen mit Lokalrezidiv (von 74 Fällen) mussten bei 6 „Rettungs(Salvage)-Mastektomien" durchgeführt werden und 2 Frauen sind gestorben.

Ein positiver Resektionsrand oder ein nicht ausreichender Tumorabstand wurde jedoch bei 45–51% der ILC-Resektate gefunden; bei über 2 cm großen Tumoren sogar in 70% [111. 121].

Kleine invasiv lobuläre Karzinome können also – nach der z.Zt. herrschenden Auffassung – auch brusterhaltend behandelt werden [61, 164, 188, 190] Die Patientinnen müssen jedoch über das Risiko eines Lokalrezidivs ausführlich aufgeklärt und langfristig konsequent klinisch-mammographisch überwacht werden, insbesondere wenn im Präparat LCIS-Herde vorhanden sind. Die Rezidivgefahr ist in solchen Fällen größer [151]!

Lokalrezidive des ILC können auch nach den gewöhnlichen Beobachtungszeiten (5-bis 10 Jahre) auftreten [17, 121, 152]!

Die Tatsache, dass das ILC oft bilateral vorkommt, hat zu der Überlegung geführt, ob eine „blinde" Biopsie aus der kontralateralen Brust an dieser Seite beschwerdefreier Frauen zur Entdeckung klinisch okkulter Karzinome führen könne.

Simkovich et al. [165] aus dem Memorial Sloan Kettering Cancer Center in New York haben in 108 ILC-Fällen nach Mastektomie randomisierte Biopsien der kontralateralen Brust durchgeführt und dabei 11 invasive und 7 intraduktale Karzinome gefunden.

---
1 Was die unterschiedlichen Überlebenszeiten in den verschiedenen Serien anbetrifft, so reflektieren sie teils die Klassifikationsprobleme des ILC und seiner Varianten.

Lee et al. [102] aus der Mayo-Klinik (Rochester) haben ähnliche Erfahrungen gemacht: bei 105 „prophylaktischen Biopsien" haben sie 4 invasive und 7 In-situ-Karzinome entdeckt. Bei allem Respekt vor diesen ehrwürdigen Institutionen muss jedoch die Frage erlaubt sein: Darf man 184 Frauen überflüssig operieren, um bei 29 ein Karzinom zu entdecken, deren Hälfte noch dazu in situ ist? Wie wir wissen, brauchen In-situ-Karzinome eine lange Zeit um – wenn überhaupt – invasiv zu werden. Auch Chung et al. [30] lehnen die routinemäßige kontralaterale Biopsie ab, weil sie von 316 Fällen nur in 6,6% Bilateralität gefunden haben.

Invasive Karzinome mit Hautveränderungen

Es gibt mehrere unterschiedliche Hautveränderungen, die in Verbindung mit einem Karzinom – auch gleichzeitig – auftreten können. Es sind: das Paget-Karzinom der Mamille und der Areola, das inflammatorische Karzinom mit Hautödem, die Retraktion der Haut und der Mamille, die Hautexulzeration und die Hautmetastasen. Sehr selten kommen auch spontane Hämatome vor.

Das Paget-Karzinom der Mamille und der Aerola

Der berühmte Chirurg von Paris, Velpeau, hatte 1840 eine Veränderung der Brustwarze beschrieben: eine „himbeerähnliche, leicht blutende Kruste". Dass diese Kruste etwas mit Krebs zu tun haben könnte, hatte er nicht geahnt. Später (1874) hat der nicht weniger berühmte Londoner Chirurg Sir James Paget diesen Zusammenhang erkannt, nachdem er bei wegen „ekzematösen" Mamillen erfolglos behandelten Frauen schließlich Mammakarzinome entdeckt hatte. Er glaubte allerdings, dass das Karzinom erst auf dem Boden des Mamillenekzems entstand. Wie das in der Medizin so ist: manche teilten diese Auffassung, andere jedoch nicht. Letztere hielten „Paget's disease" für eine Krankheit sui generis: „Das Karzinom ist primär und geht von den Ausführungsgängen der Drüsen aus" – schrieb vor fast 100 Jahren (1904) Jacobaeus [92]. Er war es auch, der anhand von drei Beobachtungen festgestellt hatte: „Die Hautveränderungen werden durch die Proliferation des Drüsenkrebses in der Epidermis gebildet." Später (1935) wurde diese Auffassung von Muir bestätigt [122]. Auch nach der heute gültigen Meinung ist das Paget-Karzinom die mamilläre und areoläre Manifestation intraduktaler oder invasiver Duktalkarzinome [8, 74]. Es entsteht vorwiegend in den längeren, selten in den kürzeren zentralen Milchgängen und nur ausnahmsweise in den Ausführungsgängen der Mamille selbst, allerdings nur bei duktalen In-situ-Karzinomen oder bei invasiven Duktalkarzinomen mit intraduktaler Komponente, nicht aber bei EIC-negativen invasiven Duktalkarzinomen [162].

Das Problem ist bloß – und dieses Problem flackert in der Geschichte dieser Krankheit immer wieder auf – dass die charakteristischen „Paget-Zellen" der Mamillenepidermis mit den Zellen der intraduktalen Karzinome nicht identisch sind! Die „Paget-Zellen" sind rundlich-ovalär, auffällig groß, mit hellem, transparentem Zytoplasma, großen poly-

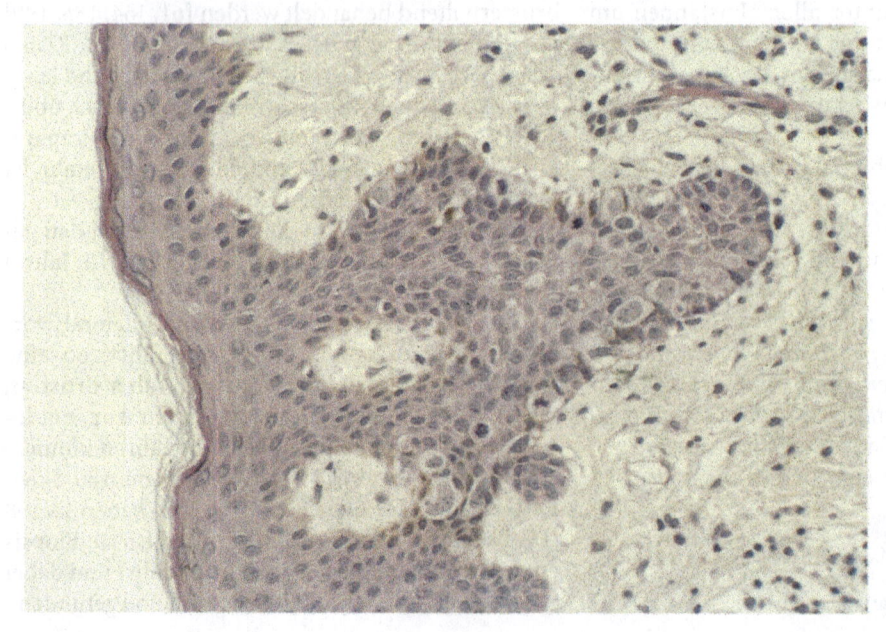

Abb. 5.74. In den tieferen Schichten der Epidermis liegen Paget-Zellen mit hellem Zytoplasma, polymorphen Kernen und Vakuolen

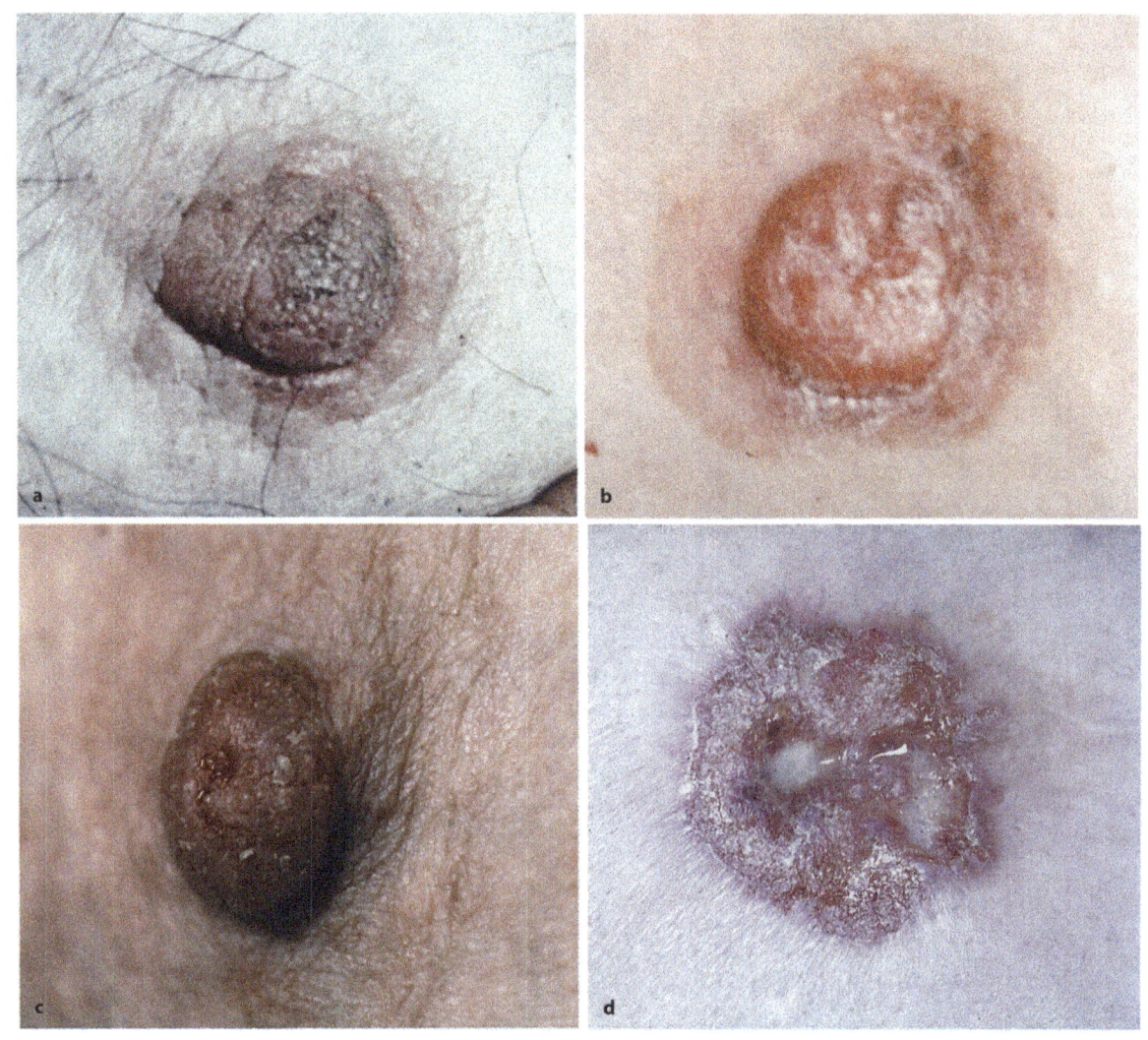

Abb. 5.75a–d. Eine Auswahl von Paget-Mamillen: **a** nur minimale Krustenbildung, **b** deutliche Schuppenbildung, **c** nässende Exulzeration und Schuppenbildung, **d** die Mamille ist samt Areola völlig destruiert

morphen Kernen und ausgeprägten Vakuolen. Sie liegen oft in Nestern in den tieferen Schichten der Epidermis oder solitär in den oberen Schichten (Abb. 5.74).

Es wurde viel darüber diskutiert, woher diese Zellen stammen: aus der Mamillenepidermis oder aus dem Milchgangsepithel? Vor 100 Jahren hat man behauptet, dass sie Parasiten seien (viele bunte Blumen wachsen auf den Wiesen der Wissenschaft!).

„Warum proliferiert nicht jedes und jedes zweite Mammakarzinom durch die Ausführungsgänge heraus und verursacht 'Paget's disease'?" hat Jacobaeus 1904 [92] gefragt. Diese Frage ist bis heute nicht eindeutig geklärt worden, allerdings meinen Bobrow et al. [16], dass nur die schlecht differenzierten intraduktalen Karzinome mit Paget's-Mamille einhergehen.

Obwohl 20–30% der intraduktalen oder invasiven Karzinome das retro-areoläre Gebiet bzw. die intramamillären Milchgänge erreichen, werden bei diesen – je nach Autor – nur in 12–50% ein Paget-Karzinom entstehen. M. Paget macht nur 1–2% aller Mammakarzinome aus [32, 99, 109].

Paget-Karzinome kommen (von 20 bis 80 Jahren) in jedem Lebensalter vor, mit einer Häufung in dem 5. Dezennium, auch Männer können betroffen sein.

Das erste *klinische Symptom* ist eine etwas dickere Mamille mit glatter, glänzender, etwas rötlicher Haut oder aber nur eine diskrete Krustenbildung. Juckreiz ist nicht obligat. Die Veränderung ist in diesem Stadium so geringfügig, dass sie weder von der Patientin noch vom Arzt ernst genommen wird. Später sind schon „ekzematöse" Veränderungen mit

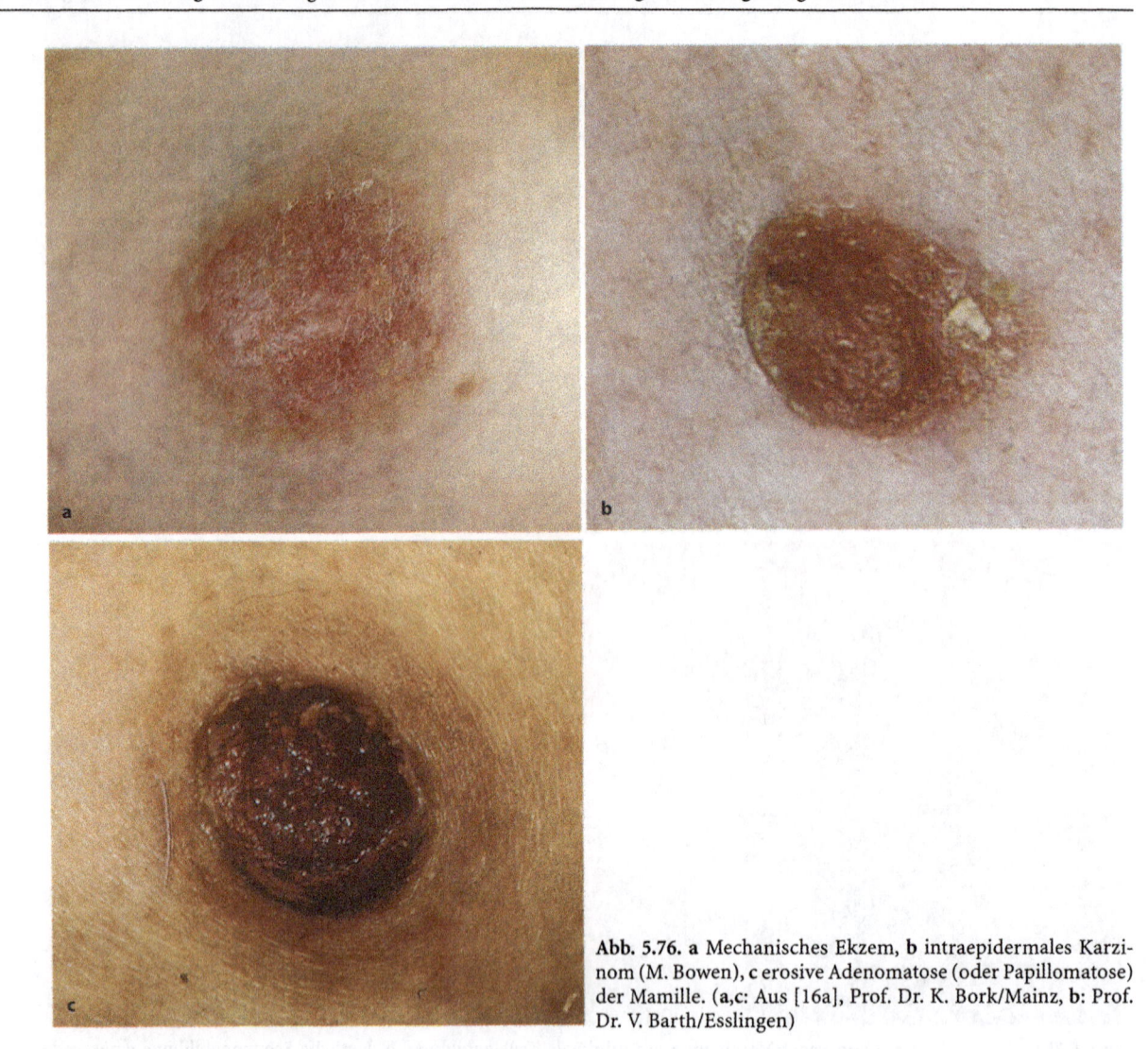

Abb. 5.76. a Mechanisches Ekzem, **b** intraepidermales Karzinom (M. Bowen), **c** erosive Adenomatose (oder Papillomatose) der Mamille. (a,c: Aus [16a], Prof. Dr. K. Bork/Mainz, b: Prof. Dr. V. Barth/Esslingen)

Schuppen und Exulzerationen zu erkennen. Im Endstadium wird die Mamille samt Areola völlig destruiert (Abb. 5.75). Eine echte Sekretion – insbesondere blutige – kommt kaum vor. Die Sekretion – über die die Patientinnen oft klagen – sind Absonderungen von der Erosion selbst.

Da diese Karzinome in etwa 40% der Fälle noch intraduktal lokalisiert sind, besteht ein Tastbefund verhältnismäßig selten. In der klinischen Differenzialdiagnostik kommt eine Dermatitis, ein Kontaktekzem (Abb. 5.76a), ein M. Bowen (Abb. 5.76b), eine erosive Adenomatose der Mamille (Abb. 5.76c) in Frage.

Mammographisch sind entweder auf intraduktales Karzinom charakteristische Mikroverkalkungen (Abb. 5.77) oder invasive Karzinome – oft mit Mikroverkalkungen – zu sehen (Abb. 5.78). Die präoperative Diagnose eines Paget-Karzinoms wird aus den klinischen und mammographischen Symptomen zusammengebaut. So wird ein minimales Ekzem Paget-verdächtig, wenn auch nur einige sicher nicht lobuläre Mikroverkalkungen im Mammogramm zu finden sind.

Prognose: Wenn nur die intramamillären Milchgänge erkrankt sind, beträgt die Fünfjahresüberlebenszeit 100% [44]. Die Heilungschancen sind bei minimaler Invasion gut, verschlechtern sich aber bei zunehmender Invasion [143].

Behandlung: Gewöhnlich werden die Brüste mit Paget-Mamille ablatiert. Im Zeitalter der brusterhaltenden Behandlung versucht man jedoch, die Brust samt Mamille zu konservieren. Voraussetzung: Das Karzinom ist nur auf die Brustwarze beschränkt, ansonsten ist die Brust klinisch und mammographisch negativ. In solchen Fällen wird die Brust nach partieller Resektion der Mamille und histologischer Befundbestätigung bestrahlt. Die Er-

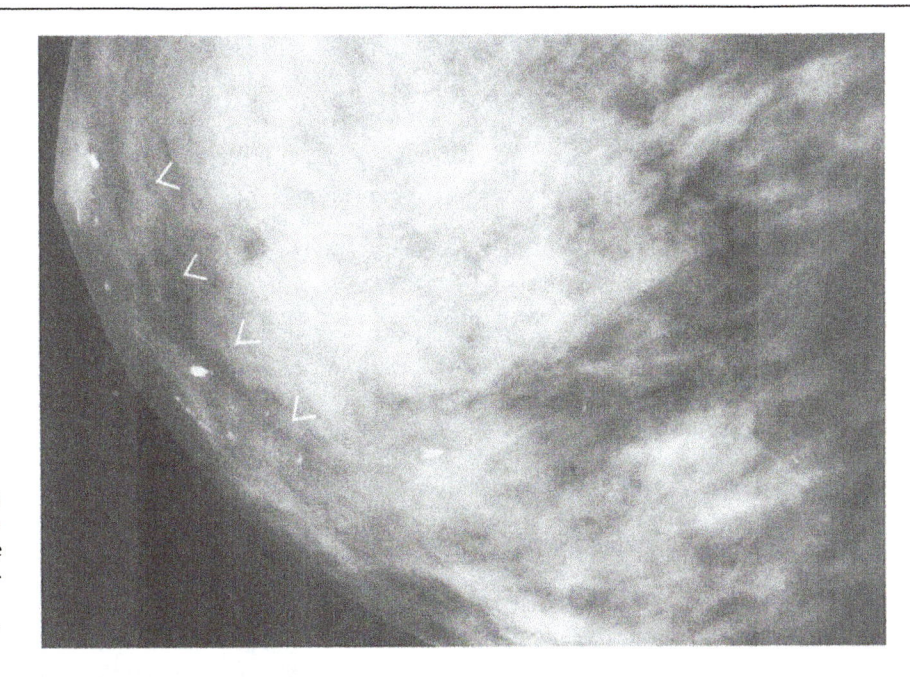

Abb. 5.77. Minimale, polymorphe Mikroverkalkungen in einem subkutanen Milchgang (Pfeile). Da die Mamille eine minimal nässende Exulzeration aufweist, ist die Diagnose eines Paget-Karzinoms einfach

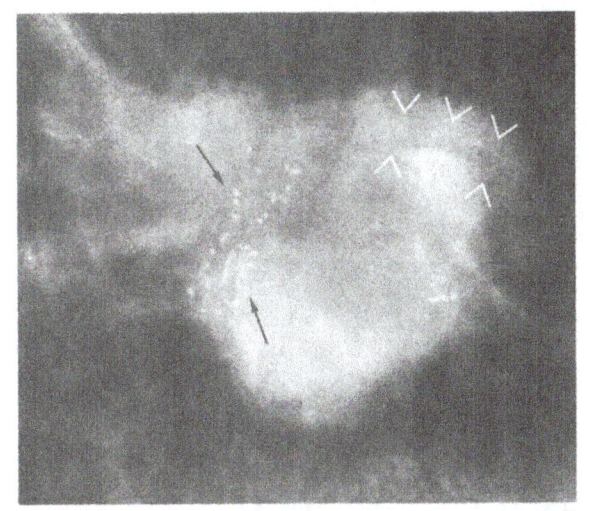

Abb. 5.78. Invasives Duktalkarzinom. Weiße Pfeile: Doppelkontur, schwarze Pfeile: dreieckige Gruppe von Mikroverkalkungen. Links ventral Anschluß eines kleineren Invasionsherdes

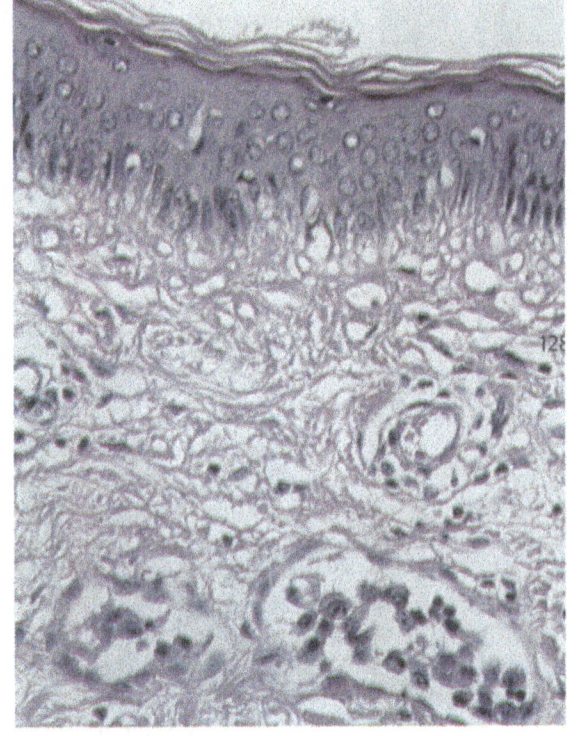

Abb. 5.79. Ansammlung von Tumorzellen (*im Bild unten*) in dermalen Lymphgefäßen. (Aus [51], Prof. Dr. U. Fischer/Göttingen)

gebnisse sind nicht eindeutig: 65 Fälle, 11 Rezidive, 3 Mastektomien und ein Todesfall [15, 18, 59, 141, 168].

Das inflammatorische Karzinom

Es ist unklar, warum einige wenige (1–4%) hochmaligne, invasive Duktalkarzinome, aber auch verhältnismäßig gutartige medulläre oder muzinöse – bzw. ganz selten – invasive lobuläre Karzinome auf einmal besonders aggressiv werden und Tumorembolien durch Blutgefäße und Lymphspalten bis zum subkutanen Bindegewebe der Brust streuen (Abb. 5.79). Da diese Dissemination mit einer Lymphblokade, mit Hautrötung und Ödem einhergeht, wurde die Veränderung als karzinomatöse

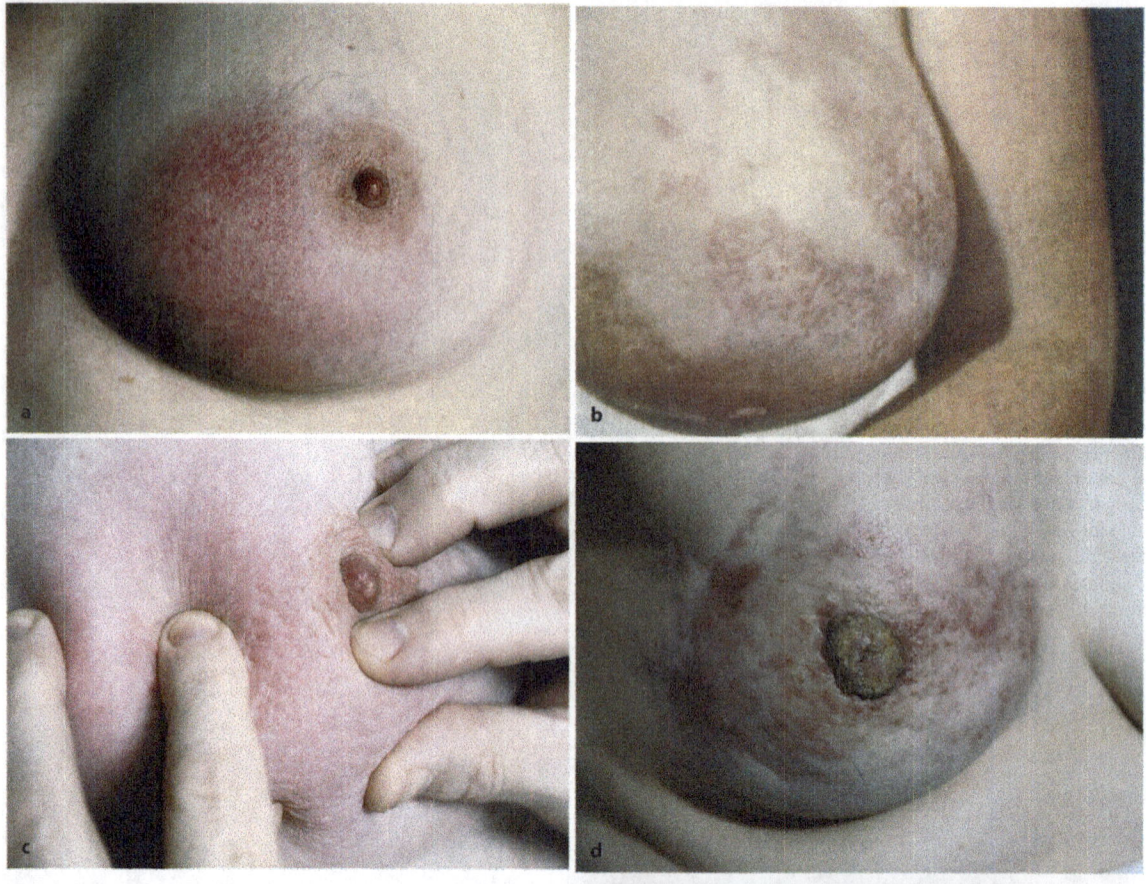

Abb. 5.80.a–d. s. Text

„Entzündung" bezeichnet (Mastitis carcinomatosa, erysipelas carcinomatosum), obwohl es sich hier nicht um eine Entzündung handelt. Spezielle Risikofaktoren sind nicht bekannt. Weder die Gestationsperiode noch das jugendliche Alter bedeuten Prädisposition, wie es früher angenommen wurde. Das Durchschnittsalter der Patientinnen beträgt 55 Jahre. Die Zahl der inflammatorischen Brustkarzinome hat sich in den letzten 20 Jahren verdoppelt [28]. Die Krankheit kommt häufig bilateral vor. Auch Männer und Kinder bleiben nicht verschont [11, 28, 84, 143]. Das inflammatorische Karzinom der Brust geht immer mit einem invasiven Karzinom einher, trotzdem ist es eigentlich in erster Linie keine histologische, sondern vielmehr eine klinische Entität. Deswegen ist auch das *klinische Bild* bei der Diagnosefindung von eminenter Bedeutung!

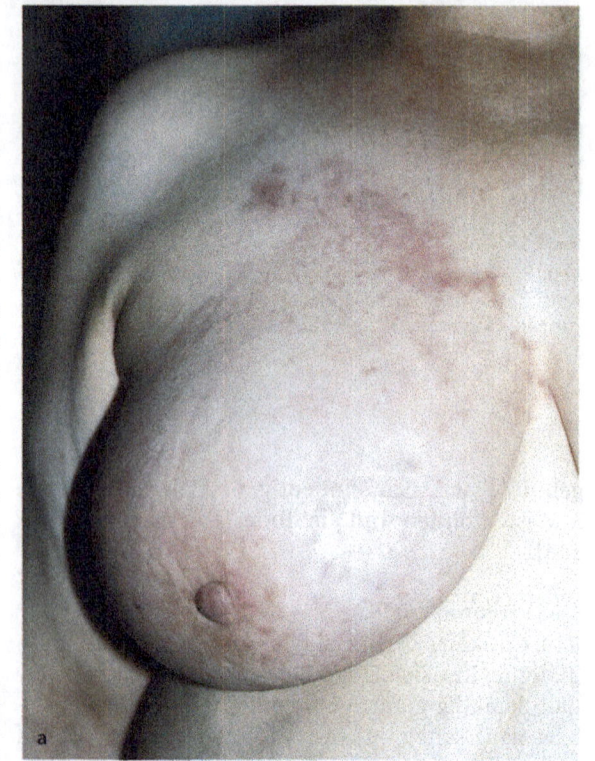

▷

Abb. 5.81 a Klinisch keine ausgedehnte Hautrötung, „peau d'orange". Die Brust ist deutlich wärmer, oberhalb der Mamille eine umschriebene, gut bewegliche, nicht fixierte Verhärtung, regionale Lymphknoten etwas vergrößert

Abb. 5.81 b *seitlich*: unten Verdickung der Haut und des vorderen Faszienblattes (*Pfeil*), ausgedehnte „wolkige", unscharf begrenzte Verschattung (Lymphödem), oberhalb der Mamille, 2 cm großer Rundschatten mit mikrolobulierten Konturen und einigen Streifenschatten, einem invasiven Duktalkarzinom entsprechend

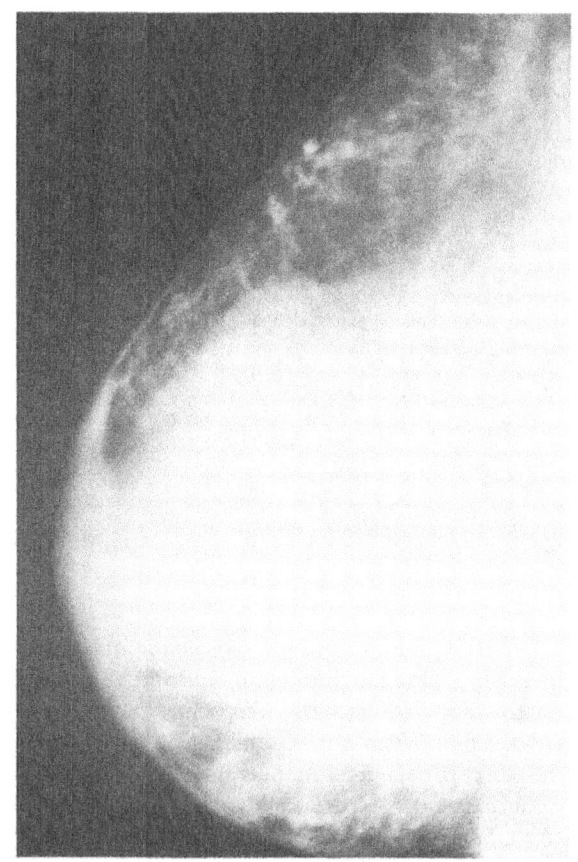

Abb. 5.82. s. Text

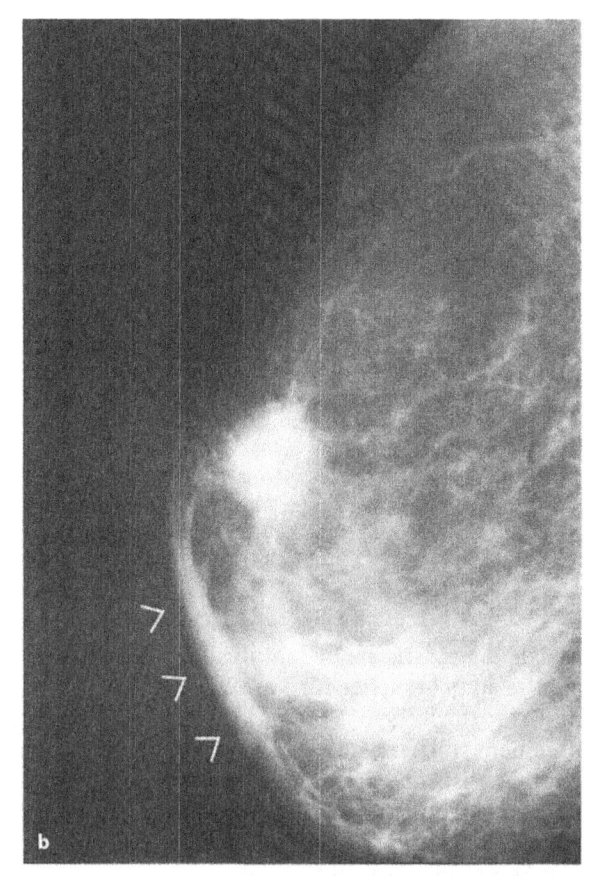

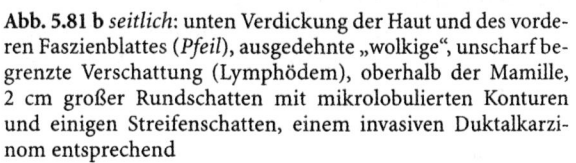

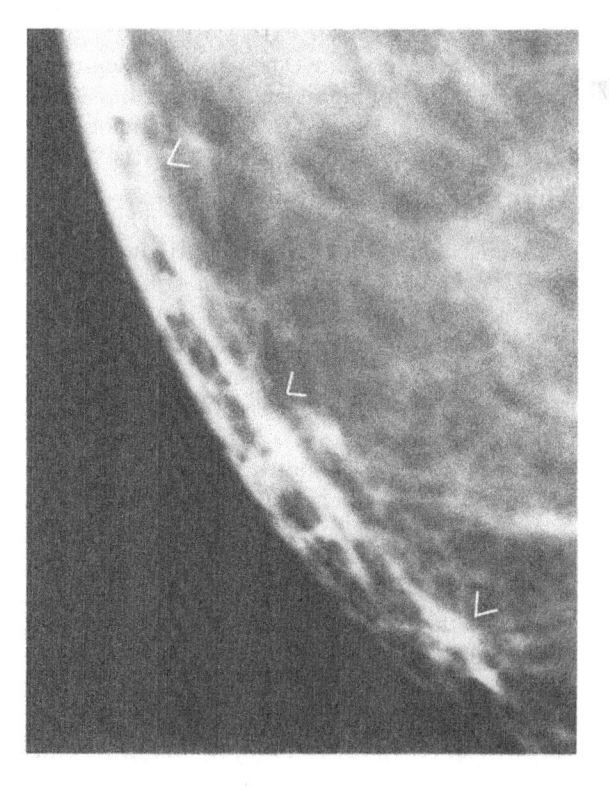

▷
Abb. 5.83. Das vordere Faszienblatt ist ödematös verdickt (*Pfeile*), zwischen Faszienblatt und Haut verdickte Retinacula corii

Man sieht entweder eine ausgedehnte homogene (Abb. 5.80a) oder aber eine großfleckige „landkartenartige" Hautrötung (Abb. 5.80b) der ödematös geschwollenen schweren Brust mit deutlich hervorgetretenen Hautporen (franz. *peau d'orange*: Orangenhaut, Abb. 5.80c). Wenn das inflammatorische Karzinom mit einer Paget-Mamille einhergeht, sieht man eine feine Usurierung (Abb. 5.80d, 5.93) oder aber die völlige Zerstörung der Mamille. Lymphknotenmetastasen sind histologisch in etwa 90% nachweisbar.

Da die erkrankte Brust meistens schwer, groß und schmerzhaft ist, ist sie auch schwer durchtastbar. Vielleicht ist deswegen bei fast der Hälfte der Fälle klinisch ein Knoten nicht zu finden. In solchen

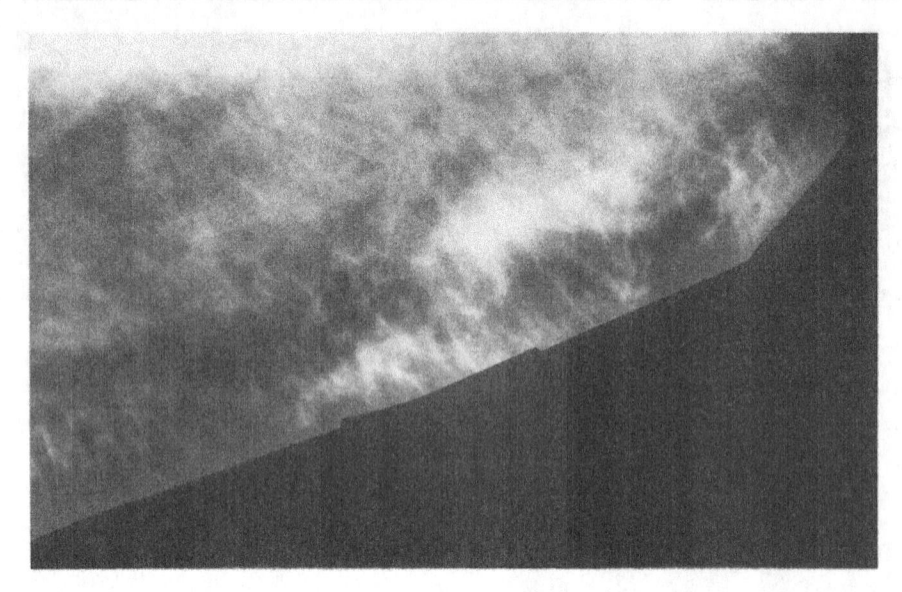

Abb. 5.84. Die ansonsten feinen Trabekel sind sichtbar geworden

Fällen ist es dann *Aufgabe des Mammographers*, das invasive Duktalkarzinom zu entdecken und dadurch den klinischen Verdacht zu erhärten (Abb. 5.81). Wenn nur ein intensiver, diffuser, fast die ganze Brust einnehmender Schatten – ohne charakteristische Mikroverkalkungen – zu sehen ist (Abb. 5.82), kann man nur die Verdachtsdiagnose eines Karzinoms stellen.

Die Verdickung der Haut, des vorderen Faszienblattes (Abb. 5.83), der Retinacula corii und der Bindegewebstrabekel (Abb. 5.84) bestätigen nur das klinisch bereits festgestellte Ödem und sind keine spezifischen mammographischen Zeichen des Karzinoms selbst, zumal sie auch mit Lymphblockaden verschiedener Art und kardialem Anasarka einhergehen können.

Die spezifischen mammographischen Symptome kommen jedoch nicht einmal in der Hälfte der Fälle zur Darstellung (Tumorschatten in 41%, charakteristische Mikroverkalkungen in 33%). Das mammographische Bild des inflammatorischen Karzinoms wird von den unspezifischen Zeichen beherrscht (verdickte Haut: 76%, verdickte Trabekel und Retinacula corii: 78%). Eine Mamillenretraktion und axilläre Lymphknotenvergrößerungen werden etwa nur in je einem Drittel der Fälle gefunden [41, 97].

Wenn eine diffuse, nicht „klassisch" landkartenartige Hautrötung, ohne umschriebene Verhärtung, Tumorschatten oder Mikroverkalkungen vorliegt, muss zuerst eine banale Mastitis ausgeschlossen werden. Da fast bei der Hälfte der inflammatorischen Karzinome eine Überwärmung der Haut festzustellen ist [108], hat dieses Symptom keine differenzialdiagnostische Bedeutung. Fieber und Leukozytose sprechen eher für eine Mastitis, weil sie bei inflammatorischem Karzinom selten vorkommen. In einem solchen Fall kann man ex juvantibus eine antiphlogistische/antibiotische Therapie durchführen. Ich erinnere mich an zwei Fälle, bei denen nach dieser Behandlung die vollständige Rückbildung der Symptome feststellbar war.

Bei dichtem, sehr ödematösem, mammographisch schlecht beurteilbarem Gewebe kann die *Sonographie* weiterhelfen, indem ein echoarmer Herd an der Stelle des invasiven Karzinoms nachweisbar wird.

Die *Kontrastmittel-MRT* erscheint für die Differenzierung zwischen Mastitis und inflammatorischem Karzinom nicht geeignet, da Kontrastmittelanreicherung bei beiden Erkrankungen feststellbar ist ([53], Heywang-Köbrunner, persönliche Mitteilung 2001).

Behandlung: Wenn eine bakterielle Mastitis ausgeschlossen wird, steht der Arzt vor dem Dilemma der Therapie. Das inflammatorische Mammakarzinom hat eine ausgesprochen schlechte Prognose (T4 d!). Vor der Einführung der Chemotherapie waren diese Fälle völlig hoffnungslos. Mehrmals habe ich explosionsartige Tumordisseminationen nach Mastektomien erlebt, die zum rapiden und qualvollen Tod der Patientinnen geführt hatten. Schließlich wurden diese sinnlosen Operationen eingestellt. Auch die mit Bestrahlung kombinierten Mastektomien führten in bis zu 80% zu Rezidiven und weniger als 5% der so behandelten Frauen erlebten das fünfte Jahr [90].

Ein aggressiver Krebs muss auch aggressiv behandelt werden! Die Einführung der systemischen Chemotherapie hat eine dramatische Besserung der Ergebnisse gezeigt. Die 3-jährige Überlebenszeit haben 40–70% erreicht; 50% der Frauen haben das fünfte Lebensjahr erlebt und 35% zehn und mehr Jahre. Auch Spätrezidive sind selten geworden [90].

Heute wird das inflammatorische Mammakarzinom mit einer sogenannten kombinierten systemisch-lokalen Strategie behandelt. Man beginnt die Behandlung mit der Chemotherapie und schließt die Behandlung meistens auch mit dieser ab. Dazwischen erfolgt eine Strahlenbehandlung und – alternativ – eine Mastektomie, deren Wert allerdings umstritten ist, weil sie keine merkbare Besserung bringt [40].

Der *Therapieplan* wird – je nach Toleranz der Patientin – individualisiert. Die Hochdosis-Chemotherapie muss evtl. mit Knochenmarkstransplantation unterstützt werden. Dieses Vorgehen wurde in dem Anderson Cancer Center (Houston) in der letzten Zeit mit postoperativer Bestrahlung noch intensiviert, wodurch noch bessere Rezidivfreiheit und Überlebenszeiten erreicht wurden [105].

Mit Erhöhung der Strahlendosis, Intensivierung der Chemotherapie und Hormonbehandlung haben die Onkologen des Gustave Roussy Instituts (Villejuef-France) sehr gute Ergebnisse erzielt. Am Ende der Behandlung von 53 Frauen konnten sie bei 83% eine komplette Regression feststellen, nur 13% zeigten eine partielle Regression und 4% eine Progression; 66% haben 3 Jahre, 44% 5 Jahre überlebt. Als größtes Problem gelten jedoch die oft vorkommenden Fernmetastasen [77].

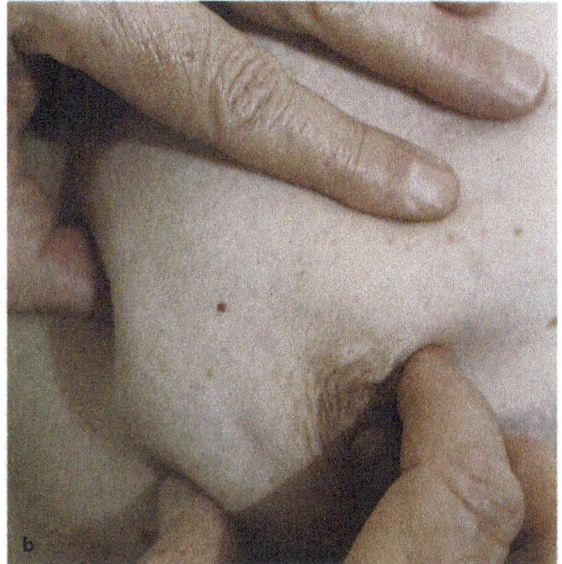

Während die Onkologen einerseits um das Leben der Frauen mit inflammatorischem Karzinom eine echte Sisyphusarbeit leisten, wollen andere diese überaus kranken Brüste konservierend behandeln. Brusterhaltend jedoch kann man solche Fälle nur nach sehr intensiver Strahlenbehandlung operieren, wenn man auch die letzten Tumorreste entfernt hat; die Mastektomie ist die sicherste Lösung [90].

Auch Rekonstruktionen wurden bei Frauen mit inflammatorischem Karzinomen nach systemischlokaler Behandlung und Mastektomie durchgeführt. Von 23 Patientinnen haben nach der Rekonstruktion 16 Rezidive bekommen (6 Lokalrezidive, 10 Fernmetastasen), 12 sind innerhalb von 2 Jahren gestorben [29].

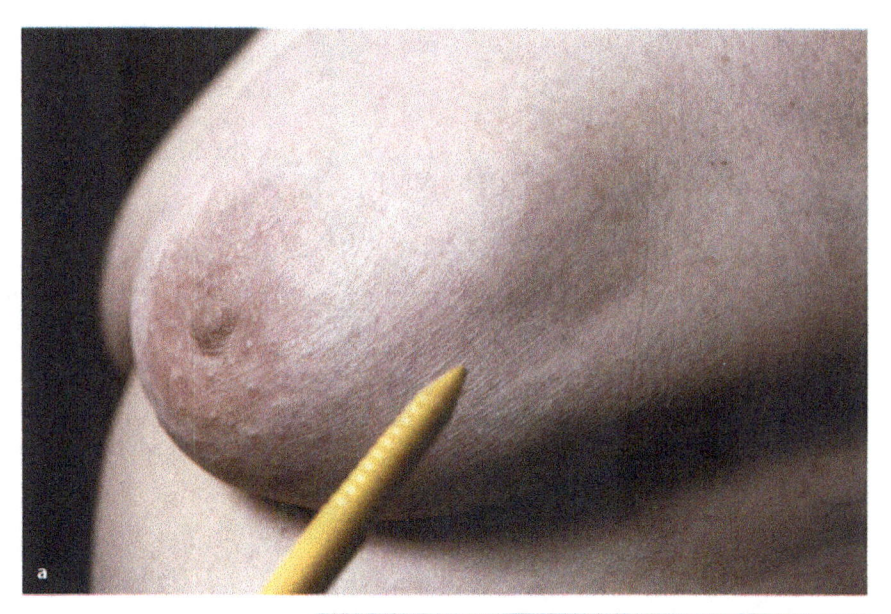

Abb. 5.85a,b. Diese diskrete Hauteinziehung war nur **a** nach Armelevation und **b** nach Kompression der Brust mit beiden Daumen und Zeigefingern feststellbar

210　Kapitel 5　**Maligne und benigne lobuläre und duktale Veränderungen mit Umgebungsreaktionen**

Die histologische Bestätigung durch Hautbiopsie ist im Falle einer eindeutigen klinischen und mammographischen Diagnose nicht notwendig. Wenn sie trotzdem durchgeführt wird, kann es bei der Hälfte der Fälle vorkommen, dass der Pathologe die klassischen histologischen Zeichen (dilatierte Lymphbahnen mit Tumorembolien) nicht findet. Auch wiederholte Hautbiopsien können histologisch negativ bleiben. – Eine wirklich tückische Krankheit!

Die Retraktion der Haut und der Mamille

Sie wird in 1–5 % der Karzinome gefunden [74]. Als Ursache dieses Symptoms macht man die Schrumpfung der Cooper-Ligamente durch die Invasion bzw. die schrumpfende periduktale Fibrose des invasiven Duktalkarzinoms verantwortlich. So ist es nicht verwunderlich, dass die rein medullären Karzinome mit relativ niedriger Infiltrationstendenz praktisch keine Hauteinziehungen verursachen [116]. Diese Beobachtung gilt auch für die muzinösen Karzinome.

Man kann die folgenden Formen unterscheiden:

- Umschriebene Hauteinziehung mit Plateau-Phänomen. Diese Veränderung kommt meistens nur nach sehr sorgfältiger Untersuchung und mit Hilfsgriffen zur Darstellung und zwar: Elevation der Arme über den Kopf, Hüfthaltung der Arme und Spannen des M. pectoralis sowie Vorbeugen des Oberkörpers, Zusammendrü-

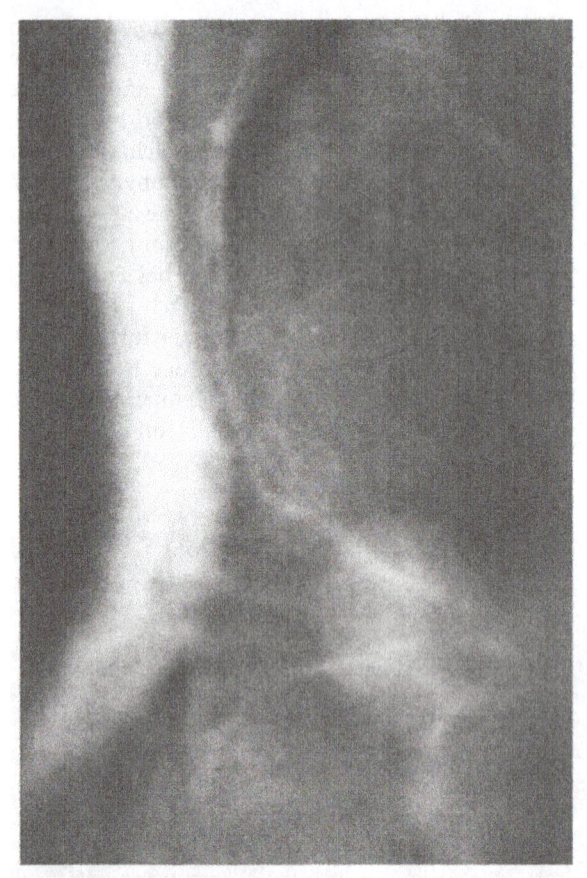

Abb. 5.86. Scheibenradiogramm: der Invasionsherd ist mit der verdickten Haut durch intraduktale Anteile des Karzinoms verbunden, histologisch bestätigt

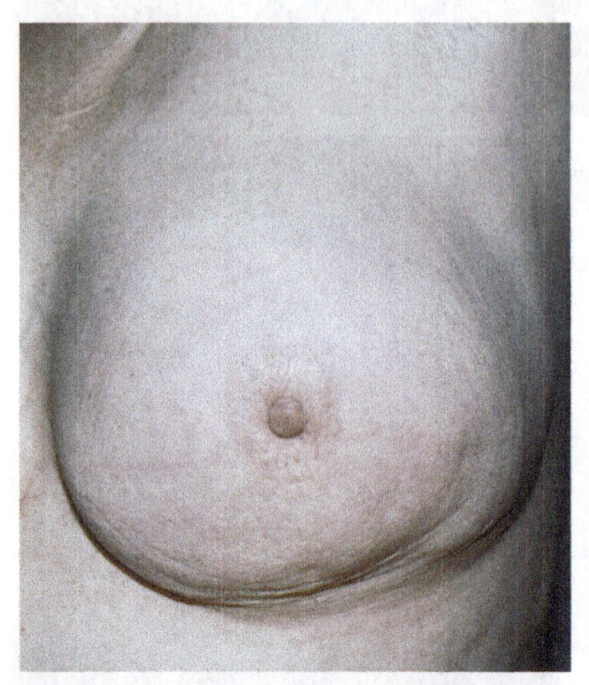

Abb. 5.87. s. Text

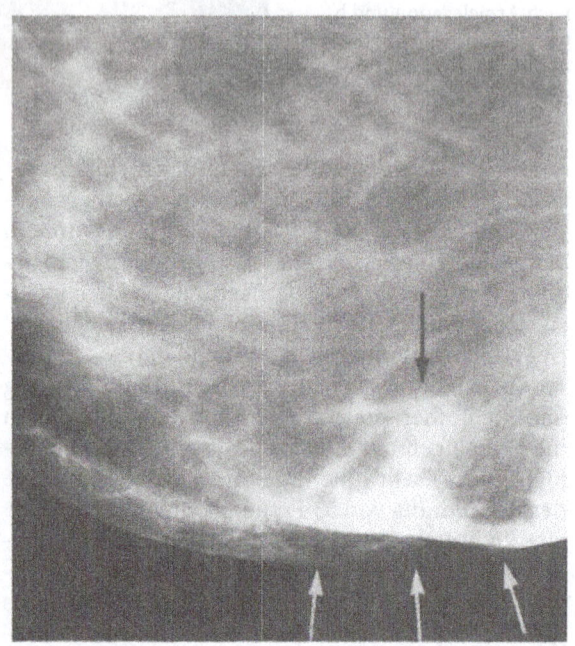

Abb. 5.88. s. Text

cken der Haut mit beiden Daumen und Zeigefingern (Abb. 5.85). In solchen Fällen werden die diskreten Hauteinziehungen nur mit viel Geduld und bei entsprechend eingestellter Lampe darstellbar. Einmal habe ich eine etwa daumenkuppengroße Delle mit umschriebener Hautverdickung gefunden, deren Eigenart die bis in die Haut laufenden intraduktalen Anteile (Spicula!) des hautnah liegenden invasiven Karzinoms war (Abb. 5.86). Die Veränderung lag genau in der Mamillarlinie. Hier handelte es sich höchstwahrscheinlich um eine unvollständige akzessorische Mamma mit invasivem Duktalkarzinom und dazugehörender extensiver intraduktaler Komponente.

Beim Hochheben der Arme sieht man manchmal eine Unterbrechung der ansonsten harmonisch kreisbogig verlaufenden unteren Brustkontur (Abb. 5.87). Hinter einer solchen so genannten Konturunterbrechung „steckt" fast immer ein invasives Karzinom. Ganz selten kommt als Ursache das so genannte „Büstenhalter-Drucksyndrom" zu Tage [68, 84]. Es handelt sich hier um eine reaktive Fibrose an der Druckstelle eines engen Büstenhalters (Abb. 5.88).

- Ausgedehnte Hauteinziehungen kommen bei multizentrischen bzw. multifokalen invasiven Karzinomen vor (Abb. 5.89). Da die invasiv-lobulären Karzinome von Natur aus multiinvasiv sind, habe ich bei ILC dieses Symptom öfter gesehen als bei IDC.

Für die Mamillenretraktion, -deviation und -fixation sind retromamilläre schrumpfende fibrotische

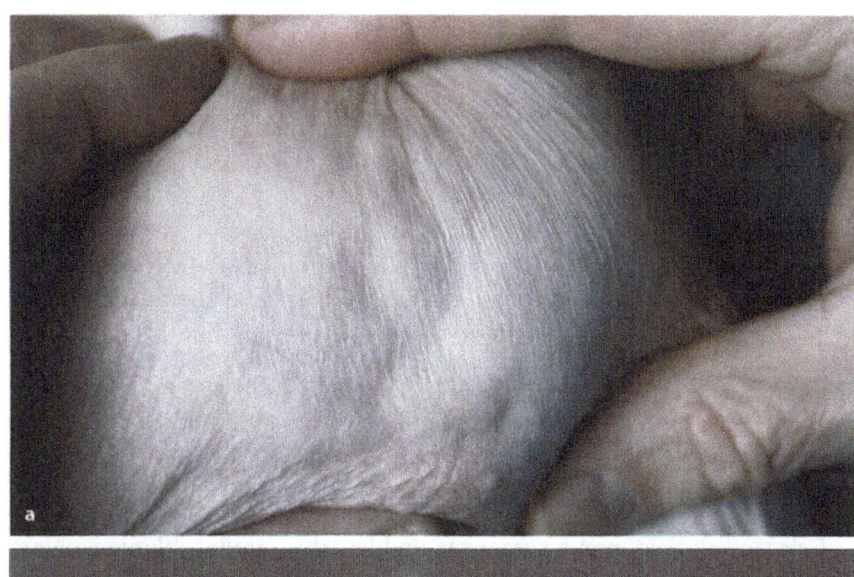

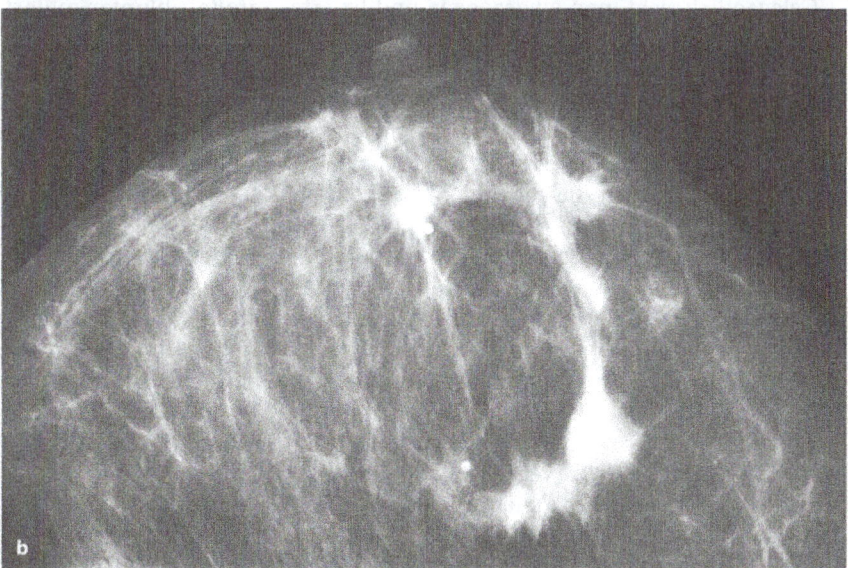

Abb. 5.89a,b. s. Text

Abb. 5.90. Retraktion und Fixation der Brustwarze bei einem Mammakarzinom

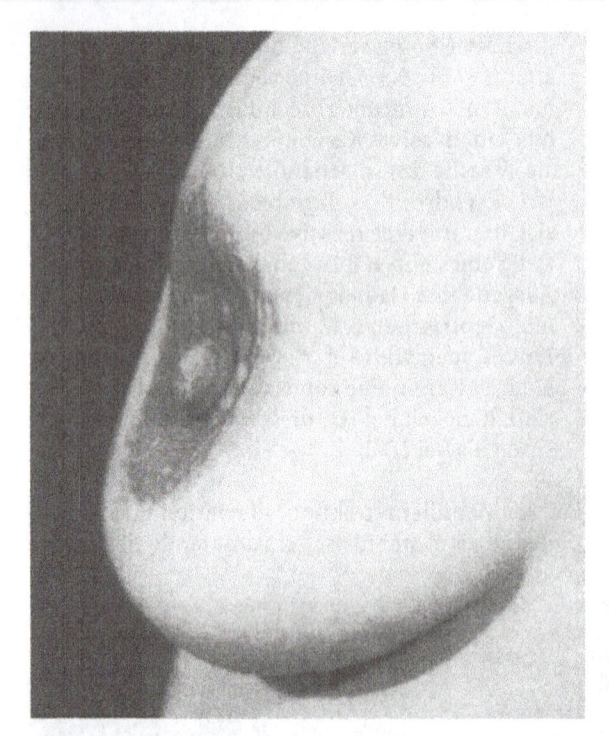

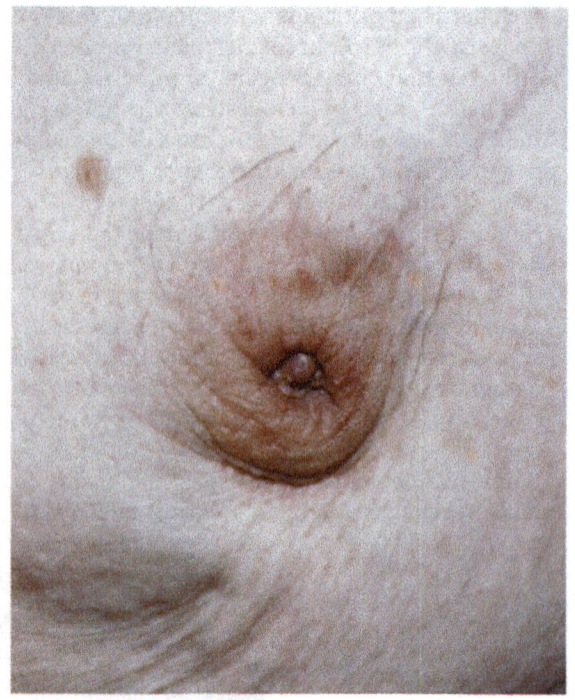

Abb. 5.91. s. Text

Prozesse verantwortlich. Die Retraktion geht in fast 60% der Fälle mit Karzinombefall der Brustwarze einher [32]. Mamillenretraktionen kommen in 4% der Brustkrebse vor. Man sieht sie sowohl bei invasiv-duktalen als auch bei invasiv-lobulären Karzinomen. Sie müssen nicht direkt retromamillär lokalisiert sein: auch ein in der Tiefe der Brust lokalisiertes Karzinom kann zur Retraktion und Fixation der Brustwarze führen (Abb. 5.90).

Gelegentlich sieht man eingezogene und fixierte Brustwarzen als Folge einer chronischen Galaktophoritis mit schrumpfender, periduktaler Fibrose.

Da die retromamilläre Region meistens schattenintensiver als die übrige Brust ist, werden hier kleine Karzinome des öfteren übersehen. Im Zweifel kann die Sonographie oder die diagnostische Exzision weiterhelfen [69].

Die brusterhaltende Behandlung retromamillärer Karzinome ist nicht mehr kontraindiziert, wie man es früher postulierte. Neuere Beobachtungen berichten von Rezidivfreiheiten nach brusterhaltender Therapie bis zu 96 Monaten, im Durchschnitt 34 Monate [69].

Man darf die retrahierte Mamille nicht mit der angeborenen Schlupfwarze verwechseln (Abb. 5.91). Letztere hat keinen Krankheitswert, es sei denn, dass infolge mangelhafter Hygiene eine chronische Thelitis mit retromamillärer reaktiver Fibrose entsteht. In diesem Fall ist die ansonsten meistens leicht herausdrückbare Schlupfwarze fixiert.

Exulzerierung
Oberflächlich liegende Mammakarzinome können gelegentlich exulzerieren (Abb. 5.92). Heute – jedenfalls in Westeuropa – müssen Patientin und/oder Arzt eine gehörige Ignoranz haben, wenn ein Karzinom das Stadium der Exulzerierung erreicht. Faustgroße, blumenkohlartige, blutende exulzerierte Mammakarzinome habe ich in den letzten 30 Jahren nicht gesehen; sie kommen jedoch leider noch immer vor.

Große subkutan liegende, medulläre Karzinome können – wenn sie exulzerieren – erschreckender aussehen als sie sind [116].

Hautmetastasen
Sie sind nach Ablatio mammae im Narbenbereich keine Rarität. Selten kommt es jedoch vor, dass Karzinome in die Haut kontinuierlich einwachsen und in der Umgehung dieser Einbrüche linsengroße (lentikuläre), flache oder über Hautniveau erhabene rötliche Knötchen bilden ([11]; Abb. 5.93).

Hämatome
Spontane Hämatome können wegen Gefäßwandarrosion durch ein Karzinom entstehen (Abb. 5.94).

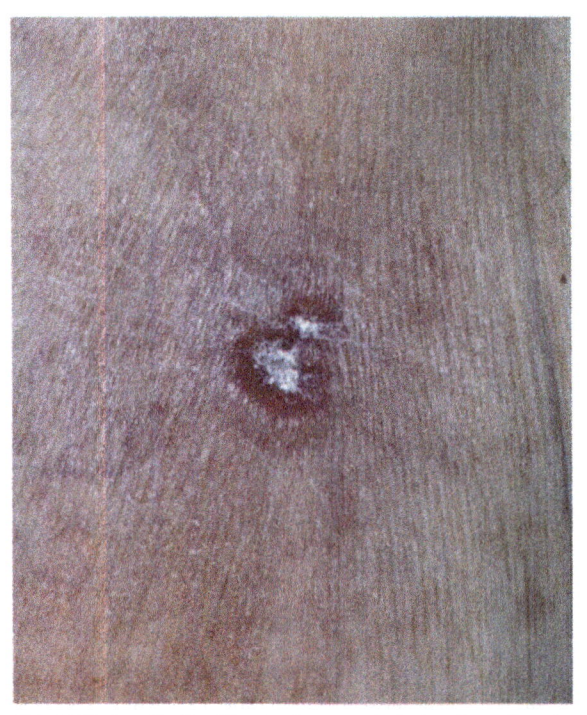

Abb. 5.92. Lentikuläre Hautmetastasen bei einer lymphangiosis carcinomatosa

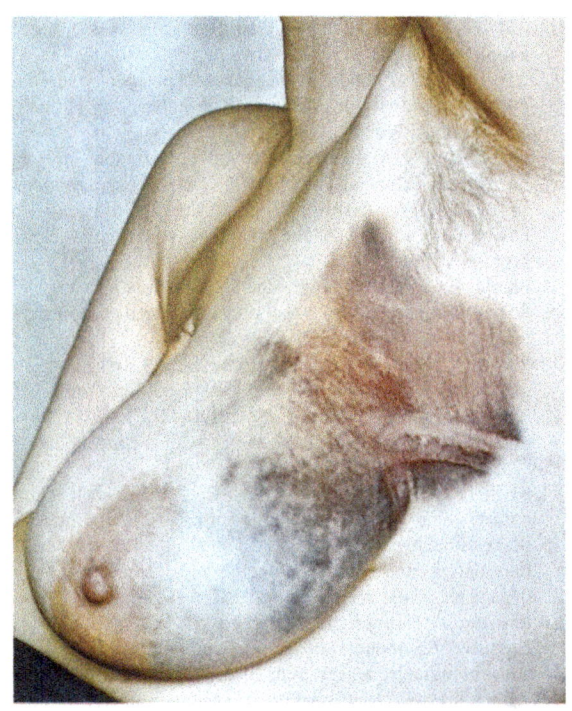

Abb. 5.94. s. Text

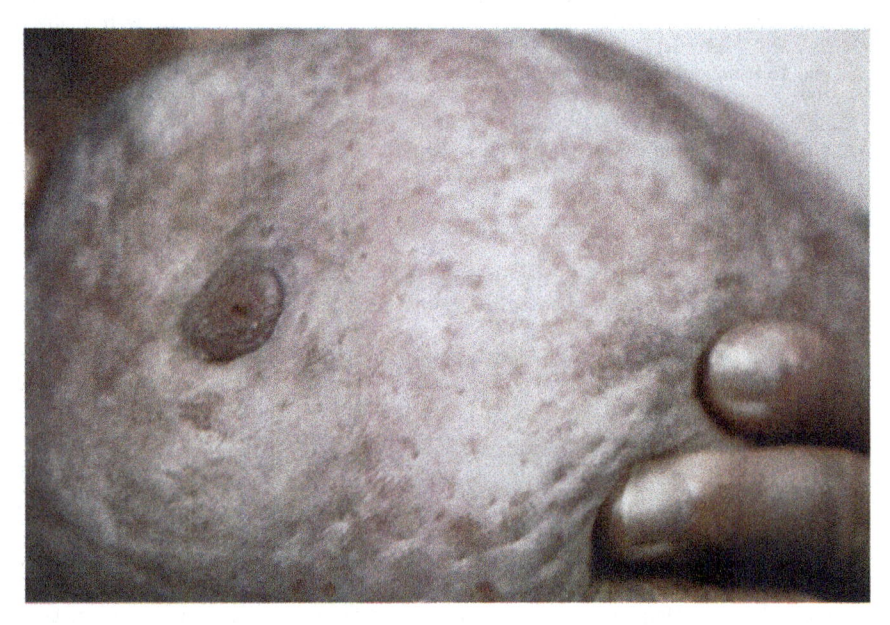

Abb. 5.93. s. Text

Literatur

1. Adler DD, Helvie MA, Oberman HA et al. (1990) Radial sclerosing lesions of the breast: mammographic features. Radiology 176: 737–740
2. Adler OB, Engel A (1990) Invasive lobular carcinoma. Mammographic pattern. Röfo 152: 460–462
3. Ahmed A (1979) Ultrastructural aspects of human breast disease. In: Azzopardi JG (ed) Problems in the breast. In: Bennington JL (ed) Major problems in pathology; vol 11. Saunders, London Philadelphia Toronto
4. Ahmed A (1992) Diagnostic breast pathology. Churchill Livingstone, Edinburgh London Madrid
5. Anderson TJ, Battersby S (1985) Radial scars of benign and malignant breasts: comparative features and significance. J Pathol 147: 23–32
6. Ashikari R, Huvos AG, Urban JA et al. (1973) Infiltrating lobular carcinoma of the breast. Cancer 31: 110–116

7. Autz GR, Conant EF (1993) Case of season. Semin Roentgenol 28: 177–181
8. Azzopardi JG (1979) Problems in breast pathology. In: Bennington JL (ed) Major problems in pathology; vol 11. Saunders, London Philadephia Toronto
9. Barth V (1994) Mammographie. Enke, Stuttgart
10. Bassett LW, Jahan R, Fu YS (1997) Invasive malignancies. In: Bassett LW, Jackson V, Jahan R, Fu YS, Gold RH (eds) Diagnosis of diseases of the breast. Saunders, Philadelphia London Toronto
11. Bässler R (1978) Pathologie der Brustdrüse. In: Doerr, Seifert, Uehlinger Spezielle pathologische Anatomie. Bd 11. Springer, Berlin Heidelberg New York
12. Bässler R (1997) Mamma. In: Remmele W (Hrsg) Pathologie. Bd 4. Springer, Berlin Heidelberg New York Tokio
13. Baum F, Fischer U, Füzesi L et al. (2000) Die radiäre Narbe in der KM-gestützten MR-Mammographie. Röfo 172: 817–823
14. BI-RADS (1998) Illustrated breast imaging reporting and data systems. 3rd edn. Am College of Radiology, Resten
15. Blakeley S, Fornage BD, Rapini RP et al. (1994) Ductal carcinoma after conservative management of Paget's disease of the breast: a case report. Brest Dis 7: 361–366
16. Bobrow LG, Happerfield LC, Gregory WM et al. (1994) The classification of ductal cacinoma in situ and its association with biological markers. Sem Diagn Pathol 11: 199–207
16a. Bork K (1995) Haut und Brust. Gustav Fischer, Stuttgart
17. Bouvet M, Ollila DW, Hunt KK et al. (1997) Role of conservation therapy for invasive lobular carcinoma of the breast. Ann Surg Oncol 4: 650–654
18. Bulens P, Vanuytsel L, Rijnders et al. (1990) Breast conserving treatment of Paget's disease. Radiother Oncol 17: 305–309
19. Burrell HC, Sibbering DM, Wilson AR et al. (1996) Screening interval breast cancers: mammography features and prognostic faktors. Radiology 199: 811–817
20. Butler RS, Venta LA, Wiley EL et al. (1999) Sonographic evaluation of infiltrating lobular carcinoma. AJR 172: 325–330
21. Cady B, Stone MD (1990) Selection of breast-preservation therapy for primary invasive breast carcinoma. Surg Clin North Am 70: 1047–1059
22. Campbell ID, Theaker JM, Royle GT et al. (1991) Impact of an extensive in situ component on the presence of residual disease in screen detected breast cancer. J Royal Soc Mes 84: 652–656
23. Cardenosa G, Doudna C, Eklund GW (1994) Mucinous (colloid) breast cancer: clinical and mammographic findings in 10 patients. AJR 162: 1077–1079
24. Carstens PHB, Huvos AG, Foote FW et al.(1972) Tubular carcinoma of the breast: a clinicopathologic study of 35 cases. Am J Clin Pathol 58: 231–238
25. Carter D (1986) Margins of „lumpectomy" for breast cancer. Hum Pathol 17: 330–332
26. Carter D (1990) Interpretation of breast biopsies (2nd edn). Raven, New York
27. Carter D, Pipkin RD, Shepard RH et al. (1978) Relationship of necrosis and tumor border to lymph node metastases and 10-year survival in carcinoma of the breast. Am J Surg 2: 39–46
28. Chang S, Parker SL, Pham T et al. (1998) Inflammatory breast carcinoma incidence and survival. Cancer 82: 2366–2372
29. Chin PL, Andersen JS, Somlo G et al. (2000) Esthetic reconstruction after mastectomy for inflammatory breast cancer: Is it worthwhile? J Am Coll Surg 190: 304–309
30. Chung MA, Cole B, Wanebo HJ et al. (1997) Optimal surgical treatment of invasive lobular carcinoma of the breast. Ann Surg Oncol 4: 545–550
31. Ciatto S, Morrone D, Catarzi S et al. (1993) Radial scars of the breast: review of 38 consecutive mammographic diagnoses. Radiology 187: 757–760
32. Citoler P, Zippel HH (1974) Carcinombefall der Mamille bei Mammacarcinomen. Gynäkologe 7: 186–189
33. Cohen MA, Sferlazza SJ (2000) Role of sonography on evaluation of radial scars of the breast. AJR 174: 1075–1078
34. Conant EF, Dillon RL, Palazzo J et al. (1994) Imaging findings in mucin-containing carcinomas of the breast: correlations with pathologic features. AJR 163: 821–824
35. Connolly JL, Schnitt SJ (1988) Evaluation of breast biopsy specimens in patients considered for treatment by conservative surgery and radiation therapy for early breast cancer. Pathol Ann 17
36. Cornford EF, Wilson AR, Athanassiou E et al. (1995) Mammographic features of invasive lobular and invasive ductal carcinoma of the breast: a comparative analysis. Br J Radiol 68: 450–453
37. Cornil V, Ranvier L (1869) Manuel d'histologie pathologie. Germer Bailliere, Paris
38. Coveney EC, Geraghty JG, O'Laoide R et al. (1994) Reasons underlying negative mammography in patients with palpable breast cancer. Clin Radiol 49: 123–125
39. Daly CA, Apthorp L, Field S (1998) Second round cancers: How many were visible on the first round of the UK national breast screening programme, three years earlier? Clin Radiol 53: 25–28
40. De Boer RH, Allum WH, Ebbs SR et al. (2000) Multimodality therapy inflammatory breast cancer: is there an place for surgery? Ann Oncol 11: 1147–1153
41. Dershaw DD, Moore MP, Liberman L et al. (1994) Inflammatory breast carcinoma: mammographic findings. Radiology 190: 831–834
42. DiBiase SJ, Komarnicky LT, Schwartz GF et al. (1998) The number of positive margins influences the outcome of women treated with preservation for early stage breast carcinoma. Cancer 82: 2212–2220
43. Dixon JM, Anderson TJ, Page DL et al. (1983) Infiltrating lobular carcinoma of the breast: an evaluation of the incidence and consequence of bilateral disease. Br J Surg 70: 513–516
44. Du Toit RS, Rensburg PSJ van, Goedhals L (1988) Paget's disease of the breast. S Afr Med J 73: 95–97
45. Duncan KA, Needham G, Gilbert FJ et al. (1998) Incident round cancers: What lessons can we learn? Clin Radiol 53: 29–32
46. Elson BC, Helvie MA, Frank TS et al. (1993) Tubular carcinoma of the breast. AJR 161: 1173–1176
47. Fechner RE (1972) Infiltrating lobular carcinoma without lobular carcinoma in situ. Cancer 29: 1539–1545
48. Fechner RE (1975) Histology variants of infiltrating lobular carcinoma of the breast. Human Pathol 6: 373–378
49. Field S, Michell MJ, Wallis MGW et al. (1995) What should be done about interval breast cancers? Br Med J 310: 203–204
50. Finlay ME, Liston JE, Lunt LG et al. (1994) Assessment of the role of ultrasound in the differentiation of radial scars and stellate carcinomas of the breast. Clin Radiol 49: 52–55
51. Fischer U (2000) Lehratlas der MR-Mammographie. Thieme, Stuttgart New York

52. Fischer U, Kopka L, Grabbe E (1999) Breast carcinoma: effect of preoperative contrast-enhanced MR imaging on the therapeutic approach. Radiology 213: 881-888
53. Fischer U, Vosshenrich R, Heyden D von et al. (1994) Entzündliche Veränderungen der Mamma - Indikation zur MR-Mammographie? Röfo 161: 307-311
54. Fisher B (1989) Entwicklung, Technik und Ergebnisse der brusterhaltenden Therapie. In: Bohmert H (Hrsg) Brustkrebs. Thieme, Stuttgart New York
55. Fisher ER, Palekar AS, Sass R et al. (1983) Scar cancers: pathologic findings from the national surgical adjuvant breast project (Protocol No. 4) - IX. Breast cancer research and treatment 3: 39-59
56. Fisher ER, Sass R, Fisher B et al. (1986) Pathologic findings from the National Surgical Adjuvant Breast Project (Protocol 6) II. Relation of local breast recurrence to multicentricity. Cancer 57: 1717-1724
57. Flanagan FL, McDermott MB, Barton PT et al. (1996) Invasive breast cancer: Mammographic measurement. Radiology 199: 819-823
58. Foote FW, Stewart FW (1941) Lobular carcinoma in situ. Am J Pathol 17: 491-496
59. Fourquet A, Campana F, Vielh P et al. (1987) Paget's disease of the nipple without detectable breast tumor: conservative management with radiation therapy. J Radiat Oncol Biol Phys 13: 1463-1465
60. Framarino dei Malatesta M, Fiorelli C, Bandiera AF et al. (1995) Infiltrating lobular carcinoma of the breast (ILC). Eur J Gynecol Oncol 16: 36-39
61. Francis M, Cakir B, Bilous M et al. (1999) Conservative surgery and radiation therapy for invasive lobular carcinoma of the breast. Aust NZ J Surg 69: 450-454
62. Friedrich M (1999) Lehratlas der Mammographie. Wissenschaftliche Verlagsgesellschaft, Stuttgart
63. Frouge C, Tristant H, Guinebretière JM et al. (1995) Mammographic lesions suggestive of radial scars : microscopic findings in 40 cases. Radiology 195: 623-625
64. Gad A, Azzopardi JG (1975) Lobular carcinoma of the breast: a special variant of mucin-secreting carcinoma. J Clin Pathol 28: 711-716
65. Gage I, Schnitt SJ, Nixon AJ et al. (1996) Pathologic margin involvement and the risk of recurrence in patients treated with breast-conserving therapy. Cancer 78: 1921-1928
66. Gallager HS, Martin JE (1969) Early phases in the development of breast cancer. Cancer 24: 1170-1178
67. Gallager HS, Martin JE (1969) The study of mammary carcinoma by mammography and whole organ sectioning. Cancer 23: 855-873
68. Gershon-Cohen J (1970) Atlas of mammography. Springer, Berlin Heidelberg New York
69. Giess CS, Keating DM, Osborne MP et al. (1998) Retroareolar breast carcinoma: clinical, imaging, and histpathologic features. Radiology 207: 669-673
70. Goodman DNF, Boutross-Tadross O, Jong RA (1995) Mammographic features of pure mucinous carcinoma of the breast with pathological correlation. Can Assoc Radiol J 46: 296-301
71. Greenberg ML, Camaris C, Psarianos T et al. (1997) Is there a role for fine-needle aspiration in radial scar/complex sclerosing lesions of the breast? Diagn Cytpathol 16: 537-542
72. Greenstein-Orel S, Evers K, Yeh IT et al. (1992) Radial scar with microcalcifications: radiologic-pathologic correlation. Radiology 183: 479-482
73. Gupta SK, Douglas-Jones AG, Fenn N et al. (1997) The clinical behavior of brest carcinoma is probably determines at preinvasive stage (ductal carcinoma in situ). Cancer 80: 1740-1745
74. Haagensen CD (1986) Diseases of the breast; 3rd edn. Saunders, Philadelphia London Toronto
75. Hamperl H (1974) Zur Frage des Carcinoma tubulare der Mamma und der Einteilung der Mammacarcinome des Menschen. Z Krebsforsch 81: 181-191
76. Hamperl H (1975) Strahlige Narben und obliterierende Mastopathie. Virch Arch Pathol Anat Histo 369: 55-68
77. Hasbini A, Le Pechoux C, Roche B et al. (2000) Alternating chemotherapy and hyperfractionated accelerated radiotherapy in non-metastatic inflammatory breast cancer. Cancer Radiother 4: 265-273
78. Healey EA, Osteen RT, Schnitt SJ et al. (1989)Can the clinical and mammographic findings at presentation predict the presence of an extensive intraductal component in early stage breast cancer? Int J Radiat Oncol 17: 1217-1221
79. Hellriegel KP (1990) Brusterhaltende Therapie beim Mammakarzinom - Indikation und Konsequenzen. Ergebnisse einer multidisziplinären Konsensustagung Berlin. 2. und 3. Nov. 1989 Pathologe 11: 316-318
80. Helvie MA, Paramagul C, Oberman HA et al. (1993) Invasive lobular carcinoma: imaging features and clinical detection. Invest Radiol 28: 202-207
81. Heywang-Köbrunner SH, Schreer I (1996) Bildgebende Mammadiagnostik. In: Mödder G (Hrsg) Referenz-Reihe-Radiologische Diagnostik. Thieme, Stuttgart New York
82. Heywang-Köbrunner SH, Viehweg P, Heinig A et al. (1997) Contrast-enhanced MRT of the breast: accuracy, value, controversies, solutions. Eur J Radiol 24: 94-108
83. Hilleren DJ, Andersson IT, Lindholm K et al. (1991) Invasive lobular carcinoma: mammographic findings in a 10-year experience. Radiology 178: 149-154
84. Hoeffken W, Lanyi M (1993) Röntgenuntersuchung der Brust. Thieme, Stuttgart
85. Holland R (1999) Benigne und maligne Veränderungen der Mamma. In: Dronkers DJ, Hendriks JHCL, Holland R, Rosenbusch G (Hrsg) Radiologische Mammadiagnostik. Thieme, Stuttgart New York
86. Holland R, Connolly JL, Gelman R et al. (1990) The presence of an extensive intraductal component following a limited excision correlates with prominent residual disease in the remainder of the breast. J Clin Oncol 8: 113-118
87. Holland R, Hendriks JHCL, Mravunac M (1983) Mammographically occult breast cancer. Cancer 52: 1810-1819
88. Holland R, Hendriks JHCL, Verbeek ALM et al. (1990) Extent, distribution, and mammographic/ histological correlations of the breast ductal carcinoma in situ. Lancet 335: 519-522
89. Holland R, Veling SHJ, Mravunac M et al. (1985) Histologic multifocality of Tis, T1-2 breast carcinomas, implications for clinical trials of breast-conserving surgery. Cancer 56: 979-990
90. Hortobagyi GN, Singletary SE, McNeese MD (1996) Treatment of localy advanced and inflammatory breast cancer. In: Harris JR, Lippman ME, Morrow M, Hellman S (eds) Diseases of the breast. Lippincott Raven, New York
91. Howell A, Harris M (1985) Infiltrating lobular carcinoma of the breast. Br Med J 291: 1371
92. Jacobaeus HC (1904) Pagets disease und sein Verhältnis zum Milchdrüsenkarzinom. Virch Arch Pathol Anat 178: 124-142
93. Jacobs TW, Byrne C, Colditz G et al. (1999) Radial scars in

benign breast-biopsy specimens and risk of breast cancer. N Engl J Med 340: 430–436
94. Kinkel K, Gilles R, Féger C et al. (1994) Focal areas of increased opacity in ductal carcinoma in situ of the comedo type: mammographic-pathologic correlation. Radiology 192: 443–446
95. Komaki K, Sakamoto G, Sugano H et al. (1988) Mucinous carcinoma of the breast in Japan. Cancer 61: 989–996
96. Krecke KN, Gisvold JJ (1993) Invasive lobular carcinoma of the breast: Mammographic findings and extent of disease of diagnosis in 184 patients. AJR 161: 957–960
97. Kushwaha AC, Whitman GJ, Stelling CB et al. (2000) Primary inflammatory carcinoma of the breast: retrospective review of mammographic findings. AJR 174: 353–358
98. Lagios MD (1992) Pathologic features related to local recurrence following lumpectomy and irradiation. Semin Surg Oncol 8: 122–128
99. Lagios MD, Gates EA, Westdahl PR et al. (1979) A guide to the frequency of nipple involement in breast cancer. Am J Surg 138: 135–142
100. Lanyi M, Stiens R, Stiletto M (1994) Intraduktale Anteile und Mikroinvasionsherde beim duktalen Mammakarzinom im Mammogramm. Röfo 161: 195–200
101. Le Gal M, Olliver L, Asselain B et al. (1992) Mammograhic features of 455 invasive lobular carcinomas. Radiology 185: 705–708
102. Lee JS, Grant CS, Donohue JH et al. (1995) Arguments against routine contralateral mastectomy or undirected biopsy for invasive lobular breast cancer. Surgery 118: 640–647
103. Leibman AJ, Lewis M, Kruse B (1993) Tubular carcinoma of the breast: mammographic appearance. AJR 160: 263–265
104. Leifland K, Lundquist H, Mare K et al. (2000) Pre-operative simultaneous stereotatic core biopsy and fine needle aspiration biopsy in the diagnosis of invasive lobular breast carcinoma. Acta Radiol 41: 57–60
105. Liao Z, Strom EA, Buzdar AU et al. (2000) Locoregional irradiation for inflammatory breast cancer: effectiveness of dose escalation in decreasing recurrence. Int Radiat Oncol Biol Phys 47: 1191–2000
106. Liberman L, Larenta LR, Samli B et al. (1996) Overdiagnosis of medullary carcinoma: a mammographic-pathologic correlative study. Radiology 201: 443–446
107. Linell F, Ljungberg O, Andersson I (1981) Brustkarzinom. Pathologe 2: 150–155
108. Lucas FV, Perez-Mesa C (1978) Inflammatory carcinoma of the breast. Cancer 41: 1595–1605
109. Lüttges J, Kalbfleisch H, Prinz P (1987) Nipple involvement and multicentricity in breast cancer. A study on whole organ sections. J Cancer Res Clin Oncol 113: 481–487
110. Maes RM, Dronkers DJ, Hendriks JHCL et al. (1997) Do non-specific minimal signs in a biennial mammographic breast cancer screening programme need further diagnostic assessment? Br J Radiol 70: 34–38
111. Mai KT, Yazdi HM, Isotalo PA (2000) Resection margin status in lumpectomy specimens of infiltrating lobular carcinoma. Breast Cancer Res Treat 60: 29–33
112. Mallek R, Mostbeck GH, Lösch A et al. (1994) Die extensiv intraduktale Komponente von invasiven duktalen Mammakarzinomen – Stellenwert der Mammographie. Röfo 160: 164–167
113. Martinez V, Azzopardi JG (1979) Invasive lobular carcinoma of the breast: incidence and variants. Histopathology 3: 467–488
114. Martinez-Hernandez A, Francis DJ, Silverberg SG (1977) Elastosis and other stromal reactions in benign and malignant breast tissue. Cancer 40: 700–706
115. Mazy G, van Bogaert LJ, Jeahmart L et al. (1975) La definition de l'image spiculaire des cancers mammaires. J Radiol Electrol 56 [Suppl] 1: 312–313
116. McDivitt RW, Stewart FW, Berg JW (1968) Tumors of the breast Armed Forces Institute of Pathology, Washington DC
117. Mendelson EB, Harris KM, Doshi N et al. (1989) Infiltrating lobular carcinoma: mammographic patterns with pathologic correlation. AJR 153: 265–271
118. Meyer JE, Amin E, Lindfors KK et al. (1989) Medullary carcinoma of the breast: mammographic and US appearance. Radiology 170: 79–82
119. Mitnick JS, Gianutsos R, Pollack AH et al. (1999) Tubular carcinoma of the breast: Sensitivity of diagnostic techniques and correlation with histopathology. AJR 172: 319–323
120. Mitnick JS, Vazquez MF, Harris MN et al. (1989) Differentiation of radial scar from scirrhous carcinoma of the breast: mammographic-pathologic correlation. Radiology 173: 697–700
121. Moore MM, Borossa G, Imbrie JZ et al. (2000) Association of infiltrating lobular carcinoma with positive surgical margins after breast-conservation therapy. Ann Surg 231: 877–882
122. Muir R (1935) The pathogenesis of Paget's disease of the nipple and associated lesions. Br J Surg 22: 728–737
123. Muir R, Aitkenhead AC (1934) The healing of intra-duct carcinoma of the mamma. J Pathol Bact 38: 117–127
124. Muller JWT (1999) Umschriebene/zirkumskripte Verdichtungen. In: Dronkers DJ, Hendricks JHCL, Holland R, Rosenbusch G (eds) Radiologische Mammadiagnostik. Thieme, Stuttgart New York
125. Mumtaz H, Hall-Craggs MA, Davidson T et al. (1997) Staging of symptomatic primary breast cancer with MR imaging. AJR 169: 417–424
126. Newstead GM, Baute PB, Toth HK (1992) Invasive lobular and ductal carcinoma; mammographic findings and stage at diagnosis. Radiology 184: 623–627
127. Nielsen M, Christensen L, Andersen J (1987) Radial scars in women with breast cancer. Cancer 59: 1019–1025
128. Nielsen M, Jensen J, Andersen JA (1985) An autopsy study of radial scar in the female breast. Histopathology 9: 287–295
129. Nielsen NSM, Nielsen BB (1986) Mammographic features of sclerosing adenosis presenting as a tumor. Clin Radiology 37: 371–373
130. Paget Sir J (1874) Disease of the mammary areola, preceding cancer of the mammary gland. St. Bartholomews Hospital 10: 87–89
131. Paramagul CP, Helvie MA, Adler DD (1995) Invasive lobular carcinoma: sonographic appearance and role of sonography in improving diagnostic sensitivity. Radiology 195: 231–234
132. Parker SH, Jobe WE (1993) Percutaneous breast biopsy. Raven, New York
133. Parl FF, Richardson LD (1983) The histologic and biologic spectrum of tubular carcinoma of the breast. Hum Pathol 14: 694–698
134. Peters GN, Wolff M, Haagensen CD (1981) Tubular carcinoma of the breast. Ann Surg 193: 138–149

135. Philpotts LE, Shaheen NA, Jain KS et al. (2000) Uncommon high-risk lesions of the breast diagnosed at sterotactic core-needle biopsy: clinical importance. Radiology 216: 831–837
136. Prechtel K, Prechtel D (1996) Mammakarzinom und brusterhaltende Therapie (BET) - eine kritische Stellungnahme aus der Sicht der Pathologen. Geburtsh Frauenheilk 56: 184–189
137. Price JL, Thomas BA, Gibbs NM (1983) The mammographic features of infiltrating epitheliosis. Clin Radiol 34: 433–435
138. Rapin V, Contesso G, Mouriesse H et al. (1988) Medullary breast carcinoma. Cancer 61: 2503–2510
139. Ribbert H (1911) Der Gallertkrebs. In: Ribbert H (Hrsg) Das Karzinom des Menschen. Cohen, Bonn
140. Riede UN, Wehner H (1989) Imunpathologie. In: Riede UN, Schaefer HE, Wehner H (Hrsg) Allgemeine und spezielle Pathologie. Thieme, Stuttgart New York
141. Rissanen PM, Holsti P (1969) Paget's disease of the breast: The influence of the presence or absence of an underlying palpable tumor on the prognosis and on the choice of treatment. Oncology 23: 209–216
142. Röder HU, Schäfer L, Schmidt B et al. (1991) Übereinstimmung von mammographischer und pathologischer Tumorausdehnung bei Mammakarzinom. Röfo 154: 321–325
143. Rosen PP (1997) Rosen's breast pathology. Lippincott Raven, New York
144. Rosen PP, Oberman HA (1993) Tumors of the mammary gland in Atlas of tumor pathology (Third series) fascicle 7, Armed Forces Institute of Pathology, Washington
145. Rosner D, Lane WW, Penetrante R (1991) Ductal carcinoma in situ with microinvasion. Cancer 67: 1498–1503
146. Rubens JR, Lewandrowski KB, Kopans DB et al. (1990) Overdiagnosis of a prognostically favourable neoplasm. Arch Surg 125: 601–604
147. Ruggieri AM, Scola FH, Schepps B et al. (1995) Mucinous carcinoma of the breast: mammographic findings. Breast Dis 8: 353–361
148. Salomon A (1913) Beiträge zur Pathologie und Klinik der Mammakarzinome. Arch Klin Chir 101/3: 1–96
149. Salomonowitz E, Hajek P, Pokieser L et al. (1983) Zum lobulären Karzinom der Brust. Röfo 138: 502–504
150. Salvadori B, Biganzoli E, Veronesi P (1997) Conservative surgery for infiltrating lobular breast carcinoma. Br J Surg 84: 106–109
151. Sasson AR, Fowble B, Hanlon AL et al. (2001) Lobular carcinoma in situ increases the risk of local recurrence in selected patients with stages I and II breast carcinoma treated with conservative surgery and radiation. Cancer 91: 1862–1869
152. Sastre-Garau X, Jouve M, Asselain et al. (1996) Infiltrating lobular carcinoma of the breast. Cancer 77: 113–120
153. Satake H, Shimamoto K, Sawaki A et al. (2000) Role of ultrasonography in the detection of intraductal spread of breast cancer: correlation with pathologic findings, mammography and MR imaging. Eur Radiol 10: 1726–1732
154. Schnitt SJ, Conolly JL, Recht A et al. (1989) Influence of infiltrating lobular histology in local tumor control in breast cancer patients treated with conservative surgery and radiotherapy. Cancer 64: 448–454
155. Scholz W (1932) Über das Verhalten der Milchgänge im Mammakarzinom. Frankf Z Pathol 43: 102–113
156. Schultz-Brauns O (1933) Die Geschwülste der Brustdrüsen In: Weibliche Geschlechtsorgane, Zweiter Teil, Krankheiten der Brustdrüsen und der Gebärmutterbänder. Springer, Berlin
157. Seemayer TA, Lagacé R, Schürch W et al. (1979) Myofibroblasts in the stroma of invasive and meatastatic carcinoma. Am J Surg Pathol 3: 525–533
158. Sheppard DG, Whitman GJ, Huynh et al. (2000) Tubular carcinoma of the breast. AJR 174: 253–257
159. Shucksmith HS, Dossett JA (1965) Pseudolipoma of the breast: a mask for cancer. Br Med J II: 1459–1462
160. Sickles EA (1991) The subtile and atypical mammographic features of invasive lobular carcinoma. Radiology 178: 25–26
161. Silver SA, Tavassoli FA (1998) Mammary ductal carcinoma in situ with microinvasion. Cancer 82: 2382–2390
162. Silverberg SG, Chitale AR (1973) Assessment of significance of proportions of intraductal and infiltrating tumor growth in ductal carcinoma of the breast. Cancer 32: 830–837
163. Silverstein MJ (1997) Ductal carcinoma in situ with microinvasion. In: Silverstein MJ (ed) Ductal carcinoma in situ of the breast. Williams & Wilkins, Baltimore Philadelphia London
164. Silverstein MJ, Lewinsky BS, Waisman JR et al. (1994) Infiltrating lobular carcinoma. Cancer 73: 1673–1677
165. Simkovich AH, Sclafani LM, Masri M et al. (1993) Role of contralateral breast biopsy infiltrating lobular cancer. Surgery 114: 555–557
166. Smith DB, Howell A, Harris M et al. (1985) Carcinomatous meningitis associated with infiltrating lobular carcinoma of the breast. Eur J Surg Oncol 11: 33–36
167. Steinbrecher JS, Silverberg SG (1976) Signet-ring cell carcinoma of the breast. Cancer 37: 828–840
168. Stockdale AD, Brierley JD, White WF et al. (1989) Radiotherapy for Paget's disease of the nipple: a conservative alternative. Lancet II: 664–666
169. Stomper PC, Connolly JL (1992) Mammographic features predicting an extensive intraductal component in early-stage infiltrating ductal carcinoma. AJR 158: 269–272
170. Swann CA, Kopans DB, Koerner FC et al.(1987) The halo sign and malignant breast lesions. AJR 149: 1145–1147
171. Tabár L, Chen HH, Duffy SW et al. (2000) A novel method for prediction of long-term outcome of women with T1a, T1b, and 10-14 mm invasive breast cancers: a prospective study. Lancet 355: 429–433
172. Tabàr L, Dean BD (1983) Teaching atlas of mammography. Thieme, Stuttgart New York
173. Tabàr L, Dean BD (2001) Teaching atlas of mammography. 3rd Edition. Thieme, Stuttgart New York
174. Tamimi SO, Ahmed A (1987) Stromal changes in invasive breast carcinoma: an ultrastructural study. J Pathol 153: 163–170
175. Tavassoli FA (1999) Pathology of the breast. Appleton & Lange, Stamford/CT
176. Toit RS unter Du Toit
177. Urban JA (1989) Verfahrenswahl hinsichtlich der Radikalität des chirurgischen Vorgehens. In: Bohmert H (Hrsg) Brustkrebs. Thieme, Stuttgart New York
178. van Bogaert LJ, Hermans J (1977) Importance of spicules on clinical staging of carcinoma of the breast. Surg Gynecol Obstet 144: 356–358
179. van Bogaert LJ, Maldague P (1980) Infiltrating lobular carcinoma of the female breast. Cancer 45: 979–984
180. van Dijck JA, Verbeek AL, Hendriks JH et al. (1993) The current detectability of breast cancer in a mammographic screening program. A review of the previous mammo-

grams of interval and screen-detected cancers. Cancer 72: 1933-1938
181. Vega A, Garijo F (1993) Radial scar tubular carcinoma. Mammographic and sonographic findings. Acta Radiol 34: 43-47
182. Velpeau A (1853, engl. Übersetzung 1856) Diseases of the breast. The Sydenham Society, London
183. Vicini FA, Eberlein TJ, Connolly JL et al. (1991) The optimal extent of resection for patients with stages I or II breast cancer treated with conservative surgery and radiotherapy. Ann Surg 214: 200-204
184. Vicini FA, Recht A, Abner A et al. (1992) Recurrence in the breast following conservative surgery and radiation therapy for early-stage breast cancer. J Natl Cancer Inst Monogr 11: 33-39
185. Waldeyer HWG (1867) Die Entwicklung der Carcinome. Arch Pathol Anat Phys Klin Med 41: 470-522
186. Waldeyer HWG (1871) Die Entwicklung der Carcinome. Arch Pathol Anat Phys Klin Med 55: 67-159
187. Wargotz ES, Silverberg SG (1988) Medullary carcinoma of the breast: a clinicopathologic study with appraisal of current diagnostic criteria. J Hum Pathol 19: 1340-1346
188. Warneke J, Berger R, Johnson C et al.(1996) Lumpectomy and radiation treatment for invasive lobular carcinoma of the breast. Am J Surg 172: 496-500
189. Wheeler JE, Enterline HT (1976) Lobular carcinoma of the breast in situ and infiltrating. In: Sommers SC (ed) Pathology annual; vol 11. Appleton Century Crofts, New York
190. White JR, Gustafson GS, Wimbish K et al. (1994) Conservative surgery and radiation therapy for infiltrating lobular carcinoma of the breast. The role of preoperative mammograms in guiding treatment. Cancer 74: 640-647
191. Wilson TE, Helvie MA, Oberman HA et al.(1995) Pure and mixed mucinous carcinoma of the breast: pathologic basis for differences in Mammographic appearance. AJR 165: 285-289
192. Winchester DJ, Sahin AA, Tucker SL et al. (1996) Tubular carcinoma of the breast. Ann Surg 223: 342-347
193. Yeatman TJ, Cantor AB, Smith TJ et al. (1995) Tumor biology of infiltrating lobular carcinoma. Ann Surg 222: 549-561
194. Zavotsky J, Hansen N, Brennan MB et al. (1999) Lymph node metastasis from ductal carcinoma in situ with microinvasion. Cancer 85: 2439-2443

Veränderungen, die außerhalb des milchproduzierenden/-ableitenden Systems entstehen

Erkrankungen der Haut und der Subkutis

Viele Hautkrankheiten zeigen eine Brustlokalisation, von diesen sind aber nur wenige mammographisch relevant.

Veränderungen der Talgdrüsen

Bei Entleerungsstörungen des Talgdrüsensekrets kommt es zu dessen Retention. Die so entstandene *Follikelzyste* kann verkalken oder aber weiter sezernieren und Atherome bilden.

Differenzialdiagnostische Schwierigkeiten können – wenn auch nur selten – bei den *verkalkten Talgzysten* entstehen, besonders wenn sie gruppiert sind, was in der Hälfte der Fälle vorkommt [229]. Auch ich habe mich in einem solchen Fall getäuscht, und zwar ausgerechnet bei einer Frau, die sehr stolz auf ihre schönen Brüste war. Aufgrund von Mikroverkalkungen oberhalb der Umschlagsfalte habe ich nach langem Zögern die Verdachtsdiagnose eines intraduktalen Karzinoms gestellt. Die Veränderung wurde – nach mehreren Exzisionen und Präparatradiogrammen – schließlich *intrakutan* gefunden. Zum Glück war das kosmetische Ergebnis sehr gut, ich habe mich jedoch ziemlich blamiert!

Ähnlich lokalisierte Mikroverkalkungen zeigen die Abb. 6.1a,b. Die Diagnosefindung war hier einfach: etwa 1 mm große ring- oder hantelförmige Verkalkungen mit zentraler Aufhellung sind charakteristisch für verkalkte Talgzysten [181]. Auch die unerlässliche klinische Untersuchung erhärtet die Diagnose: winzige, gelbliche, griesartige, über dem Hautniveau erhabene Knötchen sind zu sehen, hin und wieder zentral mit schwarzen Pünktchen (Komedonen; Abb. 6.1b).

Punkt- oder linienförmige, gruppierte Talgzystenverkalkungen kommen selten vor; sie können differenzialdiagnostische Schwierigkeiten verursa-

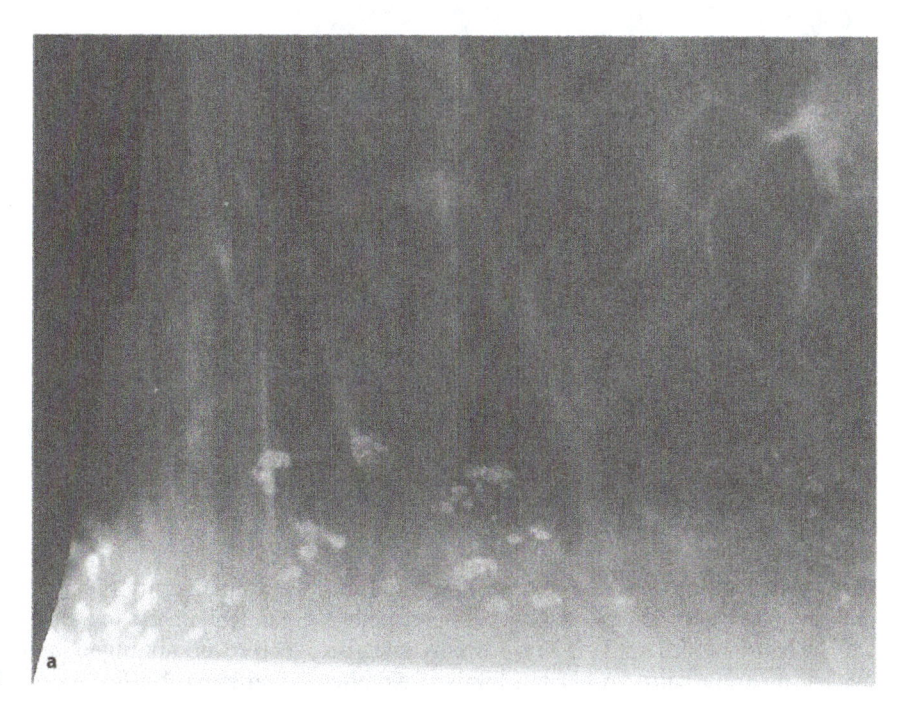

Abb. 6.1. s. Text

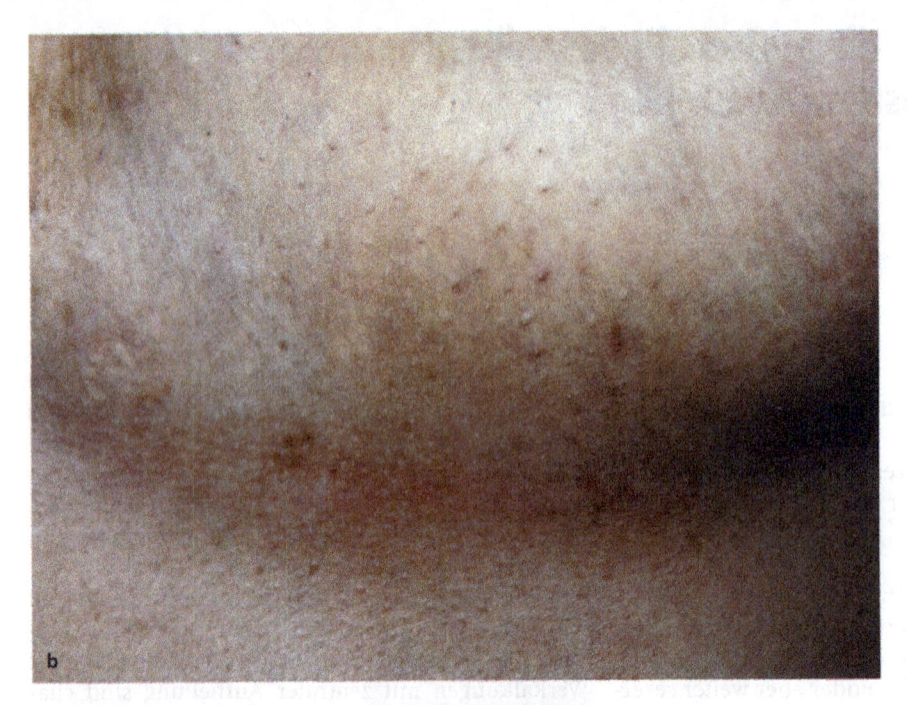

220 KAPITEL 6 Veränderungen, die außerhalb des milchproduzierenden/-ableitenden Systems entstehen

Abb. 6.1b

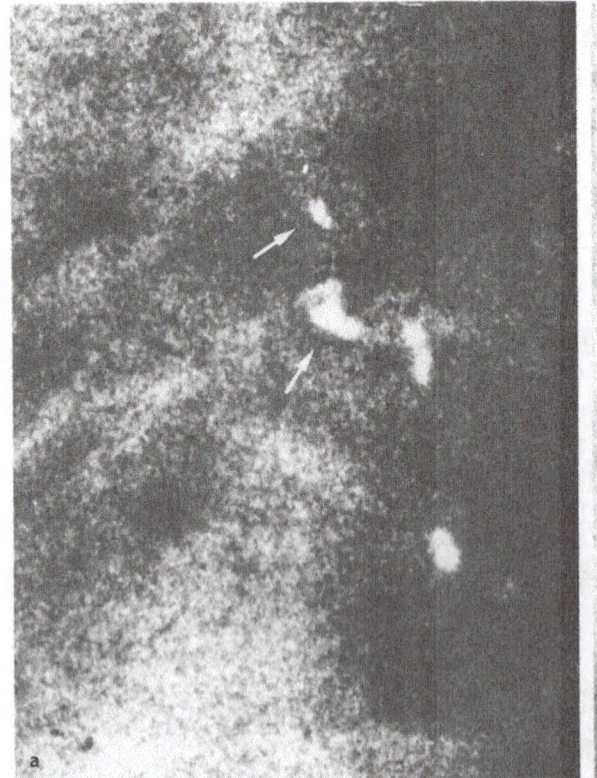

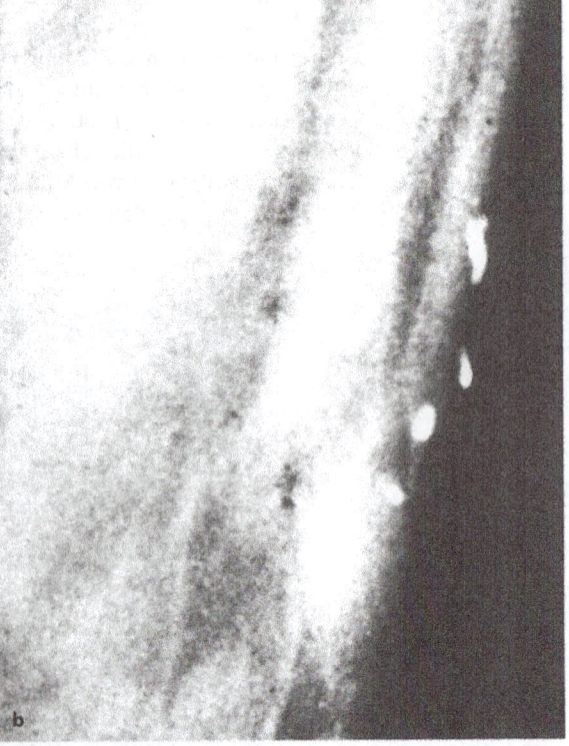

Abb. 6.2a,b. s. Text

chen, wenn sie eine intramammäre Lokalisation vortäuschen. So war es in dem in Abb. 6.2 dargestellten Fall. Es handelte sich um eine Krankenschwester, bei der ich mehrere Jahre vorher ein klinisch okkultes Mammakarzinom entdeckt hatte. Bei der jährlichen Kontrolle habe ich als Neubefund vier polymorphe Mikroverkalkungen in einer angedeutet dreieckigen Konfiguration festgestellt (Abb. 6.2a). Die Patientin

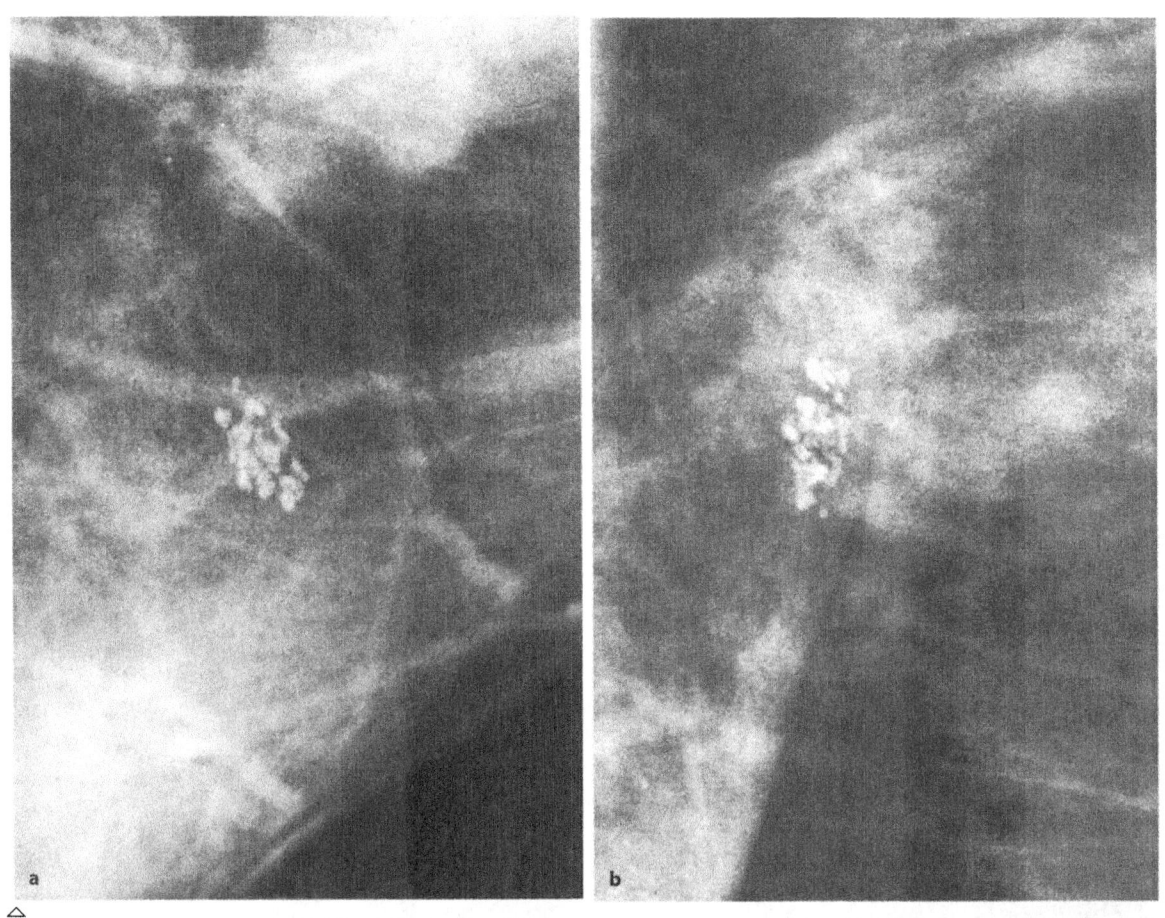

Abb. 6.3. a Seitlich, **b** kraniokaudal: ovaläre Gruppe von 10 polymorphen Mikroverkalkungen ohne eindeutige zentrale Aufhellungen. Die Veränderung scheint auf der kraniokaudalen Aufnahme innerhalb der Brust lokalisiert zu sein, auf der seitlichen Aufnahme liegt sie jedoch in der Umschlagfalte

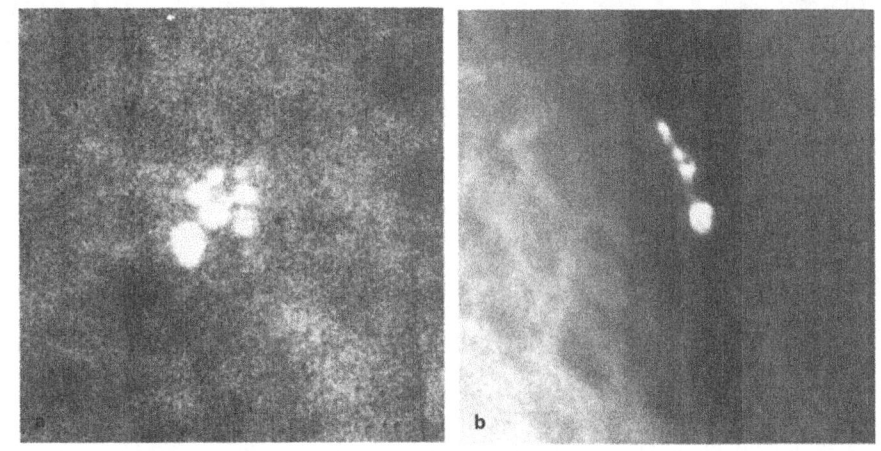

Abb. 6.4a,b. s. Text

war mit einer diagnostischen Exzision einverstanden, und ein Termin wurde mit dem Operateur auch sofort ausgemacht. Dann kam ich plötzlich auf die Idee, doch noch eine zusätzliche 45°-Aufnahme anfertigen zu lassen: Die ominösen Verkalkungen waren im Hautniveau (Abb. 6.2b) und die Operation wurde abgesagt.

Die kritischen Lokalisationen der Talgzystenverkalkungen sind: oberhalb der Umschlagfalte bei etwa 6 Uhr (Abb. 6.3) bzw. in den oberen Hälften der 45°-Diagonalen aller Quadranten.

Das Problem „intramammär oder intrakutan?" kann meistens mit einer 45°-Schrägaufnahme gelöst werden. Wenn die Verkalkungen in der Haut oder in der Subkutis zur Darstellung kommen, ist die Hautlokalisation bewiesen (Abb. 6.4). Die Orien-

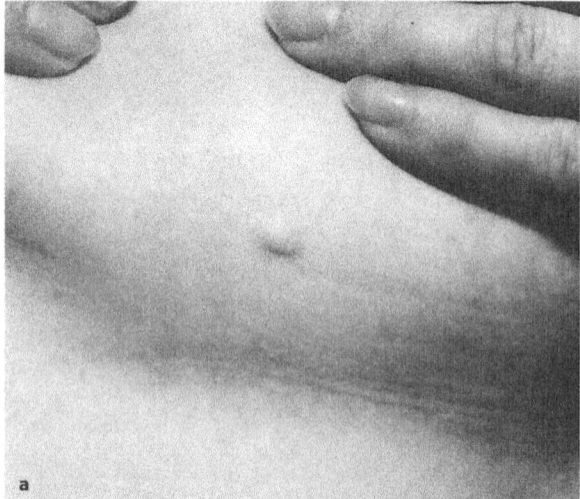

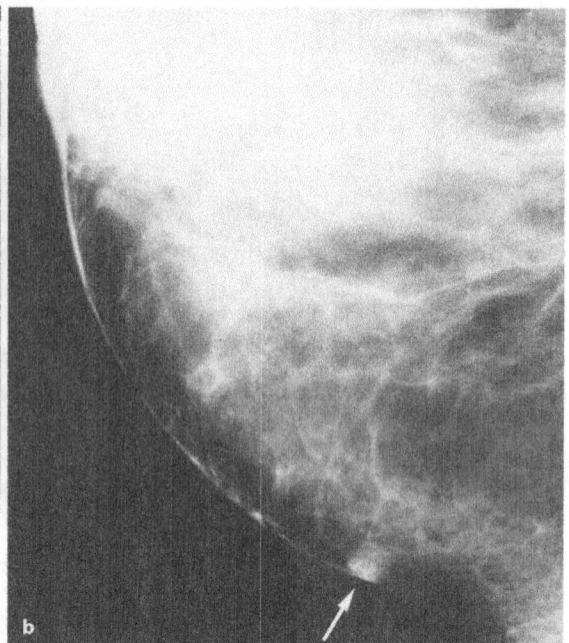

Abb. 6.5a,b. s. Text. (Aus [16])

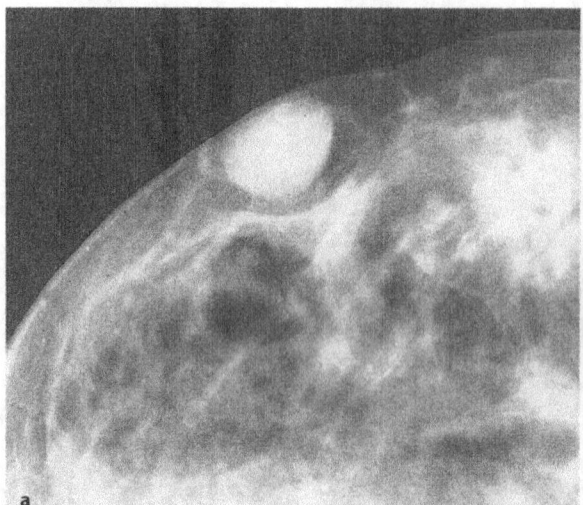

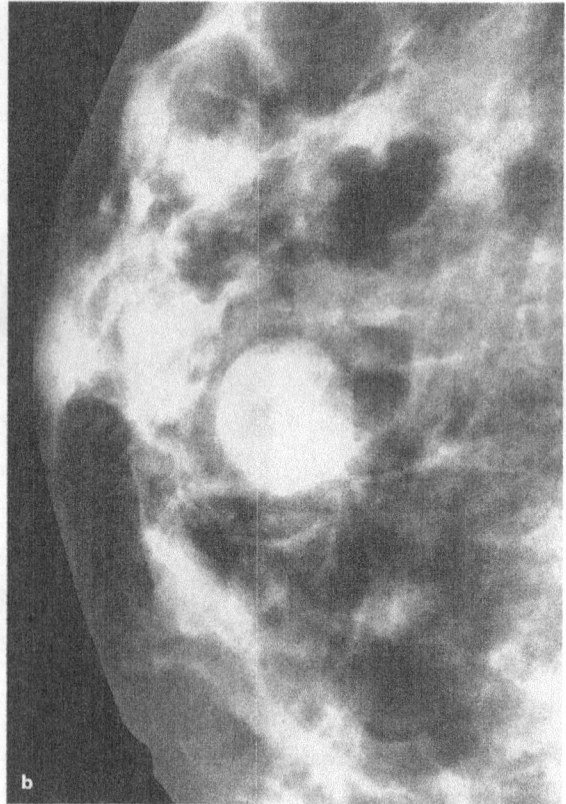

Abb. 6.6a,b. s. Text

tierung wird erleichtert, wenn man auf die Haut ein Metallkügelchen klebt [35, 184, 217]. Auch eine stereotaktische Lokalisation wurde empfohlen [245].

Atherome nennt man die mit einer grützbreiartigen Masse gefüllten epidermalen Zysten (griech. *athare*: Weizenbrei). Der Brei besteht aus abgeschilferten verhornten Epidermiszellen, Fett, Cholesterinkristallen und evtl. auch Haaren. *Klinisch* sieht und tastet man einen kleineren/größeren, über dem Hautniveau liegenden Knoten (Abb. 6.5a), der im *Mammogramm* als direkt subkutan liegender, glattkonturierter, homogener und intensiverer, rundlich-ovalärer Schatten abgebildet wird (Abb. 6.5b, 6.6a,b.).

Talg enthalten auch die epidermalen Zysten vom Typ des *Steatozystoma multiplex,* in denen histolo-

Erkrankungen der Haut und der Subkutis 223

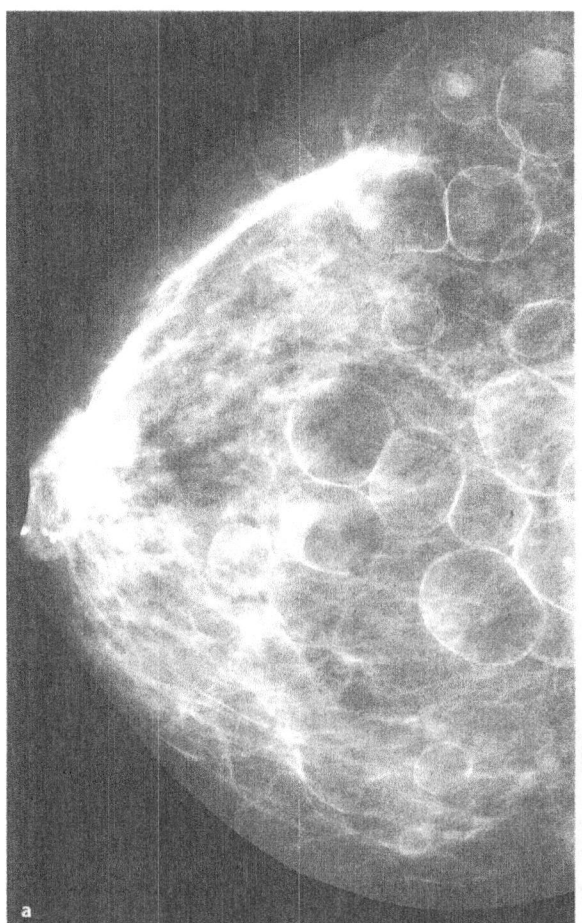

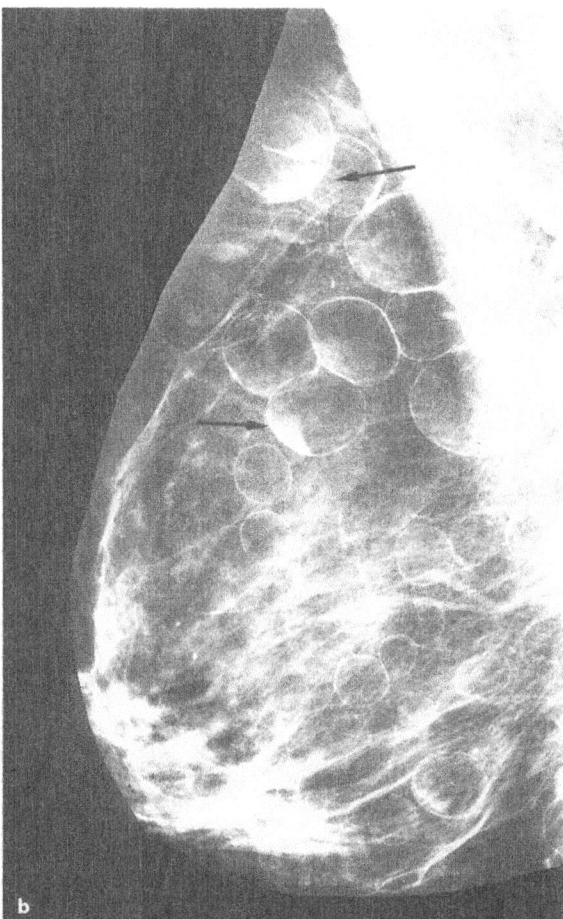

Abb. 6.7. a Kraniokaudal: Ringschatten mit zentralem, strahlentransparentem Material (Öl) und hier und dort mit flauen Verschattungen (Debrisansammlungen), **b** halb schräg: Bodensatz aus Debris (*Pfeile*), **c** Sonogramm (*sitzende Patientin*), rechts: Debrisansammlung am Boden des Hohlraumes (*Pfeil*), links: Öl-Debris-Gemisch (*offener Pfeil*) in einem Steatozystom (Aus [265], Dr. M. Darwish/New York)

gisch Haarfollikel, Talg- und Schweißdrüsen zu finden sind [110, 214]. Bevorzugte Lokalisationen dieser erblichen Krankheit sind der Körperstamm und die oberen Extremitäten. Selten erkrankt auch die Brusthaut [265, 319]. Die Veränderung kann auch als Teilphänomen des Gardner-Syndroms mit Kolonpolyposis vorkommen.

Klinisch sind bis zu 2 cm große indolente, gut abgrenzbare und bewegliche, derbe oder weiche, glatte Knoten zu tasten. Da der Zysteninhalt entweder breiig oder ölig ist, wird man auch im *Mammogramm* unterschiedlich strahlentransparente rundliche Veränderungen sehen. Am Boden der ölhaltigen Zysten sind sowohl mammographisch als auch sonographisch Debrisablagerungen zu finden (Abb. 6.7).

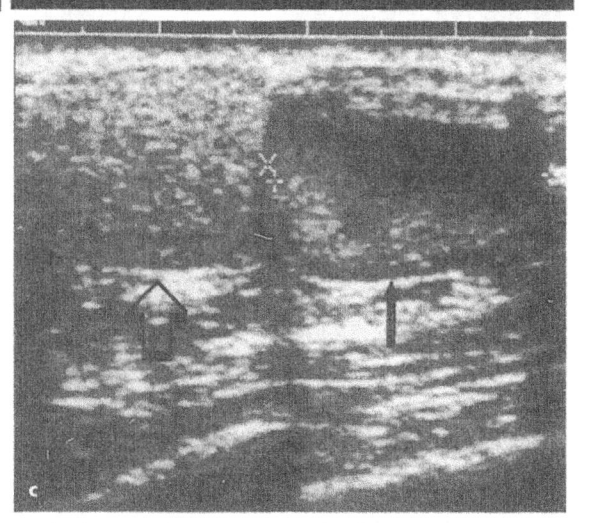

Die *Follikulitis* ist die Entzündung der Talgdrüsenfollikel und entsteht meistens durch Infektion mit Staphylococcus aureus. Sie tritt häufig im Brustbereich auf, insbesondere wenn die Patientin viel zu enge Kleidung trägt und stark schwitzt. Manchmal kann aus einer Follikulitis ein *Furunkel* entstehen.

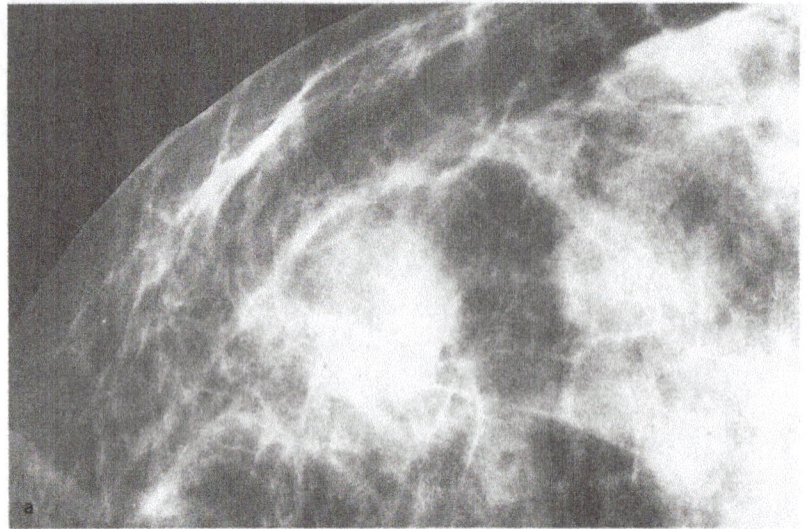

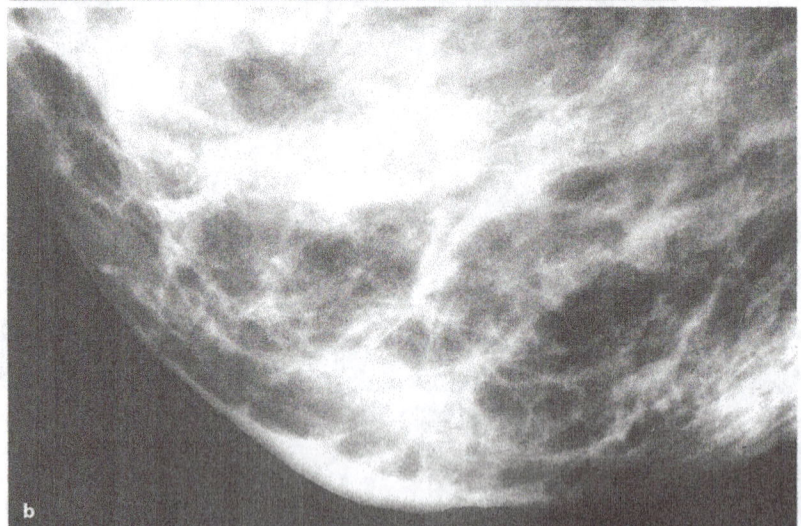

Abb. 6.8. a Kraniokaudal: verschwommen konturierter, homogener Rundschatten. Bei diesem Bild könnte man auch an ein Karzinom denken, **b** die seitliche Aufnahme zeigt jedoch eine umschriebene Hautverdickung und die klinische Untersuchung ein Hautfurunkel

Dieser kommt im kraniokaudalen Mammogramm als verschwommen konturierter Rundschatten, dagegen auf der seitlichen Aufnahme als umschriebene Hautverdickung zur Darstellung (Abb. 6.8).

Hauttumore

Die Nävuszellnävi sind benigne Tumore des Pigmentsystems (Abb. 6.9). Wenn die Patientin über plötzliche Größenzunahme des Tumors, über Veränderung des Farbtons, über nässende oder blutende Oberfläche berichtet, sollte ein Dermatologe konsultiert werden. *Hautfibrome* sind mesodermale Tumore, sie sind hautfarbig und entarten nie (Abb. 6.10a).

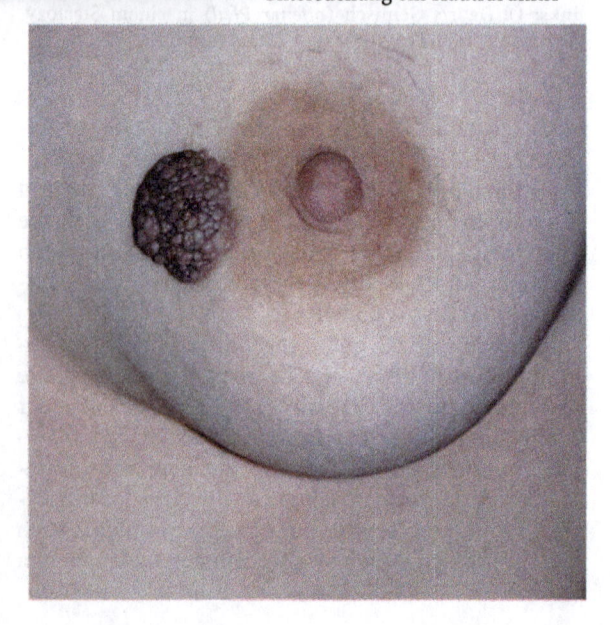

Abb. 6.9. Nävuszellnävus der Brusthaut

Im *Mammogramm* können beide Veränderungen einem invasiven Duktalkarzinom ähneln. Man sieht Rundschatten mit mikrolobulierten Konturen, mit aus kleinen Rundherden bestehender Binnenstruktur und evtl. sogar mit „Mikroverkalkungen", die durch Puderreste oder Verhornung papillärer Strukturen des Nävus nachgeahmt werden (Abb. 6.10b, 6.11). In Abbildung 6.11 sieht man, dass der Nävuszellnävus in beiden Ebenen als intramammär lokalisiert erscheint: wiederum ein Beispiel dafür, dass man *nie ohne klinische Untersuchung ein Mammogramm beurteilen darf!*

Die *Neurofibrome* sind gutartige Tumore der peripheren Nervenscheide. Sie entstehen aus der Wucherung der Schwann-Zellen sowie der endo- und perineuralen Fibroblasten, die in Kollagen eingebettet sind.

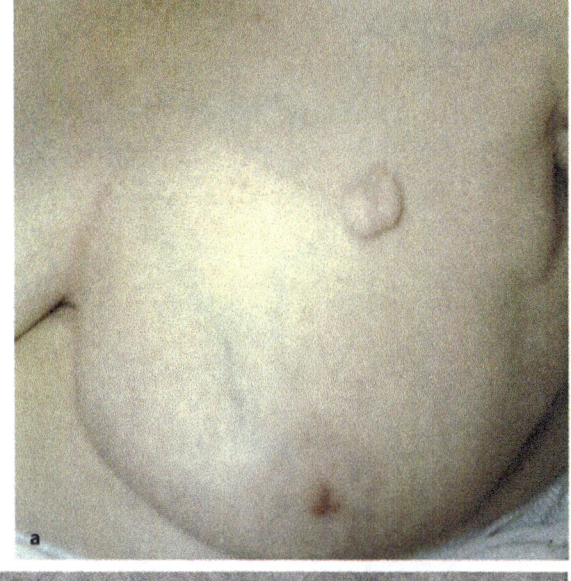

▷
Abb. 6.10. a Hautfibrom und **b** dessen mammographische Abbildung: aus kleineren Rundherden bestehender mikrolobulierter Rundschatten (Dr. H. Brunzlow/Bad Saarow)

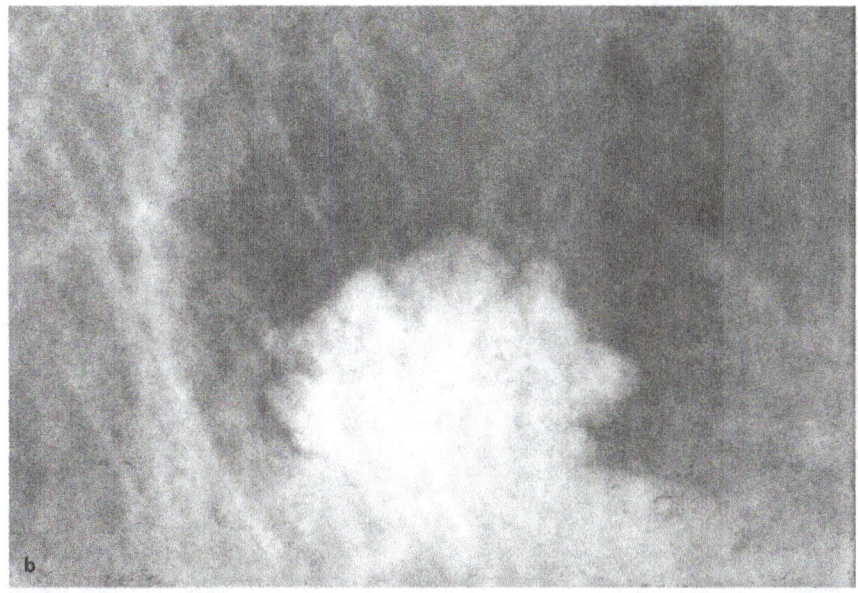

▽ **Abb. 6.11. a** Kraniokaudal **b** seitlich: Nävuszellnävus in beiden Ebenen, anscheinend intramammär lokalisiert. Mikrolobulierte Kontur aus kleinen Rundschatten zusammengesetzt, punktförmige Mikroverkalkungen

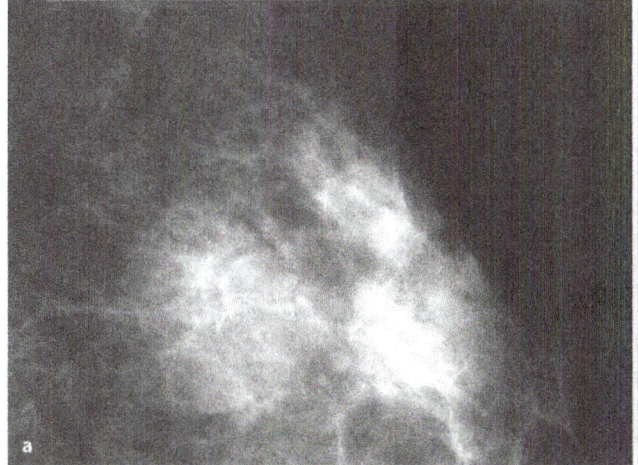

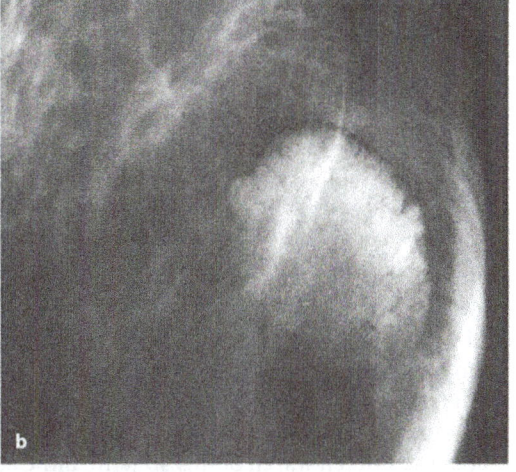

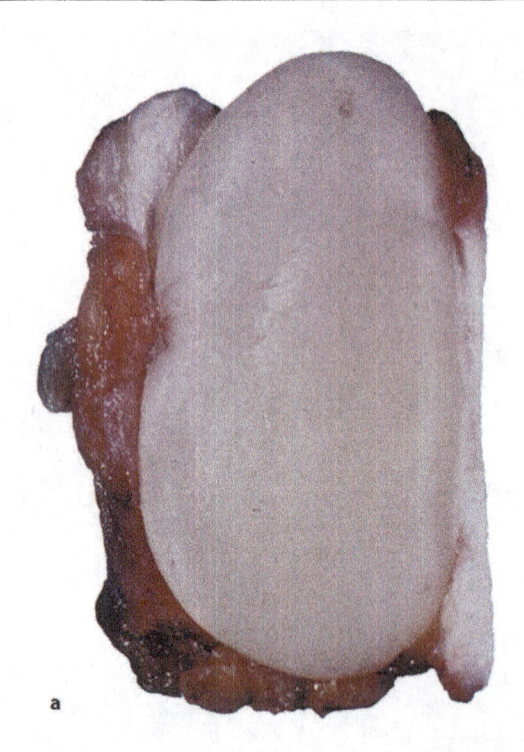

226 KAPITEL 6 Veränderungen, die außerhalb des milchproduzierenden/-ableitenden Systems entstehen

Abb. 6.12a,b. Subkutanes Neurofibrom, **a** makroskopisch, **b** mammographisch

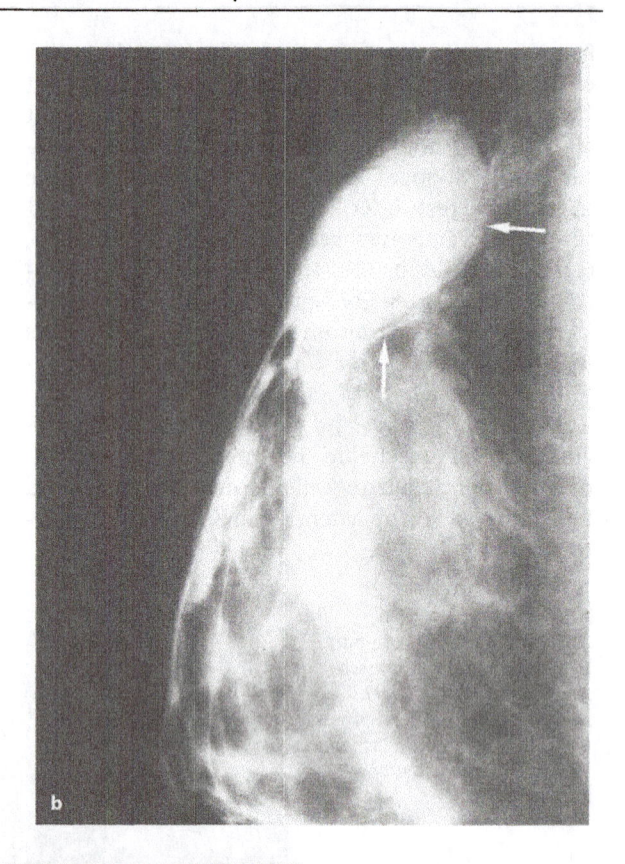

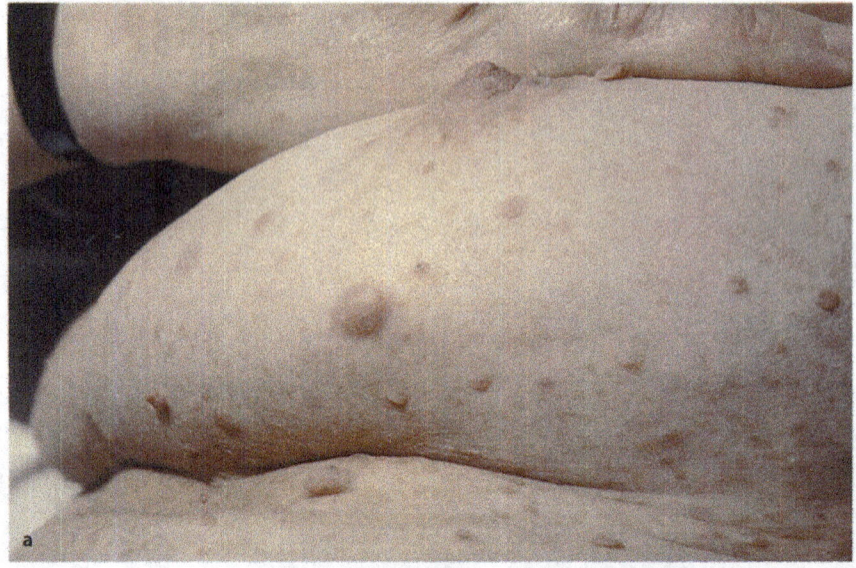

Abb. 6.13a,b. Neurofibromatosis von Recklinghausen, **a** klinisches Bild, **b** einige flaue Rundschatten im Mammogramm

Solitäre Neurofibrome können intrakutan und subkutan vorkommen.

Das *subkutane Neurofibrom* ist eine sehr seltene Tumorart mit noch seltenerer Brustlokalisation. Es grenzt an ein Wunder, dass ich in den siebziger Jahren kurz nacheinander drei solche Fälle gesehen habe. Die Frauen waren 30-bis 40 Jahre alt. Getastet hatte ich bei ihnen je einen etwa 3 cm messenden, elastisch wirkenden, ovalären, nicht druckdolenten Knoten direkt unterhalb der Haut.

Makroskopisch ist die Schnittfläche des scharf begrenzten, etwas gelappten ovalen Tumors grauweiß, homogen und glänzend glatt (Abb. 6.12a). Im *Mammogramm* sieht man ein identisches Bild: ovaler, glatt begrenzter, etwas gelappter, homogener und intensiver Schatten direkt unter der Haut und mit dieser anscheinend „verlötet" (Abb. 6.12b).

Bei diesem klinisch-mammographisch charakteristischen Bild ist keine weitere Diagnostik notwendig. In der Differenzialdiagnose käme nur ein Fibroadenom in Frage, dagegen jedoch spricht die direkt subkutane Lokalisation. Die Veränderung kann auch bei Männern vorkommen [49, 118, 181, 333, 387].

Bei der nach dem Königsberger Pathologen von Recklinghausen (1833-1910) benannten *Neurofibromatosis generalisata* handelt es sich um eine teils erbliche, teils durch Spontanmutation entstandene Krankheit. Klinisch ist sie meistens einfach zu erkennen: unterschiedlich große, breitbasige oder gestielte, mittelbraune, kugelförmige, weiche Tumore mit glatter oder gerunzelter Oberfläche (Abb. 6.13a). Im *Mammogramm* sind die Neurofibrome als Rundschatten erkennbar (Abb. 6.13b, [181, 118, 49, 333, 387]).

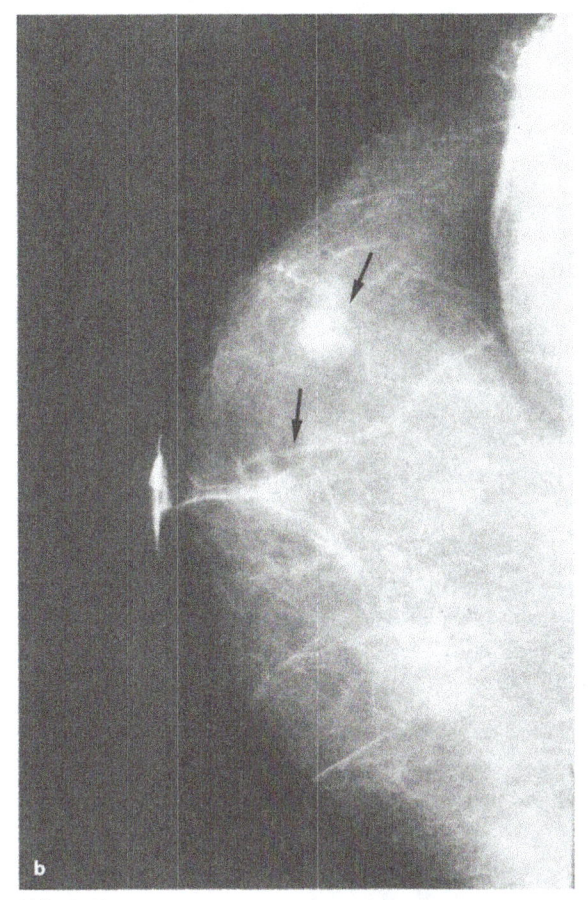

Abb. 6.13b

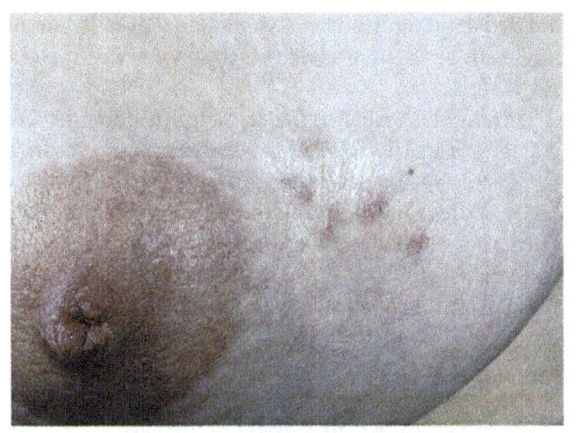

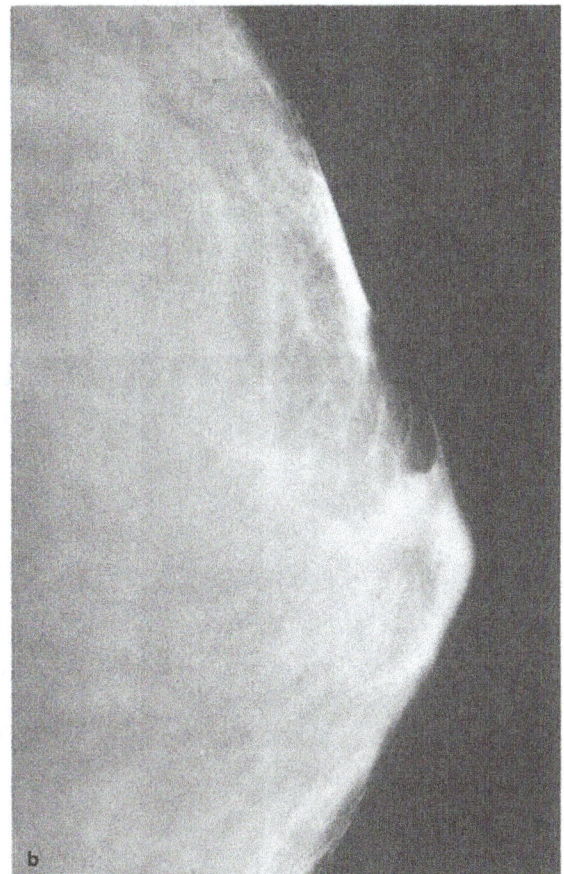

Abb. 6.14a,b. Sclerodermia circumscripta (Morphea), a klinisches Bild, b mammographisch: Hautverdickung

Die *Sclerodermia circumscripta (Morphea)* ist eine umschriebene kutane Form der progressiven systemischen Sklerose. Die Veränderung entsteht binnen einiger Wochen, dauert jahrelang und heilt schließlich spontan aus.

Ein Brustbefall kommt selten vor. Zunächst entsteht ein schwach lilagefärbter rundlicher Bezirk mit einer zentralen Aufhellung. Die erkrankte Haut-

228 KAPITEL 6 Veränderungen, die außerhalb des milchproduzierenden/-ableitenden Systems entstehen

partie ist später induriert, weiß glänzend wie Wachs oder fein gestreift. Später verschwindet der typische lila Ring.

Anfang der siebziger Jahre habe ich bei einer 26-jährigen Frau *klinisch* eine Sclerodermia circumscripta (Morphea) diagnostiziert (Abb. 6.14a). Ihr Gynäkologe hat die Hautinduration getastet und dahinter ein Karzinom vermutet. Das *Mammogramm* zeigte nur eine umschriebene, nach dorsal vielleicht minimal verschwommene Hautverdickung mit einigen zarten Bindegewebstrabekeln (Abb. 6.14b) und keinen Anhalt für Malignität. Der Gynäkologe wollte jedoch „auf Nummer sicher" gehen und hatte die Veränderung „weit im Gesunden" großzügig exstirpiert. Meine *klinische* Diagnose wurde histologisch bestätigt.

Verkalkungen der Epidermis und der Subkutis

Pseudoxanthoma elasticum

Diese auch als „Grönblad-Strandberg-Syndrom" bekannte Veränderung ist eine äußerst selten vorkommenden degenerative Systemerkrankung der elastischen Fasern der Haut, Schleimhaut und Retina. Auch das Gefäßsystem kann betroffen sein. Klinisch sind an der lockeren, gefalteten Haut flache, gelbe Knötchen zu sehen, so dass diese wie ein „gerupftes Huhn" aussieht. Die elastischen Fasern neigen zur Verkalkung.

Einen solchen Fall hatten Albertyn u. Drew [4] beschrieben: In der Brusthaut waren *mammogra-*

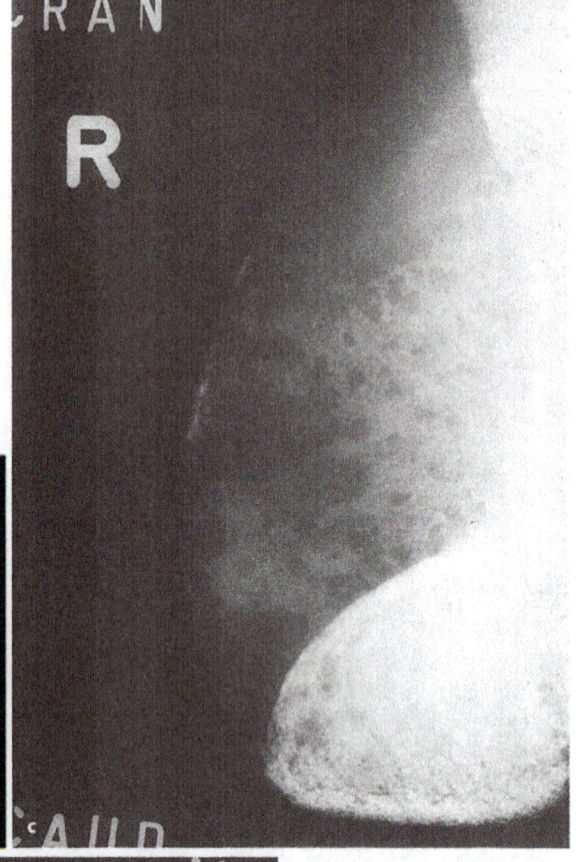

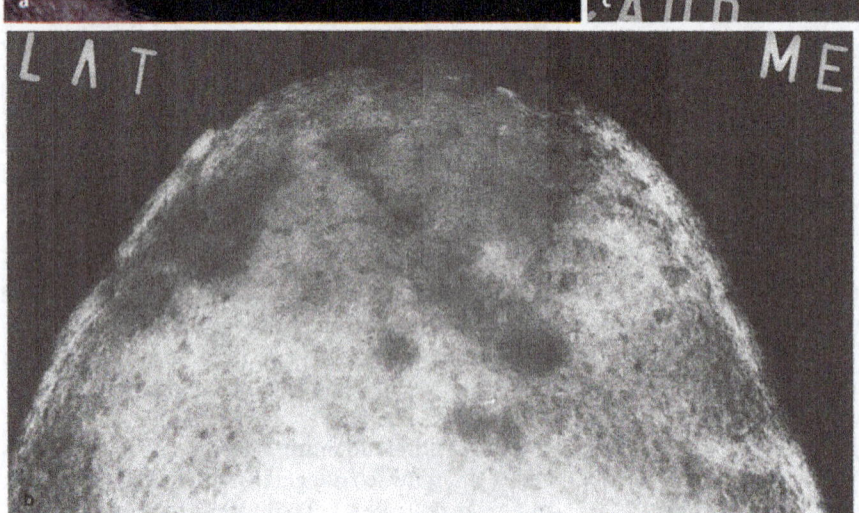

Abb. 6.15a–c. Generalisierte, kutane/subkutane Kalzifikation der Brust, **a** das klinische Bild, **b,c** die Mammogramme in 2 Ebenen (Dr. P.D.C. Broks/Utrecht)

phisch Mikroverkalkungen zu sehen, die vorübergehend differenzialdiagnostische Schwierigkeiten verursachten; eine tangentiale Aufnahme und das klinische Bild haben jedoch das Problem gelöst.

Abbildung 6.15 zeigt einen Fall von panzerartig *generalisierter kutaner/subkutaner* Kalzifikation der Brust bei einer 32-jährigen Frau mit sekundärem *Hypo*parathyreoidismus(!) und schwerer Hepatitis. Die Ätiologie der Veränderung konnte nicht ermittelt werden; als mögliche Ursache wurde die Medikation bzw. eine Vaskulopathie angenommen [52a].

Mamillenveränderungen

Die Kenntnis dieser Veränderungen ist für uns dann besonders wichtig, wenn klinisch der Verdacht auf eine Paget-Mamille besteht und ein nicht tastbares Karzinom mammographisch ausgeschlossen werden muss.

Ekzeme der Mamille kommen – selten – bei Patientinnen mit Asthma bronchiale, Rhinitis allergica oder Nahrungsmittelallergie vor. Öfter sieht man jedoch Ekzeme, die durch mechanische Irritation der Brustwarze entstehen, sei es wegen des Stillens, harter Büstenhalter oder selbst bzw. durch den Partner durchgeführter Friktion [49]. Die Mamillenhaut ist gerötet, nässt und zeigt eine Krustenbildung bzw. Schuppung.

Das Reiben durch Textilien bei gleichzeitigem Schwitzen verursacht das sog. *Joggerekzem* der Brustwarze [49].

Die oben beschriebenen Veränderungen können durch eine ex juvantibus durchgeführte dermatologische Behandlung von einem Paget-Karzinom differenziert werden.

M. Bowen

Es handelt sich hierbei um ein in situ wachsendes Plattenepithelkarzinom. Die Veränderung ist linsen- bis handtellergroß, scharf begrenzt, gerötet, schuppend und sieht aus wie eine Psoriasis oder ein Ekzem. Sie entsteht meistens an Stellen, die dem Sonnenlicht exponiert sind, eine Mamillenlokalisation kommt also selten vor. Der M. Bowen wächst sehr langsam, geht aber obligat in ein Plattenepithelkarzinom über. Da histologisch die sog. Pagetoid-Zellen in der Epidermis nicht nur bei der Paget-Mamille, sondern auch bei M. Bowen vorkommen können, ist eine Verwechselung möglich [49]. Immunhistochemische Untersuchungen können jedoch das Problem meist gut lösen [387].

Das papilläre Adenom oder die floride Papillomatose der Mamille

Es ist interessant, dass der Name der hier zu besprechenden Veränderung bei Rosen [333] „florid papillomatosis"' dagegen bei Tavassoli [387] „nipple duct adenoma" heißt. Seit seiner ersten Beschreibung [201] hat dieser tumoröse Prozess der mamillären Ausführungsgänge mehrere Namen erhalten. Die Namensgebung erfolgte je nachdem, ob der adenomatöse oder aber der papillomatöse Charakter im Vordergrund des histologischen Bildes stand. Da meistens beide Komponenten nebeneinander vorzufinden sind, kann man die Bezeichnungen „papillary adenoma of the nipple" [306], „Papilläres Adenom der Mamille" [49], bzw. „papillomatöses Milchgangsadenom (Pseudopaget der Mamille)" [395] als die glücklichsten bezeichnen.

Solche oder ähnliche Prozesse findet man eigentlich überall in der Brust. Die Veränderung wurde ausschließlich durch ihre *intramamilläre Lokalisation* eine besondere Entität [333].

Es gibt klinisch okkulte Fälle, die bei der routinemäßigen histologischen Aufarbeitung der Mamillen in karzinomamputierten Brüsten entdeckt werden [73, 387].

Klinisch tastet man am Anfang einen höchstens erbsgroßen Knoten innerhalb der Mamille bei intakter Kutis. Der Tumor bleibt aber nur selten subkutan, er durchbricht die Kutis und führt zu Erosionen mit Nässen, Krustenbildung, Schuppung und Blutung. Auch ein eingedicktes, brökliges Sekret ist aus dem betroffenen Milchgang exprimierbar. In diesem Stadium ist dann die Mamille klinisch von einem M. Paget nicht zu unterscheiden, und es muss eine Exzision weit im Gesunden vorgenommen werden. Die histologische Differenzierung zwischen den zwei Veränderungen ist in der Regel nicht schwer. Das papilläre Adenom (floride Papillomatose) der Mamille ist gutartig, Übergänge in ein intraduktales Karzinom sind selten, allerdings kann die Abgrenzung gegenüber dem Karzinom unter Umständen schwierig sein [23, 333]. Die Veränderung kommt bei Frauen in jedem Lebensalter vor, sehr selten auch bei Männern und Kindern.

Die *Therapie* der Wahl ist die einfache Lokalexzision der Mamille [364].

Krankheiten mit *diffuser Hautverdickung*
- Lymphangiosis carcinomatosa
- Akute Mastitis
- Diffuse Form der Tuberkulose
- Zustand nach mehrfachen Probeexzisionen
- Zustand nach Bestrahlung
- Lymphabflussstörung wegen axillärer Blockade bei Lymphknotenvergrößerungen (Hodgkin und Non-Hodgkin-Lymphome, Leukämie, Metastasen)

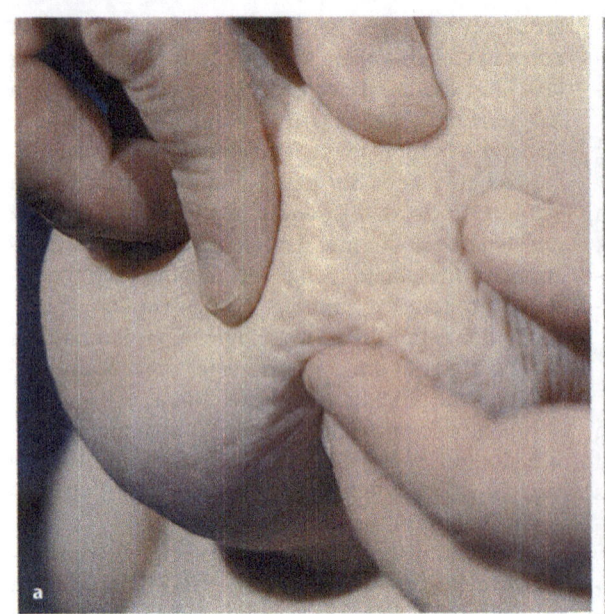

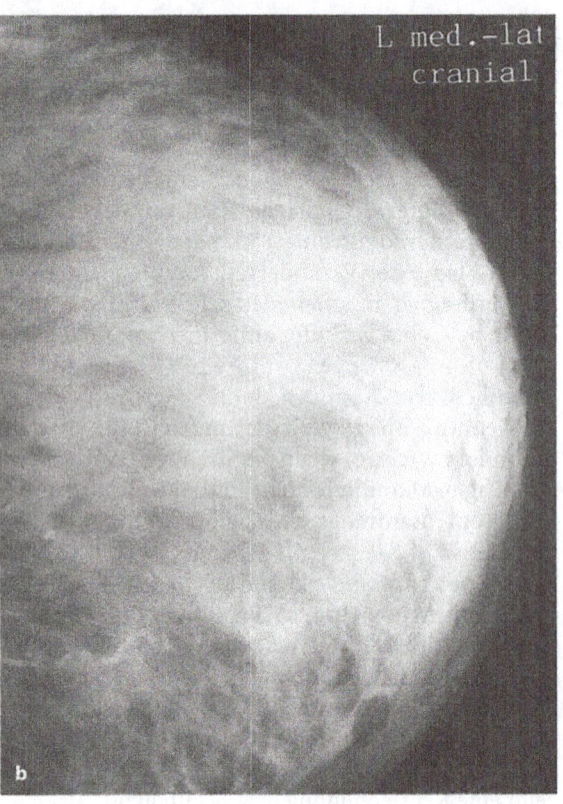

Abb. 6.16a,b. s. Text

> Besonders interessant ist der Stauungsmechanismus der regionalen Lymphknoten wegen Lymphblockade im kleinen Becken nach Behandlung gynäkologischer Karzinome. In solchen Fällen fließt die gestaute Lymphe durch die thorakoepigastrialen Kollateralen in die axillären und supraklavikulären Lymphknoten und vergrößert sie. Tabàr u. Dean [384] zeigen in ihrem Buch (Fall 154) eine beiderseitige Hautverdickung mit Stauungsödem nach diesem Mechanismus.
> - Auch die Thrombose der V. subclavia bzw. der V. axillaris führt zum Lymphödem
> - Kardiales Ödem
> - Leiomyomatose

Kardiales Ödem

In dem in Abbildung 6.16 dargestellten Fall kam die 65-jährige Patientin wegen einer seit einer Woche vergrößerten, schweren *linken* Brust mit „peau d'orange" zu mir (Abb. 6.16.a). Der Hausarzt hatte an ein diffuses Karzinom gedacht. Bei der klinischen Untersuchung fiel mir jedoch das Fehlen der bei Lymphangiosis carcinomatosa am meisten vorkommenden „landkartenartigen" Hautrötung (Abb. 6.16b) auf sowie die etwas geschwollene linke Hand bei unauffälliger Axilla.

Die *Mammographie* zeigte links eine ausgeprägte Hautverdickung mit diffusem Brustödem und dicken Bindegewebstrabekeln. Karzinomverdächtige Verschattungen waren nicht zu finden. Die andere Brust war mammographisch bis auf eine minimale umschriebene Hautverdickung und ausgeprägte Arterienverkalkung unauffällig. Die Thoraxuntersuchung (in alle Richtungen: deutlich vergrößertes Herz, erweiterte Hili und parahiläre Gefäße, Flüssigkeitsansammlungen) hat zu der richtigen Diagnose geführt: Kardiales Ödem bds., links deutlich ausgeprägter als rechts. Nach kardialer Behandlung hat sich das Brustödem zurückgebildet.

Das kardiale Ödem der Brust kommt meistens beidseitig und symmetrisch ausgeprägt vor, es sei denn, dass die Patientin – wie bei diesem Fall – bevorzugt auf einer Seite liegt. Nach kardialer Behandlung und Ödemausschwemmung hat die Kontrollmammographie normale Verhältnisse gezeigt (weiterführende Literatur bei Muller u. Koehler [279], Eichner et al. [111], Bieringer et al. [40]).

Leiomyome

Sie entstehen entweder aus der glatten Muskulatur der Brustwarze bzw. der Hautanhangsgebilde (Mm. arrectores pili) oder aus der Gefäßwand (vaskuläre Leiomyome).

Leiomyome der Brustwarze kommen selten vor und haben auch keine mammographische Relevanz. Es kann jedoch möglich sein, dass der Mammogra-

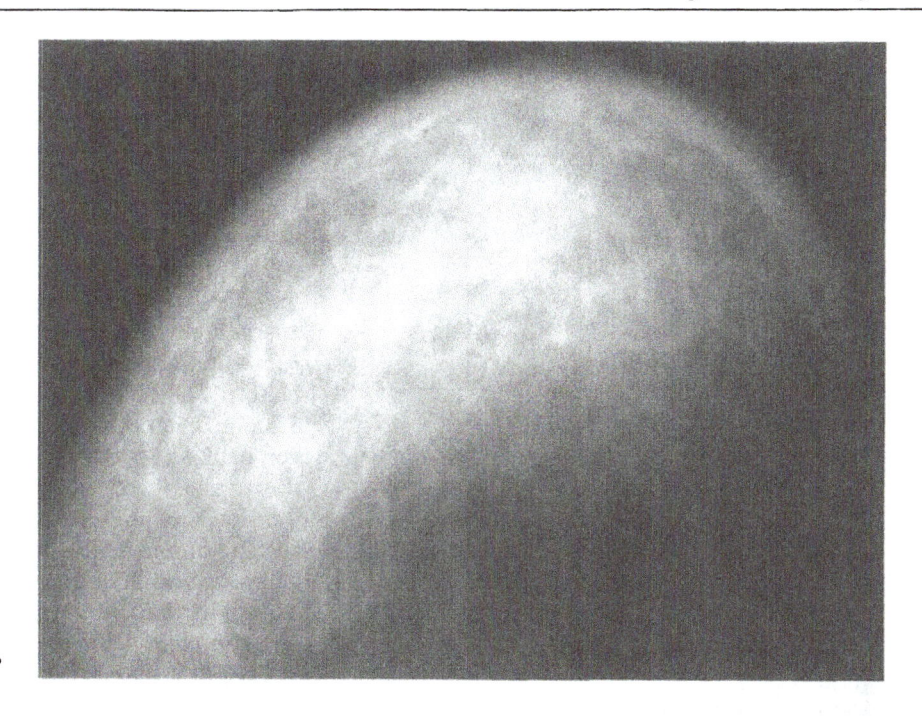

Abb. 6.17. s. Text. (Aus [269], Dr. A. Albrecht/Berlin)

pher einen solchen Fall zu sehen bekommt und aus dem klinischen Bild her sogar auch erkennt. Dieser benigne Tumor ist hautfarben bis blau-rot, nicht größer als 2 cm, führt zur Elongation der Mamille und ist erektil. Differenzialdiagnostisch kommen in erster Linie Fibrome, Keratinzysten und Talgretentionszysten infrage [49]. Die multiplen sogenannten *Piloleiomyome* kommen am häufigsten vor. Sie zeigen gruppierte oder linear angeordnete, feste rötliche oder bräunliche Knötchen und können berührungsempfindlich sein [49].

Als *diffuse Infiltration der Haut* kommt das Leiomyom selten vor. Über einen solchen Fall haben Misgeld et al. [269]berichtet, wobei aus einer minimalen Hautverdickung innerhalb von fünf Monaten eine 15 mm breite Kutis entstand, was zur Fehldiagnose einer Lymphangiosis carcinomatosa führte (Abb. 6.17). Als „mildernder Umstand" ist zu erwähnen, dass kurz zuvor bei der Patientin am ipsilateralen Pektoralisrand ein Knötchen mit dem histologischen Ergebnis einer Metastase eines unbekannten Primärtumors entfernt wurde.

Fettgewebsveränderungen

Lipom

Fettgeschwülste sind benigne Tumore, die in der Brust von 40- bis 60-jährigen Patientinnen meistens solitär und unilateral vorkommen. Der Tumor ahmt reifes Fettgewebe nach, ohne jedoch dessen lobuläre Gliederung zu besitzen. Er ist gelb und von einer zarten Kapsel umgeben. Diese Einkapselung ist für den Pathologen ein wichtiges differenzialdiagnostisches Zeichen gegenüber normalem nodulär hyperplastischem Fettgewebe. Wenn ein Lipom auch beigemischte glatte Muskelfasern enthält, spricht man von *Myolipom*; von *Angiolipom* spricht man, wenn im Tumor ein vaskuläres Netz vorhanden ist. Wenn das Fettgewebe braun ist, bezeichnet man das Lipom als *Hibernom*. (Die Fettzellen von Hibernomen enthalten mehrere Fetttropfen; sie sind meistens im Bereich der axillären Ausläufers oder in der Axilla lokalisiert.)

Bei der **klinischen Untersuchung** tastet man einen 2–10 cm großen harten, glatten, gut verschieblichen Knoten. Größere Lipome erwecken – gerade weil sie so hart sind – den Verdacht auf ein Sarkom. Umso größer ist unsere Erleichterung, wenn das **Mammogramm** – dem Tastbefund entsprechend – einen durch die Kapsel abgegrenzten, strahlendurchlässigen Herd zeigt (Abb. 6.18). Bei eindeutiger Diagnose eines Lipoms ist eine weiterführende Diagnostik (Sonographie, FNAB, Stanzbiopsie, MRT) unnötig.

Man sollte aber sehr sorgfältig prüfen, ob der tastbare Knoten mit dem mammographischen Befund wirklich identisch ist und nicht durch die Kompression verdrängt wurde. Die Summation von Cooper-Ligamenten um eine normale Fettgewebsinsel kann eine Kapsel und somit ein kleines Lipom vortäuschen. Es kann aber auch vorkommen, dass ein kleines invasives Karzinom innerhalb von dichtem

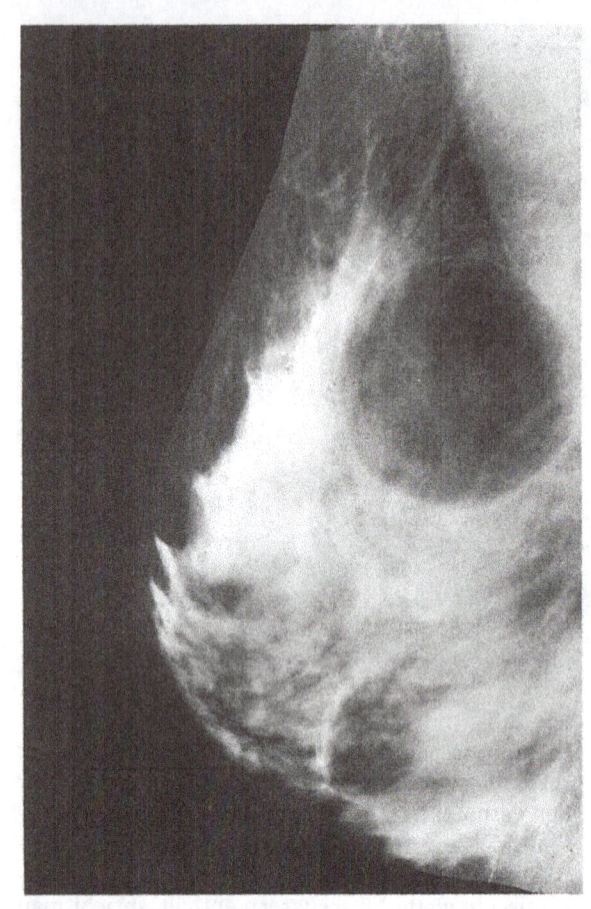

Abb. 6.18. s. Text

Drüsengewebe „auf Anhieb" nicht erkannt wird, weil dieses „falsche Lipom" daneben für den Tastbefund verantwortlich gemacht wird. Um eine solche fatale Fehldiagnose zu vermeiden, markiert man die tastbare Verhärtung mit einem auf die Haut geklebten Metallstück und fertigt so Zielaufnahmen in 2 Ebenen mit Kompression an. Das Metallstück muss sich in beiden Ebenen in das Lipom hinein projizieren.

Die Exstirpation eines mammographisch eindeutig nachgewiesenen Lipoms sollte nur auf ausdrücklichen Wunsch der Patientin durchgeführt werden. Dies gilt auch für die Fälle, bei denen einem Tastbefund entsprechend kein echtes Lipom (mit Kapsel), sondern nur Fettgewebe zu sehen ist [159]. Der Pathologe muss allerdings vorsichtig sein, um ein Liposarkom nicht zu übersehen, wie es in New York bei einer alten Frau passierte. Ein Jahr nach der Entfernung eines „Lipoms" wurde ein Rezidiv festgestellt. *Histologie*: Liposarkom; die Überprüfung der früheren Schnitte hat anstatt Lipom ein Liposarkom ergeben [291].

Fettgewebsnekrosen

Sie entstehen, wenn das – bei Körpertemperatur flüssige – intrazelluläre Fett nach Zerstörung der Zellmembran als öliges Material ausfließt. Das so extrazellulär gelegene Fett wird vom Organismus als Fremdkörper wahrgenommen und entsprechend behandelt: die einzelnen Phasen dieser Fremdkörperreaktion sind die Abgrenzung, die Eliminierung und die Restitution. Das herausgeflossene Öl bildet zuerst kleinere bzw. größere Zysten. Um diese herum entsteht ein Granulationsgewebe aus Makrophagen (Histiozyten, die auch Lipophagen oder Schaumzellen genannt werden, weil ihr Zytoplasma von dem einverleibten Fett schaumig aussieht), aus Riesenzellen und Fibroblasten, welches die Fettgewebsnekrose abgrenzt. Die kleineren/größeren Ölzysten können dann entweder abgekapselt und verkalkt zurückbleiben oder sie werden völlig resorbiert und durch Bindegewebe ersetzt, d.h. narbig umgewandelt.

Fettgewebsnekrosen in der Brust können als Folge

- eines iatrogenen oder nichtiatrogenen Traumas,
- einer abakteriellen – sog. chemischen – Mastitis oder
- aus unbekannten Gründen entstehen.

Nachfolgend werden die Fettgewebsnekrosen je nach ihrer röntgenologischen Darstellung als liponekrotische Mikro- oder Makrozysten (Ölzysten) bzw. als mit Verkalkung oder mit fibrotischer Narbe ausgeheilte Liponekrosen besprochen. Schließlich werden die Cholesteringranulome und die Pannikulitiden erörtert.

Jede neunte bis zehnte Frau hat eine oder mehrere verkalkte *liponekrotische Mikrozysten*, ein- oder beidseits in ihrer Brust [229, 233]. Die Veränderung kann solitär, gruppiert oder diffus verteilt vorkommen.

Im *Mammogramm* sieht man eine 2–3 mm große Ringverkalkung entweder mit zentraler Aufhellung oder mit punktförmigen bzw. amorphen Verkalkungen; die Veränderung kann auch vollständig verkalkt sein (Abb. 6.19a,b). Histologisch entspricht die Ringverkalkung einer verkalkten Bindegewebskapsel, während die intrazystischen Verkalkungen kalzifiziertem Granulationsgewebe entsprechen (Abb. 6.19c). Oft sieht man verkalkte liponekrotische Mikrozysten nach Probeexzisionen oder nach Reduktionsplastiken. Die allermeisten Fälle haben jedoch keine Traumata in der Vorgeschichte. Somit stellt sich die Frage: Warum sieht man trotzdem bei etwa 10% der Frauen verkalkte liponekrotische Mikrozysten? Theoretisch sind zwei plausible Erklärungen denkbar.

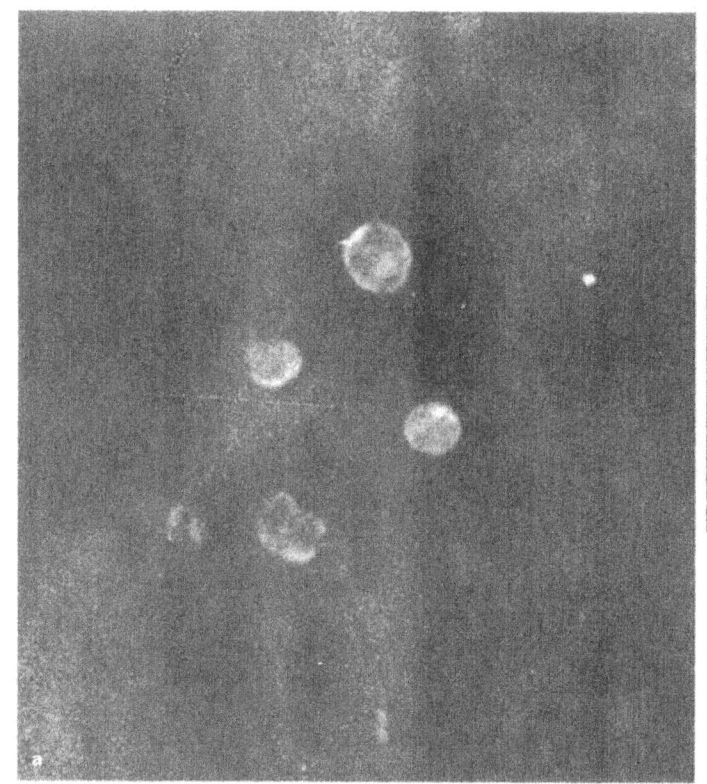

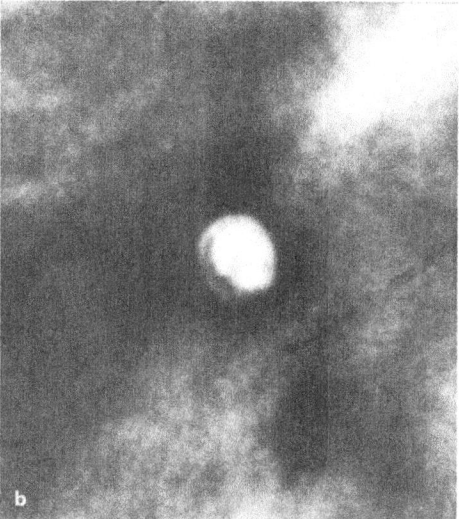

Abb. 6.19. a Gruppe von 2–3 mm großen, liponekrotischen Mikrozysten: Ringverkalkungen ohne oder mit punktförmigen bzw. amorphen Verkalkungen zentral (stark vergrößert), **b** eine fast vollständig verkalkte, liponekrotische Mikrozyste (stark vergrößert), **c** siehe Text

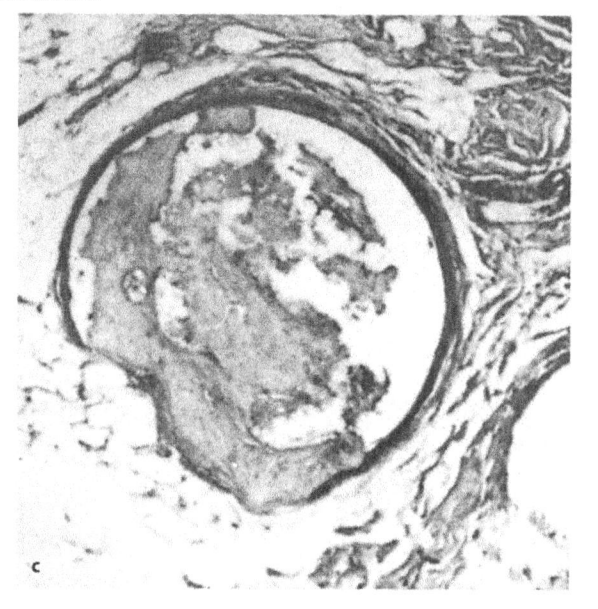

- Kleine mastopathische Zysten platzen und führen zur Fettgewebsnekrose.
- Bei den betroffenen Frauen liegt eine subklinische sekretorische Krankheit vor. Haagensen ([151], S. 358) schrieb: „Mammary duct ectasia begins with dilatation ... They become distended with cellular debris and lipid containing material ... There are no symptoms or clinical signs ... This initial symptomless form of mammary ductectasia is more common than is generally appreciated."[1] Sektionsstatistiken beweisen, dass Haagensen Recht hat: in 11–72% der Frauen mit symptomlosen Brüsten wurden mehr oder weniger ausgeprägte Duktektasien mit Sekretretention festgestellt [23]. Bei diesen „okkulten Duktektasien" [151] sind die Milchgangswände durch das Sekret vorgeschädigt, hin und wieder entstehen kleine Wanddefekte, die dann das Sekret durchsickern lassen wie es Abb. 5.38 zeigt.

Im nächsten Schritt wird das Fettgewebe durch das Sekret nekrotisiert und nach altbewährtem Muster (Abkapselung, Bildung von Granulationsgewebe, Verkalkung) eliminiert. Da die Verkalkung ein sehr langsam voranschreitender Prozess ist, kann man annehmen, dass wesentlich mehr als 10% der Frauen *noch nicht verkalkte* liponekrotische Mikrozysten haben. Diese Annahme wird dadurch unterstützt, dass ich bei Kontrolluntersuchungen sowohl das Verschwinden und Wiederauftreten als auch die

---

[1] Die Duktektasie fängt mit Dilatation an ... Sie wird durch ein debris- und fetthaltiges Material immer breiter ... symptomlos und ohne klinische Zeichen ... Diese anfänglich symptomlose Form der Duktektasie kommt wesentlich öfter vor, als man es im Allgemeinen wahrnimmt.

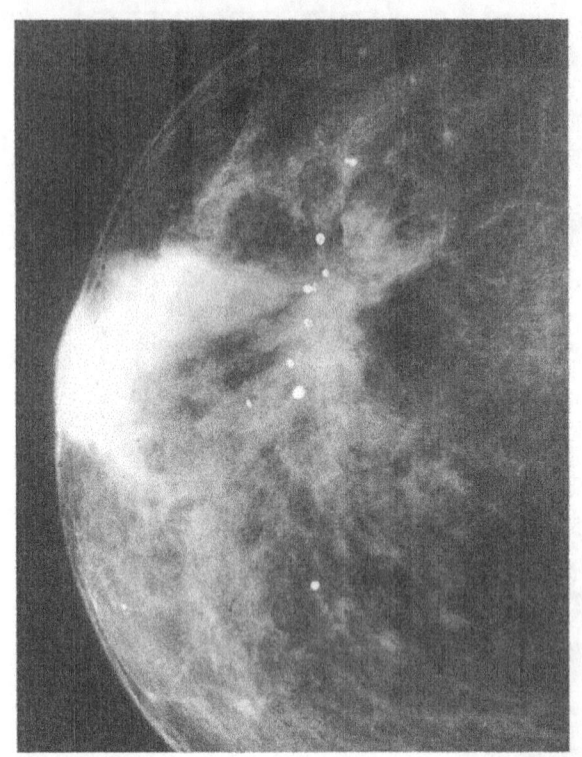

234 KAPITEL 6 Veränderungen, die außerhalb des milchproduzierenden/-ableitenden Systems entstehen

Abb. 6.20. Ausgedehntes NOS-Karzinom mit mehreren, völlig verkalkten liponekrotischen Mikrozysten

zahlenmäßige Zunahme dieser Veränderungen beobachtet habe. Ein sehr interessantes Problem ist die simultane Darstellung von Karzinomen und verkalkten liponekrotischen Mikrozysten im Mammogramm. Leborgne [233] hat in 30% von 500 Karzinomen tumornah „esteatonecrosis microquistica calcificada" gefunden (Abb. 6.20) und einen Zusammenhang zwischen Karzinomentstehung und Fettzerfallsprodukten vermutet. Weitere diesbezügliche Untersuchungen sind mir nicht bekannt.

Es bleibt aber ein Rätsel, wieso die verkalkten liponekrotischen Mikrozysten innerhalb einer Brust oder in beiden Brüsten, aber auch in verschiedenen Fällen immer etwa gleich groß sind. Dabei spielt es keine Rolle, ob sie solitär, gruppiert oder diffus verstreut vorkommen bzw. ob sie nach Trauma oder „spontan" entstanden sind. Es ist auch schwer erklärbar, warum bei einem eineiigen Zwillingspaar genau an der gleichen Stelle rechts oben außen jeweils eine genau gleichgroße liponekrotische Mikrozyste gefunden wurde (Abb. 6.21).

Bei 1044 aufeinander folgenden Mammographien habe ich fünf *liponekrotische Makrozysten* (verkalkte Ölzyste, Abb. 6.21)gefunden. Es handelt sich also um einen seltenen Befund. Liponekrotische Makro- und Mikrozysten können auch gleich-

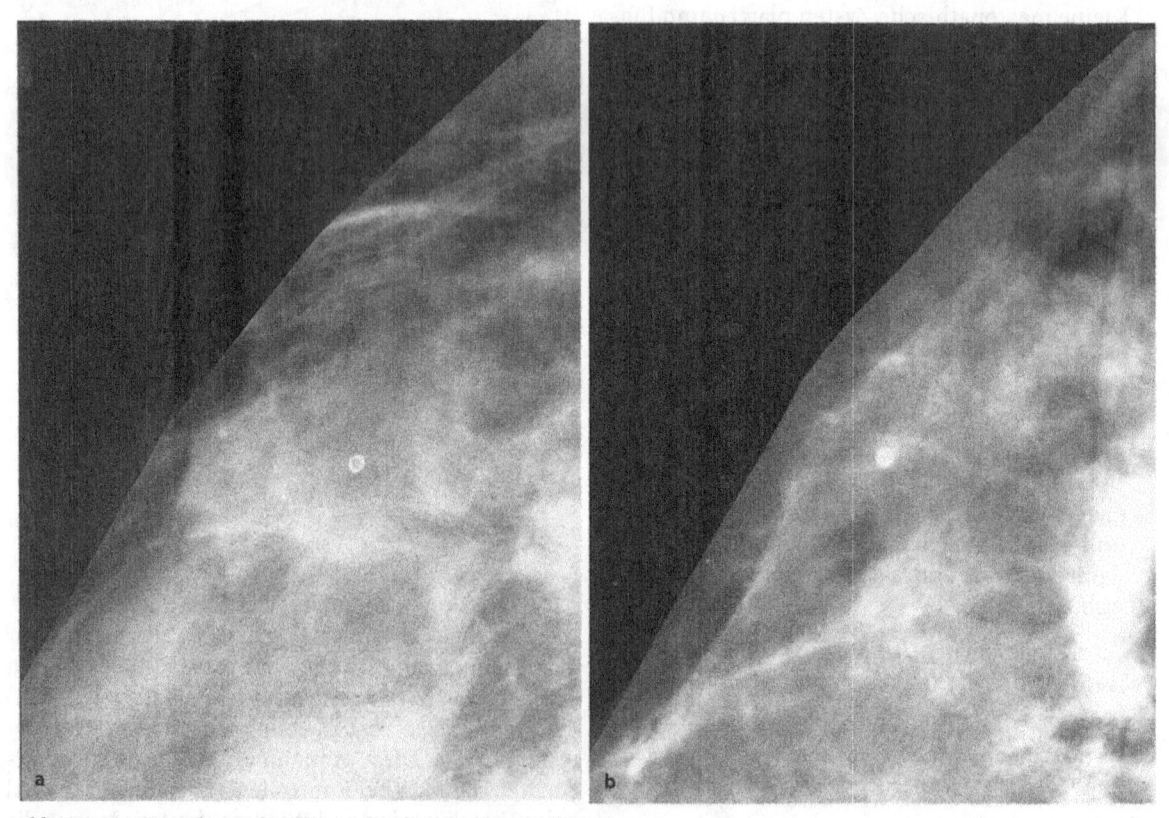

Abb. 6.21a,b. Liponekrotische Mikrozysten bei eineiigen Zwillingen

Fettgewebsveränderungen 235

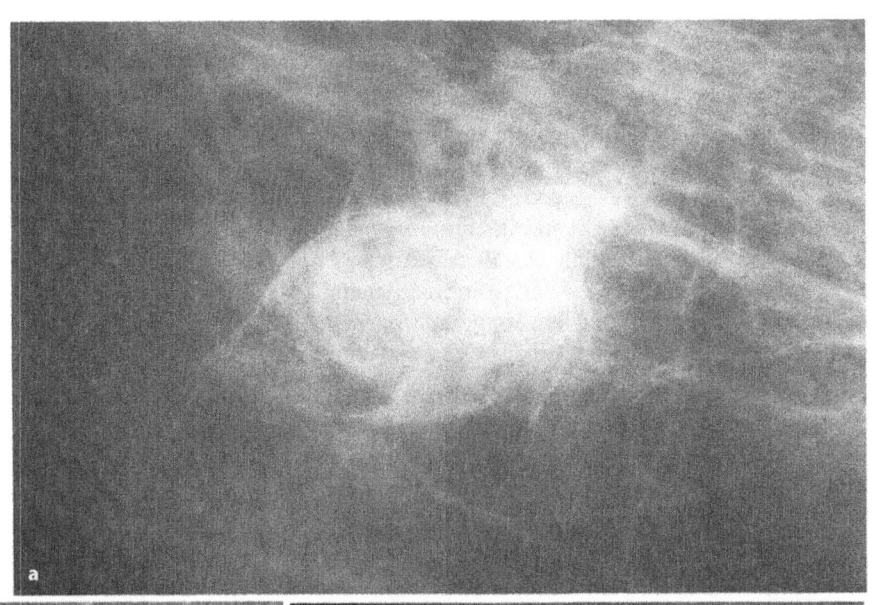

Abb. 6.22a–d. s. Text

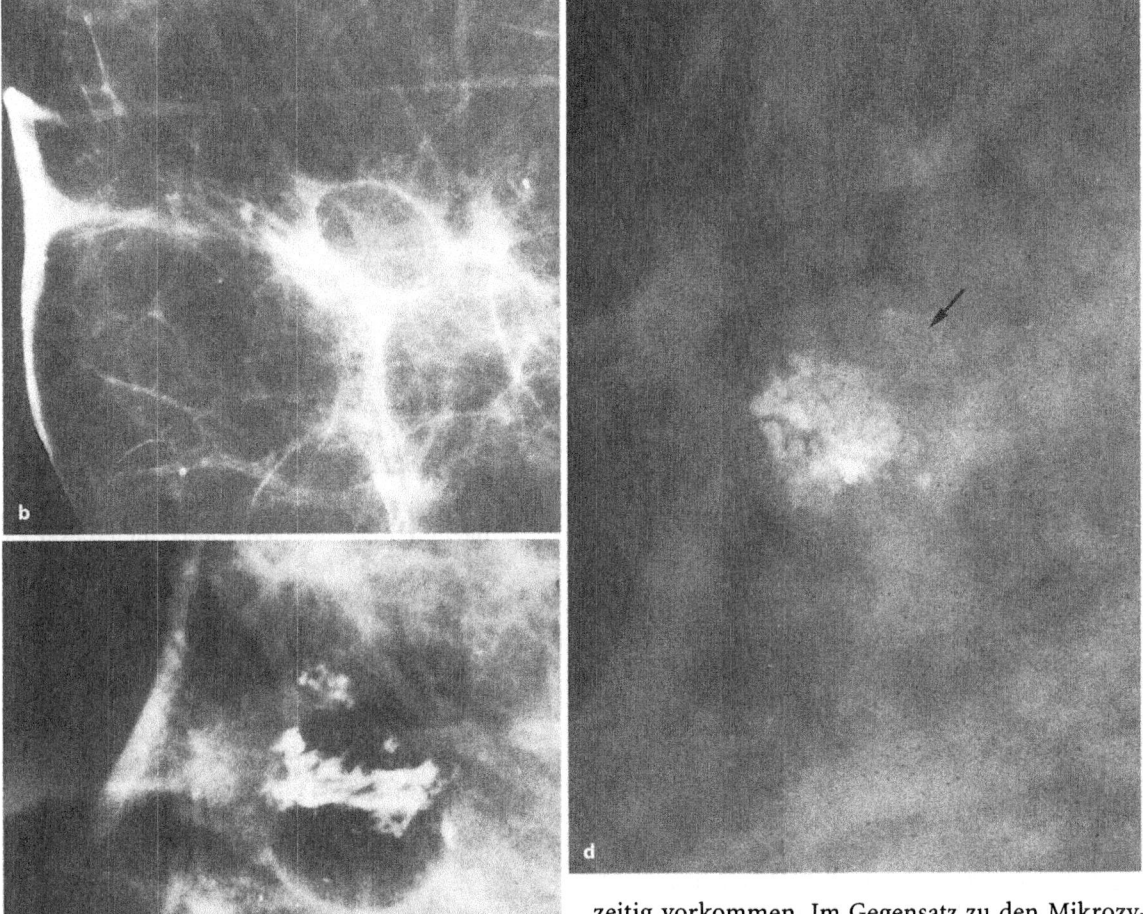

zeitig vorkommen. Im Gegensatz zu den Mikrozysten lag anamnestisch in den von mir beobachteten Makrozysten fast immer ein iatrogenes oder nicht iatrogenes Trauma vor. Entstehung und Schicksal der liponekrotischen Makrozyste wird in Abb. 6.22 kollageartig dargestellt:

1. Phase: Innerhalb eines Hämatoms in Resorption entsteht eine ovale, noch unvollständig ausgebildete Bindegewebskapsel. Innerhalb der Kapsel sieht man eine inhomogene Struktur: koaguliertes Blut und nekrotisiertes Fettgewebe (Abb. 6.22a).
In dieser Phase kann man *mammographisch* gelegentlich eine intrazystische Spiegelbildung auf der streng seitlichen Aufnahme feststellen. *Sonographisch* sieht man dem Niveau entsprechend ein echoreiches Band [368].

2. Phase: Ein anderer Fall; vollständig ausgebildete Bindegewebskapsel um einen strahlendurchlässigen Bezirk von ungeordneten Streifenschatten umgeben, Ölzyste mit beginnender perikapsulärer Narbenbildung (Abb. 6.22b).
Reste des intrazystischen Granulationsgewebes können mammographisch gelegentlich als Weichteilschatten in mindestens 2 Ebenen innerhalb einer Ölzyste dargestellt werden [9]. *Sonographisch* kommt das Granulationsgewebe innerhalb der ansonsten echofreien Ölzyste als wandständiger echogener Bezirk zur Darstellung [368]. Zwischen der ersten und der zweiten Phase können mehrere Monate vergehen.

3. Phase: Hier handelte es sich offensichtlich um ein brückenartig von Wand zu Wand reichendes, verkalktes Granulationsgewebe innerhalb der Ölzyste (Abb. 6.22c).

4. Phase: Verkalkte liponekrotische Makrozyste (Abb. 6.22d).

Die Patientinnen kommen mit einem oder mehreren, etwa 1–2 cm großen glatten, harten, gut verschieblichen Knoten zur Untersuchung. Im Fall einer ausgeprägten perizystischen Fibrose kann der Knoten mit der Haut verwachsen sein. Nach einem Autounfall können mehrere Ölzysten – dem Verlauf des Sicherheitsgurtes entsprechend – angeordnet tast- und sichtbar sein [101]. Bei vorausgegangener diagnostischer Exzision liegt der Knoten im Narbenbereich oder in dessen unmittelbarer Nähe, und der überweisende Arzt denkt an ein Narbenkarzinom. Um so größer ist die angenehme Überraschung, wenn der Mammographer eine Ölzyste feststellt und abpunktiert. Nach Absaugen des öligen Zysteninhaltes ist nur noch eine klinische Kontrolle notwendig.
Sonographisch sollte eine mammographisch eindeutige Ölzyste nur dann untersucht werden, wenn die Veränderung in ein dichtes, schwer beurteilbares Drüsenparenchym eingebettet ist und man sich so überzeugen will, ob der Tastbefund mit der Ölzyste identisch ist und nicht etwa von einem – durch das dichte Parenchym überlagerten – Karzinom herrührt. Ansonsten ergibt die Sonographie bei dieser Veränderung keinen zusätzlichen Gewinn [368].

Die *Cholesteringranulome* entstehen ebenfalls auf dem Boden einer Fettgewebsnekrose; auch sie zeigen das oben beschriebene histologische Bild des Granulationsgewebes samt bindegewebiger Abkapselung. Der Unterschied liegt lediglich darin, dass aus den zerfallenen Fettzellen hier Cholesterinkristalle entstehen (Abb. 6.23b). Das *mammographische Bild* ist nicht charakteristisch: man sieht einen rundlich – ovalären, intensiven, etwas inhomogenen Schatten mit glatten oder teils unscharfen Konturen (Abb. 6.23a). Verkalkungen können innerhalb oder außerhalb des Schattens vorkommen. Cholesteringranulome können klinisch okkult bleiben oder als unterschiedlich große, harte, gut bewegliche Knoten getastet werden [112, 327, 16].

Pannikulitis

Die Geschichte der Pannikulitis[1] (Lipogranulomatose) beginnt mit dem Jahr

1892: Pfeifer berichtet über eine 23-jährige Frau, die seit anderthalb Jahren subkutane Knoten an den Wangen, Brüsten und Oberarmen hat. Die Knoten verschwinden – nach Hinterlassen „grubiger" Vertiefungen spontan und kehren an anderen Stellen zurück. Bis auf allgemeine Schwäche keine Beschwerden, insbesondere *kein Fieber* [313].

1894: Rothmann beschreibt einen ähnlichen Fall bei einem 52-jährigen Mann, auch dieser Patient ist *fieberfrei* [340].

1925: Weber veröffentlicht den Fall einer 50-jährigen Frau mit subkutanen, immer wieder rezidivierenden Knoten, mit leichtem Fieber (101,6–99,0 °F = 36,6–37,2 °C) und rheumatischen Beschwerden. Er gibt der Krankheit den Namen „relapsing nodular nonsuppurative panniculitis" [410].

1928: Makai berichtet von vier Knaben mit ähnlichen Beschwerden, jedoch *ohne Fieber*. Er nennt die Veränderung: „Lipogranulomatosis subkutanea" [255].

1928: Christian beschreibt den Fall einer 25-jährigen Frau mit innerhalb von 9 Jahren 10-mal

---

[1] lat. *panniculus*: Fettpolster

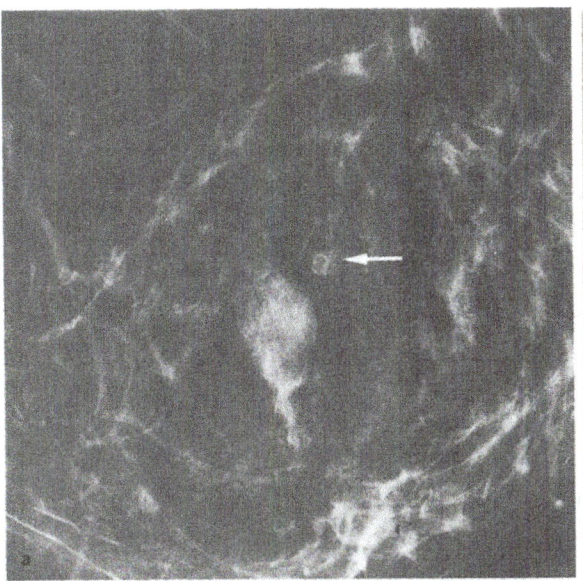

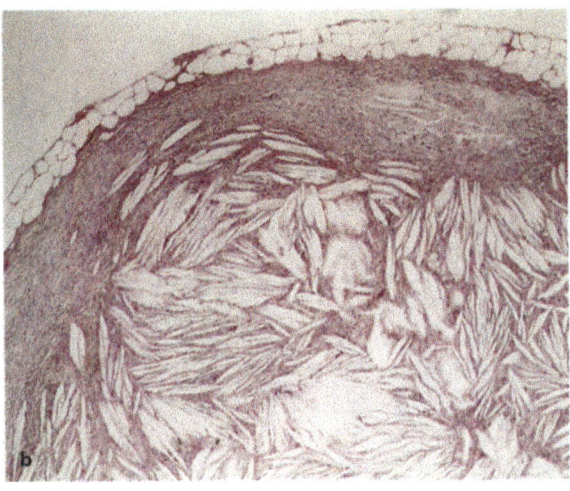

Abb. 6.23. a Im Mammogramm 2 cm großer, glatt konturierter, ovalärer, etwas inhomogener Schatten, daneben eine liponekrotische Mikrozyste (*Pfeil*), **b** Histologie: durch bindegewebige Pseudokapsel (*oben*) abgegrenztes Cholesteringranulom: die nadelförmigen Cholesterinkristalle wurden bei der Einbettung herausgelöst, hier sehen wir nur ihre Lücken. (Aus [112], Dr. E. Eichner/Ulm)

schubweise entstehenden subkutanen Knoten mit flukturierend *fiebrigen Zuständen* (maximal 105°F = 40°C). Er nennt die Veränderung: „relapsing *febrile* nodular nonsuppurative panniculitis". Auch diese Knoten heilen immer wieder spontan narbig aus [71].

Irgendwann wurden aus diesen fünf Veröffentlichungen mit insgesamt acht Fällen zwei Varianten derselben Krankheit „destilliert": Das Rothmann-Makai-Syndrom (ohne Fieber) und das Weber-Christian-Syndrom (mit Fieber). Der erste Beschreiber Pfeifer blieb zwischen den zwei Stühlen (Syndromen) „sitzen".

Zwar wurden seit 1892 insgesamt 17 mögliche Ursachen diskutiert[1], die *Ätiologie* dieser rätselhaften Erkrankung ist auch noch heute ungeklärt.

Manche bezweifeln sogar, dass es diese Krankheit als solche überhaupt gibt, wie der amerikanische Dermatopathologe Ackerman in seinem Buch „Histologic diagnosis of inflammatory skin diseases" ([1], S. 806): „... its exact nosologic status is still unclear. It is not even certain that this syndrome exists as a distinct clinicopathologic entity".[2]

In der Tat, wie kann man erklären, dass im subkutanen Fettgewebe einer Frau (seltener eines Mannes) plötzlich linsen- bis orangengroße, meistens flache, indolente oder nur wenig schmerzhafte, gut bewegliche Knoten mit oder ohne Hautverfärbung entstehen und sich später spontan narbig zurückbilden. Es ist noch rätselhafter, dass es immer wieder Fälle gibt, die nach der Ausheilung ein oder mehrmals wieder „aufflammen", so hatte z.B. eine Frau innerhalb von 14 Jahren sieben Anfälle [208], eine andere innerhalb von neun Jahren zehn [71]. Gewöhnliche Lokalisationen sind das Gesicht, der Körperstamm, die oberen Extremitäten und – manchmal – die Brüste in etwa symmetrischer Anordnung. Seltene Lokalisationen sind: die unteren Extremitäten und das subepikardiale, mesenteriale oder peripankreatische Fettgewebe (letztere mit quoad vitam schlechter Prognose).

Es ist auch schwer zu verstehen, warum manche Fälle mit Fieber einhergehen, andere wiederum nicht [37, 241, 260]. *Makroskopisch* zeigen die indurierten Herde im Fettgewebe eine orangengelbe, dunkle Farbe, wie man es bei invasiven Mammakarzinomen sieht. Bei Konfluenz der Herde kommen Ölzysten vor [22]. *Mikroskopisch* sind die Fettgewebsnekrosen von unterschiedlicher Beschaffenheit und abhängig von der Dauer der Erkrankung. Die Pannikulitis fängt als Fettgewebsnekrose an, geht mit entzündlich-phagozytären Reaktionen weiter, später entstehen Lipogranulome, die schließlich narbig fibrosieren [207].

---

[1] Adiposität, Allergie; autoimmune Prozesse; Diabetes mellitus; Erythema induratum; gastrointestinale Störungen mit leichter Erkältung; Hormone; Jod-Brom-Medikation; Kollagenose; Rheumatismus; Sklerodermie; Trauma; Tuberkulose; Zirkulationsstörungen [12, 207, 253, 255, 313, 333, 376].
[2] Ihr genauer nosologischer Status ist noch unklar. Es ist nicht einmal sicher, dass dieses Syndrom als eine besondere klinikopathologische Entität überhaupt existiert.

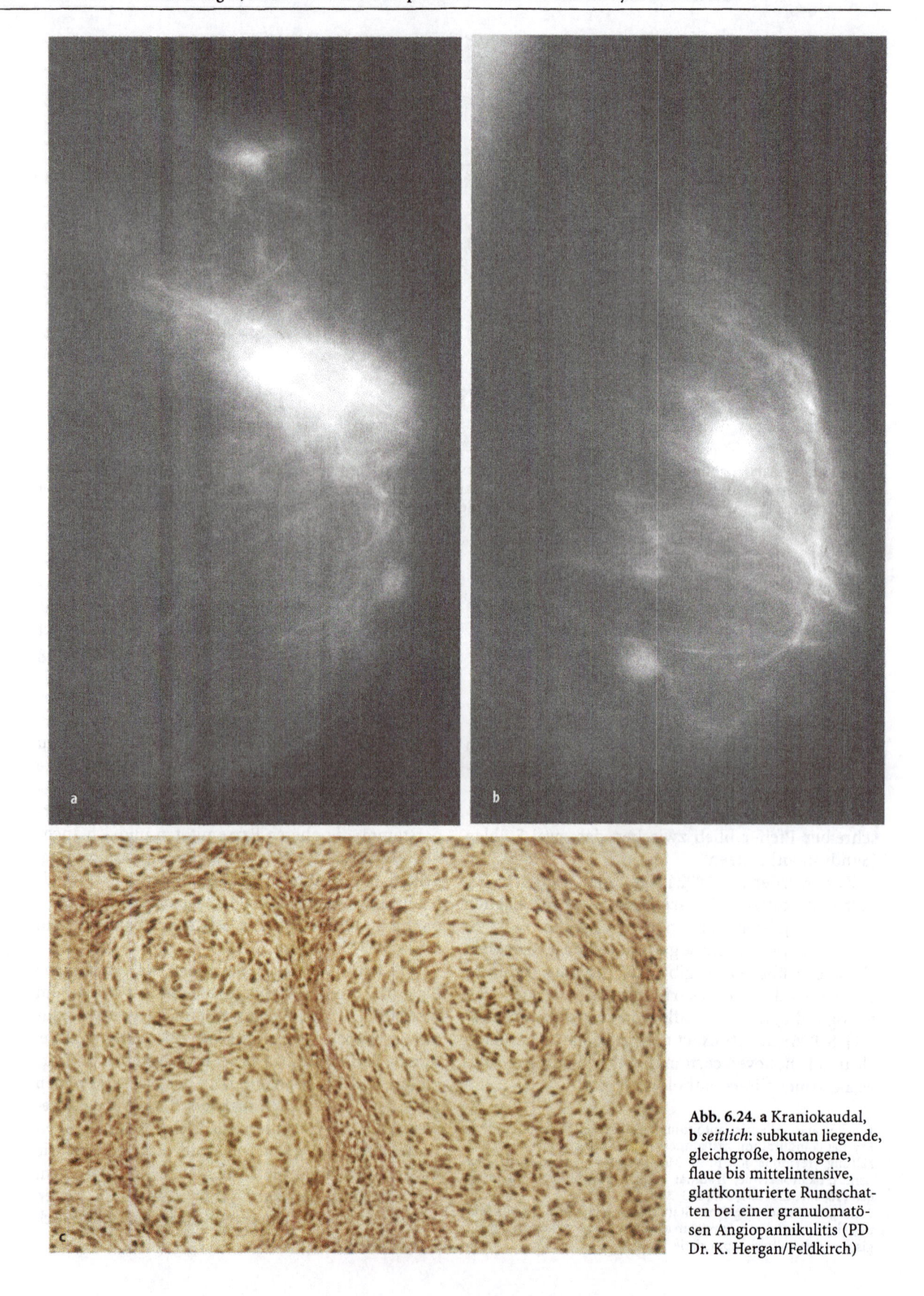

238 KAPITEL 6 Veränderungen, die außerhalb des milchproduzierenden/-ableitenden Systems entstehen

Abb. 6.24. a Kraniokaudal, **b** *seitlich*: subkutan liegende, gleichgroße, homogene, flaue bis mittelintensive, glattkonturierte Rundschatten bei einer granulomatösen Angiopannikulitis (PD Dr. K. Hergan/Feldkirch)

Eine weniger bekannte Form ist die *granulomatöse Angiopannikulitis* der Brust, wobei die Lipogranulome mit Entzündung der kleinen Gefäße und der Kapillaren einhergehen [173, 406]. Diese Veränderung ist allerdings bereits von Pfeifer [313], Weber [410], Christian [71] und Makai [255] als Periarteriitis beschrieben worden.

Mammographisch sind mehrere rundliche, mittelintensive, vorwiegend scharf – teils minimal verschwommen – begrenzte, interessanterweise etwa *gleichgroße* Schatten im subkutanen Fettgewebe zu sehen (Abb. 6.24). Das Bild sieht durch seine subkutane Lokalisation multiplen intramammären Metastasen ähnlich. Auch ein solitärer, sich in Rückbildung befindlicher Knoten kann durch seine fibrotische Struktur ein Karzinom vortäuschen.

Wenn die Granulome verkalken, sieht man mehrere subkutan gelegene 5–6 mm große, rundlichovaläre, fast ausschließlich homogene Verkalkungen (Abb. 6.25). Ich habe zwei solcher Fälle gesehen, jedoch ohne histologische Bestätigung, da die Patientinnen keine sonstigen Beschwerden hatten. Die subkutane Lokalisation, die etwa gleiche Größe und Form der Verkalkungen sprachen jedoch für verkalkte Pannikulitiden.

Ähnliche Verkalkungen wurden von Leonhardt [241] bei einer fiebriger Pannikulitis (Weber-Christian) beschrieben. In diesem Fall hat die histologische Untersuchung einen nodulären entzündlichen Prozess des Fettgewebes ergeben. Besonders interessant war bei diesem Fall, dass *die Knoten sich samt Verkalkungen später spontan zurückbildeten.* Histologisch nachgewiesenes nekrotisches, abgekapseltes Fettgewebe wurde nach Entkalkung ähnlicher Veränderungen von Schmidt-Hermes u. Loskant [347] bzw. von Bernstein [37] beschrieben.

Therapie: Da Pannikulitiden zu spontaner Remission neigen, bedarf es keiner Behandlung, vorausgesetzt, dass sie nach ihrem klinisch-mammographischem Bild erkannt wurden und die Patientin oder ihr Arzt nicht zu histologischer Klärung drängt. Bei hartnäckigen Fällen, nach mehreren Anfällen und Exzisionen könnte man es mit Cyclosporin-A-Behandlung und Plasmaaustausch versuchen [396]. Man hat bei einer 50-jährigen Patientin nach mehreren Exzisionen – mit ihrem Einverständnis – eine einseitige, subkutane Mastektomie durchgeführt [208]. Den Sinn dieser Operation kann ich zwar nicht erkennen, die Patientin blieb aber nachher beschwerdefrei.

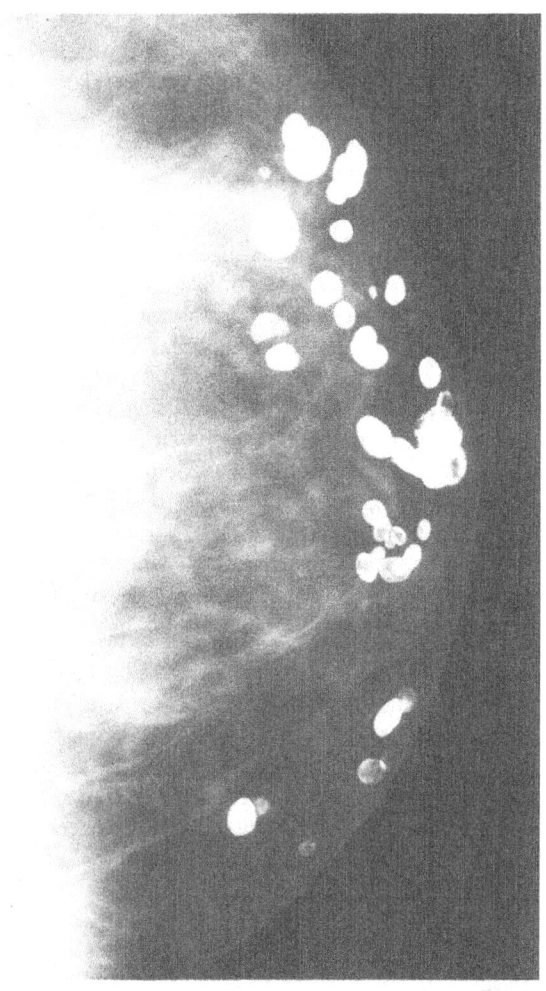

Abb. 6.25. Verkalkte Lipogranulomatosen (Pannikulitiden)

Fibrotische Veränderungen

Bekanntlich besteht das fibrotische Bindegewebe aus zellulären Elementen und aus einer extrazellulären Matrix (Kollagene und elastische Fasern sowie gel-artige Grundsubstanz). Die zellulären Elemente sind die schmalen, meistens spindelförmigen Fibroblasten, die – wenn sie altern – als rundliche Fibrozyten miteinander durch stachelartige Fortsätze verbunden sind. Hierher gehören auch Myofibroblasten, die – sozusagen als „Zwitter" – teils Fibroblasten, teils glatten Muskelzellen entsprechen. Diese Zellen synthetisieren Kollagen bzw. elastische Fasern sowie Grundsubstanz. Die Myofibroblasten sind zwar auch im gesunden Bindegewebe vorzufinden, in größeren Mengen erscheinen sie jedoch meistens nur, wenn im Körper irgend etwas zu reparieren ist (z.B. Wundheilung) oder bei der Schadenbegrenzung reaktiver oder neoplastischer Prozesse (z.B. vor der Invasion eines intraduktalen Karzinoms).

Fokale Fibrose

Der Chirurg Haagensen hat in der Erstauflage seines weltbekannten Buchs [150] ein ganzes Kapitel der „fibrous disease" gewidmet; fand jedoch kein entsprechendes Echo. Der Pathologe Azzopardi ([11], S. 90) meint sogar

Fibrosis of the breast as a diagnosis lacks real meaning ... terms like fibrous disease of the breast, fibrous mastopathy and chronic indurative mastitis are used to describe a clinical lump in the breast which consist of bland interlobular connective tissue... It usually reflects the patchiness of the physiological involutionary process ... One can not doubt that this condition represents a clinical entity, but the writer can find no good evidence that it represents a pathological entity ... The reason for failure (of pathologist) is that they have been searching perhaps for a non-existent disease. It is not easy to tell a surgeon that a 2 or 3 cm lump he has clearly palpated in the breast is normal ...[1]

Während meiner 40-jährigen Tätigkeit habe ich immer wieder die Diagnosen „mastopathische Fibrose", „fibrozystische Mastopathie" oder „Mammasklerose" von den Pathologen bekommen, wenn ich einen mammographisch umschriebenen Schatten mit oder ohne Tastbefund „sicherheitshalber" operieren ließ. Weitere Termini sind: „fibrous tumor" [333] „fibrous nodules" [168], „focal fibrosis" [331, 400].

Interessanterweise sind 1999 in der mammographischen Literatur auf einmal drei Arbeiten über diesen Prozess erschienen [168, 331, 400]. Ursache für dieses plötzlich entstandene Interesse ist, dass die Veränderung vorwiegend bei mammographischem Screening entdeckt wird [168, 175, 331].

Nach Sklair-Levy et al. [362] kommt die fokale Fibrose selten vor (74:1095 = 6,8%).

Betroffen sind in über 70% Frauen vor der Menopause, selten ältere Frauen mit Hormonsubstitution. Es liegt also auf der Hand, dass hormonelle Veränderungen als ätiologischer Faktor diskutiert werden. Beim Mann wurde eine umschriebene Brustfibrose nur einmal beschrieben [322].

---

[1] „Die fibrotische Krankheit der Brust als Diagnose ist sinnlos. Termini, wie fibrotische Krankheit der Brust, fibrotische Mastopathie und chronische indurative Mastitis braucht man, um einen Knoten in der Brust zu beschreiben, welcher aus nicht entzündlichem interlobulärem Bindegewebe besteht. Es spiegelt die Vielfalt der physiologischen Involution wider. Es handelt sich zweifelsohne um eine klinische Entität; der Autor findet jedoch keinen Beweis dafür, dass es sich auch um eine pathologische Entität handelt ... Ursache für den Fehler (der Pathologen) ist, dass sie vielleicht eine überhaupt nicht existierende Krankheit gesucht hatten. Es ist nicht einfach einem Chirurgen, der einen 2 oder 3 cm großen Knoten in der Brust eindeutig getastet hat, zu sagen, dass der Knoten normalem Gewebe entspricht."

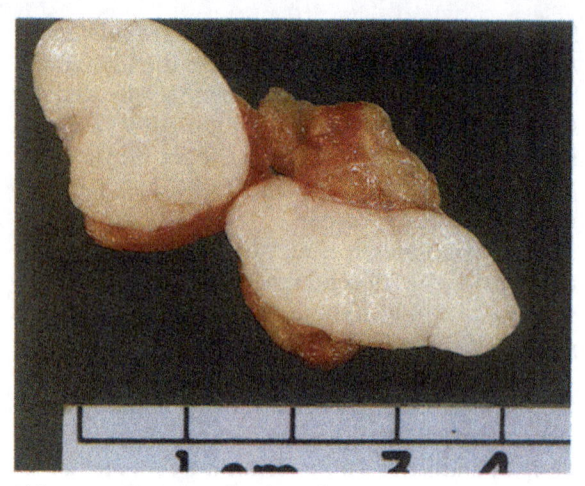

Abb. 6.26. s. Text. (Aus [333], Prof. Dr. P.P. Rosen/New York)

Klinisch wird ein unterschiedlich großer, derber bis harter Knoten getastet ohne Hautbeteiligung. Eine klinisch okkulte, mammographisch festgestellte fokale Fibrose wurde von Hermann u. Schwartz [175] beschrieben.

Makroskopie: Von einer Fibrose würde man erwarten, dass sie im Präparat eine sternförmige Konfiguration zeigt, diese kommt jedoch nicht einmal in 20% der umschriebenen Fibrosen vor; sie sind meistens rundlich und – obwohl nicht abgekapselt – scharf begrenzt, wie Fibroadenome. Auch ihre weiße, radiergummiartige, glänzende Schnittfläche ist dem Fibroadenom ähnlich (Abb. 6.26).

Mammographie: Dem makroskopischen Befund entsprechend sieht man dann im Mammogramm in über 80% der Fälle rundlich-ovaläre Verschattungen, welche meistens homogen, gut begrenzt und teils lobuliert sind.

Die pathologische Grundlage der sternförmigen Konfiguration sind unregelmäßig „durcheinander" wachsende fibrotische Stränge, die die Spicula des invasiven Duktalkarzinoms mit EIC nachahmen [400]. Mikroverkalkungen kommen äußerst selten vor [331]. In etwa 15% sind die tastbaren fibrotischen Knoten mammographisch okkult [400, 168].

Im *Sonogramm* sieht man die umschriebenen Fibrosen als echoarmen oder eintrittsseitig echoreichen, zentral jedoch echoärmeren Herdbefund, in etwa der Hälfte der Fälle mit mehr oder weniger ausgeprägter dorsaler Schallverstärkung [129, 331, 400].

Stanzhistologisch besteht die fokale Fibrose fast ausschließlich aus Kollagenfasern mit einigen wenigen Fibroblasten. Gesundes Epithel, aus dem ein Karzinom entstehen könnte, hat die tumorartige Veränderung nicht. Es nimmt also kein Wunder, dass bei 118 stanzhistologisch nachgewiesenen fokalen Fibrosen kein einziges Karzinom übersehen wurde [168, 331]. Allerdings haben andere 2,7% falsch-negative Ergebnisse bei Stanzbiopsie gefunden [362]. Manche stanzbioptisch als fokale Fibrose gedeuteten Fälle entpuppen sich exzisionsbioptisch als Fibroadenom [168].

Extraabdominale Fibromatosis (Desmoid)

Es handelt sich um einen aggressiven tumorösen Prozess mit ausgeprägter Rezidivneigung, weswegen er auch als nicht metastasierendes (Grad-I-)Fibrosarkom bezeichnet wird. Der andere Name *Desmoid* (d.h.: sehnenartig) weist auf die Konsistenz der Veränderung hin und wurde bereits 1832 von Mueller geprägt [118].

Ausgangspunkte der Veränderung sind generell die Faszien und die muskulären Aponeurosen bzw. in der Brust die Cooper-Ligamente oder die Faszie des M. pectoralis. Man unterscheidet *oberflächliche* (nach Art der Dupuytren-Kontraktur) und *tiefe* Fibromatosen. Letztere werden je nach Lokalisation weiter klassifiziert: als abdominale (in der Bauchdecke entstandene), intraabdominale (in dem Mesenterium entstandene) bzw. extraabdominale Fibromatosen.

Die extraabdominalen Fibromatosen entstehen vorwiegend aus dem Sehnengewebe der Schultermuskulatur und der Thoraxwand, aber auch die Gliedmaßen können betroffen sein.

Diese Fibromatosen kommen sehr selten vor, eine Brustbeteiligung ist noch seltener. So haben Enzinger u. Weiß [118] unter 367 Fällen keine einzige Brustlokalisation gefunden. In der Literatur konnte ich zwischen 1970 und 1997 nur 18 Arbeiten über diese Veränderung in der Brust finden [5, 46, 57, 66, 80, 83, 149, 154, 164, 175, 199, 206, 231, 335, 337, 351, 356, 407].

Ätiologie: Es werden genetische (Gardner-Syndrom?), hormonale (Östrogen/Progesteron?) und physikalische Faktoren (iatrogenes oder nichtiatrogenes Trauma, Irradiation?) diskutiert, bewiesen wurde jedoch keine von diesen Annahmen. Die Veränderung kann in jedem Lebensalter vorkommen; das Durchschnittsalter ist 40 Jahre; Männer sind äußerst selten betroffen (Abb. 6.31, [57]); Bilateralität ist selten.

Klinisch wird ein derber, harter Knoten getastet, welcher im Falle einer Hautbeteiligung als Karzinom imponieren kann. In manchen Fällen ist die Läsion mit der Thoraxwand verbacken; kein Wunder, da sie meistens aus deren muskulären Aponeurose entstanden ist. Bei relaxiertem M. pectoralis ist der Tumor in allen Richtungen frei verschieblich, bei Muskelkontraktion dagegen fixiert [351].

Der **Mikroskopiker** sieht in Kollagengewebe eingebettete, spindelförmige Fibroblasten. Obwohl das biologische Verhalten dieses Tumors u. U. aggressiv ist und die Tumorränder fingerähnliche Fortsätze zeigen (Abb. 6.27), sind die Zellkerne ohne Atypien

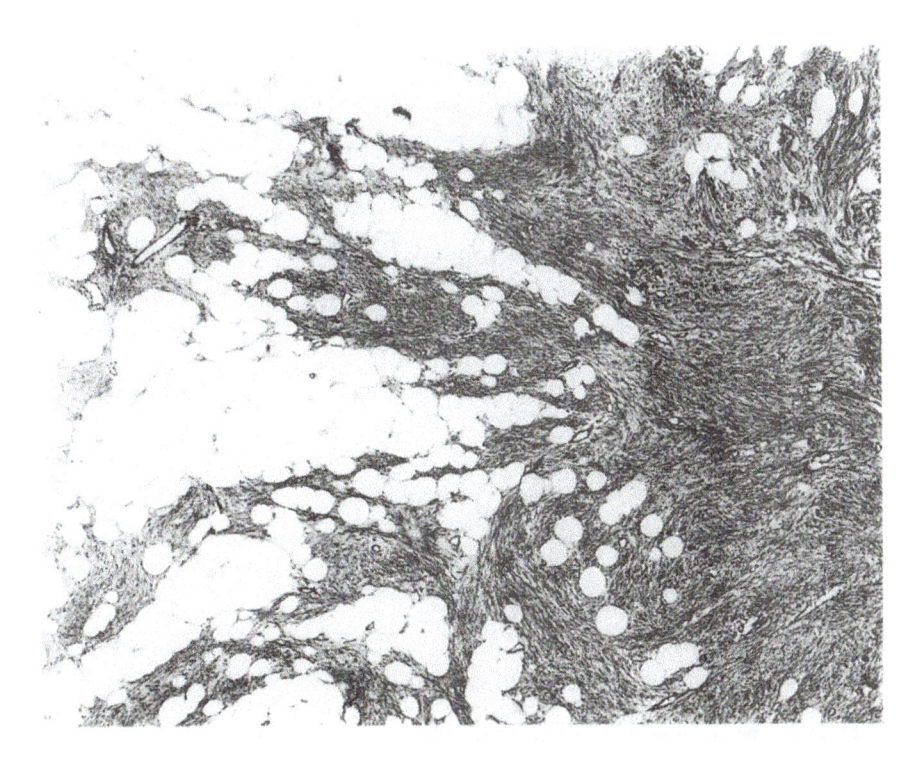

Abb. 6.27. s. Text (Aus [387], Prof. Dr. F.A. Tavassoli/ Washington)

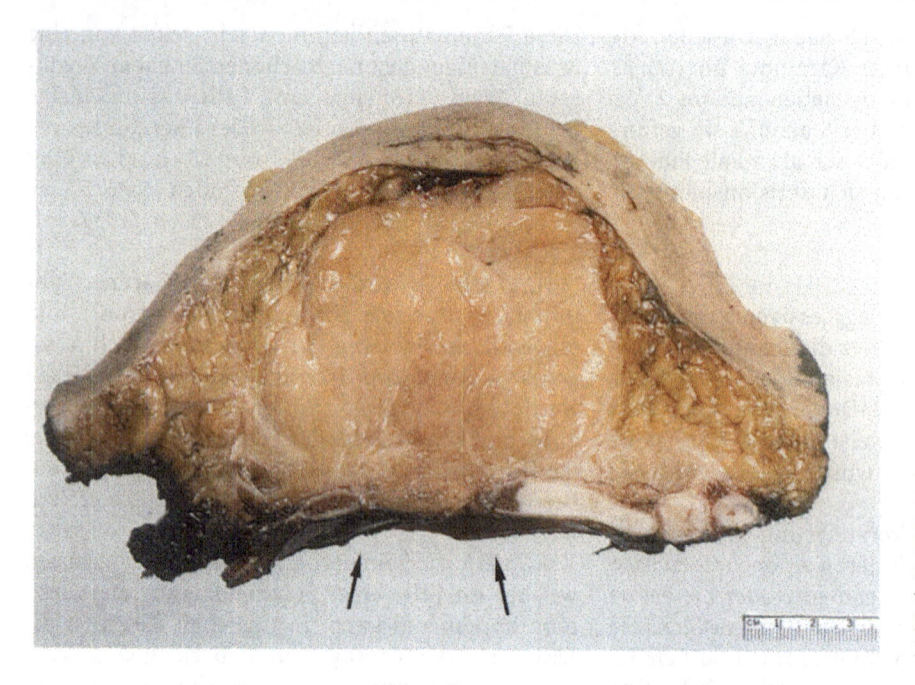

Abb. 6.28. Diese rezidivierende Fibromatosis (Desmoid) bildet einen die ganze Brust einnehmenden Tumor mit Invasion der Thoraxwand (*Pfeile*) zwischen den Rippen. (Aus [333], Prof. Dr. P.P. Rosen/New York)

oder Hyperchromasien. Nekrosen oder Verkalkungen werden nicht beobachtet.

Makroskopisch findet der Pathologe unterschiedlich (im Durchschnitt 2–3 cm) große, meistens rundliche oder auch sternförmige Tumore mit – je nach Kollagengehalt – gelblicher, grauer oder weißer Schnittfläche. Die Konturen können unregelmäßig oder teils glatt begrenzt sein, obwohl keine Kapsel gebildet wird [333]. Manchmal bildet die Fibromatose einen, die ganze Brust ausfüllenden Tumor (Abb. 6.28).

Das *mammographische Bild* ist unspezifisch.

Man sieht homogene oder inhomogene, teils unregelmäßig begrenzte Rundschatten mit ganz feinen oder dickeren Ausläufern (Abb. 6.27), die einem invasiven Karzinom ähnlich sein können (Abb. 6.29).

Verkalkungen kommen innerhalb des Tumorschattens nur dann vor, wenn sie bereits als lobuläre Verkalkung vorhanden waren. So zeigen Cornford et al. [80] einen Fall, bei dem ein verkalktes Fibroadenom innerhalb von 2 Jahren von einer großen Fibromatose völlig einverleibt wurde (Abb. 6.30). Das schnelle Wachstum ist eine besondere Eigenschaft dieser Tumorart!

Der *sonographische Befund* entspricht dem eines invasiven Duktalkarzinoms mit produktiver Fibrose [231].

Die **Stanzbiopsie** lieferte in einigen Fällen die korrekte, histologische Diagnose [80, 356]. Die **FNA-Zytologie** kann insuffizient sein [66, 80]. Für Fibromatose spricht, wenn die Veränderung in einer asymmetrischen Restparenchyminsel [80] oder thoraxwandnah lokalisiert ist bzw. wenn sie auffallend schnell wächst.

Wegen einer besonders aggressiven Fibromatose sind bei einer 61-jährigen Frau innerhalb von 27 Monaten 2-mal Rezidive entstanden, so dass die betroffene Brust schließlich amputiert werden musste; damit aber war nicht genug: 6 Monate später ist im Narbenbereich ein „echtes" Fibrosarkom entstanden [83].

Abb. 6.29. Ich habe hier an ein kleines NOS-Karzinom oder an eine strahlige Narbe gedacht. Die histologische Diagnose war jedoch: extraabdominale Fibromatose (Desmoid)

Abb. 6.30a,b. s. Text. (Aus [80], Dr. R. Wilson/Nottingham)

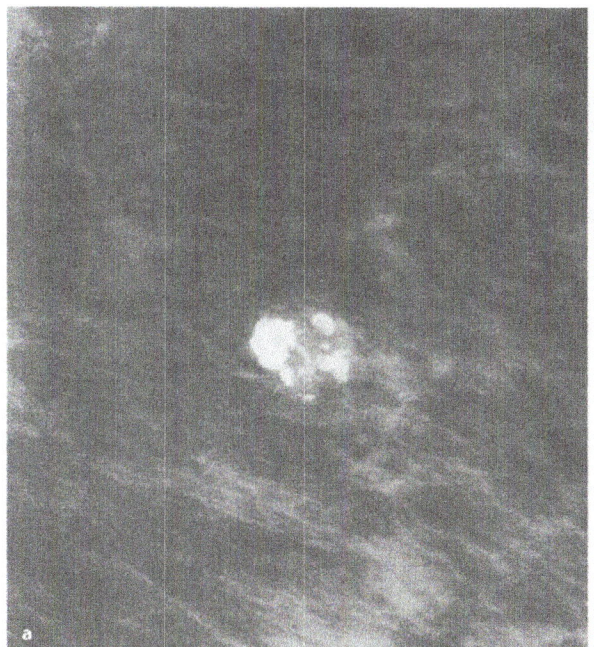

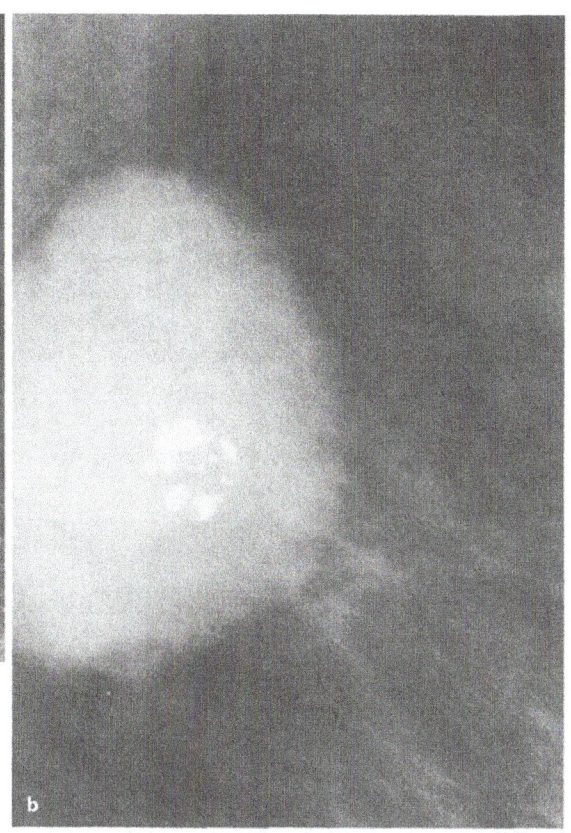

Um Rezidive möglichst zu vermeiden, ist eine Exzision „weit im Gesunden" notwendig.

Diabetische Mammafibrose (sog. diabetische Mastopathie)

Diese Veränderung habe ich während meines fast 40-jährigen Berufslebens als Mammographer nicht erlebt. Es kann einerseits daran liegen, dass die diabetische Mammafibrose eine neue klinikopathologische Entität ist, erst 1984 von Soler u. Khardori [366] beschrieben. In der Pathologieliteratur deutscher Sprache ist die erste Arbeit meines Wissens 1993 von Hunfeld u. Bässler erschienen [189]. Es ist also durchaus möglich, dass ich einen solchen Fall gesehen habe, aber der Pathologe das histologische Bild als einfache Mammafibrose mit entzündlichen Elementen abgetan hatte. Andererseits: die Veränderung kommt in der alltäglichen Praxis äußerst selten (0,06%) vor.

Die Chance, diese Alteration zu finden, würde sich jedoch auf 13% erhöhen, wenn man nur junge Frauen mit seit langem bestehenden insulinabhängigem Diabetes untersuchen würde.

Bis 1997 sind 15 Arbeiten mit 110 Fällen erschienen [190]. Betroffen sind junge Frauen zwischen 28 und 47 Jahren (im Mittel: 37 Jahre), die seit 11 bis 25 Jahren (im Mittel: 20 Jahre) mit Insulin behandelt worden sind. In etwa 10% der Fälle wird die Veränderung bei insulinpflichtigen Typ-II-Diabetikerinnen entdeckt. Auch Männer können – selten – eine diabetische Mammafibrose haben [191].

Klinisch tastet man solitäre, aber auch oft multiple, meistens schmerzlose 2–6 cm große unregelmäßig begrenzte, auffällig harte Knoten. Oft findet man auch Narben vorausgegangener diagnostischer Exzisionen.

Es handelt sich um eine Komplikation des insulinpflichtigen Diabetes-mellitus-Typ I, die mit anderen Komplikationen wie Retinopathie (51%!) oder seltener mit Arthropathie, Neuropathie, Nephropathie vergesellschaftet vorkommen [23, 58, 333].

Mikroskopisch sieht der Pathologe eine Lymphozyteninfiltration der Lobuli und des periduktalen und perivaskulären Bindegewebes (Abb. 6.31). Die durch lymphozytäre Infiltration völlig zerstörten Azini werden dann durch Fibrose ersetzt. Auch das *inter*lobuläre Stroma wird fibrosiert und mit der Zeit entsteht ein keloidartiges Narbengewebe. Oft findet der Pathologe innerhalb des Keloids sog. „epitheloide" Fibroblasten, eine ungewöhnliche Form der Myofibroblasten [23, 117, 333, 392].

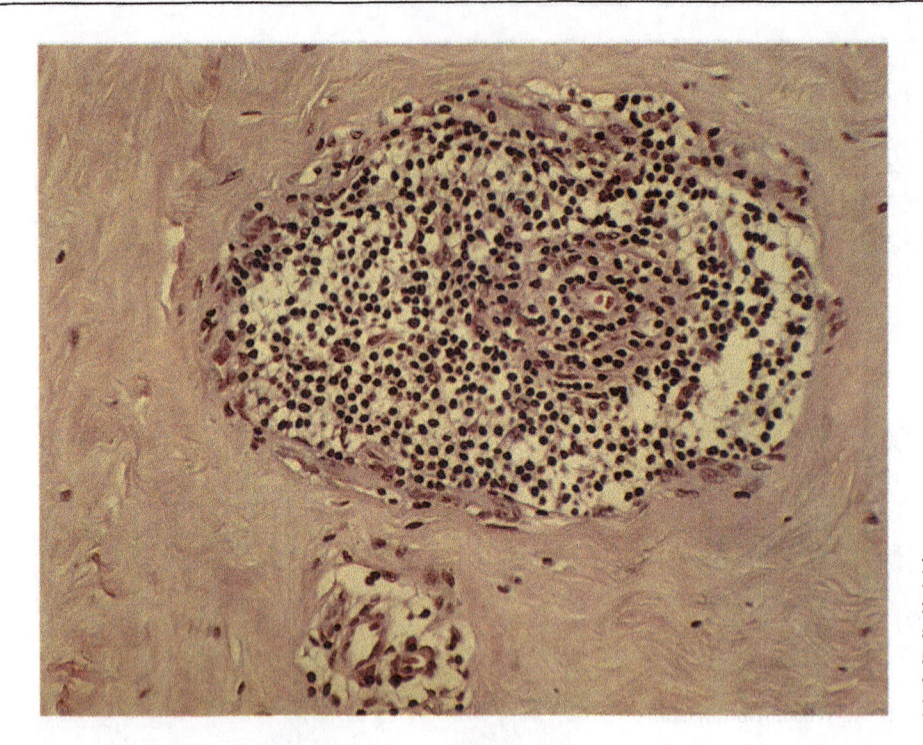

Abb. 6.31. Infiltration eines Lobulus mit vorwiegend zentraler Fibrose: die Azini sind fast vollständig verschwunden, keloidartiges interlobuläres Stroma (Prof. Dr. R. Bässler/Fulda)

Es scheint interessant, dass man ähnliche lymphozytäre Infiltrationen auch bei dem juvenilen Diabetes mit Zerstörung der Pankreasinseln (Insulitis) sowie bei der Hashimoto-Thyreoiditis[1] bzw. bei dem Sjögren(-I)-Syndrom[2] findet [189, 190]. Somit gehört die diabetische Fibrose zu der Gruppe der Autoimmunkrankheiten [117].

Die auffällige Härte der Veränderungen ist auf die keloidartige Fibrose zurückzuführen. Westinghouse-Logan u. Hoffman [412] haben sie als ein charakteristisches klinisches Symptom bezeichnet. Wenn man dazu auch noch eine Hautverdickung oder eine Mamillenretraktion findet, ist die Fehldiagnose eines Karzinoms perfekt und die histologische Diagnose einer diabetischen Fibrose eine angenehme Überraschung [316]. Andererseits kann das Lymphozyteninfiltrat im Gefrierschnitt als invasives lobuläres Karzinom falsch interpretiert werden und zur Mastektomie führen [128].

Makroskopie: Nach Aufschneiden des Tumors sieht der Pathologe ein weiß-graues, faserig trabekuliertes Gewebe, das von seiner Umgebung kaum zu unterscheiden ist [333].

Mammographisch sieht man dem Tastbefund entsprechend manchmal nur dichtes Gewebe (Abb. 6.32, [412, 129]) oder aber einen unscharf begrenzten, intensiveren Rundschatten (Abb. 6.33, [190, 191, 316]). Mikroverkalkungen wurden nicht beschrieben.

Bei der *Sonographie* sind die Knoten nicht komprimierbar, unregelmäßig konturiert, echoarm mit etwas inhomogenen Binnenechos und dorsalem Schallschatten; die Haut kann verdickt sein. Das sonographische Bild ist also mit dem eines invasiven Karzinoms mit produktiver Fibrose vereinbar (Abb. 6.32c). Friedrich zeigt in seinem Lehratlas [129] auch ein kontrastmittelverstärktes *Kernspintomogramm*: er sah eine allmählich zunehmende, teils ringförmige Kontrastmittelaufnahme, ähnlich wie bei einem zentral stark fibrosierten Karzinom (s. auch Abb. 5.18).

FNA-Biopsie: Die steinharten Knoten sind sehr schwer zu punktieren und wenn ja, sind die Aspirate in 50 % der Fälle zellarm und nicht beurteilbar. Westinghouse-Logan u. Hoffman [412] haben versucht, aus dieser Eigenart ein für die diabetische Fibrose charakteristisches Symptom zu konstruieren. Meine Erfahrungen zeigen jedoch, dass harte fibrotische Veränderungen (allerdings meistens bei alten Frauen mit fibrosiertem Stroma) oft schwer punktierbar sind. Auch das zellfreie Aspirat spricht keineswegs für diabetische Fibrose: auch bei invasiven Karzinomen mit ausgeprägter Desmoplasie können

---

[1] Hashimoto-Thyreoiditis: Autoimmunkrankheit mit lymphozytärer und plasmazellulärer Infiltration der Schilddrüse und Fibrosierung.
[2] Sjögren-Syndrom I: Dacryosialoadenopathia atrophicans (Sicca-Syndrom): lymphozytäre und plasmazelluläre Infiltration der Speichel-, Tränen- und Talgdrüsen mit Azinusatrophie und Fibrose.

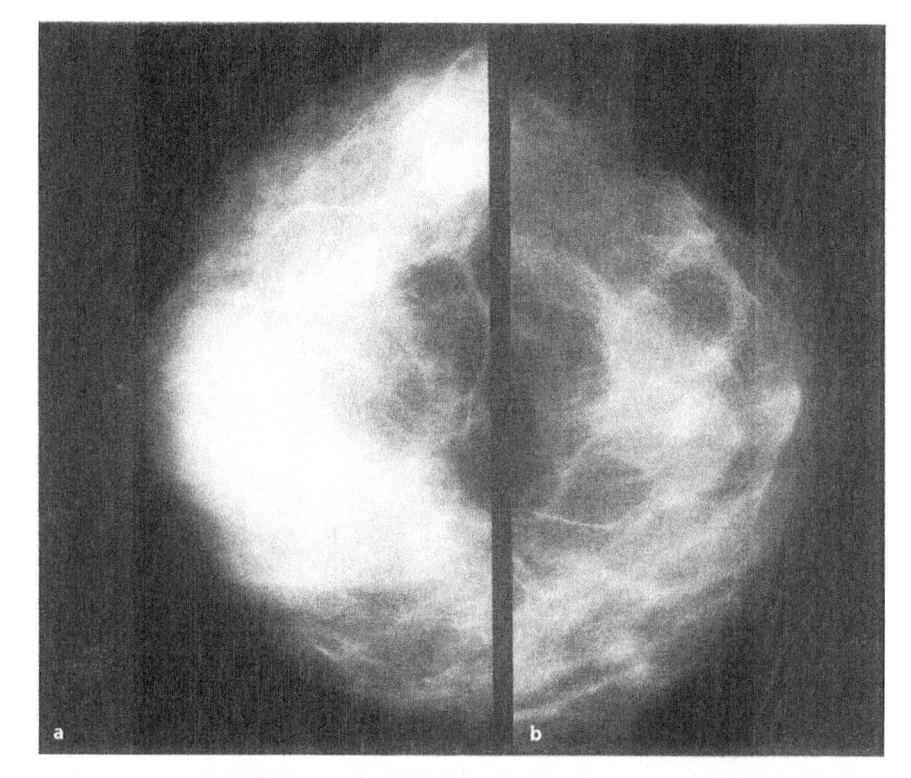

Abb. 6.32. a,b Die linke Brust ist homogen intensiver verschattet als die rechte, thoraxwandnah intensiver Rundschatten: diffuse und knotige Form der diabetischen Fibrose. **c** Sonographie des Knotens: mikrolobulierte Kontur, fast echofreie Binnenstruktur, deulicher, dorsaler Schallschatten, Hautverdickung. Verdacht auf Malignität. (Aus [316], Dr. Pluchinotta/Padua)

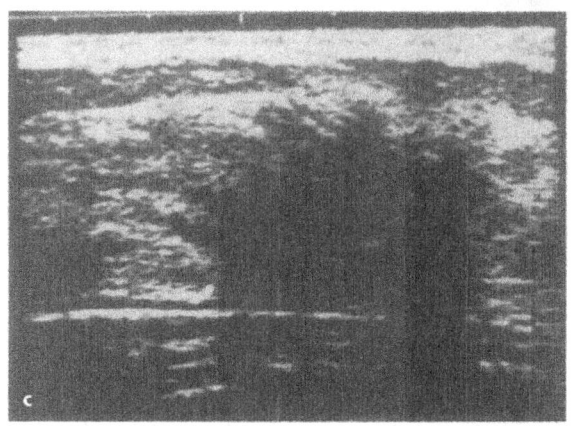

nur wenige aspirierbare Zellbestandteile abpunktiert werden. Über Erfahrungen mit *Stanzbiopsie* habe ich kaum Angaben gefunden. Rosen zeigt in seinem Buch „Diagnosis by needle core biopsy" [334] die Histologie eines Falles, jedoch ohne Angaben über die Treffsicherheit der Methode.

Da die diabetische Mastopathie meistens multifokal und bilateral vorkommt, werden die betroffenen Frauen oft mehrmals „unnötig" operiert. So wurden bei 5 Frauen 9 Exzisionen, 3 FNA-Biopsien und 1

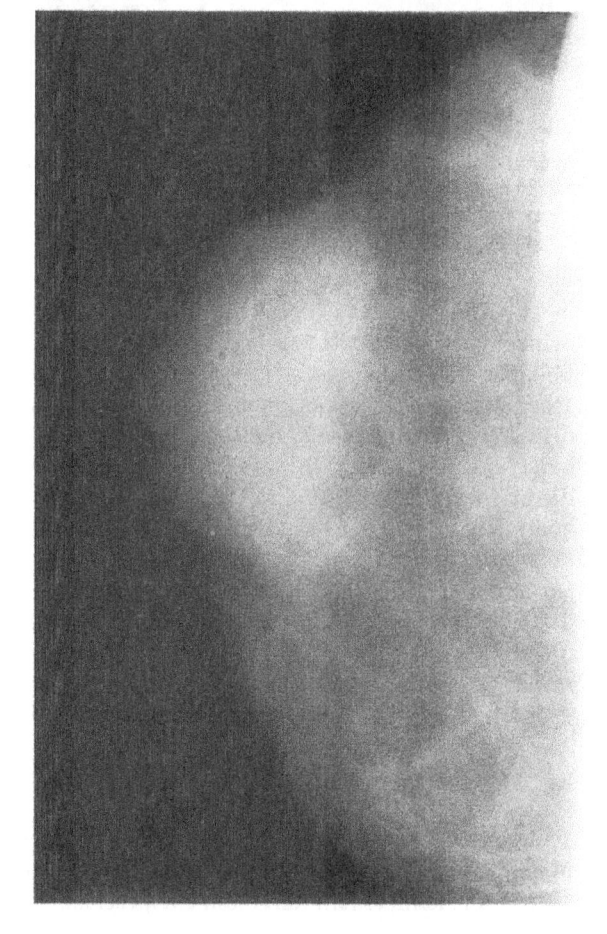

▷
Abb. 6.33. Knotige Form der diabetischen Fibrose (Prof. Dr. R. Bässler/Fulda)

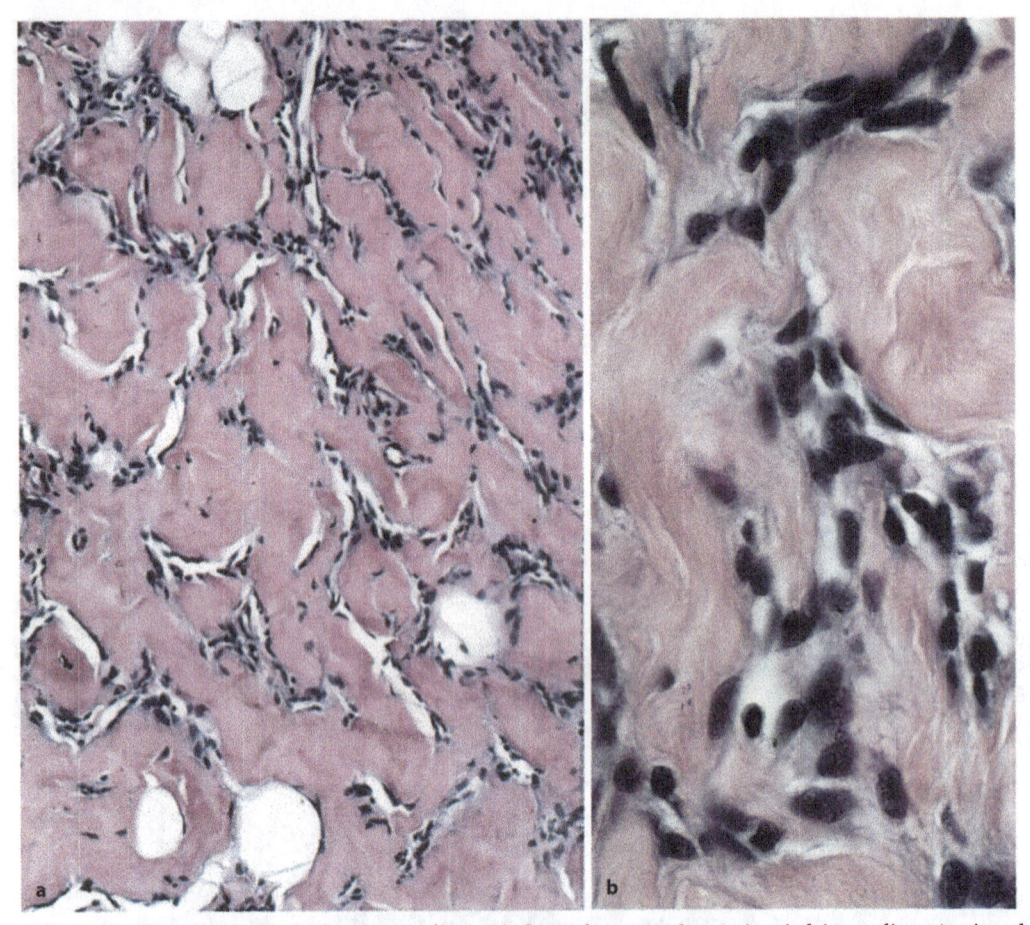

Abb. 6.34. a Das eigenartige Spaltensystem dieses Bindegewebstumors kann ein niedrig-gradiges Angiosarkom simulieren, **b** bei starker Vergrößerung sieht man, dass die Spalten mit Fibroblasten ausgekleidet sind, die an Endothelzellen erinnern lassen; die zum Angiosarkom gehörenden Erythrozyten in den Spalten fehlen jedoch (Dr. M.A. Cohen/New York)

Stanzbiopsie innerhalb von 5 Jahren durchgeführt [59]. Die erste histologische Diagnose einer diabetischen Mastopathie ist noch kein Garant dafür, dass der nächste Knoten kein Karzinom sein kann. So haben Pluchinotta et al. [316] von einer Frau berichtet, die in ihrer linken Brust ein medulläres Karzinom, kontralateral dagegen eine diabetische Fibrose hatte. Westinghouse-Logan u. Hoffman [412] empfehlen bei Frauen mit bekannter diabetischer Fibrose die neu aufgetretenen Verhärtungen zuerst mit mammographischen bzw. FNA-bioptischen Kontrollen zu prüfen, um so weitere diagnostische Exzisionen zu ersparen. Die Stanzbiopsie scheint mir aber sicherer, um ein Karzinom auszuschließen.

Wenn mehrere Verhärtungen gleichzeitig entstanden sind, soll man nach Pluchinotta et al. [316] zuerst den größeren Knoten exzidieren, was meiner Meinung nach wenig Sinn macht: auch die kleinste Verhärtung kann einem Karzinom entsprechen.

Pseudoangiomatöse Stromahyperplasie (PASH)

Die Pathologen des Memorial-Sloan-Kettering-Krebszentrums in New York haben 1986 eine ungewöhnliche, benigne Tumorart beschrieben [403].

Histologisch handelte es sich um ein Gemisch aus Myofibroblasten, Fibroblasten und kollagenem Stroma um Lobuli und Milchgänge. Das einem Fibroadenom ähnliche histologische Bild hat eine eigenartige aus feinen, miteinander anastomosierenden Spalten bestehende Gewebsstruktur, die mit Myofibrillen ausgestattet ist. Dieses Spaltensystem kann ein Angiosarkom Grad I simulieren (Abb. 6.34) und – wenn auch selten – zu unnötigen Mammaamputationen führen [403, 192]. Um diese Gefahr zu verdeutlichen, wurde die neue histologische Entität als „pseudoangiomatös" bezeichnet. Diese gutartige, proliferierende, keloidähnliche Fibrose ist eigentlich ein ubiquitärer Befund: aus 200 aufeinander folgenden Probeexzisionen kommt sie in 23 % neben proliferierenden und nichtproliferierenden Mastopathien bzw. Fibroadenomen vor [192]. Auch bei der histologischen Aufarbeitung von 13 asymmetrischen Restparenchyminseln wurde 12-mal PASH gefunden [314]. Eine klinische Bedeutung erlangt diese Veränderung jedoch nur, wenn sie tastbar oder beim Screening entdeckt wird [75].

Betroffen sind fast ausschließlich prämenopausale Frauen. Bei älteren Frauen kommt sie ganz selten vor, vorwiegend bei hormonsubstituierten. Die wenigen Männer mit dieser Alteration hatten eine Gynäkomastie. Es liegt also auf der Hand, dass die PASH wahrscheinlich hormoninduziert ist [8, 321, 403]. Obwohl PASH in fast 10 % neben invasiven Duktalkarzinomen gefunden wurde, zählt sie nicht zu den Präkanzerosen [192].

Klinisch wird ein 2–7 cm großer, schmerzloser, derber bis harter, gut verschieblicher, meistens als Fibroadenom imponierender Knoten getastet. Eine Hautbeteiligung wurde nur einmal in Form einer „peau d'orange" beobachtet [192]. Konkomittierende Lymphadenopathien sind nicht beschrieben worden.

Makroskopisch sind die Knoten unterschiedlich groß (im Durchschnitt 5 cm) und von derber radiergummiartiger Beschaffenheit. Die Schnittfläche ist meistens – wie es zu einem fibrotischen Gewebe gehört – weiß oder weiß-grau, kann aber auch gelb oder rosarot sein. Meistens ist der Tumor homogen, fibrös, manchmal knotig aufgebaut. Kleinere bis größere Zysten (wie innerhalb der Fibroadenome) findet man sehr selten [192]. Eine Einblutung – wie beim Angiosarkom – wurde nur einmal beobachtet [321]. Der Knoten ist gut begrenzt, aber nicht abgekapselt [333] (Abb. 6.35).

Im *Mammogramm* sieht man dem makroskopischen Befund entsprechend unterschiedlich große,

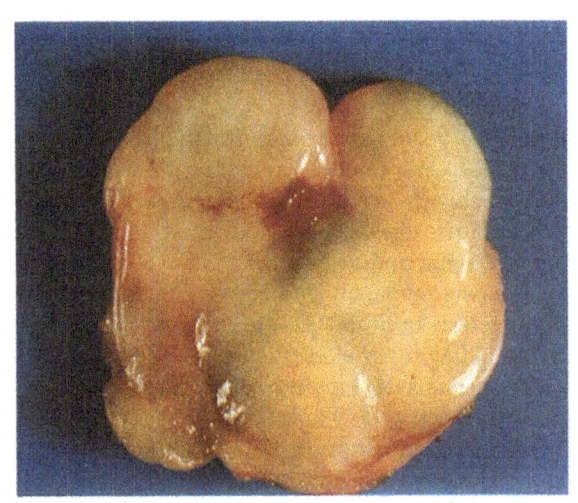

Abb. 6.35. PASH makroskopisch. (Aus [333], Prof. Dr. P.P. Rosen/New York)

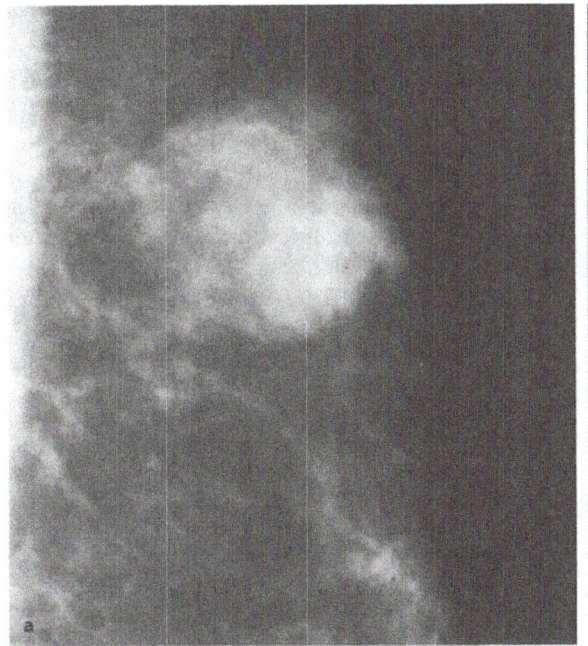

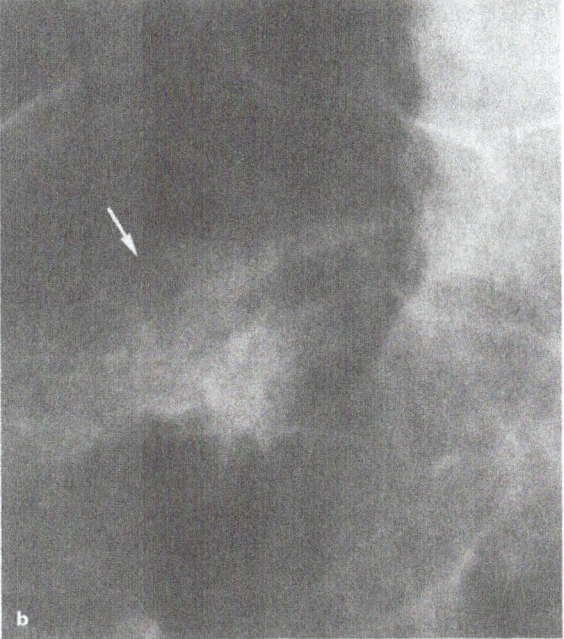

Abb. 6.36a,b. Mammographische Darstellungen der pseudoangiomatosen Stromhyperplasien, **a** knotige Form, **b** strahlige Form. (Aus [75], Dr. M.A. Cohen/New York)

rundlich-oväläre, glatt berandete, evtl. gelappte Schatten, so dass man automatisch an ein Fibroadenom denkt und – wenn die Veränderung klinisch okkult ist – eine mammographische Kontrolle empfiehlt. Bei Größenzunahme wird dann selbstverständlich eine PE empfohlen [318].

Wenn jedoch der Knoten multinodulär aufgebaut ist, kann die Binnenstruktur durch kleinere Rundschatten gefeldert sein und eine fast mikrolobulierte Kontur aufzeigen (Abb. 6.36a). Ein solcher Befund ist mammographisch von einem invasiven Duktalkarzinom mit kleinen Invasionsherden und minimaler produktiver Fibrose nicht zu unterscheiden.

Auch bei der nur in 7% [75, 318] vorkommenden strahligen Form hat der Mammographer keine differenzialdiagnostische Chance! Der Tumorkern besteht auch hier aus kleineren Rundschatten, lediglich die Fortsätze sind vielleicht etwas dicker als bei den NOS-Karzinomen (Abb. 6.36b). Mikroverkalkungen werden nicht beschrieben [75, 318].

Inwiefern kann aber die *Sonographie* bei der Differenzialdiagnose helfen? Von insgesamt 12 Untersuchungen aus der Literatur waren 2 Fälle sonographisch okkult, 10-mal kamen sie als rundliche oder querovale, glatt berandete, echoarme Bezirke ohne oder mit moderater dorsaler Schallverstärkung (also als solider, wahrscheinlich benigner Tumor) zur Darstellung [75, 318].

Aus den 6 mit *Stanzbiopsie* untersuchten Fällen kann man natürlich keine endgültigen Schlüsse ziehen: sie waren alle auch exzisionshistologisch als PASH bestätigt worden. Rezidivgefahr droht, wenn der Prozess unvollständig entfernt wird.

Myofibroblastom

Wargotz et al. [408] haben 1987 „einen ungewöhnlichen benignen mesenchymalen Tumor" beschrieben, den sie „myofibroblastoma of the breast" nannten. Diese Veränderung existierte unter dem Namen „benigner Spindelzelltumor" schon vorher [45, 391].

Histologisch besteht die Veränderung aus bündelartig angeordneten, bipolaren spindeligen Zellen (Myofibroblasten). Zwischen diesen Faszikeln liegen kürzere oder längere Bänder eines evtl. hyalinisierten Bindegewebes. Das Myofibroblastom ist von einer zarten Bindegewebskapsel umgeben [387].

Makroskopie: Der Tumor ist unterschiedlich groß (0,9–10 cm). Aufgeschnitten sieht man, dass er aus kleineren grau-weißen Knötchen besteht (Abb. 6.37), dementsprechend hat er auch eine leicht lobulierte Begrenzung. Die einem invasiven Duktalkarzinom etwas ähnliche, knotige Binnenstruktur ist allerdings bei den wenigen mammographisch untersuchten Fällen nicht beschrieben worden.

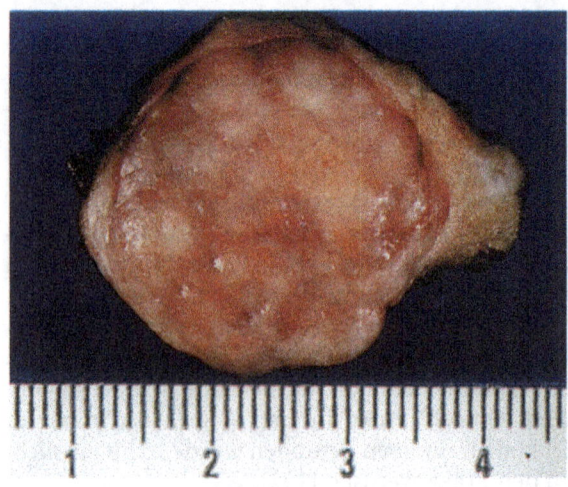

Abb. 6.37. Myofibroblastom: glatt begrenzt und aus mehreren kleineren Knötchen zusammengesetzt. (Aus [333], Prof. Dr. P.P. Rosen/New York)

Mammographisch sieht man bei dieser Veränderung glatte intensive und homogene Schatten evtl. mit lobulierten Konturen, einem Fibroadenom ähnlich (Abb. 6.38). Eine infiltrierende Form gibt es nur selten.

Sowohl *mammographisch* als auch *klinisch* imponieren die unterschiedlich großen, fast immer solitären und unilateralen Knoten als benigne Tumore. Sie sind mobil, derb, schmerzlos, ohne Hautbeteiligung oder axilläre Lymphadenopathie.

Fünf Prozent der bisher beschriebenen Fälle waren klinisch okkult und wurden nur bei der Mammographievorsorge entdeckt. Diese hatten innerhalb von 2 bis 4 Jahren eine deutliche Größenzunahme gezeigt [146].

Die *Sonographie* bringt wenig zusätzliche Information: rund-ovaler, glatt- oder etwas unregelmäßig begrenzter, echoarmer Bezirk mit wenig Binnenechos mit oder ohne dorsalen Schallschatten, einem Fibroadenom ähnlich.

Die *FNA-Biopsie* ist zwar nicht spezifisch, ein Karzinom kann jedoch ausgeschlossen werden [7]. Mit Hilfe der klinischen und mammographischen Angaben sollte jedoch eine definitive punktionszytologische Diagnose möglich sein [293].

Bei einer *Stanzhistologie* wurde ein Myofibroblastom als invasives lobuläres Karzinom fehlgedeutet [146].

Wargotz et al. [408] haben eine Dominanz der Männer gegenüber den Frauen festgestellt. In den Veröffentlichungen der letzten Jahre hat sich jedoch das Mann-Frau-Verhältnis zugunsten der Frauen verändert [7, 146, 160, 204, 293, 324, 387].

Es ist bemerkenswert, was Enzinger u. Weiß in ih-

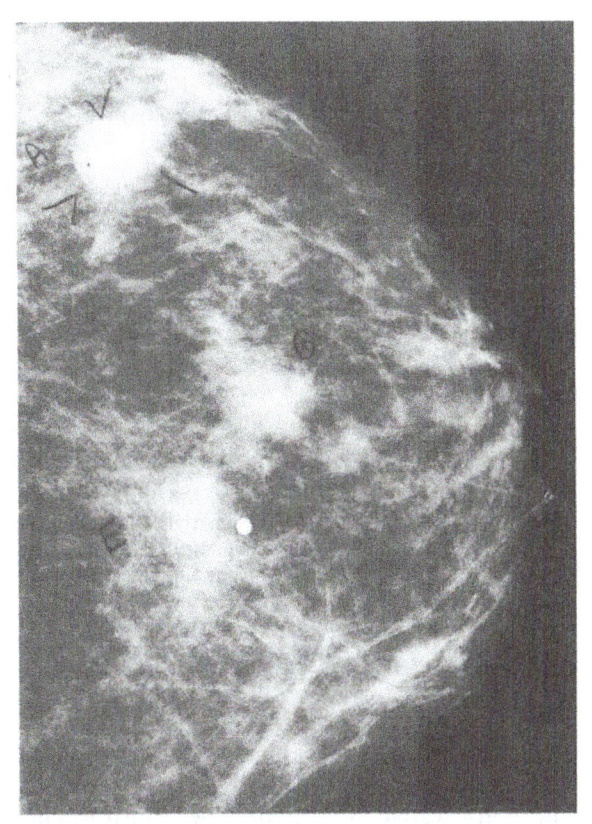

Abb. 6.38. Gut begrenzte, lobulierte, intensive und homogene Schatten im Mammogramm, Histologie: Myofibroblastome (Aus [387], Prof. Dr. F.A. Tavassoli/Washington)

rem hervorragenden Buch „Soft tissue tumors" ([118], S. 165) über das Myofibroblastom schreiben: „In view of the presence of myofibroblasts in most reactive and neoplastic fibrous lesions, the term myofibroblastoma is of little significance and should be used sparingly in describing and classifying fibrous tumors."[1]

Die akute Mastitis

Akute Brustentzündungen werden von verschiedenen Erregern verursacht, meistens jedoch von Staphylokokken. Als Eintrittspforten werden in erster Linie Läsionen der Mamillenhaut (Fissuren oder Mazeration bei Hohlwarze) angesehen, obwohl auch Frauen mit intakter Mamille eine Mastitis bekommen können [354]. Selten entsteht eine Mastitis durch die Entzündung der Montgomery-Drüsen, durch bakterielles Mamillenekzem [49] oder andere Dermatitiden sowie auch nach Punktion.

Die *Mastitis puerperalis* macht nur etwa 8% aller Brustentzündungen aus [350]. Sie trat früher bei 13%, heute jedoch nur noch bei 1% der Wöchnerinnen auf [22] bzw. in den ersten zwei oder in den fünften bis sechsten postpartalen Wochen. Besonders erkranken Primiparae oder Frauen mit mangelnder Stillerfahrung. Eine bilaterale Mastitis kommt bei jedem vierten Fall vor [23, 286, 354].

Als wichtiger pathogenetischer Faktor gilt die gestaute Milch, ein hervorragender Nährboden. Es wird angenommen, dass die Übertragung der Bakterien durch das Neugeborene erfolgt, welches die Keime vom Pflegepersonal acquiriert hat [223]. Es ist jedoch interessant, dass auch nichtstillende Wöchnerinnen eine Mastitis bekommen können und Staphylokokken schon am ersten Tag im Nasopharynx von Neugeborenen nachweisbar sind [354].

Über 90% der Mastitiden entstehen außerhalb des Puerperiums [22, 350]. Bei der Mastitis non puerperalis haben mehr als 80% der Frauen eine sekretorische Krankheit und fast 60% von diesen eine invertierte oder retrahierte Mamille [136, 152].

Während bei der puerperalen Mastitis die Milch als Nährboden dient, nimmt diese Rolle bei der nichtpuerperalen das gestaute Sekret ein. Es ist interessant, dass bei vielen Frauen mit Mastitis non puerperalis Plattenepithelmetaplasien der intramamillären Milchgänge vorliegen, wobei die abgeschuppten Epithelzellen als „Keratinstöpsel" die Ausgänge verstopfen [152].

Gershon-Cohen u. Ingleby [136] haben schon 1958 festgestellt: „Secretory disease is more often the precursor of abscess in non puerperal women than usually thought".[1] Das gestaute Sekret ist ein günstiges Milieu für die Bakterien. Aus der Galactophoritis purulenta entsteht zuerst eine phlegmonöse Mastitis, welche nach rechtzeitiger konservativer Behandlung meistens innerhalb von einem Monat spurlos verschwindet (Abb. 6.39).

Klinische Differenzialdiagnose: Bei der Mastitis sieht man keine „landkartenartigen" roten Hautflecken wie bei der Lymphangiosis carcinomatosa. Bei der Mastitis ist die Haut erwärmt, bei Lymphangiosis carcinomatosa jedoch nicht (es sei denn, die Veränderung ist superinfiziert). Hohes Fieber und

---

1 „Da Myofibroblasten in den meisten reaktiven und neoplastischen fibrotischen Läsionen vorkommen, hat der Terminus Myofibroblastom nur wenig Signifikanz und soll in der Beschreibung und Klassifizierung der fibrotischen Tumore sparsam angewandt werden."

1 „Die sekretorische Krankheit ist bei Frauen außerhalb des Puerperiums wesentlich häufiger Vorläufer von Abszessen als man es glaubt."

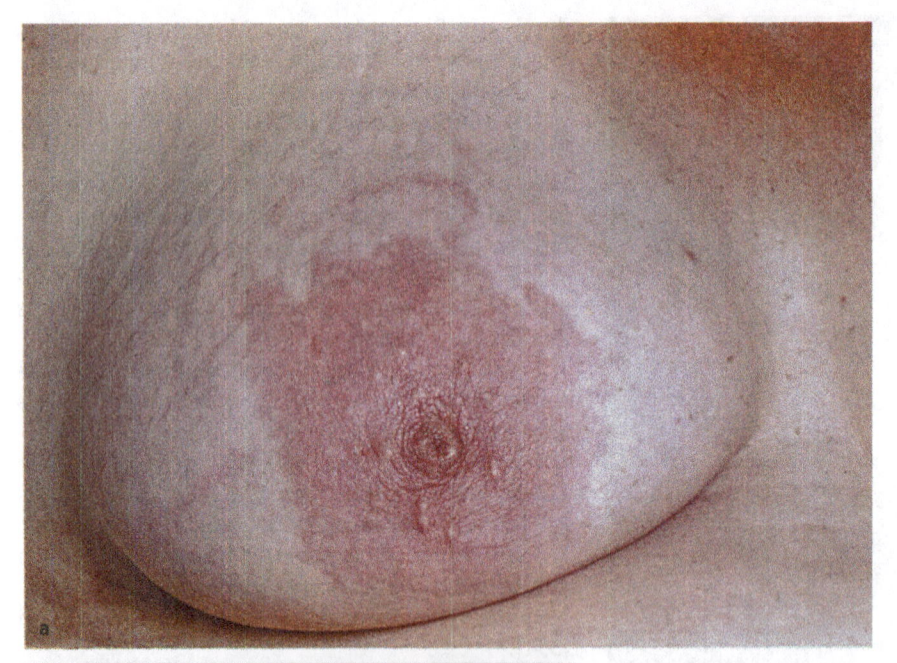

250 KAPITEL 6 Veränderungen, die außerhalb des milchproduzierenden/-ableitenden Systems entstehen

Abb. 6.39. a Hautrötung mit Lymphangitis, **b** Hautverdickung, diffuse Verschattung: phlegmonöse Mastitis (nach antibiotischer Behandlung drei Wochen später vollständige Ausheilung)

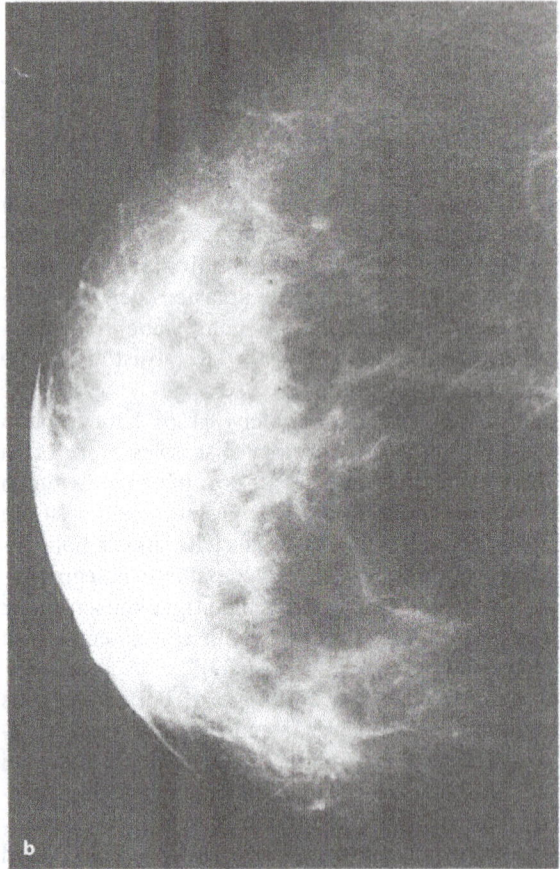

Schüttelfrost kommen nur bei der Mastitis vor. Orangenhaut bzw. Lymphadenopathien kann man dagegen bei beiden Veränderungen feststellen.

Wenn die Veränderung klinisch und mammographisch nicht karzinomverdächtig ist, soll man zuerst eine konservative Behandlung der chirurgischen vorziehen. Sollte keine Besserung innerhalb von 4 Wochen bemerkbar sein, hat man noch immer Zeit zu einer *Hautbiopsie!*

Abszesse entstehen aus der Kolliquation und Fusion von Mikroabszessen einer unbehandelten phlegmonösen Mastitis. Diese haben zuerst unregelmäßige Wände und im Mammogramm unregelmäßige Konturen mit flammenartigen Fortsätzen (Abb. 6.40). Später entsteht jedoch durch Abkapselung eine fibrotische Wand, und man sieht im Mammogramm glatte Konturen (Abb. 6.41).

Wie wichtig das Zusammenspiel zwischen klinischer Untersuchung und Auswertung des Mammogramms ist, zeigt der in Abb. 6.40 dargestellte Fall. Die Haut war weder gerötet noch überwärmt; die Patientin hatte kein Fieber und keine Lymphadenopathie. Extra muros wurde anhand des Mammogramms die Diagnose eines Karzinoms gestellt, die Patientin wollte aber auch noch meine Meinung hören. Da ich beim Abtasten der Brust eine deutliche Fluktuation spürte, hatte ich – beim Vorbehalt einer Tuberkulose (kalte Abszesse fluktuieren auch!) – eine intensive präoperative antibiotische Behandlung empfohlen. In einigen Wochen waren Knoten und Schatten verschwunden. Ich hätte die Diagnose eines Abszesses auch sonographisch bestätigen können, damals gab es diese Untersuchung jedoch noch nicht.

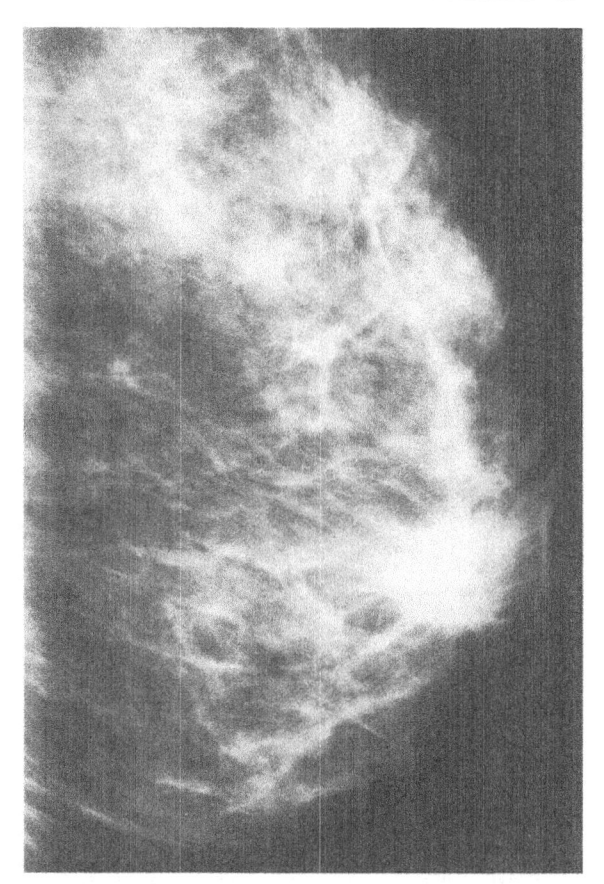

Abb. 6.40. s. Text

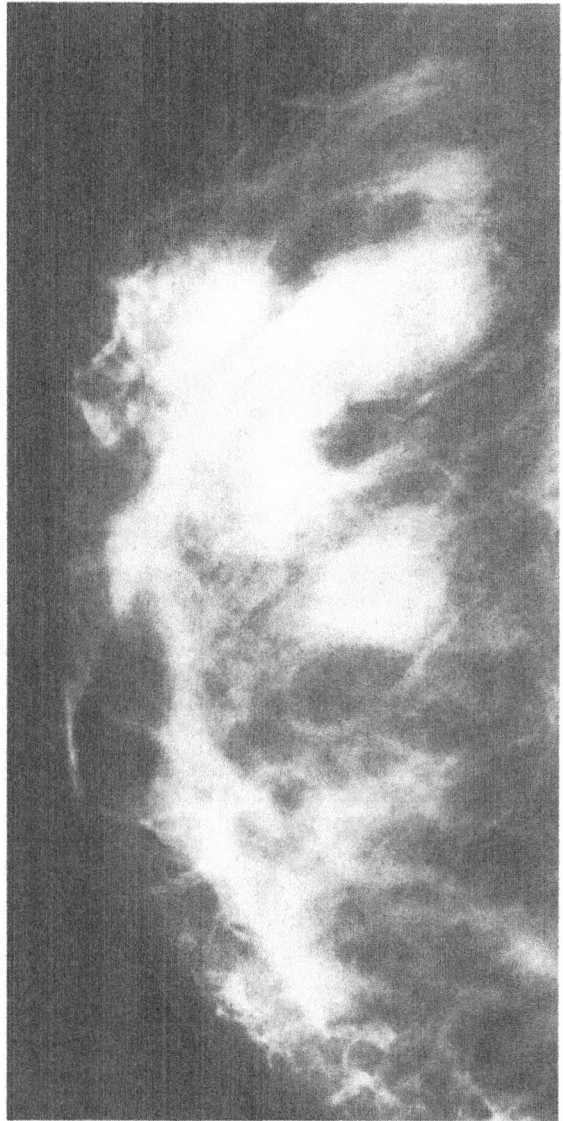

Abb. 6.41. Mehrere Abszesse mit glatten Konturen

Mit *Ultraschall* sieht man beim frischen Abszess einen echofreien oder echoarmen Bezirk mit unscharfen Rändern. Wenn eine fibrotische Kapsel vorhanden ist, wird eine hyperreflexive Zone um die Veränderung gesehen. Manchmal sieht der Untersucher sedimentiertes, nekrotisches Gewebe. Gelegentlich ist der Eiter so sehr eingedickt, dass die Echogenität des Abszesses mit der seiner Umgebung gleich wird und die Veränderung nur schwer auffindbar ist [129].

Bei dem dichten, von gestauter Milch prallen Drüsengewebe der Mastitis puerperalis ist *mammographisch* nicht feststellbar, ob eine flächenhafte Phlegmone (d.h. konservative Behandlung) oder bereits ein Abzess (d.h. chirurgische Behandlung) vorliegt. Dagegen sieht man sonographisch die Abzesse meistens eindeutig (Abb. 6.42), so dass eine sonographisch gestützte Punktion und Drainage meistens genügt.

Eine spontane Ausheilung erfolgt, wenn der Eiter eingedickt und durch Granulationsgewebe quasi organisiert wird. Die andere Möglichkeit: der Eiter durchbricht die Kapsel und entleert sich spontan durch eine Fistel. Es kann mehrere Jahre dauern, bis die Abszesshöhle völlig eiterfrei wird und aus der Fistel nur bernsteinfarbige klare Flüssigkeit tropft. Abzesse können subareolär, subkutan, intraglandulär und retromammär entstehen. Letztere liegen zwischen Drüsenkörper und Pektoralisfaszie und sind durch ihre Lage schwer zu entdecken. Aus retromammären Abszessen kann per continuitatem eine Thoraxwandphlegmone oder ein Pleuraempyem – sogar mit tödlichem Ausgang – entstehen [23].

Multiple Abszesse (Abb. 6.41) und Rezidive kommen oft vor. Bei rezidivierendem Abszess muss man immer an eine Tuberkulose denken!

Auch Männer können – meistens von einer Dermatitis hervorgehend – eine Mastitis bekommen.

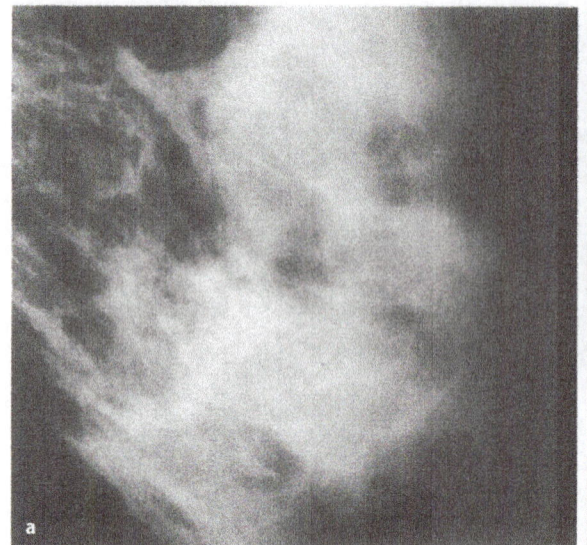

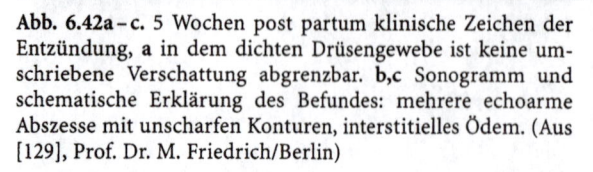

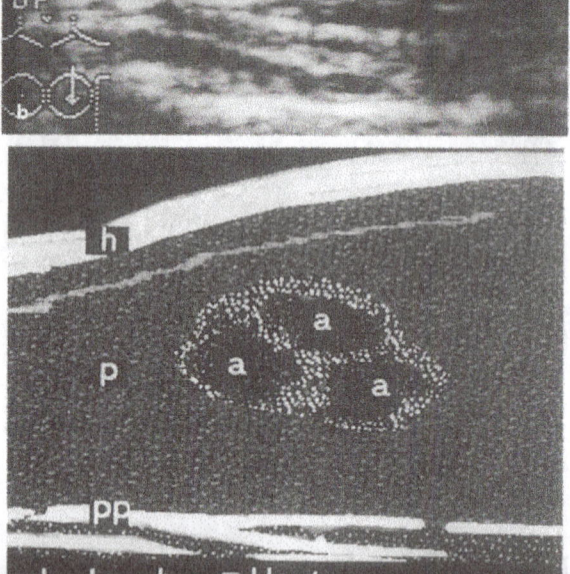

Abb. 6.42a–c. 5 Wochen post partum klinische Zeichen der Entzündung, **a** in dem dichten Drüsengewebe ist keine umschriebene Verschattung abgrenzbar. **b,c** Sonogramm und schematische Erklärung des Befundes: mehrere echoarme Abszesse mit unscharfen Konturen, interstitielles Ödem. (Aus [129], Prof. Dr. M. Friedrich/Berlin)

h = Haut
p = Parenchym
pp = Pektoralisfaszie
a = Abszess

Granulomatöse Stromaveränderungen

Das Granulationsgewebe ist die Antwort des Körpers auf unerwünschte Eindringlinge. Fremde Materialien (wie Bakterien, Viren, Karzinomzellen, körpereigene Zerfallsprodukte oder feste Fremdkörper) müssen liquidiert oder zumindest isoliert werden. Diese Abwehrreaktionen laufen – unabhängig von der sie auslösendem Noxe – immer in etwa nach demselben Muster ab.

Granulome können nur entstehen, weil die Monozyten wandlungsfähig sind: sie sind die Vorläufer aller im Granulom vorkommenden Zellen, wie Makrophagen (Histiozyten), Riesenzellen, Epitheloidzellen und Fibroblasten.

Die Makrophagen (Histiozyten) haben die Aufgabe, fremde Materialien zu vertilgen.[1] Die Riesenzellen entstehen durch Fusion der Makrophagen, wenn diese ihrer Aufgabe allein nicht mehr gerecht werden können; vielleicht geht es „viribus unitis" besser ...

Wenn das zu eliminierende Material schwer verdaulich ist (wie z.B. Mykobakterien mit ihren Wachshüllen) wandeln sich die Makrophagen (Histiozyten) zu enzymproduzierenden *Epitheloidzellen* um. Diese wie Epithelzellen nebeneinander angereihten Zellen (daher das Attribut „Epithel*oid*") bilden dann eine Barriere, um so die Voraussetzung für ein bakterizides oder tumorizides Milieu um den Problemherd zu schaffen. Wenn die genannten Zellen ihre Aufgabe erledigt haben, überlassen sie das Terrain den Fibroblasten, die den Prozess mit Bildung von Narbengewebe abschließen. Granulome können auch teilweise oder völlig nekrotisieren bzw. verkalken.

Die zelluläre Zusammensetzung des Granuloms hängt von der aktuellen Situation ab, Granulome unterschiedlicher Ätiologie können jedoch die gleichen histologischen und zytologischen Merkmale haben.

---
[1] Wenn die Makrophagen Fett phagozytieren, werden sie Lipophagen oder Schaumzellen genannt, weil ihr Zytoplasma durch das einverleibte Fett schaumig erscheint.

Nachstehend wird die mammographische Morphologie bei Mastitis tuberculosa, Sarkoidose, granulierender Mastitis, Wegener-Granulomatose und Fremdkörpergranulomen besprochen.

Mastitis tuberculosa

Der Leser wird eine Mammatuberkulose wahrscheinlich nie zu Gesicht bekommen, es sei denn, dass er in Afrika, Indien oder in anderen hygienisch unterentwickelten Ländern arbeitet. In Saudiarabien hat man z.B. innerhalb von 3 Jahren unter 1152 konsekutiven Mammographien 5 Brusttuberkulosen gefunden [256]. Zum Vergleich: ich habe während meiner fast 40-jährigen Tätigkeit bei etwa 75.000 Mammographien nur zwei Tuberkulosen gesehen. In Indien liegt die Inzidenz zwischen 2,5 und 5,3 % [283]. Jedoch: von den an Lungentuberkulose erkrankten Frauen haben nur 1,6 % eine Brustmanifestation. Der japanische, in Berlin arbeitende Arzt Nagashima [282] hat 1925 geschrieben. „Das Vorkommen einer tuberkulösen Erkrankung der Brustdrüse wurde lange Zeit von manchen Untersuchern fast völlig geleugnet ... Virchow (hat) in seinen Vorlesungen behauptet, ihm sei kein Fall von Tuberkulose der Mamma vorgekommen und hat die Brustdrüse darum zu den gegen diese Krankheit gefeiten Organen gezählt." Auch 72 Jahre später meint Bässler [23], dass die Brust zu den Organen zählt, die infektresistent sind und selten erkranken. Mit der Zunahme der Aids-bedingten Lungentuberkulosen unter den Frauen ist jedoch auch mit einer Zunahme der tuberkulösen Mastitiden zu rechnen [387]. Der tuberkulöse „Mammaabszess" kann sogar das erste Symptom der erworbenen Immunschwäche sein [167]. Auch die Immigration aus der „dritten Welt" nach Europa und Nordamerika wird wahrscheinlich die Zahl der Mammatuberkulose erhöhen [135, 158].

Die Mastitis tuberculosa ist bei Frauen 20-mal häufiger als bei Männern [271]. Die Frauen erkranken meistens im gebärfähigen Alter. Eine Erkrankung pubertierender Mädchen oder alter Frauen ist selten. Früher glaubte man, dass schwangere und stillende Frauen öfter erkranken. Diese Annahme wurde jedoch statistisch widerlegt [3].

Von primärer Mammatuberkulose wird gesprochen, wenn keine frühere oder gleichzeitige Erkrankung eines anderen Organs (meistens der Lunge) bekannt ist. In einer Serie von 16 Mammatuberkulosen aus Hongkong konnte man nur bei 4 Fällen einen Primärherd anderer Organe feststellen [3]. Es stellt sich also die Frage: Waren die übrigen 12 Fälle primäre Mammatuberkulosen oder hat Rosen [333] mit seiner Meinung Recht, dass auch die primären Mammatuberkulosen eigentlich sekundäre sind und nur die Primärherde nicht erkannt wurden. Die Fragestellung ist nicht neu, bereits 1931 schrieb Morgen [276] in seiner umfangreichen Studie: „The classification of mammary tuberculosis into primary and secondary forms is fundamentally unscientific, in that there is no absolute criterion and proof whether a case is primary or not, even if there is no clinical evidence of tuberculosis elsewhere in the body".[1]

Die Übertragung vom Primärherd auf die Brust erfolgt durch hämatogene oder lymphogene Streuung bzw. per continuitatem (z.B. von einer Rippenkaries).

Sowohl das *klinische* als auch das *mammographische* Bild ist vom Fortschreiten des Prozesses abhängig. Bei der nodulären Form (94 % der Fälle) wird die Patientin von einem langsam wachsenden,

---

[1] Die Aufteilung der Mammatuberkulose in primäre und sekundäre Form ist grundsätzlich unwissenschaftlich, da es keine absoluten Kriterien und Beweise gibt, ob ein Fall primär oder sekundär ist, wenn auch anderswo im Körper keine Tuberkulose klinisch feststellbar ist.

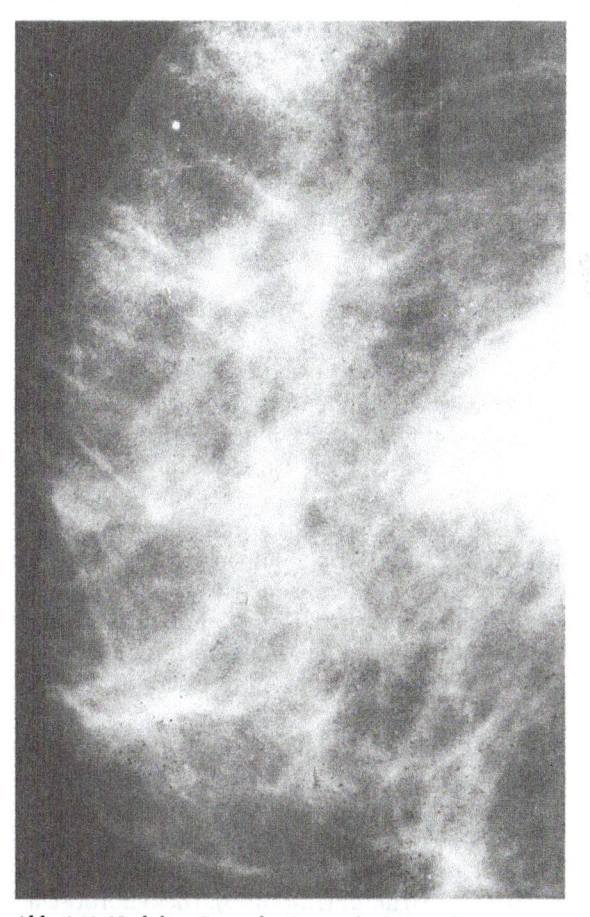

Abb. 6.43. Noduläre Form der Brusttuberkulose

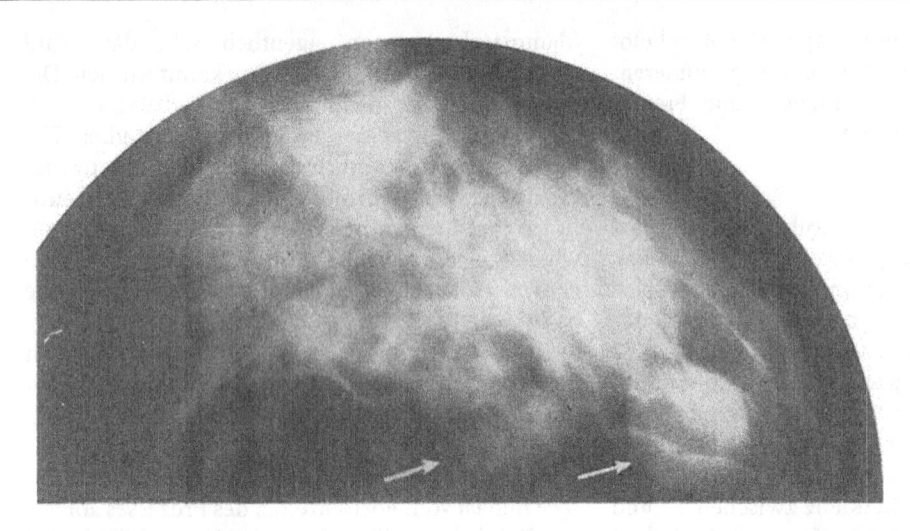

Abb. 6.44. Diese Abbildung ist 1953 in dem bahnbrechenden Buch von R.A. Leborgne erschienen. Es handelte sich um eine junge Frau aus Uruguay. Die zwei recht gut begrenzten Rundschatten (*Pfeile*) entsprachen fibrokaseösen Herden bei Fistelbildung, Mammillenretraktion und Lymphadenopathie (Dr. F. Leborgne/ Montevideo)

schmerzlosen Knoten berichten; ein foudroyantes Auftreten kommt selten vor. Man tastet eine nicht druckdolente, mobile, runde, harte Resistenz. Im Mammogramm sieht man einen 2–3 cm großen, rundlich-ovalären, mittelintensiven, homogenen oder nur minimal inhomogenen Schatten mit etwas verschwommenen Konturen (Abb. 6.43). Auch zwei oder mehrere Herde können in der selben Brust entstehen (Abb. 6.44). Bei Verkäsung des Tuberkuloms wird ein weicher Knoten getastet, bei Verflüssigung („kalter Abszess") tastet man einen fluktuierenden Knoten, und im Mammogramm wird ein verschwommen konturierter Rundschatten gesehen, evtl. mit einer bandartigen Verbindung zur Haut hin.

Wenn der kalte Abszess in Richtung Haut oder Milchgangssystem durchbricht, entleert sich eine gelbliche, bröcklige, evtl. blutig tingierte Absonderung.

Sonographisch findet man im Stadium des kalten Abszesses ein ähnliches Bild wie beim gewöhnlichen Abszess oder wie bei einer infizierten Zyste [25, 135].

Eine miliare Tuberkulose kommt in der Brust selten vor; sie kann Teilphänomen einer allgemeinen Miliartuberkulose sein oder ist ausschließlich auf die Mamma begrenzt. Der Mammographer sieht dann zahlreiche, einige Millimeter große, unregelmäßig konturierte, teils konfluierende Granulomschatten [135].

Die nodulären Formen können mit mehr oder weniger ausgeprägter, reaktiver Fibrose einhergehen („sklerosierende Tuberkulose"), evtl. mit umschriebener Hauteinziehung und Rötung. Bei minimaler Fibrose sieht man im Mammogramm eine feine, streifige Struktur (Abb. 6.45). Diese fibrotischen Züge sind aber keine echten Spicula, wie es bereits

Leborgne [232] richtig erkannt hatte. Die Bindegewebsfasern der sklerosierenden Tuberkulose sind nicht an Milchgänge gebunden, sie verlaufen regellos.

In etwa 50–80% der Fälle erkranken auch die axillären Lymphknoten [3, 141, 256], sie können auch verkalken (Abb. 6.79).

Wenn die Lymphadenopathie sehr ausgeprägt ist, wird ein klinisch und mammographisch merkbares Stauungsödem entstehen. Eigenartigerweise wurden verkalkte Mammatuberkulome im Mammogramm nicht beschrieben. Mikroverkalkungen kommen als eingedicktes Sekret oder als liponekrotische Mikrozyste vor, sie gehören aber nicht zum typischen Bild der Mammatuberkulose [232].

Differenzialdiagnostisch denkt man bei entsprechender Anamnese an Tuberkulose, eine solche Vorgeschichte kommt jedoch noch nicht einmal in der Hälfte der Fälle vor [271]. So wird die Mastitis tuberculosa präoperativ fast immer als Karzinom diagnostiziert.

Wie weit kann aber die *Zytologie* oder die *Stanzbiopsie* bei der Diagnosefindung helfen? Gemeinsames Problem aller mikroskopischen Verfahren (Exzisionshistologie inbegriffen) ist, dass das Granulom und der Zelldetritus keine tuberkulosespezifischen Veränderungen sind. Deswegen ist für die Diagnosestellung der Nachweis von Tuberkelbakterien absolute Pflicht. Da aber die säurefesten Tuberkulosebakterien – mit den herkömmlichen Verfahren gefärbt – nicht zur Darstellung kommen, müssen die Ausstriche oder Schnitte umgefärbt werden [171, 283, 387]. Es kann vorkommen, dass mehrere Exzisionen aus einer Kavernenwand notwendig sind, um die richtige Diagnose stellen zu können [3]. Trotzdem wurden in einer Serie von 16 Fällen nur bei 3 Mykobakterien gefunden und nur bei 4

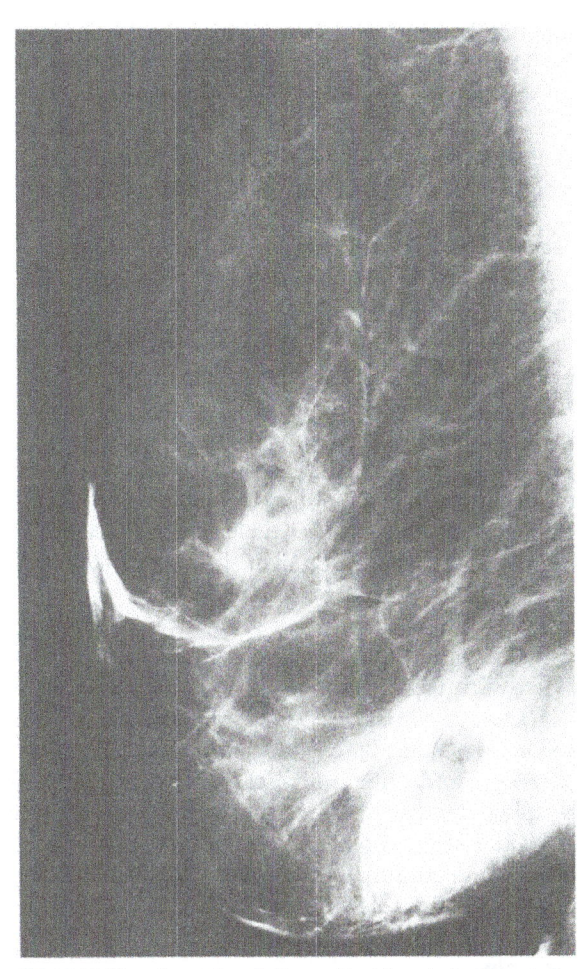

Abb. 6.45. Vorwiegend noduläre, teils sklerotische Tuberkulose bei einer 42-jährigen Frau aus Jugoslawien

Fällen war die Kultur positiv [3]. Somit ist klar, dass auch die FNA- bzw. Stanzbiopsie auf verlorenem Posten steht. Helmer et al. [171] berichten zwar von einem Fall, bei dem die Mykobakterien nur nach Umfärbung nach Ziehl-Neelsen punktionszytologisch nachgewiesen wurden, dagegen zeigt Rosen [334] eine nach Ziehl-Neelsen gefärbte Stanzbiopsie von einer Mammatuberkulose, jedoch ohne Bakteriennachweis.

Mastitis tuberculosa und Brustkrebs können – selten und voneinander unabhängig – bei derselben Patientin auftreten [23, 271, 339].

Aktinomykose

Der Erreger ist der Actinomyces israelii, ein Anaerobier und Saprophyt, der eigentlich zu der normalen Mundflora gehört, aber unter Umständen pathogen werden und zervikofaziale, thorakale, abdominale chronische Abszesse verursachen kann. Die Brust kann von einem Lungenabszess mit Thoraxwandbeteiligung *sekundär* infiziert werden. Von *primärer Aktinomykose* der Brust wird gesprochen, wenn die Erreger aus verfaulten Zähnen (Saprophyt!) durch Küssen der Brustwarze vom Partner oder beim prolongierten Stillen größerer Kinder (in der sog. „Dritten Welt" nicht ungewöhnlich!) in die Milchgänge geraten. Es ist also verständlich, dass die betroffenen Frauen noch jung sind (24 bis 47 Jahre) und dass die Abszesse vorwiegend hinter dem Mamillen-Areola-Komplex lokalisiert sind.

Es handelt sich um einen chronischen, eitrigen, entzündlichen Prozess, dessen Besonderheit ist, dass man im Eiter bereits makroskopisch nachweisbare feine gelbliche Körnchen (sog. Pilzdrusen) findet. Mikroskopisch entsprechen diese Granula einem Gewirr von neben Bakterien gebildeten Fäden und sind für Aktinomykose charakteristisch.

Die Abszesse werden von *Granulationsgewebe* und Bindegewebe umgehen. Der Eiter bricht aber durch diesen „Schutzwall" durch, und so können Fisteln entstehen.

Das *klinische Bild* besteht also aus Verhärtung, Hautverdickung und Fistelbildung. Vergrößerte axilläre Lymphknoten entsprechen eher reaktiven Veränderungen als einem Aktinomykosebefall.

Mammographie: Die erste und bis heute einzige Mammographie wurde von de Barros et al. [87] veröffentlicht. Man sieht hier – im Vergleich zu der anderen Seite – eine größere Brust mit einem länglichen, intensiven Schatten, dessen Randkontur kurze Streifenschatten aufweist und somit manchen invasiven lobulären Karzinomen ähnlich ist. Da auch eine Hautverdickung zu sehen ist, denkt man bei einem solchen Bild selbstverständlich an einen malignen Prozess. Da aber die *Sonographie* eingedickte Flüssigkeit und Fisteln zeigt, wird die richtige Diagnose einer Mastitis actinomycotica gestellt. (Man muss allerdings hinzufügen, dass bei dem von Barros et al. [87] veröffentlichten Fall die Diagnose bereits seit Jahren feststand, aber die Patientin sich nicht behandeln ließ.)

Bei der *Differenzialdiagnose* kommen Tuberkulose, chronische suppurative Mastitis und inflammatorisches Karzinom infrage.

Nach erfolgloser antibiotischer Behandlung muss die Brust ablatiert werden [161, 23, 333, 87].

M. Boeck oder Sarkoidose

Hamperl ([161], S. 227) war der Meinung, dass der „im angloamerikanischen Schrifttum eingeführte Name Boecksches Sarkoid bzw. Sarkoidose völlig irreführend und unbegründet" ist, weil dieser Terminus „auf einer ganz oberflächlichen Ähnlichkeit der Zellwucherungen mit der des Hautsarkoms beruht".

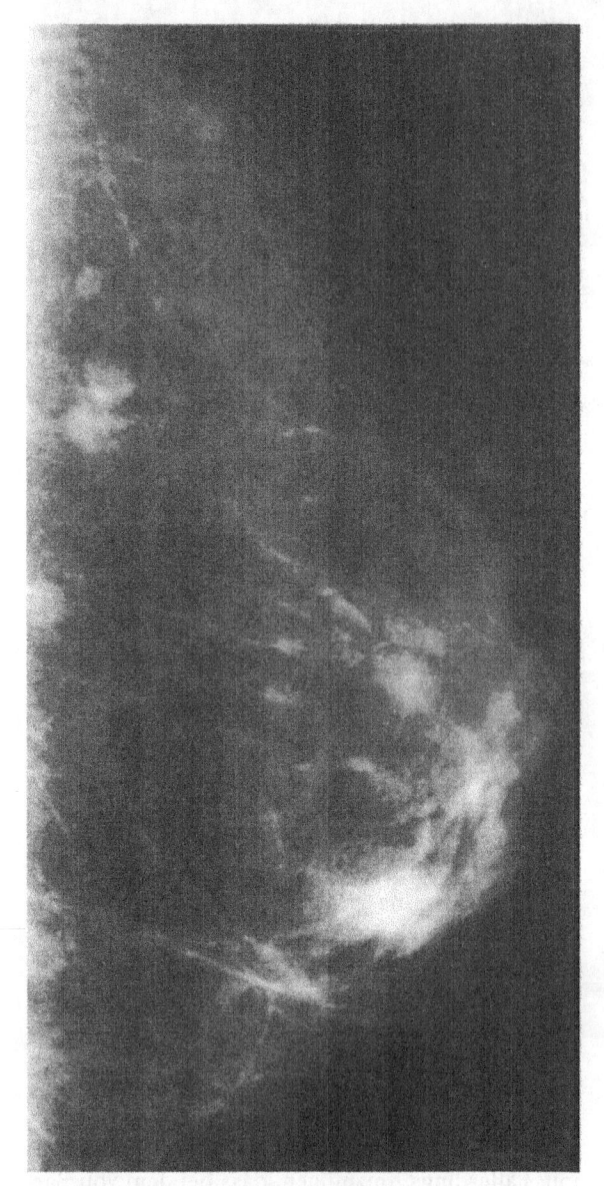

Abb. 6.46. Subkutane Lokalisation einer seit Jahren bekannten Sarkoidose, mehrere kleine, flaue bis mittelintensive, glatt begrenzte, rundlich-ovaläre Schatten bds. (*hier links*). (Aus [252], Frau Dr. K. Ludwig/Magdeburg)

Der Terminus „Sarkoidose" hat trotzdem und auch im deutschen Sprachraum Wurzeln geschlagen.

In Deutschland erkranken etwa 43 von 100.000 Einwohnern an – wie man es früher nannte – „Lymphogranulomatosis benigna" [277]. Die Mammasarkoidose ist die Krankheit der Frauen zwischen 22 und 60 Jahren, über 60 kommt sie selten vor. Befallen sind – in abnehmender Häufigkeit – Lymphknoten, Lunge, Haut, Milz, Leber, Parotis, Knochen, Herz, Nieren und Nervensystem. Der Respirationstrakt ist in über 90% der Fälle beteiligt [277]. Eine Brustmanifestation kommt in weniger als 1% aller Sarkoidosen vor [104]. So habe ich in der deutsch- und englischsprachigen Literatur nur 33 Fälle gefunden [23, 34, 44, 102, 124, 213, 252, 338, 415]. Dazu kommen noch 26 Fälle aus einer Zusammenstellung von Donaldson et al. [104], so dass man von 1921 bis 1999 von fast 60 veröffentlichen Fällen ausgehen kann.

Die *Ätiologie* ist unbekannt. Es wurden abgeschwächte Tuberkelbakterien [161], Antigene und Immundysregulation [277] diskutiert.

Man hat auch versucht, zwischen bestrahlten Malignomen und später entstandenen Sarkoidosen einen Zusammenhang zu konstruieren [380]. Sarkoidoseähnliche Stromareaktionen konnten dagegen sowohl innerhalb als auch außerhalb von Mammakarzinomen bzw. in den regionalen Lymphknoten nachgewiesen werden [24]. Diese „sarcoidlike lesion" stellt wahrscheinlich eine lokale Reaktion auf Tumorantigene dar.

Die Sarkoidose neigt zur Spontanremission, zum Tode führen nur ausgeprägte konsekutive Fibrosen lebenswichtiger Organe [277].

Histologisch bestehen die Granulome auch hier, wie bei der Tuberkulose, aus Epitheloidzellen, Riesenzellen und einer unterschiedlich ausgeprägten lymphozytären Reaktion. Die für eine Tuberkulose charakteristische zentrale Verkäsung fehlt jedoch oder ist nur minimal ausgeprägt – für den Pathologen ein wichtiges differenzialdiagnostisches Zeichen! Ältere Granulome heilen mit Fibrose und Hyalinose aus.

Klinik: Wie bei der Tuberkulose berichten die Patientinnen auch hier von einem langsam wachsenden, schmerzlosen solitären oder multiplen Knoten, uni- oder bilateral. Die derben Knoten sind gut verschieblich. Eine axilläre Lymphadenopathie ist nicht obligat, wenn sie aber vorliegt, ist die klinische Fehldiagnose eines Mammakarzinoms bereits vorprogrammiert [117, 131, 132, 151, 333].

Die Knoten sind unregelmäßig begrenzt und bis zu 10 cm groß.

Im *Mammogramm* zeigt die Veränderung entweder eine oder mehrere, teils glatt, teils unregelmäßig konturierte, rundlich-ovaläre Verschattungen (Abb. 6.46) oder einen ausgedehnten, intensiven Schatten mit teils unscharfen Konturen (Abb. 6.47). Auch strahlig konfigurierte oder flaue, unscharf begrenzte Bezirke wurden beschrieben [213, 415]. Verkalkungen sind bisher nicht registriert worden. Klinisch tastbare, radiologisch okkulte Sarkoidose kommt auch vor [326].

Wenn eine systemische Erkrankung der Brustmanifestation vorausgegangen ist (wie es bei etwa 75% der Fälle vorkommt), denkt man selbstver-

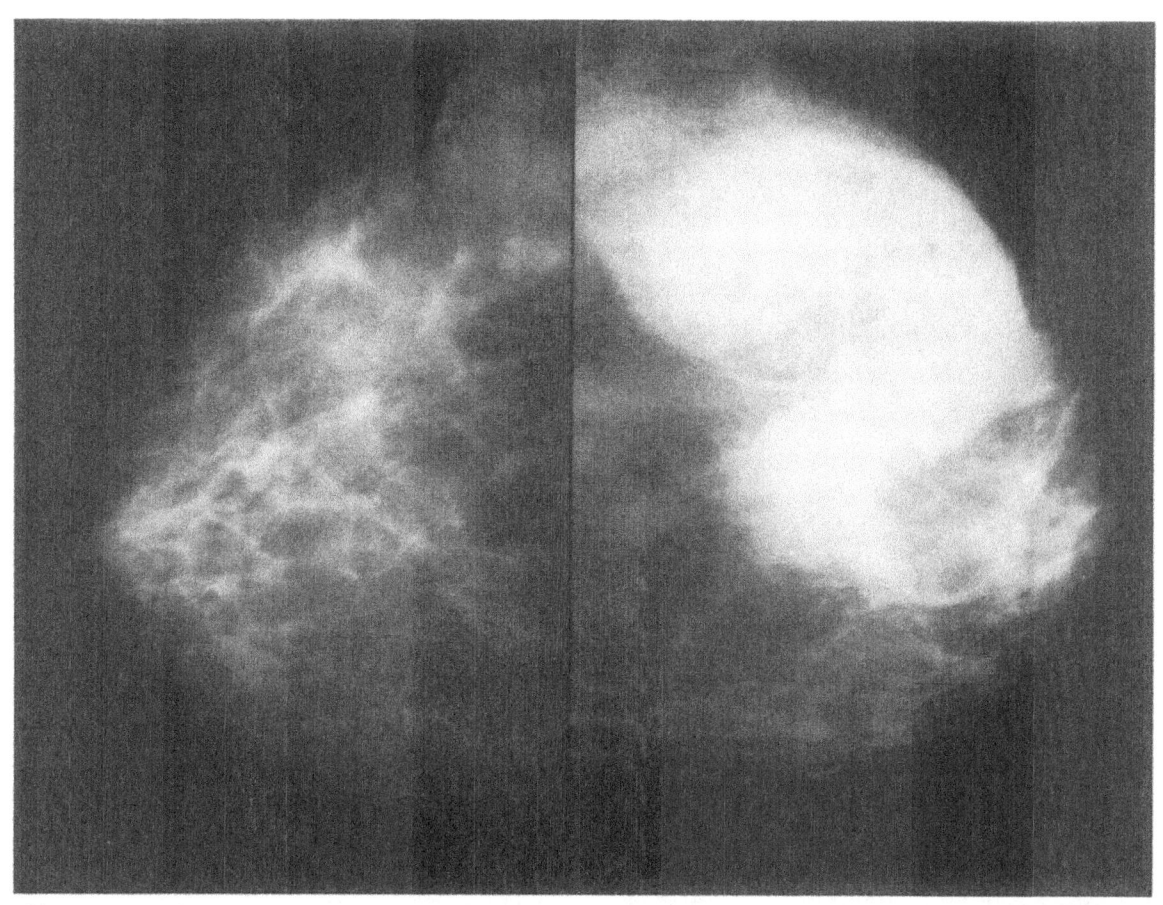

Abb. 6.47. Kraniokaudale Aufnahmen bds., *links*: ausgedehnter, asymmetrischer, etwas inhomogener, intensiver Schatten, teils unregelmäßig begrenzt. Histologie: Sarkoidose. Da keine weiteren Organe befallen waren, wurde die Veränderung als primäre Brustmanifestation aufgefasst. (Aus [102], Frau Dr. K. Döinghaus-Hagedorn/Erlangen)

ständlich an eine Sarkoidose [117, 333, 387]. Schwierig wird aber die Diagnose, wenn keine entsprechende Anamnese vorliegt.

Der Brustbefall kann als Initialmanifestation einer später generalisierten Sarkoidose auftreten. Manchmal wird die Grundkrankheit nur auf der präoperativen Thoraxübersichtsaufnahme als beiderseitige mediastinale Lymphadenopathie entdeckt [415]. Es ist auch ein Fall beschrieben worden, bei dem die generalisierte Sarkoidose 5 Jahre nach der Brustmanifestation entstand [124].

Welche zusätzlichen Untersuchungen können uns aber in der Diagnosestellung weiterhelfen?

Die *Sonographie* bietet kein spezifisches Bild [252, 415]. Über die *MR-tomographische* Abbildung der Mammasarkoidose liegen keine Berichte vor, es ist jedoch zu erwarten, dass mit der Kontrastmittel-MRT die wichtige Abgrenzung vom Karzinom nicht möglich ist [178]. Mit der *FNA-Biopsie* kann man zwar die Granulomatose feststellen, die Zytologie ist jedoch nicht spezifisch genug [44].

Wenn der Verdacht auf eine Sarkoidose besteht, soll man eine Thoraxübersichtsaufnahme, den Kveim-Test[1], sowie die Bestimmung des Serum ACE[2] und Lysozyms[3] durchführen.

Die Diagnose muss schließlich der Pathologe stellen, was nicht einfach ist! Er muss alle mit Granulomen einhergehenden Veränderungen ausschließen, vornehmlich die Tuberkulose und die granulierende Mastitis. Sein Problem kann noch schwieriger werden, wenn die Sarkoidose – sehr selten – mit Brustkrebs vergesellschaftet vorkommt.

---

1 Kveim-Test: intrakutan injizierte Emulsion von menschlichem Sarkoidosegewebe. Nach 2 Wochen: rötlich-bräunliche Impfpapel. Nur 50- bis 70%ige Aussage!
2 Das Serum Angiotensin Converting Enzym wird von den Endothel- bzw. Epitheloidzellen und Makrophagen produziert. Nur etwa 2/3 der Sarkoidosekranken haben erhöhte Werte [277, 379].
3 Es wird von den Epitheloidzellen produziert und hat nicht nur einen diagnostischen Wert, sondern hilft auch die Aktivität und die Ausdehnung des Prozesses zu bestimmen [302].

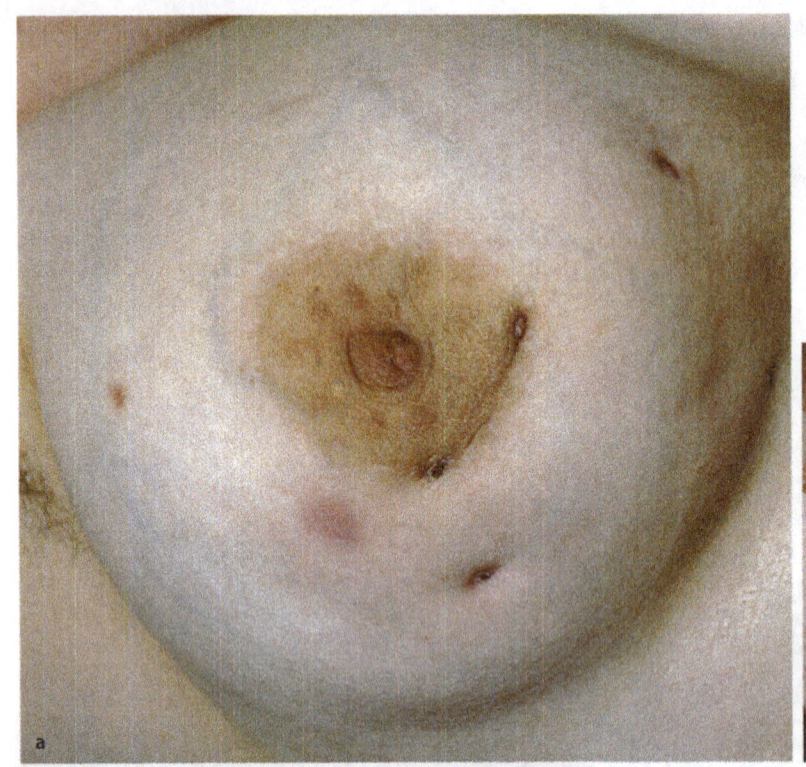

258　Kapitel 6　Veränderungen, die außerhalb des milchproduzierenden/-ableitenden Systems entstehen

Abb. 6.48. a Zustand nach Redondrainage mit diskreten Hauteinziehungen unten-außen, **aa** rötliche Hautknoten (Erythema nodosum?), **b** fibrotische Struktur überzieht die ganze Brust, hier und da kleinere Rundschatten

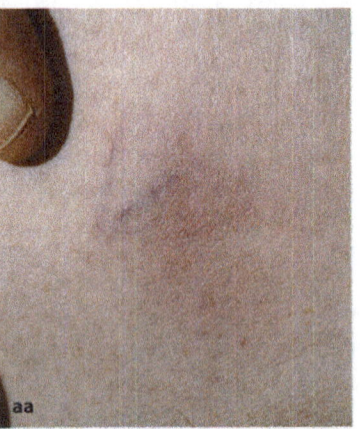

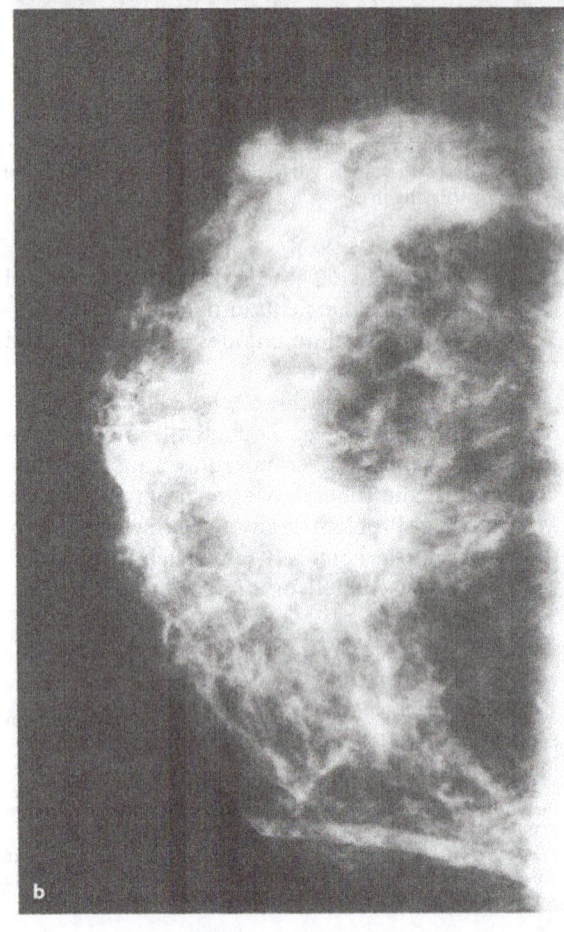

Granulierende Mastitis

Anfang Februar 1991 kam eine 43-jährige Frau zu mir. Zwei Monate vorher wurde sie wegen einer rechtsseitigen abszedierenden Mastitis chirurgisch erfolgreich behandelt. Rechts unten außen hatte sie noch eine diffuse Verhärtung mit diskreter Hauteinziehung und in der rechten Achselhöhle wurde ein etwas vergrößerter Lymphknoten getastet. Kurz vorher traten bei ihr auch diffuse Gelenkschmerzen und an den Streckseiten beider Oberschenkel rötliche Hautknoten – wie beim Erythema nodosum – auf (Abb. 6.48a).

Mammographisch konnte man dem Tastbefund entsprechend – zur Vorgeschichte passend – eine unregelmäßige, intensivere „fibrotische Struktur" sehen (Abb. 6.48b).

Da man aber *beim Erythema nodosum immer auch an eine Sarkoidose denken muss,* wurde eine diagnostische Exzision der rechten Brust und der rechtsseitigen Hautveränderung des Oberschenkels durchgeführt. Der auf Mamma spezialisierte Pathologe Prof. P. Citoler/Köln hatte im Brustpräparat an mehreren Stellen Fettgewebsnekrosen, konfluierende Herde von epitheloidzelligen Granulomen mit Riesenzellen sowie *Mikroabszesse neben deutlichen Duktektasien* gefunden. Auch die diagnostische Ex-

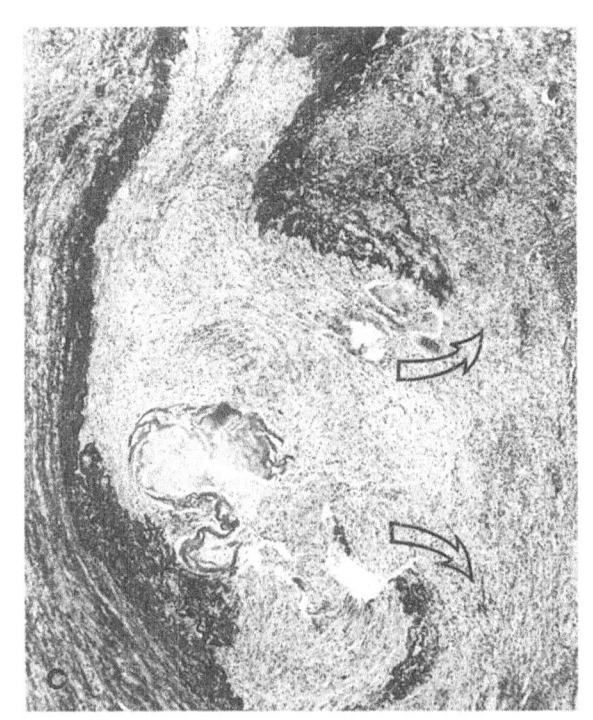

Abb. 6.49. Zustand nach Galaktophoritis mit Gangruptur, an der mit Pfeilen markierten Stelle sickerte das Sekret in das Stroma hinein. Das Ergebnis: Granulationsgewebe im Milchgang und seiner Umgebung (Prof. Dr. R. Bässler/Fulda)

Diagnose nicht typisch sind; sie sind wahrscheinlich wegen einer *abakteriellen Mastitis* in Folge der Duktektasien entstanden. Selbstverständlich wurden alle zum Ausschluss anderer granulomatöser Brustveränderungen notwendigen Untersuchungen durchgeführt: mit negativem Ergebnis. Nach 2 Jahren ist die Patientin wegen einer Mastitis der anderen Brust wiederum operiert worden. Die mikroskopische Untersuchung hat diesmal eine eindeutige Plasmazellmastitis auf dem Boden chronischer Duktektasien gezeigt. Die Patientin ist mit Cortison behandelt worden und steht unter regelmäßiger, klinischer und mammographischer Kontrolle; sie ist auch noch 19 Jahren später beschwerdefrei (Dr. A. Besten/ Engelskirchen, persönliche Mitteilung).

Einen fast identischen Fall haben Petit et al. [309] bei einer 23-jährigen Frau beschrieben.

Das Dilemma der Pathologen ist die Frage „granulierende Mastitis oder Sarkoidose?" Wenn keine systemische Sarkoidose vorhanden ist, kann er die Sarkoidose mit einer granulomatösen Mastitis verwechseln [126]. Die „klassische" granulomatöse Mastitis entsteht auf dem Boden eines „Retentionssyndroms" [23]. Das in ektatischen Milchgängen retinierte Sekret beschädigt die Duktuswand, sickert in das Stroma durch und verursacht periduktal zu-

zision der Hautveränderung entsprach einer epitheloidzelligen, granulomatösen Entzündung. In seiner Stellungnahme hat Citoler betont, dass zwar differenzialdiagnostisch in erster Linie eine Sarkoidose in Frage käme, jedoch die Mikroabszesse für diese

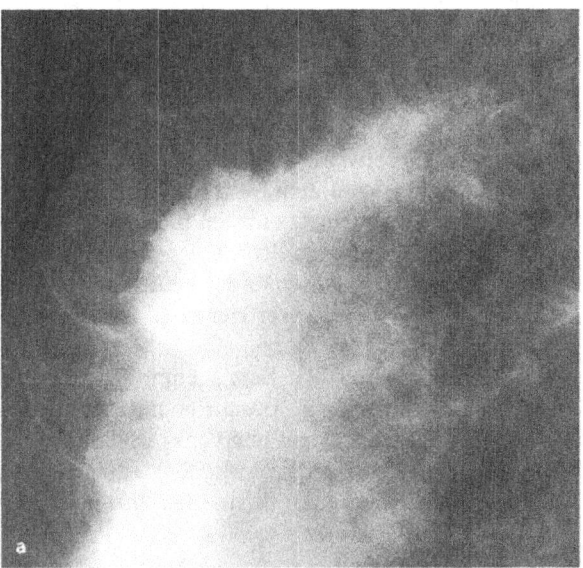

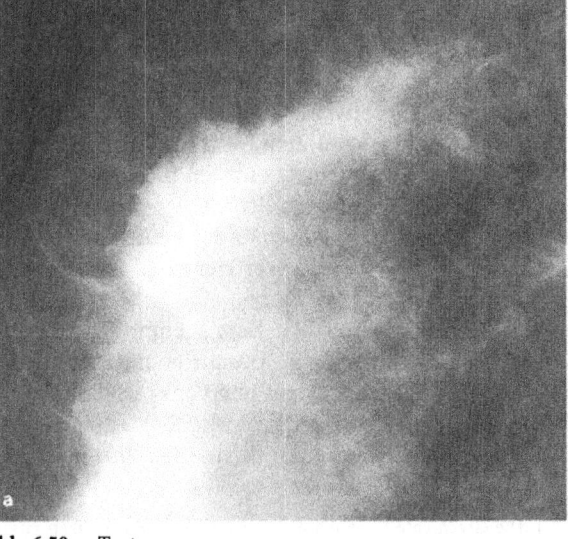

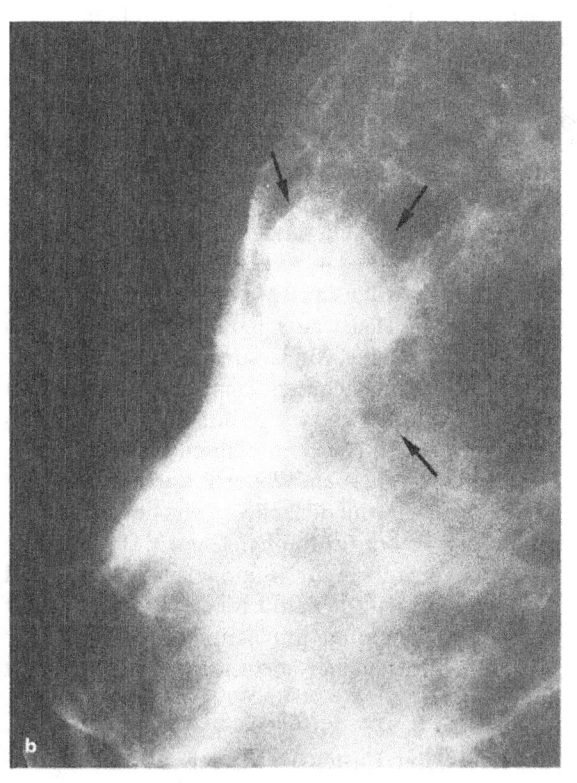

Abb. 6.50. s. Text

erst eine sog. „Plasmazellmastitis", später Mikroabszesse und schließlich ein reaktives Granulationsgewebe ([125]; Abb. 6.49).

Von dieser klassischen Form wurde 1972 die lobuläre (postpartale oder idiopathische) granulomatöse Mastitis als neue Entität abgetrennt [212]. Die Besonderheit dieser Veränderung ist, dass die Granulome nicht periduktal, sondern in den Lobuli lokalisiert sind. Mikroabszesse sind auch hier vorzufinden. Die Pathogenese ist ungeklärt. Es werden autoimmune Reaktionen gegen Milch und Fettkomponenten vermutet [23].

Beide Formen können klinisch und auch mammographisch den Verdacht auf Malignom erwecken: die histologische Diagnose einer granulierenden Mastitis ist immer eine Überraschung.

So war es auch bei dem in Abb. 6.50 dargestellten Fall. Die 46-jährige Frau tastete seit einigen Wochen einen etwa 2 cm großen schmerzempfindlichen Knoten in ihrer Brust. Die Haut und die Lymphregionen waren frei. Im Mammogramm hatte ich einen – dem Tastbefund entsprechend großen – Rundschatten mit teils abgeflachten(!) Konturen gesehen. Da vor einem Jahr unauffällig, habe ich eine diagnostische Exzision empfohlen. *Histologie*: granulierende Mastitis, wahrscheinlich auf dem Boden einer geplatzten Zyste. Einen ähnlichen Fall zeigt Abb. 6.51: Ovalärer, 5×4 cm großer, fast homogener Schatten mit teils flachen, teils etwas lobulierten(!) Konturen. Der seit längerem bekannte harte, schmerzlose Knoten war in der letzten Zeit langsam größer geworden und mit der Haut angedeutet adhärent. Die Lymphregionen waren frei; es bestand eine minimale Sekretion. Unter Karzinomverdacht wurde eine Exzision empfohlen. *Histologie*: Sekretretention mit granulierender Mastitis.

Die Wegener-Granulomatose

Die 43-jährige Hausfrau saß auf der Terrasse ihres Hauses, sie strotzte vor Gesundheit und bereitete sich auf einen angenehmen Nachmittag vor. Die Luft war lauwarm und sie fing gerade an, die neue Liebesaffäre von Prinzessin St. zu lesen, als sie plötzlich niesen musste. „Bei dem Wetter?!" dachte sie und las weiter. Die Sache mit dem Niesen wurde aber immer schlimmer: Fieber, Schnupfen, Husten! Der gute alte Hausarzt verordnete ihr Holundertee, Aspirin und Bettruhe und witzelte: „Mit Medikamenten dauert es zwei Wochen, ohne Medikamente 14 Tage!" Die Symptome hörten aber auch nach 2 Wochen nicht auf.

Die Frau bekam Kopfschmerzen und eine Konjunktivitis, der Husten wurde schon unerträglich; sie spuckte Blut. Der alte Doktor hatte keine Lust

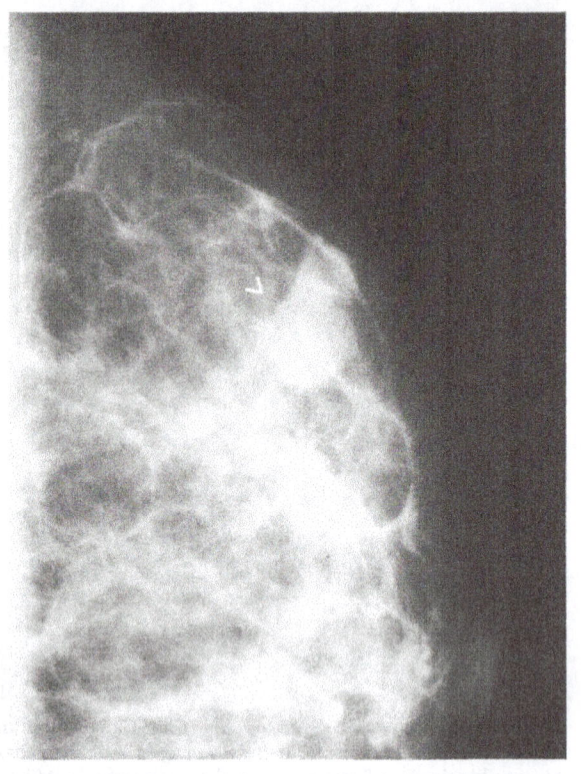

Abb. 6.51. Seitliche Aufnahme (in der anderen Ebene ähnlicher Befund)

mehr zu witzeln! „Komplizierte Grippe" hat er gesagt, und die Patientin landete im Krankenhaus, wo neben einer Otitis media, einer Lungenkaverne, Mikrohämaturie (Glomerulonephritis) auch ein Brusttumor festgestellt wurde. Der Tumor wurde unter dem Verdacht eines Karzinoms exstirpiert. Es war aber kein Karzinom! Später sind Schleimhautexulzerationen entstanden, dann eine Fazialisparese. Wegen einer Ophthalmitis wurde das rechte Auge enukleiert. Die Glomerulonephritis wurde immer schlimmer, und die Frau starb schließlich 19 Monate später an Nierenversagen. Die Obduktion ergab auch einen intrakranialen raumfordernden Prozess. Als Todesursache wurde eine multifokale Wegener-Granulomatose festgestellt. Als der gute alte Hausarzt den Arztbrief gelesen hatte, schüttelte er seinen Kopf und murmelte: „Wer denkt schon an so etwas?!"[1]

Die von Wegener [411] als „generalisierte septische Gefäßerkrankung" beschriebene granulomatöse Veränderung ist dem Formenkreis der Autoimmun(/Autoaggressions)krankheiten zuzuordnen. Bei diesen Krankheiten kann das Immunsystem

---
[1] Die Geschichte habe ich anhand mehrerer Kasuistiken zusammengestellt [298, 203, 142].

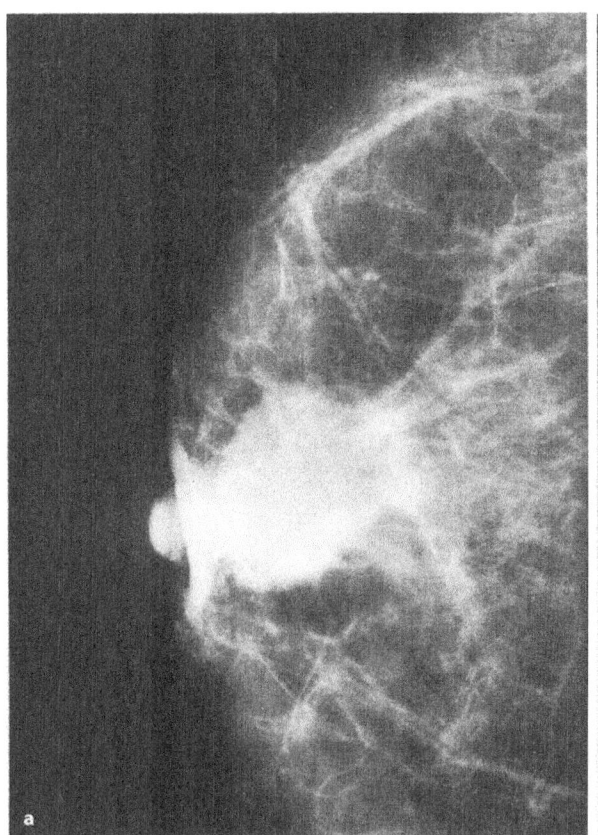

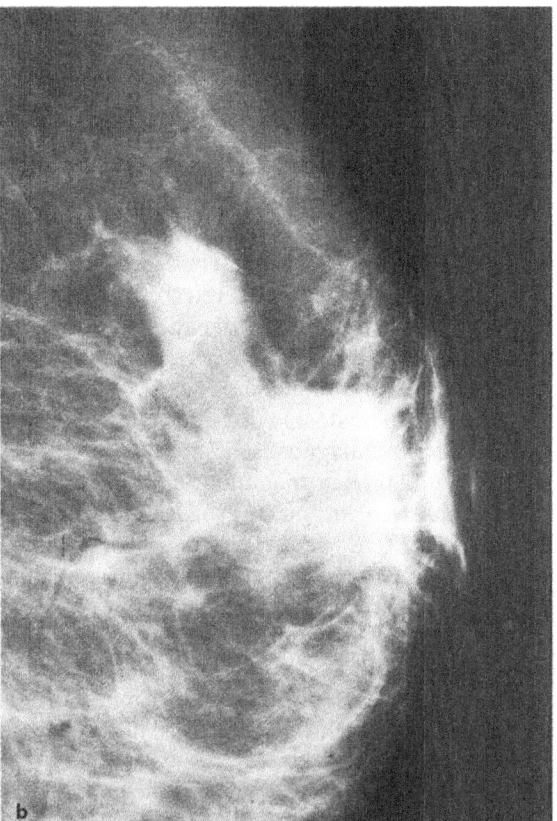

Abb. 6.52. a Seit Wochen Husten mit wenig Auswurf, rechts eingezogene Brustwarze mit gut tastbarer Verhärtung und „peau d'orange". Der Rundschatten ist 3 cm groß, homogen intensiv, unregelmäßig konturiert, einige Streifenschatten. FNA-Zytologie: Verdacht auf Wegener-Granulomatose mit Fibroblasten, Riesenzellen und Histiozyten, histologisch bestätigt. Nach Behandlung mit Steroiden und Immunsuppressiva jahrelange Beschwerdefreiheit. **b** Zum anderen Fall: seit einigen Wochen Schnupfen und Husten, mehrere Knoten in beiden Brüsten, Mammographie: ausgedehnter tumoröser Prozess, Histologie: Wegener-Granulomatose, **c** nach zuerst erfolgreicher Behandlung mit Immunosupressiva, 3 Jahre später Rezidiv (Prof. Dr. H.K. Deininger/Darmstadt)

nicht nur körperfremde Materien, sondern auch bestimmte körpereigene Gewebe nicht mehr tolerieren. Bei der Wegener-Granulomatose führt diese Intoleranz zu einer nekrotisierenden Vaskulitis der kleinen Gefäße, vor allem im Bereich des Respirationstraktes und der Nieren, aber auch anderer Organe. Wenn lebenswichtige Organe betroffen sind, führt die Erkrankung zum Tode. Die Brust ist äußerst selten befallen, fast immer gleichzeitig mit der systemischen Manifestation [292, 116]. Eine primäre Wegener-Granulomatose der Brust wurde einmal beschrieben [298]. Das bevorzugte Lebensalter liegt zwischen 40 und 60 Jahren.

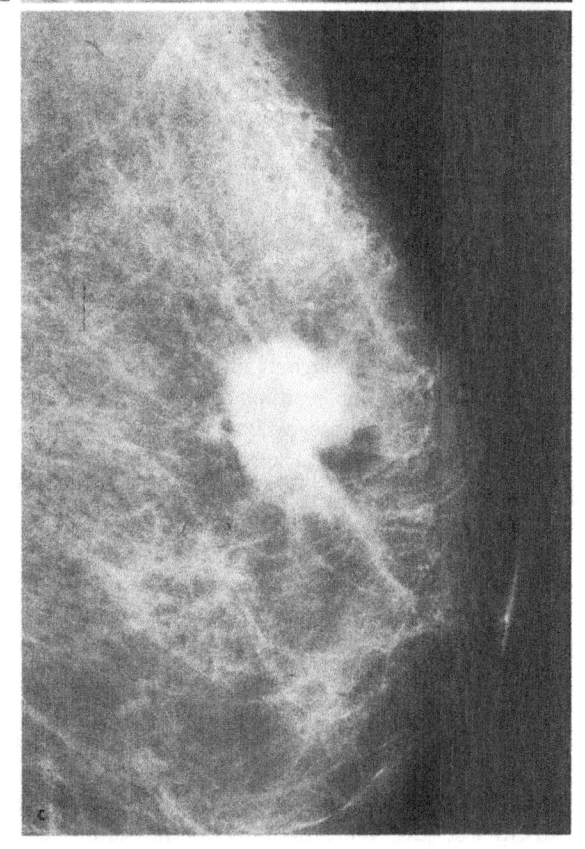

Im Versorgungsgebiet der erkrankten Gefäße kommt es zu einer infarktähnlichen Nekrose, woraufhin der Organismus mit Bildung von Granulationsgewebe reagiert. Dem Histopathologen bietet das Granulationsgewebe mit der Nekrose ein der Mastitistis tuberculosa ähnliches Bild.

Sowohl die *klinische* als auch die *mammographische Symptomatik* kann einem Karzinom täuschend ähnlich sein [142, 203]. Bei einem derben uni- oder bilateralen Knoten evtl. mit retrahierter Mamille und Apfelsinenschalenhaut denkt man selbstverständlich zuerst an ein Karzinom, und dem Schnupfen (rhinogene Granulomatose) oder Husten (pneumogene Granulomatose) wird der Mammographer keine differenzialdiagnostische Bedeutung beimessen [94], zumal auch mammographisch ein (oder zwei) mehrere Zentimeter großer, inhomogener, unregelmäßig konturierter Tumorschatten zu sehen ist (Abb. 6.52). Verkalkungen sind bei dieser Veränderung nicht beschrieben worden.

Da der Zytologe ein unspezifisches, der Tuberkulose ähnliches Bild sieht, bringt die *FNA-Biopsie* keine spezifische Diagnose, diese wird nur mit dem histologischen Nachweis der Vaskulitis gestellt [333].

Die *Behandlung* besteht aus Gabe von Steroiden und Immunsuppressiva.

Fremdkörpergranulome

Vom Fremdkörpergranulom spricht man, wenn die Schutzreaktion von winzigen anorganischen oder organischen Partikeln, wie Metall, Talkum oder Nahtmaterial, ausgelöst wird.

Wenn die Fremdkörper kleiner als die Makrophagen sind, werden sie von diesen zwar einverleibt, jedoch nicht abgebaut, da deren Enzyme mit diesen Stoffen nichts mehr anfangen können. Die überschießenden Enzyme zerstören dann statt Fremdkörper das eigene Gewebe (ein „Betriebsunfall"!). Um große Fremdkörper bilden andererseits die Makrophagen mehrkernige, bizarre sog. Fremdkörperriesenzellen. Der Prozess wird mit einem lymphoplasmazellulären Infiltrat und mit Fibrose abgegrenzt.

Wenn ein Abszess mit Fistel entsteht, wird der Fremdkörper ausgestoßen, ansonsten bleibt er „eingesargt" in das vernarbte Granulom. Kristalline Fremdkörper können polarisationsoptisch dargestellt werden.

Der nachstehende Fall von Dr. Brunzlow (Radiologe, Bad Saarow) und PD Dr. Koch (Pathologe, Bad Saarow) soll das Gesagte illustrieren.

Anlässlich einer *Vorsorgemammographie* wurde bei einer 60-jährigen Frau ein 1 cm messendes, aus

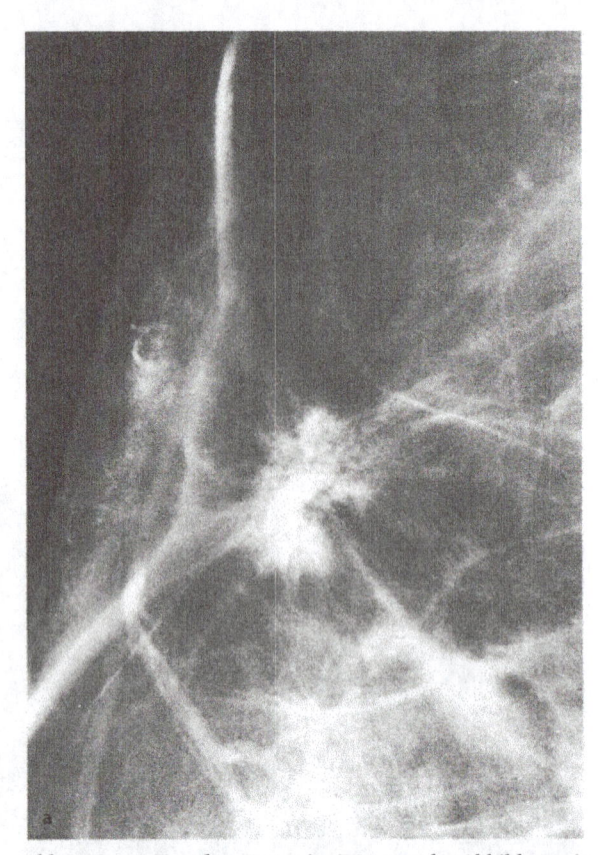

Abb. 6.53. a s. Text, b s. Text, c im Zentrum der Abbildung ein Granulom mit einverleibten Fremdkörpern, d s. Text, e oben ein Kollagenfaserbündel im Anschluss zum Tumorkern mit zwei Milchgangsanschnitten (*Pfeile*), unten: Kollagenfaserbündel mit Milchgangsanschnitt (*Pfeil*)

mehreren kleineren bzw. größeren, intensiven, rundlichen und amorphen Schatten bestehendes, oväläres Gebilde festgestellt. Die Konturen der Veränderung waren unregelmäßig und angedeutet mikrolobuliert. An der Peripherie waren mehrere Streifenschatten zu sehen, von denen die ventralen auf die umschriebene, verdickte, etwas eingezogene Haut hinausliefen. Einer der dorsalen Streifenschatten war keulenförmig erweitert (Abb. 6.53a). Die Frau wurde vor 22 Jahren an dieser Stelle operiert; die Histologie war gutartig. Klinisch wurde nur ein erbsgroßes, hartes, glattes, gut bewegliches Knötchen in der Narbe getastet, das nach Angaben der Patientin seit längerer Zeit unverändert bestand.

Obwohl dem Röntgenbefund entsprechend keine Verhärtung getastet werden konnte, wurde unter dem Verdacht eines Karzinoms eine diagnostische Exzision empfohlen. Wie sich bei der *histologischen Untersuchung* herausstellte, bestand der Kern des Befundes aus kleineren bzw. größeren, rundlichen oder amorphen Riesenzellansammlungen, welche

Granulomatöse Stromaveränderungen 263

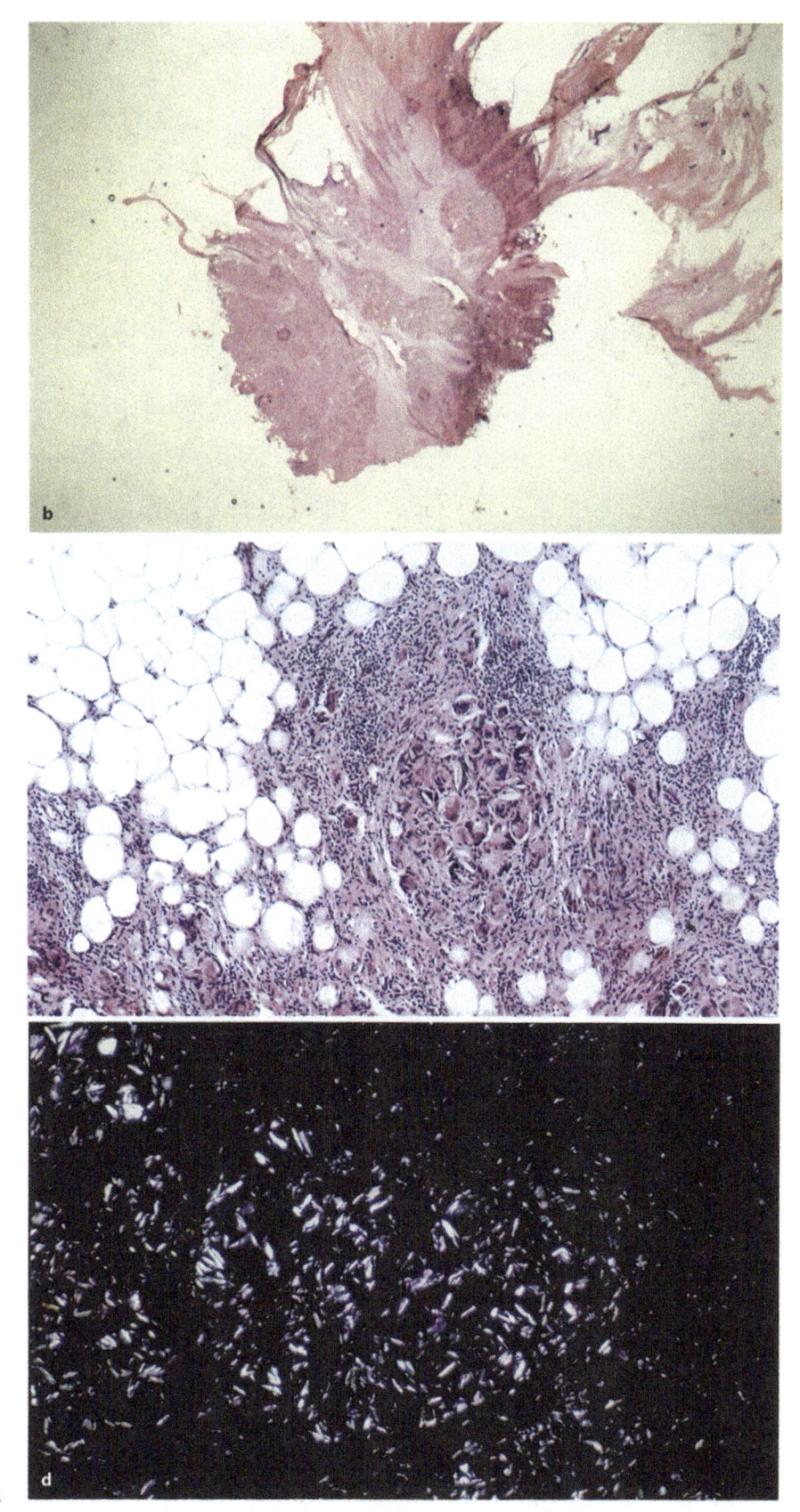

Abb. 6.53 b–d

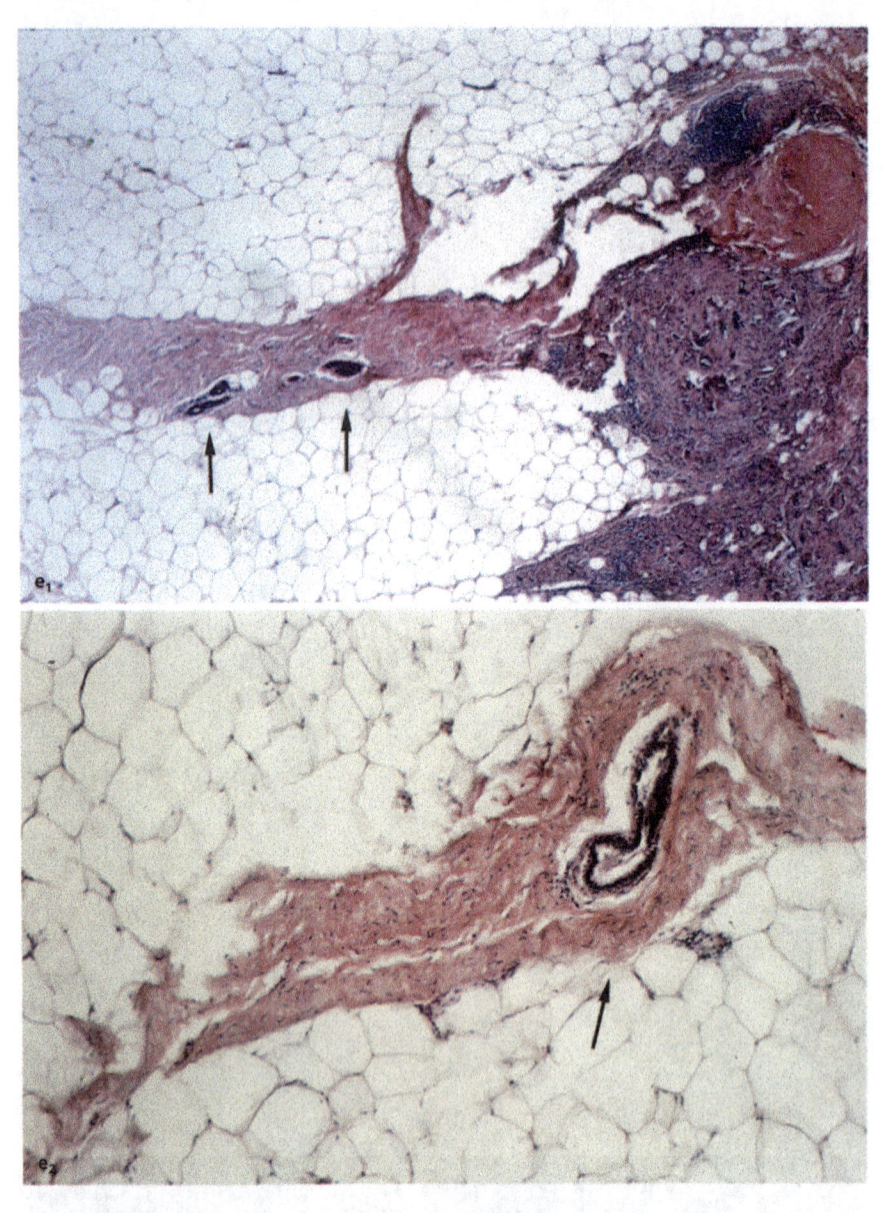

264 KAPITEL 6 Veränderungen, die außerhalb des milchproduzierenden/-ableitenden Systems entstehen

Abb. 6.53 e₁, e₂

in Narbengewebe eingebettet waren (Abb. 6.53b). Innerhalb der Riesenzellen konnten auch einverleibte Fremdkörper festgestellt werden (Abb. 6.53c). Zahlreiche kristall- oder bruchstückähnliche Ablagerungen wurden noch polarisationsoptisch gesehen (Abb. 6.53d). Bei diesen Ablagerungen handelte es sich wahrscheinlich um Talkumreste.

Dass die Riesenzellansammlungen im *Mammogramm* kleine Invasionsherde simulierten, konnte ich mir gut vorstellen. Wieso waren aber die Streifenschatten so angeordnet, wie bei den NOS-Karzinomen oder bei den strahligen Narben? Ich habe also den Pathologen PD Dr. S. Koch gebeten, die noch auffindbaren Bindegewebsstreifen mit Stufenschnitten zu untersuchen. Er war fündig: in 2 Kollagenfaserbündeln wurden Milchgangsanschnitte getroffen (Abb. 6.53e) – als Zeichen dafür, dass die Milchgänge in den Prozess mit einbezogen wurden und als „Leitschiene" für narbige Fibrosierung dienten.

Wie aus diesem Fall ersichtlich, kann ein Fremdkörpergranulom dieser Größenordnung mammographisch ein invasives Duktalkarzinom nachahmen.

Gefäßveränderungen

Gefäßverkalkungen

Arterien können im Mammogramm nur dann von Venen differenziert werden, wenn sie verkalkt sind. Verkalkte Arterien sind bei weniger als 10% der mammographischen Untersuchungen zu sehen [211, 229, 348]. Betroffen sind meistens Frauen nach der Menopause. Arteriosklerose sieht man in der Brust jüngerer Frauen äußerst selten.

Der Zusammenhang zwischen Arterienverkalkungen in der Brust und Diabetes war lange umstritten. Baum et al. [26] haben gemeint, dass diese Veränderung auf Diabetes verdächtig ist. Andere haben jedoch diese Annahme widerlegt [348, 357]. Arterienverkalkungen können sich spontan zurückbilden.

Im *Mammogramm* sieht man parallel verlaufende, längere/kürzere, evtl. punktförmige Verkalkungen (Abb. 6.54). Differenzialdiagnostische Probleme können nur dann auftreten, wenn ausschließlich ein kurzer Arterienabschnitt verkalkt ist (Abb. 6.55). Große differenzialdiagnostische Probleme können dagegen verkalkte *Arteriolen* verursachen. Diese seltene Form der Gefäßverkalkungen habe ich – als Konsiliarius – 3-mal gesehen und 1997 veröffentlicht [230]. Auf den ersten Blick glaubt man verkalkte Würmer zu sehen. Nach genauerer Analyse findet man jedoch einige, wenn auch nur ganz kurze, röhrchenförmige, parallel verlaufende Kalkstriche, die dann unsere Gedanken doch in die richtige Richtung lenken (Abb. 6.56). Die Diagnose wird gegenüber verkalkter Filariasis (s. Abb. 6.112) durch das Fehlen einer Tropenanamnese weiter unterstützt. Alle drei Frauen, deren Mammogramme ich zu begutachten hatte, waren im 3. Dezennium. Eine von ihnen wurde mehrmals kontrolliert, das letzte Mal nach 14 Jahren; der Befund blieb unverändert. Weder Hypertonie noch Diabetes wurden bei ihr festgestellt.

Thrombusverkalkungen kommen in der Brust sehr selten vor (Abb. 6.57).

Das Klippel-Trenaunay-Syndrom

Es handelt sich um multiple vaskuläre Veränderungen, wie Hämangiome, Lymphangiome, Naevus flammeus, A-V-Fisteln, Aneurysmen, die zu konsekutivem Riesenwuchs der betroffenen Extremität führen.

Röntgenologisch sind der Osteodystrophia deformans (Paget) ähnliche Knochenveränderungen sowie kleinere/größere Phlebolithen der Venen und kutane Angiomatosis zu sehen.

Einen außerordentlich seltenen Fall haben Apesteguia et al. [10] bei einer jungen Frau beobachtet:

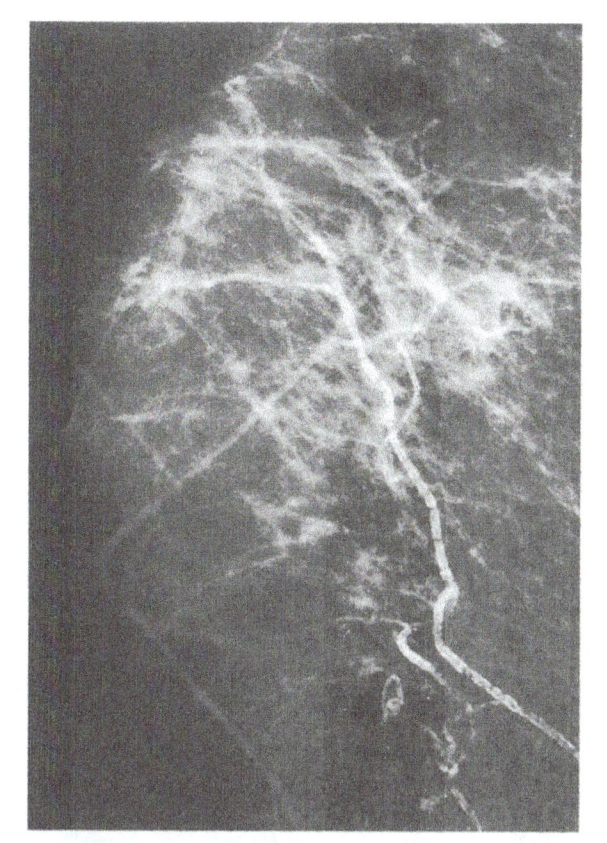

Abb. 6.54. s. Text

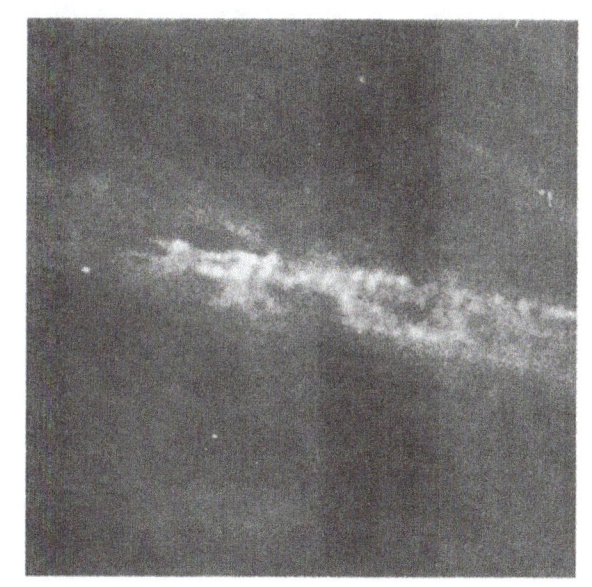

Abb. 6.55. s. Text

die rechte Brust war bei der homolateralen Armhypertrophie und Angiomatosis in Mitleidenschaft gezogen. Die *mammographischen Veränderungen*: subkutan liegende punkt- und linienförmige Mikro-

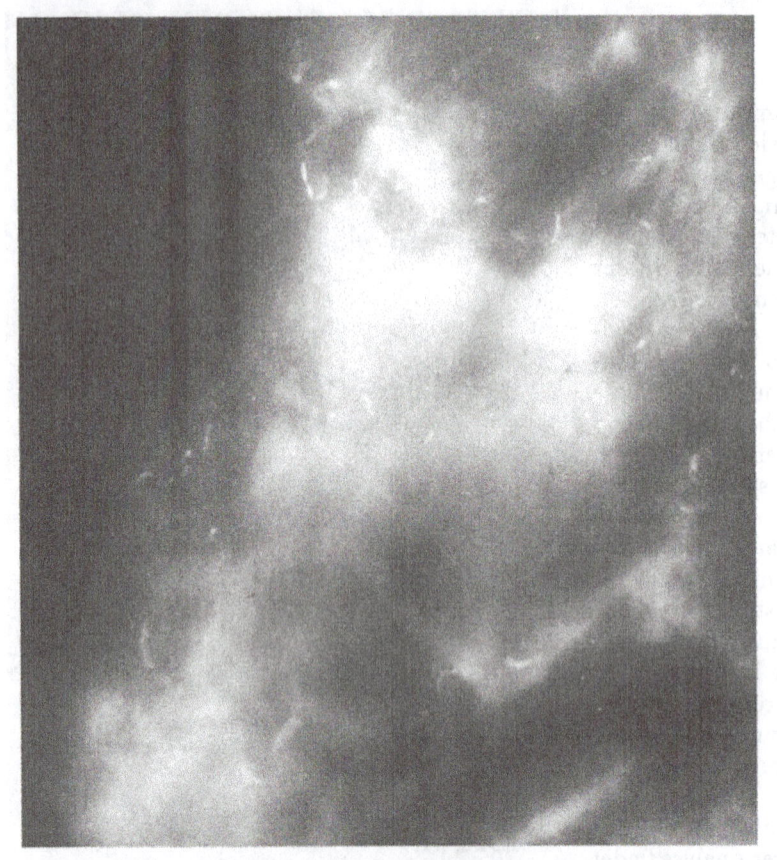

Abb. 6.56. Verkalkte Arteriole

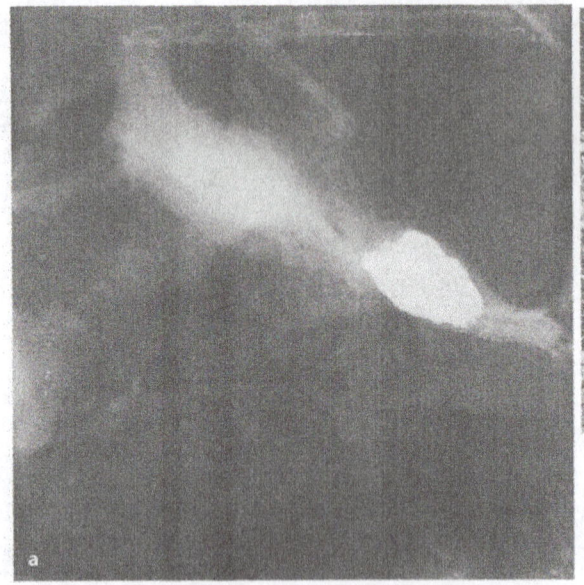

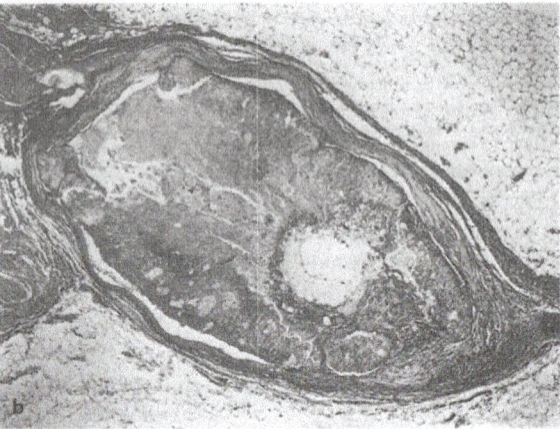

Abb. 6.57. a Präparatradiogramm (stark vergrößert): ovaläre, sehr intensive Verkalkung innerhalb eines bandartigen Weichteilschattens, **b** Histologie nach Entkalkung (stark vergrößert): organisierter Thrombus (Prof. Dr. V. Barth/Esslingen)

verkalkungen (Abb. 6.58) entsprachen histologisch verkalkten Kapillaren und Venolen. Ähnliche Mikroverkalkungen waren auch in den Weichteilen des rechten Armes zu finden.

Die Mondor-Krankheit

Wie es im Leben manchmal so ist, kam auch der französische Chirurg Henry Mondor zu unverdienter Ehre: es wurde eine Krankheit nach ihm benannt, obwohl nicht er 1939 [273], sondern als erste

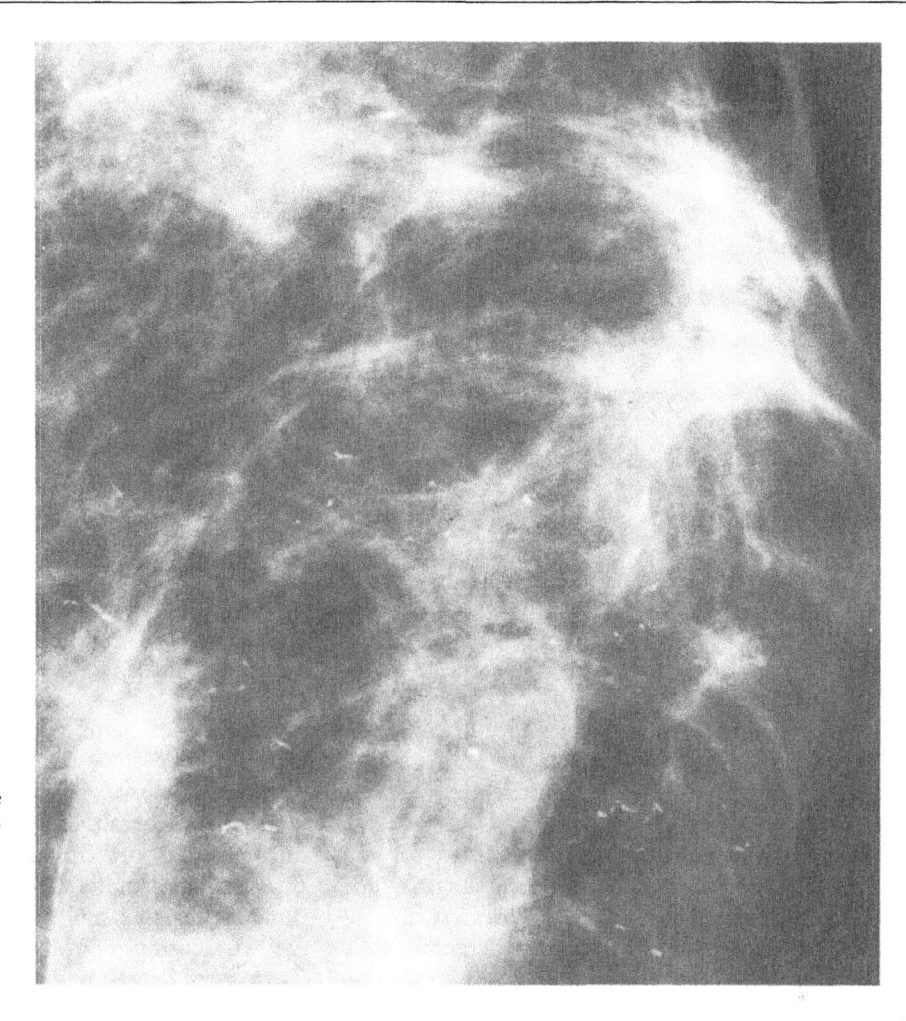

Abb. 6.58. Subkutan liegende Gefäßverkalkungen, die kurzen linienförmigen und geschlängelten Verkalkungen entsprechen dilatierten und verkalkten Kapillaren bzw. Venolen (Dr. L. Apesteguia/ Pamplona)

Fiessinger u. Mathieu 1922 [121] diese Veränderung beschrieben haben. Die Bezeichnung „Mondor-Krankheit" hat Leger [236] – ein dankbarer Schüler Mondors – später empfohlen. Seitdem sind zahlreiche Studien unter diesem Terminus publiziert worden, die Namen der Erstschreiber sind jedoch in Vergessenheit geraten.

Das *klinische* Leitsymptom der Veränderung ist eine 10–40 cm lange Hautfurche mit einem etwa stricknadelbreiten Strang darunter. Der Strang ist meistens glatt, kann aber varixartig wie eine Perlschnur getastet werden oder aber auch gänzlich fehlen [157]. Zwar können ähnliche Veränderungen an der V. cubitalis und der V. axillaris bzw. auch an den Penisvenen gefunden werden [157]. Jedoch wird dieses Symptom nur bei intra-, infra-, und juxtamammärer Lokalisation als Mondor-Krankheit bezeichnet.

Wenn die V. thoracoepigastrica betroffen ist, können auch deren Äste befallen sein. Wenn eine subkutane Brustvene erkrankt ist, verläuft die Furche schräg oder quer (Abb. 6.59).

Manche Patientinnen haben keine Beschwerden, andere klagen nur über ein unangenehmes „Spannungsgefühl", wiederum andere über echte Schmerzen. Hautrötung kommt nur selten vor [157]. Die Laborwerte sind im Normbereich: bakteriologische Untersuchungen verlaufen ergebnislos [290]. Die gefürchteten Komplikationen der Trombophlebitis – wie Vereiterung oder Gangränbildung – sind nicht beschrieben worden.

Die Läsion kommt selten vor (oder wird vielleicht nur selten als Erkrankung registriert). Haagensen [151] hat z.B. in seinem Riesenmaterial nur 6 Fälle gesehen, Hajek u. Wolf [157] in 0,03% ihrer 25.000 mammographischen Untersuchungen. Ich habe während meiner Tätigkeit als Mammographer nur 5 Fälle gehabt. Es erkranken vorwiegend jüngere Frauen, aber – selten – auch Männer. Simultanes und/oder beiderseitiges Auftreten ist die Ausnahme, Lymphknotenbeteiligung ist nicht bekannt.

Nach allgemeiner und heute gültiger Auffassung liegt der Veränderung eine Venenthrombose mit ob-

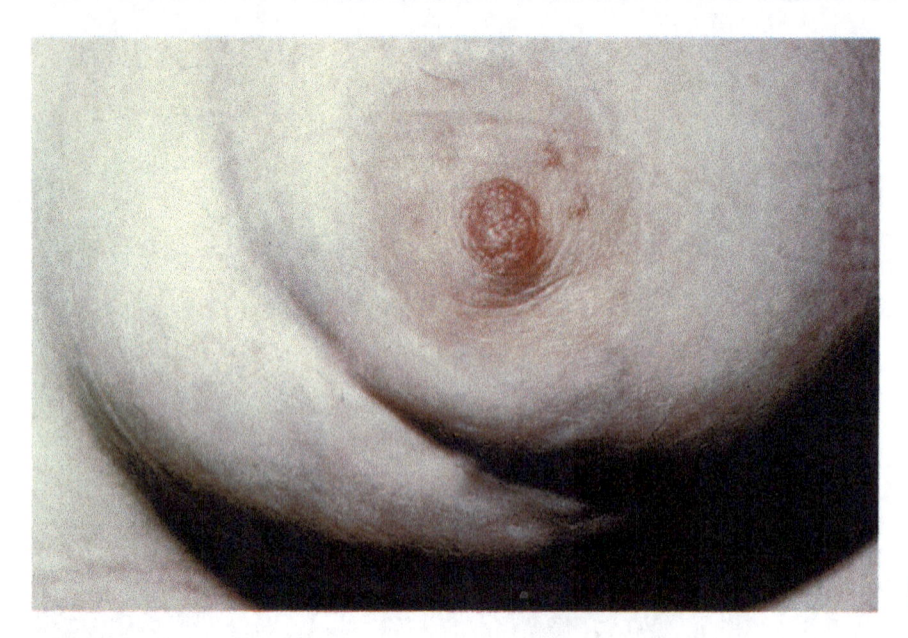

Abb. 6.59. Mondor-Krankheit

literierender Panphlebitis zugrunde [23, 333, 387]. Die periphlebitischen Verwachsungen sollen die Strangbildung und die Hauteinziehung erklären [23, 151].

Früher haben mehrere Autoren statt für eine Thrombophlebitis für eine Lymphangitis oder „Lymphangiopathie" als Ursache plädiert [27, 169, 183]. Hajek u. Wolf [157] haben bei einem histologisch untersuchten Strang gleichfalls eine Lymphangitis gefunden.

Man muss aber wissen, dass die histologische Untersuchung gelegentlich erhebliche Schwierigkeiten bereiten kann und nicht selten negativ bleibt, weil der vorher gut tastbare Strang nach dem ersten Schnitt, wie ein gespanntes Gummiband zurückspringt und nicht mehr vorzufinden ist [27, 183, 267, 404]. Auch ohne Manipulation bilden sich die klinischen Symptome meistens binnen einiger Wochen, Monate spontan zurück, was Johnson et al. [200] durch die Rekanalisierung der thrombosierten Vene erklären. Ich habe in der Literatur nur eine Arbeit gefunden, bei der das Persistieren der Symptome bei 6 Veränderungen noch nach 2 Jahren beobachtet wurde [157].

Über die *Ätiologie* wurde viel spekuliert: Traumata (Prellungen, Brustoperationen), Lokalinfektionen oder Herdinfekte, Überanstrengung mit Muskelzerrung, Rheuma, venöser Spasmus? Umfangreiche Literatur findet der interessierte Leser bei Koschnick et al. [219]. Bei mehr als der Hälfte der Fälle kann jedoch überhaupt keine Ursache gefunden werden [65]. Wie Tavassoli [387] feststellte:

„The exact cause of Mondor's disease remains unknown".

Die *Diagnose* wird immer klinisch gestellt. Da aber die Mehrzahl der Ärzte das Krankheitsbild nicht kennt, wird hinter dem Symptom meist ein Brustkrebs vermutet. Ganz abwegig ist diese Vermutung nicht! Einer multiinstitutionellen Studie zufolge wurde von 63 Mondor-Erkrankungen bei 8 (13%) ein Brustkrebs gefunden und 3 von diesen waren klinisch okkult [65]! Leider haben die Autoren aber nicht mitgeteilt, wie viel Brustkrebse sie während ihrer mehr als 10-jährigen Beobachtungszeit gefunden hatten. Nach meiner Schätzung kann diese Zahl zwischen 2.500 und 15.000 liegen. Auf jeden Fall wird der Prozentsatz, der mit der Mondor-Krankheit assoziierten Brustkarzinome hinter dem Komma stehen: 0,3–0,05%. So ist ein direkter ätiologischer Zusammenhang zwischen den zwei Krankheiten sehr unwahrscheinlich.

Trotzdem ist der Ausschluss eines Mammakarzinoms immer die vorrangige Aufgabe des Mammographers [401]! So habe auch ich unter 5 Mondor-Erkrankungen einmal ein Karzinom gefunden. Es handelte sich um eine 47-jährige Frau mit familiärer Belastung. Die klinische Vorsorge bei ihrem sehr sorgfältigen Gynäkologen ergab keine Besonderheiten. Fünf Wochen später fand ich jedoch bei der Mammographievorsorge links eine etwa 10 cm lange, quer verlaufende Hautfurche oberhalb der Umschlagsfalte, ansonsten keine Besonderheiten, insbesondere kein Tastbefund (Abb. 6.60a). Mammographie: 1 cm großer fast homogener Schatten mit

Gefäßveränderungen 269

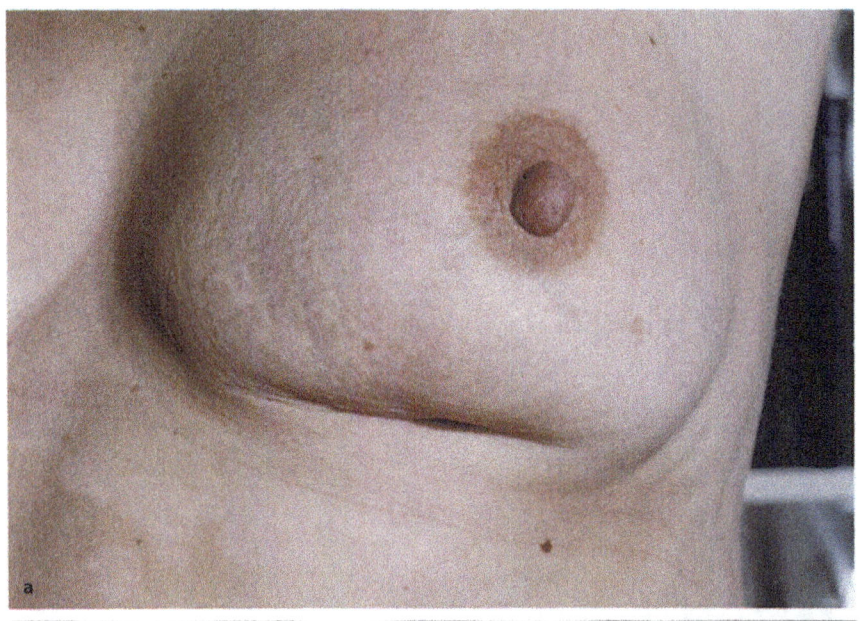

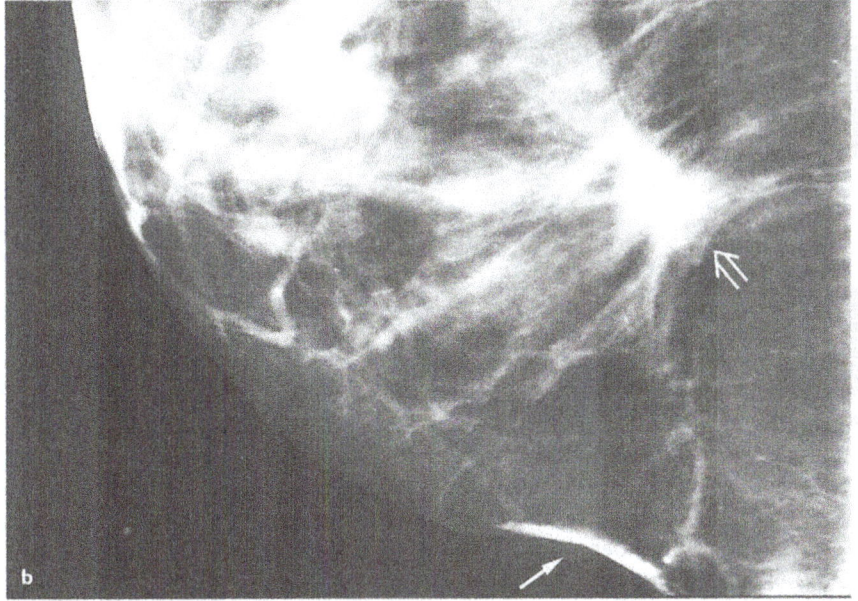

Abb. 6.60. a Hautfurche, direkt oberhalb der Umschlagfalte, **b** die Haut ist der Hautfurche (Pfeil) entsprechend umschrieben verdickt. Beachten Sie: die Streifenschatten (Spicula) des Tumors (Doppelpfeil) sind von der Hautveränderung unabhängig!

mikrolobulierter Abgrenzung und strahligen Streifenschatten, thoraxwandnah. Der klinisch festgestellten Hautfurche entsprechend eine 2 mm breite Hautverdickung. *Zwischen Tumorschatten und Hautverdickung gab es keine mammographisch sichtbare Verbindung; die Streifenschatten des Tumors erreichen die Haut nicht* (Abb. 6.60b)!

Da die Patientin völlig beschwerdefrei war (auch die Hautveränderung war für sie eine Überraschung!), willigte sie in eine Tumorexzision nur sehr zögernd ein. Acht Tage später – bei der präoperativen Lokalisation des klinisch okkulten Befunds – war die Hautfurche noch unverändert zu sehen.

Histologie: Invasives Duktalkarzinom mit produktiver Fibrose.

Wegen des Zögerns der Patientin waren weitere 10 Tage verstrichen, bis die Ablation durchgeführt werden konnte. Zu diesem Zeitpunkt war die Hautfurche jedoch nicht mehr erkennbar und auch ein entsprechendes pathologisches Substrat konnte nicht mehr gefunden werden.

Mammographisch ist die Veränderung manchmal nur schwer darstellbar und wenn ja, dann auch nicht immer wie ein dicker Strang, sondern nur als ein zarter Streifen (Abb. 6.61, 6.62a). Conant et al. [77] bzw. Kopans [216] haben je einen Fall gezeigt,

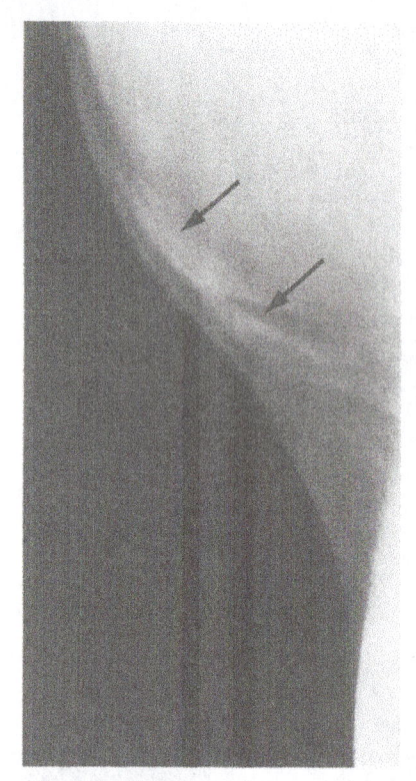

Abb. 6.61. Klinisch tastbarer erweiterter, sich aufgabelnder Venenstrang subkutan (*Pfeile*)

wobei die betroffenen Venen „partywürstchenartige" Abschnürungen (Abb. 6.62b) aufzeigten.

Sonographisch werden bandförmige, „tubuläre", echoarme Strukturen mit reflexreicher Wand dargestellt. Die farbkodierte Dopplersonographie zeigt keinen nachweisbaren Fluss [343, 355]. Dem Thrombus entsprechend kann man innerhalb der Vene echoarme Strukturen feststellen ([197] in Bassett). Mit MRT kann die obliterierende Panphlebitis nicht dargestellt werden [343].

Eine *Behandlung* erübrigt sich, da die Symptome – nach allgemeiner Erfahrung – meistens innerhalb von Wochen spurlos verschwinden. Wenn jedoch die Spannungsschmerzen unerträglich würden, kann man das Problem mit der Durchtrennung des Stranges durch eine winzige Inzision unter Lokalanästhesie lösen [267].

Die vermehrte Gefäßzeichnung (sog. weite Vene)

Wie bereits erwähnt, kann man Venen von Arterien im Mammogramm nur dann unterscheiden, wenn letztere verkalkt sind. Eine Ausnahme bilden die subkutan liegenden Venen, die man im Mammogramm durch ihre Lokalisation erkennt; manchmal schimmern sie auch bläulich durch die Haut hindurch und sind mit Hilfe der Infrarotphotographie

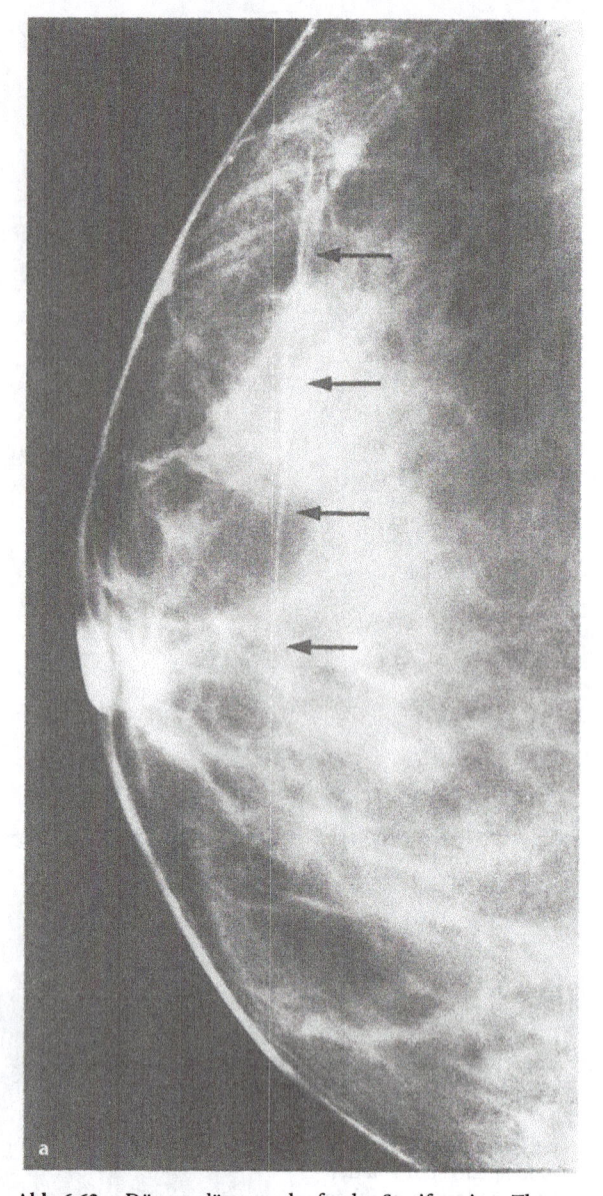

Abb. 6.62. a Dünner, längs verlaufender Streifen einer Thrombophlebitis superficialis (*Pfeile*)

bzw. der Thermographie darstellbar. Wenn tiefer liegende Gefäße im Mammogramm als erweitert zur Darstellung kommen, *nimmt man nur an*, dass es sich bei diesen um Venen handelt – *beweisen kann man es nicht* [182]. Der Begriff „weite Vene" ist ausschließlich bei diesen superfiziell liegenden Venen zutreffend. In der amerikanischen Literatur spricht man – unverbindlich – von vermehrter asymmetrischer Vaskularisation [109, 194, 216].

Erweiterte superfizielle Venen findet man bei Abflussbehinderungen, so z.B. bei mediastinalen Raumforderungen (Abb. 6.63).

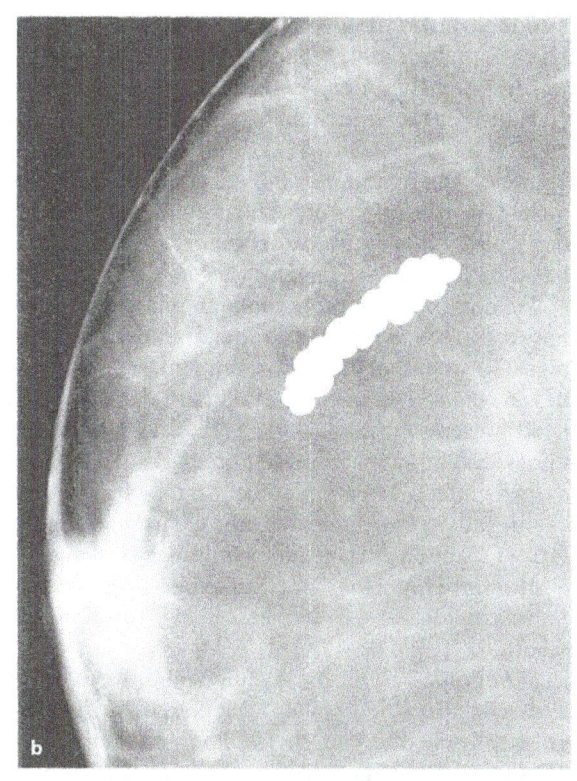

Abb. 6.62. b Gezeichnet nach Kopans Veröffentlichung [216]

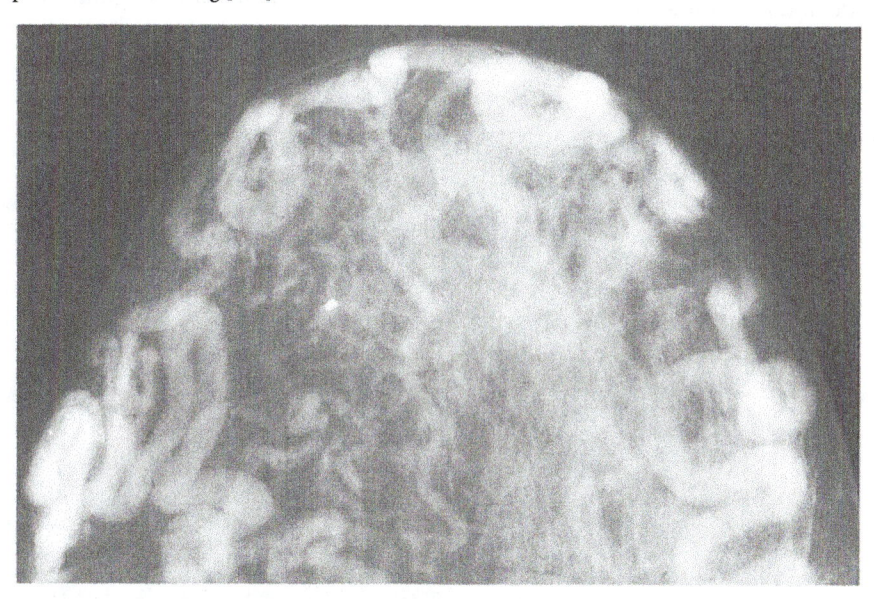

Abb. 6.63. Außerordentlich erweiterte Venen bei einer mediastinalen Raumforderung (Dr. B. Szendey/Wien)

Zwischen „weiter Vene" und axillären Metastasen als Abflussbehinderung konnten z.B. Hoeffken u. Mock [182] keinen Zusammenhang feststellen. Sie haben angenommen, dass es sich hier um „eine aktive Venenerweiterung als Folge der vermehrten arteriellen Gefäßversorgung des Tumors" handelt.

Man hat früher gehofft, dass die vermehrte Gefäßzeichnung („weite Vene") ein zuverlässiges differenzialdiagnostisches Symptom ist, das bei der Entdeckung von Frühkarzinomen gut gebraucht werden könnte [109, 194].

Als pathologisch wurde

- eine deutliche Kalibervergrößerung (2–4 mm) im kontralateralen Vergleich,
- eine korkzieherartige Schlängelung in der direkten Umgebung des Tumorschattens und
- eine allgemeine einseitig vermehrte Gefäßzeichnung angesehen.

Diese Symptome waren jedoch auch bei benignen Mammaerkrankungen in 25 % der Fälle zu registrieren, aber nur bei 53 % der Malignome! Außerdem: je größer die Karzinome waren, desto öfter ließen sich Gefäßerweiterungen feststellen [182].

Auch die Okklusion der V. subclavia – z.B. nach Hämodialyse – kann erweiterte Venen im Mammogramm verursachen [418]. Bei diesen Venenerweiterungen ist also ein kausaler Zusammenhang nachvollziehbar.

Dagegen ist die Ursache der Gefäßerweiterung bei Mammakarzinomen unklar.

Die „weite Vene" hat sich also weder als differenzialdiagnostisches Zeichen noch als Warnzeichen eines Frühkarzinoms bewährt. Kopans [216] meint und zwar mit Recht: „Vascular asymmetry, as the only sign of cancer, is not a very useful sign of malignancy. We have seen some advanced cancers with associated vascular engorgement, but this, too, unusual."[1] Eine wirklich pathognomonische Gefäßerweiterung findet man im Mammogramm dagegen bei den Hämangioperizytomen.

Pseudoaneurysma der Brust

Definiton: „Das Aneurysma spurium entsteht, wenn durch ein Loch in der Arterienwand Blut austritt und sich durch Verdrängung des umgebenden Gewebes einen Hohlraum schafft. Dieser kapselt sich bindegewebig ab, bleibt aber mit der Gefäßlichtung in offener Verbindung. Das Aneurysma spurium ist demnach eigentlich ein periarterielles, teilweise organisiertes und mit Endothel ausgekleidetes Hämatom. Seine Ursache sind Verletzungen der Arterienwand durch Traumen, Arrosionen oder Eiterungen in der Umgebung" [161].

Falsche Aneurysmen entstehen in der Brust entweder spontan bei Frauen mit Hypertonie und/oder Antikoagulanzientherapie [93, 312] bzw. nach Gefäßwandläsion z.B. nach Stanzbiopsie. Da man sonographisch in jeder 5. bis 6. „gestanzten Brust" ein Hämatom nachweisen kann [165], muss – bei der rapiden Verbreitung dieses Verfahrens – auch mit einer Zunahme der Pseudoaneurysmen gerechnet werden. Die Zahl der Veröffentlichungen ist zu gering, um die tatsächlichen Konsequenzen beurteilen zu können [30, 93, 365, 417]. Erfahrungen mit Pseudoaneurysmen anderer Lokalisation zeigen, dass viele von diesen spontan thrombosieren. Jedoch: das Risiko einer Ruptur oder einer Thromboembolie ist nicht von der Hand zu weisen [30].

Auch die *klinischen*, *mammographischen* und *sonographischen Symptome* kann man nur anhand weniger Veröffentlichungen zusammenfassen: iatrogenes (oder nichtiatrogenes) Trauma in der Anamnese lenkt unsere Aufmerksamkeit auf die Möglichkeit dieser Diagnose, insbesondere wenn das Trauma mit ausgedehntem Hämatom einherging.

Ein pulsierender Knoten mit ekchymotisch verfärbter Haut ist ein weiterer klinischer Hinweis.

Mammographisch sieht man einen *Rundschatten* unterschiedlicher Größe *direkt neben einem Gefäßschatten*.

Sonographisch wird ein pulsierendes echofreies zystisches Gebilde gesehen. Der Verdacht kann angiographisch oder durch farbkodierte Dopplersonographie bestätigt werden. Mit beiden Methoden kann ein Koagulum innerhalb des Pseudoaneurysmas festgestellt werden. Die Treffsicherheit der Du-

---

[1] „Vaskuläre Asymmetrie als einziges Zeichen des Karzinoms ist nicht besonders brauchbar. Obwohl wir schon manche fortgeschrittenen Karzinome mit erweiterten Venen gesehen haben, kommen diese jedoch sehr selten vor."

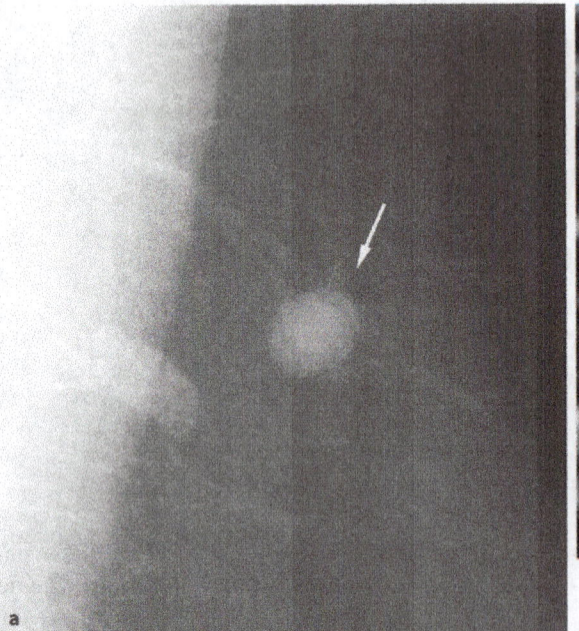

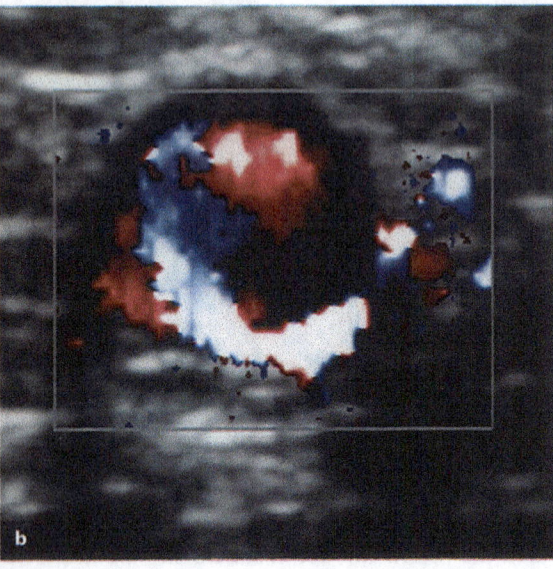

Abb. 6.64a–e. Nach stereotaktischer Stanzbiopsie wegen einer intramammären reaktiven Lymphknotenhyperplasie entstand ein ungewöhnlich großes, pulsierendes Hämatom, das sich langsam zurückbildete. **a** Nach 6 Monaten: direkt neben einem Gefäß ist ein 1 cm großer, neuer Rundschatten (*Pfeil*) zu sehen (der ovaläre Schatten – ein Lymphknoten – ist bekannt). **b** Der Rundschatten erwies sich mit Farb-Doppler-Sonographie als Pseudoaneurysma

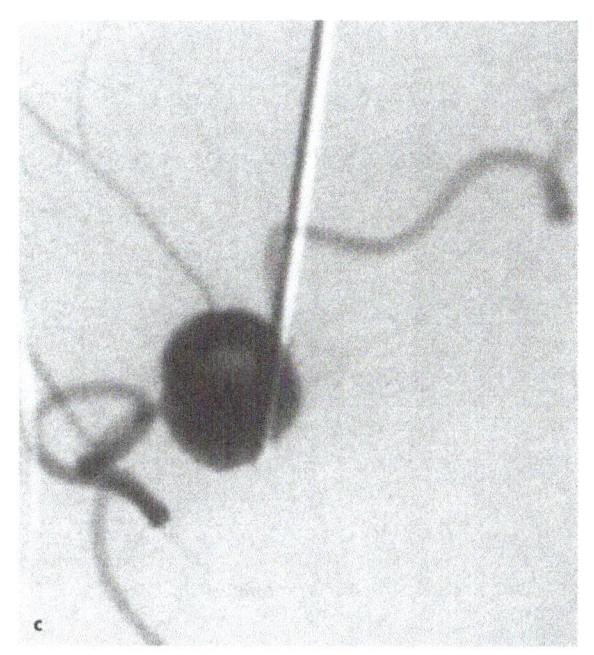

Abb. 6.64c Digitale Subtraktionsangiographie: Darstellung der Veränderung mit Arterie, **d** anschließend perkutane Embolisation mit Mikrospirale. **e** Die Kontrollmammographie zeigt die Mikrospirale (Aus [30], Dr. R.A. Beres/Oklahoma)

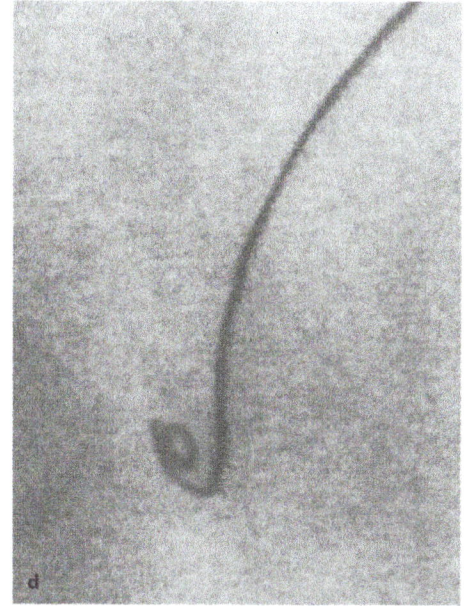

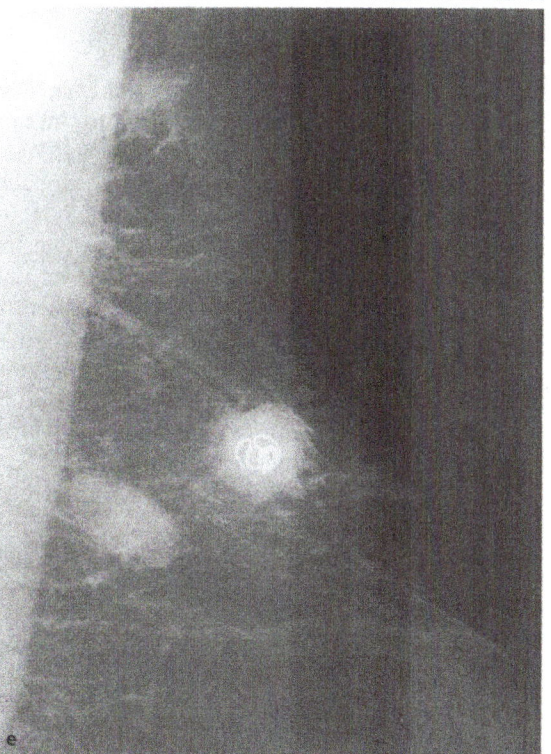

plex-Sonographie[1] ist über 95 % [81]. Die Behandlung besteht aus Kompression [76] oder aus chirurgischer Koagulation [417]. Die dritte Möglichkeit ist die sonographisch geleitete Embolisation mit Mikrospirale [30, 209]. Diagnostik und Therapie eines klinisch okkulten Pseudoaneurysma der Brust zeigt Abb. 6.64.

Hämangiome, Angiomatosis
Hämangiome sind gutartige Gefäßtumore. Die Pathologen unterscheiden die mikroskopisch kleinen sog. perilobulären Hämangiome [162], die als Zufallsbefund entdeckt werden, von den palpatorisch oder mammographisch wahrnehmbaren Hämangiomen. Letztere kommen zwar selten vor, werden jedoch mit der Verbreitung der Mammographie immer öfter entdeckt [333]. Man findet sie in jedem Lebensalter und auch bei Männern. Sie sind höchstens 2 cm groß. Bei oberflächlicher Lage können sie rötlich-bläulich durch die Haut hindurchschimmern. In einem solchen Fall kann man das Blut mit Druck aus dem Tumor exprimieren; die Haut wird dann blass; beim Nachlassen des Drucks fließt das Blut zurück und färbt die Haut wieder an [23].

Makroskopie: Der aufgeschnittene Tumor ist rötlich, bräunlich, schwammartig.

Mikroskopisch werden dilatierte, dünnwandige, mit Erythrozyten gefüllte Gefäßkavernen gesehen (Abb. 6.65).

---
1 Bei der Duplex-Sonographie wird in einem normalen Echtzeit-B-Bild ein gepulster Dopplerschallstrahl in der Scanebene erzeugt. Außer in wissenschaftlichen Studien ist die Duplexsonographie ... an der Mamma in breiterem Umfang nicht eingesetzt worden" [129].

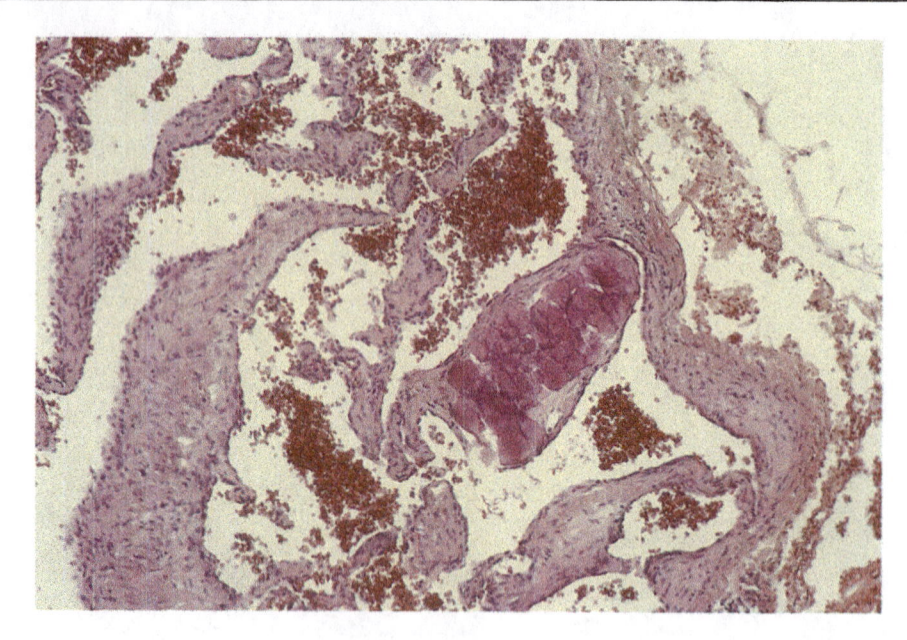

Abb. 6.65. s. Text

Im *Mammogramm* sehen wir einen rundlichen oder ovalären Schatten, dessen Binnenstruktur intratumoral kleinere-größere Rundschatten aufzeigt. Wenn diese randbildend sind, entsteht eine Konturlobulierung (Abb. 6.66). Die mammographischen Symptome können also ein invasives Duktalkarzinom mit wenig produktiver Fibrose vortäuschen. Die intratumoralen Rundschatten und die Konturlobulierung entsprechen den Kavernen des Hämangioms.

Verkalkungen im Hämangiom können punktförmig oder schollig amorph sein (Abb. 6.67).

FNAB oder *Stanzbiopsie* sind zum Ausschluss eines Angiosarkoms ungeeignet; das Hämangiom muss in toto entfernt und histologisch untersucht werden. Wenn die Veränderung komplett entfernt wurde, sind keine weiteren therapeutischen Maßnahmen notwendig.

Die *Angiomatosis* ist eine seltene, diffus wachsende, benigne Gefäßläsion, die aus „Miniangiomen" besteht. Wie beim Angiosarkom sind auch bei dieser Veränderung jüngere Frauen betroffen.

Klinisch imponiert die Angiomatose als ausgedehnter, evtl. die ganze Brust einnehmender tumoröser Prozess [333].

Mammographisch ist eine diffuse, feinkörnige Struktur zu sehen, die von einer kleinzystischen Mastopathie nicht zu unterscheiden ist. Da die Veränderung aber einseitig vorkommt, muss sie im kontralateralen Vergleich auffallen.

Man kann keine mammographische Artdiagnose stellen; die Möglichkeit einer Angiomatosis kann jedoch wegen der Einseitigkeit in der Differenzialdiagnose erwähnt werden (Abb. 6.68). Übrigens: die Angiomatose kann auch dem Pathologen manches Kopfzerbrechen bereiten, da die Veränderung histologisch mit dem gut differenzierten Angiosarkom verwechselt werden kann.

Angiosarkome

Sie machen nur 0,04% der malignen Brusttumore aus. Ich habe während meines Berufslebens als Mammographer kein einziges Angiosarkom gesehen; aber auch im weltberühmten Memorial-Sloan-Kettering-Krebszentrum, New York, wurden in 25 Jahren nur 29 Fälle registriert [243].

Es handelt sich um eine morphologisch-heterogene Veränderung mit 3 Typen. Typ 1 ist gut differenziert und hat eine relativ gute Prognose. Dagegen ist Typ 3 undifferenziert mit einer sehr schlechten Prognose. Zwischen diesen beiden Typen liegen die „Übergangsfälle" (Typ 2) mit mäßig schlechter Prognose.

Die zu Typ 1 gehörenden Fälle haben große Ähnlichkeit mit den benignen Hämangiomen und sind auch mit diesen leicht zu verwechseln. So war mehr als ein Drittel der Angiosarkome zunächst als benigne beurteilt worden, und die Fehldiagnosen sind erst nach dem Auftreten von Metastasen korrigiert worden. Früher sprach man in solchen Fällen – fälschlicherweise – von „metastasierendem Hämangiom". Andererseits werden manchmal benigne Hämangiome als Angiosarkome beurteilt, mit der schwerwiegenden Folge einer überflüssigen Ablation [68, 105, 333, 387].

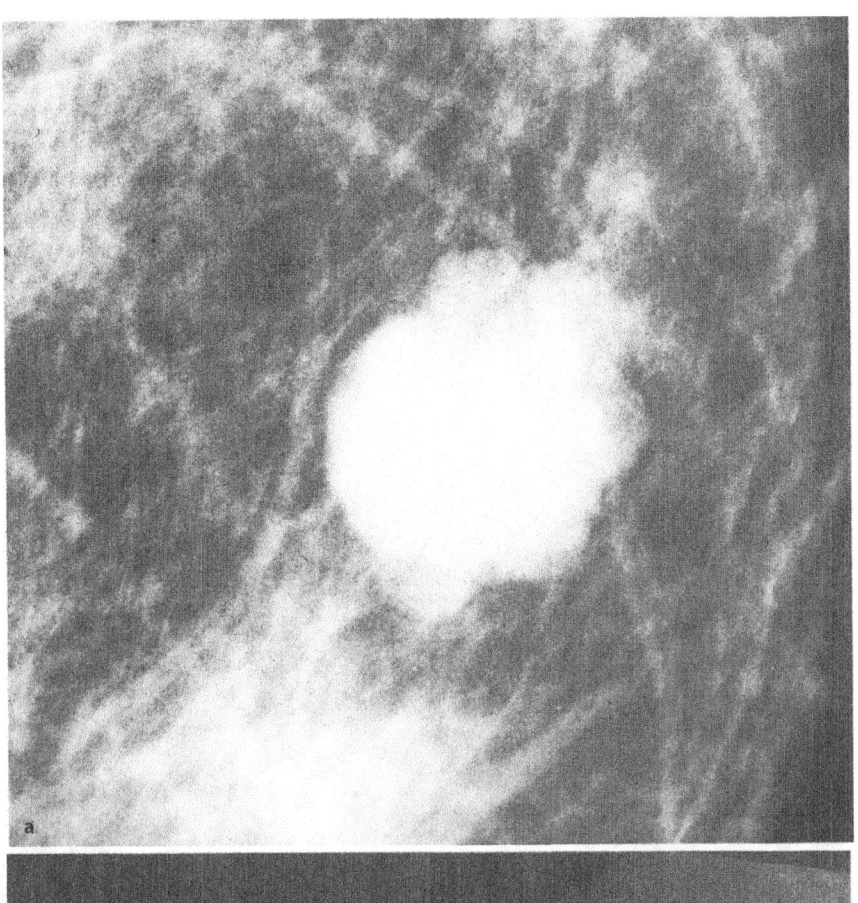

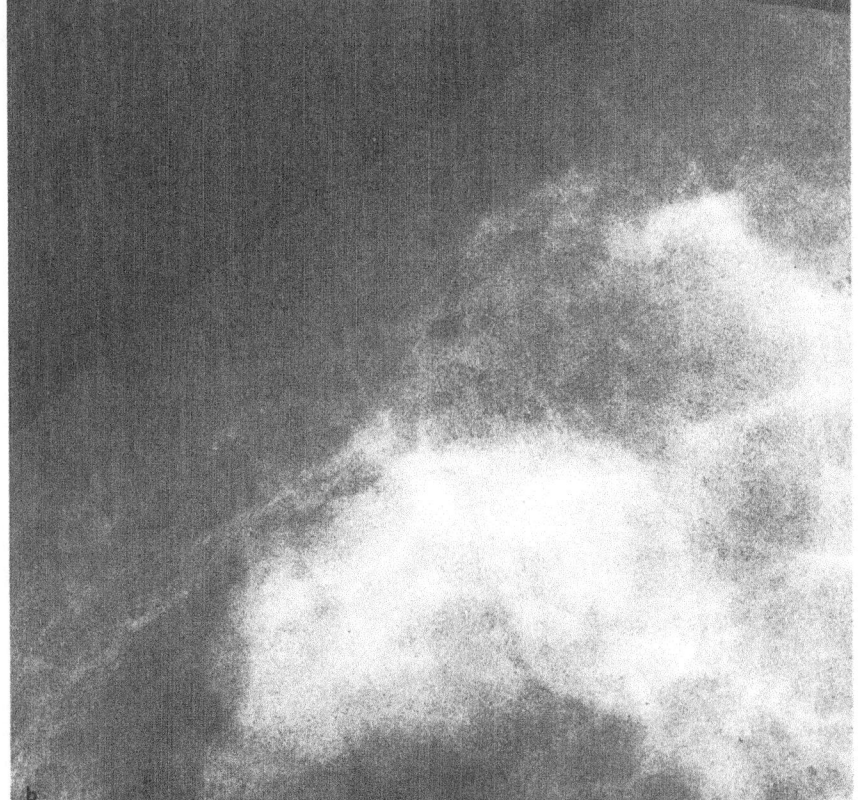

Abb. 6.66a,b. Zwei Fälle von kavernösen Hämangiomen mit den gleichen mammographischen Mustern: aus kleinen Rundschatten bestehende Binnenstruktur und mikrolobulierte Konturen

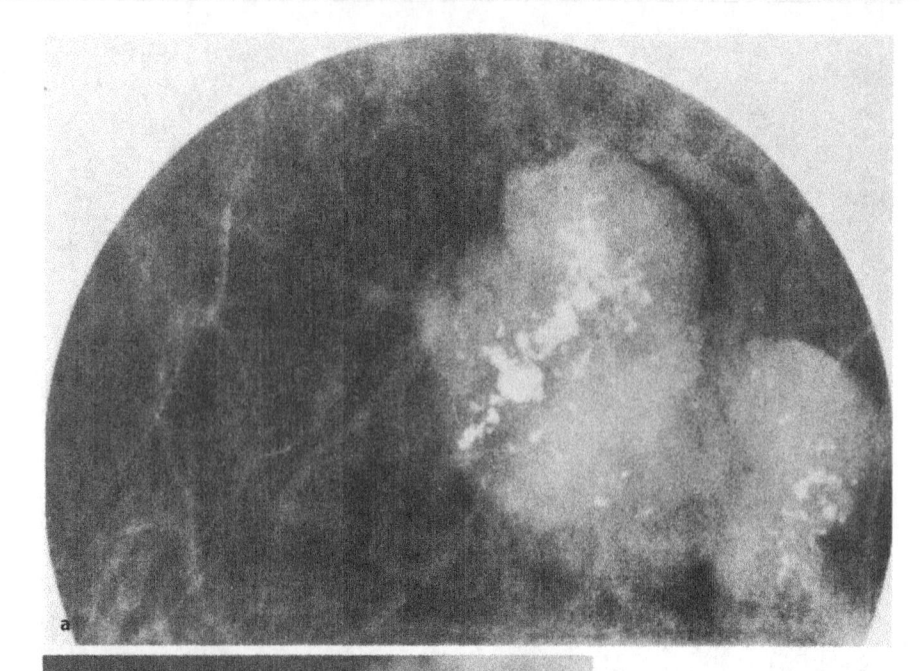

Abb. 6.67. a Verkalkungen in einem Hämangiom (aus [384], Prof. Dr. L. Tabàr/Falun), **b** vollständige Verkalkung multipler Hämangiome bei Kasabach-Merritt-Syndrom[1] (Aus [82], Dr. S.C. Hill/Bethesda)

[1] In der Kindheit aufgetretene, mit Thrombozytopenie vergesellschaftete Hämangiome (weiterführende Literatur: [82])

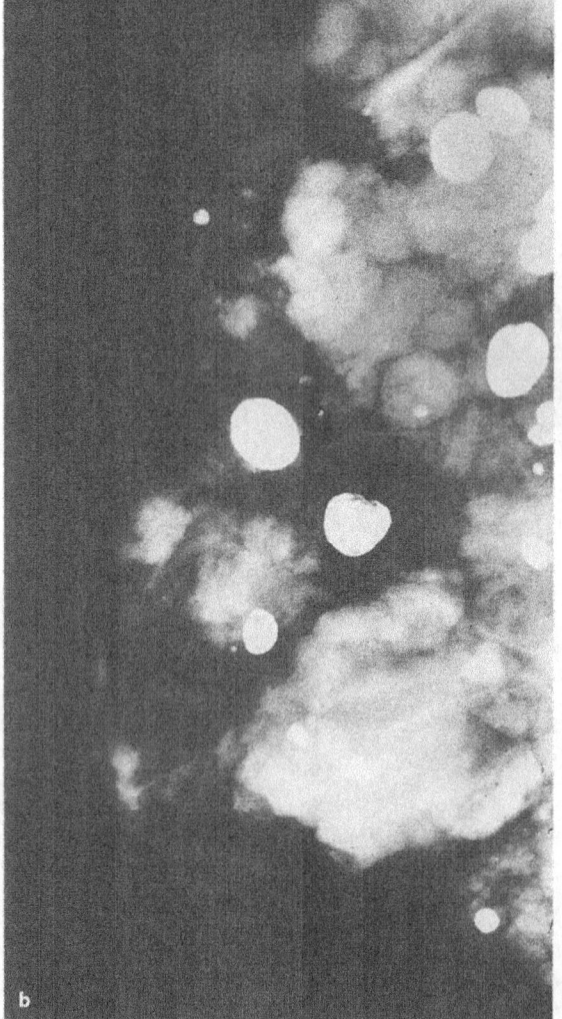

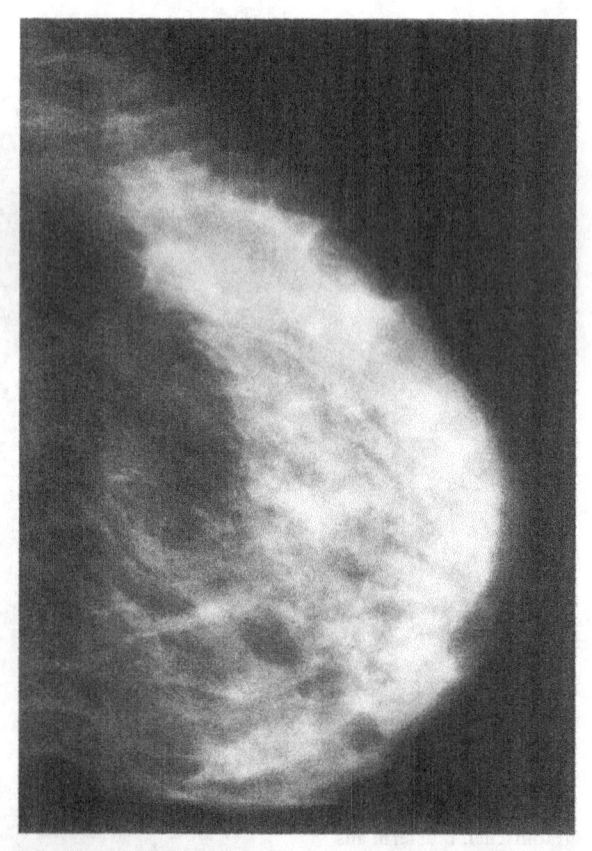

Abb. 6.68. Angiomatosis: kleinknotige Struktur ohne umschriebenen Tumorschatten (Aus [387], Prof. Dr. F.A. Tavassoli/Washington)

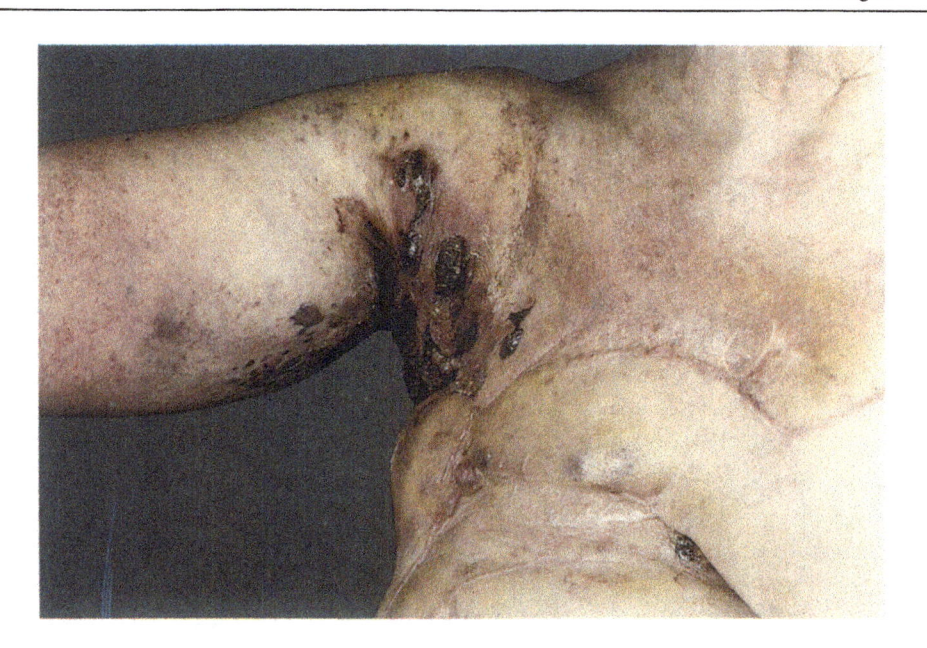

Abb. 6.69. Stewart-Treves-Syndrom. (Aus [49], Prof. Dr. K. Bork/Mainz)

Andererseits ist das undifferenzierte Angiosarkom (Typ 3) für den Pathologen unschwer erkennbar.

Das *primäre Angiosarkom* kommt – im Gegensatz zu den Karzinomen – überwiegend bei jüngeren Frauen vor. Meist fängt es als kleine schmerzlose Schwellung an, wächst aber schnell. Neben einem soliden Knoten kann auch ein multifokales Wachstum vorkommen. Bei etwa einem Drittel der Fälle kommt es zu einer blau-rot-violett-schwarzen Hautverfärbung [68]. Da der Tumor praktisch nur hämatogen metastasiert, bleiben die Lymphknotenregionen in der überwiegenden Mehrzahl der Fälle frei!

Ein schnell wachsender Tumor bei einer Frau unter 40 Jahren mit Hautverfärbung und freien Lymphknotenregionen ist also klinisch auf ein Angiosarkom verdächtig! Multifokale Ausbreitung und bilaterales Vorkommen sind selten zu beobachten.

Das *sekundäre Angiosarkom* der Brust entsteht zumeist etwa 6 Jahre nach Bestrahlung. Mit Verbreitung der brusterhaltenden Therapie werden immer öfter solche iatrogenen Angiosarkome gefunden [55, 95, 130, 377, 414]. Das Risiko, ein Angiosarkom der Brust durch Bestrahlung zu induzieren, ist jedoch gering: 0,4% [414].

Eine besondere *Ätiologie* hat das beim chronischen Lymphödem entstandene Angiosarkom. Dieses wird in erster Linie nach radikalen Mammaoperationen mit Lymphödem beobachtet (Stewart-Treves-Syndrom, Abb. 6.69), kann aber – selten – auch bei nichtiatrogenen Lymphödemen vorkommen.

Mammographisch sind die gut differenzierten Fälle (Typ 1) meistens stumm, dagegen kommen die undifferenzierten Angiosarkome (Typ 3) ausnahmslos zur Darstellung [243]. In diesen Fällen sieht man mammographisch entweder einen 3–6 cm großen, fast homogenen, intensiven Rundschatten mit großbogigen, unregelmäßigen Konturen oder aber einen die ganze vergrößerte Brust ausfüllenden, sehr intensiven, etwas inhomogenen Schatten mit gleichfalls verschwommenen Randkonturen und ohne Hautbeteiligung (Abb. 6.70; [243, 352, 388]). Mikroverkalkungen kommen in 18% der Fälle vor [243]. Im Gegensatz zu den Mikroverkalkungen des Karzinoms sind sie grobschollig und kommen nicht nur gruppiert, sondern auch solitär vor. Sie sind „Ausgusssteine" von Hohlräumen (Gefäßlakunen).

Die Zahl der *mammographisch* untersuchten Angiosarkome ist in der Weltliteratur noch zu gering (etwa 30 Fälle), um über deren röntgenologische Symptomatik ein abschließendes Urteil fällen zu können. So gelten z. Zt. die mammographischen Symptome des Angiosarkoms als unspezifisch.

Auch die *Sonographie* zeigt nur einen inhomogenen Tumor oder Tumorkomplex mit soliden und zystischen Regionen (und ist somit unspezifisch). Auch die KM-MRT kann mit keiner spezifischen Diagnose dienen. Jedoch spielen die durch sie gewonnenen Informationen – wie Hypervaskularisation, Tumorausdehnung – in der Operationsplanung eine wichtige Rolle [259, 388].

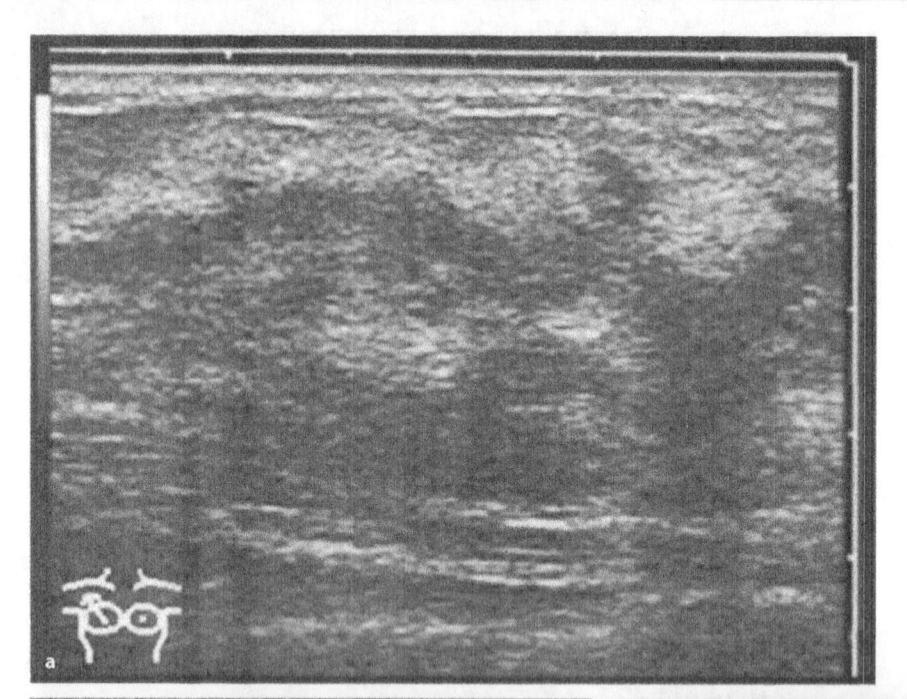

278 KAPITEL 6 Veränderungen, die außerhalb des milchproduzierenden/-ableitenden Systems entstehen

Abb. 6.70a–h. Ein paar Monate nach der ersten Einnahme von Ovulationshemmern fällt der 17-jährigen Patientin eine allmähliche Vergrößerung ihrer rechten Brust auf. Die Brust ist leicht überwärmt, jedoch ist keine Hautverfärbung feststellbar; Axilla frei. **a** Die zuerst durchgeführte Sonographie zeigt eine inhomogene Strukturauflockerung mit ventral unscharf begrenztem Drüsenkörper. **b, c** Im Mammogramm ahnt man rechts einen 5 × 10 cm großen, polyzyklisch begrenzten, intensiveren Bezirk, der mit einem schmalen Fettsaum umgeben ist (*Pfeile*)

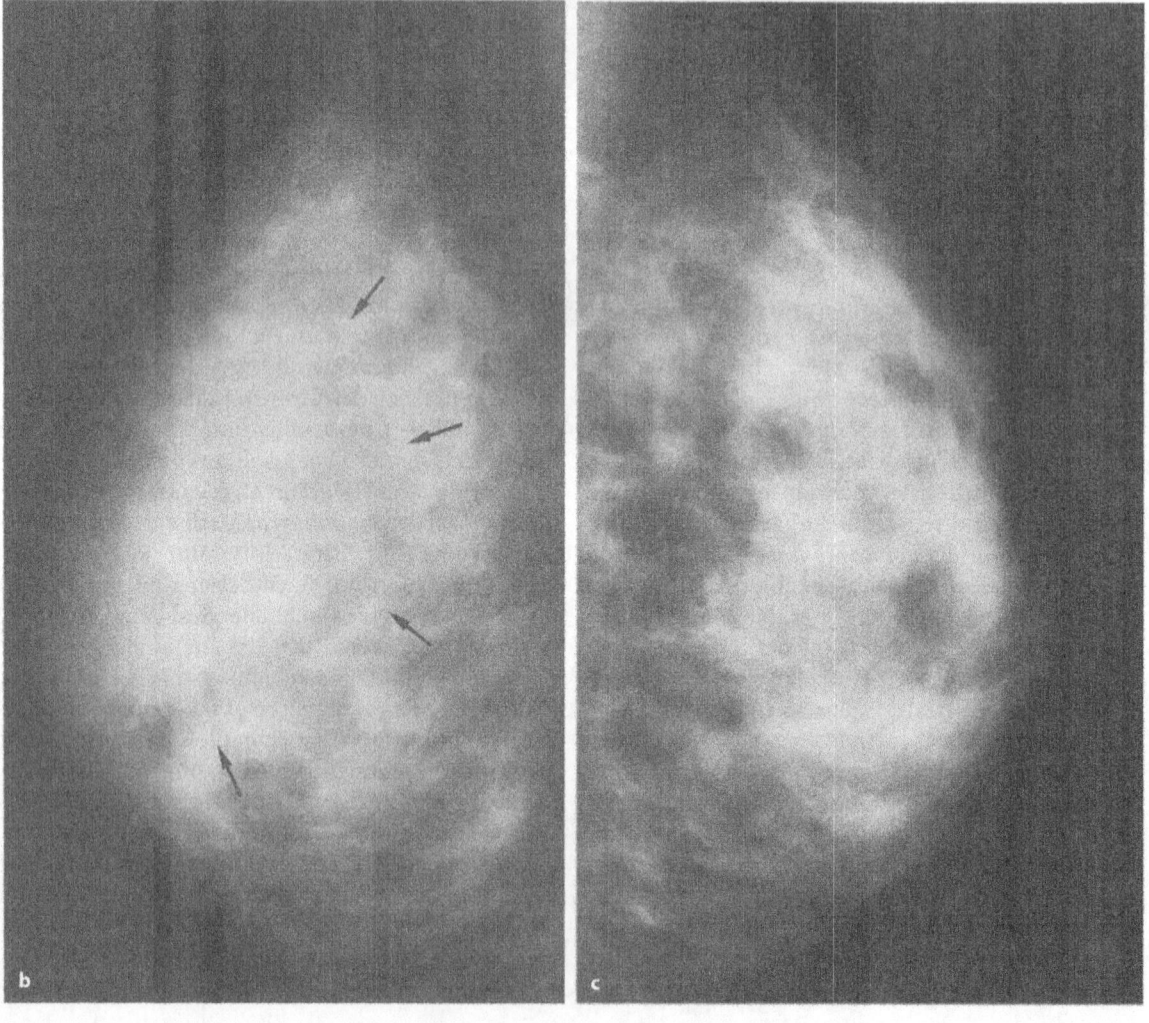

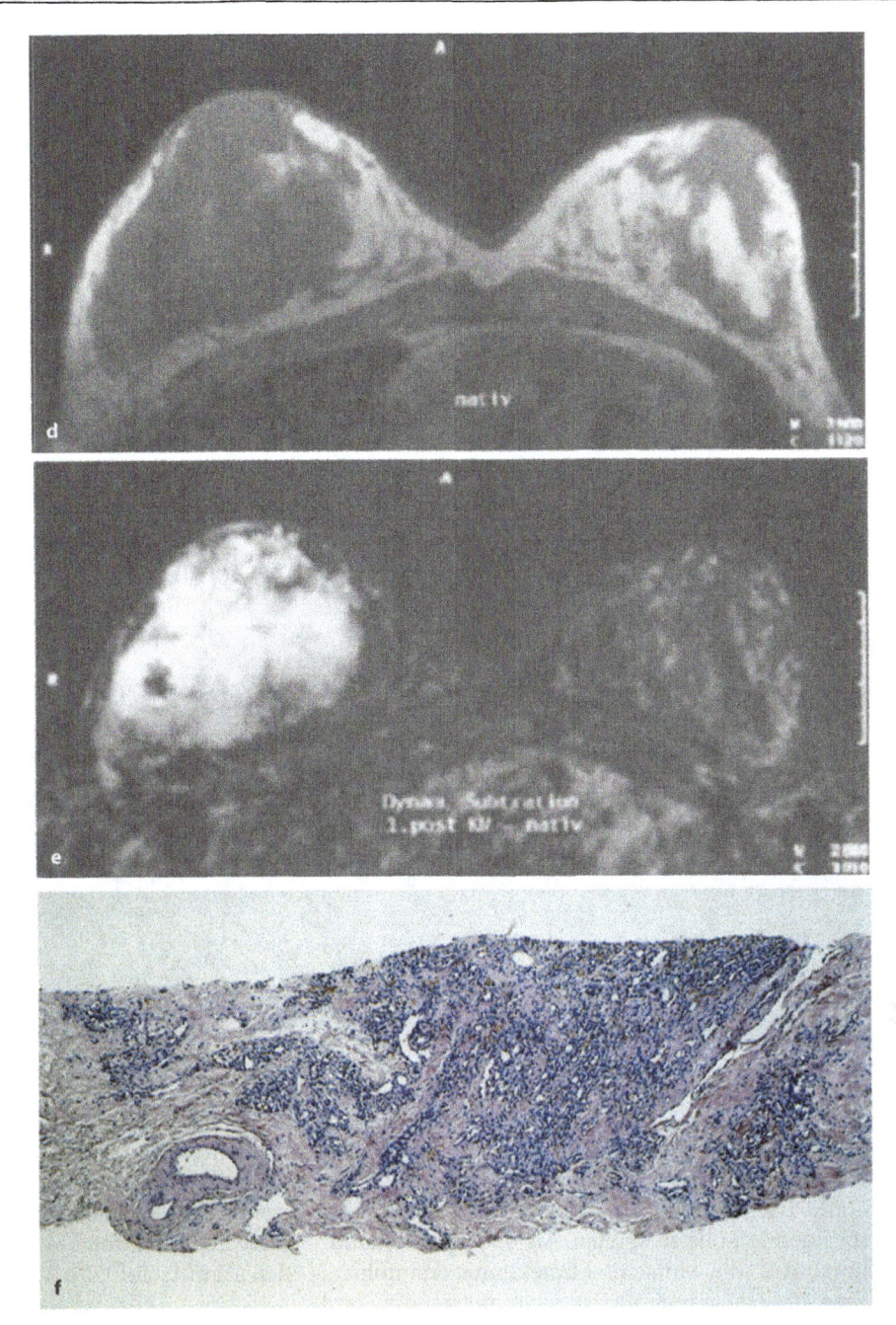

Abb. 6.70 d, e MR-Mammographie: In der T1-gewichteten Nativuntersuchung **d** ist die Raumforderung eindeutig zu sehen, **e** ausgeprägte KM-Anreicherung in der Bildsubstraktion. **f** Stanzbiopsie: vasoformativer Tumor mit sinusartigen und kapillären Gefäßstrukturen und Infiltration

Perkutane Biopsien

Die Interpretation des Angiosarkoms mit FNA-Biopsie ist schwer! So berichtet Tavassoli [387] von einem Fall, bei dem das Punktat zunächst als Granulationsgewebe gedeutet wurde. Auch bei der *Stanzbiopsie* und sogar bei der *Inzisionsbiopsie* besteht die Gefahr, dass unrepräsentatives Material gewonnen und damit die falsche Diagnose eines Hämangioms gestellt wird. Deswegen muss die Veränderung in toto entfernt und histologisch großzügig untersucht werden [333].

Prognose und Behandlung: Den gut und mäßig differenzierten Angiosarkomen, welche die größte Ähnlichkeit mit dem benignen Hämangiom haben, wird – wie bereits erwähnt – eine relativ gute Prognose attestiert.[1] Dagegen führen die undifferen-

---

1 Der in Abb. 6.70 geschilderte Fall spricht gegen diese Aussage!

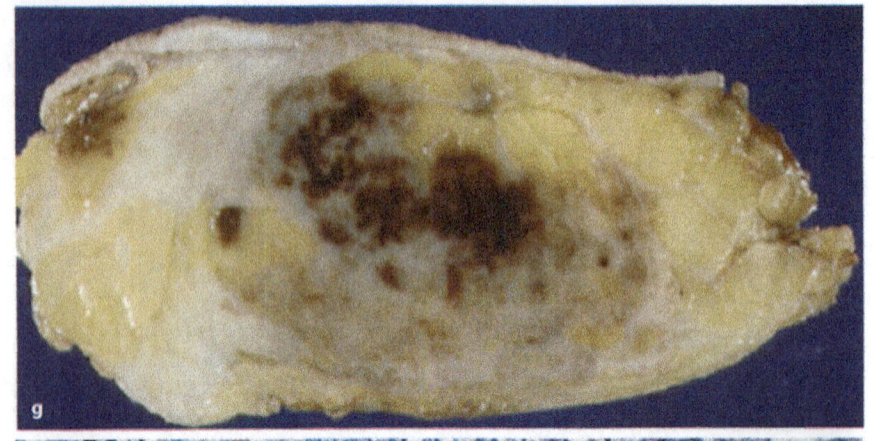

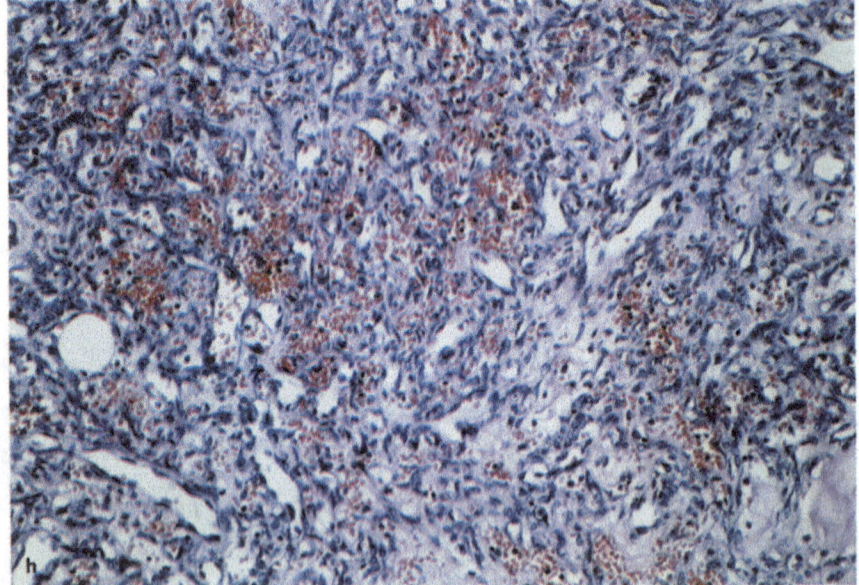

Abb. 6.70 g Schnittfläche des Mastektomiepräparats nach Formalinfixierung: der Tumor besteht aus Gefäßen und Fibrose. h Histologie: stark verzweigte anastomosierende, kapilläre Gefäßproliferate im Sinne eines Angiosarkoms Typ 1-2. Aufgrund des niedrigen nur teils intermediären Malignitätsgrads wurde nach Amputation eine kosmetisch sehr gut gelungene Aufbauplastik durchgeführt. Die Patientin ist leider 2 Jahre später wegen Lungen- und Knochenmetastasen verstorben (PD Dr. med. Dipl. phys. J. Teubner/Mannheim)

zierten Angiosarkome meist schon kurz nach ihrer Entdeckung durch *hämatogene Metastasierung* zum Tode. Die Tumorausdehnung scheint keine entscheidende Rolle zu spielen. Als operative Behandlung wird die einfache Mastektomie empfohlen. Eine Axillaausräumung ist nicht notwendig, weil Lymphknotenmetastasen bei Angiosarkomen nur äußerst selten vorkommen.

Eine Radikalmastektomie kommt nur dann in Frage, wenn der M. pectoralis durch den Tumor infiltriert ist. Auch dies kann nur mit Hilfe der MRT festgestellt werden. Somit spielt diese Methode in der Operationsplanung eine eminente Rolle.

Ob die postoperative Strahlenbehandlung wirksam ist, ist derzeit noch nicht endgültig zu entscheiden.

Die adjuvante Chemotherapie kann man bei Patientinnen mit undifferenziertem Angiosarkom (also mit schlechter Prognose) versuchen. Dagegen muss bei den gutdifferenzierten Fällen (die bessere Überlebenschancen haben) die Frage gestellt werden, ob diese hochtoxischen Medikamente nicht mehr schaden als nützen [333].

Kaposi-Sarkom

Das Kaposi-Sarkom leitet sich histogenetisch vorwiegend von Gefäßendothelien und modifizierten, glatten Muskelzellen ab [328]. Histologisch ähneln diese Tumore kapillären Hämangiomen, haben aber ein Spindelzellstroma, das meist durch ein Leukozyteninfiltrat durchsetzt ist und Erythrozytenextravasate mit Hämosiderin enthält. Das Hämosiderin erklärt, warum die kutanen und subkutanen z.T. ulzerösen derben Tumore eine bläuliche-bräunliche Verfärbung aufzeigen. Auch wenn einzelne Knoten eine spontane Remission aufweisen können, ist die

Krankheit insgesamt progredient (mit Tiefenwachstum). So haben Osmers et al. [295] ein Kaposi-Sarkom der Brust bei einer 29-jährigen Frau mit ossärer und pulmonaler Beteiligung beschrieben. Das Tumorwachstum fing in der Haut der rechten Brust nach einer Entbindung mit Knotenbildung und mit bläulicher Hautverfärbung an. Gleichzeitig entstand auch ein bläulicher, exulzerierter Tumor an der rechten Stirnseite. Mehrfache Mammapunktionen ergaben ein rein blutiges Punktat, die Zytologie war unauffällig.

liche Mitteilung 2001). Jede unklare Hautveränderung bei HIV-infizierten Patienten sollte daher an ein Kaposi-Sarkom denken lassen [49].

Hämangioperizytom

Dieser Gefäßtumor zeigt *mammographisch* ein sehr charakteristisches, sogar pathognomonisches Bild. Man sieht einen rundlichen-ovalären, intensiven und homogenen, scharf begrenzten Schatten mit großbogigen oder etwas undulierten Konturen. Diesem Tumorschatten direkt angeschlossen ist – wie Abb. 6.71a zeigt – eine deutlich erweiterte, wellige oder geschlän-

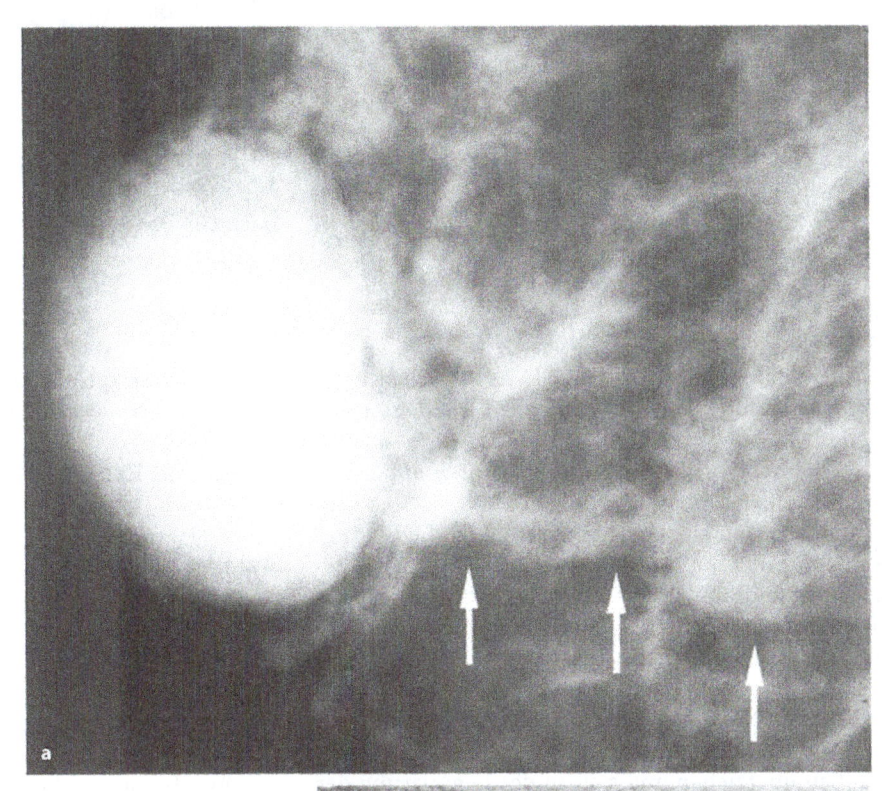

Abb. 6.71. a Tumorschatten mit zuführender Gefäßschleife (*Pfeile*) ergibt das charakteristische Bild des Hämangioperizytoms, das **b** durch Sonographie und **c** (s. S. 282) farbkodiertes Dopplersonogramm noch weiter bestätigt wird. (Aus [74], Dr. A. Coarasa-Cerdan/ Madrid)

Die **Mammographie** zeigte ein sehr dichtes Drüsenparenchym der betroffenen Brust. Die weiteren Röntgenuntersuchungen haben multiple Rundschatten der Lungen und eine Osteolyse des rechten Humeruskopfes gezeigt. Angiographisch wurden in der rechten Brust Gefäßabbrüche mit bizarren, unscharfen Kontrastmittelansammlungen dargestellt.

Histologisch wurde ein Angiosarkom von Typ des Kaposi-Sarkoms festgestellt.

Kaposi-Sarkome kommen heute in Europa bei 10 % aller AIDS-Kranken vor (Sönnichsen, persön-

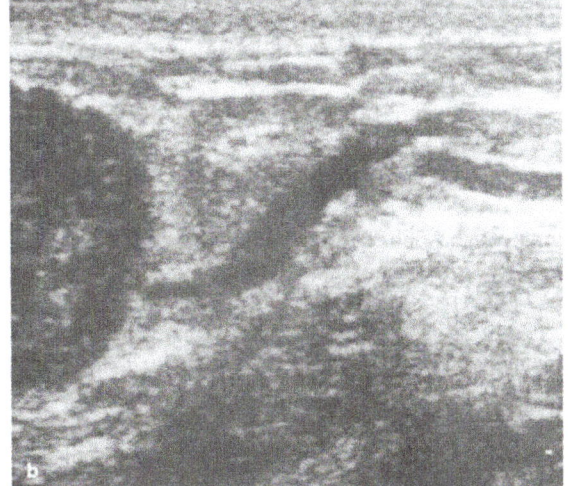

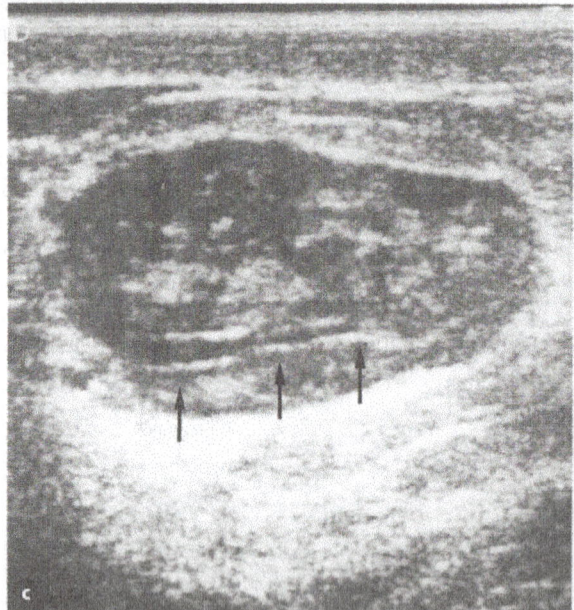

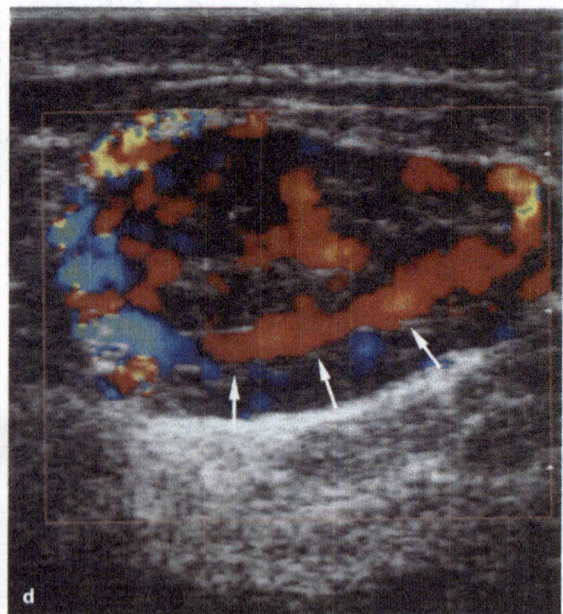

Abb. 6.71 c, d

gelte Gefäßschleife [251, 397, 74]. Es handelt sich um die Abbildung eines überwiegend soliden, mehr oder weniger abgekapselten Tumors.

Die Gefäßschleife ist *sonographisch* innerhalb des Tumors weiter zu verfolgen (Abb. 6.71b,c). Im farbkodierten Doppler-Sonogramm ist die Binnenstruktur des Tumors eindeutig zu erkennen: die deformierten Kapillaren sind als ausgeprägte intratumorale Vaskularisation, die Gefäßschleifen als Blutgefäß zu sehen (Abb. 6.71d).

Histologisch besteht die Veränderung aus wuchernden Kapillaren – Perizyten (Adventitazellen). Sie sind Bindegewebszellen, die die Kapillaren von außen überziehen und sich an der Regulierung der Körpertemperatur und am Stoffaustausch beteiligen. Wenn sie wuchern, drücken und deformieren sie die Kapillaren.

Je größer der Tumor, desto deutlicher die Gefäßerweiterung.

Hämangioperizytome kommen überall im Körper vor; in der Brust sind sie jedoch äußerst selten lokalisiert. Auch Männer können betroffen sein. Die Veränderung wächst langsam und kann eine Größe von sogar 20 cm erreichen.

Klinisch imponiert das Hämangioperizytom meistens als ein harter, gut beweglicher Knoten mit glatter Oberfläche, wie ein Fibroadenom.

Große Exemplare können – dem hyalinisierten Fibroadenom ähnlich – mit Haut und Unterlage verwachsen sein.

Hämangioperizytome sind gutartig, sie können jedoch – in etwa 50 % der Fälle – maligne werden [23].

Therapie: Exzision weit im Gesunden.

Granularzelltumor

Der Name dieses Tumors bezieht sich auf das feingranulierte Zytoplasma seiner Zellen. Man nimmt an, dass diese defekte Schwann-Zellen sind. Tumornah, aber auch intratumoral, können manchmal dünne Nervenstränge nachgewiesen werden [333].

Dieser fast ausschließlich benigne Tumor kommt überall im Körper vor, bevorzugt in kutaner, lingualer und viszeraler Lokalisation. In der Brust kommt er äußerst selten vor. Wenn aber doch, ist eine falsch-positive Diagnose vorprogrammiert. Das Spektrum der Fehlinterpretationen fängt schon bei der klinischen Untersuchung an und reicht bis zur Histologie.

Klinisch tastet man meistens einen 2–3 cm großen, harten Knoten, wie bei einem Karzinom. Der Knoten kann sogar mit Haut und Unterlage verwachsen sein!

Makroskopisch sieht der Pathologe einen karzinomähnlichen Befund (Abb. 6.72a): Der derbe Tumor ist meist rundlich, die Schnittfläche durch die – besonders bei älteren Tumoren ausgeprägte – Desmoplasie grau-weiß, und man sieht zwischen den

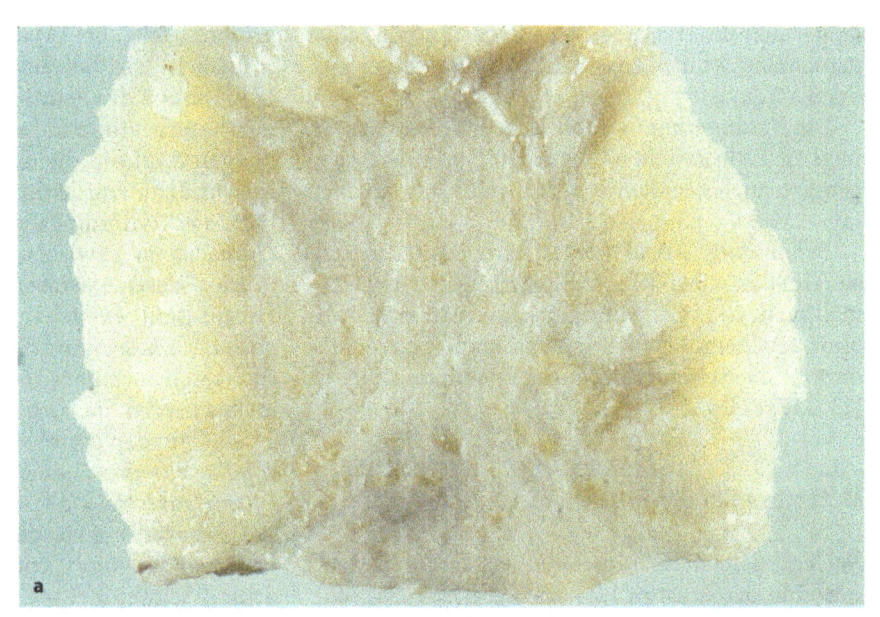

Abb. 6.72. a s. Text (Prof. Dr.
H. Kalbfleisch/Marburg), **b** s.
Text (Dr. G. Lauth/Marburg)

Bindegewebsstreifen Fettgewebsinseln. Allerdings fehlen die kleinen rundlichen Invasionsherde und der intensiv gelbe Fettsaum des invasiven Duktalkarzinoms [205]! Die Tumorkonturen können auch – ähnlich wie die eines Karzinoms – dünne fibrotische Stränge aufzeigen oder aber auch gut begrenzt, sogar „mikrolobuliert" sein [23, 143, 221].

Im *Mammogramm* sehen wir dem makroskopischen Befund entsprechend einen rundlichen, inhomogenen Schatten, evtl. mit feinen Kontureinkerbungen und diskreten, peripheren Streifenschatten. Die falsch-positive Röntgendiagnose ist also perfekt (Abb. 6.72b)!

Eine differenzialdiagnostische Hilfe ist von Zusatzuntersuchungen nur bedingt oder überhaupt nicht zu erwarten.

Sonographisch imponieren Granularzelltumore ganz wie ein Szirrhus. Mit *Kontrastmittel-MRT* ist die Veränderung wegen seiner unscharfen Begrenzung und seines Anreicherungsverhaltens von einem szirrhösen Karzinom nicht zu unterscheiden [178].

Auch mit *FNAB* ist nicht einfach die richtige Diagnose zu stellen [155, 250].

Die **histologische Diagnose** kann manchmal auch schwierig sein [333, 387]. Der Pathologe muss den benignen Granularzelltumor einerseits von einem Karzinom, andererseits von einem malignen Granularzelltumor unterscheiden. Gefrierschnitte können ein Karzinom vortäuschen [11, 23, 278].

Fast unmöglich ist es, den benignen Granularzelltumor von seiner sehr seltenen (1–2%) malignen Variante histologisch zu unterscheiden, und das nicht einmal bei Revision der Schnitte in Kenntnis der schon vorhandenen Metastasen [118]!

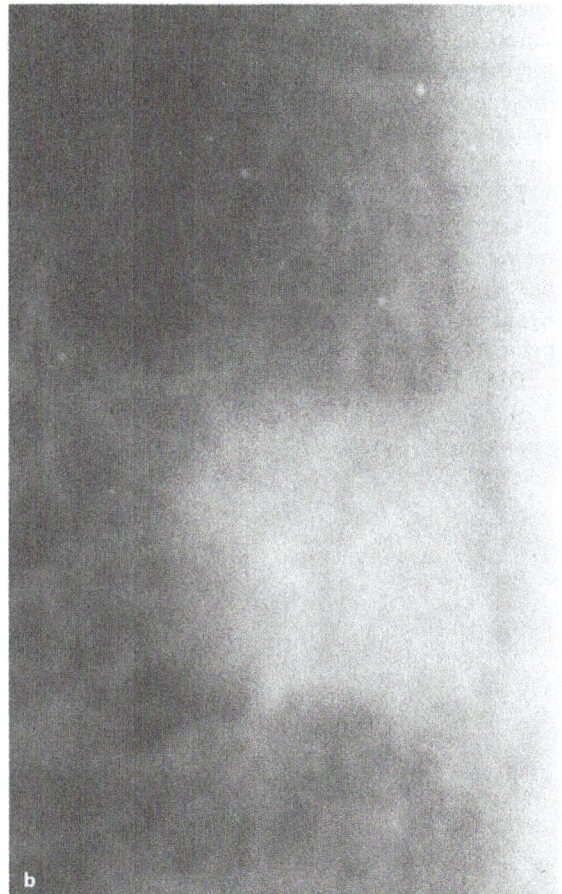

Weitere wissenswerte Informationen: auf Malignität verdächtig ist die Veränderung, wenn nach seit langer Zeit unveränderter Größe der Knoten plötzlich anfängt schnell zu wachsen, bzw. wenn er größer als 3 cm ist.

Die Veränderung kommt in jedem Lebensalter, meist jedoch zwischen 30 und 50 Jahren vor, gelegentlich auch bei Männern. Multifokalität ist selten (10–15%).

Behandlung: Als adäquate Therapie gilt die Exzision im Gesunden. Rezidive kommen selten vor. Bei malignem Granularzelltumor kann man eine kombinierte Chemo- und Strahlentherapie versuchen, obwohl die Veränderung nicht strahlensensibel ist [23, 118, 143, 147].

Metastasen in der Brust

Nach großen Obduktionsstatistiken kommen Metastasen in der Brust in 1,7–6,6% vor [23, 134, 346]. Diese große Streubreite erklärt sich teilweise dadurch, dass manche Autoren die malignen Lymphome der Brust zu den Metastasen rechnen, obwohl diese entweder primäre Brusterkrankungen oder Teilerscheinungen einer Systemerkrankung sind, aber keine Metastasen [333].

Die Metastasen in der Brust sind meistens nur ein Teil der Tumorpropagation; sie kündigen die allgemeine Generalisation der Geschwulst und somit in der Vielzahl der Fälle einen fulminant tödlichen Krankheitsverlauf an [23]. Die Metastasen entstehen entweder lymphogen oder hämatogen.

Die „Brust-zu-Brust-Metastasen" machen den größten Teil aller Mammametastasen aus. Es ist plausibel, dass bei einer medialen oder zentralen Lokalisation des Primärtumors die malignen Zellen durch die präthorakalen subkutanen Lymphverbindungen direkt in die andere Brust umsiedeln; man spricht dann von „transthorakaler Metastasierung" [305, 346]. Allerdings gibt es auch hämatogene Metastasierungen zwischen beiden Brüsten.

Die Brustmetastasen von Karzinomen anderer Lokalisation entstehen meistens etwa 2–3 Jahre nach der Entdeckung des Primärtumors, selten aber auch noch nach über 10 Jahren [382]. Am häufigsten metastasieren die *malignen Melanome* in die Brust, gefolgt von den epithelialen Tumoren wie den *Bronchialkarzinomen*, den *Karzinomen des Magen-Darm-Trakts* und des *Urogenitalsystems* [248, 305, 393]. Sporadisch werden Karzinommetastasen von anderen Organen – wie Pharynx, Thymus, Schilddrüse, Schweißdrüse, Parotis und Pankreas beschrieben [23, 47, 153, 333, 371].

Bei Männern entstehen Brustmetastasen noch seltener als bei Frauen. Die Primärtumore sitzen im *Respirationstrakt*, im *Magen-Darm-Trakt* oder in der *Prostata*.

Metastasen findet man öfter in der linken Brust, vorwiegend im oberen-äußeren Quadranten; in 85% sind sie solitär, in 11% multipel und in 4% diffus verteilt [393]. Bilaterale Metastasen werden in etwa 1/4 der Fälle beobachtet.

Klinisch sind in der Brust nur 0,5–1,3% der Metastasen wahrnehmbar. In diesen Fällen werden in erster Linie die superfiziell liegenden Knoten getas-

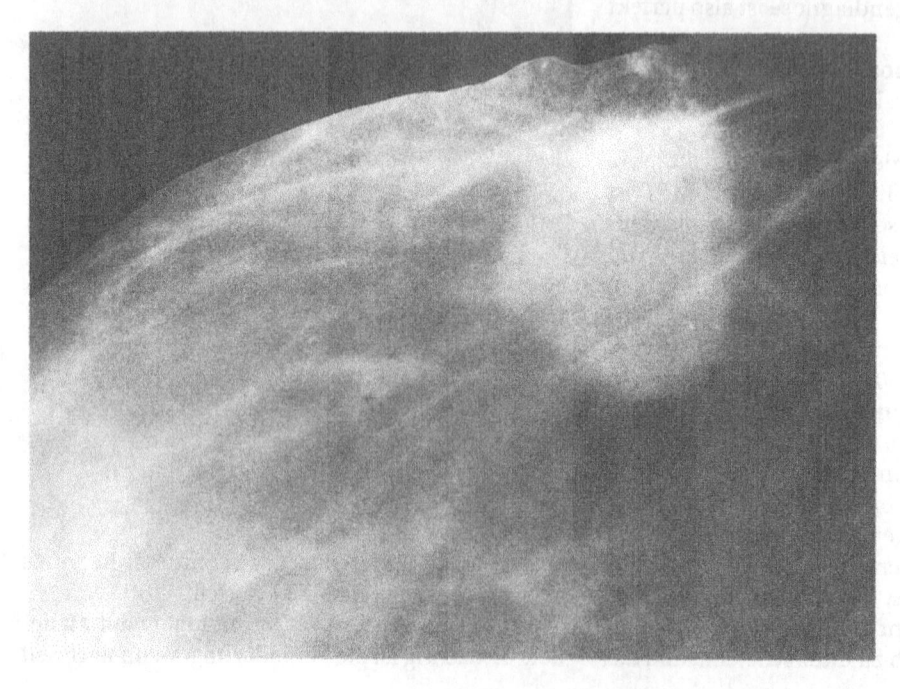

Abb. 6.73. Subkutan liegende Metastase eines Melanoms: 2 cm groß, rund, intensiv und homogen; die Konturen sind teils flach, teils mikrolobuliert, jedoch vorwiegend scharf

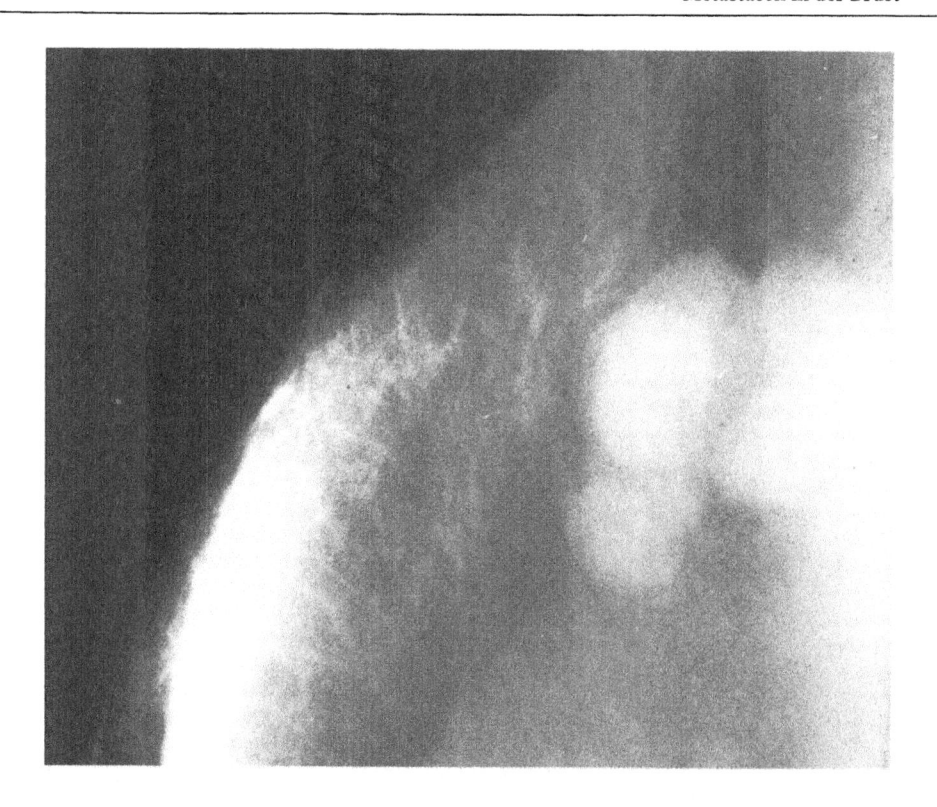

Abb. 6.74. Metastasen eines Ovarialkarzinoms

tet, die fast die Hälfte aller Brustmetastasen ausmachen. Diese sind meistens solitär, glatt, gut beweglich und schmerzlos. Nur in etwa 1/4 der Fälle führt eine desmoplastische perinoduläre Reaktion zur Hautfixation. Eine axilläre Lymphknotenbeteiligung wird in etwa der Hälfte der Fälle registriert [67, 156, 393].

Mammographisch sieht man im Falle einer transthorakalen lymphogenen Metastasierung aus der anderen Brust – als Frühzeichen – auf der kraniokaudalen Aufnahme medial eine Hautverdickung mit netzartigen, subkutanen Trabekeln [227, 305].

Solitäre Metastasen sind von Fall zu Fall unterschiedlich groß (1–3 cm) und unterschiedlich intensiv. Ihre Form ist rund-ovalär, ihre Konturen sind meistens glatt, seltener etwas mikrolubuliert, unregelmäßig (Abb. 6.73). Feine, kurze Spicula mit Hautverdickungen können Folge der bereits erwähnten desmoplastischen Begleitreaktion sein [29]. Konturabflachungen und großbögige Lobulierungen kommen vor.

Die multiplen Metastasen sind entweder gleich groß (Abb. 6.74) oder wenn sie unterschiedlich groß sind, fällt bei näherer Betrachtung auf, dass jeweils *2–3* oder *4 von ihnen dieselbe Größe haben*. Diese Zwillings-, Drillings- oder Vierlingsmetastasen haben offensichtlich zu unterschiedlichen Zeitpunkten simultan gestreut und sind gleich schnell gewachsen (Abb. 6.75a, b). Ein solches Phänomen kommt weder bei multiplen Zysten oder Fibroadenomen, noch bei invasiven Karzinomen vor!

Es ist wichtig zu wissen, dass fast die Hälfte der Brustmetastasen *subkutan oder superfiziell lokalisiert ist*.

Metastasierung als diffuse Verschattung kommt nur ausnahmsweise vor [422].

Mikroverkalkungen kommen nur bei Metastasen der *Ovarial-* und *Schilddrüsenkarzinome* vor. Erklärung: beide Tumorarten können Psammomkörper produzieren. Die Psammomkörper sind mammographisch innerhalb der Metastase oder aber auch in *kleineren/größeren Gruppen ohne Tumorschatten zu finden* [107, 226, 272, 305, 342, 361, 382].

Eine bekannte Histologie des Primärtumors erleichtert natürlich die Diagnose; schwieriger ist die Lage, wenn der Primärtumor okkult ist, insbesondere, wenn es sich um einen solitären, glattkonturierten, nicht subkutan liegenden Rundschatten ohne punktförmige Mikroverkalkungen und Lymphknotenmetastasen handelt.

Sonographisch sieht man runde, mehr oder weniger echoarme Herdbefunde ohne Schallschatten, gelegentlich – bei Melanommetastasen – mit dorsaler Schallverstärkung. Der Einzelherd ist sonographisch von benignen Befunden nicht zu unterscheiden. Melanommetastasen können mit Zysten ver-

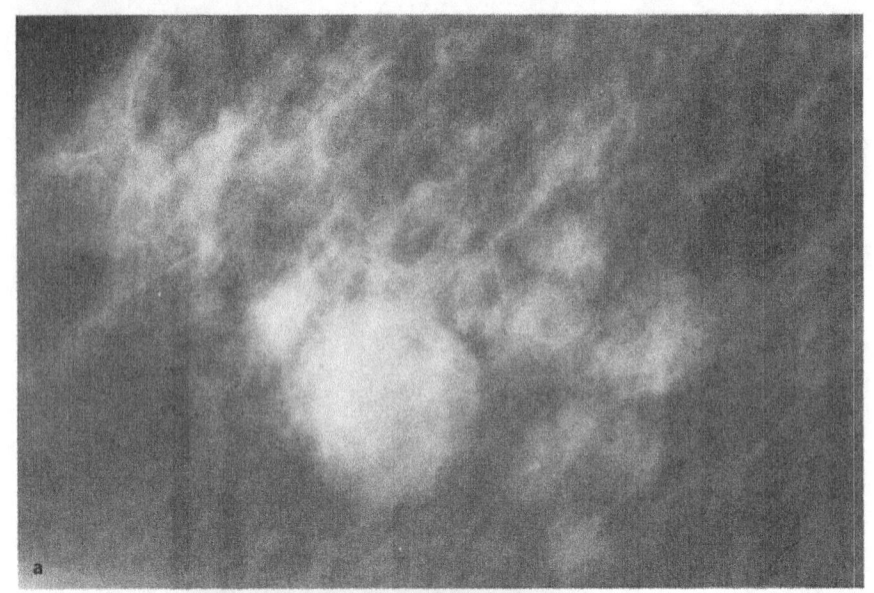

286 KAPITEL 6 Veränderungen, die außerhalb des milchproduzierenden/-ableitenden Systems entstehen

Abb. 6.75. a 9 Metastasen eines vor 20 Jahren enukleierten Aderhautmelanoms: man kann 3 unterschiedliche Größen feststellen: einen großen Rundschatten, 3 gleich mittelgroße und 5 gleich kleine. Außerdem sind noch mehrere kleinere Rundschatten subkutan zu ahnen. **b** Links oben unterschiedlich jedoch „symmetrisch" große Metastasen eines Ovarialkarzinoms

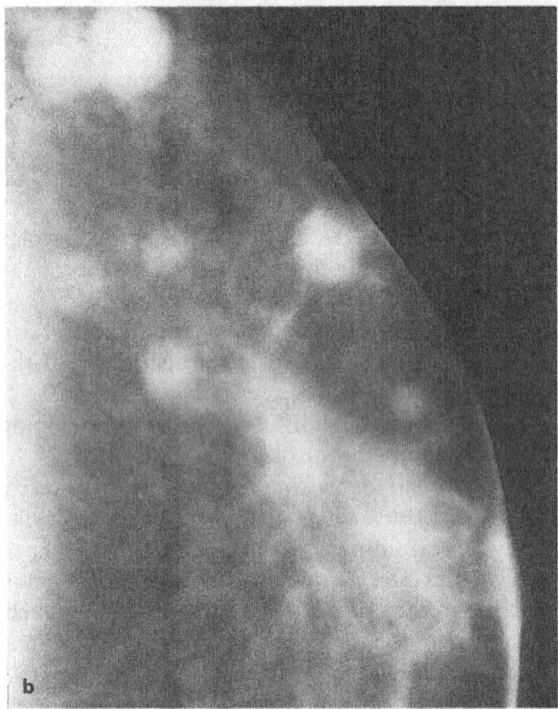

wechselt werden. Auch die äußerst seltene diffuse Form der Metastasierung in die Brust kann sonographisch von anderen Ursachen, wie Lymphangiosis carcinomatosa oder Stauungsödem, nicht unterschieden werden [129].

Über die *MR-tomographische* Darstellung von Brustmetastasen sind nur wenige Kasuistiken bekannt. Im allgemeinen kommen glatt begrenzte, das Kontrastmittel anreichernde Rundherde zur Darstellung. Auch wenn mit MRT zwischen Karzinom und Metastase nicht unterschieden werden kann, ist es sehr wichtig, dass mit Hilfe dieser Untersuchung neben tast- und sichtbaren Metastasen noch weitere okkulte Herde – z.B. kontralateral – entdeckt werden können [122, 170, 178].

Auch der *Histopathologe* kann differenzialdiagnostische Probleme haben, z.B. bei der Entscheidung, ob eine „Brust-zu-Brust-Metastase" oder ein bilaterales Mammakarzinom vorliegt, was des öfteren vorkommt [117]. Die Metastase eines Ovarialkarzinoms kann histologisch mit einem invasiven papillären Mammakarzinom verwechselt werden [117]. Auch die Metastase eines medullären Schilddrüsenkarzinoms kann als invasives lobuläres Mammakarzinom fehlgedeutet werden [333].

Vollständige Anamnese, das Suchen nach intraduktalen Karzinomanteilen (spricht für Karzinom) oder nach intravaskulären Tumorzellen (spricht für hämatogene Metastase) sind notwendig, um die richtige Diagnose zu stellen. Auch immun-histochemische und elektronenmikroskopische Untersuchungen können dem Pathologen weiterhelfen [117, 333].

Wenn der Primärtumor okkult ist, kann der Pathologe dem Kliniker Tipps geben, in welchen Organen er den Primärtumor finden könnte.

Nach dem Aufgeführten ist es klar, dass mit *transkutaner Biopsie* nur Metastasen bereits bekannter Primärtumore erkannt werden können. Bei Metastasen okkulter Primärtumore ist eine Exzisionsbiopsie notwendig, um die wichtigen Informationen zu der Entscheidung „Primärtumor oder Metastase?" bekommen zu können [333].

Lymphknotenveränderungen

Die Fettinvolution (Fettdegeneration)

Hier handelt es sich um einen normalen, altersbedingten, regressiven Vorgang, der auch bei den mesenterialen Lymphknoten zu beobachten ist [234]. Unter 35 Jahren kommt dieser Prozess nur selten vor, dagegen findet man ihn in mehr als der Hälfte der Fälle bei über 55-Jährigen [42].

Das Lymphknotengewebe wird allmählich durch Fettgewebe ersetzt, sodass schließlich nur ein schmaler Saum von ihm an der Peripherie des Knotens zurückbleibt. Die fettinvolvierten Lymphdrüsen können eine tastbare Größe (bis zu 3 cm!) erreichen und somit klinisch als Metastase imponieren. Ein Axillogramm widerlegt dann diese Annahme: an der Stelle des tastbaren Knotens sind ein oder mehrere fettdegenerierte Lymphknoten zu sehen (Abb. 6.76).

Als ungewöhnliche Lokalisation der mit Verkalkung ausgeheilten Fettgewebsnekrose wurde ein fettdegenerierter Lymphknoten beschrieben [20, 185].

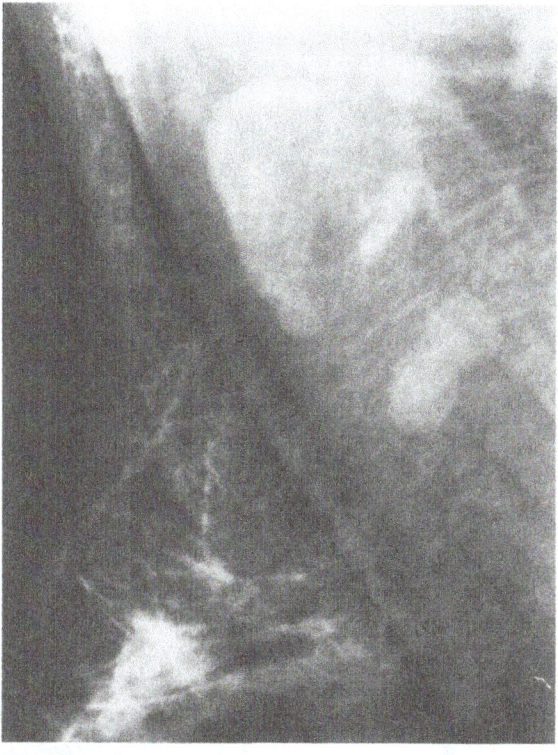

Abb. 6.76. s. Text

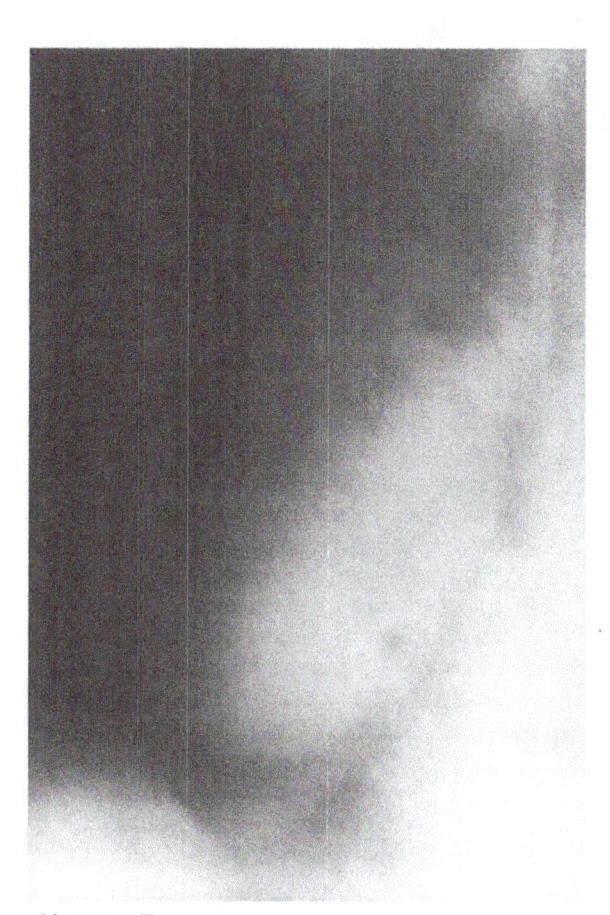

Abb. 6.77. s. Text

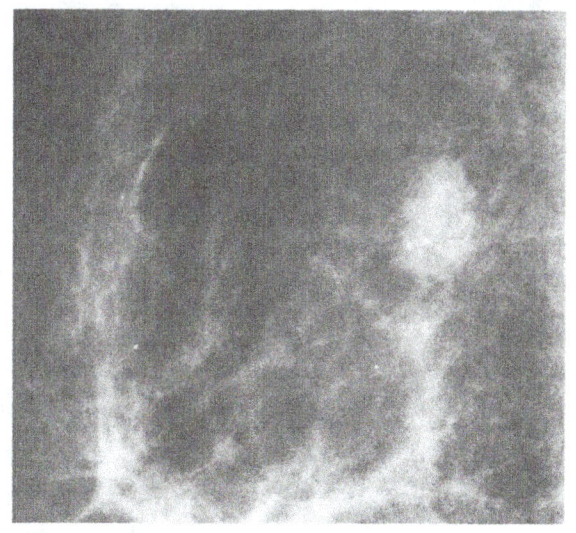

Abb. 6.78. Kleiner, unregelmäßig konturierter, ovalärer Schatten (die zwei Mikroverkalkungen sind projektionsbedingt!) Histologie: leichte Lymphadenitis

Lymphadenitis

Sie entsteht als Folge einer akuten Entzündung (z.B. Panaritium) oder wiederholter, länger andauernder schwacher Reize. Zuerst wird das lymphatische Gewebe hyperplastisch, später fibrotisch induriert

288 KAPITEL 6 Veränderungen, die außerhalb des milchproduzierenden/-ableitenden Systems entstehen

[161]. Die so vergrößerten Lymphdrüsen können miteinander verbacken sein und ein großes Lymphknotenpaket bilden. Bei diesem Fall (Abb. 6.77) war trotz mammmographischen Ausschlusses eines okkulten Karzinoms eine weitere Klärung unumgänglich: die Histologie ergab eine chronische Lymphadenitis.

Wie wir später sehen werden, ist die unregelmäßige Kontur eines – wenn auch nur wenig vergrößerten – Lymphknotens metastasenverdächtig. Bei dem in Abb. 6.78 dargestellten Fall trat der kleine Schatten als Neubefund bei einer Routinekontrolle wegen Zustand nach kontralateraler Ablation auf. Wegen der Vorgeschichte, der Konturunregelmäßigkeit und des neuen Auftretens des Befundes habe ich eine weitere Klärung durch Biopsie empfohlen. Histologie: leichte Lymphadenitis.

Die *tuberkulöse* Natur eines vergrößerten Lymphknotens kann man mit großer Wahrscheinlichkeit annehmen, wenn auch große konfluierende

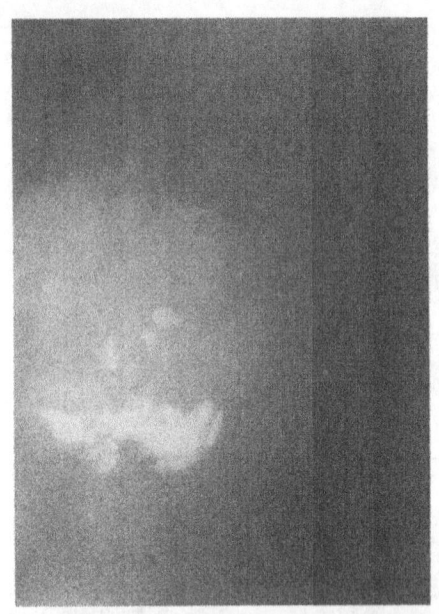

Abb. 6.79. Verkalkter, tuberkulöser axillärer Lymphknoten. (Aus [129], Prof. Dr. M. Friedrich/Berlin)

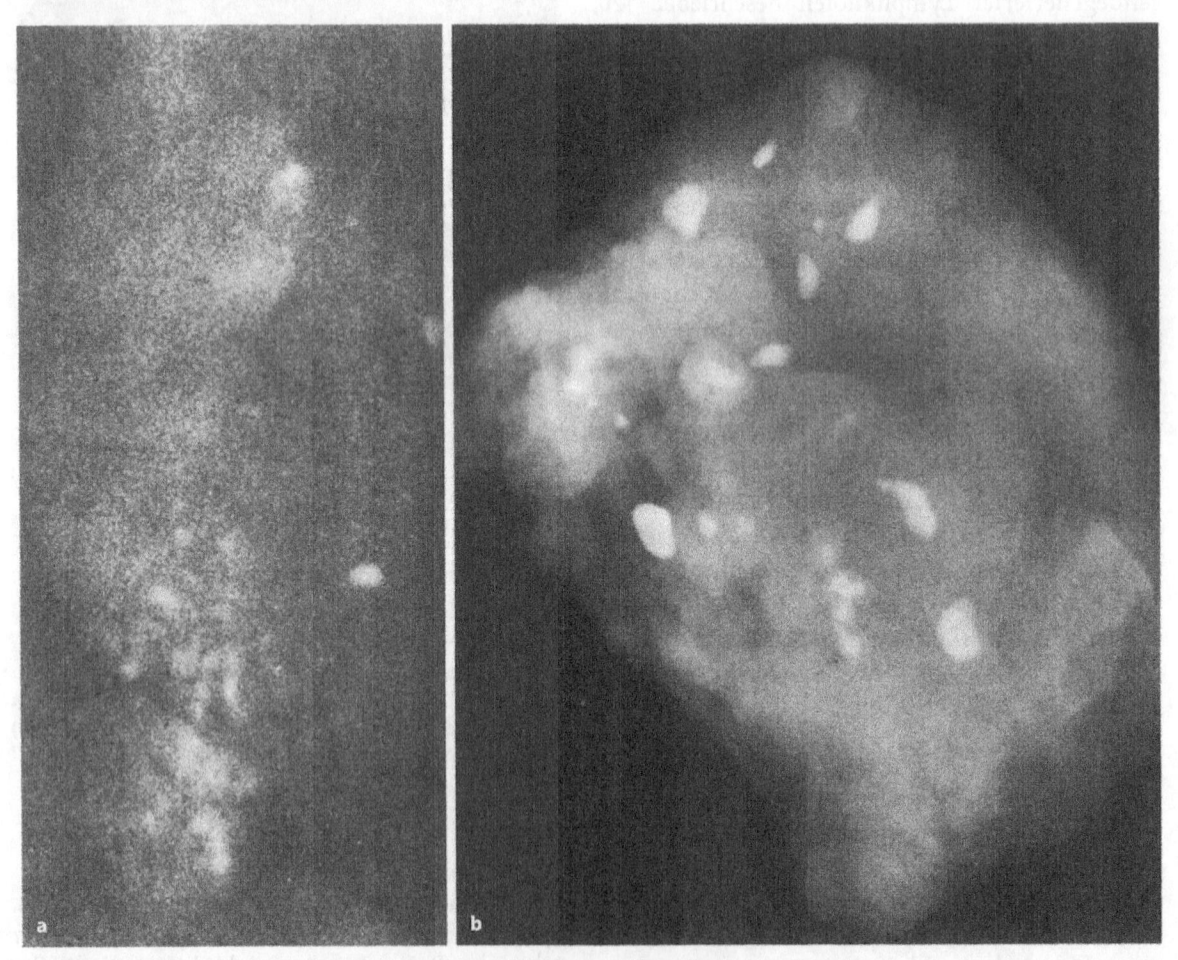

Abb. 6.80a,b. Mehrere amorphe Verkalkungen **a** im Axillogramm und **b** im Präparatradiogramm bei einer Katzenkratz-Lymphadenitis

Verkalkungen zu sehen sind. Diese entstehen nach der Eindickung des nekrotisierten Lymphknotengewebes (Abb. 6.79).

Katzenkratzkrankheit

Diese sehr seltene Krankheit kommt vorwiegend bei Frauen vor. Die Schmusetiere verursachen kleine Hautverletzungen des Armes, durch die die gramnegativen Erreger in die Lymphknoten geraten und dort nekrotisierende Granulome hervorrufen können.

Mammographisch wurden glatt berandete ovaläre, intensive homogene Schatten ohne Verkalkungen beschrieben [235]. Dagegen habe ich polymorphe, schollige Verkalkungen in einem langsam wachsenden, schmerzhaften Lymphknotenpaket bei einem jungem Mann gefunden (Abb. 6.80). Nach dem Ausschluss einer Lungentuberkulose wurde die Veränderung entfernt und histologisch – überraschenderweise – eine nekrotisierte, retikulär-histiozytär abszedierende Lymphadenitis gefunden. Als mögliche Ursache der Veränderung hat der Pathologe eine Katzenkratzkrankheit erwogen. Wie sich später herausstellte, war der junge Mann tatsächlich ein Katzenfreund und sein linker Arm war mit kleinen Hautwunden übersät, was ich bei der klinischen Untersuchung nicht entsprechend gewürdigt hatte.

Silikon-Lymphadenitis

Sie ist eine selten vorkommende Komplikation der Silikonprothese: die Hülle wird durchlässig, das frei gewordene Silikon gerät in die regionären Lymphknoten und verursacht dort eine granulomatöse Reaktion. Die betroffenen Lymphdrüsen werden dann größer und härter, jedoch meistens nicht schmerzhaft [333].

Silikonprothesen können auch wegen rheumatischer oder traumatischer Veränderungen der Gelenke eingepflanzt werden, diese führen durchschnittlich in etwa acht Jahren nach der Operation zu Silikon-Lymphadenitis [341].

Im Falle einer Mammaprothese denkt man differenzialdiagnostisch selbstverständlich an eine Silikon-Lymphadenitis, wenn ein axillärer Lymphknoten zu tasten ist; bei Silikon-Gelenkprothesen dagegen kommt man nicht auf die Idee, dass es sich um eine Silikon-Lymphadenitis handeln könnte. Die Patientinnen berichten nur nach gezielter Frage von der Operation, weil sie zwischen dieser und der Lymphknotenvergrößerung keinen Zusammenhang vermuten [341].

Sinushistiozytose

Sie ist eine besondere Veränderung, die man bei der histologischen Untersuchung der regionären Lymphknoten findet, egal, ob sie von Metastasen befallen sind oder nicht. Der Pathologe sieht einen durch vermehrte Histiozyten erweiterten Lymphknotensinus. Manche Autoren glauben, dass es sich hier um eine Immunreaktion handelt und schreiben dem Phänomen eine positive prognostische Bedeutung zu; andere bestreiten es. Die Diagnose ist subjektiv geprägt und sowohl einer *Intra*- als auch einer *Inter*observervariabilität ausgesetzt. D.h.: Wenn ein erfahrener Pathologe dieselben Schnitte zweimal sieht, wird er nur in 70 % der Fälle dieselbe Diagnose

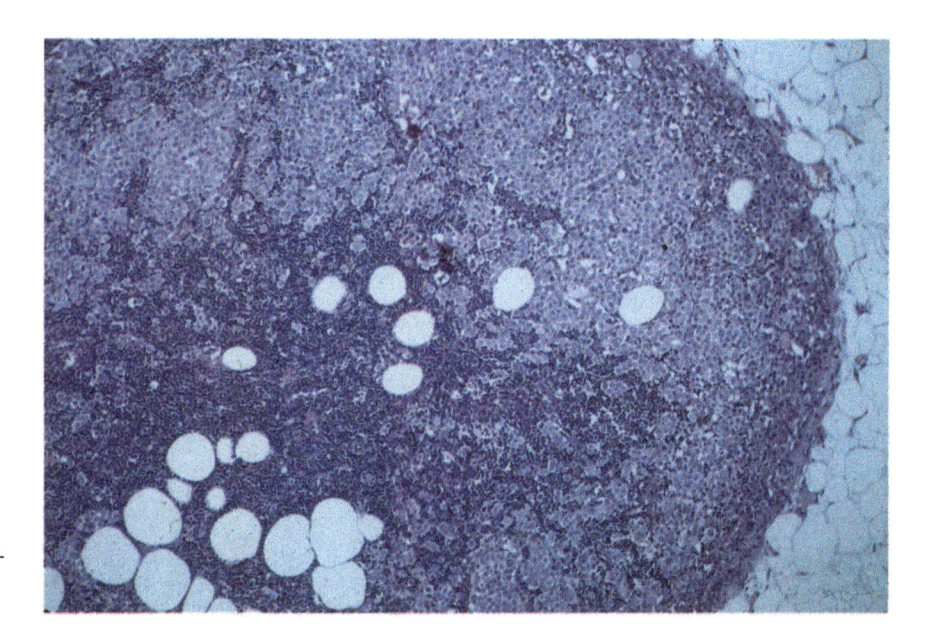

Abb. 6.81. Makrometastase eines Mammakarzinoms in einem axillären Lymphknoten (Prof. Dr. R. Bässler/Fulda)

"Sinushistiozytose" stellen (*Intra*observervariabilität); weiterhin wenn zwei andere weniger erfahrene Pathologen voneinander unabhängig dieselben Schnitte beurteilen müssen, dann werden sie mit den Diagnosen des erfahrenen Pathologen in nur 58% übereinstimmen (*Inter*observervariabilität; [23, 333]).

Axilläre Lymphknotenmetastasen

Die Prognose des Mammakarzinoms hängt von vielen Faktoren ab; einer von diesen ist der axilläre Lymphknotenbefall, die die Therapieplanung entscheidend beeinflusst [123, 284]. Der Lymphknotenbefall bedeutet, dass die Karzinomzellen vital genug sind, um auch außerhalb ihrer „Muttererde" weiterleben und gedeihen zu können. Das Karzinom wird mit der lymphogenen Metastasierung von einer lokalen zu einer systemischen Krankheit und muss auch als solche behandelt werden [216].

Wie entstehen aber die Lymphknotenmetastasen? Die Karzinomzellen erreichen durch die zuführenden Lymphgefäße zuerst den Randsinus zwischen fibrotischer Kapsel und Kortex. Von hier aus werden die Einzelzellen und kleinen Zellgruppen (bis zu 2 mm Mikrometastasen!) durch Konfluenz und Proliferation schließlich zu einer völligen Durchwachsung des Lymphknotens führen (Abb. 6.81). Die Makrometastasen sind am Anfang erbsen- bis haselnussgroß, später können sie auch mehrere Zentimeter groß werden. Nach weiterer Proliferation wird die Faserkapsel gesprengt, und das Tumorgewebe drängt in das umgebende Fettgewebe ein (Abb. 6.83a). Durch die reaktive Fibrose entsteht schließlich ein Lymphknotenpaket [23].

Klinisch werden in etwa 38–50% der Mammakarzinome regionäre Metastasen gefunden [23, 43, 151]. Jedoch: wieviel positive Lymphknoten der Pathologe findet, hängt in erster Linie von der Aufarbeitung des etwa apfelgroßen, vorwiegend aus Fettgewebe bestehenden Materials ab, das er vom Operateur zugeschickt bekommt. Wenn er nur mit Abtasten und Einschneiden die verdächtigen Lymphknoten auswählt, so wird er weniger finden, als wenn er mit aufwändigeren Suchmethoden arbeitet. Auch die Zahl der angefertigten Schnitte beeinflusst die Zahl der gefundenen Metastasen. So werden z.B. mit Serienschnitten ein Drittel mehr Mikrometastasen gefunden als mit den üblichen Verfahren (1 bis 2 Schnitte pro Lymphknoten). Im Routinebetrieb werden mehr als 30% falsch-negative Diagnosen gestellt [333].

Beim Abtasten sucht der Kliniker nach vergrößerten, harten, evtl. fixierten Lymphknoten. Mehrere Zentimeter große oder paketartig verbackene, steinharte Lymphknoten als Metastasen eines bekannten Mammakarzinoms zu erkennen, ist einfach. Jedoch nicht alle metastatisch befallenen Lymphknoten erreichen die tastbare Größe von etwa 1 cm. Bei einem Drittel der Frauen bleiben die axillären Metastasen klinisch unerkannt [166]. Andererseits: nicht alle tastbaren Lymphknoten entsprechen Metastasen: Fettdegeneration oder harmlose reaktive Veränderungen können die Lymphknoten auf tastbare Größe „mästen". So wurden z.B.

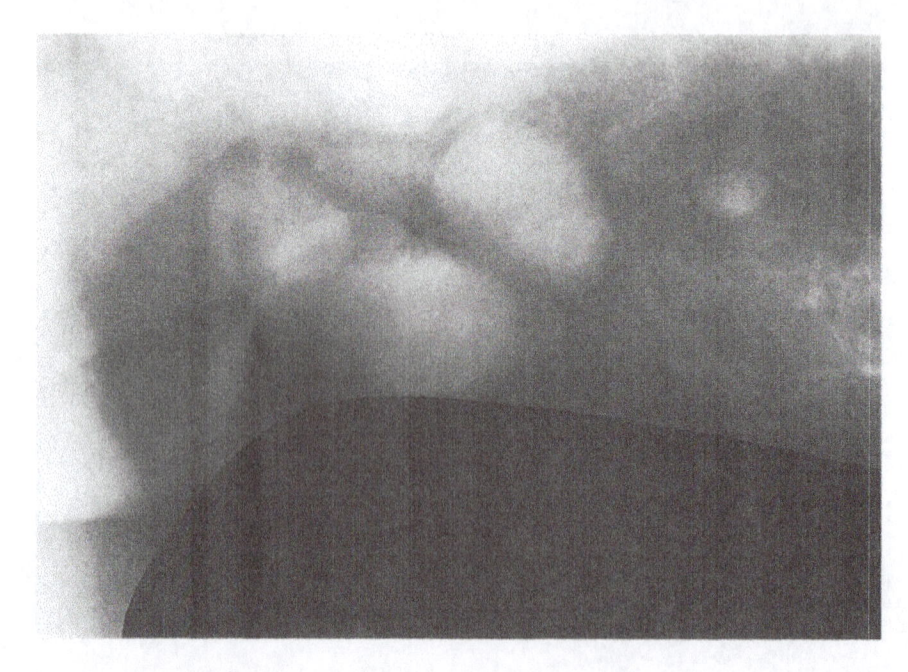

Abb. 6.82. Lymphknotenmetastasen

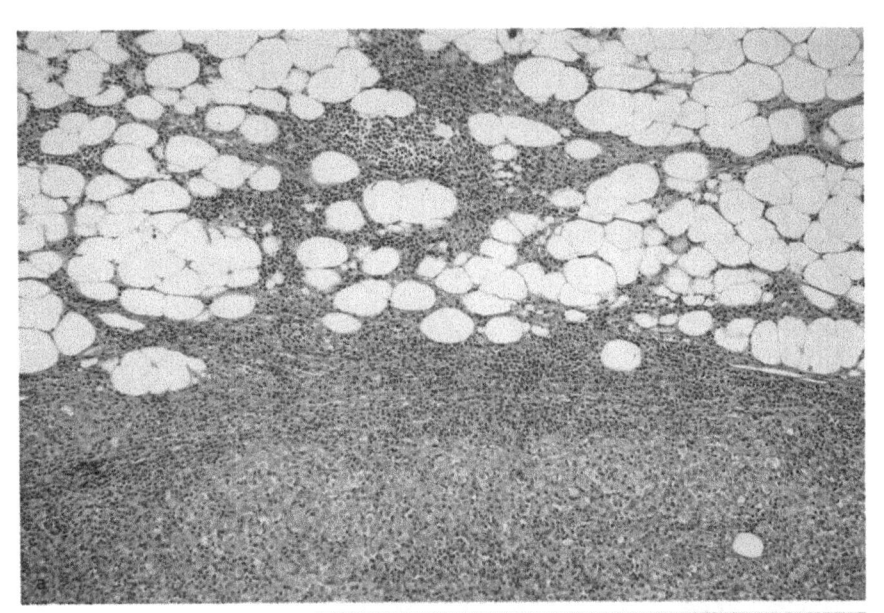

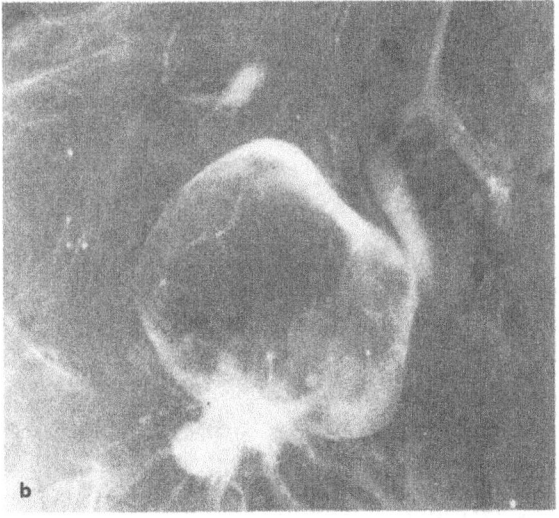

Abb. 6.83. a Die Metastase hat die Lymphknotenkapsel durchbrochen und infiltriert das axilläre Fettgewebe (Prof. Dr. R. Bässler/Fulda). **b** Das Axillogramm zeigt einen ähnlichen Fall: fast vollständige Fettdegeneration mit minimalem Restlymphknotengewebe und Metastase, die die Kapsel durchbrechend das axilläre Fettgewebe infiltriert. Diese Abbildung ist von historischem Wert: sie stammt von einem der Gründerväter der Mammographie, von Dr. R. Leborgne/Montevideo (1963). (Mit freundl. Genehmigung des Sohnes Dr. F. Leborgne/Montevideo)

in 37% von gesunden Frauen vergrößerte Lymphknoten ohne wesentliche Bedeutung gefunden [262]. Wenn solche „falsch-positiven" Lymphknoten bei einem ansonsten nicht metastasierten Karzinom getastet werden, wird notgedrungen ein falscher klinischer Nodalstatus angenommen [23].

Meine Metaanalyse von 685 Fällen hat gezeigt, dass die Sensitivität der klinischen Untersuchung der Axilla lediglich bei 38% und die Spezifität bei 88,5% liegt [43, 70, 174, 187, 258, 378].

Die *Röntgenaufnahme der Axilla* kann – sachgemäß angefertigt – etwas mehr Information bringen. Nur „etwas mehr", weil – auch mit bester Einstelltechnik – nur die untere Hälfte der Level-I-Lymphknoten dargestellt werden [97]. Es ist nicht viel, jedoch sieht man mehr Lymphknoten als getastet werden können und zwar gerade dort, wo fast 95% der Metastasen lokalisiert sind [48].

Man kann jedoch die verschiedenen Lymphadenopathien (45%) und die systemischen Erkrankungen (21%) von den Metastasen (34%) röntgenologisch – von wenigen Ausnahmen abgesehen – nicht eindeutig unterscheiden [405].

Nachstehend werden die einzelnen röntgenologischen Kriterien der axillären Lymphknotenmetastasen besprochen.

Zahl: Lymphknotenmetastasen können sowohl solitär als auch multipel vorkommen. Mehrere vergrößerte Lymphknoten sind eher metastasenverdächtig (Abb. 6.82).

Größe: Ab welcher Größe ist ein Lymphknoten verdächtig? Ab 2 cm, wie es Bjurstam [43] meint? Oder ab 3,3 cm, wie es Walsh et al. [405] vorschlagen? Benigne Lymphknoten können auch die 2 cm-Grenze erreichen und 90% der metastatischen Lymphknoten sind kleiner als 2 cm [43].

Form: Der von malignen Zellen immer mehr und mehr okkupierte Lymphknoten wird meist auch seine ursprünglich ovale Form verlieren; er wird runder und sein Hilus flacht sich ab.

Intensität: Mehr als die Hälfte der metastatischen Lymphknoten sind strahlenintensiver als die benignen. Mit der Zahl der befallenen Lymphdrüsen nimmt auch ihre Strahlendichte zu [43]. Jedoch: die Methode (die Densität des Lymphknotens wird mit der des umgebenden Drüsenparenchyms verglichen) ist nicht objektivierbar, weil sie vom hormonellen Zustand des als Referenzstelle dienenden Drüsengewebes abhängig und so – mangels Densitometrie – subjektiv geprägt ist. Walsh et al. [405]

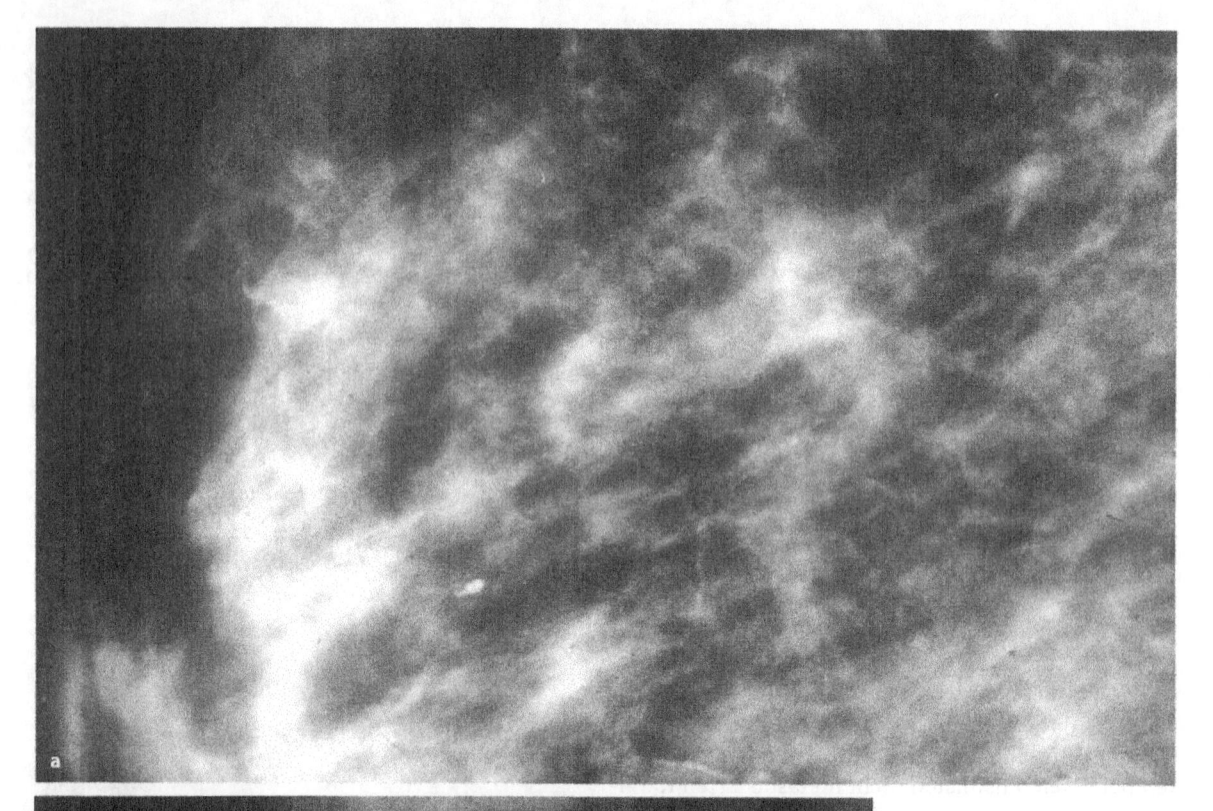

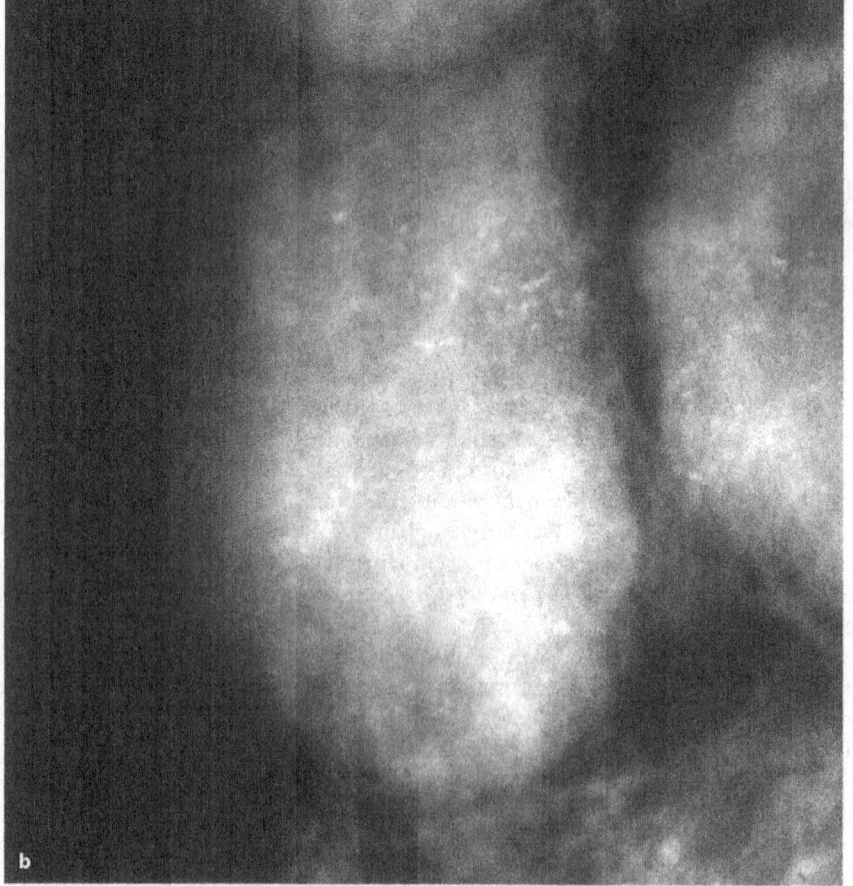

Abb. 6.84a Einige flaue Mikroverkalkungen. **b** Ungewöhnlich vergrößerter Lymphknoten mit zahlreichen polymorphen Mikroverkalkungen, klinisch okkultes Karzinom mit ungewöhnlich großer axillärer Metastase

halten nach Auswertung von 30(!) axillären Metastasen nur die homogenen, strahlendichten, nichtfettdegenerierten Lymphknoten für verdächtig. Diese Kriterien stimmen aber nur in 84% der Fälle, Fettdegeneration spricht überhaupt nicht gegen Metastase (Abb. 6.83b, 6.87a,b; [43])!

Konturen: In der Mehrzahl der Fälle sind sowohl die malignen als auch die benignen Lymphknoten scharf konturiert. Verschwommene Konturen kommen jedoch bei malignen Lymphknoten signifikant häufiger vor als bei benignen [405].

Wenn die Metastase die fibrotische Kapsel des Lymphknotens durchbricht, sieht man gezähnelte Konturen [97] oder lange, Spicula-ähnliche Stränge (Abb. 6.83b). Die Prognose dieser invasiven Lymphknotenmetastasen ist um etwa 30% schlechter als die ohne Invasion [188, 257].

Mikroverkalkungen kommen in Lymphknotenmetastasen – im Gegensatz zu den Primärtumoren – selten vor. In der Literatur habe ich nur 10 Fälle gefunden [19, 43, 108, 172, 229, 405]. Wenn man aus so geringer Erfahrung überhaupt Schlüsse ziehen darf, entspricht das Bild der intranodalen Mikroverkalkungen dem des Primärtumors. In Abbildung 6.84 sieht man z.B. intramammär (**a**) etwa 10 flaue nur minimal polymorphe Mikroverkalkungen in angedeutet duktaler (dreieckiger) Anordnung. Die großen ovalären Lymphknoten (**b**) zeigen gleichfalls minimal polymorphe, flaue Verkalkungen.

Axilläre Metastasen von Ovarialkarzinomen wurden von Singer et al. [361] beschrieben: die Psammonkörper waren an der Peripherie der Lymphknoten angeordnet.

Die axillären Lymphknoten sind also röntgenologisch metastasenverdächtig,

- wenn in der ipsilateralen Brust ein Karzinom vorliegt,
- wenn der/die Lymphknoten größer als 2 cm ist/ sind,
- wenn die Form rundlich, der Schatten homogen und intensiv ist,
- wenn die Konturen verschwommen oder spikuliert sind.
- Typische Mikroverkalkungen erhärten den Verdacht.
- Eine Metastase kann jedoch nicht ausgeschlossen werden, nur weil der Lymphknoten kleiner als 2 cm, nicht rundlich, glattkonturiert, fettdegeneriert oder – wegen unvollständiger Fettinvolution – inhomogen strukturiert ist.

Die *Röntgenuntersuchung* der axillären Lymphknoten hat eine 70%ige Sensitivität und eine 68%ige Spezifität [43].

Die *Computertomographie* liefert keine besseren Werte.

Es erscheint trotzdem interessant, dass bei 95.806 *Screening-Mammographien* 21 solcher Fälle entdeckt wurden, die zwar mammographisch negativ waren, jedoch verdächtige Lymphknoten aufzeigten. Elf von diesen waren tatsächlich pathologisch verändert: 4 Metastasen und 7 verschiedene systemische Erkrankungen [281].

In weniger als 1% der Brustkrebse kommt es vor, dass die axilläre Metastase das erste Symptom ist, da der Primärtumor selbst klinisch okkult bleibt. Auch ich habe mehrere solcher Fälle erlebt (Abb. 6.85). Bei zwei dieser Fälle waren die Brüste nicht nur klinisch, sondern auch mammographisch völlig unauffällig. Histologisch handelte es sich beide Male um Metastasen eines Karzinoms. Einen entsprechenden Primärtumor konnte man jedoch bei diesen Frauen nicht finden, obwohl sie „auf den Kopf gestellt wurden". Jahrelang habe ich diese Patientin-

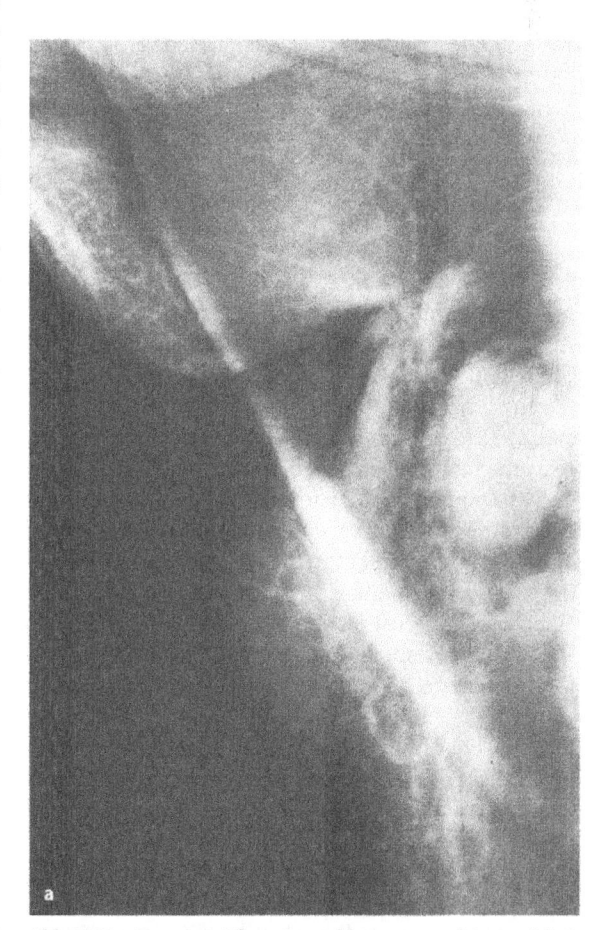

Abb. 6.85. a Der vergrößerte Lymphknoten war das erste klinische Symptom, **b** (s. S. 294) klinisch okkultes, 8 mm großes Karzinom (*Pfeil*)

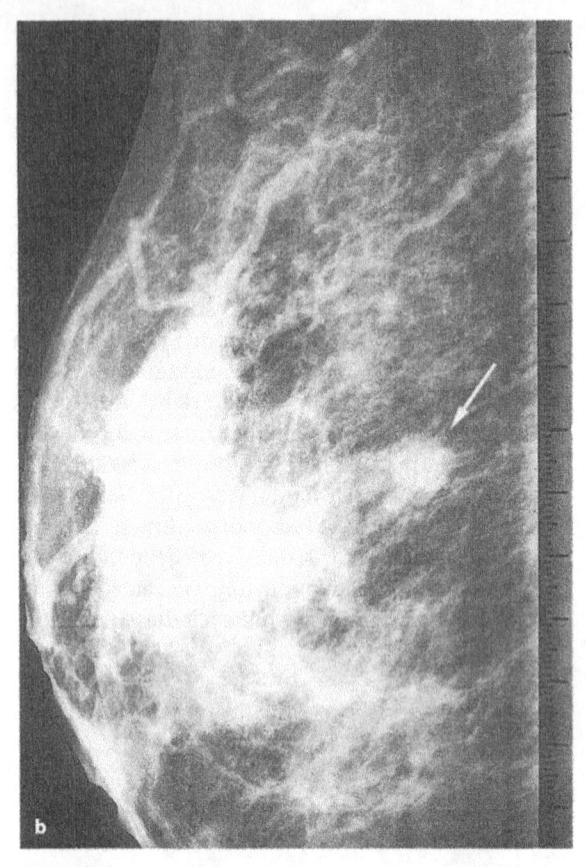

Abb. 6.85 b

nen noch weiter kontrolliert; sie hatten keine Beschwerden, und es wurde kein Primärtumor festgestellt. Woher die Metastasen stammten, ist ein Rätsel geblieben. Waren es überhaupt Metastasen? Oder waren sie vielleicht Primärkarzinome in der Axilla, evtl. aus einem klinisch ansonsten unauffälligen akzessorischen Drüsengewebe stammend [333]?

Das Dilemma bei histologisch gesicherter Metastase ohne nachweisbaren Primärtumor ist: was soll man weiter tun? Soll man die ipsilaterale Brust ablatieren? Die sorgfältige histologische Aufarbeitung einer ganzen Brust ist sehr zeitaufwendig, dementsprechend kostspielig und dazu auch noch unsicher! Oder soll man lieber abwarten, bis der Primärtumor „seinen Kopf heraus steckt"? Wenn Lymphknotenmetastasen ohne klinisch und mammographisch nachweisbaren Primärtumor vorliegen, findet man das Karzinom in der ablatierten Brust nur mit 8–45% Wahrscheinlichkeit [210, 303, 114].

Sehr lehrreich ist in dieser Hinsicht der nachfolgende Fall: 71-jährige Frau, vor 6 Jahren Mastektomie *rechts* mit Aufbauplastik z.Z.: vergrößerte Lymphknoten in der *linken* Axilla, radiographisch mit vorwiegend punktförmigen Mikroverkalkungen. Ansonsten klinisch/mammographisch unauffälliger Befund. Perkutane Biopsie der *linksseitigen* Lymphknoten: Metastase mit Nachweis von Psammomkörpern. Nach Ausschluss eines möglichen Schilddrüsen- bzw. Ovarialkarzinoms (da auch diese mit Psammomkörpern einhergehen können) wurde die linke Brust ablatiert, aber kein Primärkarzinom gefunden! Schließlich Aufbauplastik bei der alten Frau [108]! Die Prognose solcher Fälle ist ähnlich oder etwas besser als die der Frauen mit klinisch nichtokkulten Karzinomen und Lymphknotenmetastasen [114, 336].

In 4–6% der Fälle kommt es vor, dass Brustkarzinome in Lymphknoten der kontralateralen Axilla metastasieren [151]. Über den Streuungsweg kann man nur spekulieren. Es wird angenommen, dass die malignen Zellen durch den tiefen lymphatischen Plexus der Faszie oder durch die Lymphgänge der Haut den Körper durchqueren.

Ein Beispiel: 50-jährige Frau. Zustand nach brusterhaltender Behandlung *rechts* vor 8 Jahren wegen eines 2×1 cm großen invasiven Duktalkarzinoms mit einer Lymphknotenmetastase. Jetzt: 2 Lymphknotenmetastasen in der *linken* Axilla. Weder in der linken Brust noch sonstwo kann ein Karzinom nachgewiesen werden. Daraufhin Mastektomie *links* mit axillärer Dissektion: kein Karzinom, keine weiteren Lymphknotenmetastasen. Obwohl die rechte, früher mit Segmentektomie behandelte Brust sowohl klinisch als auch mammographisch unauffällig ist, wird der Narbenbereich durch FNAB weiter abgeklärt: Karzinom. Mastektomie *rechts* mit Nachweis von multifokalen Herden eines invasiven Duktalkarzinoms [198].

Sonographie der Axilla: Größe, Form, Kontur, Fettinvolution und Mikroverkalkungen des Lymphknotens können auch röntgenologisch korrekt beurteilt werden. Was man weder tasten noch im Axillogramm sehen kann, ist die Binnenstruktur des röntgenologisch homogenen Lymphknotens. Hier kann die Sonographie – vor allem die hochauflösende – Hilfe leisten. Mit Ultraschall sieht man, wenn das normale Verhältnis zwischen echoreichem Hilus und echoarmem Kortex mehr oder weniger aufgehoben ist, und zwar je nachdem, in welchem Ausmaß der Lymphknoten durch das maligne Fremdgewebe ersetzt wurde (Abb. 6.86).

Trotzdem ist die durchschnittliche Sensitivität der Sonographie mit 70,8% nur geringfügig besser als die der Axillographie (70%), allerdings sind beide mit 32% besser als die klinische Untersuchung. Die durchschnittliche Spezifität der Axillasonographie (88,6%) entspricht dagegen der der klinischen Untersuchung (88,5%, [92, 173, 174, 300, 378, 420]).

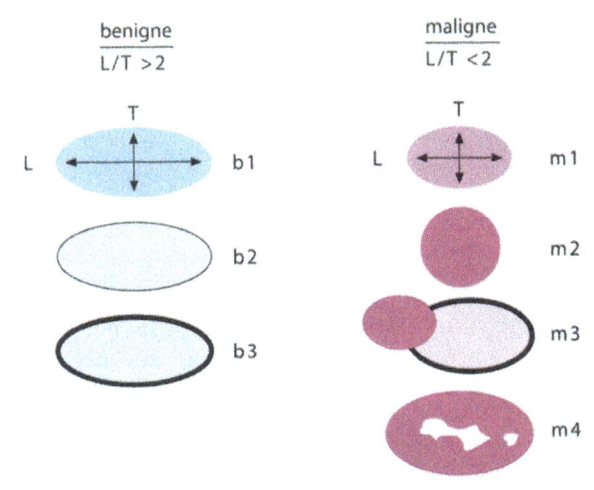

Abb. 6.86. Differenzialdiagnostische Beurteilungskriterien bei Lymphknoten, Zeichen für Benignität: „Längen-zu-Tiefen-Verhältnis" (L/T) größer als 2 (b1), normale Relation von hyperreflexivem Hilus und hyporeflexiver Rinde (Hilus-Rinden-Relation) (b2), diffuse, homogene Verbreitung der Rinde (geringe Spezifität) (b3), Zeichen für Malignität: Längen-zu-Tiefen Verhältnis (L/T) kleiner als 2 (m1), runde Form (sphärische Transformation) und Fehlen der Hilus-Rinden-Differenzierung (m2), exzentrische fokale Rindenverdickung (m3), unregelmäßiger, schmaler Hilus, verklumpte Rinde (m4). (Aus [129], Prof. Dr. M. Friedrich/Berlin)

Neben gerätetechnischen Voraussetzungen (Schallkopffrequenz mindestens 7,5 MHz) hängt die Treffsicherheit auch von den diagnostischen Kriterien ab. Diese sind bis jetzt uneinheitlich definiert. Friedrich [129] meint: „Es existiert keine sichere Mindestgröße, oberhalb der ein Lymphknoten als sicher maligne eingestuft werden kann. Eine bessere artdiagnostische Trennschärfe haben dagegen die Form und die Echostruktur des Lymphknotens, eine querovale Form spricht für Gutartigkeit ebenso wie eine erhaltene Hilus-Rinden-Differenzierung."

Dagegen fanden Strauß et al. [378] sowohl bei metastatischen Lymphknoten ovale Formen als auch bei benignen rundliche; für sie war in der Diagnosefindung ausschließlich die Änderung der Echostruktur ausschlaggebend. So haben sie eine Sensitivität von 90% und Spezifität von 91,7% erreicht und von 7 histologisch nachgewiesenen Mikrometastasen 5 vorausgesagt.

Wie wir sehen: es gibt bisher keine Methode, mit deren Hilfe man den Nodalstatus mit absoluter Sicherheit präoperativ bestimmen kann. Es bleibt also – als einzige Möglichkeit – die Ausräumung der Achselhöhle! Diese Operation ist aber mit erheblicher Morbidität im Schulter-Arm-Bereich belastet: etwa die Hälfte der so operierten Frauen haben Armödem, Parese, verminderte Leistungsfähigkeit und sonstige Beschwerden. Außerdem ist jede zweite axilläre Dissektion „überflüssig", weil der Lymphknotenstatus bei 50% aller Mammakarzinome (und bei 70% aller T1-Tumore!) nodal-negativ ist.

Dazu ist auch noch die Ausräumung der Axilla keine richtige Ausräumung: die Level-III-Lymphknoten werden nicht entfernt!

In den letzten Jahren ist ein Verfahren entwickelt worden, nämlich das der Sentinel(Wächter-, Pförtner- oder Referenz)-Lymphknotenbiopsie. Man geht hier davon aus, dass der Zustand des ersten, drainierenden Lymphknotens – pars pro toto – dem Zustand aller Lymphknoten entspricht. Es wird Farbstoff (z.B. Methylenblau) bzw. mit Technetium markiertes Humanalbumin peritumoral injiziert, und nach entsprechender Zeit wird der Sentinel-Lymphknoten in fast 90% der Fälle dargestellt. Er ist nicht fassbar, wenn das Karzinom lateral lokalisiert oder multizentrisch ist, wenn er von Fett- oder Tumorgewebe völlig infiltriert ist oder wenn der Tumor mit Umgehung der ersten zwei Ebenen direkt in die Level-III-Lymphknoten metastasiert (diese sog. Skip-springenden-Metastasen kommen in 2–3% vor!).

Alle Fehlerquellen mitgerechnet, liegt die Falschnegativ-Rate der Sentinel-Lymphknotendiagnostik etwa um 6%, was bei routinemäßigem Einsatz der Methode für manche Autoren zu hoch erscheint. Wer kann jedoch bestimmen, wieviel Prozent falsch-negative Aussage in diesem Fall tolerierbar ist, wenn man weiß, dass auch bei den Standarddissektionen – allein schon wegen der „springenden" Metastasen – 2–3% falsch-negative Diagnosen gestellt werden? Das Verfahren ist vielversprechend, jedoch noch nicht ausgereift; es muss in großen Zentren weiter ausgearbeitet werden [17, 106, 138, 139, 220, 222, 242, 261, 394, 402].

Die *intramammären Lymphknotenmetastasen* sollte man gesondert besprechen. Ein Lymphknoten gilt als intramammär, wenn er komplett von Mammagewebe umgeben ist [263]. Intramammäre Lymphknotenmetastasen könnte man in etwa 10% der Karzinome finden, wenn nur die Pathologen Personal und Zeit genug hätten, jede amputierte Brust mit zeitaufwendigen und kostspieligen Ganzorganschnitten zu untersuchen. Im Routinebetrieb kommen intramammäre Metastasen jedoch selten vor! Auch wir (mit dem Pathologen Stiens) haben nur deswegen vier intramammäre Metastasen bei der Aufarbeitung von 67 Karzinomen (6%) gefunden, weil ich anlässlich eines Forschungsprojektes 259 etwa 10×10 cm große, 5–15 mm dicke Scheibenradiogramme untersucht und die metastasenverdächtigen Rundschatten gesondert dem Patholo-

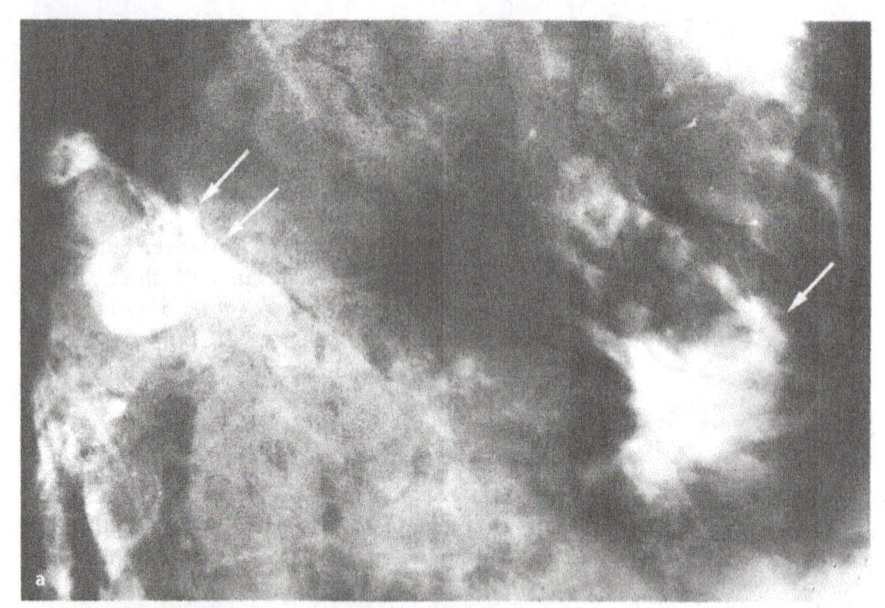

Abb. 6.87. a Scheibenradiogramm: vom invasiven Duktalkarzinom (*Pfeil*) 3 cm entfernt ist am Resektionsrand eine 7 mm große, intramammäre Lymphknotenmetastase zu finden, sie ist rund, glattkonturiert und fettdegeneriert (*Doppelpfeil*), **b** Histologie: fettdegenerierter Lymphknoten mit kortikaler Metastase (Prof. Dr. R. Stiens/ Gummersbach)

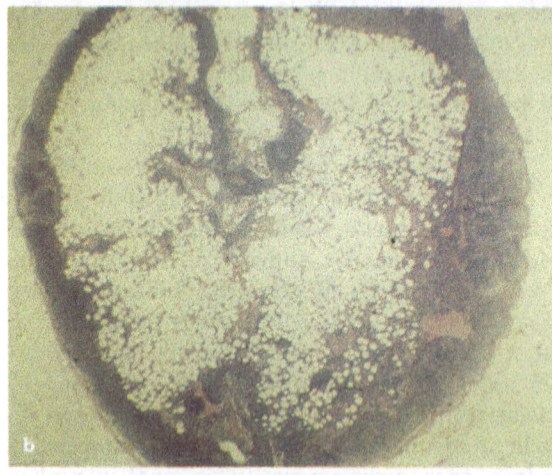

gen präsentiert habe. Hätten wir nicht nur die die Karzinome enthaltenen Quadranten, sondern auch die ganze Brust so sorgfältig untersucht, hätten wir wahrscheinlich noch mehrere intramammäre Lymphknotenmetastasen gefunden, weil nur etwa die Hälfte der positiven Lymphknoten in dem Quadranten des Primärtumors liegen [109].

Nach der TNM-Klassifikation gelten die intramammären Lymphknotenmetastasen als axillär. Da ein intramammärer Lymphknoten auch dann positiv sein kann, wenn die axillären negativ sind, kann es vorkommen, dass bei einem T1N0M0-Tumor (Stadium I: gute Prognose) im Falle eines nicht entdeckten positiven intramammären Lymphknotens eigentlich ein T1N1M0-Tumor (Stadium II: schlechtere Prognose) vorliegt. Vielleicht gibt es deswegen Karzinome in Stadium I, die sich biologisch wie in Stadium II verhalten. Bei Stadium-II-Karzinomen spielen dann die simultanen intramammären Lymphknotenmetastasen keine wesentliche Rolle mehr [109].

Nur selten erreichen die intramammären Lymphknotenmetastasen eine tastbare Größe von 1,5–2,5 cm [246]. *Mammographisch* findet man sie vorwiegend in fettinvolvierten Brüsten. Die von Drüsengewebe überlagerten Lymphknoten kann man meist nur im Präparat oder – noch besser! – im Scheibenradiogramm erkennen.

Metastasenverdächtig ist ein rundlich-ovalärer, intensiver, glattberandeter *intramammärer* Schatten, der mindestens 1 cm groß ist, keinen Hilus und keine Fettinfiltration aufzeigt [109, 246]. Diese Beschreibung trifft jedoch nicht immer zu: auch *7 mm große* und *fettinfiltrierte* intramammäre Lymphknoten können metastatisch befallen sein (Abb. 6.87). Svane et al. [382] haben bei zwei intramammären Metastasen ovarialer Karzinome punktförmige Mikroverkalkungen (Psammonkörper) beschrieben (Abb. 6.88a).

Goldablagerungen in intramammären Lymphknoten – nach Goldbehandlung wegen rheumatoider Arthritis – sehen Mikroverkalkungen täuschend ähnlich (Abb. 6.88b, [53, 62]).

Weiterhin: die oben beschriebenen Symptome können auch bei allen benignen Lymphknotenerkrankungen (z.B. Sinushistiozytose), bei Melanommetastasen bzw. bei primärem oder sekundärem malignem Lymphom vorkommen. Andererseits können die intramammären Lymphknotenmetastasen sowohl röntgenologisch als auch histologisch als medulläre Karzinome fehlgedeutet werden [216,

266, 333]. So zeigen Lindfors et al. [246] einen Fall, bei dem die Brust wegen der mammographischen und histologischen Diagnose eines medullären Karzinoms amputiert wurde, man jedoch die endgültige Diagnose in intramammäre Lymphknotenmetastase geändert hat.

Neu entstandene Rundschatten oder die Größenzunahme eines bereits vorhandenen Lymphknotens sind immer verdächtig! So hat z.B. die Zunahme eines bekannten intramammären Lymphknotens zu einem primären Non-Hodgkin-Lymphoms geführt [424].

Der Primärtumor kann auch bei den intramammären Lymphknotenmetastasen okkult bleiben.

Die *Sonographie* spielt in der Diagnosefindung bei mammographisch verdächtigen intramammären Lymphknoten eine untergeordnete Rolle [109, 178]. Eine in die Umgebung infiltrierende intramammäre Lymphknotenmetastase kann sonographisch als zweiter Karzinomherd fehlinterpretiert werden [378].

MR-tomographisch fallen intramammäre Lymphknotenmetastasen mit mäßigem bis starkem Enhancement und Randunschärfe auf. Diese Symptome sind aber nicht spezifisch; man kann sie auch bei entzündlichen Veränderungen finden. Eine rasche und starke Kontrastmittelanreicherung spricht eher für Metastasen [122, 178].

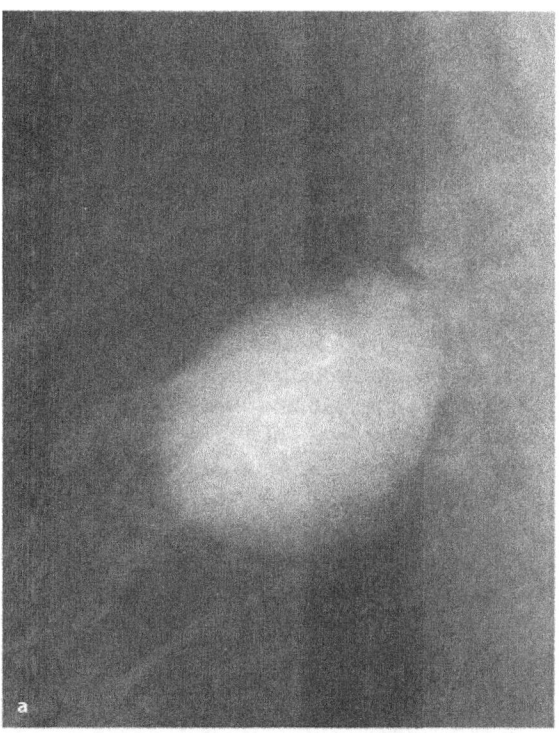

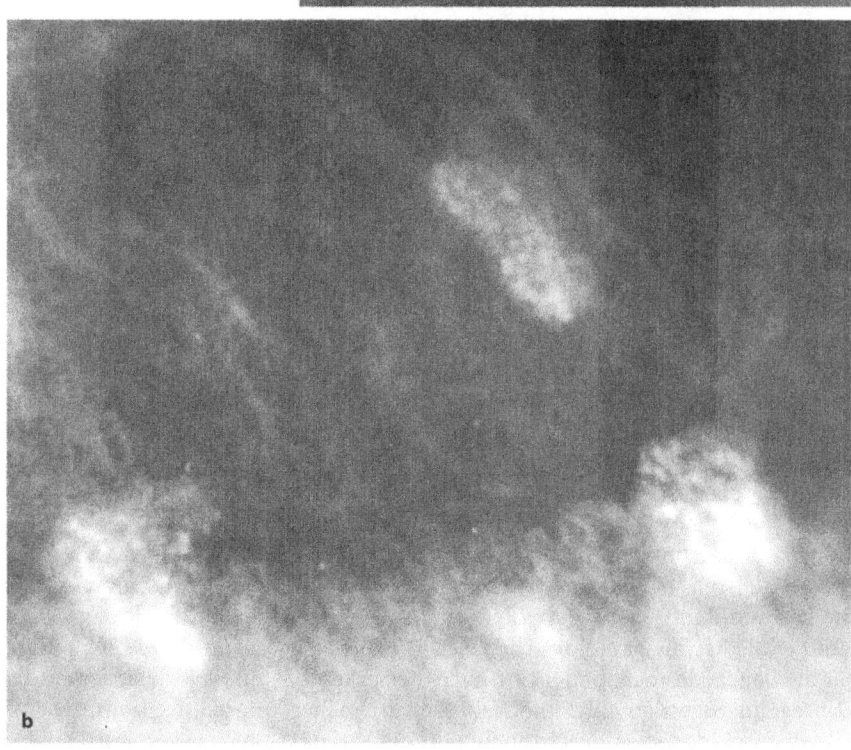

Abb. 6.88.a Verkalkungen von Metastasen eines ovarialen Karzinoms mit Mikroverkalkungen (Aus [382] Svane et al. 1994). **b** Goldablagerungen in intramammären Lymphknoten nach Goldbehandlung wegen rheumatoider Arthritis. (Aus [53]; Bruwer et al. 1987)

Sarkome

Pollard et al. [320] haben 1990 über die Ergebnisse einer sehr aufwendigen Untersuchung berichtet. Sie haben – zurück bis 1909 – alle 114 Fälle überprüft, bei denen die Pathologen ihres Hauses – des London Hospitals – die Diagnose eines Mammasarkoms gestellt hatten. Flaue histologische Schnitte wurden neu gefärbt, neue Schnitte von alten Blöcken angefertigt, immunhistochemische Untersuchungen durchgeführt und die Veränderungen nach modernsten Kriterien beurteilt. Das Ergebnis: nicht einmal bei einem Fünftel der Fälle konnte man die alten Diagnosen aufrecht erhalten! In 67,5 % handelte es sich um einfache Cystosarcomata phylloidea, in 3,5 % sogar um Karzinome mit ossärer Metaplasie. Neue Untersuchungsmethoden führen zu neuen Erkenntnissen, und was gestern noch richtig war, muss ab heute nicht mehr gelten.

Unter Mammasarkomen wird heute eine heterogene Gruppe von malignen mesenchymalen Neoplasien verstanden. Die Zystosarkome wurden aus dieser Gruppe ausgegliedert, weil sie auch eine epitheliale Komponente enthalten [117, 333].

Ein ähnliches Schicksal hat auch der Begriff „Stromasarkom" erfahren. Berg et al. [31] hatten 1962 versucht, in der großen Gruppe der Sarkome Ordnung zu schaffen. Sie haben neben den malignen Zystosarkomen, Lymphomen und Angiosarkomen eine klinisch und histologisch gesonderte Gruppe gefunden. Histologisch hielten sie diese Sarkome für Variationen des inter- und intralobulären Stromas und prägten den Begriff „Stromasarkom". Die Mehrzahl der von ihnen damals gezeigten Illustrationen würde man heute jedoch als Lipo- oder Fibrosarkom bzw. als malignes fibröses Histiozytom klassifizieren [333]. Der Begriff Stromasarkom wird heute in der Ära der Immunhistochemie von der Mehrzahl der Pathologen abgelehnt [22, 117].

Sarkome können nach Strahlentherapie entstehen. Man darf jedoch die Bedeutung der Irradiation in der Pathogenese der Sarkome nicht überschätzen: das Risiko, ein Sarkom durch Bestrahlung zu induzieren, liegt zwischen 0,09 und 0,13 % [288, 386, 426].

Die Metastasierung der Brustsarkome erfolgt vorwiegend hämatogen und meistens in die Lunge. Ein axillärer Lymphknotenbefall kommt in 30 % vor [296], meistens per continuitatem.

Je mehr Mitosen und Atypien vorhanden sind und je dichter die pathologischen Zellen nebeneinander liegen, desto maligner sind auch die Sarkome. Unregelmäßige Konturen und Nekrosen (schnelles Wachstum!) sprechen für ein hochmalignes Sarkom [15]. Es ist unklar, ob die Tumorgröße die Prognose beeinflusst oder aber nicht [117].

Das häufigste Erkrankungsalter liegt zwischen 45 und 55 Jahren. Männer sind nur äußerst selten betroffen.

Klinisch ist das rasche Wachstum ziemlich charakteristisch für ein Sarkom: wenn eine Patientin mit einem schnell wachsenden, großen Mammatumor zur Untersuchung kommt – und sonographisch keine Zyste vorliegt – sollte man auch an ein Sarkom denken!

Mammasarkome sind häufig als mobile Knoten tastbar, die weder mit der Haut noch mit der Unterlage verwachsen sind. Die Mamille ist üblicherweise nicht fixiert oder eingezogen [181].

Die Letalität wird unterschiedlich beurteilt. Die Fünfjahresüberlebensrate liegt – je nach Autor – bei 60–80–91 % [22].

Nachstehend werden nur diejenigen Mammasarkome besprochen, deren mammographische Abbildung bekannt ist, und zwar die Fibrosarkome und die malignen fibrösen Histiozytome, die Leiomyosarkome und schließlich die knochenbildenden Sarkome. Die Angiosarkome werden im Abschnitt „Gefäßveränderungen" besprochen.

Fibrosarkom und malignes fibröses Histiozytom (MFH)

Diese Veränderungen werden von manchen Autoren getrennt [22, 118, 333], von anderen wiederum zusammen [117] besprochen. Fibrosarkome und maligne fibröse Histiozytome machen insgesamt 60 % aller Brustsarkome aus, den größten Teil davon (44 %) die malignen fibrösen Histiozytome [320]. Viele dieser Tumore sind jedoch „Grenzbewohner", deren wahre Identität manchmal schwer zu bestimmen ist. Ob der Elsässer Monsieur oder Herr Müller und der Saarländer Herr oder Monsieur Lafontaine heißt, hängt von einem Friedensvertrag oder einer Volksentscheidung ab. So ist es gewissermaßen auch bei dem malignen fibrösen Histiozytom: ein Teil von diesen war früher als Fibrosarkom klassifiziert [315].

Histologisch bestehen beide Tumorarten aus fibroblastähnlichen Spindelzellen, lediglich die Zellordnungen sind unterschiedlich. Wegen ihrer Ähnlichkeit ist die Differenzierung zwischen den beiden Entitäten subjektiv geprägt; deswegen haben Jones et al. [202] den Terminus „fibrosarcoma-malignant fibrous histiocytoma of the breast" empfohlen.

Warum nennt man das MFH „Histiozytom," wenn seine Zellpopulation doch fast ausschließlich aus Spindelzellen und nur vereinzelt aus Histiozyten besteht? Die Antwort ist in der Geschichte der Veränderung zu finden. Um 1960 wurden Gewebskultu-

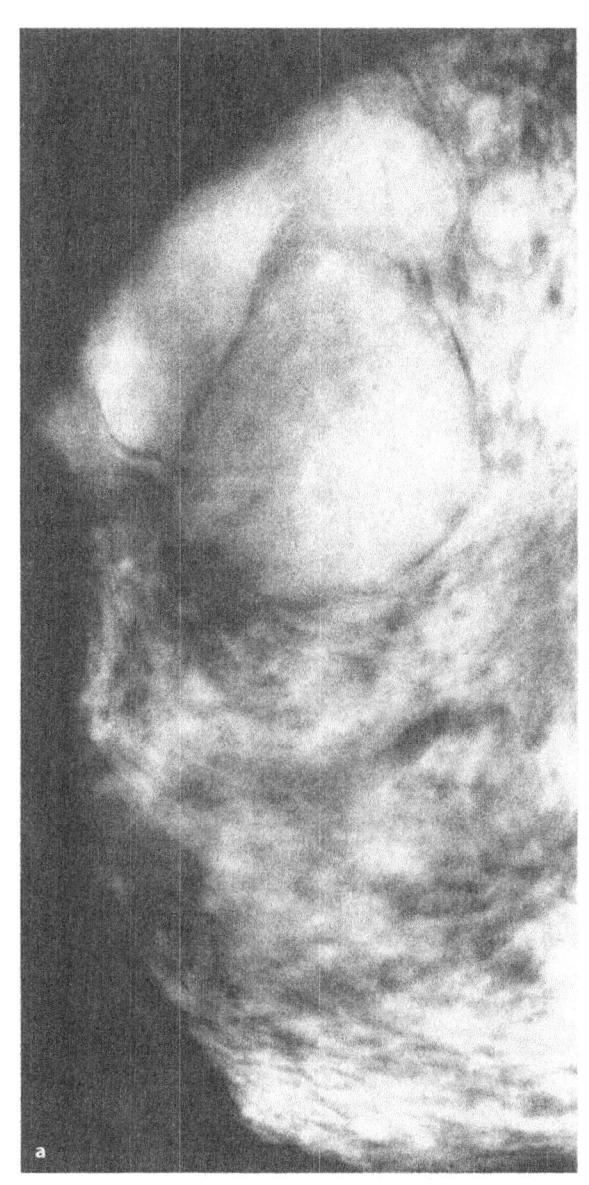

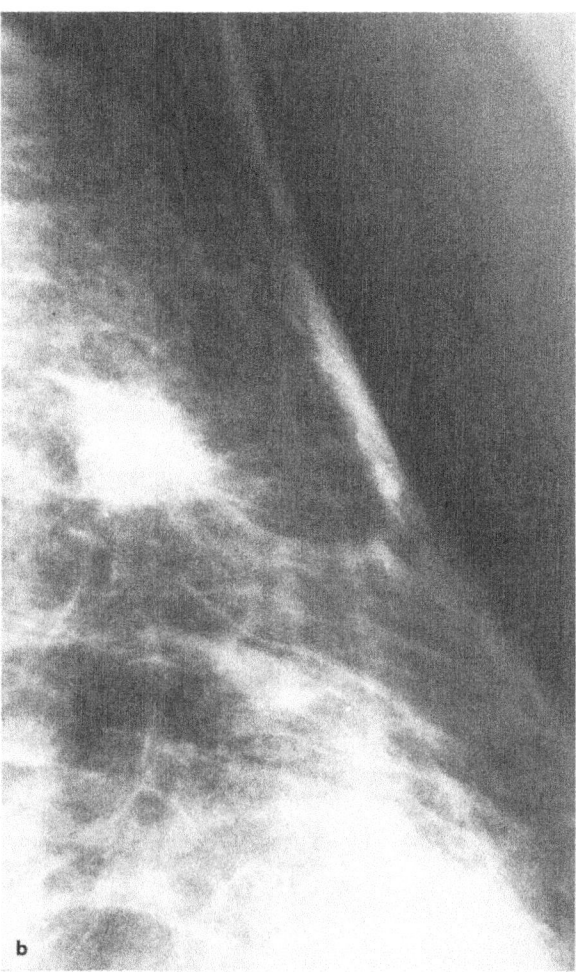

Abb. 6.89. a Rasch wachsender, mehrknotiger Tumor mit „Sicherheitssaum" bei einem Fibrosarkom (Dr. J. Hüppe/München), **b** 8 mm großer, ovalärer Schatten mit unregelmäßigen Konturen und zur Haut hin auslaufenden, feinen Streifenschatten mit umschriebener Hautverdickung bei einem malignen fibrösen Histiozytom

ren von diesen Tumoren gezüchtet, am Anfang erinnerten die kultivierten Tumorzellen an Histiozyten, später aber an Fibroblasten [297]. Man dachte also, dass die Fibroblasten aus den Gewebehistiozyten stammen. Eine Zeitlang wurde über diese Theorie debattiert, schließlich ist aber alles beim alten geblieben, und die falsche Bezeichnung wurde von den Pathologen geduldet [118, 127].

Die Spindelzellen zeigen in beiden Veränderungen meistens eine nur geringe, manchmal aber eine deutliche Polymorphie und Mitosen. Die Identifizierung des MFH ist nicht jedes Pathologen Sache; sie wird noch komplizierter durch mehrere Varianten. Es ist kein Zufall, dass Fletcher – eine Autorität! – nach Analyse von 159 Fällen schließlich gefragt hatte: „Ist das MFH ein Faktum oder eine Fiktion?" [127].

Makroskopisch sehen beide Veränderungen wie eineiige Zwillinge aus. Sie sind unterschiedlich groß – von 0,5–14 cm [202] – können scharf oder unregelmäßig begrenzt sein; einige sind aus kleineren bis größeren Knötchen zusammengesetzt. Die Schnittflächen sind weiß-grau oder rötlich-gelb, gummiartig oder mukoid. Kalzifikationen können mit bloßem Auge festgestellt werden; Nekrosen und Einblutungen kommen bei hochmalignen Tumoren vor [315].

Mammographisch sieht man einen kleineren bis größeren, rundlich-ovalären, gelappten, glatt oder unscharf begrenzten, intensiven Schatten [89], evtl.

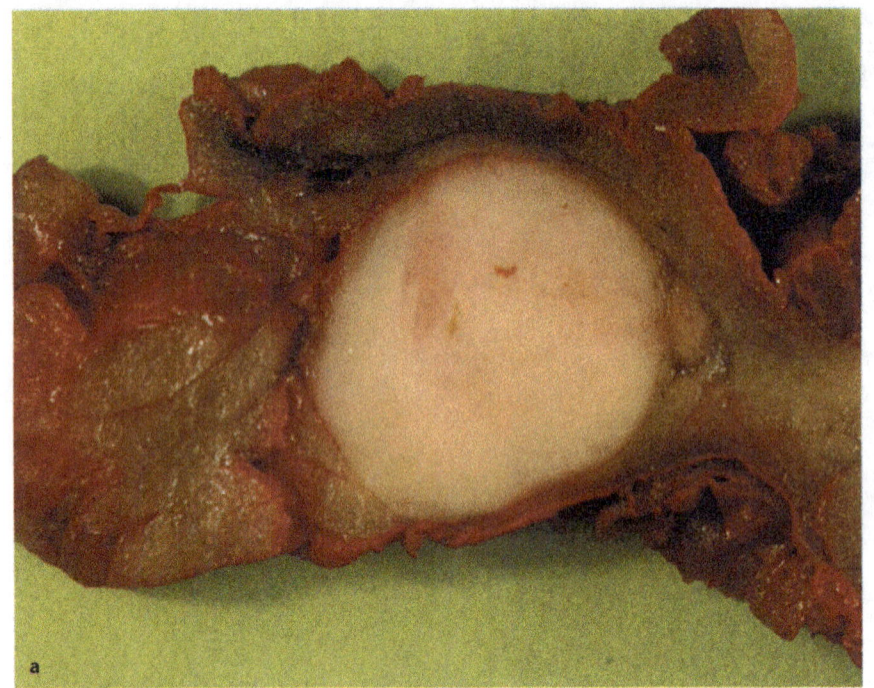

Abb. 6.90. a Das makroskopische Bild des Leiomyosarkoms, **b** dem Tastbefund entsprechend 2 cm großer, glatt berandeter, homogener, intensiver spitzwinklig ausgezogener Schatten, **c** Histologie: Faszikulär angeordnete, spindelige Zellen, mit einem Gitterfasernetz umsponnen, **d** Vergrößerung: die spindeligen Zellen haben ein eosin-rotes Zytoplasma, längs-ovale Kerne mit abgestumpften Kernendigungen, zahlreiche mehrkernige Tumorriesenzellen und Polymorphie, Diagnose: Leiomyosarkom (PD Dr. S. Koch/ Bad Saarow)

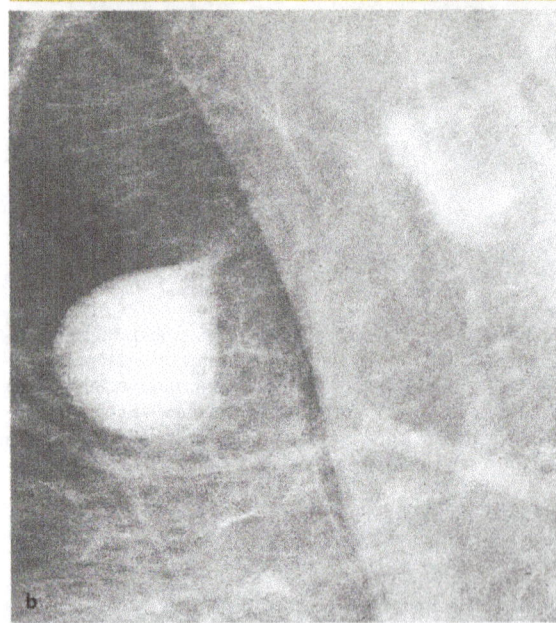

– der Makroskopie entsprechend – mit nodulärer Binnenstruktur (Abb. 6.89). Bei einem Fall, mit sehr ausgedehnter Nekrose und Fistelbildung nach außen, hat man eine Spiegelbildung zwischen nekrotischer Flüssigkeitsansammlung und durch die Fistel in den Tumor geratener Luft festgestellt und dokumentiert [315].

Leiomyosarkome

Sie machen 5–10% aller Weichteilsarkome aus [118]. In der Brust sind sie mit 4% vertreten [320]. Im Schrifttum sind nicht einmal 20 Fälle dieser Lokalisation beschrieben worden [117, 387].

Als Ausgangsort werden verschiedene Möglichkeiten diskutiert und zwar

- die glatte Muskulatur der Gefäßwände oder des Mamillen-Areola-Komplexes wie beim Leiomyom und
- die Transformation von Myoepithelzellen oder Myofibroblasten [117, 333, 387].

Nach den Erfahrungen der bis jetzt veröffentlichten wenigen Fälle wachsen Leiomyosarkome der Brust langsam, setzen nach ihrer Exstirpation nur in etwa 10% Spätmetastasen; Spätrezidive kommen in gleichfalls 10%, sogar noch 15 Jahre nach der Operation vor [69, 285]. Betroffen sind vorwiegend Frauen über 50 Jahre, Männer nur selten [176].

Der Tumor ist in fast der Hälfte der Fälle innerhalb oder direkt neben dem Mamillen-Areola-Komplex lokalisiert, die andere Hälfte findet man innerhalb des Mammagewebes in den Quadranten verteilt.

Klinisch wird ein derber, gut umschriebener, meistens schmerzloser Knoten getastet. Hauteinziehung oder Lymphadenopathie wurden in den wenigen Fällen nicht beschrieben.

Die *makroskopische Pathologie* zeigt unter-

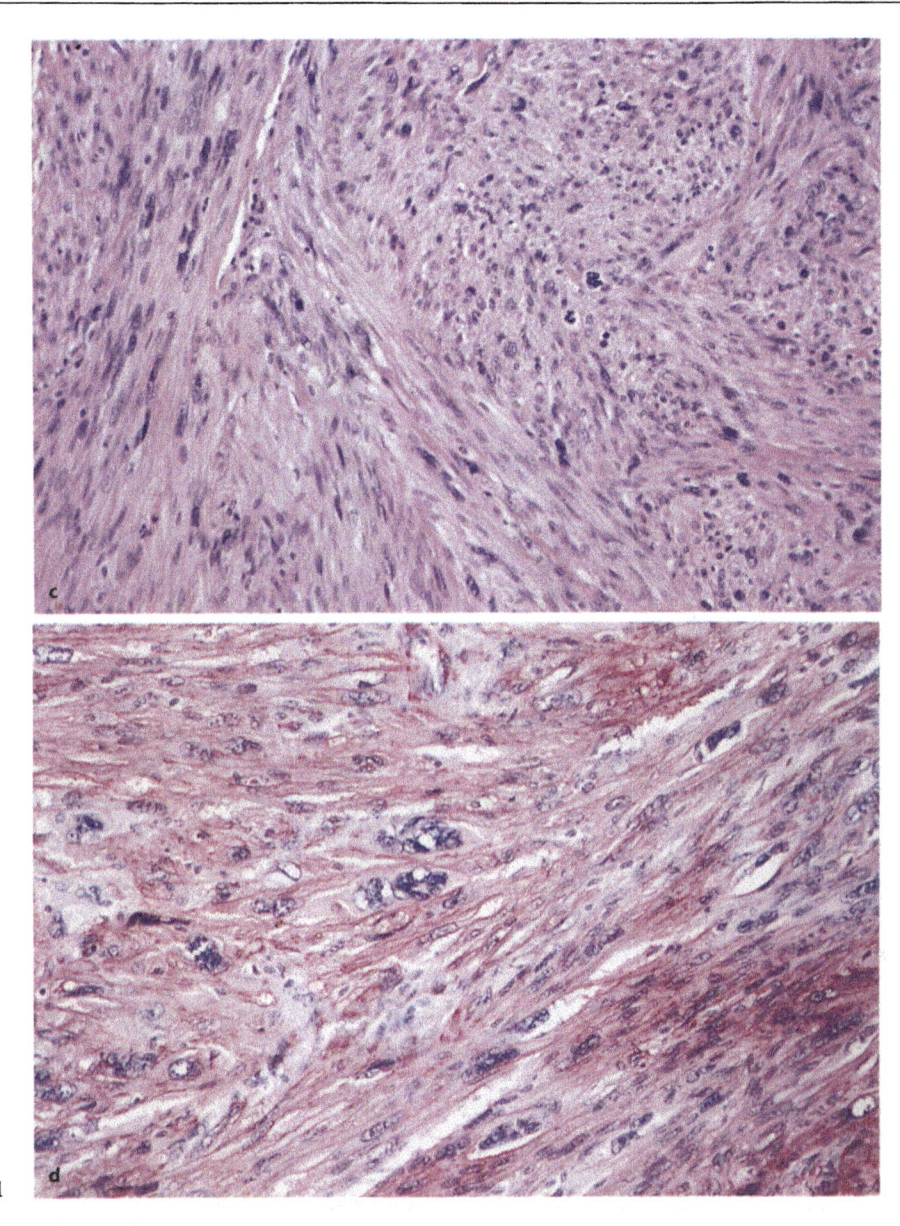

Abb. 6.90 c, d

schiedlich (1,5–9 cm) große Knoten mit grau-weißer Schnittfläche (Abb. 6.90a).

Mammographisch sieht man einen scharf begrenzten, intensiven und homogenen Rundschatten (Abb. 6.90b). Einen ähnlichen Befund haben Waterworth et al. [409] gezeigt. Da in den Tumor Milchgänge inkorporiert werden können [117], besteht theoretisch die Möglichkeit, dass Sekretverkalkungen innerhalb des Tumorschattens zur Darstellung kommen. Eine Zyste kann **sonographisch** ausgeschlossen werden. Das dichte, gut abgrenzbare Gewebe könnte beim *Ultraschall* ein Fibroadenom nachahmen, die fehlende *Makrolobulierung* spricht jedoch dagegen. Da auch keine *Mikrolobulierungen* vorhanden sind, fallen die meisten Formen der invasiven Duktalkarzinome heraus; als mammographische Diagnose bleibt nur die Möglichkeit eines vollständig verschleimten Karzinoms übrig.

Die **Diagnose** wird auf jeden Fall vom Pathologen gestellt. Er sieht – sowohl bei FNA- oder Stanzbiopsie als auch bei Exzisionshistologie – neoplastische Zellen der glatten Muskulatur mit Hyperchromasie, Polymorphie und vermehrten Mitosen (Abb. 6.90c,d). Die Totalmastektomie mit Ausräumung der Achselhöhle ist die Therapie der Wahl. Lokalrezidive entstehen nur nach Tumorexzision oder einfacher Mastektomie [320, 333]. Axilläre Lymphknotenmetastasen sind nicht beschrieben worden.

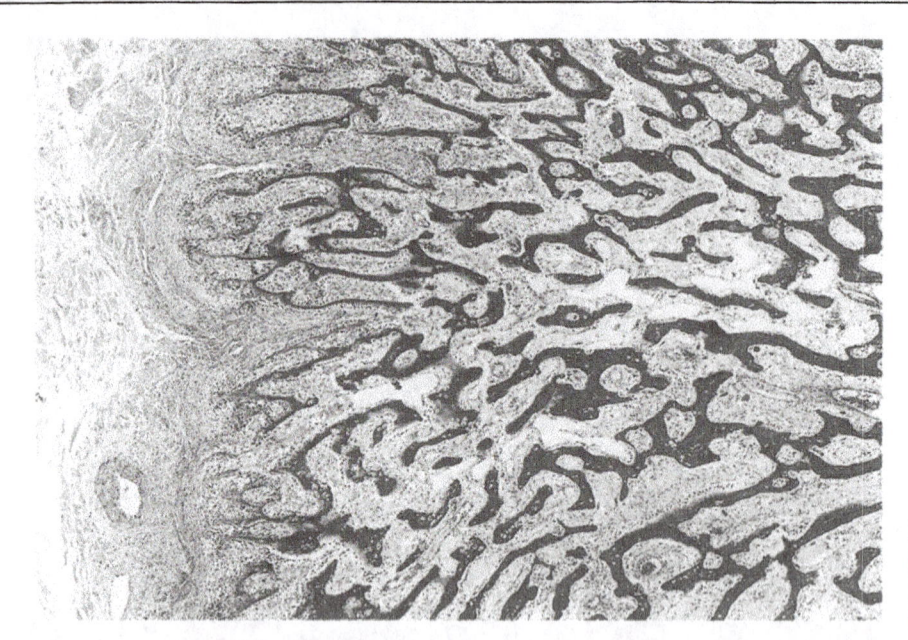

Abb. 6.91. Verkalkte Osteoidtrabekel bei einem Osteosarkom der Brust (Aus [387], Dr. F.A. Tavassoli/Washington)

Osteosarkom

Der Pathologe unterscheidet zwei Formen: das reine Osteosarkom, das primär in der Brust entsteht und die Osteosarkome, die bei den Zweiphasentumoren[1] gefunden werden.

Primäre extraskelettale Osteosarkome der Weichteile kommen äußerst selten vor, nach Enzinger u. Weiss [118] nur bei 1,2 % aller Weichteilsarkome und bei 1,6 % aller Osteosarkome. Nur 60 Fälle von „puren" Osteosarkomen der Brust wurden bis 1999 beschrieben [387]. Rosen [333] meint allerdings, dass das wahre Vorkommen dieser Veränderung nur schwer zu bestimmen ist, weil die veröffentlichten Fälle von metaplastischen Karzinomen und Zystosarkomen nicht immer klar getrennt werden.

Betroffen sind vorwiegend ältere Frauen (im Durchschnitt 64 Jahre), Männer nur ausnahmsweise [358]. Der Tumor wächst meistens schnell, wie z.B. im Falle einer 48-jährigen Frau, die zwei Wochen nach einer unauffälligen Voruntersuchung selbst einen fast 2 cm großen Knoten in ihrer Brust getastet hat [36]!

Klinik: Kleinere Osteosarkome sind derb bis knochenhart, aber frei beweglich; größere können mit der Haut verbacken sein oder sogar exulzerieren. Mamillenretraktion kommt in 6 % vor, 10 % der Patientinnen klagen über Schmerzen. In manchen Fällen konnte eine Strahlenbehandlung in der Vorgeschichte eruiert werden [6]. Die alkalische Phosphatase im Serum kann erhöht sein.

Makroskopie: Die kleineren bis größeren (1,4–13 cm, meistens um 5 cm großen) Tumore sind im Präparat scharf begrenzt, obwohl sie unter dem Mikroskop fast immer einen infiltrierenden Grenzbezirk haben. Abhängig vom Fortschreiten der Knochenbildung ist der Knoten mehr oder weniger hart. Beim Aufschneiden hört der Pathologe ein Knirschen. Die Schnittfläche ist fleischartig und mit glitzernden Perlen oder Knochenbalken besetzt. In größeren Tumoren sind Nekrosen zu sehen.

Das *histologische Bild* ist von Fall zu Fall unterschiedlich. Im Hintergrund sieht der Mikroskopiker meistens ein Spindelzellsarkom, seltener ein polymorphzelliges Sarkom. Im Vordergrund ist neoplastisches, trabekuliertes Osteoid und/oder Chondroid mit osteoklastischen Riesenzellen[1] zu sehen. Wenn die Osteoidtrabekel verknöchern, entstehen echte Knochenbälkchen (Abb. 6.91).

Das *mammographische Bild* hängt vom aktuellen Zustand des Prozesses ab. Wenn die Osteoidtrabekel noch nicht verkalkt sind, sieht man nur einen rundlich-ovalären, oft lobulierten, glatt oder unregelmäßig konturierten, mehr oder weniger intensiven Rundschatten unterschiedlicher Größe, einem Fibroadenom oder Zystosarkom ähnlich [264, 358].

Bei *Verkalkungen* innerhalb eines solchen gut - oder nur minimal unregelmäßig - konturierten Rundschattens denkt man automatisch an ein verkalktes Fibroadenom. Der mammographische Un-

---

1 Geschwülste mit proliferierenden epithelialen und stromalen Elementen, wie z.B. Cystosarcoma phylloides und Karzinosarkom.

1 Wenn der Histopathologe sehr viele osteoklastische Riesenzellen, aber nur wenig Osteoid und Knorpel sieht, stellt er die Diagnose eines Osteoklastoms [387].

Sarkome 303

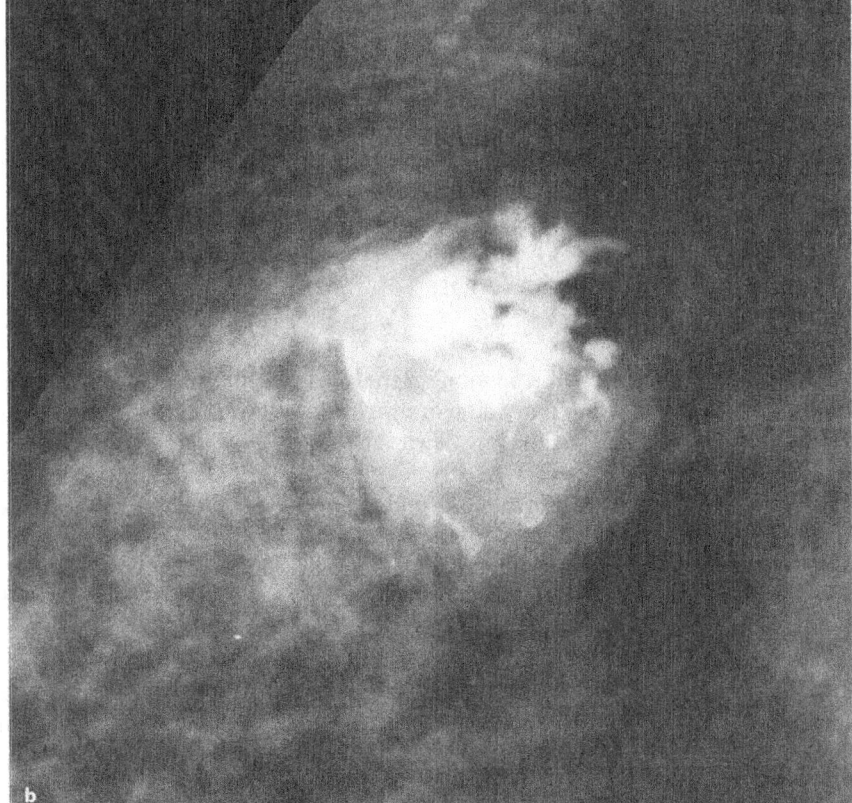

Abb. 6.92. a Kraniokaudal, **b** seitlich: Osteosarkom (Dr. E. Schöner und Dr. K. Krüger/Lichtenfels)

terschied zwischen Fibroadenomverkalkung und Knochenbildung in einem Sarkom ist jedoch schwer zu definieren, auch wenn die Verknöcherung (Verkalkung) so ausgeprägt ist, wie in Abb. 6.92a,b. Die Attribute „bizarr" oder „ungewöhnlich" sind nichtssagend! Ähnliche Verkalkungen können auch beim knochenbildenden Karzinosarkom[1] vorkommen.

Spezifische sonographische Symptome gibt es nicht [129].

Mit *FNA-Biopsie* kann man nicht nur die Diagnose eines osteogenen Sarkoms feststellen (polymorphe Spindelzellen, Riesenzellen und osteoidähnliche Plaques), sondern mit Hilfe immunozytochemischer Untersuchungen auch zwischen echtem Osteosarkom und Karzinom mit osseärer Metaplasie unterscheiden [39, 264, 311].

Prognose: Das Osteosarkom ist ein äußerst aggressiver Tumor. Morphologie und klinisches Verhalten stimmen aber nicht immer überein: es kann vorkommen, dass mikroskopisch relativ harmlos aussehende Veränderungen sich später als metastasierende Osteosarkome entpuppen [387].

Die *Therapie* kann man zunächst mit einer Exzision „weit im Gesunden" anfangen; bei größeren Tumoren sollte man eine einfache Mastektomie durchführen. Eine Lymphadenektomie erübrigt sich, da regionale Metastasen nicht vorkommen. Man kann auch eine aggressive Chemotherapie versuchen oder bestrahlen: die meisten Patientinnen sterben spätestens 2 Jahre nach der Diagnosestellung, v.a. an pulmonalen Metastasen. Die Fünfjahresüberlebenszeit beträgt 38%; längere Überlebenszeiten bilden die Ausnahme [117, 333, 358, 387].

Lympho- und hämopoetische Tumore

Hodgkin-Lymphom

Man hat diese Krankheit früher Lymphogranulomatose oder M. Hodgkin genannt. Seitdem durch molekularbiologische Untersuchungen bewiesen wurde, dass der M. Hodgkin nicht – wie früher gedacht – einem atypischen reaktiven oder entzündlichen Prozess, sondern einem „echten malignen" Lymphom entspricht, nennt man ihn einfach Hodgkin-Lymphom.

Allerdings machen die Hodgkin-Zellen nur etwa 1% der Zellpopulation aus, der Rest besteht aus Reed-Sternberg-Riesenzellen (fusionierte „Hodgkin Zellen"), Granulationsgewebe, T- und B-Lymphozyten, Granulozyten, Histiozyten, Retikulumzellen und Fibroblasten in von Fall zu Fall unterschiedlicher Zusammensetzung.

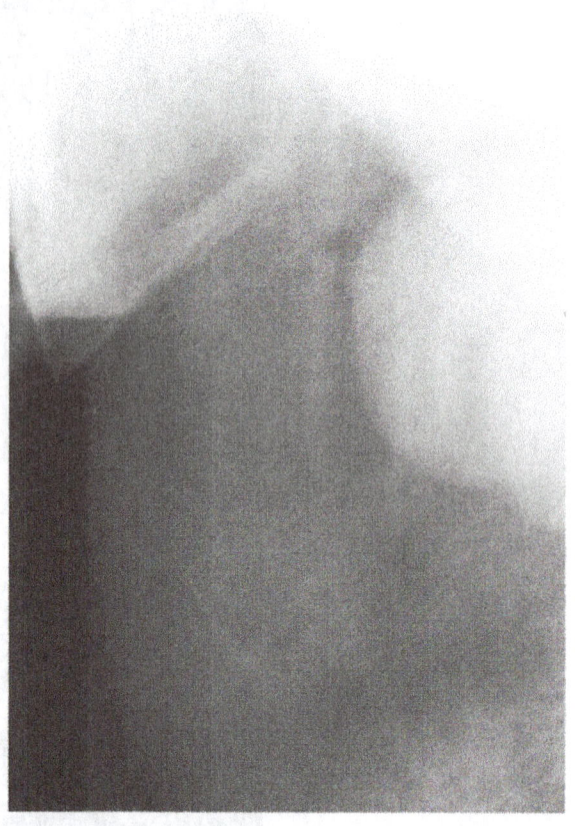

Abb. 6.93. Bei einem bekannten Hodgkin-Lymphom ist die Deutung dieses vergrößerten axillären Lymphknotens natürlich einfach

Man unterscheidet zwischen *primärer* und *sekundärer* Brustmanifestation.

Mammographisch stellen sich beide entweder als umschriebene, homogene, intensive, glatt-berandete Rundschatten oder als diffuse Verdichtung des Drüsenkörpers mit netziger Durchsetzung des subkutanen Fettgewebes und Hautverdickung dar. Weder die knotige noch die diffuse Form ist mammographisch als Hodgkin-Lymphom zu erkennen. Eine bekannte Hodgkin-Anamnese erleichtert natürlich die Diagnosefindung (Abb. 6.93).

Die *Sonographie* zeigt einen oder mehrere homogene, echoarme, vergrößerte Lymphknoten mit Verlust der Hilus-Kortex-Differenzierung [129].

Es muss noch erwähnt werden, dass nach Strahlenbehandlung der mediastinalen Hodgkin-Lymphome das statistische, relative Risiko eines Brustkrebses mit 8–13% erhöht ist. Je jünger die Patien-

---

[1] Das Karzinosarkom besteht aus miteinander koinzident assozierter epithelialer und mesenchymaler Neoplasie, z.B. invasives Duktalkarzinom und spindelzelliges Sarkom [22].

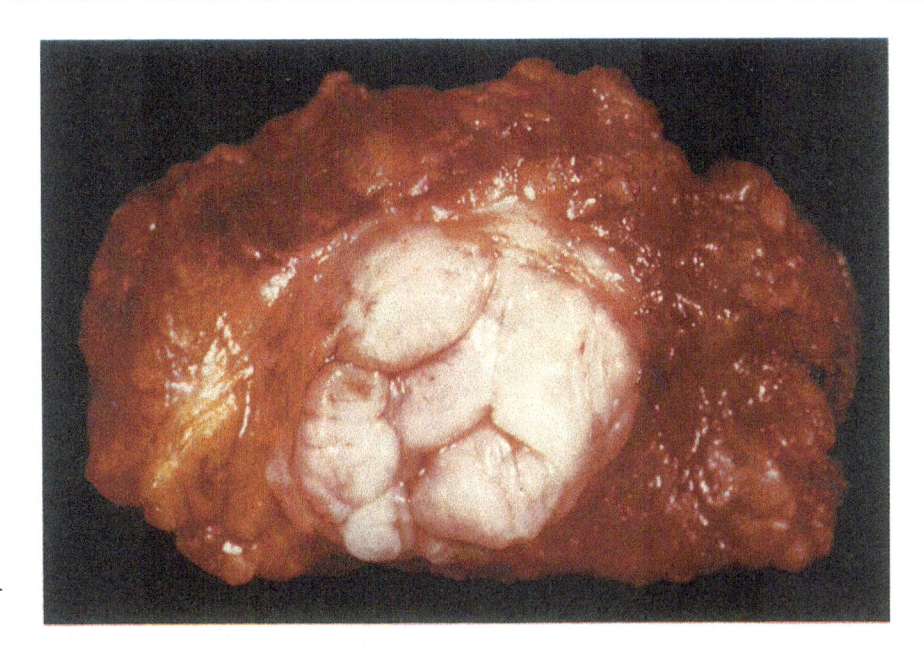

Abb. 6.94. Das 3,8 cm große Lymphom ist gut umschrieben, lobuliert und hat eine weiß-graue Schnittfläche (Aus [387], Dr. F.A. Tavassoli/Washington)

tin während der Behandlung war, desto wahrscheinlicher ist das strahleninduzierte Karzinom. Deswegen wurde eine regelmäßige klinische und mammographische Kontrolle solcher Patientinnen schon vor dem 35. Lebensjahr empfohlen [78, 96, 140, 163, 353, 419].

Non-Hodgkin-Lymphome

Nach der Erstbeschreibung der Lymphogranulomatose (1832) dauerte es fast 100 Jahre bis das erste maligne Non-Hodgkin-Lymphom, das „folliküläre Lymphoma" (Brill u. Symmers) und noch weitere 30 Jahre, bis das zweite, das „epidemische Lymphom" (Burkitt) entdeckt wurden. Die Zahl der als selbständige Entität anerkannten malignen Lymphome hat immer mehr zugenommen. Sie mussten irgendwie klassifiziert werden und zwar nicht nur aus wissenschaftlichem Interesse, sondern auch, weil ohne eine in der ganzen Welt akzeptierte und gültige Ordnung mit einheitlichen Begriffen die Behandlungsergebnisse miteinander nicht vergleichbar sind.

Zwischen 1966 und 1974 sind 6 verschiedene, miteinander konkurrierende und untereinander kaum vergleichbare Klassifikationen entstanden. Sie waren inkompatibel und nicht reproduzierbar, weil ihre Konzeptionen unterschiedlich waren und sie dieselben Krankheiten aus unterschiedlichen (morphologischen, zytologischen, zellphysiologischen, immunologischen oder den Malignitätsgrad bestimmenden) Gesichtswinkeln beschreiben wollten. Bis 1994 kamen noch weitere 5 Klassifikationen dazu.

Die – hoffentlich – letzte Klassifikation der malignen Lymphome ist mit der Teilnahme von 52 Experten aus der ganzen Welt unter der Ägide der WHO (1998) entstanden und ist weltweit akzeptiert [375].

Man unterscheidet *primäre* und *sekundäre* Brustlokalisationen. Als primär gilt ein Lymphom, wenn es noch mindestens 6 Monate nach seiner Entdeckung ausschließlich auf die Mamma beschränkt ist.

Sekundäre Lymphome kommen in der Brust äußerst selten vor, primäre noch seltener.

Non-Hodgkin-Lymphom ist ein Sammelbegriff für 17 häufig und 20 seltener vorkommende Entitäten. Sie stammen entweder von den B-Lymphozyten (bzw. deren Vorläufer) oder von den T-Lymphozyten (bzw. deren Vorläufer) ab. Dementsprechend spricht der Pathologe von B- bzw. T-Zell-Lymphomen. Die neue WHO-Klassifikation schließt alle von lymphatischen Zellen ausgehenden Neoplasien ein, so auch die *lymphatischen Leukämien*, das *multiple Myelom* und die natürlichen Killerzelltumoren.[1]

Woher stammen aber die malignen Lymphozyten der Brustlymphome? Zwei Möglichkeiten werden erwogen: entweder entstehen sie aus wandernden und in der Brust „hängen gebliebenen" Lymphozyten oder aus intramammären Lymphknoten. Tavassoli [387] hält die letztere Theorie für wahrscheinlicher. Für diese Variante spräche die Konfiguration der meisten Tumoren sowie die Tatsache, dass Reste der Lymphknotenkapsel in den Lymphomen manchmal noch erkennbar sind. Die mammogra-

---

1 Natürliche Killerzellen spielen bei der unspezifischen Immunabwehr eine wichtige Rolle.

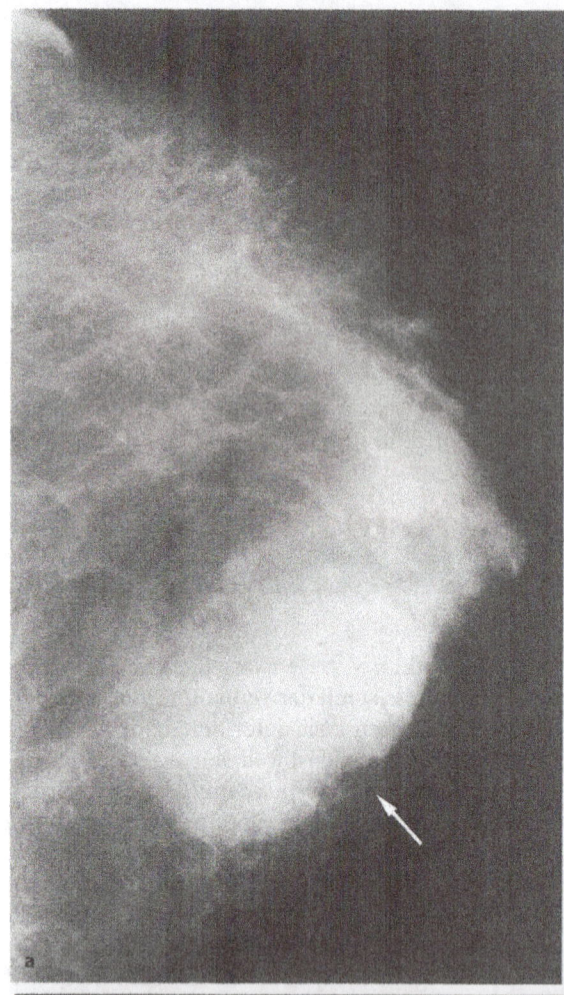

Subtyp unterschiedlichen, jedoch innerhalb eines Lymphoms uniformen neoplastischen Lymphozyten infiltrieren das Drüsenparenchym, *Lobuli und Milchgänge werden von den Tumorzellen umgeben* und mehr oder weniger erdrosselt. Das Stroma entwickelt zum Teil eine sekundäre Sklerose.

Makroskopisch sieht man meist einen gut abgrenzbaren Knoten (Abb. 6.94) und nur selten eine diffuse Infiltration.

Klinisch wird bei der nodulären Form meistens ein unilateraler solitärer (oder auch multipler), manchmal schmerzhafter 1,0–15,0 cm großer Tumor getastet. Konsekutive axilläre Lymphadenopathien werden in 10–40% der Fälle gefunden. In etwa 10% klagen die Patientinnen über Fieber, Gewichtsverlust und Nachtschweiß [387].

Die *mammographische Symptomatik* der seltenen Non-Hodgkin-Lymphome hat nur wenige Autoren beschäftigt. Ich habe in der Literatur nur 4 Übersichtsarbeiten mit der mammographischen Analyse

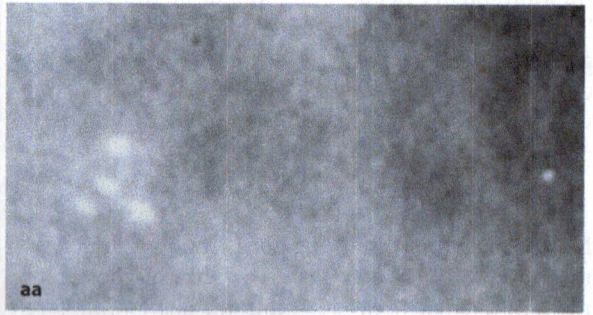

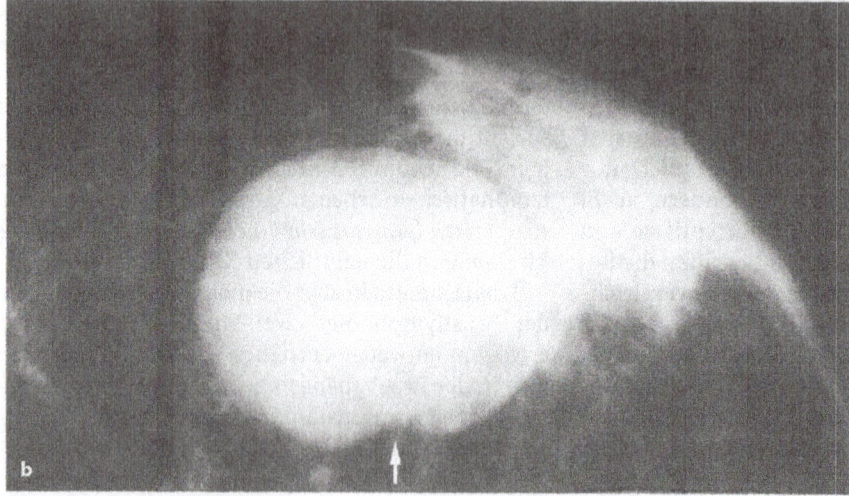

Abb. 6.95. a 8 cm großer, vorwiegend glatt konturierter, homogen intensiver ovalärer Schatten mit Nabelbildung (*Pfeil*) und Mikroverkalkungen (**aa**) bei einem Non-Hodgkin-Lymphom (aus [90], Prof. Dr. G. Brinkmann/Lüneburg), **b** 5 cm großer, ovalärer, homogener, scharf begrenzter Tumorschatten mit dorsalem Nabel (*Pfeil*), Histologie: Non-Hodgkin-Lymphom (Beobachtung von Prof. Dr. M. Zwaan et al. 1988 mit Genehmigung von Prof. Dr. V. Barth/Esslingen, [16])

phisch dokumentierte Entstehung eines primären Non-Hodgkin-Lyphoms aus einem normalen intramammären Lymphknoten [424] unterstützt auch die Theorie von Tavassoli. So oder so: die je nach von 91 Fällen [196, 244, 266, 304] und 9 Kasuistiken [50, 56, 90, 119, 144, 224, 299, 360, 428] gefunden. Es wurden also insgesamt 100 Fälle mammographisch analysiert.

Lympho- und hämopoetische Tumore 307

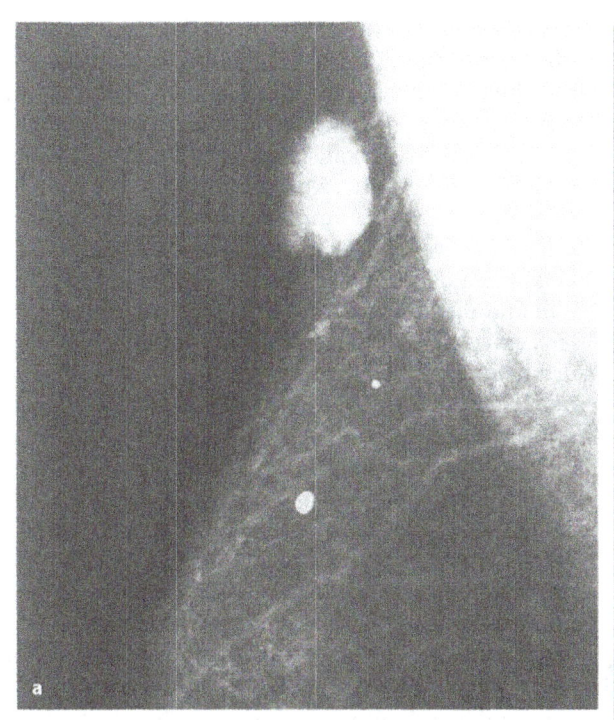

Abb. 6.96. a Einem kirschgroßen subkutan tastbaren Knoten entsprechend ist ein vorwiegend unregelmäßig begrenzter, inhomogener Tumorschatten zu sehen. Histologie: niedrigmalignes Non-Hodgkin-Lymphom (aus [90], Prof. Dr. G. Brinkmann/Lüneburg). **b** Ausgedehnter, intensiver Schatten mit spiculaartigen Streifenschatten bei einem bekannten Plasmozytom. Nach entsprechender Behandlung vollständige Rückbildung. (Aus [360], Dr. W. Simon/Köln)

▷
Abb. 6.97. Digitalisiertes Xeromammogramm: mehrere etwa 2 cm große, rundlich-ovaläre Schatten in einer knotigen Brust, Histologie: Lymphome, nach Chemotherapie vollständige Rückbildung (Aus [304], Prof. Dr. D.D. Paulus/Houston)

Mammographisch sind in der überwiegenden Mehrzahl der Fälle (je nach Autor 78–91%) solitäre, rundlich-ovaläre Tumorschatten zu sehen. Diese sind 1–15 cm groß. Ihre Binnenstruktur ist intensiv und homogen. Die Tumore sind meistens scharf begrenzt, oft gelappt. Nicht selten findet man an einer Stelle eine nabelartige Kontureindellung, wahrscheinlich einem abgeflachter Lymphknotenhilus entsprechend (Abb. 6.95). Die Konturen können auch etwas „aufgerauht" oder ganz selten spikuliert sein (Abb. 6.96). Multiple Tumorschatten kommen in weniger als 10% der Fälle vor (Abb. 6.97). Ein miliares Bild habe ich nur einmal gefunden (Abb. 6.98, [299]).

Das Fehlen von *Mikroverkalkungen* wird als für „Non-Hodgkin-Tumoren" charakteristisch beschrieben [244, 304]. Jedoch, wie Abb. 6.95b zeigt,

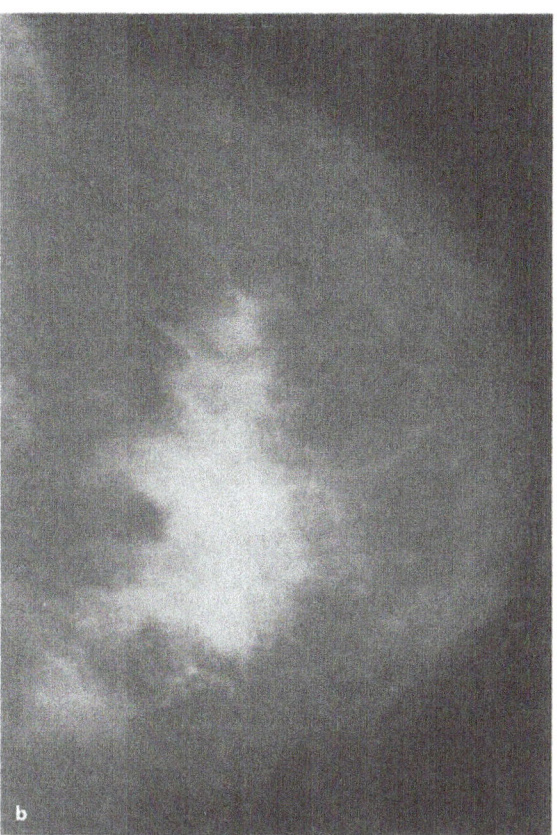

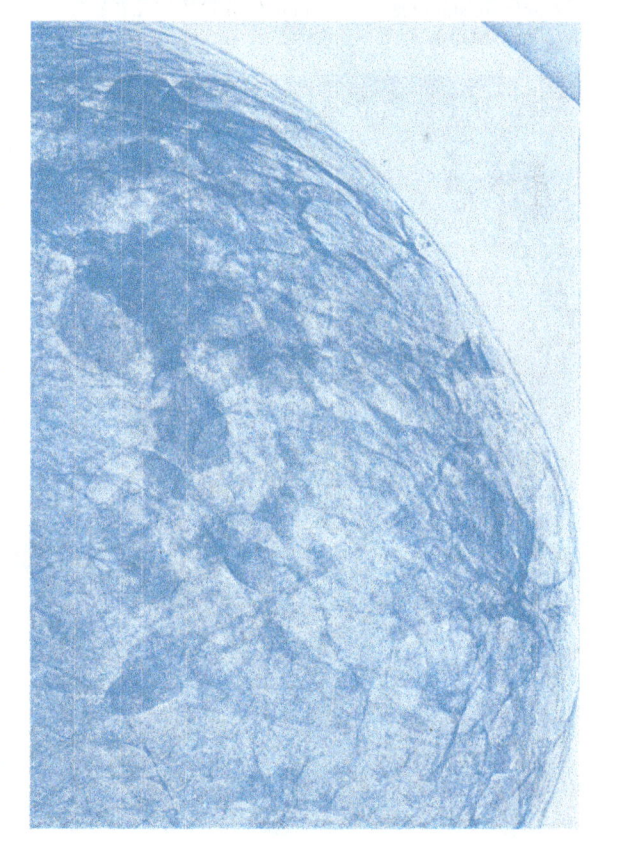

308 KAPITEL 6 Veränderungen, die außerhalb des milchproduzierenden/-ableitenden Systems entstehen

die Darstellung von Mikroverkalkungen schließt diese Erkrankung nicht aus! Leider wurden diese 4 bis 5 punkt- oder strichförmigen Kalzifikationen im Tumorzentrum nicht gezielt histologisch untersucht und so blieb ihre Lokalisation (lobulär oder duktal?) und Natur ungeklärt. Von ihrer Form und Anordnung her könnte ich mir vorstellen, dass es sich hier um in das Lymphom eingeschlossene lobuläre Verkalkungen handelt (wie bereits besprochen: die Lobuli und die Milchgänge werden von den Tumorzellen „eingekerkert"). In etwa jedem zehnten Fall werden beide Brüste gleichzeitig befallen [387]. Die Tumorschatten können dabei unterschiedlich groß sein (Abb. 6.99).

Die Mitbeteiligung der homolateralen axillären Lmphknoten kommt in etwa 30–40% der Non-Hodgkin-Lymphome vor [304, 387]; von diesen wird mammograhisch jedoch nur jeder sechste bis siebte dargestellt [244]. Wie bei den Hodgkin-Lymphomen kann auch hier eine Lymphblockade durch vergrößerte axilläre Lymphknoten entstehen [304]. Diese unilateralen Veränderungen können ein diffuses oder inflammatorisches Karzinom vortäuschen.

Nach Chemotherapie bilden sich alle Röntgensymptome binnen Wochen zurück.

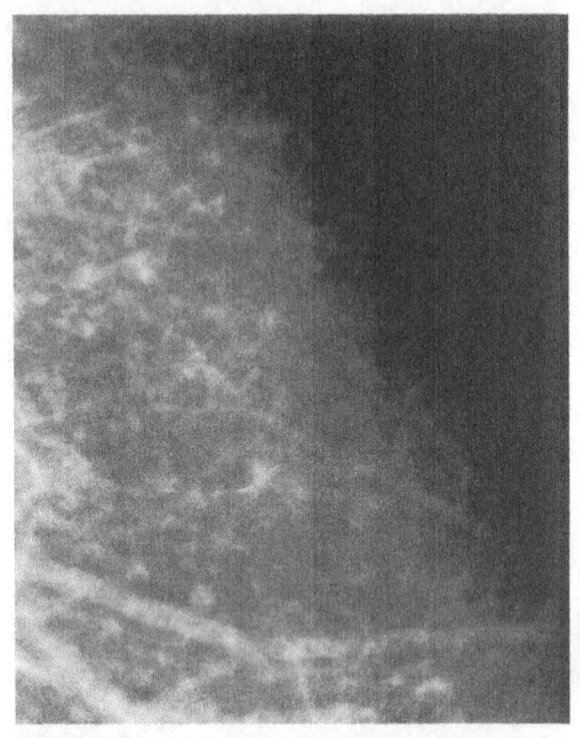

Abb. 6.98. Flaue, miliare Schatten bds. (*hier links*), die axillären, supraklavikulären und zervikalen Lymphknoten sind vergrößert. Die Histologie eines zervikalen Lymphknotens war ein niedrig-malignes Non-Hodgkin-Lymphom, nach Chemotherapie vollständige Rückbildung (Aus [299], Dr. F.A. Pameijer/Amsterdam)

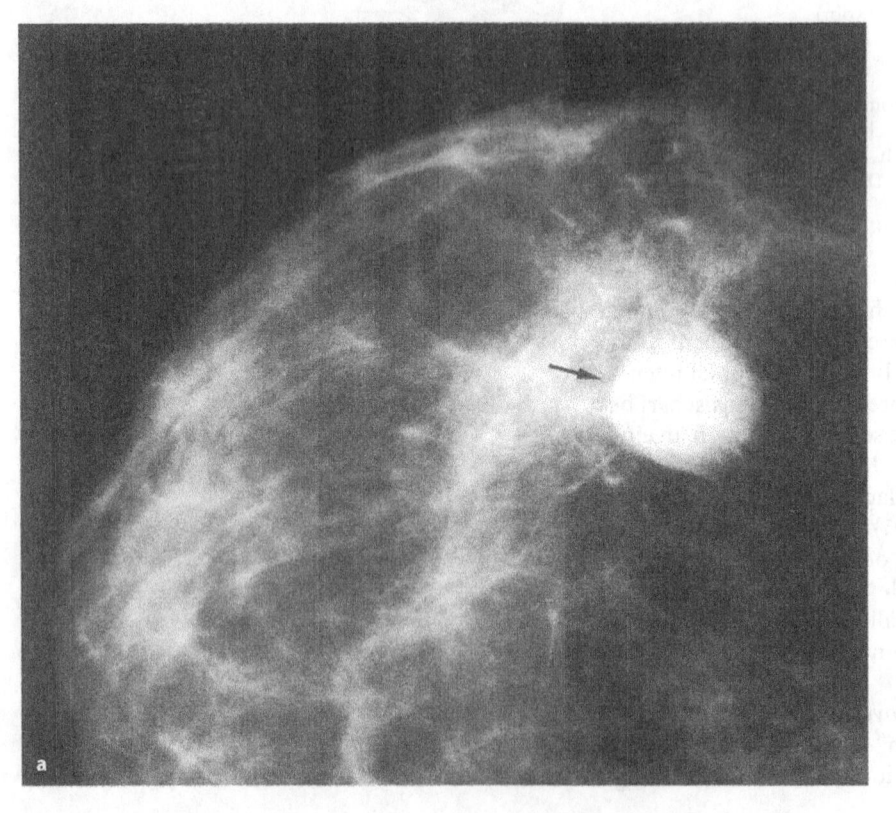

Abb. 6.99a,b. Primäres MALT(Mucosa-associated-lymphoid-tissue)-Lymphom beider Brüste. Die Veränderung wird als Non-Hodgkin-Lymphom klassifiziert und kommt vorwiegend im Gastrointestinaltrakt vor. Eine primäre Brustmanifestation ist sehr selten. Bei dem vorliegenden Fall handelt es sich um eine 35-jährige Frau mit tastbaren Knoten rechts, **a** rechts kraniokaudal: teils glatt, teils mikrolobuliert, konturierter intensiv homogener Rundschatten mit einigen zarten Streifen und ohne Mikroverkalkungen

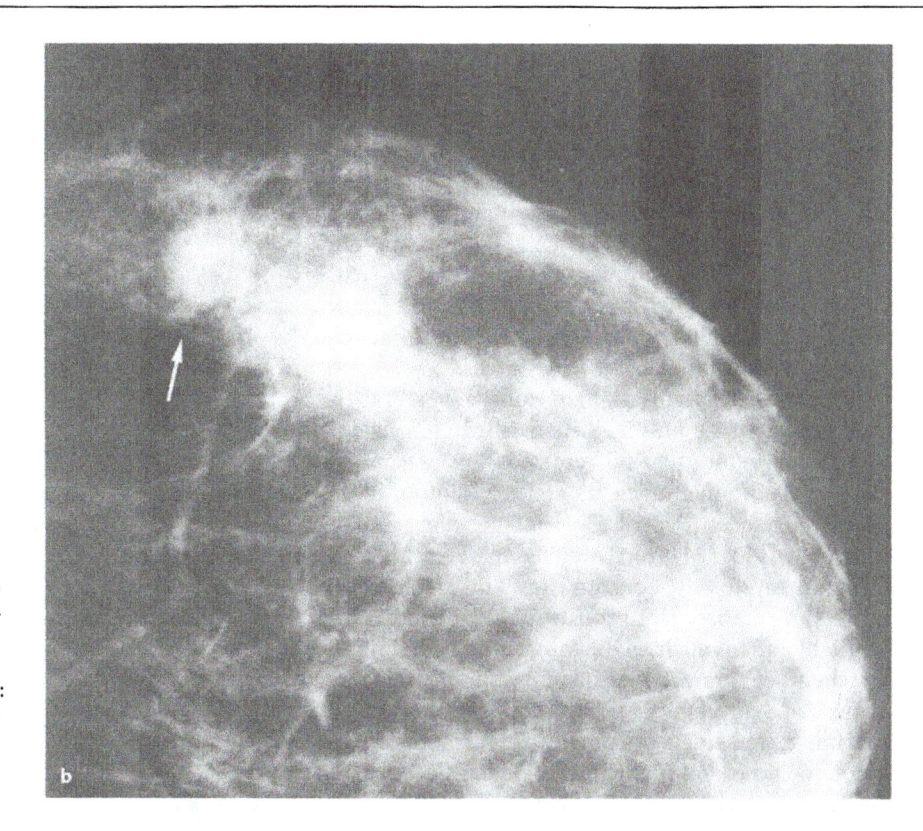

Abb. 6.99. b kraniokaudal *links*, deutlich kleinerer, weniger intensiver, etwas inhomogener Rundschatten mit mikrolobulierten Konturen ohne Tastbefund. Histologie: niedrig-malignes Non-Hodgkin-Lymphom (MALT-Lymphom) bds. (Aus [56], Dr. M. Bünning/Bottrop)

Die *sonographischen Symptome* kann man folgendermaßen zusammenfassen: glatte Begrenzung, meistens echoarme (selten echoleere), homogene (selten heterogene) Binnenstruktur mit mehr oder weniger ausgeprägtem dorsalem Schallschatten. Wenn die Binnenstruktur sehr heterogen ist, könnte es sich um die sonographische Darstellung einer netzartigen, sekundären Sklerose handeln. Wenn das Lymphom fast oder vollständig echofrei ist, dann kann es – mit einem dorsalen Schallschatten zusammen – als Zyste fehlinterpretiert werden [224, 244, 428].

Zusammenfassend: die Subtypen der Non-Hodgkin-Lymphome können weder mammographisch noch sonographisch als solche diagnostiziert werden [244], was bei den fast 40 unterschiedlichen Entitäten dieser Lymphomgruppe auch kein Wunder ist, zumal selbst die Pathologen in der Diagnosefindung Schwierigkeiten haben können. Bei sekundärer Brustmanifestation ist die Diagnosestellung natürlich einfach; bei primärer kann man an die Möglichkeit eines malignen Lymphoms denken, wenn der Tumorschatten auffällig groß und vorwiegend glatt begrenzt ist; eine flache, nabelartige Kontureindellung kann diesen Verdacht noch weiter unterstützen. Jedoch von einem Riesenfibroadenom oder maligne entarteten Cystosarcoma phylloides können die primären malignen Lymphome der Brust mammographisch nicht unterschieden werden. Bei großen invasiven Duktalkarzinomen kann man meistens einige charakteristische Kontureinkerbungen (Mikrolobuli) oder umschriebene Konturabflachung bzw. einige charakteristische Mikroverkalkungen entdecken, die die richtige Diagnose ermöglichen.

Mit Hilfe der Mammographie können die Behandlungsergebnisse beurteilt und dokumentiert bzw. evtl. Rezidive entdeckt werden!

Granulozytosarkom (Chlorom)

Wegen seiner Farbe hat man diesen Tumor früher als Chlorom (griech.: grüner Tumor) bezeichnet.

Chlorome sind Weichteilmanifestationen der myeloischen Leukämie und bestehen aus pathologisch veränderten Vorläuferzellen des granulopoetischen Systems. Diese – wegen ihres Enzyms Myeloperoxidase – grünen Zellen belagern zuerst das Knochenmark und verleihen ihm eine grau-grüne Farbe, weswegen man früher auch von Chloroleukämie sprach [161].

Jedoch nicht alle Chlorome sind grün. Von Fall zu Fall ändert sich die Farbe des Tumors je nach Enzymkonzentration: manchmal sind sie weiß oder grau, bisweilen braun. Die weißen „Chlorome" hat man früher Myeloblastom[1] genannt. Wegen der unterschiedlichen Farbe desselben Prozesses spricht man heute eher von Granulozytosarkom, und der alte Terminus wurde zwischen Klammern verbannt.

In 3–9% der myeloischen Leukämien verlassen die pathologischen Zellen die Blutbahn und infiltrieren – nach Art einer echten Geschwulst – die Haut, Gingiva, Periost und – selten – auch die Brust. Bei Autopsie von 338 myeloischen Leukämiefällen wurden 23 Granulozytosarkome gefunden, darunter zwei in der Brust [249].

Klinik: Brustlokalisationen wurden bei Frauen zwischen dem 18. und 56. Lebensjahr beschrieben. Sie kommen uni- oder bilateral, solitär oder multipel vor. Sie können auch als erstes Symptom ohne hämatologischen Nachweis leukämischer Zellen auftreten [413]. Mehrere Monate später zeigt sich dann die myeloische Leukämie im Blut. Man soll also bei jungen Frauen mit Brusttumoren in der Differenzialdiagnose auch an die Möglichkeit einer myeloischen Leukämie denken, auch wenn die hämatologischen Symptome (vorläufig) fehlen [133].

Man tastet einen oder mehrere intramammäre Knoten. Diese sind manchmal – einen Abszess imitierend – weich! Weder Hautveränderungen noch Lymphknotenbefall sind in der spärlichen Literatur [14, 367] beschrieben worden.

Das *mammographische Bild* ist unspezifisch. Man sieht bis zu 4 cm große solitäre oder multiple Rundschatten mit intensiver und homogener Binnenstruktur. Die Tumoren sind histologisch – obwohl sie keine Kapsel besitzen – von ihrer Umgebung gut abgrenzbar [387]. Dementsprechend sind sie auch im Mammogramm teils scharf begrenzt. Sie können jedoch auch unregelmäßige Konturen haben [310]. Sogar die – bei invasiven Karzinomen übliche – *Mikrolobulierung* kommt vor [14]. Mikroverkalkungen wurden nicht beschrieben.

Sonographische Untersuchungen eines Granulozytosarkoms wurden nach meiner Kenntnis nur von Son u. Oh [367] durchgeführt. Diese Autoren haben bilaterale, multiple Herde untersucht und rundliche oder ovaläre Gebilde teils mit scharfen, aber auch mit unregelmäßigen Begrenzungen gefunden. Die Veränderungen waren in der Mehrzahl echoarm und homogen, manche haben jedoch Inhomogenität gezeigt und im Zentrum eines ansonsten echoarmen Knotens eine deutlich erhöhte Echostruktur. Laterale oder dorsale Schallschatten wurden nicht festgestellt.

In der Diagnosefindung ist die bekannte myeloische Leukämie und im Zweifelsfall die *FNA-Biopsie*

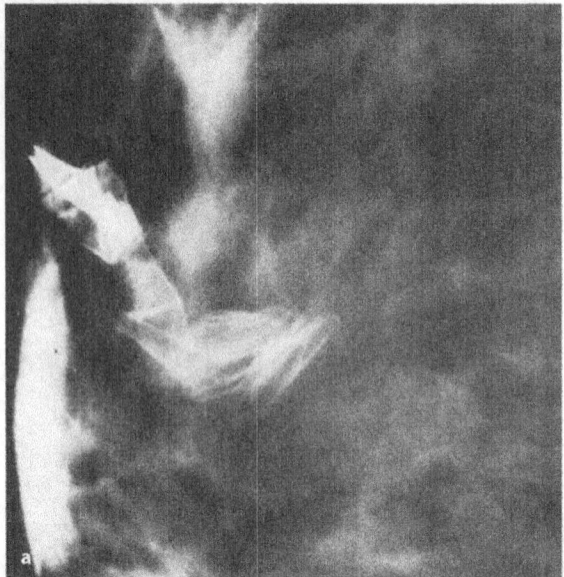

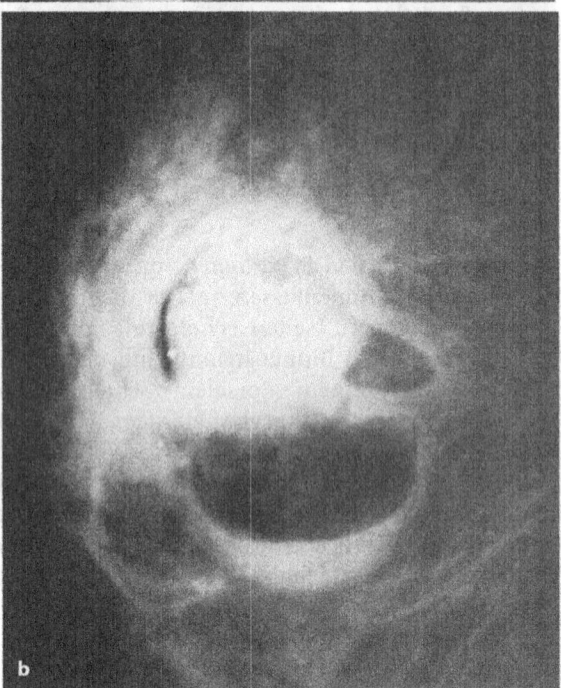

Abb. 6.100. a Gazestreifen, b Pneumozystogramm nach Punktion von 25 ml Flüssigkeit: dickwandiger Hohlraum mit einem organisierten Tupfer oben (Dr. D. Nöcker/Paderborn), c verkalktes Drainagerohr, d Nadelspitze

hilfreich [133, 310]. Das Granulozytosarkom ist sehr strahlenempfindlich und bildet sich bereits nach niedrig dosierter Bestrahlung innerhalb einiger Wochen vollständig zurück.

---

1 Myeloblasten: Vorläuferzellen der Granulozyten

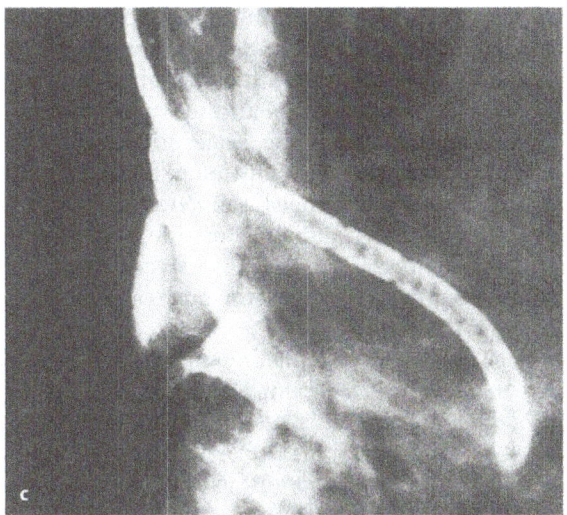

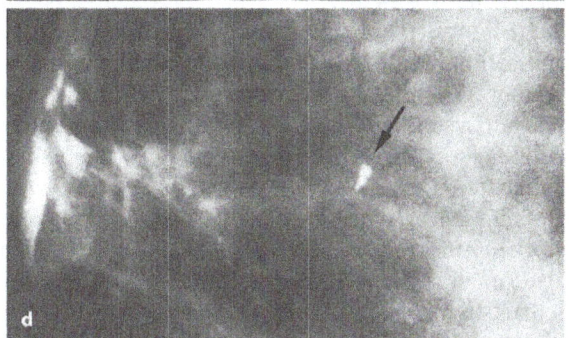

Abb. 6.100 c, d

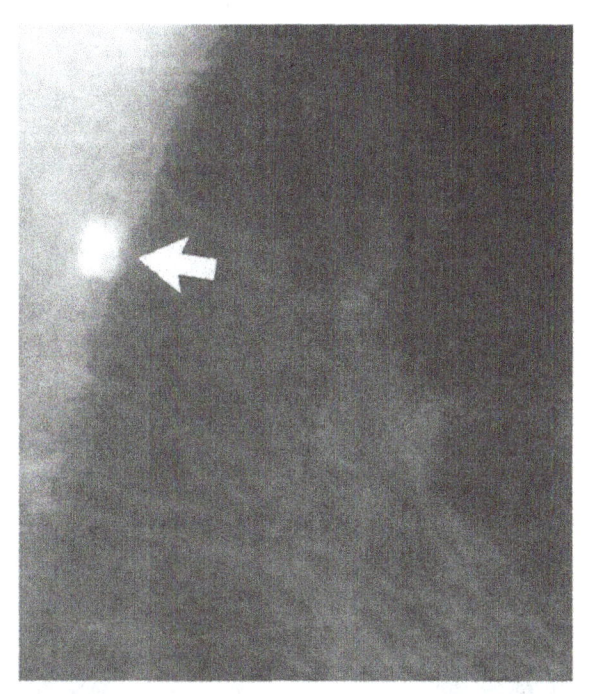

Abb. 6.101. Der Pfeil zeigt auf eine zurückgebliebene Kathetermanschette. (Aus [16], Prof. Dr. V. Barth/Esslingen)

Fremdkörper in der Brust

Hierzu zählen die – meistens iatrogen – in die Brust geratenen Fremdkörper und die Parasiten. *Iatrogene Fremdkörper* sind entweder im Operationsbereich versehentlich belassene oder zwecks Brustvergrößerung eingepflanzte/eingespritzte Materialien.

Akzidentelle Fremdkörper

Man kann *Gazestreifen*, *Mulltupfer*, *Drainagegummirohre* oder *abgebrochene Nadelspitzen* in der operierten Brust finden. Selten kommen auch nach präoperativer Drahtlokalisierung zurückgebliebene Metallpartikel vor [218] (Abb. 6.100).

Durch venöse Zentralkatheter werden Medikamente, Blutprodukte instilliert. Der Dauerkatheter wird oberhalb des oberen-inneren Quadranten der rechten (selten der linken) Brust in die V. cephalica, V. subclavia oder bis in die V. cava superior eingeführt.

Die *Kathetermanschette*, ein paar Millimeter dickes und langes Röhrchen, hat eine raue Oberfläche, um das Einwachsen von Fibroblasten bzw. Granulationsgewebe und somit die Verankerung des Katheters zu ermöglichen und eine Barriere gegen Infektionen von außen zu bilden [179]. Diese Befestigung der Manschette kann allerdings auch ihre Entfernung erschweren oder unmöglich machen [38, 115]. So bleiben in etwa 50% der Fälle nach der Entfernung des Katheters die Manschetten zurück (Abb. 6.101). Entzündungen bzw. Fremdkörperreaktionen können zu einer unregelmäßigen, homogenen oder streifigen Verschattung in der Umgebung dieser Manschetten im Mammogramm führen. Auch die Dislokation des Atemfrequenzsensors eines Herzschrittmachers in die Brust wurde beschrieben [427].

Nahtmaterial kann nach Biopsien oder Tumorektomien verkalken, wenn das nicht resorbierte Catgut die körpereigene Abwehr zu Kalkablagerung stimuliert. Die Veränderung soll in 6% der Brustoperationen – insbesondere nach Bestrahlung – vorkommen. Charakteristisch sind hier linienförmige Verkalkungen (abgeschnittene Fäden) mit scholliger Verkalkung an ihren Enden (Knoten), wie dies Abb. 6.102 zeigt [86, 181, 374].

Intramammäre Fremdkörper nichtiatrogenen Ursprungs sind *Nähnadeln*, die von Näherinnen unbemerkt oder bei psychisch Kranken oder Gefängnisinsassinnen absichtlich in die Brust hineingestoßen wurden [228, 247].

Seitdem *Piercing* Mode geworden ist, kann man auch in der Brust Metallringe finden (Abb. 6.105).

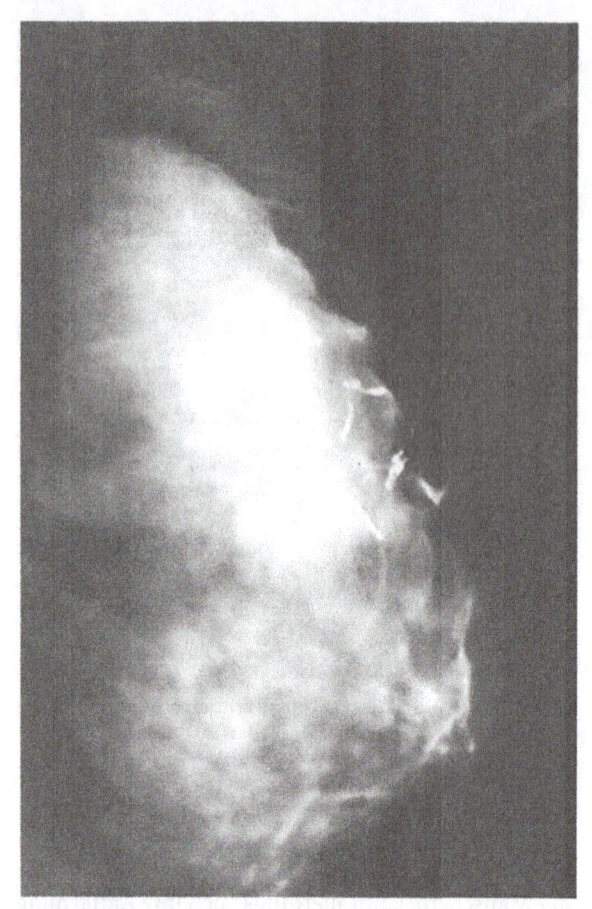

Abb. 6.102. Verkalktes Nahtmaterial

Augmentationsplastiken

■ *Paraffinimplantation.* Gersuny [137] hat 1903 im Zentralblatt der Chirurgie geschrieben: „Die Erwartungen, welche ich in Bezug auf die vielfache Verwendbarkeit der subkutanen Paraffinprothesen gehegt habe, erweisen sich mehr und mehr als begründet. Auch die Hoffnung, dass die Methode durch ihre einfache Technik allmählich Gemeingut der Ärzte werden würde, scheint in Erfüllung zu gehen." Gersuny und andere haben das Verfahren mit Vaseline (Paraffin mit einem niedrigen Schmelzpunkt) überall eingesetzt, wo Defekte der Haut und der Subkutis kosmetisch korrigiert werden mussten. Gersuny hat gehofft, dass „die Paraffineinspritzungen noch mancherlei nützliche Verwendung finden dürften."

In der Tat: Ab Ende der 20er Jahre des 20. Jahrhunderts hat man das Paraffin als Implantatsmaterial für die Brust angewendet. Da die Komplikationen nur spät – meistens 20 Jahre nach dem Eingriff – auftraten, hat man spät erkannt, dass die Brustvergrößerung mit Paraffin verheerende Folgen haben kann. So wird dieses Verfahren heute vorwiegend von unqualifizierten Personen, besonders in Südostasien durchgeführt. Allerdings gibt es auch Frauen, die ihre Brüste selbst mit Vaselininjektion vergrößern [84]. Das flüssige Paraffin wird meistens in den retromammären Raum eingespritzt.

Wenn *Komplikationen* auftreten, findet man *klinisch* einen harten, meist schmerzlosen Knoten, evtl. mit Hautbeteiligung, sodass die Veränderung leicht mit einem Karzinom verwechselt werden kann, besonders dann, wenn auch eine reaktive Lymphadenitis besteht.

Das Paraffinom (oder Ölgranulom) kann *klinisch* und *makroskopisch* einem Karzinom so sehr ähneln, dass manche Brüste deswegen amputiert wurden [383]. Exulzerationen oder Paraffinwanderung in Thorax- oder Bauchwand – wie bei Silikon – kommen selten vor [420].

Histologisch entsprechen die Paraffinome einem von dichten reaktiven Bindegewebssträngen durchsetzten Granulom mit zahlreichen Hohlräumen (Pseudozysten) in verschiedenen mikroskopischen Größen (sog. „Schweizer-Käse-Muster"). Ursprünglich hatten diese Hohlräume Paraffin-Ölglobuli eingeschlossen, welche sich aber während der histologischen Aufarbeitung herauslösten. Es handelte sich also genau um das Bild, welches Gersuny [137] beschrieben hat: „… das injizierte Vaselin wird … von Bindegewebe durchwachsen und dadurch in zahllose, kleine Klümpchen zertrennt, von welchen jedes seine eigene Bindegewebskapsel hat."

In den „Pseudozysten" sind auch Verkalkungen zu finden. Makrophagen, Fremdkörperriesenzellen, Plasmazellen ergänzen noch das histologische Bild des Paraffinoms [333, 344, 389, 421].

Die *Mammographie* zeigt Streifenschatten in wabiger Anordnung oder kleine ringförmige bzw. amorphe Verkalkungen.

Sonographisch stellen sich die Paraffinome als mäßig echoarmer, rundlicher, gut abgrenzbare Bezirke mit dorsalen Schalschatten dar [420].

■ *Fettimplantation.* Fett wird zur Brustvergrößerung entweder als *Eigenfett* oder als *Leichenfett* eingepflanzt.

Über Eigenfettimplantation in die Brust hat als erster Bartlett 1917 berichtet [18]. Er wollte eine überflüssige Amputation bei ausgedehnten Prozessen unsicherer Histologie (z.B. bei fibrozystischer Mastopathie) vermeiden – was damals gang und gäbe war – und trotzdem die Möglichkeit haben, die Veränderung später histologisch komplett aufarbeiten zu können. Deswegen hat er – als Zwischenlösung – den ganzen Drüsenkörper mit Elektrokauter ausgeschält und den Defekt mit Eigenfett aufgefüllt.

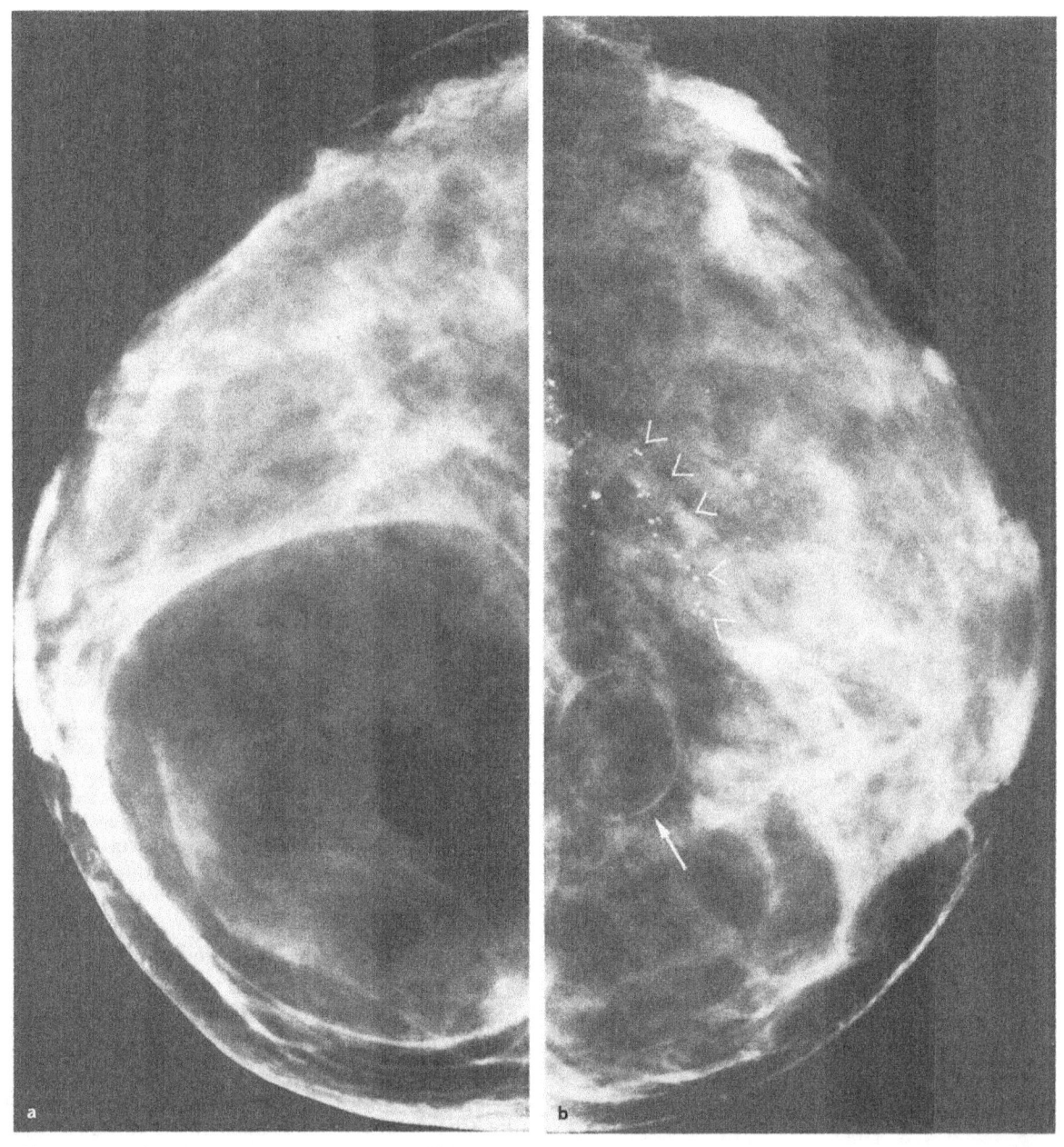

Abb. 6.103. a *rechts*: Dermatofettlappen ohne Fremdkörperreaktion, **b** *links* ist der Dermatofettlappen fast vollständig resorbiert (*Pfeil*), in seiner Umgebung sind zahlreiche liponekrotische Mikrozysten (*offene Pfeile*) zu sehen

Das Verfahren war der Vorläufer der sog. subkutanen Mastektomie mit Silikonprothese, welches vor etwa 20 Jahren bei sog. „Mastopathie III" oder bei LCIS oft praktiziert wurde.

Eigenfett wird aus dem Gesäß oder aus der Bauchwand (in Form von Derma-Fettlappen) bzw. aus dem Knochenmark gewonnen.

Aus dem *Derma-Fettlappen* wird eine Kugel gewünschter Größe geformt, wobei das Fettgewebe das Innere, die Haut die Oberfläche der Kugel bildet.

Die Kugel wird dann durch einen inframammären Bogenschnitt in den retromammären Raum eingeschoben.

Im *Mammogramm* sind sie als rundliche, strahlendurchlässige, von der Umgebung gut abgrenzbare Gebilde zu erkennen (Abb. 6.103a). Obwohl es sich um körpereigenes Gewebe handelt, kommt es auch hier zu Abwehrreaktionen. Der Fettgewebsanteil wird verflüssigt, verölt, sickert in die Umgebung durch und bildet hier verkalkte liponekrotische Mikrozysten

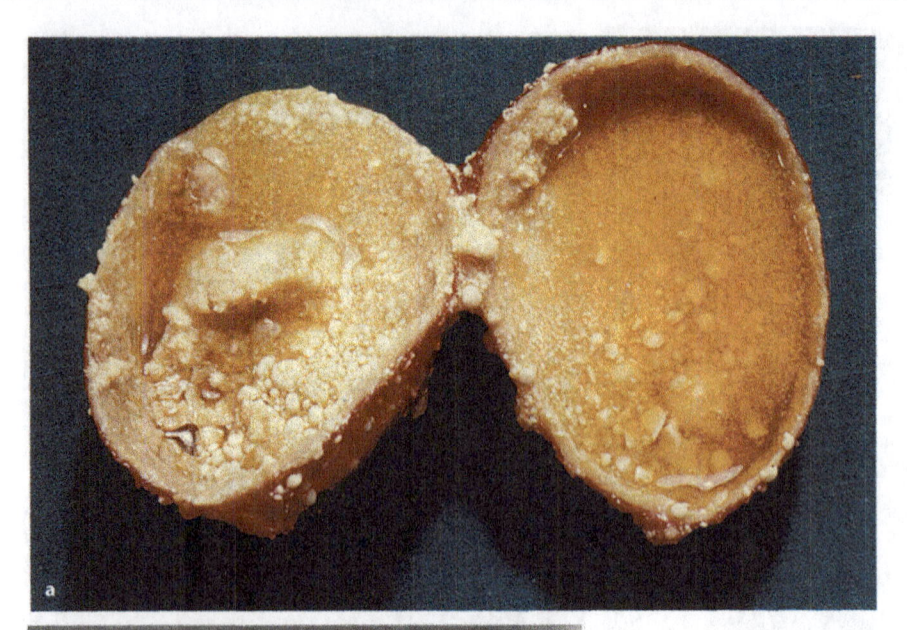

Abb. 6.104. a Das Implantat wurde entfernt und aufgesägt. Die „Kokosnuss-Schale" entspricht der verkalkten Haut des Dermatofettlappens, die Höcker verkalktem Granulationsgewebe, am Boden sieht man veröltes Fettgewebe, **b** Mammogramm, ein anderer Fall mit beginnender Prothesenverkalkung

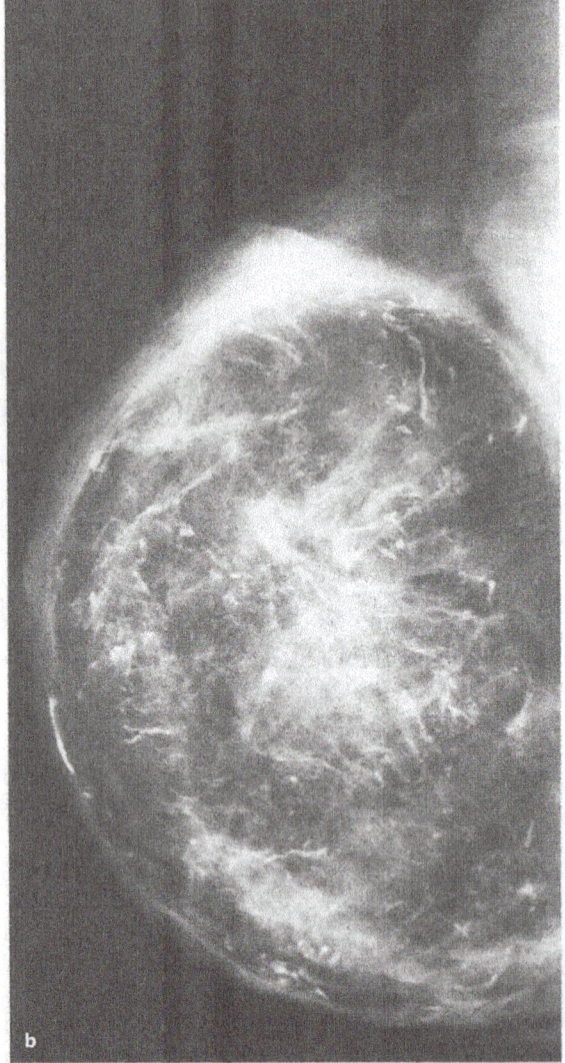

(Abb. 6.103b). Innerhalb des Transplantates entsteht Granulationsgewebe, welches schließlich – wie auch die Außenhülle – verkalken wird.

In der Mitte des 20. Jahrhunderts hat in Berlin (West) ein Chirurg Mammavergrößerungen mit *Leichenfett* vorgenommen. Der Fama nach soll er später angesichts der manchmal schrecklichen Komplikationen Selbstmord begangen haben.

Zufällig habe ich nacheinander zwei Fälle von diesem Chirurgen gesehen. Beide sahen mammographisch wie Abb. 6.104.b aus.

Die Fremdkörperreaktion spielt sich hier ähnlich ab, wie bei den autologen Transplantaten. Schon früh – ein paar Monate nach der Operation – können pralle und schmerzhaft harte Brüste sowie klinische Zeichen der Mastitis entstehen [317], jedoch ohne mikrobiologischen Nachweis von Superinfektion [332]. Es gibt allerdings auch Fälle, bei denen die Komplikationen erst nach 10 bis 15 Jahren auftreten [349]. Auch die Leichenfettimplantate werden – wie die autologen Derma-Fettlappen – durch die Verkalkung steinhart und nach Entfernung wie eine Kokosnuss aufsägbar (Abb. 6.104a). Das Leichenfett ist auch hier teils oder ganz verölt [349]. Eine interessante Beobachtung von Gries et al. [148] soll hier noch erwähnt werden: Sie konnten die totale homogene Verkalkung des Leichenfettimplantates anhand von Voraufnahmen dokumentieren.

Eine Vergrößerungsplastik mit Leichenfett wird heute nicht mehr durchgeführt.

Auch bei den *perkutan injizierten Fettzellen* kann es zu Abwehrreaktionen kommen. Diese Variante der Augmentationsplastik mit Eigenfett wurde von

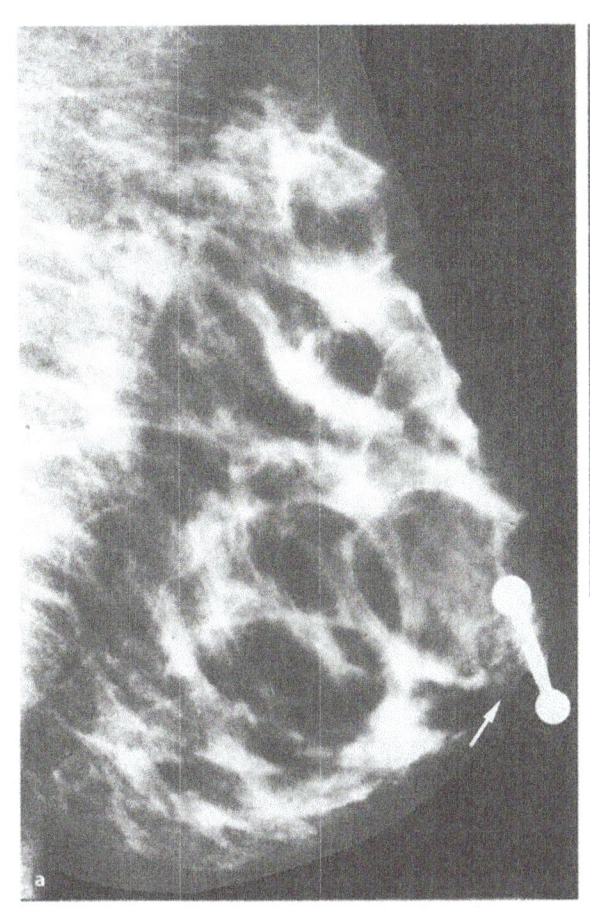

Abb. 6.105. a Die 20-jährige Frau hatte ein Jahr nach der Brustvergrößerung mit Eigenfettinjektionen mehrere pingpongballgroße schmerzhafte Knoten bekommen. Die Mammogramme beiderseits zeigen große Ölzysten, Nebenbefund: Piercing (*Pfeil*), **b** Sonographie: große zystische Lesion mit polypoider Raumforderung, offensichtlich Zelltrümmern entsprechend. (Aus [373], Prof. Dr. W. Buchberger/Innsbruck)

Bircoll [41] empfohlen: es werden Fettzellen durch Beckenkammpunktion gewonnen, gereinigt, mit Insulin vorbehandelt und in sehr kleinen Mengen perkutan in die Brust injiziert. Die Fettzellen sollen sich durch Neovaskularisation in die Brust integrieren.

Wenn jedoch diese Assimilation nicht stattfindet, können kleinere bis größere zystische Fettnekrosen nach dem bekannten Muster (Liponekrose → Granulationsgewebe → Abkapselung) entstehen (Abb. 6.105, [254, 64, 373]).

■ *Silikonprothesen.* Silikon kann in die Brust entweder als Prothese eingepflanzt oder in flüssigem Zustand injiziert werden.

Die *Silikonprothesen* bestehen aus einer wenige mm dicken *Silikonhülle* mit glatten oder rau texturierten Oberflächen, evtl. mit Polyurethanschicht überzogen. Die Lumenprothesen werden mit Silikongel oder mit Kochsalzlösung (biluminale teils mit Silikongel, teils mit Kochsalzlösung) gefüllt.

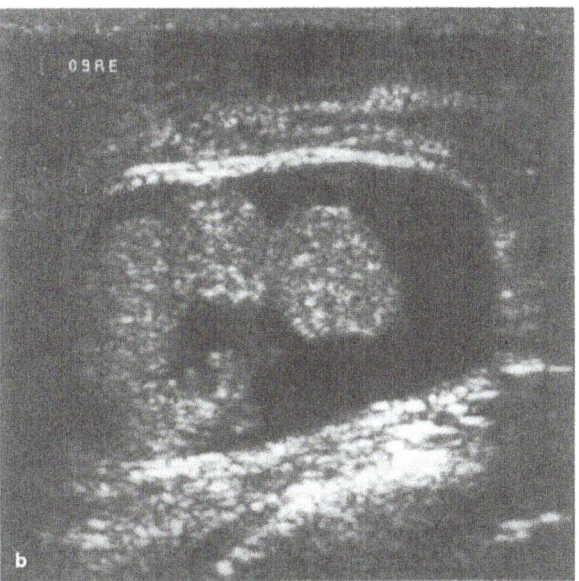

Die Varianten (biluminale Modelle, Polyurethanschicht, Kochsalzlösung in der äußeren Prothesenkammer) sollen die Patientinnen gegen verschiedene Komplikationen schützen. In den letzten 30 Jahren wurden nämlich zahlreiche Einzelbeobachtungen veröffentlicht, die die Silikonprothesen mit Rheumatismus, Sklerodermie, Lupus erythematodes, sogar mit Brustkrebs in ursächliche Verbindung gebracht hatten. Große Übersichtsarbeiten der letzen Jahre konnten diese Vermutungen nicht bestätigen [287, 359].

Silikonprothesen werden entweder als *Vergrößerungsplastik* oder zur *Rekonstruktion* nach *subkutaner* oder *totaler Mastektomie* eingepflanzt, und zwar subkutan, retroglandulär oder subpektoral. Mit Hilfe von temporären Expander-Implantaten können größere „Taschen" gebildet werden, wenn die gewünschte Prothesengröße nicht den anatomischen Verhältnissen entsprechen. Diese wird dann in einer zweiten Operation gegen die endgültige Prothese ausgetauscht.

Komplikationen: *Periprothetische Kapselbildung* (sog. *Kapselfibrose*) kommt bei über 70% der Fälle vor, vorwiegend bei retroglandulären Implantaten [98]. Hier handelt es sich um eine klassische Fremdkörperreaktion, deren Auslöser

- von der Prothesenschale abgeschuppte Silikonpartikel ggf. Polyurethanteilchen,
- durch die Hülle durchgesickertes Silikongel oder
- einfach die Prothese selbst als Fremdkörper sein kann [13, 79, 103, 333, 363, 398].

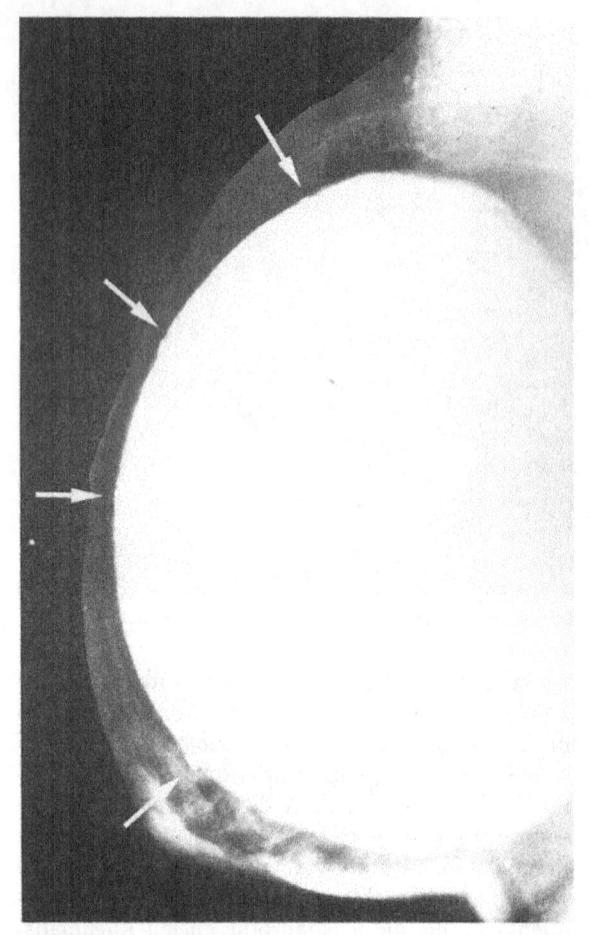

Abb. 6.106. Die feinen Kapselverkalkungen sind mit Pfeilen markiert

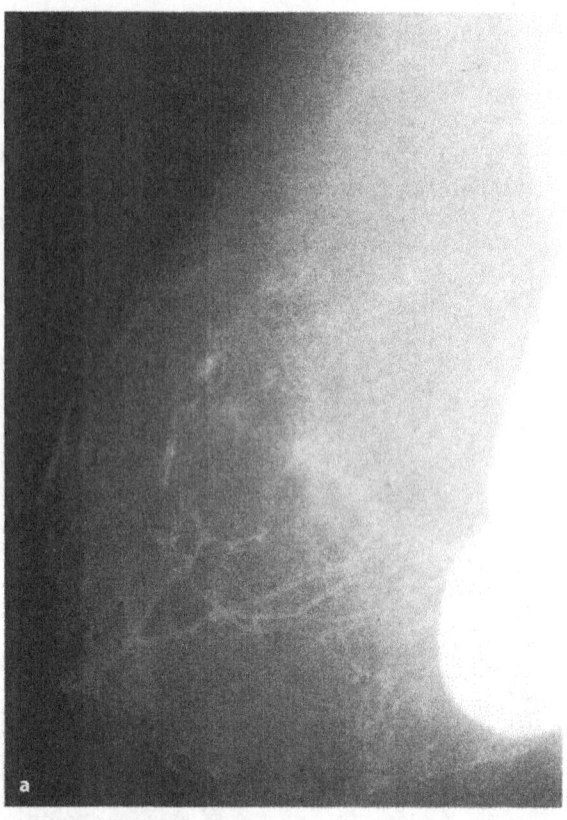

Abb. 6.107. a Zehn Jahre nach der Einpflanzung Prothesenruptur mit Darstellung der Milchgänge durch freigewordenes Silikongel. **b** Nach Entfernung des Implantats weiterhin gute Darstellung der Milchgänge (aus [240], Frau Dr. K. Lendvai-Virágh/Köln). **c** Silikonome oben und unten vor der Prothese; die Streifenschatten entsprechen wahrscheinlich herausgeflossenem Silikongel

Die Kapselfibrose entsteht schon kurz nach der Einpflanzung und besteht aus Myofibroblasten, Fibroblasten, Kollagen und elastischem Gewebe. Es ist sehr interessant, dass sich an der Prothesenseite der Kapsel eine synovialisähnliche Membran bildet, die wiederum einen dünnen Flüssigkeitsfilm produziert [79, 333].

In etwa einem Viertel der Fälle sind plaqueartige, punkt- oder linienförmige *Kapselverkalkungen* zu finden, wie es Abb. 6.106 zeigt [98, 308, 325].

Nur ein Teil der Kapselfibrosen führt zu den gefürchteten *Kontrakturen*. Hier handelt es sich eigentlich um eine narbige Schrumpfung. Je mehr elastisches Gewebe in der Kapsel vorhanden ist, desto größer die Kontraktionsgefahr. Die klinischen Symptome sind vom Grad der Schrumpfung abhängig und reichen vom Unbehagen bis zu richtigen Schmerzen, von leichter Deformierung bis zur Dislokation der Prothese.

Schwere Kapselfibrosen wurden früher mit dem Aufbrechen der Kapsel durch starken manuellen Druck behandelt. Dieses als „Kapselsprengung", Quetsch(Squeeze)-Technik oder – eleganter – als „geschlossene Kapsulo*tomie*" bezeichnete ziemlich brutale Verfahren führte nur zur vorübergehenden Besserung, oft aber zur Prothesenruptur. Heute wird die vollständige Entfernung der Kapsel („Kapsul*ektomie*") durchgeführt. Rezidive kommen auch nach diesem Verfahren oft vor.

Bei der mammographischen Kontrolle von 350 asymptomatischen Prothesenträgerinnen wurden 60 Implantathernien (umschriebene Ausbuchtung der Prothesenhülle) und 18 richtige Rupturen festgestellt. Sowohl bei den Hernien als auch bei den Rupturen konnten mehr oder weniger ausgeprägte Silikon-Gel-Extravasate festgestellt werden [98].

Spontane Rupturen entstehen entweder durch Fabrikationsfehler oder durch Verschleiß der Prothesenhülle. Das „Verfallsdatum" wird im Allgemeinen mit 10 bis 15 Jahren nach der Einpflanzung angegeben [33, 88, 307]. Es wurde – um dem Rupturrisiko vorzubeugen – der prophylaktische Austausch

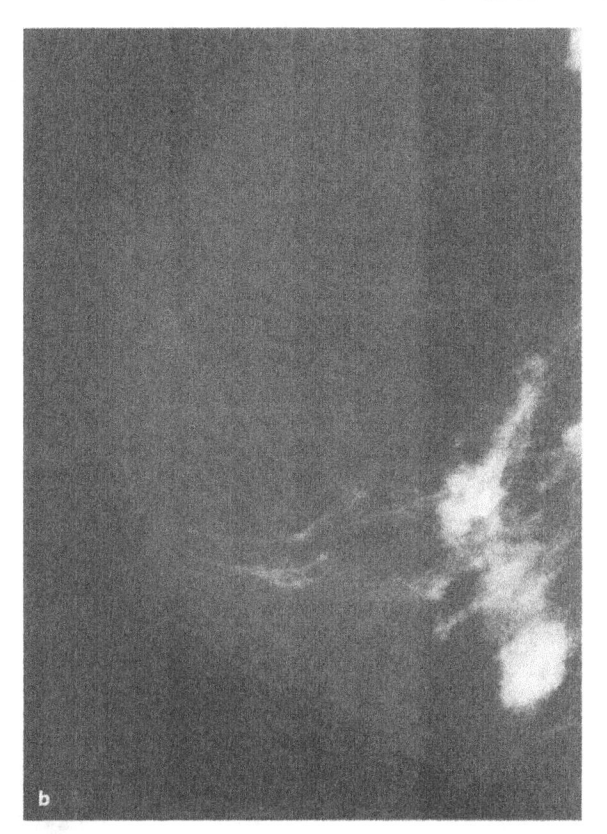

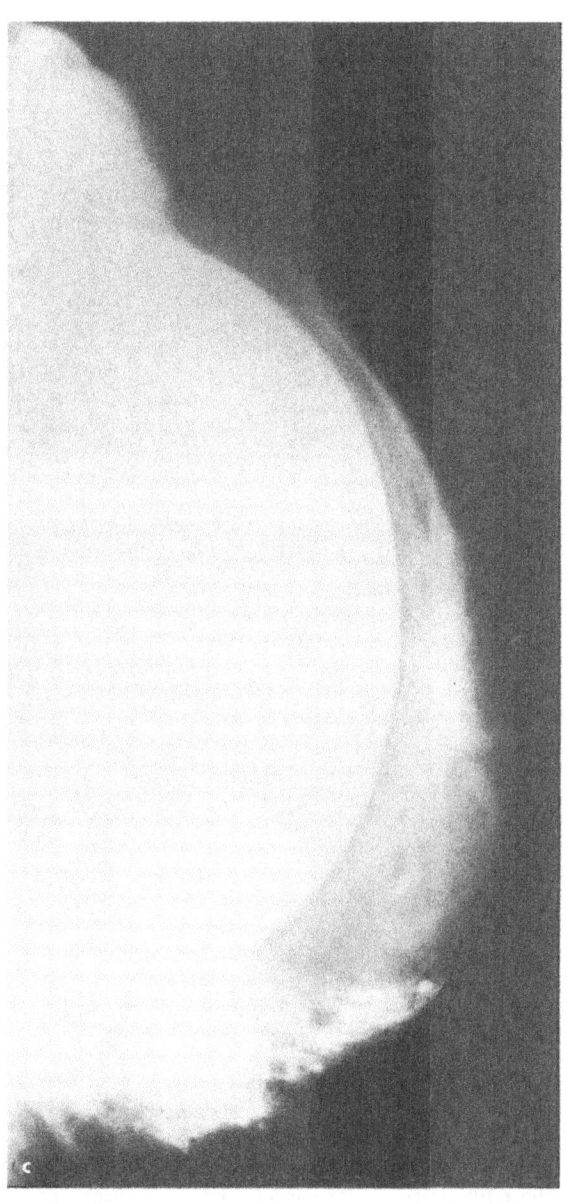

Abb. 6.107 b, c

der Prothesen nach acht Jahren empfohlen [330]. Das würde allerdings bedeuten, dass bei einer Frau, die mit 20 ihre erste Vergrößerungsplastik bekommen hat, bis zu ihrem 70. Geburtstag etwa sechs weitere Operationen vorgenommen werden müssten!

Das freigewordene Silikongel kann in die Thorax- oder Oberarmmuskulatur wandern. Man hat Silikon auch in der Pleuraspalte gefunden, ebenso auch in den Lymphknoten. Auch die spontane Darstellung des Milchganges durch Silikon wurde beschrieben (Abb. 6.107a,b; [2, 180, 240]).

Solche Migrationen des frei gewordenen Silikongels haben jedoch eher einen anekdotischen Charakter. Typisch dagegen sind die Silikonome in unmittelbarer Nähe des Implantates. Diese zeigen im Mammogramm einen oder mehrere, verschieden große, unregelmäßig berandete, mit der Prothese gleich intensive homogene Schatten (Abb. 6.107c).

Histologisch entsprechen die Silikonome einer granulomatösen Fremdkörperreaktion mit Riesenzellen und Fibrose um die ausgeflossenen Silikontropfen.

Rupturen können auch als Traumafolgen z.B. nach „geschlossener Kapsulotomie" entstehen [186]. Auch der Mammographie wird nachgesagt, dass sie eine Prothesenruptur verursachen kann [416]. Silikongel zwischen Prothesenhülle und fibrotischer Kapsel wird als *intrakapsuläre*, und außerhalb der Kapsel als *extrakapsuläre Ruptur* bezeichnet.

Etwa die Hälfte der Patientinnen klagt über brennende Schmerzen. Durch die Schrumpfung der betroffenen Brust entsteht eine Deformierung oder Asymmetrie. Die Silikongranulome sind als Knoten zu tasten.

Mammographische Zeichen des Implantatdefektes sind Konturunregelmäßigkeiten, evtl. Verkleinerung der Prothese und Silikonextravasate.

Ähnliche klinische und mammographische Symp-

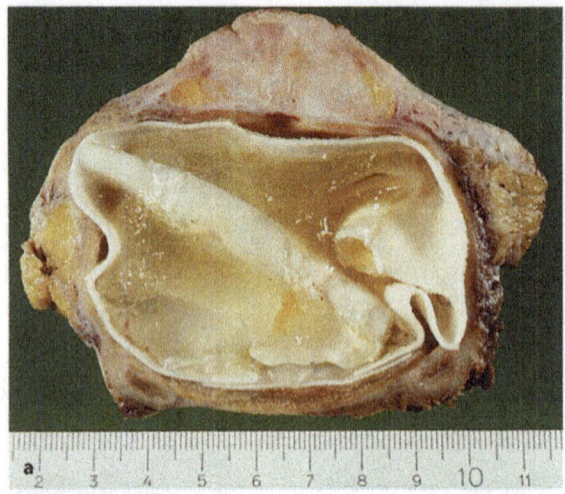

318 KAPITEL 6 Veränderungen, die außerhalb des milchproduzierenden/-ableitenden Systems entstehen

quenzen entfernen ließen. So hatten die Radiologen die Möglichkeit, ihre präoperativen Diagnosen durch Operationsbefunde zu kontrollieren [32, 33, 63, 120, 274, 369].

Die *Mammographie* ist – was die Feststellung einer Prothesenruptur betrifft – mit ihrer 23%igen Sensitivität anderen bildgebenden Verfahren eindeutig unterlegen (zum Vergleich: Sonographie: 59%; CT: 82%, MRT: 95%).

Allerdings ist die Spezifizität der Mammographie mit 98% besser als die der anderen Verfahren [120]. Daher: Wenn mit Mammographie eine Protheseruptur nicht eindeutig ausgeschlossen werden kann, muss ein MRT durchgeführt werden [33]. Die wich-

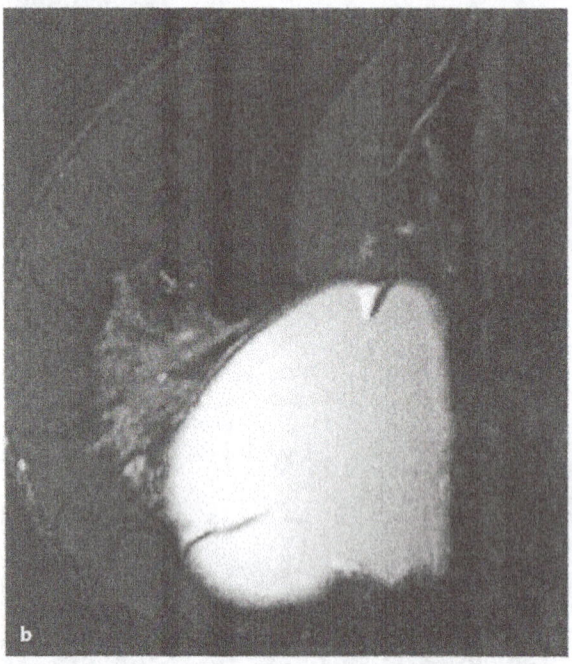

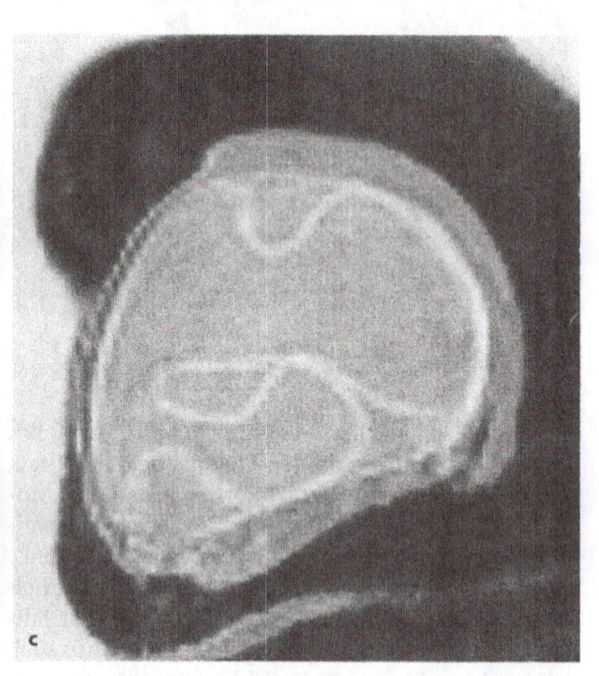

Abb. 6.108. a Nach Prothesenruptur amputierte Brust, man sieht die mit bräunlicher Fibrose umgebene, weiße Prothesenhülle, die in das Silikongel eingesunkene Falten bildet (Prof. Dr. R. Bässler/Fulda). **b** Beginnende Einfaltungen der Prothese und Ansammlung des ausgeflossenen Silikongels (sog. „bleeding"). **c** Die Faltenbildung (sog. Linguini-Zeichen) ist ausgeprägt (Dr. E. Wegian/Düsseldorf)

tome können aber auch *ohne Ruptur bei Durchlässigkeit* der Prothesenhülle entstehen. Wenn eine Prothesenträgerin plötzlich brennende Schmerzen in der Brust hat, stellt sich die Frage, ob die Prothese durchlässig ist und entfernt werden muss oder nicht.

Die Untersuchung auf Prothesenläsion mit bildgebenden Verfahren ist relativ neu. Sie hat dadurch Auftrieb bekommen, dass in den letzten Jahren und insbesondere in den USA viele Frauen ihre Silikonprothesen aus Angst vor gesundheitlichen Konse-

tigsten Symptome der Prothesenruptur im MRT bzw. Sonogramm entstehen dadurch, dass die rupturierte Prothesenhülle in das Gel hineinsinkt und dort Falten bildet (Abb. 6.108a). Diese Falten werden im MR-Schichtbild als kurze linienförmige oder wellige, signalarme Linien (Abb. 6.108b,c), im Sonogramm als parallellaufende echogene Linien dargestellt. Die in das Silikongel geratene Körperflüssigkeit oder Kochsalzlösung kommt im MR-Bild als Tropfen im Sonogramm als echoarmer Bezirk zur

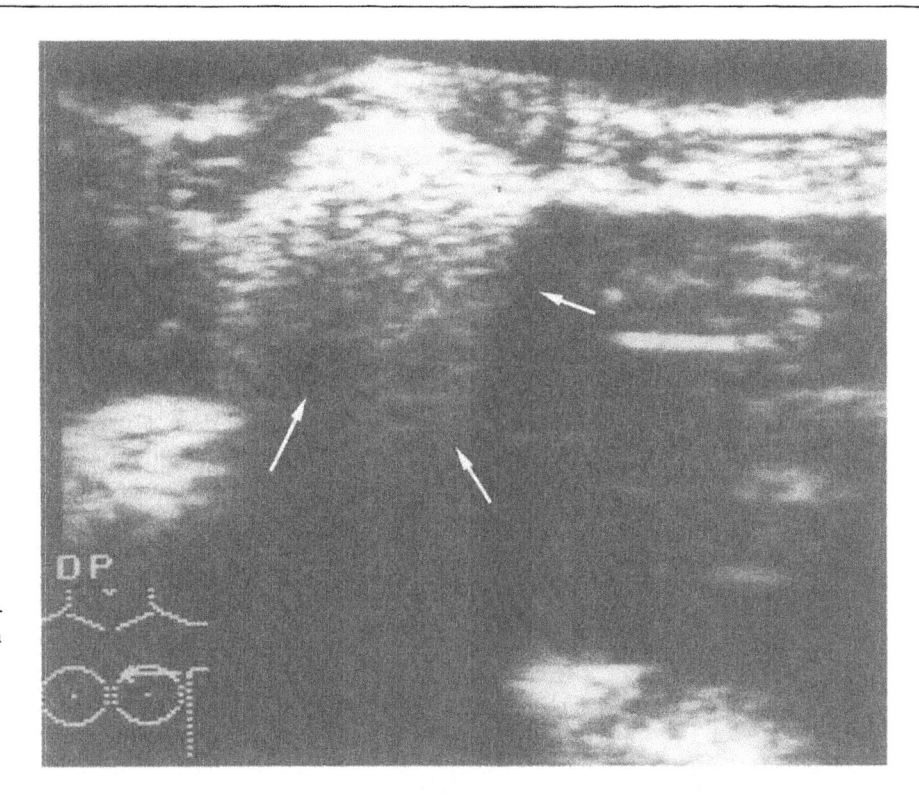

Abb. 6.109. Das Schneegestöber(Snow-storm)-Muster im Sonogramm wird durch die Dispersion des Schallstrahls am freien Silikongel *(Pfeile)* verursacht. (Aus [129], Prof. Dr. M. Friedrich/Berlin)

Darstellung.[1] Diese Symptome können im Mammogramm selbstverständlich nicht gesehen werden. Dagegen kann man das freigewordene Silikongel mit allen drei bildgebenden Verfahren feststellen: im Mammogramm und im MRT als Silikonansammlung (Abb. 6.107,6.108b), im Sonogramm als echoarmen Bezirk mit nach distal abnehmendem Schallschatten (sog. „Schneegestöber", Abb. 6.109).

Die *Lokalisation* der Ruptur wird als *intra-* oder *extrakapsulär* angegeben. Um die richtige Diagnose zu stellen, muss der Untersucher über entsprechende Erfahrungen verfügen und über die Art der Prothese und der plastischen Operation informiert sein.

Das Brustkrebsrisiko der Prothesenträgerinnen ist nicht größer als das der Frauen ohne Prothese [51, 54].

Auch kleine Karzinome können neben der Silikonprothese gefunden werden [98, 238, 270]. Die Behauptung, dass Karzinome in der augmentierten Brust in einem späteren Stadium entdeckt werden, wurde widerlegt. Aufnahmen in 2 Ebenen reichen allerdings nicht aus, es sind Zusatzaufnahmen notwendig [61, 238]. Mit einer speziellen Technik (nach vorne ziehen des Drüsenkörpers und Dorsalverschiebung der Prothese) wird die Darstellung der Mamma bei retroglandulärem Implantat erleichtert [113].

Serome[1] können auch nach Prothesenimplantationen entstehen. Sie kommen **mammographisch** als milchige Begleitschatten neben der Prothese zur Darstellung. Kleinere Serome werden innerhalb von 10 Tagen absorbiert; größere können unter Ultraschallsicht drainiert werden. Nach *Kapsulektomie* können zurückgebliebene Kapselreste, sowohl unmittelbar nach der Operation, als auch Jahre später Serome verursachen. Diese sind *mammographisch* mehr oder weniger gut umschriebene, intensive, rund-ovaläre Schatten, die ihre Größe kompressionsabhängig ändern und auf der streng seitlichen Aufnahme einen Fett-Wasser-Spiegel zeigen können.

Sonographisch sind die Serome echofrei oder echoarm, glatt oder unregelmäßig begrenzt und zeigen eine dorsale Schallverstärkung.

Mit *MRT* kann man zwischen Serom, Restsilikon und Karzinom unterscheiden [370].

---

1 Die italienische Küche hat die Namensgebung der MR-Symptome stark beeinflusst: Die welligen Streifen der kollabierten Prothesenhülle werden nach einer Nudelart als „Linguini-Zeichen" (flache Spaghetti), das mit Flüssigkeit vermischte Gel als „Salatöl-Symptom" bezeichnet.

---

1 Aus Serum und Lymphe bestehende gelbliche oder bräunliche Flüssigkeitsansammlungen in postoperativen Hohlräumen mit bindegewebiger Abgrenzung.

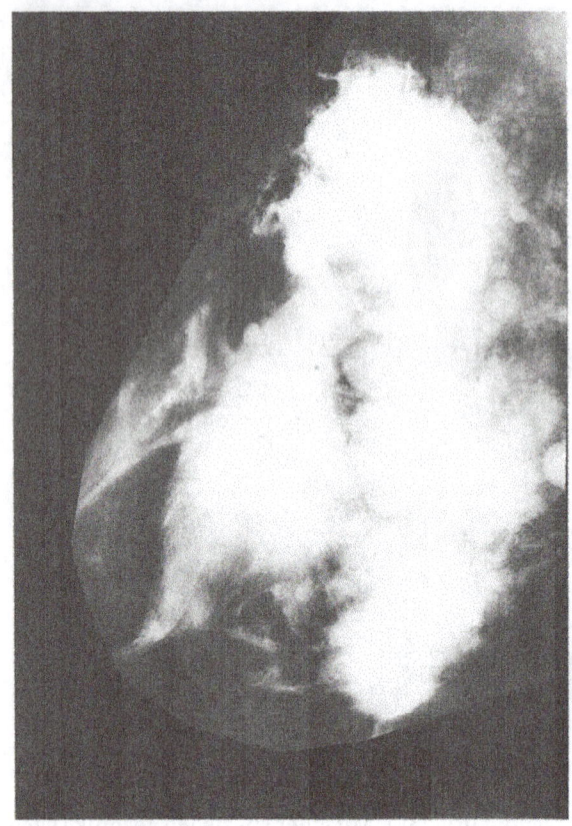

Abb. 6.110. s. Text

- *Brustvergrößerung mit Silikoninjektion.* Mitte der 80er Jahre habe ich eine ehemalige Sambatänzerin[1] aus Brasilien als Patientin untersucht. Sie wurde von ihrem Gynäkologen wegen knotiger Brüste überwiesen. Die Mammogramme zeigten beiderseits kleinere bzw. größere, rundliche, intensive, homogene Schatten, die teils zusammenfließend, teils voneinander durch Fettgewebe getrennt waren, ihre Konturen waren – wo sichtbar – glatt. Hin und wieder konnte man auch feine, nach ventral gerichtete streifige Strukturen feststellen (Abb. 6.110). Die Patientin hatte nur nach langem Zögern eingestanden, dass sie ihre Brüste mit Silikoninjektionen in einem Krankenhaus in Sao Paulo vergrößern ließ. Vergebens habe ich über das Auswärtige Amt zu erfahren versucht, was für eine Mischung eingespritzt wurde, weil laut Krankenhaus die Frau dort nie behandelt wurde. Die Patientin kam noch ein- oder zweimal zur Kontrolle, jedoch ohne Befundänderung.

Silikon wurde – der Fama nach – erstmals 1945 flachbrüstigen japanischen Prostituierten eingespritzt, die im Dienste amerikanischer Soldaten standen. Seitdem wenden sich Frauen aus Amerika (vorwiegend aus dem Süden) und Südostasien gerne an „Hinterhofärzte", Krankenschwestern oder Kosmetikerinnen, um ihre Brüste vergrößern zu lassen. Manche deutsche Frauen wollen auch nicht zurückbleiben, so hat mir Dr. Blumenroth – Gynäkologe in Duisburg – von zwei Patientinnen berichtet, die ihre Brüste von einer Bardame vergrößern ließen; sie sollte den Stoff aus den Philippinen besorgen. Der Leser muss sich also auch mit diesem von der „Globalisierung" verursachten Problem vertraut machen!

Das Verfahren ist einfach, wesentlich billiger als die Prothesenimplantation und lässt keine Narbe zurück. Da die Behandlung illegal durchgeführt wird, spricht niemand später gerne darüber. So ist sowohl die Zahl der so behandelten Frauen als auch die der Komplikationen unbekannt.

Als *Komplikationen* treten auch noch zwanzig Jahren nach der Silikoninjektion Abzesse, empfindliche oder schmerzhafte Indurationen, Vergrößerung oder aber auch Schrumpfung der Brüste und Silikonwanderung im Körper auf [91, 195, 237, 268, 294, 301].

Um eine Silikonwanderung zu verhindern, wird das Silikon mit pflanzlichem Öl vermengt in der Hoffnung, dass so eine kapselbildende Fremdkörperreaktion entsteht. Abhängig von der Menge des beigemischten Öls ändert sich selbstverständlich auch die Strahlendurchlässigkeit des Silikons [195, 268]. Bei den in Abb. 6.110 dargestellten Fall ist offensichtlich kein oder nur wenig Öl beigemischt worden. Wenn das Silikon mit viel Öl vermengt wird, kommen im Mammogramm fast fettintensive, rundlich-ovaläre Schatten zur Darstellung [195]. Wenn nur wenig Silikon injiziert wurde, können unregelmäßig konturierte und somit karzinomverdächtige Schatten entstehen. Bei einem solchen Fall kann eine Fehldiagnose gestellt werden, wenn die Patientin den Eingriff verschweigt [195].

Die in Abbildung 6.110 sichtbaren Streifenschatten könnten höchstwahrscheinlich durch in die Milchgänge geratenes Silikongel entstanden sein.

Das in die Brust injizierte Silikon wird eine mehr oder weniger ausgeprägte entzündliche Fremdkörperreaktion (Silikonmastitis) mit Silikongranulomen hervorrufen [333]. Am Ende des Prozesses – manchmal auch 10 bis 17 Jahre nach dem Eingriff – können Verkalkungen auftreten wie in Abb. 6.111 [215].

Von einem inflammatorischen Mammakarzinom 12 Jahre nach Silikoninjektion berichten Timberlake

---
[1] Es ist wahrscheinlich kein Zufall, dass in zwei Kasuistiken einer Arbeit [237] beide Patientinnen „exotische Tänzerinnen" waren! Auch „Oben-ohne-Kellnerinnen" mit Komplikationen nach Silikoninjektion sind beschrieben worden.

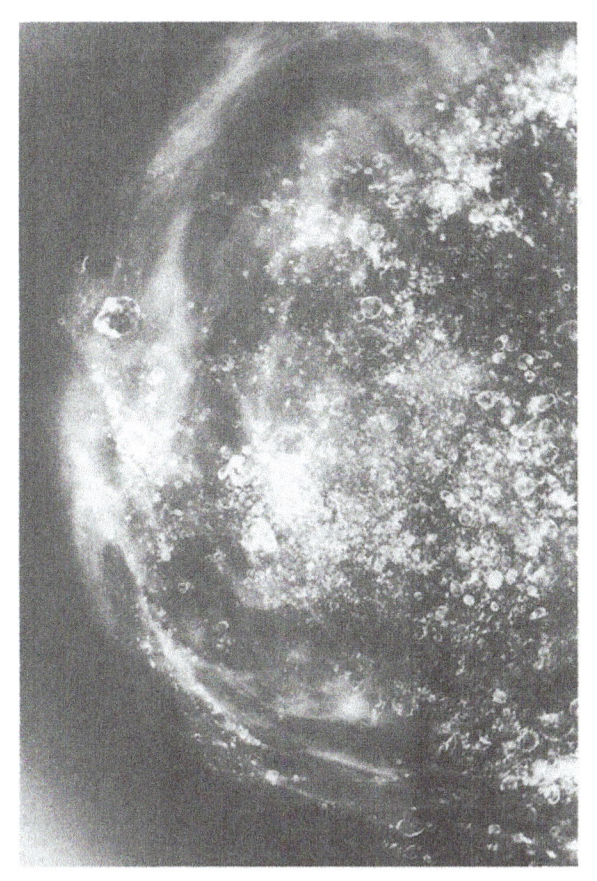

Abb. 6.111. Zahllose, ringförmige Verkalkungen bei Zustand nach Brustvergrößerung mit Silikoninjektion (Dr. M. Rado/ Bergheim)

u. Looney [390]. Ein evtl. vorliegendes Karzinom bei Zustand nach Silikoninjektionen mammographisch auszuschließen, ist ein ziemlich hoffnungsloses Unterfangen.

Auch mit der Sonographie können nur relativ oberflächlich liegende Knoten zuverlässig dargestellt werden. In einer Kasuistik wird behauptet, dass ein Karzinom in einem solchen Fall mit Kontrastmittel-MRT ausgeschlossen werden konnte [85].

Als Behandlung der Komplikationen wird die subkutane Mastektomie mit einer in der zweiten Operationssitzung durchgeführten Rekonstruktion empfohlen. Die kosmetischen Ergebnisse sind schlecht bis zufriedenstellend [301].

Parasitäre Erkrankungen

Sie kommen in der Brust selten vor (oder werden vielleicht nur selten beschrieben). Da sie vorwiegend in den Tropen oder subtropischen Gebieten Südostaasiens, Südamerikas und Afrikas endemisch sind, liegen nur wenige diesbezügliche mammographische Veröffentlichungen vor. Wir müssen jedoch mit den mammographischen Symptomen dieser Erkrankungen vertraut sein, weil Frauen, die in diesen fremden Ländern einheimisch waren bzw. jahrelang dort lebten oder einfach als Touristen infiziert wurden, zu uns kommen können, um untersucht zu werden.

Filariose. Die Filariosen machen mehr als die Hälfte der parasitären Brusterkrankungen aus [387]. Es handelt sich um Infektionen mit Filarien (Fadenwürmer), die das Lymphgefäßsystem (Elephantiasis!) und das Bindegewebe des Menschen besiedeln. Von mehreren Subarten der Filariosen können die *Wuchereria bancrofti* und die *Loa-Loa* in der Brust angesiedelt werden. Die Larven werden durch blutsaugende Insekten übertragen. Diese sog. Mikrofilarien dringen dann aktiv durch den Stichkanal in den Körper ein, um sich dort zu adulten Filarien zu entwickeln.

Klinische und **mammographische Symptome** entstehen erst 3 bis 6 Jahre nach der Infektion: es bildet sich ein subkutaner Knoten[1], evtl. mit Hautbeteiligung, so dass man in erster Linie an ein invasives Karzinom denken muss, insbesondere wenn gleichzeitig auch eine Lymphadenitis vorliegt.

Makroskopisch entspricht der 1–3 cm große Knoten einem derben, grau-weißen Bezirk, evtl. mit zentraler Einschmelzung.

Mikroskopisch findet man Granulationsgewebe mit Riesenzellen und eine fibrotische Kapsel sowie gut erhaltene oder degenerierte, abgestorbene und verkalkte Würmer [52, 333, 381, 423].

Das *mammographische* Bild zeigt die verkalkten Würmer als kürzere bzw. längere, stäbchenförmige oder wellige, geschlängelte, dünne Verkalkungen (Abb. 6.112). Auch aufgerollte und verkalkte Würmer kommen vor [289, 381]. Diese sind unschwer von Mikroverkalkungen eines intraduktalen Karzinoms zu unterscheiden. Differenzialdiagnostische Probleme können jedoch auftreten, wenn die verkalkten Würmer in einer Gruppe zusammen liegen.

■ *Schistosomiasis (oder Bilharziosis).* Sie kommt nur in den warmen Gewässern der Tropen und Subtropen vor, sie ist sozusagen die Berufskrankheit der Reisbauern. Sie wird durch Kontakt mit von Larven verseuchtem Wasser übertragen. Die Larven penetrieren die Haut und gelangen praktisch überall hin in den Körper. Eine Brustlokalisation kommt selten vor. Die

---
1 Diese schmerzhafte sog. „Calabar-Schwellungen" sind allergische Reaktionen und nach der gleichnamigen Stadt in Nigeria benannt.

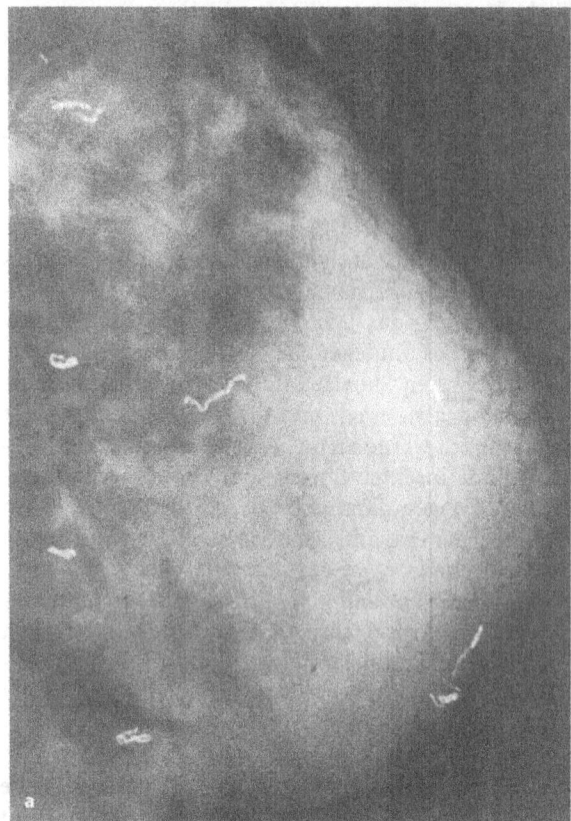

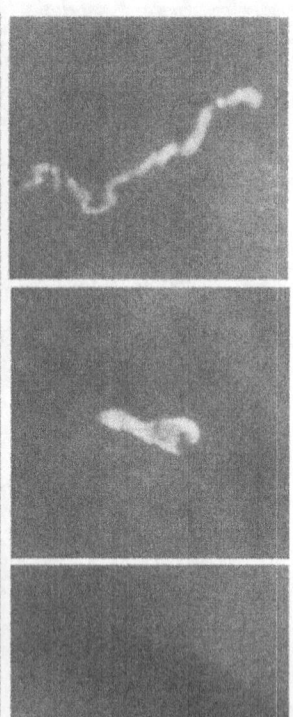

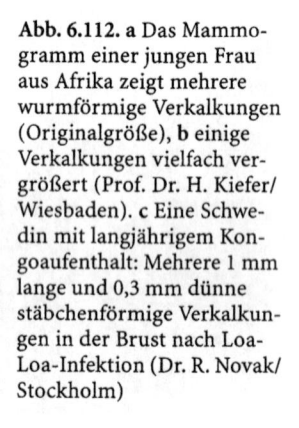

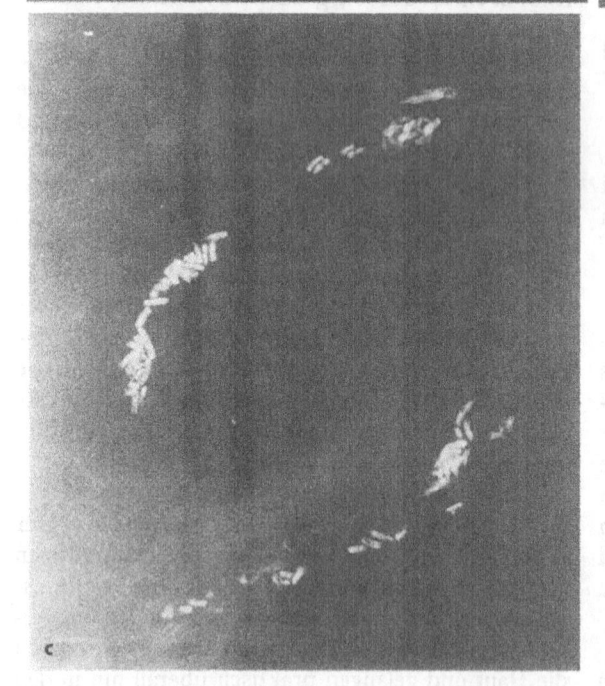

Abb. 6.112. a Das Mammogramm einer jungen Frau aus Afrika zeigt mehrere wurmförmige Verkalkungen (Originalgröße), **b** einige Verkalkungen vielfach vergrößert (Prof. Dr. H. Kiefer/ Wiesbaden). **c** Eine Schwedin mit langjährigem Kongoaufenthalt: Mehrere 1 mm lange und 0,3 mm dünne stäbchenförmige Verkalkungen in der Brust nach Loa-Loa-Infektion (Dr. R. Novak/ Stockholm)

verkalkten rundlich ovalären Larven stellen sich im *Mammogramm* segmentartig dar, jedoch ohne eine milchgangsartige Anordnung [145, 399].

■ *Sparganose.* Sie ist eine Verseuchung mit Sparganum, einer vollentwickelten Larve des Bandwurms Spirometra. Sie ist in Südostasien einheimisch. Die 1–30 cm langen Larven wandern subkutan durch das Gewebe hindurch und bleiben schließlich in der Muskulatur, im Abdomen, im Gehirn, bzw. – sehr selten – in der Brust liegen. Die Larve wird dann von einem hämorrhagischen, nekrotischen granulomatösen Gewebe umgeben [275]. Das so entstandene Gebilde ist **klinisch** als weicher, unempfindlicher Knoten tastbar.

Die *Mammographie* zeigt einen intensiven und homogenen Rundschatten, dessen Kontur durch Einkerbungen mehrfach lobuliert ist; Verkalkungen sind nicht nachweisbar. Das Bild könnte einem medullären Karzinom entsprechen. Man sieht jedoch *sonographisch* innerhalb einer heterogenen, echoreichen Struktur längliche, bandartige, echoarme Bezirke, die Darstellung des von der Larve bereits verlassenen (sozusagen: „entlarvten") leeren Tunnels, wie dies die Abb. 6.113 zeigen [72].

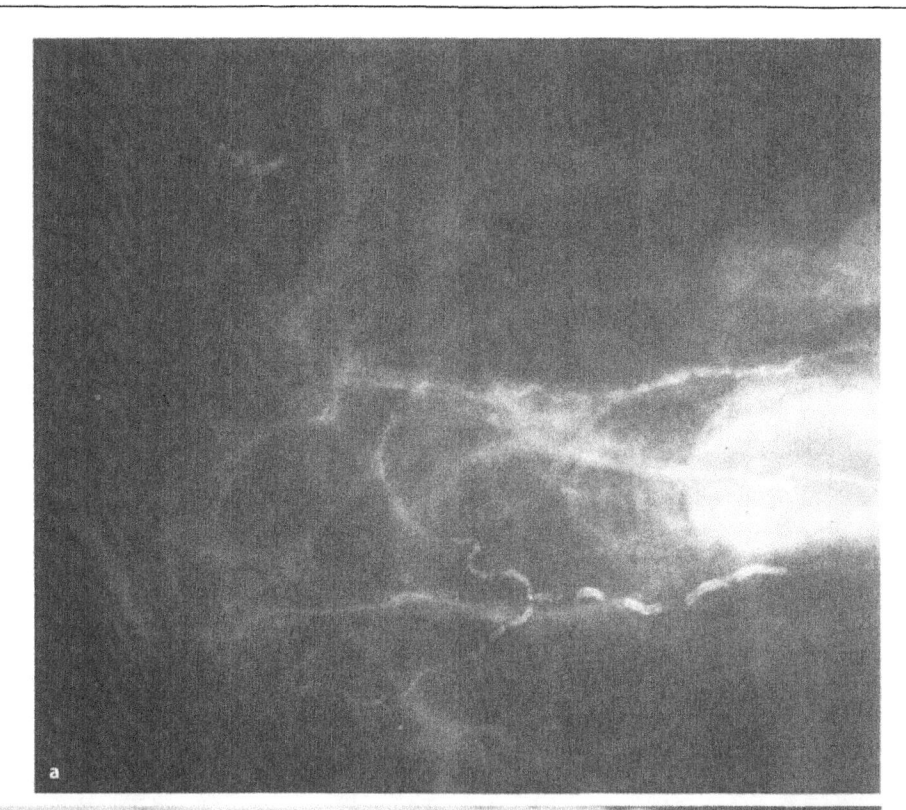

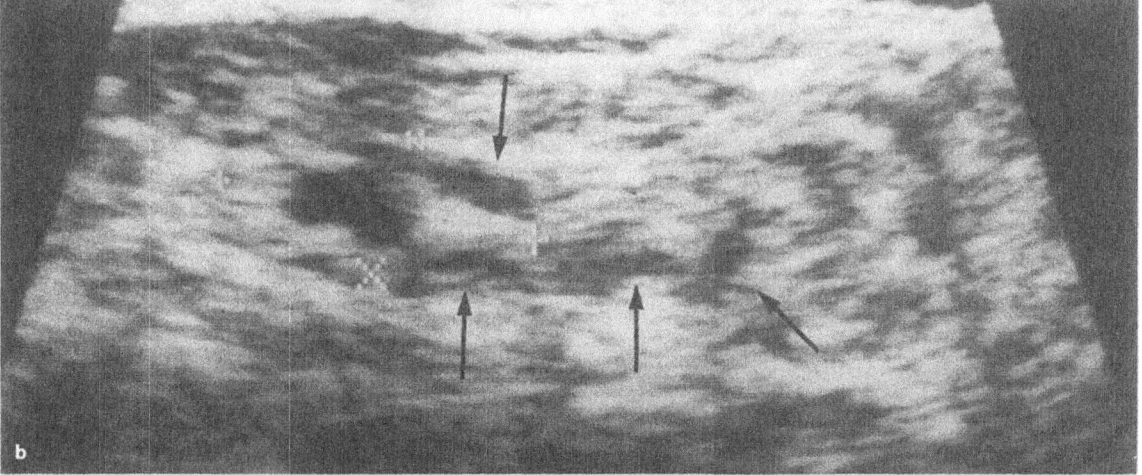

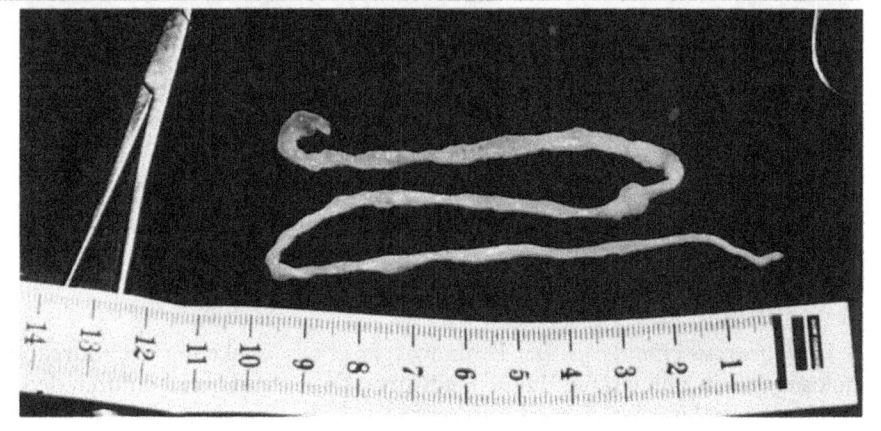

Abb. 6.113a–c. 76-jährige Koreanerin mit tastbarem Knoten, **a** 2×2 cm großer Schatten mit mikrolobulierter Kontur und mit kleineren Rundschatten daneben, medulläres oder muzinöses Karzinom? **b** Sonogramm: Innerhalb eines echoreichen Bezirkes ist dem leeren Tunnel entsprechend ein geschlängeltes echoarmes Band zu erkennen (*Pfeile*). **c** Bei der Operation ist eine 30 cm lange lebendige Larve entfernt worden (Aus: [72], Dr. Soo Young Chang/Soeul)

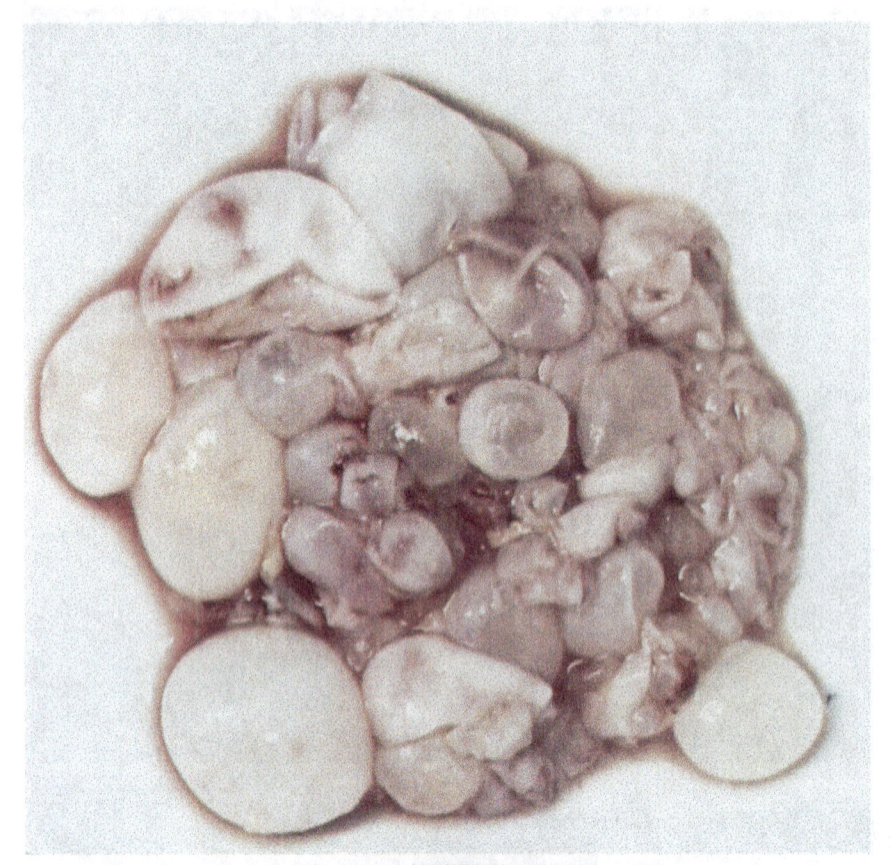

Abb. 6.114. Multilokuläre Echinokokkuszyste (Prof. H.J. Knieriem und Dr. H.O. Künstler/Duisburg)

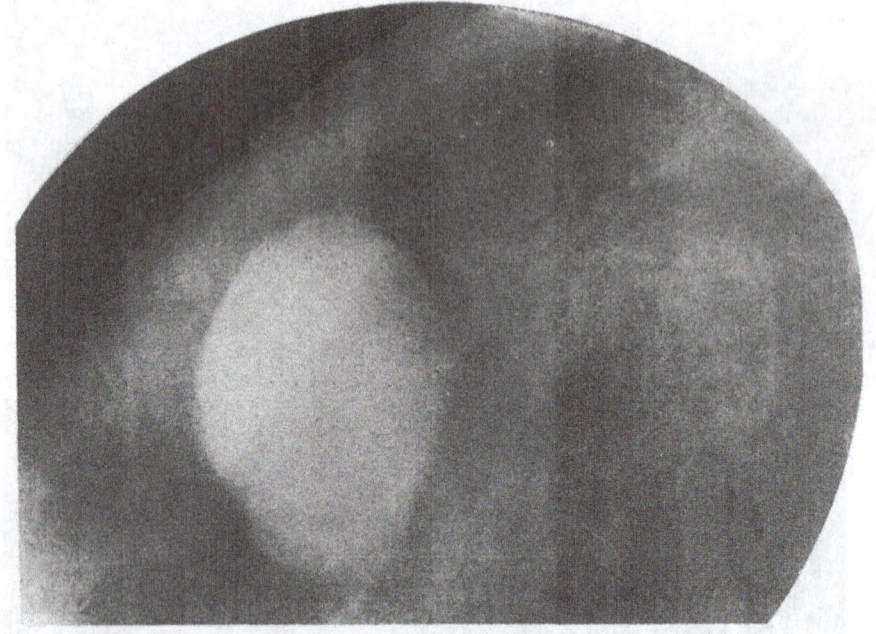

Abb. 6.115. Mammographische Darstellung einer unilokulären Echinokokkuszyste nach Leborgne (1953). (Dr. F. Leborgne/Montevideo)

■ *Echinococcus granulosus.* Der Echinococcus granulosus ist ein ubiquitärer Hundebandwurm, dessen Eier den Menschen peroral infizieren. Die sog. „Hakenlarven" durchbohren die Darmschleimhaut und geraten durch den Portalkreislauf in die Leber, wo sie größtenteils vernichtet werden. Einzige Larven können jedoch die Lungen erreichen, um sich dort niederzulassen. Nur wenige Larven passieren die Lungenkapillaren und „reisen" weiter, so z.B. in die Brust [323]. Diese zweifache Filterung erklärt, warum die Brust von Echinokokkus so selten befallen ist. Die Echinokokkuszysten sind uni- oder multilokulär (Abb. 6.114). Die Blase selbst besteht aus einer inneren Keimschicht mit „angedockten" Brutkapseln. Die Kernschicht wird von einer Chitinkapsel und von einer reaktiven fibrotischen Kapsel mit Granulationsgewebe umgeben. Die fibrotische Kapsel kann schalenförmig, schollig oder vollständig verkalken [345].

Klinisch wird ein derber, glatter, gut beweglicher Knoten getastet.

Mammographisch sieht man bei unilokulärer Zyste einen scharf begrenzten, etwas gelappten Rundschatten (Abb. 6.115) oder – im Falle der Multilokulität – einen Rundschatten mit lobulierten Konturen (Abb. 6.116). Auch schalenförmige Verkalkungen können zur Darstellung kommen [225, 323]. Ohne eine charakteristisch schalenförmige Verkalkung denkt jedoch niemand in der Differenzialdiagnose an eine Echinokokkuszyste.

Die *Sonographie* hilft gleichfalls nur bedingt weiter. Das sonographische Bild ist vielfältig und hängt davon ab, ob die Zysten uni- oder multilokulär sind bzw. wie groß die Tochterblasen innerhalb der Mutterblase sind. Innerhalb des echoarmen Tumorzen-

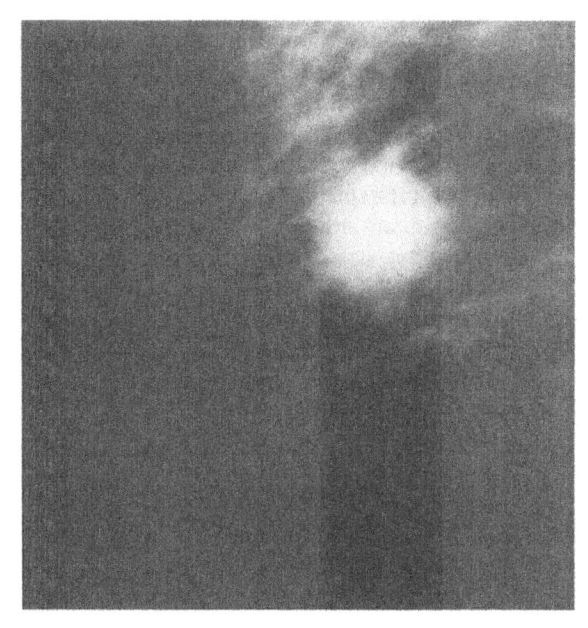

Abb. 6.116. Multilokuläre Echinokokkuszyste im Mammogramm (Prof. Dr. S. Kurul/Istanbul)

trums können echogene Bänder sichtbar werden, die durch die Tochterzysten entstanden sind. Sehr kleine Tochterzysten nebeneinander können sogar intrazystisches solides Gewebe, wie ein intrazystisches Papillom oder papilläres Karzinom vortäuschen. Intrazystische Echos sind – wie auch bei ge-

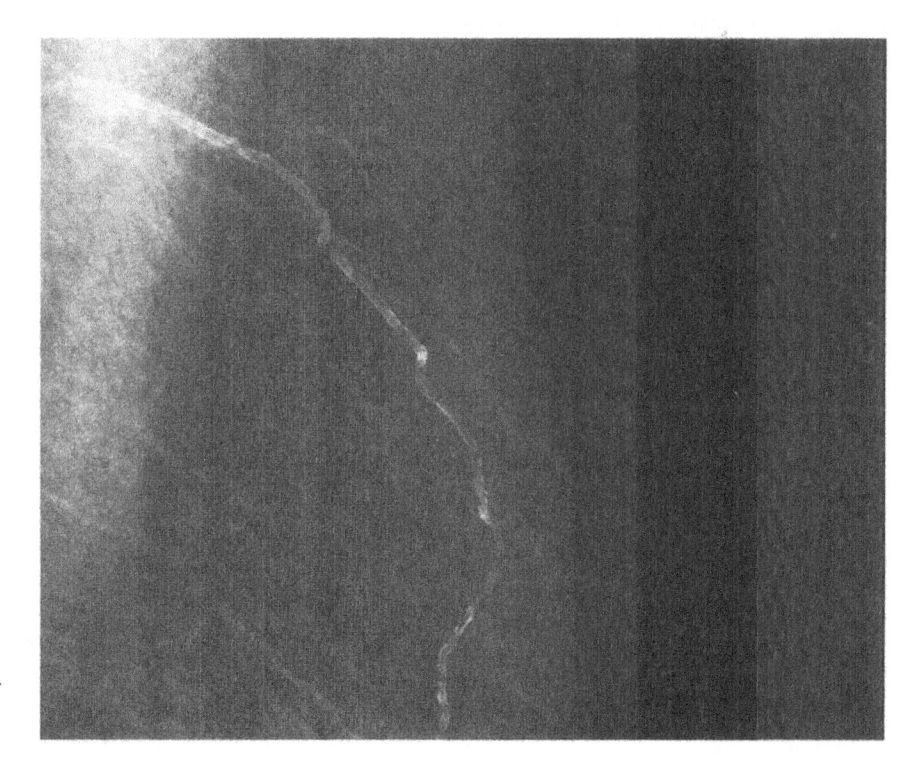

Abb. 6.117. Verkalkte Trichinella-Larven (Prof. Dr. E.A. Sickles/San Francisco)

wöhnlichen Zysten – durch Eindickung des Zysteninhaltes entstanden (verursacht durch Detritus, Blut oder sekundäre Infektion).

▪ *Trichinella spiralis.* Diese Parasiten können als in dem M. pectoralis spiralförmig aufgerollte und bindegewebig einkapselte Larven vorkommen. Wenn sie absterben, verkalken sie. Ikeda u. Sickles [193] haben über einen Fall berichtet, bei dem zahlreiche, winzige ovoide Verkalkungen auf dem dorsalen Brustanteil projiziert intramammäre Kalzifikationen im *Mammogramm* vortäuschten. Ihre extramammäre Lokalisation konnte jedoch mit zusätzlichen Aufnahmen festgestellt werden (Abb. 6.117). Eine definitive Diagnose durch Biopsie wurde bei der beschwerdefreien Frau nicht erreicht. So bleibt die Annahme der Autoren, dass es sich hier um verkalkte Muskeltrichinen handelte, eine Vermutungsdiagnose.

▪ *Zystizerken.* Während eines vierwöchigen Aufenthaltes auf den Philippinen hat sich eine junge Frau mit *Zystizerken* (Larven des Schweinebandwurms Taenia solium) infiziert. Zwei Jahre später wurde bei ihr wegen einer bevorstehenden Reduktionsplastik eine Mammographie durchgeführt und dabei ein „zystenähnlicher Fleckschatten unklarer Dignität" ohne Verkalkungen gefunden. Die histologische Untersuchung hat einen Cysticercus cellulosae ergeben. Weitere Knoten konnten noch subkutan, in der Zunge, sowie – asymptomatisch – im zentralen Nervensystem festgestellt werden [100].

Literatur

1. Ackerman AB (1978) Histologic diagnosis of inflammatory skin disease. Lea & Febiger, Philadelphia
2. Ahn CY, Shaw WW (1994) Regional silicone-gel migration in patients with ruptured implants. Ann Plastic Surg 33: 201–218
3. Alagaratnam TT, Ong GB (1980) Tuberculosis of the breast. Br J Surg 67: 125–126
4. Albertyn LE, Drew AC (1991) Mammographically detected microcalcifications due to pseudoxanthoma elasticum. Australas Radiol 35: 81–82
5. Ali M, Fayemi AO, Braun EV et al. (1979) Fibromatosis of the breast. Am J Surg Pathol 3: 501–505
6. Alpert LI, Abaci IF, Werthamer S (1973) Radiation-induced extraskeletal osteosarcoma. Cancer 31: 1359–1363
7. Amin MB, Gottlieb CA, Fitzmaurice M et al. (1993) Fine-needle aspiration cytologic study of myofibroblastoma of the breast. Am J Clin Pathol 99: 593–597
8. Anderson C, Ricci A, Pedersen CA et al. (1991) Immunocytochemical analysis of estrogen and progesterone receptors in benign stromal lesions of the breast. Am J Surg Pathol 15: 145–149
9. Andersson I, Fex G, Pettersson H (1977) Oil cyst of the breast following fat necrosis. Br J Radiol 50: 143–146
10. Apesteguía L, Pina L, Inchusta M et al. (1997) Klippel-Trenaunay syndrome: a very infrequent cause of microcalcifications in mammography. Eur Radiol 7: 123–125
11. Azzopardi JG (1979) Problems in breast pathology. In: JL Bennington (ed) series: Major problems in pathology; vol 11. Saunders, London Philadephia Toronto
12. Bain W (1925) Panniculitis: Its signs and treatment. Br Med 85: 450–451
13. Barker DE, Retsky MI, Schultz S (1978) «Bleeding» of silicone from bag-gel breast implants, and its clinical relation to fibrous capsule reaction. Plast Reconstr Surg 61: 836–841
14. Barloon TJ, Young CD, Bass SH (1993) Multicentric Granulocystic sarcoma (Chloroma) of the breast: Mammographic findings. AJR 161: 963–964
15. Barnes L, Pietruszka M (1977) Sarcomas of the breast. Cancer 40: 1577–1585
16. Barth V (1994) Mammographie. Enke, Stuttgart
17. Barth A, Craig P, Silverstein MJ (1997) Predictors of axillary lymph node metastases in patients with T1 breast carcinoma. Cancer 79: 1918–1922
18. Bartlett W (1917) An anatomic substitute for the female breast. Ann Surg 66: 208–213
19. Bassett LW, Jahan R, Fu YS (1997) Invasive malignancies. In: Bassett LW, Jackson VP, Rahan R, Fu YS, Gold RH (eds) Diagnosis of diseases of the breast. Saunders, Philadelphia London Toronto
20. Bassett LW, Gold RH, Cove HC (1978) Mammographic spectrum of traumatic fat necrosis: the fallibility of „pathognomonic" signs of carcinoma. AJR 130: 119–122
21. Bässler R (1997) Die Mastitis. Pathologe 18: 27–36
22. Bässler R (1997) Mamma. In: Remmele (Hrsg) Pathologie. Bd 4. Springer, Berlin Heidelberg New York Tokio
23. Bässler R (1978) Pathologie der Brustdrüse. In: Doerr W, Seifert G, Uehlinger E (Hrsg) Spezielle pathologische Anatomie; Bd 11. Springer, Berlin Heidelberg New York
24. Bässler R, Birke F (1988) Histopathology of tumour associated sarcoid-like stromal reaction in breast cancer. Virch Arch Pathol Anat Histopathol (A) 412: 231–239
25. Bässler R, Würstlein R, Röcken C et el. (2000) Tumorförmige bilaterale Amyloidose der Mamma assoziiert mit einem invasiven lobulären Karzinom und Sjögren-Syndrom. Kasuistik und Literaturübersicht. Geburtsh Frauenheilk 60: 645–650
26. Baum JK, Comstock CH, Joseph L (1980) Intramammary arterial calcifications associated with diabetes. Radiology 136: 61–62
27. Becker T (1954) Über subkutane Strangbildungen der Thoraxwand und ihre unfallärztliche Beurteilung. Monatsschr Unfallheilkd 57: 332–338
28. Beller FK, Beck L, Graeff H et al. (1976) Mastitis außerhalb der Schwangerschaft. Med Welt 27: 932–934
29. Belton AL, Stull MA, Grant T et al. (1997) Mammographic and sonographic findings in metastatic transitional cell carcinoma of the breast. AJR 168: 511–512
30. Beres RA, Harrington DG, Wenzel MS (1997) Percutaneous repair of breast pseudoaneurysm: sonographically embolization AJR 169:425–427
31. Berg JW, DeCrosse JJ, Fracchia A et al. (1962) Stromal sarcomas of the breast. Cancer 15: 418–424
32. Berg WA, Anderson ND, Zerhouni EA et al. (1994) MR Imaging of the breast in patients with silicone breast implants: normal postoperative variants and diagnosis pitfalls. AJR 163: 575–578

33. Berg WA, Caskey CI, Hamper UM et al. (1995) Single- and double-lumen-silicone breast implant integrity: prospective evaluation of MR and US criteria. Radiology 197: 45-52
34. Bergonzi S, Viganotti G, Ferranti C et al. (1992) Sarcoidosi primitiva della mammella: descrizione di un caso. Radiol Med 84: 792-793
35. Berkowitz JE, Gatewood OM, Donovan GB et al. (1987) Dermal breast calcifications: Localization with Template-guided placement of the skin marker. Radiology 163: 282
36. Bernhards J, Hendrickx P, Maschek H et al. (1991) Primäres osteogenes Sarkom der Mamma. Tumordiagn Ther 12: 173-176
37. Bernstein JR (1977) Nonsuppurative nodular panniculitis (Weber-Christian disease). JAMA 238: 1942-1943
38. Beyer GA, Thorsen MK, Shaffer KA et al. (1990) Mammographic appearance of the retained Dacron cuff of a Hickman catheter. AJR 155: 1203-1204
39. Bianchi S, Malatanis G, Cardona G et al. (1992) Oesteogenic sarcoma of the breast. Tumori 78: 43-46
40. Bieringer L, Buchberger W, Strasser K et al. (1994) Unilaterales Ödem der Mamma: Differenzialdiagnostische Probleme. Röfo 160: 366-368
41. Bircoll M (1987) Cosmetic breast augmentation utilizing autologous fat and liposuction techniques. Plast Reconstr Surg 79: 267-271
42. Bjurstam N (1984) The radiographic appearance of nomal and metastasic axillary nodes. Recent Results Can Resurg 90: 90: 49-54
43. Bjurstam NG (1978) Radiography of the female breast and axilla. Acta Radiol [Suppl] 357
44. Bodó M, Döbrössy L, Sugár J et al. (1978) Boeck's sarcoidosis of the breast: Findings with aspiration biopsy cytology. Acta Cytol 22: 1-2
45. Böger A (1984) Benign spindle cell tumor of the male breast. Pathol Res Pract 178: 395-398
46. Bogomoletz WV, Boulanger E, Simatos A (1981) Infiltrating fibromatosis of the breast. J Clin Pathol 34: 30-34
47. Bohman, LG, Bassett LW, Gold RH et al. (1982) Breast metastases from etramammary malignancies. Radiology 144: 309-312
48. Boova RS, Bonanni R, Rasato FE (1982) Patterns of axillary nodal involvement in breast cancer. Ann Surg 196: 642-644
49. Bork K (1995) Haut und Brust. Fischer, Stuttgart Jena New York
50. Böttcher HD, Pötter R, Schütz J (1983) Seltene Organmanifestation eines Immunoblastoms in der Mamma. Röfo 138: 627-629
51. Brinton LA, Malone KE, Coates RJ et al. (1996) Breast enlargement and reduction: results from a breast cancer case-control study. Plast Reconstr Surg 97: 269-275
52. Britton CA, Sumkin J, Math M et al. (1992) Mammographic appearence of Loiasis. AJR 159: 51-52
52a. Broks PDC (1976) Ausgedehnte subkutane Kalzifizierung der Mamma. Röfo 125: 566-568
53. Bruwer A, Nelson GW, Spark RP (1987) Punctate intranodal gold deposits simulating microcalcifications on mammograms. Radiology 163: 87-88
54. Bryant H, Brasher P (1995) Breast implants and breast cancer - reanalysis of a linkage study. N Engl J Med 332: 1535-1539
55. Buatti JM, Harari PM, Leigh BR et al. (1994) Radiation-induced angiosarcoma of the breast. Am J Clin Oncol 17: 444-447
56. Bünning M, Kemmeries G (1999) Synchrones MALT-Lymphom beider Mammae - eine seltene Primärlokalisation. Röfo 170: 411-412
57. Burrell HC, Sibbering DM, Wilson ARM (1995) Case report: fibromatosis of the breast in a male patient. Br J Radiol 68: 1128-1129
58. Byrd B, Hartmann WH, Graham LS et al. (1987) Mastopathy in insulin-dependent diabetics. Ann Surg 205: 529-532
59. Camuto PM, Zetrenne E, Ponn T (2000) Diabetic Mastopathy. Arch Surg 135: 1190-1193
60. Cardenosa G, Eklund GW (1991) Benign papillary neoplasms of the breast: mammographic findings. Radiology 181: 751-755
61. Carlson GW, Curley SA, Martin JE et al. (1993) The detection of breast cancer after augmentation mammaplasty. Plast Reconstr Surg 91: 837-840
62. Carter TR (1988) Intramammary lymph node gold deposits simulating microcalcifications on mammogram. Hum Pathol 19: 992-994
63. Caskey CI, Berg WA, Anderson ND et al. (1994) Breast implants rupture: Diagnosis with US. Radiology 190: 819-923
64. Castelló JR, Barros J, Vàzquez R (1999) Giant liponecrotic pseudocyst after breast augmentation by fat injection. Plast Reconstr Surg 103: 291-293
65. Catania S, Zurrida S, Veronesi P et al. (1992) Mondor's disease and breast cancer. Cancer 69: 2267-70
66. Cederlund CG, Gustavsson S, Linell F et al. (1984) Fibromatosis of the breast mimicking carcinoma at mammography. Br J Radiol 57: 98-101
67. Charache H (1953) Metastatic tumors in the breast. Surgery 33: 385-390
68. Chen KTK, Kirkegaard DD, Bocian JJ (1980) Angiosarcoma of the breast. Cancer 46: 168-374
69. Chen KTK, Kuo TT, Hoffmann KD (1981) Leiomyosarcoma of the breast. Cancer 47: 1883-1886
70. Chevinsky AH, Ferrara J, James AG et al. (1990) Prospective evaluation of clinical and pathologic detection of axillary metastases in patients with carcinoma of the breast. Surgery 18: 612-618
71. Christian HA (1928) Relapsing febrile nodular nonsuppurative panniculitis. Arch Int Med 42: 338-351
72. Chung SY, Park KS, Lee Y et al. (1995) Breast sparganosis: mammographic and ultrasound features. J Clin Ultrasound 23: 447-451
73. Citoler P, Broer KH, Zippel HH (1973) Doppelseitiges Adenom der Mamille. Geburtsh Frauenheilk 33: 729-431
74. Coarasa-Cerdán A, Palomo-Jimenez M, Montero-Montero A et al. (1998) Hemangiopericytoma of the breast: mammographic and sonographic findings. J Clin Ultrasound 26: 155-158
75. Cohen MA, Morris EA, Rosen PP et al. (1996) Pseudoangiomatous stromal hyperplasia: mammographic, sonographic, and clinical patterns. Radiology 198: 117-120
76. Coley BD, Roberts AC, Fellmeth BD et al. (1995) Postangiographic femoral artery pseudoaneurysms: further experience with US-guided compression repair. Radiology 194: 307-311
77. Conant EF, Wilkes AN, Mendelson EB et al. (1993) Superficial thrombophlebitis of the breast (Mondor's disease): mammographic findings. AJR 160: 1201-1203
78. Cook KL, Adler DD, Lichter AS et al. (1990) Breast carcinoma in young women previously treated for Hodgkin disease. AJR 155: 39-42
79. Copeland M, Choi M, Bleiweiß IJ (1994) Silicone breakdown and capsular synovial metaplasia in textured-wall saline breast protheses. Plast Reconstr Surg 94: 628-633

80. Cornford EJ, Poller DN, Ellis IO et al. (1993) The mammographic appearances of fibromatosis of the breast. Breast 2: 175–179
81. Coughlin BF, Paushter DM (1988) Peripheral pseudoaneurysms: evaluation with duplex US. Radiology 168: 339–342
82. Courcoutsakis NA, Hill SC, Chow CK et al. (1997) Breast hemangiomas in a patient with Kasabach-Merritt Syndrome: Imaging findings. AJR 169: 1397–1399
83. Cremer H, Paulussen F (1985) Die Fibromatose der weiblichen Mamma mit ungewöhnlichem Verlauf. Verh Dtsch Ges Pathol 69: 306–309
84. Crosbie RB, Kaufman HD (1967) Self-inflicted oleogranuloma of the breast. Br Med J 3: 840–841
85. Daschner H, Allgayer B, Golder W (1992) Darstellung von Silikongranulomen der Mamma mittels Magnetresonanztomographie (MRT). Röntgenpraxis 45: 95–97
86. Davies SP, Stomper PC, Weidner N et al. (1989) Suture Calcification Mimicking Recurrence in the irradiated breast: a potential pitfall in the mammographic evaluation. Radiology 172: 247–248
87. de Barros N, Issa FKK, Barros ACSD et al. (2000) Imaging of primary actinomycosis of the breast. AJR 174: 1784–1786
88. de Camara DL, Sheridan JM, Kammer B (1993) Rupture and aging of silicone gel breast implants. Plastic Reconstr Surg 91: 828–934
89. Decho T, Brinkmann G (1989) Seltene Manifestation eines primär malignen fibrösen Histiozytoms in der Mamma. Röfo 2: 241–242
90. Decho T, Brinkmann G (1989) Zwei morphologisch unterschiedliche Manifestationen eines Non-Hodgkin-Lymphoms in der Mamma. Röfo 42: 465–466
91. De Cholnoky T (1970) Augmentation Mammaplasty. Plast Reconstr Surg 45: 573–577
92. De Freitas R, Costa MV, Schneider SV et al. (1991) Accuracy of ultrasound and clinical examination in the diagnosis of axillary lymph node metastases in breast cancer. Eur J Surg Oncol 17: 240–244
93. Dehn TCB, Lee ECG (1986) Aneurysm presenting as a breast mass. Br Med J 292: 1240
94. Deininger HK (1985) Wegener Granulomatosis of the breast. Radiology 154: 59–60
95. Del Mastro L, Garrone O, Guenzi M et al. (1994) Angiosarcoma of the residual breast after conservative surgery and radiotherapy of primary carcinoma. Ann Oncol 5: 163–165
96. Dershaw DD, Yahalom J, Petrek JA (1992) Breast carcinoma in women previously treated for Hodgkin disease: mammographic evaluation. Radiology 184: 421–423
97. Dershaw DD, Selland DL, Tan LK et al. (1996) Spiculated axillary adenopathy. Radiology 201: 439–442
98. Destouet JM, Monsees BS, Oser RF et al. (1992) Screening mammography in 350 women with breast implants. AJR 159:973–978
99. Diaz-Bustamente T, Iribar M, Vilarrasa A et al. (2001) Primary amyloidosis of the breast presenting soley as microcalcifications. AJR 177: 903–904
100. Diederich C, Keuchel M, Burchard GD et al. (1994) 27-jährige Patientin mit Knoten in Brust, Zunge, Subkutis und Gehirn. Internist 35: 1160–1164
101. DiPiro PJ, Meyer JE, Frenna TH et al. (1995) Seat belt injuries of the breast: findings on mammography and sonography. AJR 164: 317–320
102. Döinghaus K, Dresel V, Bühner M et al. (1995) Sarkoidose der Mamma. Gyn Geburtsh Rundsch 35: 98–102
103. Domanskis EJ, Owsley JQ (1976) Histological investigation of the etiology of capsule contracture following augmentation mammaplasty. Plast Reconstr Surg 58:689–693
104. Donaldson BA, Polynice A, Oluwole S (1995) Sarcoidosis of the breast: case report and chart review. Am Surg 61: 778–780
105. Donnell RM, Rosen PP, Lieberman PH et al. (1981) Angiosarcoma and other vascular tumors of the breast. Am J Surg Pathol 5: 629–642
106. Dowlatshahi K, Fan M, Bloom KJ et al. (1999) Occult metastases in the sentinel lymph nodes of patients with early stage breast carcinoma. Cancer 86: 990–996
107. Duda RB, August CZ, Schink JC (1991) Ovarian carcinoma metastatic to the breast and axillary node. Surgery 110: 552–556
108. Dunnington GL, Pearce J, Sherrod A et al. (1995) Breast carcinoma presenting as mammographic microcalcifications in axillary lymph nodes. Breast Dis 8: 193–198
109. Egan RI (1988) Breast imaging: Diagnosis and morphology of breast diseases. Saunders, Philadelphia London
110. Egbert BM, Price NM, Segal RJ (1979) Steatocystoma multiplex. Arch Dermatol 115: 334–335
111. Eichner H, Schürmann I, Arlart IP (1984) Zur Differenzialdiagnose des Mammaödems im Röntgenbild. Röntgenblatt 37: 414–418
112. Eichner H, Heymer B (1987) Das Cholesteringranulom (sog. Cholesteatom) der Mamma. Röfo 146: 464–466
113. Eklund GW, Cardenosa G (1992) The art of mammographic positioning. Radiol Clin North Am 30: 21–53
114. Ellerbroek N, Holmes F, Singletary E et al. (1990) Treatment of patients with isolated axillary nodal metastases from an occult primary carcinoma consistent with breast origin. Cancer 66: 1461–1467
115. Ellis RL, Dempsey PJ, Rubin E et al. (1997) Mammography of the breasts in which catheter cuffs have been retained: normal, infected, and postoperative appearances. AJR 169: 713–715
116. Elsner B, Harper FB (1969) Disseminated Wegener's granulomatosis with breast involvement. Arch Pathol 87: 544–547
117. Elston CW, Ellis IO (1998) The breast. In: WSC Symmers (ed) Systemic pathology. 3rd edn; vol 13. Livingstone, Edinburgh London New York
118. Enzinger FM, Weiß SW (1995) Benign tumors of the peripheral nerves. Soft tissue tumors. Mosby, St. Lewis Baltimore Berlin
119. Eulenburg R, Lauth G, Kalbfleisch H (1983) Seltene Malignome im Bereich der Mamma. Geburtsh Frauenheilk 43: 387–391
120. Everson LI, Parantainen H, Detlie T et al. (1994) Diagnosis of breast implant rupture: Imaging findings and relative efficacies of imaging techniques. AJR 163: 57–60
121. Fiessinger N, Matthieu P (1922) Thrombo-phlébites des veines de la paroi thoraco-abdominale. Bull Soc Med Hop Paris 46: 352–357
122. Fischer U (2000) Lehratlas der MR-Mammographie. Thieme, Stuttgart New York
123. Fisher B, Costantino J, Redmond C et al. (1993) Lumpectomy compared with lumpectomy and radiation therapy for the treatment of intraductal breast cancer. N Engl J Med 22: 1581–1586
124. Fitzgibbons PL, Smiley DF, Kern WH (1985) Sarcoidosis presenting initially as breast mass: report of two cases. Hum Pathol 16: 851–852

125. Fitzgibbons PL (1990) Granulomatous mastitis. NY State J Med 90: 287
126. Fletcher A, Magrath IM, Riddell RH et al. (1982) Granulomatous mastis: a report of seven cases. J Clin Pathol 35: 941–945
127. Fletcher CDM (1992) Pleomorphic malignant fibrous histocytoma: fact or fiction? Am J Surg Pathol 16: 213–228
128. Foschini MP, Cavazza A, Macedo Pinto IM et al. (1990) Diabetic fibrous mastopathy. Virch Arch 417: 529–532
129. Friedrich M (1999) Lehratlas der Mammographie. Wissenschaftliche Verlagsgesellschaft, Stuttgart
130. Friedrich M, Krauth M, Lange K (1996) Angiosarkom der Mamma nach brusterhaltender Therapie eines invasiv duktalen Mammakarzinoms. Röfo 165: 195–197
131. Fye KH, Hunter RH (1991) Sarcoidosis of the breast, central nervous system, and exocrine glands in a patient with sicca symptoms. West J Med 155: 642–644
132. Gallimore AP, George CD, Lampert IA (1990) Subcutaneous sarcoidosis mimicking carcinoma of the breast. Postgrad Med J 66: 677–678
133. Geelhoed GW, Graff KS, Duttera J et al. (1973) Acute leukaemia presenting as a breast mass. JAMA 223: 1488–1489
134. Georgiannos SN, Aleong JC, Goode AW et al. (2001) Secondary neoplasms of the breast. A survey of the 20th century. Cancer 92: 2259–2266
135. Gerlach A, Weiske R (1988) Tuberkulose der Mamma. Röfo 148: 328–329
136. Gershon-Cohen J, Ingleby H (1958) The roentgenography of mammary abscess and mammillary fistula. AJR 79: 122–128
137. Gersuny R (1903) Harte und weiche Paraffinprothesen. Zentralbl Chir 30:1–5
138. Giuliano AE, Dale PS, Turner RR et al. (1995) Improved axillary staging of the breast cancer with sentinel lymphadenectomy. Ann Surg 222: 394–401
139. Giuliano AE, Kelemen PR (1998) Sophisticated techniques detect obscure lymph node metastases in carcinoma of the breast. Cancer 83: 391–393
140. Glanzmann C, Veraguth A, Lütolf UM (1994) Incidence of second solid cancer in patients after treatment of Hodgins's disease. Strahlenther Oncol 170: 140–146
141. Glauner R (1936) Die Röntgentherapie der Mammatuberkulose. In: Röntgen-Praxis. Thieme, Leipzig
142. Göbel U, Kettritz R, Kettritz U et al. (1995) Wegener's granulomatosis masquerading as breast cancer. Arch Int Med 155: 205–207
143. Goerke K, Saldana-Araneta T, Meier D et al. (1986) Granularzelltumor der Mamma. Pathologe 7: 294–297
144. Golder W, Zacher H (1991) Das maligne Lymphom der Brustdrüse. Röntgenpraxis 44: 20–23
145. Gorman JD, Champaign JL, Sumida FK et al. (1992) Schistosomiasis involving the breast. Radiology 185: 423–424
146. Greenberg JS, Kaplan SS, Grady C (1998) Myofibroblastoma of the breast in women: imaging appearances. AJR 171: 71–72
147. Greenberg MW (1967) Granular cell myoblastoma of the breast. Arch Surg 94: 739–740
148. Gries C, Golder W, Ludewig U et al. (1999) Mammographie: Bilateraler verkalkter Pseudotumor der Mamma nach Leichenfettimplantation. Röfo 170: 128–129
149. Gump FE, Sternschein MJ, Wolff M (1981) Fibromatosis of the breast. Surg Gynecol Obstet 153: 57–60
150. Haagensen CD (1956) Diseases of the breast. Saunders, Philadelphia London Toronto
151. Haagensen CD (1986) Diseases in the breast; 3rd edn. Saunders, Philadelphia London Toronto
152. Habif DV, Perzin KH, Lipton R et al. (1970) Subareolar abscess associated with squamous metaplasia of lactiferous ducts. Am J Surg 119: 523–526
153. Hackl, A, Lammer J, Gölles M (1984) Thymon mit Metastasierung in beide Mammae. Röfo 141: 472–473
154. Haggitt RC, Booth JL (1970) Bilateral fibromatosis of the breast in Gardner's syndrome. Cancer 25: 161–166
155. Hahn HJ, Iglesias J, Flenker H (1992) Granular cell tumor in differenzial diagnosis of tumors of the breast. Pathol Res Pract 188: 1091–1094
156. Hajdu SI, Urban JA (1972) Cancers metastatic to the breast. Cancer 29: 1691–1696
157. Hajek P, Wolf G (1983) Die Mondorsche Erkrankung der weiblichen Brust. Röfo 138: 487–490
158. Hale JA, Peters GN, Cheek JH (1985) Tuberculosis of the breast: Rare but still extant. Am J Surg 150: 620–624
159. Hall FM, Connolly JL, Love SM (1987) Lipomatous pseudomass of the breast: diagnosis suggested by discordant palpatory and mammographic findings. Radiology 164: 463–464
160. Hamele-Bena, D, Cranor ML, Sciotto C et al. (1996) Uncommon presentation of mammary myofibroblastoma. Mod Pathol 9: 786–790
161. Hamperl H (1968) Lehrbuch der allgemeinen Pathologie und der pathologischen Anatomie. 28. Aufl. Springer, Berlin Heidelberg New York
162. Hamperl H (1973) Hämangiome der menschlichen Mamma. Geburtsh Frauenheilk 33: 13–17
163. Hancock SL, Tucker MA, Hoppe RT (1993) Breast cancer after treatment of Hodgkin's disease. J Natl Can Inst 85: 25–31
164. Hanna WM, Jambrosic J, Fish E (1985) Aggressive fibromatosis of the breast. Arch Pathol Lab Med 109: 260–262
165. Harlow CL, Schackmuth EM, Bregman PS et al. (1994) Sonographic detection of hematomas and fluid after imaging guided core breast biopsy. J Ultrasound Med 13: 877–882
166. Harris JR, Hellman S (1996) Natural history of breast cancer. In: Harris JR, Lippman ME, M. Morrow, S. Hellman (eds) Diseases of the breast. Lippincott Raven, New York
167. Hartstein M, Leaf HL (1992) Tuberculosis of the breast as a presenting manifestation of AIDS. Clin Infect Dis 15: 692–693
168. Harvey SC, Denison CM, Lester SC et al. (1999) Fibrous nodules found at large-core needle biopsy of the breast: imaging features. Radiology 211: 535–540
169. Heede G (1968) Die Mondorsche Krankheit als obliterierende Lymphangiopathie. Dermatol Wochenschr 154: 337–346
170. Heinig A, Heywang-Köbrunner SH, Wohlrab J (1997) Seltene Differenzialdiagnose einer suspekten Kontrastmitttelanreicherung in der Mamma-MRT. Radiologe 37: 588–590
171. Helmer M, Pokieser L, Salomonowitz E (1986) Mammatuberkulose – diagnostische Abklärung. Röntgenblatt 39: 357–359
172. Helvie MA, Rebner M, Sickles ES et al. (1988) Calcifications in Metastatic breast carcinoma in axillary lymph nodes. AJR 15: 921–922
173. Hergan K, Gruber U (1989) Multiple Herde einer asymptomatischen lobulären Pannikulitis. Röfo 151: 504–505
174. Hergan K, Haid A, Zimmermann G et al. (1996) Präoperative Axillasonographie beim Mammakarzinom: Wertig-

keit der Methode im Routinebetrieb. Ultraschall Med 17:14-17
175. Hermann G, Schwartz IS (1983) Focal fibrous disease of the breast: Mammographic detection of an unappreciated condition. AJR 140: 1245-1246
176. Hernandez FJ (1978) Leiomyosarcoma of the male breast originating in the nipple. Am J Surg Pathol 2: 299-304
177. Herrmann G, Schwartz IS (1983) Focal fibrous disease of the breast: mammographic detection of an unappreciated condition. AJR 140: 1245-1246
178. Heywang-Köbrunner SH, Schreer I (1996) Bildgebende Mammadiagnostik. In: Mödder U (Hrsg) Referenz-Reihe-Radiologische Diagnostik. Thieme, Stuttgart New York
179. Hickman RO, Buckner CD, Clift RA et al. (1979) A modified right atrial catheter for access to the venous system in marrow transplant recipients. Surg Gynecol Obstet 148: 871-875
180. Hirmand H, Hoffmann LA, Smith JP (1994) Silicone migration to the pleural space associated with silicone-gel augmentation mammaplasty. Ann Plast Surg 32: 645-647
181. Hoeffken W, Lanyi M (1973) Röntgenuntersuchung der Brust. Thieme, Stuttgart
182. Hoeffken W, Mock K (1970) Die „weite Vene" als indirektes mammographisches Zeichen für Malignität von pathologischen Mammaveränderungen. Radiologe 10: 136-144
183. Holzegel K (1968) Die Mondorsche Krankheit, eine obstiterierende Endolymphangitis. Dermatol Wochenschr 46: 1083-1087
184. Homer MJ, Marchant DJ, Smith TJ (1985) The geographic cluster of microcalcifications of the breast. Surg Gyn Obstet 161: 532-534
185. Hooley R, Lee C, Tocino I et al. (1996) Calcifications in axillary lymph nodes caused by fat necrosis. AJR 167: 627-628
186. Huang TT, Blackwell SJ, Lewis SR (1978) Migration of silicone gel after the „squeeze technique" to rupture a contracted breast capsule. Plast Reconstr Surg 61: 277-278
187. Huhn FO (1966) Die axillären Lymphknoten beim Mammakarzinom. Geburtsh Frauenheilk 26: 164-179
188. Hultborn KA, Törnberg B (1960) Mammary carcinoma. Acta Radiol [Suppl] 196: 1-143
189. Hunfeld KP, Bässler R (1993) Histopathologie der sogenannten diabetischen Mastopathie. Verh Dtsch Ges Pathol 77: 305
190. Hunfeld KP, Bässler R (1997) Lymphocytic mastitis and fibrosis of the breast in long-standing Insulin-dependent diabetics. Gen Diagn Pathol 143: 49-58
191. Hunfeld KP, Bässler R, Kronsbein H (1997) „Diabetic mastopathy" in the male breast – a special type of gynecomastia. Pathol Res Pract 193: 197-205
192. Ibrahim RE, Sciotto CG, Weidner N (1989) Pseudoangiomatous hyperplasia of mammary stroma. Cancer 63: 1154-1160
193. Ikeda DM, Sickles EA (1988) Mammographic demonstration of pectoral muscle microcalcifications. AJR 151: 475-476
194. Ingleby H, Gershon-Cohen J (1960) Comparative anatomy pathology and roentgenology of the breast. Univ of Pennsylvania Press, Philadelphia
195. Inoue Y, Ohya G, Maruyama et al. (1978) Die röntgenologischen Veränderungen nach Mammaplastik. Röfo 129: 353-356
196. Jackson FI, Lalani ZH (1991) Breast lymphoma: radiologic imaging and clinical appearance. Can Assoc Radiol J 42: 48-54

197. Jackson VP, Jahan R, Fu JS (1997) Benign breast lesions. In: Bassett LW, Jackson VP, Jahan R, Fu JS (eds) Diseases of the breast. Saunders, Philadelphia London Toronto
198. Jaffer S, Goldfarb AB, Gold JE et al. (1995) Contralateral axillary lymph node metastasis as the first evidence of locally recurrent breast carcinoma. Cancer 75: 2875-2878
199. Jewett ST, Mead JH (1979) Extra-abdominal desmoid arising from a capsule around a silicone breast implant. Plast Reconstr Surg 63: 577-579
200. Johnson WS, Waalrich R, Helwig (1962) Superfical thrombophlebitis of the chest wall. JAMA 180: 103-108
201. Jones DB (1955) Florid papillomatosis of the nipple ducts. Cancer 8: 315-319
202. Jones MW, Norris HJ, Wargotz ES et al. (1992) Fibrosarcoma-malignant fibrous histiocytoma of the breast. Am J Surg Pathol 16: 667-674
203. Jordan JM, Rowe WT, Allen NB (1987) Wegener's granulomatosis involving the breast. Am J Med 83: 159-164
204. Julien M, Trojani M, Coindre JM (1994) Myofibroblastome du sein. Ann Pathol 14: 143-147
205. Kalbfleisch H, Lauth G, Mühlberger G et al. (1978) Der Granularcellmyoblastom der weiblichen Brust und seine differenzialdiagnostische Abgrenzung gegen das Mammakarzinom. Radiologe 18: 143-147
206. Kalisher L, Long JA, Peyster RG (1976) Extra-abdominal desmoid of the axillary tail mimicking breast carcinoma. AJR 126: 903-906
207. Katzer B, Bässler R (1985) Inflammatorischer Pseudotumor der Mamma durch Pannikulitis. Pathologe 6: 113-118
208. Katzer B, Rabbani B (1985/86) Besondere Lokalisationsformen der rezidivierenden Pannikulitis. Chir Prax 35: 641-649
209. Kehoe ME (1992) US-guided compression repair of a pseudoaneurysm in the brachial artery. Radiology 182: 896
210. Kemeny MM, Rivera DE, Terz JJ et al. (1986) Occult primary adenocarcinoma with axillary metastases. Am J Surg 152: 43-47
211. Kemmeren JM, Beijerinck D, Noord PA van et al. (1996) Breast arterial calcifications: association with diabetes mellitus and cardiovascular mortality. Radiology 201: 75-78
212. Kessler E, Wolloch Y (1972) Granulomatous mastitis: a lesion clinically simulating carcinoma. Am J Clin Pathol 58: 642-646
213. Kirsby D, Gluck B, Brancaccio W (1999) Sarcoidosis of the breast presenting as a spiculated lesion. AJR 172: 554-555
214. Kligman AM, Kirschbaum JD (1964) Steatocystoma multiplex: a dermoid tumor. J Invest Dermatol 42: 383-387
215. Koide T, Katayama (1979) Calcification in augmentation mammoplasty. Radiology 130: 337-340
216. Kopans DB (1998) Breast Imaging. 2nd edn. Lippincott Raven, New York
217. Kopans DB, Meyer JE, Homer MJ et al. (1983) Dermal deposits mistaken for breast calcifications. Radiology 149: 592-594
218. Korbin CD, Denison CM, Lester S (1997) Metallic particles on mammography after wire localization. AJR 169: 1637-1638
219. Koschnick KF, Kingreen R, Kracht J (1977) Mondorsche Krankheit. Fortschr Med 95:392-396
220. Krag D, Weaver D, Ashikaga T et al. (1998) The sentinel node in breast cancer. N Engl J Med 339: 941-946
221. Kragel PJ, Fiorella RM, Kremer H (1995) Tumoral Fibrosis

and lack of circumscription in granular cell tumor of the breast. South Med J 88: 1146-1148
222. Kühn T, Santjohanser C, Kreienberg R (2000) Bedeutung des Sentinel-Lyphknotens. Dtsch Ärztebl 1593-1596
223. Künzel W, Wulf KH (1990) Mastitis puerperalis. In: Künzel W, Wulf KH (eds) Physiologie und Pathologie der Geburt II. Urban & Schwarzenberg, München Wien Baltimore
224. Kujat C, Scherer M (1988) Mammametase eines solitären Plasmazelltumors des Knochens. Röfo 148: 456-457
225. Kurul S, Tenekeci N, Topuzlu C (1995) Case report: an unusual mass in the breast: The hydatid cyst. Clin Radiol 50: 869-870
226. Laifer S, Buscema J, Parmley TH et al. (1986) Ovarian cancer metastatic to the breast. Gynecol Oncol 24: 97-102
227. Lammer J, Fotter R, Schneider G et al. (1983) Metastatischer Befall der Mamma. Röfo 139: 437-439
228. Langkowski JH (1988) Verkalkung in der Thoraxwand und der Mamma infolge multipler Nadelstichverletzungen. Röfo 149: 225-226
229. Lanyi M (1986) Diagnostik der differenzialdiagnostischen Mammaverkalkungen. Springer, Berlin Heidelberg New York Tokio
230. Lanyi M (1997) Differenzial diagnosis of mikrocalcifications. In: M. Friedrich/ EA Sickles eds Radiological diagnosis of the breast diseases. Springer, Berlin Heidelberg New York Tokio
231. Leal SL, Poppiti RJ, Surujon I et al. (1989) Fibromatosis of the breast mimicking infiltrating carcinoma on mammography. Breast Dis 1: 277-282
232. Leborgne R (1953) The breast in roentgen diagnosis. Impressora Uruguaya SA, Montevideo
233. Leborgne R (1967) Esteatonecrosis quística calcificada de la mama: E studio radiológico. El Tórax 16: 172-175
234. Leborgne R, Leborgne F, Leborgne JH (1965) Soft-tissue radiography of axillary nodes with fatty infiltration. Radiology 84: 513-515
235. Lefkowitz M, Wear DJ (1989) Cat-scratch disease masquerading as a solitary tumor of the breast. Arch Pathol Lab Med 113: 473-475
236. Leger L (1947) Plébite en cordon de la paroi antero-latérale du thorax. Maladie de Mondor. Presse Med 55: 849-857
237. Leibman AJ, Sybers R (1994) Mammographic and sonographic findings after silicone injection. Ann Plast Surg 33: 412-414
238. Lendvai T, Lendvai-Virágh K, Pilgram W et al. (1979) Die Notwendigkeit der radiologischen Kontrolle nach subkutaner Mastektomie. Röfo 131: 329-330
239. Lendvai-Virágh K, Ritzkowsky D (1994) Änderungen des Drüsenkörpers der Mammae nach Hormontherapie. Akt Radiol 4: 264-267
240. Lendvai-Virágh K, Ritzkowsky D (1997) Mammographische Untersuchungen nach brusterhaltender Therapie und Aufbauplastiken. Akt Radiol 7: 256-263
241. Leonhardt T (1968) A case of Weber-Christian disease with roentgenographically demonstrable mammary calcifications. Am J Med 44: 140-147
242. Liberman L, Cody HS, Hill ADK et al. (1999) Sentinel lymph node biopsy after percutaneous diagnosis of nonpalpable breast cancer. Radiology 211: 835-844
243. Liberman L, Dershaw DD, Kaufmann RJ et al. (1992) Angiosarcoma of the breast. Radiology 183: 649-654
244. Liberman LL, Giess CS, Dershaw DD et al. (1994) Non-Hodgkin lymphoma of the breast: imaging characteristics and correlation with histopathologic findings. Radiology 192: 157-160
245. Linden SS, Sullivan DC (1989) Breast skin calcifications: localization with a sterotactic device. Radiology 171: 570-571
246. Lindfors KK, Kopans DB, McCarthy KA et al. (1986) Breast cancer metastasis to intramammary lymph nodes. AJR 146: 133-136
247. Liszka G, Decker I (1967) Einen Tumor imitierender Fremdkörper (Nähnadel) in der Brust. Röfo 107: 569-570
248. Liszka G, Molnár L, Szabó É (1986) Mestastase eines Melanoms in der Brustdrüse. Zentralbl Chir 111: 935-937
249. Liu PI, Ishimaru T, McGregor D et al. (1973) Autopsy study of granulocytic sarcoma (chloroma) in patients with myelogenous leukaemia, Hiroshima-Nagasaki 1949-1969. Cancer 31: 948-955
250. Löwhagen T, Rubio CA (1977) The cytology of the granular cell myoblastoma of the breast. Report of a case. Acta Cytol 21: 314-315
251. Lorigan JG, David CL, Evans HL et al. (1989) The clinical and radiologic manifestations of hemangiopericytoma. AJR 153: 345-349
252. Ludwig K, Winterer W (1995) Subkutane Sarkoidosemanifestation im Bereich der Mamma. Röfo 163: 356-357
253. Lüchtrath H (1982) Lipogranulomatosis circumscripta (Panniculitis non suppurativa). Virch Arch Pathol Anat 397: 29-36
254. Maillard GF (1994) Liponecrotic cysts after augmentation mammaplasty with fat injections. Aesth Plast Surg 18: 405-406
255. Makai E (1928) Über Lipogranulomatosis subcutanea. Klin Wochenschr 49: 2343-2346
256. Makanjuola D, Murshid K, al Sulaimani S et al. (1996) Mammographic features of the breast tuberculosis: the skin bulge and sinus tract sign. Clin Radiol 51: 354-358
257. Mambo NC, Gallager HS (1977) Carcinoma of the breast. Cancer 39: 2280-2285
258. March DE, Wechsler RJ, Kurtz AB et al. (1991) CT-pathologic correlation of axillary lymph nodes in breast carcinoma. J Comput Assist Tomogr 15: 440-444
259. Marchant LK, Orel SG, Perez-Jaffe LA et al. (1997) Bilateral angiosarcoma of the breast on MR imaging. AJR 169: 1009-1010
260. Markopoulos CJ, Gogas HJ, Anastassiades OT (1994) Weber-Christian disease with breast involvement. Breast Dis 7: 273-276
261. McMasters KM, Giuliano AE, Ross MI et al. (1998) Sentinel-lyph-node biopsy for breast cancer - not yet the standard of care. N Engl J Med 339: 990-994
262. McNair TJ, Dudley HAF (1960) Axillary lymph-nodes in patients without breast carcinoma. Lancet 713-715
263. McSweeney MB, Egan RL (1984) Prognosis of breast cancer related to intramammary lymph nodes. Recent Results Cancer Res 90: 166-172
264. Mertens HH, Langnickel D, Staedtler F (1981) Primary osteogenic sarcoma of the breast. Acta Cytol 26: 512-516
265. Mester J, Darwish M, Deshmukh SM (1998) Steatocystoma multiplex of the breast: mammographic and sonographic findings. AJR 170: 115-116
266. Meyer JE, Kopans DB, Long JC (1980) Mammographic appearance of malignant lymphoma of the breast. Radiology 135: 623-626
267. Millar DM (1967) Treatment of Mondor's disease. Br J Surg 54: 76-77
268. Minagi H, Youker JE, Knudson H W (1968) The roentgen

appearance of injected silicone in the breast. Radiology 90: 57–61
269. Misgeld V, Albrecht A, Höfer W (1970) Mammäre Leiomyomatose unter dem Bild einer Lymphangiosis carcinomatosa. Röfo 112: 649–654
270. Mitnick JS, Harris MN, Roses DF (1989) Mammographic detection of carcinoma of the breast in patients with augmentation prostheses. Surg Gynecol Obstet 168: 30–32
271. Molnar L, Liszka G, Ronay P (1986) Die Tuberkulose der weiblichen Brustdrüse. Chirurg 57: 638–640
272. Moncada R, Copper RA, Garces M et al. (1974) Calcified metastases from malignant ovarian neoplasm. Radiology 113: 31–35
273. Mondor MH (1939) Tronculite sous-cutanée subaiguë de la paroi thoracique antéro-latérale. Mem Acad Chir 65: 1271–1278
274. Monticciolo DL, Nelson RC, Dixion WT et al. (1994) MR detection of leakage from silicone breast implants: value of a silicone-selective pulse sequence. AJR 163:51–56
275. Moreira MAR, de Freitas R, Gerais BB (1997) Granulomatous mastitis caused by sparganum. Acta Cytol 41: 859–862
276. Morgen M (1931) Tuberculosis of the breast. Surg Gynecol Obstet 53: 593–605
277. Müller-Quernheim J, Ferlinz R (1988) Sarkoidose – eine Immundysregulation? Dtsch Ärztebl 85B: 1179–1183
278. Mulcare R (1968) Granular cell myoblastoma of the breast. Ann Surg 168: 262–268
279. Muller JWT, Koehler PR (1984) Cardiac failure simulating inflammatory cancer of the breast. Röfo 140: 441–444
280. Munetada Oimomi unter Oimomi
281. Murray ME, Given-Wilson RM (1997) The clinical importance of axillary lymphadenopathy detected on screening mammography. Clin Radiol 52: 458–461
282. Nagashima Y (1925) Über die Beteiligung der Brustdrüse des Weibes bei der Tuberkulose der inneren Organe insbesondere bei der disseminierten Miliartuberkulose. Virch Arch 254: 184–202
283. Nayar M, Saxena HMK (1984) Tuberculosis of the beast. Acta Cytol 28: 325–328
284. Neville AM (1990) Are breast cancer axillary node micrometastases worth detecting? J Pathol 161: 283–284
285. Nielson BB (1984) Leiomyosarcoma of the breast with late dissemination. Virch Arch Pathol Anat 403: 241–245
286. Noack H (1977) Mastitis puerperalis. Fortschr Med 95: 1337–1343
287. Noone RB (1997) A review of the possible health implications of Silicone breast implants. Cancer 79: 1747–1756
288. North SA, Koski SL, Campbell B et al. (2000) Presentation of a radiation-induced soft-tissue sarcoma interpreted as a breast prosthesis on computed tomographic scan: case report. Can Assoc Radiol J 51: 155–157
289. Novak R (1989) Calcifications in the breast in Filaria loa infection. Acta Radiol 30: 507–508
290. Nylander PE (1941) Ein Beitrag zu den Gefäßerkrankungen an der Brustwand. Wien Med Wochenschr 91: 955–956
291. Odom JW, Mikhailova B, Pryce E et al. (1991) Liposarcoma of the breast. Breast Dis 4: 293–298
292. Oimomi M, Suehiro I, Mizuno N et al. (1980) Wegener's granulomatosis with intracerebral granuloma and mammary manifestation. Arch Intern Med 140: 853–854
293. Ordi J, Riverola A, Solé M et al. (1992) Fine-needle aspiration of the myofibroblastoma of the breast in a man. Acta Cytol 36: 194–198
294. Ortiz-Monasterio F, Trigos I (1972) Management of patients with complications from injections of foreign materials into the breast. Plast Reconstr Surg 50: 42–47
295. Osmers F, Strunk E, Clemens M et al. (1978) Kaposi-Sarkom der Mamma mit ossärer und pulmonaler Beteiligung. Röfo 129: 350–352
296. Ott G, Ruef J (1961) Sarkome der Brustdrüse. Langenbecks Arch Clin Chir 297: 557
297. Ozzello L, Stout AP, Murray MR (1963) Cultural characteristics of malignant histiocytomas and fibrous xanthomas. Cancer 16: 331–344
298. Pambakian H, Tighe JR (1971) Breast involvement in Wegener's granulomatosis. J Clin Pathol 24: 343–347
299. Pameijer FA, Beijerinck D, Hoogenboom et al. (1995) Non-Hodgkins's lymphoma of the breast causing miliary densities on mammography. AJR 164: 609–610
300. Pamilo M, Soiva M, Lavast EM (1989) Real-time ultrasound, axillary mammography, and clinical examination in the detection of axillary lymph node metastases in the breast cancer patients. J Ultrasound Med 8: 115–120
301. Parsons RW, Thering HR (1977) Management of the silicone-injected breast. Plast Reconstr Surg 60: 534–538
302. Pascual RS, Gee JBL, Finch SC (1973) Usefulness of serum lysozyme measurement in diagnosis and evaluation of sarcoidosis. N Engl J Med 289: 1074–1076
303. Patel J, Nemoto T, Rosner D et al. (1981) Axillary lymph node metastasis from occult breast cancer. Cancer 47: 2923–2927
304. Paulus DD (1990) Lymphoma of the breast. Radiol Clin North Am 28: 833–840
305. Paulus DD, Libshitz HI (1982) Metastasis to the breast. Radiol Clin North Am 20: 561–568
306. Perzin KH, Lattes R (1972) Papillary adenoma of the nipple (florid papillomatosis, Adenoma, adenomatosis). Cancer 29: 996–1009
307. Peters W, Keystone E, Smith D (1994) Factors affecting the rupture of silicone-gel breast implants. Ann Plast Surg 32: 449–451
308. Peters W, Smith D, Fornasier V et al. (1997) An outcome analysis of 100 women after explantation of silicone gel breasts implants. Ann Plast Surg 39: 9–19
309. Petit M, Waßermann K, Vierbuchen M et al. (1992) Die non-puerperale granulomatöse Mastitis: Sarkoidose oder unspezifische Entzündungsreaktion? Med Klin 87: 663–666
310. Pettinato G, De Chiara A, Insabato L et al. (1988) Fine needle aspiration biopsy of a granulocytic sarcoma (Chloroma) of the breast. Acta Cytol 32: 67–71
311. Pettinato G, Manivel JC, Petrella G et al. (1989) Primary osteogenic sarcoma and osteogenic metaplastic of the breast. Acta Cytol 33: 620–626
312. Pettinger TW, Dublin AB, Lindfors KK (1995) Percutaneous embolotherapy of an arterial pseudoaneurysm of the breast: A case report. Breast Dis 8: 97–101
313. Pfeifer V (1892) Über einen Fall von herdweiser Atrophie des subkutanen Fettgewebes. Dtsch Arch Clin Med 50: 438–450
314. Piccoli CW, Feig SA, Palazzo JP (1999) Developing asymetric breast tissue. Radiology 211: 111–117
315. Pilnik S, Salitan ML, Anderson M et al. (1990) Malignant fibrous histiocytoma of the breast. Breast Dis 3: 215–223
316. Pluchinotta AM, Talenti E, Lodovichetti G et al. (1995) Diabetic fibrous breast disease: a clinical entity that mimics cancer. Eur Surg Oncol 21: 207–209

317. Pohl P, Uebel CO (1985) Complications with homologous fats grafts in breast augmentation surgery. Aesthetic Plast Surg 9: 87-89
318. Polger MA, Denison CM, Lester S et al. (1996) Pseudoangiomatous stromal hyperplasia: mammographic and sonographic appearances. AJR 166: 349-352
319. Pollack AH, Kuerer HM (1991) Steatocystoma multiplex: appearance at mammography. Radiology 180: 836-838
320. Pollard SG, Marks PV, Temple LN et al. (1990) Breast sarcoma. Cancer 66: 941-944
321. Powell CM, Cranor ML, Rosen PP (1995) Pseudoangiomatous stromal hyperplasia (PASH). Am J Surg Pathol 19: 270-277
322. Puente JL, Potel J (1974) Fibrous tumor of the breast. Arch Surg 109: 391-394
323. Radhi JM, Thavanathan MJ (1990) Hydatid cyst presenting as a breast lump. Can J Surg 33: 29-30
324. Rebner M, Raju U (1993) Myofibroblastoma of the male breast. Breast Dis 6: 157-160
325. Redfern AB, Ryan JJ, Su CT (1977) Calcification of the fibrous capsule about mammary implants. Plast Reconstr Surg 59: 249-251
326. Reitz ME, Seidman I, Roses DF (1985) Sarcoidosis of the breast. NY State J Med 85: 262-263
327. Reynolds HE, Cramer HM (1994) Cholesterol granuloma of the breast: a mimic of carcinoma. Radiology 191: 249-250
328. Riede UN, Müntefering H, Drexler H et al. (1989) Kardiovasculäres System. In: Riede UN, Schaefer HE, Wehner H (Hrsg) Allgemeine und spezielle Pathologie. Thieme, Stuttgart New York
329. Riede UN, Rohrbach R, Schaefer HE, Müller HJ (1989.b) Störungen der zellulären und extrazellulären Organisation. In: Riede UN, Schaefer HE, Wehner H (Hrsg) Allgemeine und spezielle Pathologie. Thieme, Stuttgart New York
330. Robinson OG, Bradley EL, Wilson DS (1995) Analysis of explanted silicone implants: a report of 300 patients. Ann Plast Surg 34: 1-7
331. Rosen EL, Soo MS, Bentley RC (1999) Focal fibrosis: a common breast lesion diagnosed at imaging-guided core biopsy. AJR 173: 1657-1662
332. Rosen PB, Hugo NE (1988) Augmentation mammaplasty by cadaver fat allografts. Plast Reconstr Surg 82: 525-526
333. Rosen PP (1997) Rosen's breast pathology. Lippincott Raven, New York
334. Rosen PP (1999) Breast pathology. Diagnosis by needle core biopsy. Lippincott Williams & Wilkins, Philadelphia Baltimore New York
335. Rosen PP, Ernsberger D (1989) Mammary fibromatosis. Cancer 63: 1363-1369
336. Rosen PP, Kimmel M (1990) Occult breast carcinoma presenting with axillary lymph node metastases: a follow-up study of 48 patients. Hum Pathol 21: 518-523
337. Rosen Y, Papasozomenos SC, Gardner B (1978) Fibromatosis of the breast. Cancer 41: 1409-1413
338. Ross MJ, Merino MJ (1985) Sarcoidosis of the breast. Hum Pathol 16: 185-187
339. Rothman GM, Meroz A, Kolkov Z et al. (1989) Breast tuberculosis and carcinoma. Isr J Med Sci 25: 339-340
340. Rothmann M (1894) Ueber Entzündung und Atrophie des subkutanen Fettgewebes. Arch Pathol Anat Phys Klin Med 136: 159-169
341. Roux SP, Bertucci GM, Ibarra JA et al. (1996) Unilateral axillary adenopathy secondary to a silicone wrist implant: report of a case detected at screening mammography. Radiology 198: 345-346
342. Royen PM, Ziter FMH (1974) Ovarian carcinoma metastatic to the breast. Br J Radiol 47: 356-357
343. Rühm S, Pok J, Hauser M (1996) Bildgebende Diagnostik des Morbus Mondor mittels Sonographie. Röfo 165,1: 94-95
344. Rupec M, Treeck, Braun-Falco O (1965) Zum Paraffingranulom. Dermat Wochenschr 151:129-140
345. Samuel E (1950) Roentgenology of parasitic calcification. AJR 63: 512-522
346. Sandisen AT (1959) A study of surgically removed specimens of breast with special reference to sclerosing adenosis. J Clin Pathol 11: 101-109
347. Schmidt-Hermes HJ, Loskant G (1975) Verkalkte Fettgewebsnekrose der weiblichen Brust. Med Welt 26: 1179-1180
348. Schmitt EL, Threatt B (1984) Mammographic intra-arterial calcifications. J Assoc Can Radiol 35: 14-16
349. Schönegg WD, Minguillon C, Wessel J et al. (1991) Komplikationen und Korrektur bei Augmentationsplastik mit Leichenfettimplantaten. Geburtsh Frauenheilk 51: 154-155
350. Scholefield JH, Duncan JL, Rogers K (1987) Review of a hospital experience of breast abscesses. Br J Surg 74: 469-470
351. Schremmer CN (1971) Pektoralis-Desmoid - ein seltener Tumor der Mamma. Zentralbl Gyn 93: 341-347
352. Schwarz E, Stoss F, Kiesler J (1989) Zur Diagnostik des Angiosarkoms der Brustdrüse. Röfo 151: 502-503
353. Shapiro CL, Mauch PM (1992) Radiation-associated breast cancer after Hodgkin's disease: Risks and screening in perspective. J Clin Oncol 10: 1662-1665
354. Sherman AJ (1956) Puerperal breast abscess. Obstet Gynecol 7: 268-273
355. Shetty MK, Watson AB (2001) Mondor's disease of the breast: sonographic and mammographic findings. AJR 177: 893-896
356. Shuler FJ, Cronin EB, Ricci A et al. (1997) Fibromatosis of the breast diagnosed by stereotaxic core biopsy. AJR 168: 847
357. Sickles EA, Galvin HB (1985) Breast arterial calcification in association with diabetes mellitus: too weak a correlation to have clinical utility. Radiology 155: 577-579
358. Silver SA, Tavassoli FA (1998) Primary osteogenic sarcoma of the breast. Am J Surg Pathol 22: 925-933
359. Silverman BG, Brown SL, Bright RA et al. (1996) Reported complications of silicone gel breast implants: an epidemiologic review. Ann Intern Med 124: 744-756
360. Simon W, Schneppenheim P, Fendel H (1994) Extraossärer Plasmozytombefall beider Mammae. Röfo 161: 471-472
361. Singer C, Blankstein E, Koenigsberg T et al. (2001) Mammographic appearance of axillary lymph node calcification in patients with metastatic ovarian carcinoma. AJR 176: 1437-1440
362. Sklair-Levy M, Samuels TH, Catzavelos C et al. (2001) Stromal fibrosis of the breast. AJR 177: 573-577
363. Smahel J (1977) Histology of the capsules causing constructive fibrosis around breast implants. Br J Plast Surg 30: 324-329
364. Smith NP, Jones EW (1977) Erosive adenomatosis of the nipple. Clin Exp Dermatol 2: 79-84
365. Smith SM (1996) Breast pseudoaneurysm after core biopsy. AJR 167: 817

366. Soler NG, Khardori R (1984) Fibrous disease of the breast, thyroiditis, and cheiroarthropathy in type I diabetes mellitus. Lancet I: 193–194
367. Son HJ, Oh KK (1998) Multicentric granulocytic sarcoma of the breast: mammographic and sonographic findings. AJR 171: 274–275
368. Soo MS, Kornguth PJ, Hertzberg BS (1998) Fat necrosis in the breast: sonographic features. Radiology 206: 261–269
369. Soo MS, Kornguth PJ, Walsh R et al. (1996) Complex radial folds versus subtle signs intracapsular rupture of breast implants: MR findings with surgical correlation. AJR 166: 1421–1427
370. Soo MS, Williford ME (1995) Seromas in the breast: Imaging findings. Diagn Imag 36: 385–440
371. Soo MS, Williford ME, Elenberger (1995) Medullary thyroid cacinoma metastatic to the breast: mammographic appearance. AJR 165: 65–66
372. Soo Young Chung unter Chung SY
373. Springer P, Buchberger W (1999) Mycetomartige, zystische Fettgewebsnekrose nach Brustaugmentation mit autologer Fettinjektion. Röfo 170: 263–264
374. Stacey-Clear A, McCarthy KA, Hall DA et al. (1992) Calcified suture material in the breast after radiation therapy. Radiology 183: 207–208
375. Stein H (2000) Die neue WHO-Klassifikation der malignen Lymphome. Pathologe 21: 101–105
376. Stockman R (1911) The clinical symptoms and treatment of chronic subcutaneous fibrosis. Br Med J 352–355
377. Stokkel MP, Peterse HL (1992) Angiosarcoma of the breast after lumpectomy and radiation therapy for adenocarcinoma. Cancer 69: 2965–2968
378. Strauß HG, Lampe D, Methfessel G et al. (1998) Präoperative Axillasonographie beim malignitätsverdächtigen Mammatumor – ein diagnostischer Gewinn? Ultraschall Med 19: 70–77
379. Studdy PR, Lapworth R, Bird R (1983) Angiotensin-converting enzyme and its clinical signifiance – a review. J Clin Pathol 36: 938–947
380. Suen JS, Forse SF, Hyland RH et al. (1990) The malignancy-sarcoidosis syndrome. Chest 98: 1300–1302
381. Suneja SK, Grigsby ME, Olopoenia L et al. (1990) Mammographic calcifications due to filarial disease. Trop Doct 20: 143–4
382. Svane G, Azavedo E, Ringertz H (1994) Radiological features of metastases to the breast from malignant tumors of different primary orgins. Radiol Diagn 35: 120–123
383. Symmers WS (1955) Simulation of cancer by oil granulations of therapeutic origin. Br Med J 2:1536–1539
384. Tabàr L, Dean BD (2001) Teaching atlas of mammography. 3rd edn. Thieme, Stuttgart New York
385. Tabàr L, Péntek (1976) Pneumocystography of benign and malignant intracystic growths of the female breast. Acta Radio Diagn 17: 829–836
386. Taghian A, de Vathaire F, Terrier P et al. (1991) Long-term risk of sarcoma following radiation treatment for breast cancer. Int J Radiation Oncol Biol Phys 21: 361–367
387. Tavassoli FA (1999) Pathology of the breast. Appleton & Lange, Stamford/CT
388. Teubner J, Back W, Strittmater HJ et al. (1997) Einseitige Schwellung der Brustdrüse. Radiologe 37: 766–771
389. Thiels C, Dumke K (1977) Mammaverkalkung nach Paraffininjektion. Röfo 126: 173–174
390. Timberlake GA, Looney GR (1986) Adenocarcinoma of the breast associated with silicone injections. J Surg Oncol 32: 79–81
391. Toker C, Tang CK, Whitely JF et al. (1981) Benign spindle cell breast tumor. Cancer 48: 1615–1622
392. Tomaszewski JE, Brooks SJ, Hicks D et al. (1992) Diabetic mastopathie: a distinctive clinicopathologic entity. Hum Pathol 23: 780–786
393. Toombs BD, Kalisher L (1977) Metastatic disease to the breast: clinical, pathologic, and radiographic features. AJR 129: 673–676
394. Tuthill LL, Reynolds HE, Goulet RJ (2001) Biopsy of sentinel lymph nodes guided by lymphoscintigraphic mapping in patients with breast cancer. AJR 176:407–411
395. Undeutsch W, Nikolowski J (1979) Papillomatöses Milchgangsadenom (Pseudo-Paget der Mamille). Hautarzt 30: 371–375
396. Usuki K, Kitamura K, Urabe A et al. (1988) Successful treatment of Weber-Christian disease by cyclosporin A. Am J Med 85: 276–278
397. van Kints MJ, Tham RTOTA, Klinkhamer PJ et al. (1994) Hemangiopericytoma of the breast: mammographic and sonographic findings. AJR 163: 61–63
398. Vargas A (1979) Shedding of silicone particles from implanted breast implants. Plast Reconstr Surg 64: 252–253
399. Varin CR, Eisenberg BL, Ladd WA (1989) Mammographic microcalcifications associated with schistosomiasis. South Med J 82: 1060–1061
400. Venta LA, Wiley EL, Gabriel H et al. (1999) Imaging features of Focal breast fibrosis: Mammographic-pathologic correlations of noncalcified breast lesions. AJR 173: 309–316
401. Veronesi P, Zurrida S (1995) Mondor's disease: is there any correlation with breast cancer? The Breast 4: 170–171
402. Viale G, Bosari S, Mazzarol G et al. (1999) Intraoperative examination of axillary sentinel lymph nodes in breast carcinoma patients. Cancer 85: 2433–2438
403. Vuitch MF, Rosen PP, Erlandson RA (1986) Pseudoangiomatous hyperplasia of mammary stroma. Hum Pathol 17: 185–191
404. Wagner A, Herfarth CH (1960) Über die Mondorsche Krankheit. MMW 24
405. Walsh R, Kornguth PJ, Soo MS et al. (1997) Axillary lymph nodes: mammographic, pathologic, and clinical correlation. AJR 168: 33–38
406. Wargotz ES, Lefkowitz M (1989) Granulomatous angiopanniculitis of the breast. Hum Pathol 20: 1084–1088
407. Wargotz ES, Norris HJ, Austin RM et al. (1987.a) Fibromatosis of the breast: a clinical and pathological study of 28 cases. Am J Surg Pathol 11: 38–45
408. Wargotz ES, Weiss SW, Norris HJ (1987.b) Myofibroblastoma of the breast. Am J Surg Pathol 11: 493–502
409. Waterworth PD, Gompertz RHK, Hennessy C et al. (1992) Primary leiomyosarcoma of the breast. Br J Surg 79: 169–170
410. Weber FP (1925) A case of relapsing non suppurative nodular panniculitis, showing phagocytosis of subcutaneous fat-cells by macrophages. Br J Derm Syph 37: 301–311
411. Wegener F (1936) Über generalisierte, septische Gefäßerkrankungen. Verh Dtsch Pathol Ges 29: 202–210
412. Westinghouse-Logan W, Hoffmann NY (1989) Diabetic fibrous disease. Radiology 172: 667–670
413. Wiernik PH, Serpick A (1970) Granulocytic sarcoma (chloroma). Blood 35: 361–369
414. Wijnmaalen A, van Ooijen B, van Geel BN et al. (1993) Angiosarcoma of the breast following lumpectomy, axilla-

ry lymph node dissection, and radiotherapy for primary breast cancer. Int J Radiat Oncol Biol Phys 26: 135–139
415. Wilhelm K, Teifke A, Müller-Quernheim J et al. (1994) Extrapulmonale Manifestation der Sarkoidose in der Brustdrüse. Akt Radiol 4: 103–105
416. Wiliams CW (1991) Silicone granuloma following compressive mammography. Aesth Plast Surg 15: 49–51
417. Wilkes AN, Needleman L, Rosenberg A (1996) Pseudoaneurysm of the breast. AJR 167: 625–626
418. Wilson CM (1993) An unusual cause of asymmetric venous engorgement detected by mammography. Can Assoc Radiol J 44: 42–44
419. Yahalom J, Petrek JA, Biddinger PW et al. (1992) Breast cancer in patients irrdiated for Hodgkin's disease: a clinical and pathologic analysis of 45 events in 37 patients. J Clin Oncol 10: 1674–1681
420. Yang WT, Ahuja A, Tang A et al. (1996) High resolution sonographic detection of axillary lymph node metastases in the breast cancer. J Ultrasound Med 15: 241–246
421. Yang WT, Suen M, Ho WS et al. (1996) Paraffinomas of the breast: mammographic, ultrasonsographic and radiographic appearance with clinical and histopathological correlation. Clin Rad 51: 130–133
422. Yang WT, Metreweli C (1999) Sonography of nonmammary malignancies of the breast. AJR 172: 343–348
423. Yuehan C, Qun X (1981) Filarial granuloma of the female breast: a histopathological study of 131 cases. Am J Trop Hyg 30: 1206–1210
424. Zack JR, Trevisan SG, Gupta M (2001) Primary breast lymphoma originating in a benign intramammary lymph node. AJR 177: 177–178
425. Zandrino F, Monetti F, Gandolfo N (2000) Primary tuberculosis of the breast. Acta Radiol 41: 61–63
426. Zucali R, Merson M, Placucci M et al. (1994) Soft tissue sarcoma of the breast after conservative surgery and irradiation for early mammary cancer. Radiother Oncol 30: 271–273
427. Zwaan M, Borgis KJ (1988) Dislokation eines Atemfrequenzsensors eines Herzschrittmachers in die Mamma. Röfo 148: 330–331
428. Zwaan M, Ollroge C, Kiffner E (1988) Non-Hodgkin-Lymphom der Mamma. Röfo 148: 594–595

KAPITEL 7

Krankheiten der männlichen Brust

Die Krankheiten der männlichen Brust sind – außer der Gynäkomastie – mit denen der weiblichen Brust klinisch, pathologisch und röntgenologisch praktisch identisch. Im Folgenden werden sie je nach ihrem Entstehungsort besprochen. In einem weiteren Abschnitt wird dann die Gynäkomastie erörtert.

Lobuläre Veränderungen

Lobuläre Veränderungen kommen äußerst selten vor, da das zur Azinus- bzw. Lobulusentwicklung notwendige Progesteron in ausreichender Menge normalerweise fehlt. Eine *Zyste* beim Mann habe ich z.B. – während meiner Tätigkeit als Mammographer – lediglich 2-mal gesehen.

Intrazystische Papillome kommen gleichfalls sehr selten vor [64]. *Intrazystische papilläre Karzinome* machen 5% aller männlichen Brustkrebse aus [41]. Einen solchen Fall zeigt Abb. 7.1a,b.

Fibroadenome und phylloide Tumore kommen sehr selten vor. So hat Bässler [6] lediglich 4 diesbezügliche Veröffentlichungen gefunden. Sie entwickeln sich – wie auch die Zysten – meistens auf der

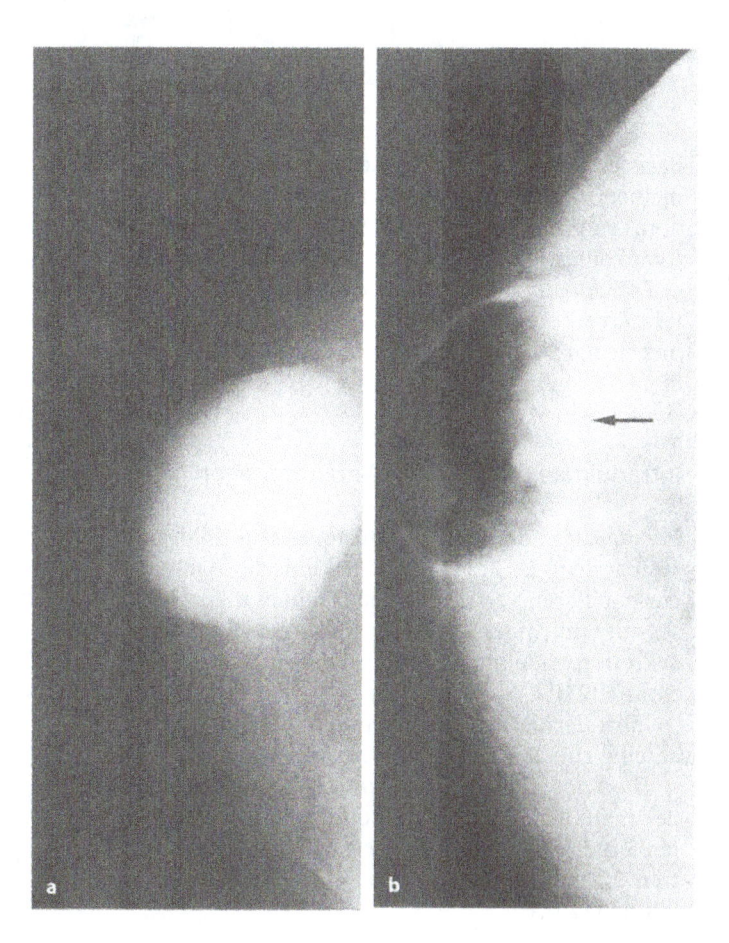

Abb. 7.1a,b. Der 72jährige Mann hat vor kurzem einen etwa 3 cm großen Knoten in der linken Brust getastet. **a** Innerhalb eines ausgedehnten, homogenen Schattens (Gynäkomastie) sieht man dem Tastbefund entsprechend einen intensiven homogenen, glatt konturierten, rundlich-ovalären Schatten. **b** Pneumozystographie. Darstellung eines wandständigen, intrazystischen, papillären Prozesses mit Wandverdickung. Histologie: Papilläres Karzinom. (Aus [34], Prof. Dr. P. Göblyös/Budapest)

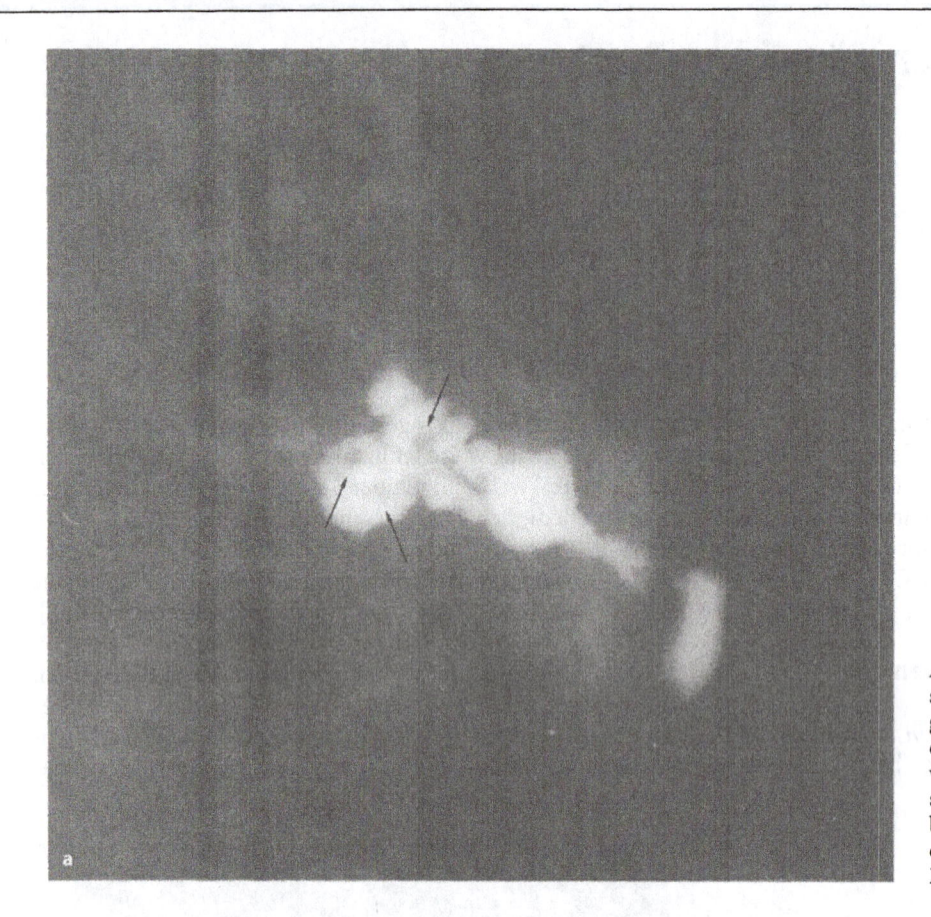

Abb. 7.2. a 56jähriger Mann, seröses Sekret. Galaktogramm: zystisch-ektatisch erweiterter Milchgang mit winzigen Kontrastmittelaussparungen. Histologie: neben benignen Papillomen ein DCIS (aus [60], Dr. E. Merkle/Ulm)

Basis einer Gynäkomastie. Rosen u. Oberman [80] meinen, dass die früher als männliches Fibroadenom veröffentlichten Fälle vorwiegend noduläre Gynäkomastien waren.

Lobuläre In-situ-Karzinome sind nach meinen Literaturrecherchen 3-mal beschrieben worden, immer neben invasiven lobulären Karzinomen [33, 65, 85].

Intraduktale, proliferative Veränderungen

Papillome sind selten. Das histologische Bild entspricht dem der Frau. Das erste klinische Symptom der papillären Veränderungen ist ein blutiges, seröses oder milchiges Sekret [99]. Seröse oder milchige Sekretion findet man aber auch bei einfacher Duktektasie [23]!

Eine *floride Papillomatose* der Mamille kommt anteilig zu 5% bei Männern vor [80].

Duktale In-situ-Karzinome (DCIS) machen 5% der männlichen Brustkarzinome aus [44]. Die Seltenheit dieser Erkrankung zeigt, dass 19 Krebszentren 22 Jahre brauchten um 31 Fälle sammeln zu können [20].

Makroskopisch sind meistens zystisch erweiterte, mit papillärem Gewebe gefüllte retromamilläre Milchgänge zu sehen, die von einer derben Bindegewebsmanschette umgeben sind. Klinisch sind solche Veränderungen in fast 60% der Fälle tastbar. Eine sanguinolente-serosanguinolente Sekretion ist in einem Drittel der Fälle feststellbar. Retrahierte Mamillen sind nicht beschrieben worden (Abb. 7.2a,b). Vergrößerte Lymphknoten sind in der Regel nicht tastbar [12, 20, 44]. Histologisch unterscheidet sich das männliche DCIS von dem weiblichen dadurch, dass bei ersterem nur eine niedrig oder mäßig maligne papilläre, mikropapilläre, kribriforme oder solide Proliferation vorliegt, während der hochmaligne Komedotyp praktisch fehlt. Nekrotische Verkalkungen mikroskopischer Größenordnung sind in kribriformen Karzinomen allerdings feststellbar.

Aus diesem histologischen Bild folgt, dass

- gruppierte Mikroverkalkungen beim männlichen DCIS praktisch fehlen. So habe ich in der mammographischen Literatur lediglich einen DCIS-Fall mit monomorph, punktförmig – wahrscheinlich in einem kribriformen Karzinom gelegenen – Mikroverkalkungen gefunden [22];

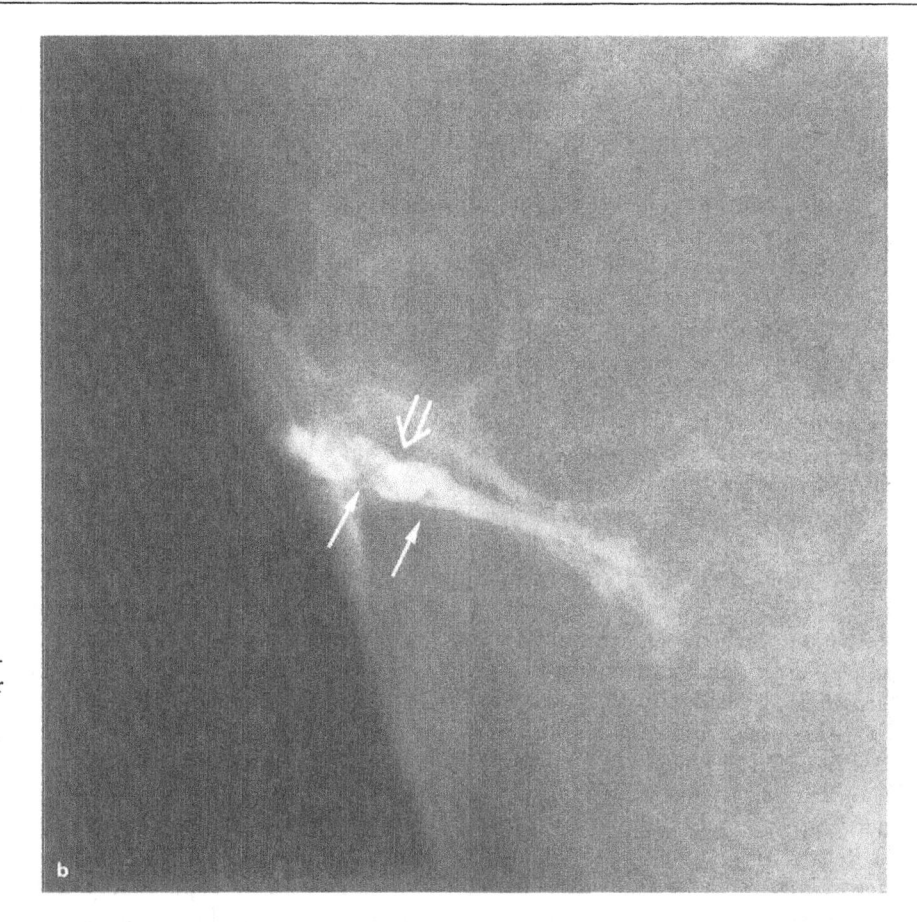

Abb. 7.2 b 66jähriger Mann mit blutiger Absonderung aus einem Milchgang. Galaktographie: kurzer ektatischer Milchgang mit einigen winzigen Kontrastmittelaussparungen (*Pfeil*) und einer scholligen Verkalkung (*leerer Pfeil*). Histologie: Intraduktales, papilläres Karzinom. (Aus [23], Dr. M. Benmussa/Paris)

- Lymphknotenmetastasen nicht vorkommen [12, 19];
- die Prognose gut ist.

Mit Gynäkomastie sind die DCIS-Fälle je nach Autor in 1–35% vergesellschaftet [20, 44].

Als Therapie wird die Mastektomie ohne axilläre Dissektion empfohlen, weil von 8 brusterhaltend behandelten Fällen 6 Lokalrezidive bekommen hatten, 5 von diesen schließlich doch mastektomiert wurden und ein Patient verstarb [12, 20]. Das Alter der Patienten beträgt im Durchschnitt 58 Jahre (von 25 bis 94); eine familiäre Belastung war in 5% der Fälle feststellbar, eine Bilateralität wurde in 13% der Fälle festgestellt [20, 44].

Intraduktale und intralobuläre Veränderungen mit Umgebungsreaktionen

Duktektasie mit periduktaler Mastitis: Dieser bei Frauen oft vorkommende Befund wird beim Mann nur selten gesehen [80].

Das *invasive Duktalkarzinom* kommt bei Männern in Europa und Nord-Amerika – je nach Autor – in 0,5–1,2% aller Brustkrebse vor, sie machen etwa 1,0–1,5% aller männlichen Karzinome aus [5, 13, 26, 39, 62, 77, 80, 88, 92, 97]. Von 100.000 Männern erkrankt einer an Brustkrebs [36]. In dem National Cancer Institut in Mailand werden durchschnittlich 6 Männer jährlich mit operablem Brustkrebs behandelt [82]. In Afrika, Indien und Süd-Amerika liegt die Zahl der männlichen Brustkrebserkrankungen etwa 6- bis 10fach höher.

Die Männer erkranken meistens zwischen ihrem 60. und 70. Lebensjahr an Brustkrebs (im Mittel: 63 Jahre) und damit – je nach Autor – 5 bis 15 Jahre später als Frauen. Bei jüngeren Männern kommt diese Krankheit selten vor, jedoch kann auch im Kindesalter Brustkrebs entstehen [40, 36].

Die *Risikofaktoren* sind zum größten Teil mit den Ursachen der Gynäkomastie identisch. *Erhöhter Östrogenspiegel* durch exogene Östrogenzufuhr wie bei der Behandlung des Prostatakarzinoms oder zwecks Brustentwicklung bei Transsexuellen [5, 75, 80]. Auch endogene Östrogenproduktion, wie bei Leberschaden (z.B. Schistosomiasis), soll einen Hyperöstrogenismus und somit Brustkrebs verursachen (deswegen liegt die Zahl des männlichen Mammakarzinoms in Ländern, in denen diese Parasiten endemisch sind, 6- bis 10fach höher!). Auch die Hoden können durch Testosteronkonvertierung zu Östrogenen Brustkrebs induzieren. So hat z.B. die Orchiektomie bei fortgeschrittenem Brustkrebs einen palliativen Effekt.

Testosteronmangel kann durch Verschiebung der Östrogen-Testosteron-Relation zugunsten des Östrogens gleichfalls ein Mammakarzinom beim Mann hervorrufen. Ursachen dafür sind: Kryptorchismus, Orchiektomie, Pubertas tarda, Mumpsorchitis nach dem 20. Lebensjahr, Arbeiten im Hochtemperaturbereich (Stahlwerk, Walzstraße), weil die andauernde Hitze die Hodenfunktion beeinflussen soll [56]. Weiterhin: Hodenatrophie, wie z.B. beim Klinefelter-Reifenstein-Albright-Syndrom, diese Anomalie bedeutet ein fast so großes Brustkrebsrisiko wie das bei den Frauen [17, 25, 65]. Bei 3–4% der männlichen Brustkarzinome liegt dieses Syndrom vor und – umgekehrt – unter den Männern mit diesem Syndrom haben 1–3% Brustkrebs [29, 87]. Die Zahl der veröffentlichten Fälle von Brustkrebs mit Klinefelter-Reifenstein-Albright-Syndrom ist jedoch zu gering, um eine schlüssige statistische Analyse machen zu können [29].

Bei der Überlappung der Brustkrebsrisiken und der Ursachen der Gynäkomastie ist selbstverständlich, dass man zwischen den zwei Veränderungen einen Zusammenhang suchte. Nach einigen Autoren ist ein großer Teil der Mammakarzinome mit Gynäkomastie vergesellschaftet [41]: 40%, [22]: 21%, [92]: 10%. Jedoch: die Gynäkomastie ist ein häufiger Befund, und die Beobachtungen basieren auf Untersuchungen ohne Kontrollgruppen. Die Gynäkomastie gilt nach Auffassung von Rosen u. Oberman [80] selten als Präkanzerose; ein möglicher Zusammenhang ist aber nicht auszuschließen. Weitere kontrollierte Untersuchungen müssen die Rolle der Gynäkomastie in der Brustkrebsentstehung definieren [56].

Was die *familiäre Belastung* anbelangt, so meint Haagensen [39]: „Es besteht kein Zweifel, dass es eine vererbbare Prädisposition für beide Geschlechter gibt."

Strahlenexposition wegen Behandlung im Kindesalter (wie bei Thymushyperplasie oder einseitiger präpubertaler Gynäkomastie) können später Brustkrebs verursachen.

Weitere Risiken: Japanische Männer (und Frauen) haben ein niedrigeres, jüdische Männer (wie auch Frauen) ein höheres Risiko [56]. Fettleibigkeit, Hypercholesterinämie gelten gleichfalls als prädisponierende Faktoren.

Klinik: Bei der meist kleinen männlichen Brust sind schon kleinere Karzinome tastbar, klinisch okkulte Karzinome bilden eher eine Ausnahme (nach Dershaw et al. [22]: 4%). Getastet wird eine meistens 1,0–3,0 cm messende (nur selten größere), nicht genau abgrenzbare, vorwiegend schmerzlose Verhärtung. Dolente Knoten kommen nur in etwa 4% der Fälle vor. Bilateral auftretende Karzinome machen etwa 2,5–3,0% der Fälle aus. Der Knoten liegt retromamillär oder exzentrisch und ist in der Hälfte der Fälle unverschieblich. Eine Mamillenretraktion wurde in 3,5–4% der Fälle registriert, eine Hautbeteiligung (Rötung, Exulzeration) in 7%, seröses oder serosanguinolentes Sekret bzw. pures Blut in 4,0–34(!) % [22, 36, 77, 97].

Eine *Paget-Mamille* kann in 1–2% beobachtet werden, sie kann sowohl bei invasiven als auch bei In-situ-Duktalkarzinomen entstehen [5, 80, 86].

Da beim Mann an die Möglichkeit eines Brustkrebses meistens nicht gedacht wird, betragen die Verschleppungszeiten 14–30 Monate und 50–80% der Patienten haben bei der Diagnose bereits Lymphknotenmetastasen [5]. Haagensen [39] berichtet von einem solchen Fall: Ein Mann hatte seinen Hausarzt wegen einer kleinen, schmerzlosen paraareolären Verhärtung mit Sekretion aufgesucht, der Arzt hielt die Veränderung für einen Pickel und auch die später aufgetretene Mamillenretraktion hat ihn nicht weiter gestört! Als der Patient schon Schmerzen hatte, wurde endlich der Chirurg konsultiert!

Histologie: In 59–87% der Fälle werden NOS-Karzinome festgestellt [6, 22, 41, 74, 92]. Sie haben in 10% intraduktale Komponenten [6]. Während sich die intraduktalen Karzinome – wie bereits erwähnt – praktisch nie bis zum Komedokarzinom entwickeln, werden bei den invasiven Duktalkarzinomen in 17% Komedoanteile festgestellt [44]. Handelt es sich hier um eine *De*differenzierung? Medulläre und muzinöse Karzinome sind zu je 1% vertreten. *Tubuläre Karzinome* kommen gleichfalls selten vor [1, 6, 96]. *Inflammatorische Karzinome* machen 2% der männlichen Brustkrebse aus [98, 108]. Diese Entitäten sind histologisch mit ihrem Pendant bei Frauen identisch. Fast 90% der virilen Mammakarzinome sind Östrogenrezeptor-positiv [71].

Mammographie: Da die männliche Brust klinisch gut beurteilbar ist, wird auf eine Mammographie meist verzichtet. Dementsprechend sind die Erfahrungen der Mammographer auf diesem Gebiet gering.

Die Analyse von 64 Fällen aus zehn Arbeiten (12 Fälle waren mammographisch okkult; [10, 22, 49, 60, 70, 73, 78, 79, 88, 94]) zeigt Folgendes:

Tumorgröße: 9–60 mm.

▷
Abb. 7.3. 1 cm großes, invasives Duktalkarzinom mit produktiver Fibrose, 3,5 cm von der Mamille entfernt (*Pfeil*)

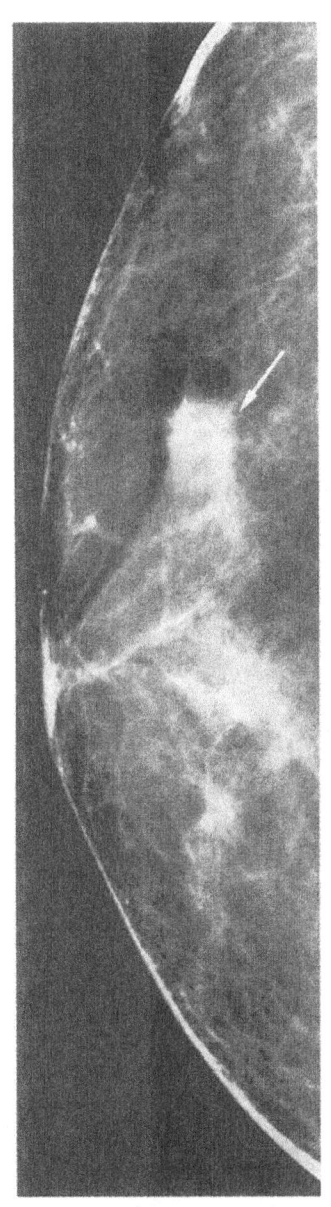

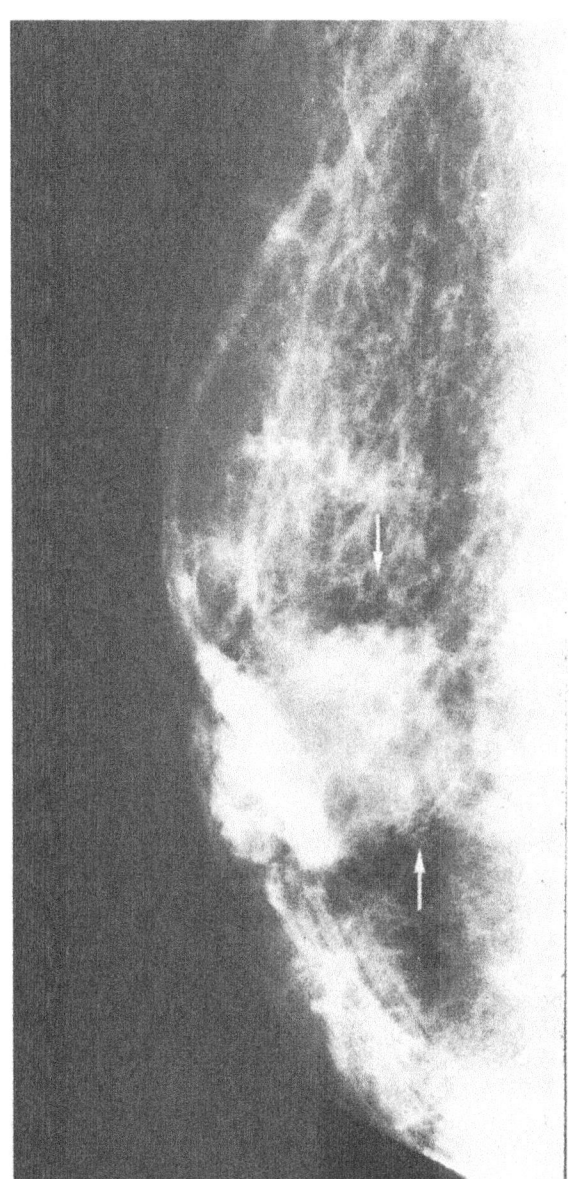

▷▷
Abb. 7.4. 54Jähriger Mann mit einem 2 cm großen, harten Knoten hinter der retrahierten Brustwarze. Im Mammogramm etwas unregelmäßig konturierter, intensiver angedeuteter inhomogener Rundschatten mit retrahierter Mamille und Areolaverdickung. Histologie: Invasives Duktalkarzinom

Die *Tumorkonturen* in 17 von 43 Fällen glatt, die übrigen 26 waren unscharf begrenzt (in 21 Fällen sind sie nicht beschrieben worden!).

Lokalisation: Ein Drittel der Tumore war exzentrisch lokalisiert (Abb. 7.3), der Rest dagegen retromamillär (Abb. 7.4). Zu einem ähnlichen Ergebnis kamen bei der Analyse von 66 Fällen McLachlan et al. [59]; sie haben 52-mal eine zentrale Lokalisation gefunden. Diese Erfahrungen widersprechen früheren Behauptungen, nach denen die exzentrische Lokalisation ein differentialdiagnostisches Zeichen gegenüber der immer retromamillär lokalisierten Gynäkomastie sei [45, 62, 70].

Mikroverkalkungen kamen – mit Tumorschatten kombiniert – in 35% der Fälle vor (Abb. 7.5). In einem Fall waren in der ganzen Brust verstreute, zahlreiche polymorphe ungewöhnlich schollige Verkalkungen in einem ausgedehnten invasiven Karzinom dargestellt [79].

Sanguinolentes oder *serosanguinolentes Sekret* kam in 15% der analysierten Fälle vor; dieser Prozentsatz stimmt mit den 13,7% von Treves et al. [99] in etwa überein. *Lymphknotenmetastasen* wurden in 9% der analysierten Karzinome beschrieben. *Differentialdiagnostische Schwierigkeiten* können nur bei den Gynäkomastien Typ 2 auftreten, insbesondere wenn der Patient alt, die Veränderung einseitig

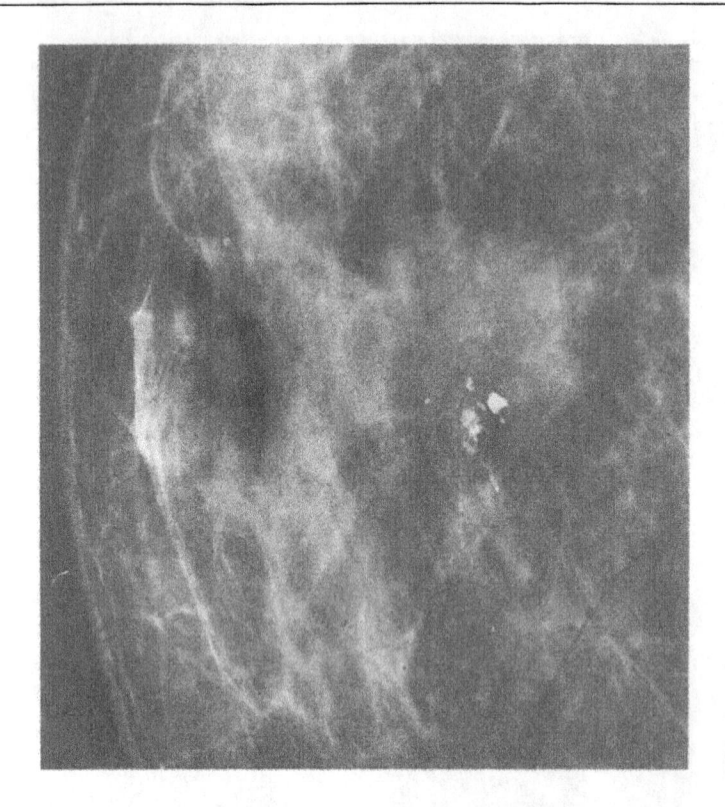

Abb. 7.5. Von der Mamille 3 cm nach dorsal zu ein 2 cm großer, flauer, unscharf begrenzter Schatten mit polymorphen, teils schollligen, gruppierten Mikroverkalkungen. Histologie: Invasives Duktalkarzinom. (Dr. Z. Péntek/Szekszárd)

ist und keine Mikroverkalkungen zu sehen sind. *Cave*: Mamillenretraktion kann auch bei Gynäkomastie vorkommen [10]! Vergrößerte Lymphknoten sind nicht unbedingt Metastasen!

Die *Sonographie* kann bei dichtem Drüsengewebe ergänzende Informationen liefern; sie erlaubt jedoch keine sichere Differenzierung zwischen soliden benignen und malignen Prozessen [42].

Kernspintomographisch ist das Karzinom des Mannes nicht von dem der Frau zu unterscheiden [31]. Im differentialdiagnostischen Zweifel kann die *Stanzbiopsie* weiterhelfen; bei der kleinen männlichen Brust wird aber eher eine Tumorektomie durchgeführt.

Die *Behandlung* besteht – wie auch bei der Frau – aus einer Kombination operativer und adjuvanter Maßnahmen.

Wie radikal soll die *Operation* sein? Haagensen [39] ist im allgemeinen für die radikale Mastektomie. Selbstverständlich hängt das gewählte Operationsverfahren auch vom Alter, vom klinischen Stadium bzw. von der Tumorgröße ab. Bei einem sehr alten Mann wird nur eine Ablatio simplex durchgeführt, bei klinisch inoperablem Karzinom nur eine Biopsie zur Diagnosesicherung.

Präoperative Bestrahlung ist selten indiziert. Die postoperative Bestrahlung verbessert die Überlebensrate nicht, hält jedoch die Zahl der Lokalrezidive niedriger [89]. Manche Autoren empfehlen die vorsorgliche Bestrahlung der parasternalen Lymphknotenkette, da das Karzinom in der kleinen männlichen Brust thoraxwandnah liegt und hier öfter Metastasen verursachen soll.

Wenn das Karzinom östrogenrezeptorpositiv ist, soll eine Antiöstrogentherapie (Tamoxifen) eingeführt werden. *Orchiektomie* kann bei Fernmetastasen erfolgen, wird jedoch immer seltener durchgeführt. Bei positiven Lymphknoten wird eine *Chemotherapie* empfohlen: sie reduziert die Rezidivrate und beeinflusst positiv die Überlebenszeit.

Prognose: Manche Autoren meinen, dass der männliche Brustkrebs eine schlechtere Prognose hat als das Mammakarzinom der Frau [39, 82]. Ursache dafür wäre das höhere Manifestationsalter, die langen Verschleppungszeiten, die ungünstigen anatomischen Gegebenheiten mit häufigerer Infiltration der Haut und Thoraxwand sowie die Multimorbidität des alten Mannes. Der wichtigste prognostische Faktor ist jedoch – neben Alter und Tumorgröße – der Lymphknotenstatus [43]. Die Fünfjahresüberlebensrate beträgt ohne Lymphknotenbefall 100%, mit Lymphknotenbefall 60%. Nach Stöger et al. [92], Willsher et al. [106] bzw. Goss et al. [36] gibt es bei vergleichbarem Krankheitsstadium keinen prognostischen Unterschied zwischen Brustkrebs beim Mann und bei der Frau.

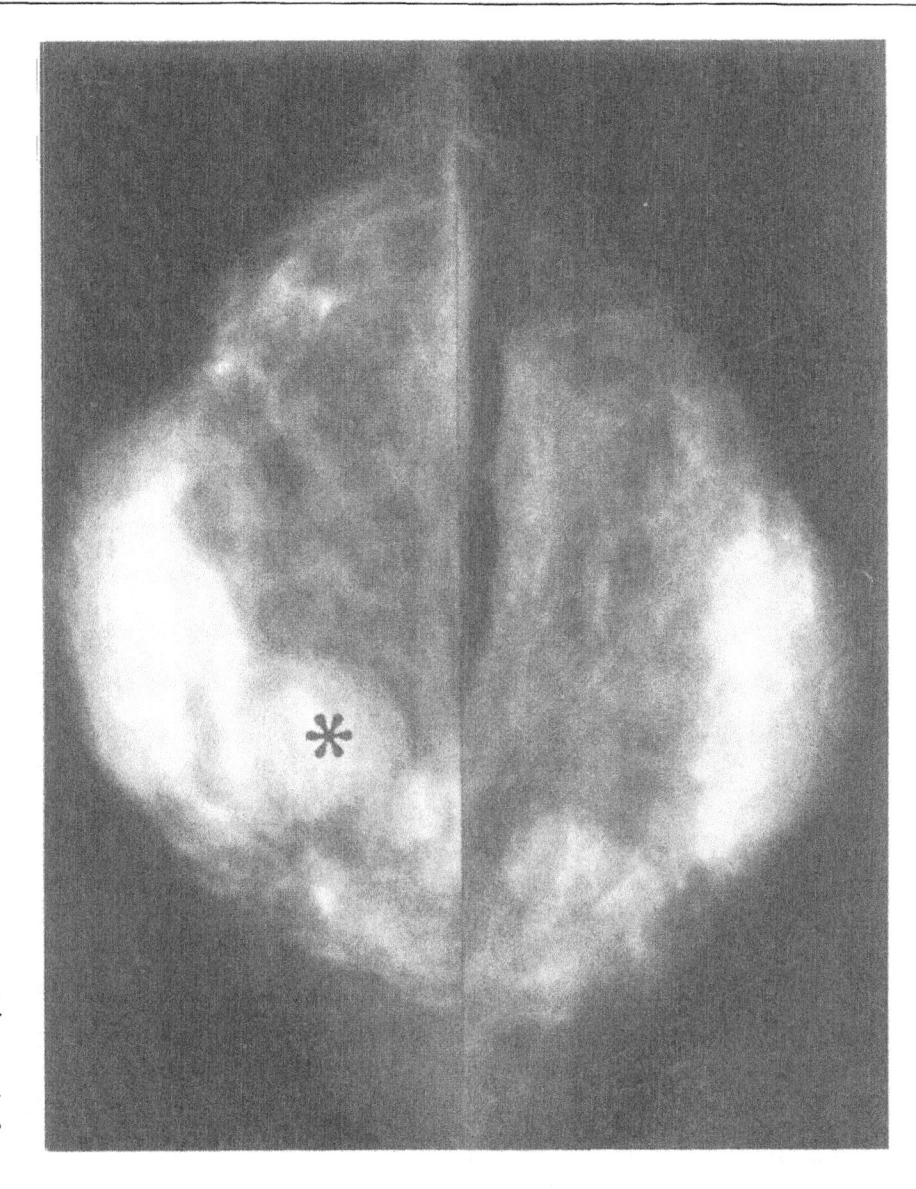

Abb. 7.6. Diffuse Gynäkomastie bds. nach Östrogenbehandlung wegen eines Prostatakarzinoms. Von mehreren in letzter Zeit entstandenen Knoten wurde der größte (*mit Stern markiert*) punktiert. Aspirationszytologie: Metastase des bekannten Primärtumors. (Aus [16], Dr. R.A. Cooper/Chicago)

Von einer großangelegten prospektiven Studie amerikanischer Chirurgen und Onkologen wird eine bessere Behandlungsstrategie mit verbesserter Prognose erwartet [36, 107]; bis dann kann man nur hoffen, dass die frühere Entdeckung, weniger radikale Operationen, systemische adjuvante Chemotherapie die Prognose verbessern werden [26].

Invasive lobuläre (kleinzellige) Karzinome (ILC) kommen beim Mann äußerst selten vor. So haben z.B. Prechtel u. Prechtel [74] unter ihren 53 männlichen Brustkrebsfällen kein ILC gefunden. Nach meinen Kenntnissen sind bisher nur 6 Fälle veröffentlicht worden [33, 85, 65, 61, 84]. Mammographische Symptome sind nicht beschrieben worden.

Veränderungen, die außerhalb der Milchgänge entstanden sind

Metastasen: Extramammäre Primärtumore metastasieren nur selten in die männliche Brust. Sie machen 10% aller Brustmetastasen aus [58] und weniger als 1% der männlichen Brustkrebse [49]. Obschon man erwarten würde, dass die Prostatakarzinome oft in die Brust absiedeln, weil ihre Hormonbehandlung dort ein günstiges Milieu vorbereitet, metastasieren sie aber nur in 5% in die Brust [83, 95].

Im *mammographischen Schrifttum* habe ich nur einen Fall gefunden [76]. Es handelte sich um einen 64jährigen Mann, bei dem nach Östrogenbehandlung eines Prostatakarzinoms eine beiderseitige do-

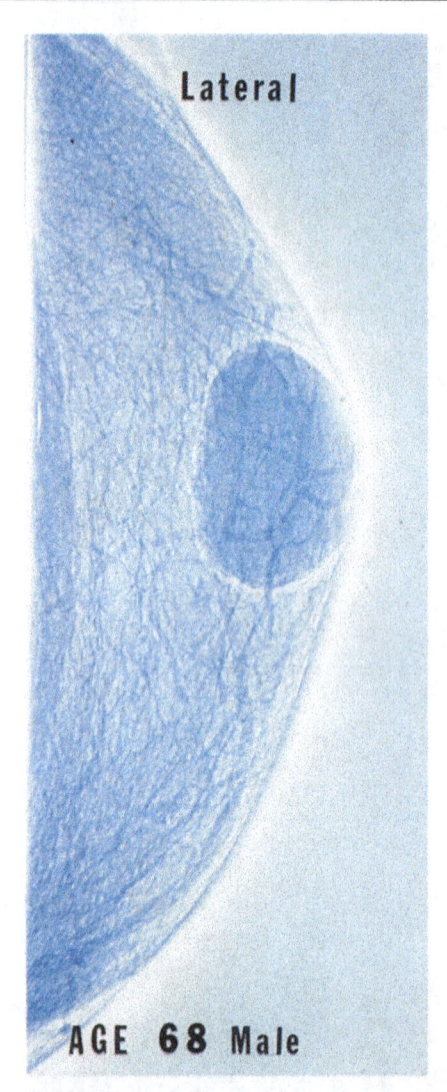

Abb. 7.7. Xeromammogramm, kraniokaudal links, 68jähriger Mann, ovalärer, homogener, glatt konturierter Schatten retromamillär. Achten Sie auf die flache dorsale Delle (abgeflachter Hilus?), Histologie: Non-Hodgkin Lymphom. (Dr. D.D. Paulus/Houston)

lente Gynäkomastie entstand. Später wurden beiderseits klinisch und mammographisch mehrere intramammäre Knoten festgestellt (Abb. 7.6). Die FNAB hat eine mit einem Prostatakarzinom vereinbare Zellpopulation gezeigt. Auch progredierende Knochenmetastasen wurden entdeckt; vier Monate später verstarb der Patient.

Von insgesamt 13 *Liposarkomen* wurden 2 beim Mann festgestellt [3].

Lipome kommen in der männlichen Brust in 2,3–4,0% aller Tumore vor [13, 70]. Ihr klinisches und mammographisches Bild ist mit dem der weiblichen Brust identisch.

Non-Hodgkin-Lymphome kommen je nach Autor in 5–50% bei Männern vor ([48, 52], Abb. 7.7).

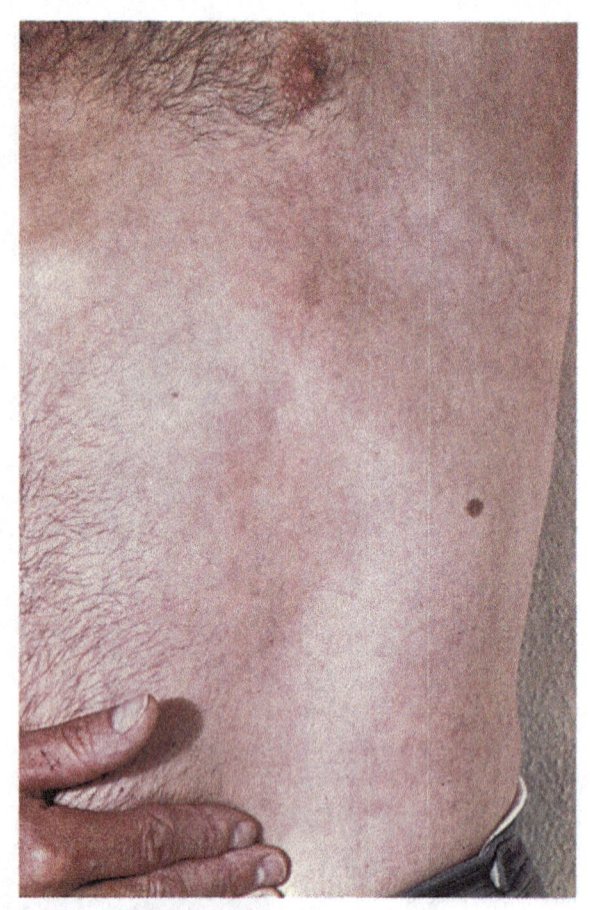

Abb. 7.8. Mondor-Krankheit (Thrombophlebitis obliterans) mit strangartiger Verdickung der V. thoracoepigastrica und rinnenartiger Einziehung der Haut

Entzündliche Veränderungen: Mastitis und Abszesse haben Ouimet-Oliva et al. [70] von insgesamt 171 röntgenologisch untersuchten männlichen Brusterkrankungen in 4,6% gesehen.

Eine *Mammatuberkulose* kommt bei Frauen 20mal häufiger vor als bei Männern [63].

Ein Fall von *Liponekrose* mit reaktiver Fibrose beim Mann wurde von Chantra et al. [13] veröffentlicht; das *Röntgenbild* ähnelt – erwartungsgemäß – dem eines invasiven Duktalkarzinoms mit ausgeprägter Desmoplasie.

Eine *Mondor-Krankheit* kommt in 20–50% aller Fälle bei Männern vor [46, 51]. Röntgenologisch kann diese Veränderung beim Mann nicht dargestellt werden, wir müssen jedoch das klinische Bild kennen, da Patienten mit Mondor-Syndrom oft zu uns geschickt werden, um ein Karzinom auszuschließen (Abb. 7.8).

Ein *Brustödem* wurde von Eichner et al. [28] bei zwei Männern beschrieben: Einmal waren vergrößerte axilläre Lymphknoten (M. Hodgkin) die Ursache der Lymphabfluss-Störung, beim zweiten Fall eine Thrombose der V. subclavia axillaris.

Granularzelltumor kommt äußerst selten vor. Klinisch wird ein harter indolenter, suspekter Knoten getastet, und der Verdacht wird *mammographisch* durch einen sternförmigen Schatten bekräftigt, obwohl Mikroverkalkungen, Hautverdickung oder Lymphadenopathie fehlen. Die histologische Diagnose ist eine angenehme Überraschung [57].

Die Fibromatose (extraabdominales Desmoid) der männlichen Brust ist gleichfalls eine ungewöhnliche histologische Diagnose. Der erste Fall wurde von Burrell et al. [11] veröffentlicht. Der 3×2 cm großer, harter Knoten mit Hautfixation wurde klinisch als Karzinom diagnostiziert. Abbildung 7.9 zeigt das *mammographische* Bild. *Merke*: Thoraxwandnah gelegene fibrotische, tumorähnliche Strukturen sind auch beim Mann auf Fibromatose verdächtig!

Hämatome zeigen im *Mammogramm* eine tumorartige Verschattung evtl. mit Hautverdickung. Die entsprechende Anamnese bewahrt uns von einer Fehldiagnose: der Tumorschatten bildet sich binnen 4 bis 6 Wochen zurück [49]!

Ein *Kaposi-Sarkom* in der Brust wurde bei einem 33jährigen HIV-positiven Mann histologisch festgestellt. Die *Mammographie* zeigte - der tastbaren Verhärtung entsprechend - einen teils glatt, teils unscharf konturierten Rundschatten; die Sonographie zeigte echoarme Bezirke mit dorsaler Schallverstärkung [66].

Gynäkomastie

Unter *Gynäkomastie* wird die nicht neoplastische Vergrößerung der männlichen Brust verstanden. Sie ist die häufigste Brustveränderung des Mannes, ihr Vorkommen wird mit 3–55% angegeben [6]. Diese weitdivergierenden Prozentsätze weisen schon allein darauf hin, dass unter dem Oberbegriff Gynäkomastie unterschiedliche und unterschiedlich große Veränderungen zusammengefasst werden.

Wenn *eine Brustvergrößerung nicht auf eine Hormonwirkung zurückzuführen ist*, spricht man von *Pseudogynäkomastie*. Diese sind

- die *Fettbrüste* („Adiposogynäkomastien") fettleibiger Männer ohne tastbaren Knoten; sie kommen bis zu 28% aller Gynäkomastien vor [49, 10, 60]. Diese Veränderung wurde bereits 1845 von Cooper [15] beschrieben: „Manche männlichen Brüste sehen nach oberflächlicher Betrachtung wie weibliche aus, jedoch kommt nach ihrem Aufschneiden reichlich Fettgewebe zum Vorschein und keine natürliche Brustdrüsenentwicklung."
- Die *tumorartige Neurofibromatosis* (von Recklinghausen) der Thoraxwand, die gleichfalls eine Gynäkomastie imitieren kann [18, 54].

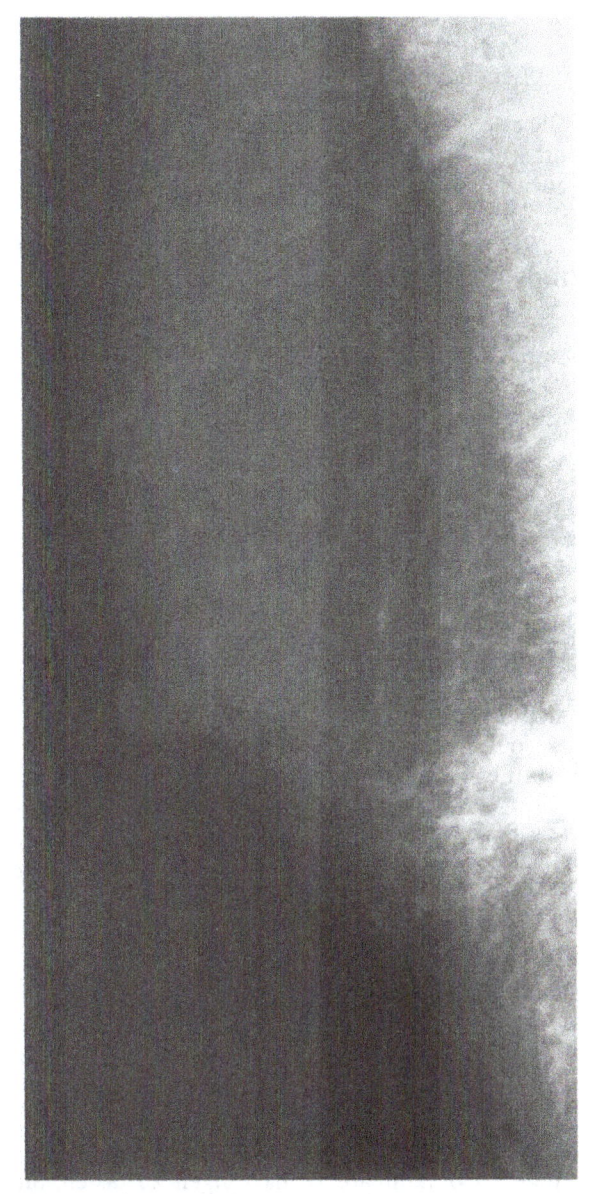

Abb. 7.9. Fibromatosis bei einem 72jährigen Mann. Der thoraxwandnah liegende, mit Haut und Muskulatur verbackene Tumor ist innerhalb von 3 Wochen entstanden. Die fleckigstreifig strukturierte Verschattung lässt am ehesten an ein ILC von alveolärem Typ denken. Stanzhistologie: Traumafolge oder Fibromatosis. Während der Mastektomie musste auch die Pektoralis-Muskulatur entfernt werden. (Aus [11], Dr. R. Wilson/Nottingham)

- das *Lymphangiom* kann auch eine einseitige Pseudogynäkomastie verursachen [95].

Die *echten Gynäkomastien* sind auf direkte oder indirekte Hormon-, meistens Östrogeneinwirkung zurückzuführen. Diese kann man in vorübergehende *(physiologische)* und in andauernde *(pathologische)* Gynäkomastien unterteilen. Es muss jedoch betont werden, dass die Grenze zwischen den zwei Gruppen oft fließend sind.

Physiologische Gynäkomastien kommen in jedem Lebensalter vor. Sie werden als Gynäkomastie

a) der Neugeborenen,
b) der pubertierenden Knaben,
c) der erwachsenen bzw.
d) der alten Männer klassifiziert.

Ad a): In 60–90% der Neugeborenen entstehen meistens beiderseitige retroareoläre Schwellungen, die auf Einflüsse mütterlicher Hormone zurückzuführen sind. Sie gehen mit einer kolostrumartigen Sekretproduktion einher („Hexenmilch"). Den Begriff „Neugeborenen-Gynäkomastie" lehnt Bässler [5] kategorisch ab!

Ad b): Die pubertäre Gynäkomastie ist eine Hyperplasie der Brustdrüse. Sie ist bei 20–65% der 10- bis 17jährigen Knaben zu beobachten [69, 8]. Die Divergenz der Prozentsätze weist auf uneinheitliche Definitionen hin: ist ein 0,5–1,0 cm großer retromamillärer Knoten eines beschwerdefreien Jungen bereits als Gynäkomastie zu werten oder nur die seltenen 10 cm großen?

Als Ursache wird eine vorübergehende Überproduktion der hypophysären Gonadotropine, insbesondere des Prolaktins und des Wachstumshormons (STH) angenommen [32].

Klinisch sind in der Regel bilaterale, diskusförmige retromamilläre Verhärtungen zu tasten. Sie bilden sich meistens innerhalb Monaten zurück. Ein einseitiges Auftreten wird in etwa einem Viertel der Fälle beobachtet und löst meistens große Aufregung in der Familie aus. Die Eltern können beruhigt werden, dass es sich um kein Karzinom handelt und später auch die andere Brust „nachholen" wird. Es kann jedoch vorkommen, dass die Brust die Größe und Konsistenz einer gewöhnlichen Mädchenbrust erreicht oder sogar überschreitet.

Die älteste Darstellung einer Pubertätsgynäkomastie sehen wir in Abb. 7.10. Es handelt sich um die Skulptur von Tutanchamun. Er ist mit 19 Jahren als letzter Pharao der 18. ägyptischen Dynastie gestorben. Da auch sein Vater und Großvater mit prominenten Brüsten abgebildet wurden, haben die Paläo-

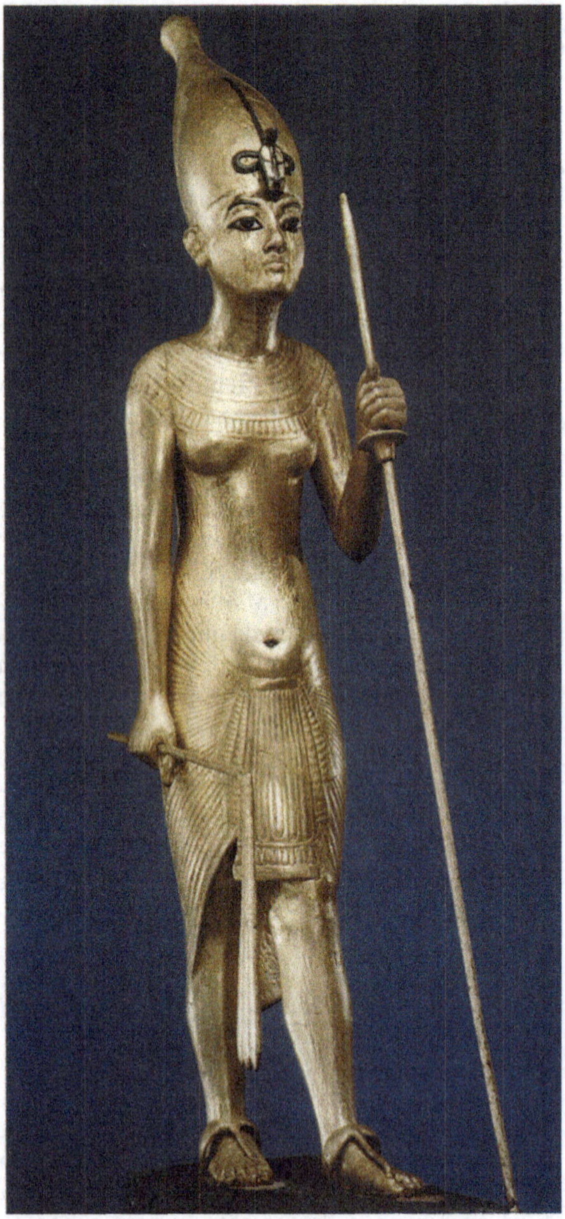

Abb. 7.10. Tutanchamun auf dem schwarzen Leopard. Pubertätsgynäkomastie oder Statussymbol?

pathologen eine familiäre Gynäkomastie[1] angenommen. Nach einer anderen Hypothese handelte es sich bei den Pharaonen eher um die Symbolisierung der Fruchtbarkeit oder eines über den Geschlechtern stehenden göttlichen Wesens [72, 93].

---
[1] Familiäre Häufung der Gynäkomastie kommt jedoch nur äußerst selten vor; ich habe nur eine diesbezügliche Veröffentlichung gefunden [81].

Bei milchigem Sekret muss man an ein chromophobes Adenom denken, die Sella untersuchen und einen endokrinologischen Status veranlassen [100].

Zur *Therapie* kommt es nur selten, da die Veränderungen sich innerhalb von zwei Jahren spontan zurückbilden. Bei extrem großen Brüsten oder wenn die Makromastie seit Jahren unverändert bleibt, kann es zu einer so schweren psychischen Belastung kommen, dass eine subkutane Mastektomie mit Erhalt der Mamille unvermeidbar ist [32, 35, 69].

Ad c): Physiologische Brustvergrößerungen kommen auch bei beschwerdefreien, erwachsenen Männern vor. So hat man bei völlig gesunden 19- bis 59jährigen Soldaten der US-Armee in 36 % 2–5 cm große Brüste gefunden [68].

Ad d): Die physiologische Gynäkomastie des alternden Mannes wird – ohne Beschwerden – zwischen 50 und 69 in 72 % als mindestens 2 cm große, bilaterale, retroareolere Verhärtung getastet [67]. Einer Autopsiestudie zufolge werden Gynäkomastien histologisch bei 40 % der alten Männer (meistens über dem 70. Lebensjahr!) nachgewiesen [105]. Es gibt aber auch ungewöhnlich große drüsige Altersgynäkomastien, wie sie 1845 Cooper [15] zutreffend beschrieben hat: „Ich habe sehr großes Drüsengewebe bei einem 73jährigen Mann gesehen. ... Wenn die Manneskraft nachlässt, wächst die Drüse."

Die pathologischen Gynäkomastien entstehen durch eine Verschiebung des normalen Androgen-Östrogen-Verhältnisses zugunsten des Östrogens [9]. In histologisch nachgewiesenen Gynäkomastien werden in 35–89 % Östrogenrezeptoren gefunden [2, 7, 38]. Zu einem erhöhtem Östrogenspiegel kann es entweder durch *Zunahme der Serumöstrogenkonzentration* oder aber durch *Abnahme der Serumandrogenkonzentration* kommen.

Die Zunahme der Serumöstrogenkonzentration kann endogene oder exogene Ursachen haben.

Endogene Ursachen sind die östrogenausscheidenden Tumore, wie die Choriongonadotropin ausscheidenden *Hodentumore, Bronchialkarzinome* und *Lebertumore.* Der Pathomechanismus: das Choriongonadotropin stimuliert die Leydig-Zellen der Hoden zu einer vermehrten Östradiolproduktion [101].

Auch die *Leydigzelltumore, Nebennierenrindenkarzinome* können Östradiol produzieren und so eine Gynäkomastie verursachen [91, 90]. *Chronische Leberkrankheiten* verursachen gleichfalls eine Gynäkomastie, entweder durch verminderten Östrogenabbau in der Leber [103] oder – paradox! – durch übermäßige Testosteronproduktion, weil Testosteron zu Östradiol umgewandelt (aromatisiert) werden kann [8]. Nach ähnlichem Mechanismus entsteht die Gynäkomastie bei Hyperthyreose [101].

Die Gynäkomastien bei KZ-Lagerinsassen und Kriegsgefangenen sind ebenfalls auf eine Lebererkrankung zurückzuführen. Unbekannt ist der Pathomechanismus der Gynäkomastie nach Lungentuberkulose und nach traumatischer Paraplegie [5].

Exogene Ursachen: An erster Stelle sollen hier die bei Prostatakarzinombehandlung verabreichten Östrogene erwähnt werden. Auch Androgene und Anabolika (Doping!) können durch Umwandlung zum Östradiol – wie bereits besprochen – Gynäkomastien verursachen.

Transfundiertes Blut von Frauen mit hohem Östrogenspiegel, Verzehr von Fleisch mit Östrogengemästeten Tieren wurden auch als Ursachen von Gynäkomastien beschrieben. Als Kuriositäten gelten Gynäkomastien, die auf östrogenhaltiges Haarwasser [37] bzw. auf Vaginalcreme der Partnerin [24] zurückgeführt werden.

Die *Abnahme der Serumandrogenkonzentration* kann durch verminderte oder fehlende Testosteronproduktion entstehen. Ursache dafür sind die Hodenhypoplasie oder Atrophie[1], der Zustand nach Orchitis (Mumps!), Hodentrauma, Kastration, Druckatrophie durch Spermato-, Hydro- bzw. Varikozele, Bestrahlung und Hitzeexposition.

Hypogonadismus kann weiterhin infolge von tumorösen, vaskulären, entzündlichen oder traumatischen Veränderungen des *Hypophysenvorderlappens* bzw. durch chronische Niereninsuffizienz und Dialyse entstehen.

Die Wirkstoffe, die als Ursache für Gynäkomastie infrage kommen, sind nachstehend zusammen gefasst.

Wirkstoffe, die eine Gynäkomastie verursachen können[2]:

Hormone und hormonähnliche Medikamente:
- Östrogene
- Choriongonadotropin
- Androgene
- Steroide Anabolika
- Antiöstrogene
  - Tamoxifen
- Antiandrogene
  - Flutamid
  - Cyproteron

---

[1] Hier soll das Klinefelter-Reifenstein-Albright-Syndrom (1942) erwähnt werden: Tubulussklerose der Hoden, Oligo-, Aspermie, Pubertas tarda, weibliche Behaarung, retardiertes Knochenalter, oft Oligophrenie, evtl. Hochwuchs, Abnahme von Libido und Potenz, XXY Chromosommuster.

[2] Nach Eberlein [27], Braunstein [8, 9] und von Werder [101]

Antibiotika:
- Ketoconazol

Antiulzerica (Antacida):
- Cimetidin
  - Omeprazol
  - Ranitidin

Zystostatika:
- Busulfan
- Methotrexat

Kardiovaskuläre Medikamente:
- Digitoxin
- Antiarrhytmika
  - Amiodaron
  - Verapamil
- Antihypertonika
- Captopril
  - Enalapril
  - Guanabenz
  - Methyldopa
  - Nifedipin
  - Reserpin
- Diuretika
  - Spironolacton
  - Thiazide

Drogen:
- Alkohol
- Amphetamin
- Heroin
- Marihuana
- Methadon
- Morphin

Psychopharmaka:
- Chlorpromazin
- Diazepam
- Haloperidol
- Phenytoin
- Thioridazin
- Trizyklische Antidepressiva

Sonstige:
- Penicillamin
- Sulindac

Ein Viertel der Gynäkomastien wird als „idiopathisch" bezeichnet, weil bei diesen keine Ursache ermittelt werden konnte [9].

Histologie: Man unterscheidet eine aktive (floride) und eine ruhende (inaktive) Gynäkomastie. Zwischenstadien sind möglich [1, 80].

Die *aktive (floride) Phase* entspricht der Entwicklung einer weiblichen Brustdrüse während der Geschlechtsreife [5]. Die kurzen schmalen Milchgänge „blühen" nach Östrogenwirkung „auf", sie werden länger, verästeln sich und werden ektatisch. In ihrer Umgebung entsteht ein lockeres Bindegewebe. Der Pathologe spricht von tubulärer Gynäkomastie. Die weitere Entwicklung des Drüsenbaums bleibt meistens aus. Wenn jedoch die hormonelle Stimulation weiter besteht (z.B. bei einer hochdosierten Östrogentherapie) kommt es zur regelrechten Lobulusentwicklung (Gynaecomastia lobularis).

Das Epithel kann proliferieren (Epitheliose, Papillomatose, apokrine Metaplasie). Eine atypische Hyperplasie kommt selten vor. Nach allgemeiner Auffassung gilt die Gynäkomastie nicht als Präkanzerose. Ihr gleichzeitiges Vorkommen mit einem Karzinom ist zufällig (allerdings wird den mit dem Klinefelter-Reifenstein-Albright-Syndrom vergesellschafteten Gynäkomastien ein hohes Entartungsrisiko nachgesagt). In fast 70% der Fälle kommt es zur Sekretion [6]. *Die floride Phase der Gynäkomastie ist noch reversibel.*

Die *inaktive Phase* tritt bei länger andauernder Gynäkomastie ein [4]. Der Pathomechanismus ist dem der obliterierenden Mastitis ähnlich. Die Desquamation des Epithels führt zur Obliteration und Atrophie der Milchgänge mit anschließender periduktaler Fibrose, Rundzelleninfiltrat und Hyalinisierung. *Diese Veränderungen sind irreversibel.*

Mammographie: Viele haben versucht die unterschiedlichen mammographischen Symptome der echten Gynäkomastien zu klassifizieren [10, 16, 21, 49, 50, 55, 60, 62]. Nachstehend eine vereinfachte Klassifikation:

Typ 1: Retroareolär angeordnete mehr oder weniger prominente Streifenschatten. Wenn sie wenig ausgeprägt sind, ist es schwer, die normalen, etwas hyperplastischen Milchgänge von einer beginnenden Gynäkomastie zu unterscheiden. Diese Unterscheidung ist (ein Trostpflaster für uns!) auch für den Pathologen nicht immer einfach [105]. – So habe ich z.B. bei einem 35jährigen Mann, der wegen einer fraglichen, minimalen Verhärtung von seinem Hausarzt zur Mammographie geschickt wurde, lediglich einige zarte Streifenschatten und eine minimale Verschattung retroareolär gesehen (Abb. 7.11). Die klinischen Kontrollen haben keine Befundänderung gezeigt. Handelte es sich hier um eine Gynäkomastie oder aber um eine noch normale Brust mit einigen hyperplastischen Milchgängen? Andererseits kann es vorkommen, dass sich aus einigen retroareolären Milchgängen eine eindeutige Gynäkomastie entwickelt. Bei nur einigen wenigen retromammillären Streifenschatten ist also Vorsicht geboten!

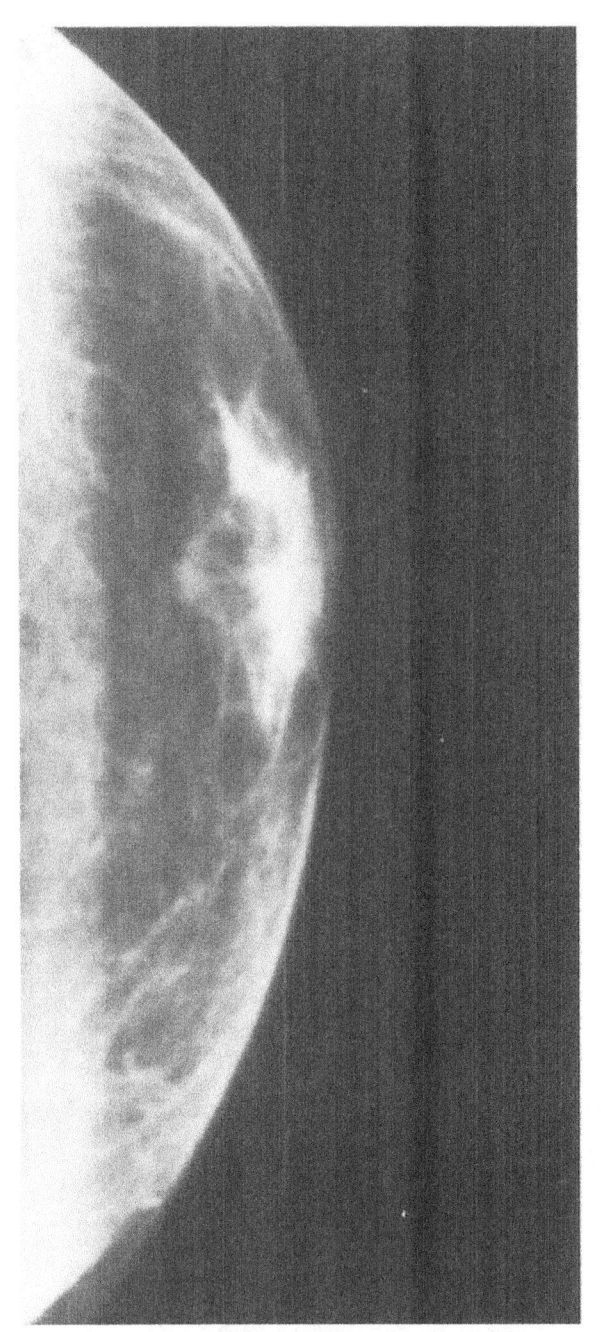

Abb. 7.11. Normale – vielleicht etwas hyperplastische – Milchgänge oder beginnende Gynäkomastie?

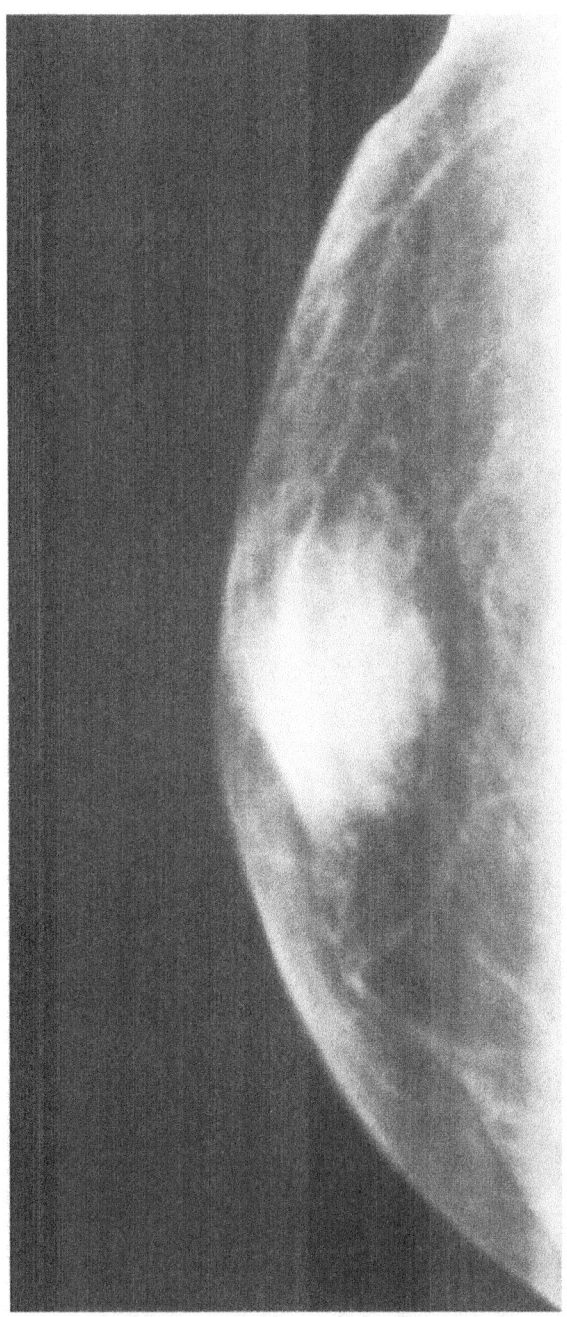

Abb. 7.12. 16jähriger Mann mit einem retromamillär liegenden, 5 cm großen ovalären intensiven und homogenen Schatten, vorwiegend mit glatten, teils jedoch mit unregelmäßigen Konturen. Ähnlicher Befund kontralateral. Gynäkomastie

Mehrmalige klinische und – bei Zunahme des Tastbefunds – mammographische Kontrollen sind zu empfehlen.

Typ 2: Rundlich-ovaläre 1–5 cm große Schatten retroareolär, meistens bilateral mit entsprechendem Tastbefund. Die Schatten können homogen oder inhomogen sein, ihre Begrenzung ist jedoch nie völlig glatt (Abb. 7.12, 7.13a,b). Ursache für die Inhomogenität und die unregelmäßige Kontur ist entweder eine periduktale Fibrose oder ein baumartig verzweigtes, ektatisches Gang-System (Abb. 7.14a,b). Abbildung 7.15 soll die tubulären bzw. tubulolobu-

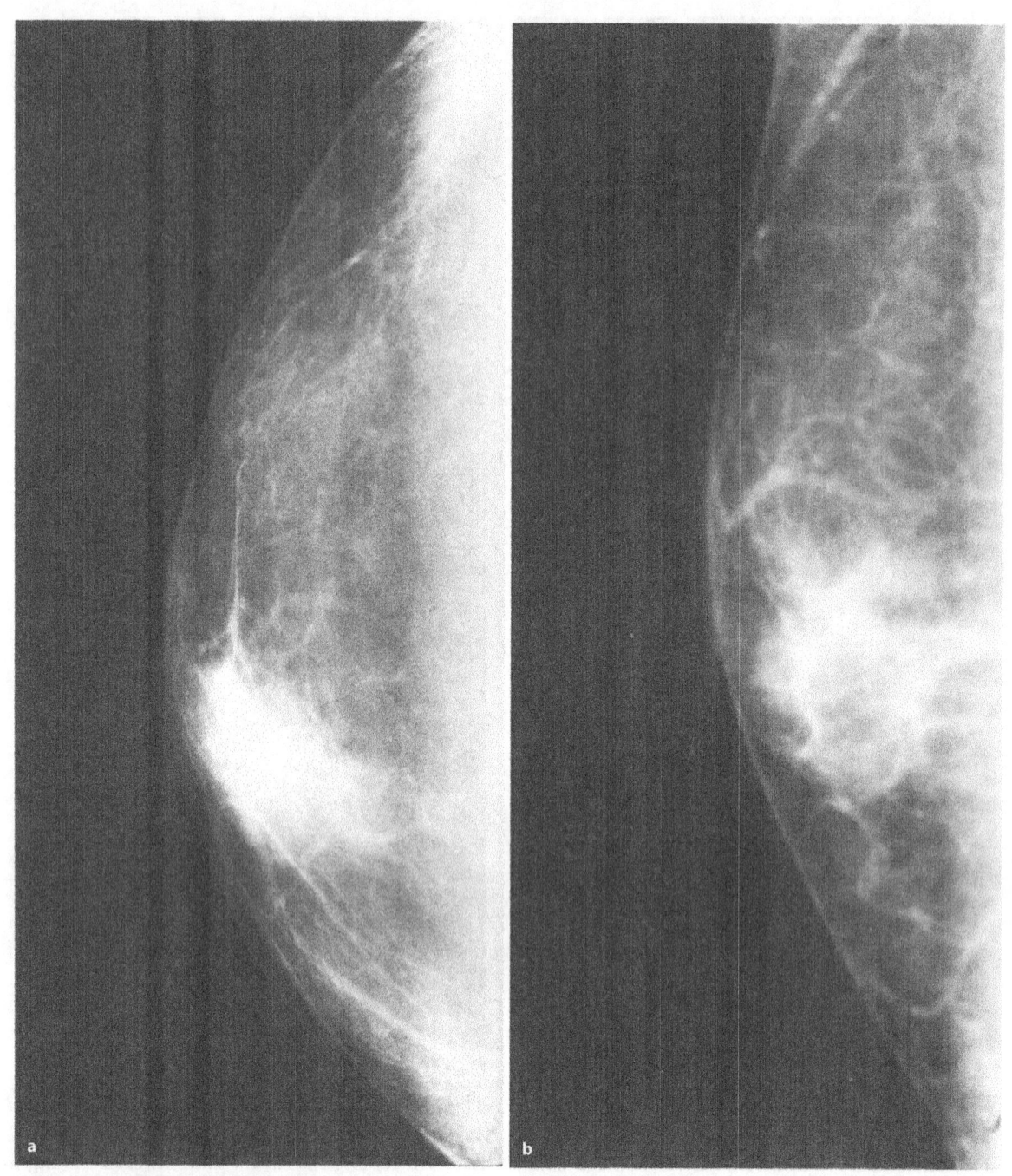

Abb. 7.13a,b. 30jähriger Mann mit plötzlich entstandenen Knoten bds. **a** Auf der linksseitigen kraniokaudalen Aufnahme ist die Veränderung fast homogen und minimal unregelmäßig begrenzt. Auf der seitlichen Aufnahme **b** dagegen ist der Schatten inhomogen mit „spiculaähnlichen Ausläufern"; ähnlicher Befund kontralateral; Gynäkomastie

lären Strukturen bei Gynäkomastie verdeutlichen. Allerdings kommt es vor, dass durch eine Galaktographie ein normalkalibriger Milchgang innerhalb einer Gynäkomastie zur Darstellung kommt (Abb. 7.16).

Typ 3: Beide Brüste werden mit mehr oder weniger homogenen, intensiven Schatten völlig ausgefüllt. Klinisch besteht in solchen Fällen eine mehr oder weniger ausgeprägte Feminisierung (Abb. 7.17a,b).

Differentialdiagnostische Probleme zum Karzinom können lediglich beim Typ 2 der Gynäkomastien entstehen, wenn er einseitig auftritt. Eine kontra-

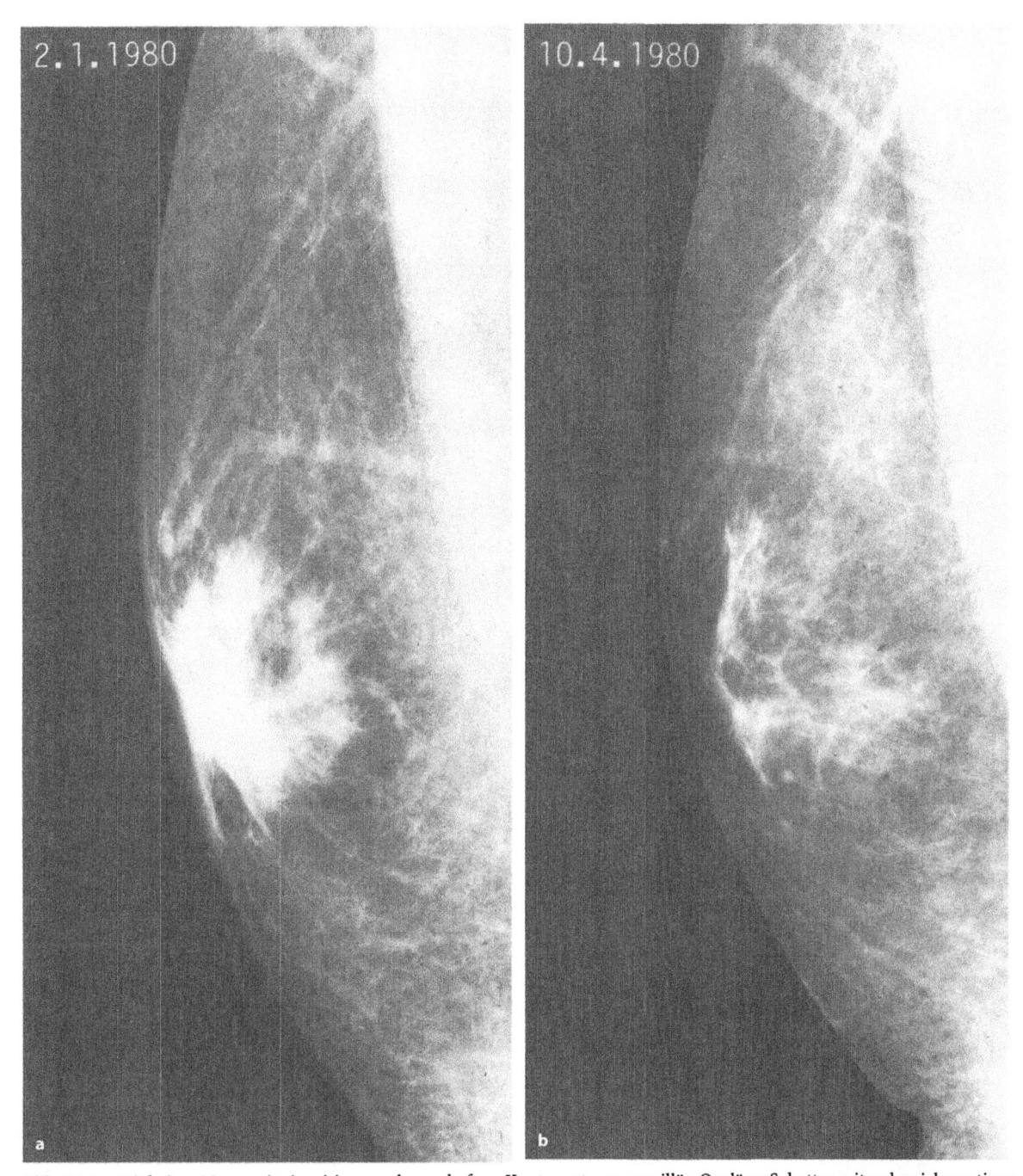

Abb. 7.14. a 52jähriger Mann mit einseitigem, schmerzhaftem Knoten retromammillär. Ovalärer Schatten mit radspeicherartiger Struktur und kleinen Fleckschatten peripher. Hier handelt es sich offensichtlich um eine Gynaecomastia tubulolobularis (vgl. Abb. 7.15a,b), die sich – wie **b** zeigt – als reversible Veränderung innerhalb von drei Monaten bis auf eine minimale Restfibrose spontan zurückgebildet hat

laterale Typ-1-Gynäkomastie hilft jedoch meistens, die richtige Diagnose zu treffen.

Ergänzende diagnostische Verfahren: Veröffentlichungen über die *Sonographie* der Gynäkomastie sind rar. Die Zahl der untersuchten Fälle ist äußerst gering. Eine sichere Dignitätsbeurteilung ist nicht immer möglich [42, 53, 104].

Im Zweifel (Gynäkomastie, Karzinom?) wird eine *FNAB oder Stanzbiopsie*, meistens jedoch eine diagnostische Exzision durchgeführt [9].

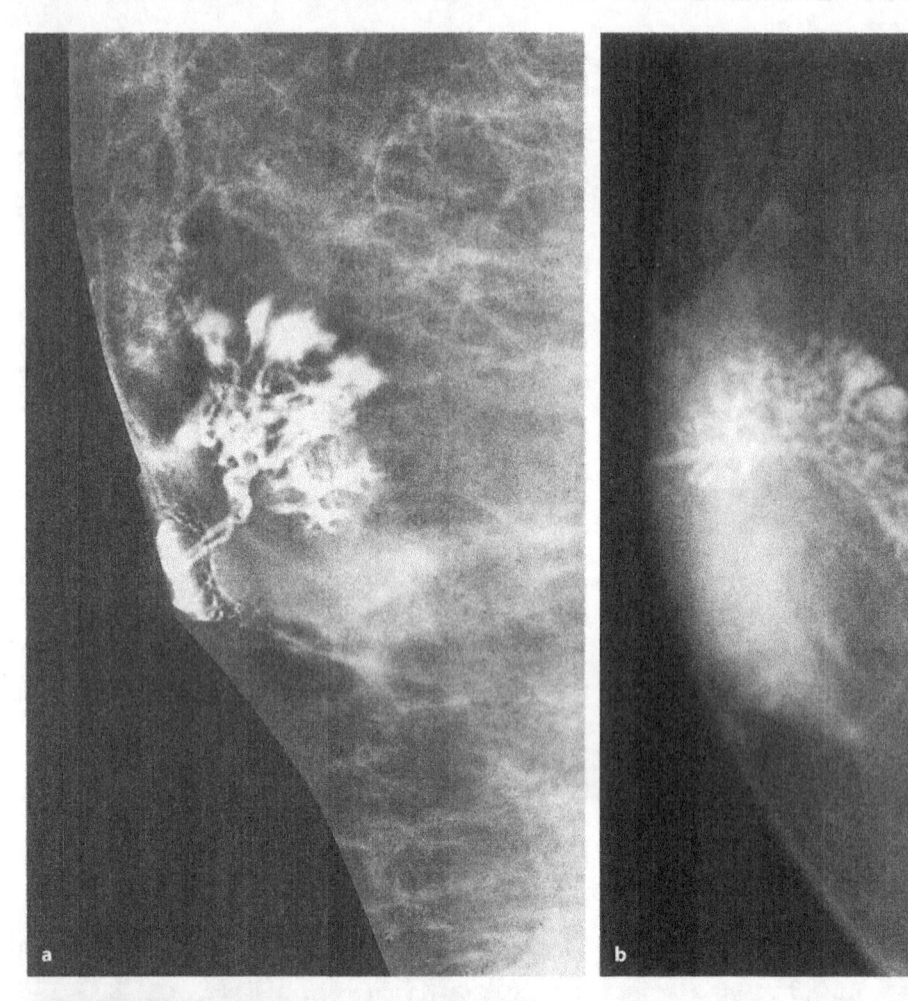

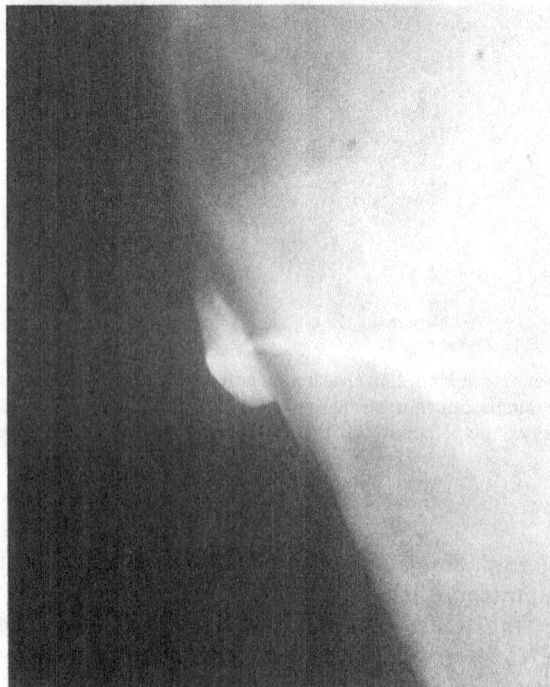

Abb. 7.15. a 39jähriger Mann mit einer angedeuteten Verhärtung retromamillär und reichlichem bernsteinfarbigem Sekret. Bei der Milchgangsfüllung kommt ein ungewöhnlich großes, baumartig verästeltes Milchgangssystem mit einigen rundlichen Kontrastmittelansammlungen peripher zur Darstellung; daneben eine unregelmäßige, intensive Verschattung. Histologie: Tubuläre Gynäkomastie. **b** Bei dem 41jährigen Mann wird ein 6 cm großer ovalärer Knoten retromamillär getastet. Milchiges Sekret. Galaktographie: Weitverzweigtes, ektatisches Milchgangssystem mit mehreren, zystisch erweiterten Lobuli innerhalb eines glatt begrenzten, intensiven homogenen Schattens in einer fibrotischen Gynäkomastie. Histologisch bestätigt. (Aus [23], Dr. M. Benmussa/Paris)

Abb. 7.16. s. Text

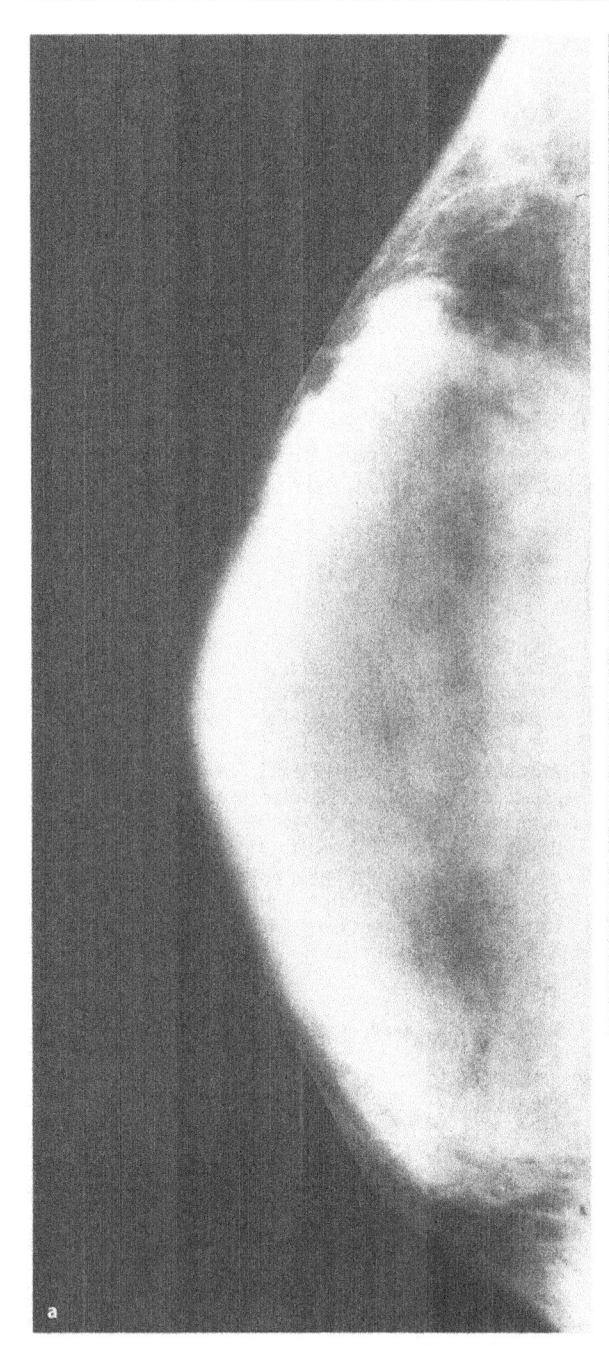

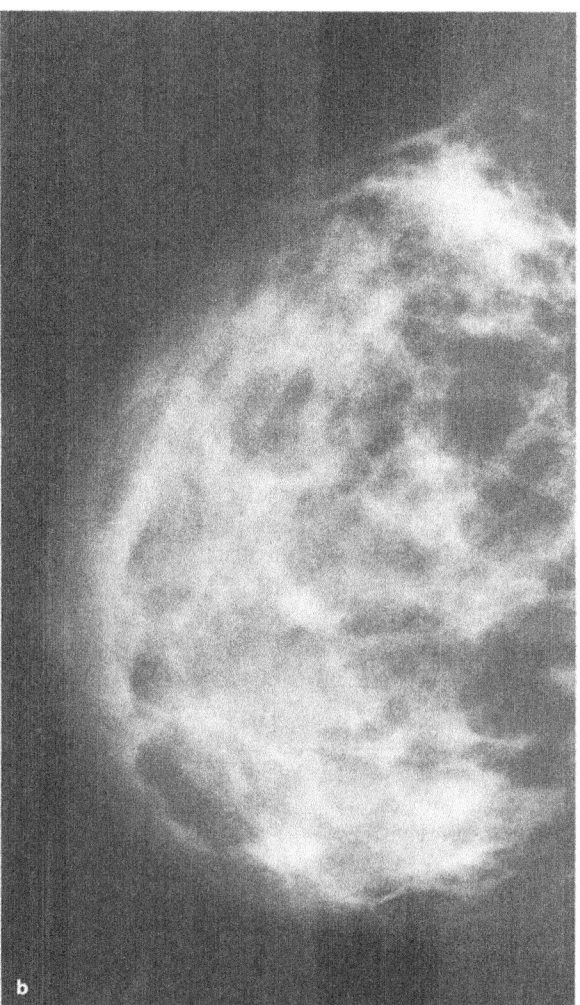

Abb. 7.17. a Pubertätsgynäkomastie bds. Beide Brüste sind – hier die rechte – mit inhomogenem, intensivem Schatten völlig ausgefüllt. Die Brüste sind später allmählich kleiner geworden und bildeten sich schließlich in einem Jahr zurück. **b** Pubertätsgynäkomastie bds. (*hier rechts*). Wegen der echten Feminisierung wurde bei dem 14jährigen Jungen das Drüsenparenchym beiderseits unter Beibehaltung der Brustwarzen operativ entfernt. (Aus [35], Prof. Dr. Göblyös/Budapest)

Behandlung: Ein polyätiologisches Symptom muss differenziert behandelt werden. Der Behandlungsplan ändert sich je nachdem, ob es sich um „pseudo" oder „echte", „physiologische" oder „pathologische" Gynäkomastien handelt. Das Alter des Patienten, die Ausdehnung der Veränderung, ihre Ein- oder Beidseitigkeit sowie die Dauer ihres Bestehens werden unseren Therapieplan beeinflussen. Selbstverständlich spielt in der Therapieplanung auch der Wunsch des Patienten eine wichtige Rolle.

Pseudogynäkomastien werden normalerweise nicht behandelt, sie werden auch von den Patienten meistens nicht als Krankheit empfunden. Ich erinnere mich jedoch an einen damals etwa 40 Jahre alten Kollegen, der seine mammographisch einwandfrei als Adiposogynäkomastie diagnostizierten Brüste subkutan mastektomieren ließ, weil er sich deswegen vor seiner jungen, bildhübschen Frau schämte.

Auch die physiologischen Gynäkomastien müssen im Allgemeinen nicht behandelt werden, da sie sich in der Regel meistens spontan zurückbilden. Allerdings müssen echt feminine Gynäkomastien – schon mal auch aus kosmetischen Gründen – nach der Art einer subkutanen Masektomie entfernt werden. Kleine Knoten werden nur dann operiert, wenn sie sich auch nach zwei Jahren nicht zurückbilden, psychische Belastung verursachen oder wenn diagnostische Unsicherheit besteht. Für kleinere Gynäkomastien ist die untere Areolarandexzision üblich, für die größeren schafft jedoch ein lateraler Schnitt entsprechenden Zugang für den Operateur [32].

Im Falle einer pathologischen Gynäkomastie in der Pubertät (z.B. Hypophysenadenom) kommt selbstverständlich nur eine kausale Behandlung infrage. Gute Ergebnisse haben Göblyös et al. [35] bei mit Varikozele vergesellschafteten Gynäkomastien nach Varizektomie erzielt: Von 11 varizektomierten Fällen bildeten sich bei 6 die Brustschwellungen zurück, während der Zustand von 7 Gynäkomastiepatienten ohne Varizektomie unverändert blieb. Die physiologischen (und idiopathischen) Gynäkomastien der Erwachsenen bedürfen keiner bioptischen Klärung, wenn die Diagnose klinisch und mammographisch übereinstimmt [16]. Die pathologischen Gynäkomastien der Erwachsenen müssen kausal behandelt werden.

Wenn die Gynäkomastie auf endogene Hormonproduktion zurückzuführen ist, steht die Behandlung der primären Krankheit im Vordergrund. Bei exogener Östrogenzufuhr muss diese behoben oder im Falle von Prostatakarzinom durch präventive Niedrigdosisbestrahlung verhindert werden [14, 102].

Es wurde versucht, die verminderte Testosteronproduktion oder den Testosteronmangel durch Substitution zu beheben. Diese Behandlung ist „nur in Einzelfällen wirksam" [27], „hat keine nennenswerte Wirkung" [8], verursacht sogar – paradoxerweise – eine Zunahme der Gynäkomastie [39] und zwar offenbar durch die „Aromatisierung", d.h. Umwandlung des Testosterons in Östrogen. Auch mit dem nicht aromatisierenden Androgen (Dihydrotestosteron) gibt es nur mäßige Ergebnisse [8]. Man darf jedoch nie vergessen, dass Gynäkomastien nur bis 4, höchstens 6 Monate nach ihrer Entstehung mit Aussicht auf Rückbildung hormonell behandelt werden können, also nur wenn sie sich noch in ihrer histologisch floriden Phase befinden!

Diese Regel gilt auch für das Antiöstrogen Tamoxifen, das man versuchsweise zur Behandlung schmerzhafter – idiopathischer – Gynäkomastien einsetzen kann [8, 30].

Es wurde behauptet, dass man aufgrund von *mammographischen* und *sonographischen* Symptomen zwischen histologisch floriden (also reversiblen) und mit Hormonbehandlung beeinflussbaren und inaktiven (also irreversibeln) Gynäkomastien unterscheiden könne. Es wäre schön, wenn es gelänge, weil man dann überflüssige Hormonbehandlungen inaktiver Gynäkomastien vermeiden könnte [10, 62]. In der Literatur konnte ich leider keine weiteren Berichte über die klinische Bestätigung dieser Annahmen finden.

Wenn der Patient von einer – nach Einnahme von Medikamenten – aufgetretenen progressiven Brustvergrößerung berichtet, soll er (möglichst) mit dieser Medikation aufhören und klinisch kurzfristig kontrolliert werden. Man kann – alternativ – ein anderes ähnliches Medikament, das keine Gynäkomastie verursacht, empfehlen [9].

Literatur

1. Ahmed A (1992) Diagnostic breast pathology. Churchill Livingstone, Edinburgh London Madrid
2. Andersen J, Orntoft TF, Andersen JA et al. (1987) Gynecomastia. Acta Pathol Microbiol Immunol Scand A 95: 263–267
3. Austin RM, Dupree WB (1986) Liposarcoma of the breast: a clinicopathologic study of 20 cases. Hum Pathol 17: 906–913
4. Bannayan GA, Hajdu SI (1972) Gynecomastia: Clinicopathologic study of 351 cases. Am J Clin Pathol 57: 431–437
5. Bässler R (1978) Pathologie der Brustdrüse. In: Doerr W, Seifert G, Uehlinger E (Hrsg) Spezielle pathologische Anatomie. Bd 11. Springer, Berlin Heidelberg New York
6. Bässler R (1997) Mamma. In: Remmele W (Hrsg) Pathologie. Bd 4. Springer, Berlin Heidelberg New York Tokio
7. Bicikowa M, Duchac A, Hampl R et al. (1989) Estrogen receptors in male gynecomastia. Endocrinol Experiment 23: 213–216
8. Braunstein GD (1993) Gynecomastia. N Engl J Med 328: 490–495
9. Braunstein GD (1996) Gynecomastia. In: Harris JR, Lippman ME, Morrow M, Hellman S (eds) Diseases of the breast. Lippincott Raven, New York
10. Buchberger W, Penz T, Strasser K et al. (1991) Radiologische Diagnostik der männlichen Brustdrüse. Röfo 155: 260–266
11. Burrell HC, Sibbering DM, Wilson ARM (1995) Case report: fibromatosis of the breast in a male patient. Br J Radiol 68: 1128–1129
12. Camus MG, Joshi MG, Mackarem G et al. (1994) Ductal carcinoma in situ of the male breast. Cancer 74: 1289–1293
13. Chantra PK, So GJ, Wollman JS et al. (1995) Mammography of the male breast. AJR 164: 853–858
14. Chou JL, Easley JD, Feldmeier JJ et al. (1988) Effective radiotherapy in palliating mammalgia associated with gynecomastia after DES therapy. Int J Radiat Oncol Biol Phys 15: 749–751
15. Cooper A (1845) The anatomy and diseases of the breast. Lea & Blanchard, Philadelphia
16. Cooper RA, Gunter BA, Ramamurthy L (1994) Mammography in men. Radiology 191: 651–656
17. Cuenca CR, Becker KL (1968) Klinefelter's syndrom and cancer of the breast. Arch Intern Med 121: 159–162

18. Curran JP, Coleman RO (1977) Neurofibromata of the chest wall simulating prepubertal gynecomastia. Clin Pediatr 16: 1064–1066
19. Cutuli B, Lacroze M, Dilhuydy JM et al. (1995) Male breast cancer: results of the treatments and prognostic factors in 397 cases. Eur J Cancer 31 A: 1960–1964
20. Cutuli B, Dilhuydy JM, De Lafontan B et al. (1997) Ductal carcinoma in situ of the male breast. Analysis of 31 cases. Eur J Cancer 33: 35–38
21. Dershaw DD (1986) Male mammography. AJR 146: 127–131
22. Dershaw DD, Borgen PI, Deutch BM et al. (1993) Mammographic findings in men with breast cancer. AJR 160: 267–270
23. Detraux P, Benmussa M, Tristant H et al. (1985) Breast disease in the male: galactographic evaluation. Radiology 154: 605–606
24. Di Raimondo CV, Roach AC, Meador C (1980) Gynecomastia from exposure to vaginal estrogen cream. N Engl J Med 320: 1089–1090
25. Dodge OG, Jackson AW, Muldal S (1969) Breast cancer and interstitial-cell tumor in a patient with Klinefelter's syndrome. Cancer 24: 1027–1032
26. Donegan WL, Redlich PN, Lang PJ et al. (1998) Carcinoma of the breast in males. Cancer 83: 498–509
27. Eberlein TJ (1991) Gynecomastia. In: Harris JR, Lippman ME, Hellman S, Henderson IC, Kinne DW (eds) Breast disease. Lippincott, Philadelphia New York London
28. Eichner H, Schürmann I, Arlart IP (1984) Zur Differentialdiagnose des Mammaödems im Röntgenbild. Röntgenblatt 37: 414–418
29. Evans DB, Crichlow RW (1987) Carcinoma of the male breast and Klinefelter's syndrome: is there an association? Ca A Cancer J Clin 37: 246–255
30. Eversmann T, Moito J, von Werder K (1984) Testosteron- und Östradiolspiegel bei der Gynäkomastie des Mannes. Dtsch Med Wochenschr 109: 1678–1682
31. Fischer U (2000) Lehratlas der MR-Mammographie. Thieme, Stuttgart New York
32. Freilinger G, Howanietz L, Rath F et al. (1971) Pubertätsgynäkomastie. Dtsch Med Wochenschr 96: 1744–1749
33. Giffler RF, Kay S (1976) Small-cell carcinoma of the male mammary gland. Am J Clin Pathol 66: 715–722
34. Göblyös P, Kaszás I, Székely L et al. (1987) Intrazystic tumour of the male breast. Eur J Radiol 7: 279–280
35. Göblyös P, Szabolcs I, Rózsahegyi J et al. (1990) Das gemeinsame Vorkommen der Pubertätsgynäkomastie und der Varikozele. Röntgenblatt 43: 526–529
36. Goss PE, Reid C, Pintilie M et al. (1999) Male breast carcinoma. Cancer 85: 629–639
37. Gottswinter JM, Korth-Schütz S, Ziegler R (1984) Gynecomastia caused by estrogen containing hair lotion. J Endocrinol Invest 7: 383–386
38. Grilli S, De Giovanni C, Galli MC et al. (1980) The simultaneous occurrence of cytoplasmic receptors for various steroid hormones in male breast carcinoma and gynaecomastia. J Steroid Biochem 13: 813–820
39. Haagensen CD (1986) Diseases in the breast. 3rd edn. Saunders, Philadelphia London Toronto
40. Hartmann AW, Magrish P (1955) Carcinoma of the breast in children. Ann Surg 141: 792–798
41. Heller KS, Rosen PP, Schottenfeld D et al. (1978) Male breast cancer: a clinicopathologic study of 97 cases. Ann Surg 188: 60–65
42. Heywang-Köbrunner SH, Schreer I (1996) Bildgebende Mammadiagnostik. In: Mödder U (Hrsg) Referenz-Reihe Radiologische Diagnostik. Thieme, Stuttgart New York
43. Hill A, Yagmur Y, Tran KN et al. (1999) Localized male breast carcinoma and family history. Cancer 86: 821–825
44. Hittmair AP, Lininger RA, Tavassoli FA (1998) Ductal carcinoma in situ (DCIS) in the male breast. Cancer 83: 2139–2149
45. Hoeffken W, Lanyi M (1973) Röntgenuntersuchung der Brust. Thieme, Stuttgart
46. Holzegel K (1968) Die Mondorsche Krankheit. Dermatol Wochenschr 46: 1083–1087
47. Jackson AW, Muldal S, Ockey CH et al. (1965) Carcinoma of male breast in association with the Klinefelter syndrome. Br Med J 1: 223–225
48. Jackson FI, Lalani ZH (1991) Breast lymphoma: radiologic imaging and clinical appearance. Can Assoc Radiol J 42: 48–54
49. Kapdi CC, Parekh NJ (1983) The male breast. Radiol Clin North Am 21: 137–148
50. Kegel W (1984) Radiologisch diagnostische Aspekte zur Brustdrüsenschwellung des Mannes. Röntgenblätter 37: 307–311
51. Koschnick KF, Kingreen R, Kracht J (1977) Mondorsche Krankheit. Fortschr Med 7: 392–396
52. Lammer J, Fotter R, Schneider G et al. (1983) Metastatischer Befall der Mamma. Röfo 139: 437–439
53. Leucht D, Madjar H (1995) Lehratlas der Mammasonographie. Thieme, Stuttgart New York
54. Lipper S, Willson CF, Copeland KC (1981) Pseudogynecomastia due to neurofibromatosis – a light microscopic and ultrastructual study. Hum Pathol 12: 755–759
55. Liszka G, Kálló A, Decker I (1968) Vergleichende radiologische und morphologische Untersuchung der Adiposomastie, Fibrosomastie und Gynäkomastie. Röfo 108: 233–237
56. Mabuchi K, Bross DS, Kessler II (1985) Risk factors for male breast cancer. J Natl Cancer Inst 74: 371–375
57. Mariscal A, Perea RJ, Castellá E et al. (1995) Granular cell tumor of the breast in a male patient. AJR 165: 63–64
58. McIntosh IH, Hooper AA, Millis RR et al. (1976) Metastatic carcinoma within the breast. Clin Oncol 2: 393–401
59. McLachlan SA, Ehrlichman C, Liu FF et al. (1996) Male breast cancer: an 11 year review of 66 patients. Breast Cancer Res Treat 40: 225–230
60. Merkle E, Müller M, Vogel J et al. (1996) Klinische Relevanz der Mammographie beim Mann. Fortschr Röntgenstr 164: 7–12
61. Michaels BM, Nunn CR, Roses DF (1994) Lobular carcinoma of the male breast. Surgery 115: 402–405
62. Michels LG, Gold RH, Arndt RD (1977) Radiography of gynecomastia and other disorders of the male breast. Radiology 122: 117–122
63. Molnár L, Liszka G, Ronay P (1986) Die Tuberkulose der weiblichen Brustdrüse. Chirurg 57: 638–640
64. Motzkus A, Friedrich M (1994) Intrazystisch wachsendes, proliferierendes Papillom der Mamma beim Mann. Akt Radiol 4: 268–270
65. Nance KVA, Reddick RL (1989) In situ and infiltrating lobular carcinoma of the male breast. Hum Pathol 20: 1220–1222
66. Ng CS, Taylor CB, O'Donnell PJ et al. (1996) Case report: Mammographic and ultrasound appearances of Kaposi's sarcoma of the breast. Clin Radiol 51: 735–736
67. Niewoehner CB, Nuttall FQ (1984) Gynecomastia in a hospitalised male population. Am J Med 77: 633–638
68. Nuttall FQ (1979) Gynecomastia as a physical finding in normal men. J Clin Endocrinol 48: 338–340
69. Nydick M, Bustos J, Dale JH et al. (1961) Gynecomastia in adolescent boys. JAMA 178: 449–454

70. Ouimet-Oliva D, Hebert G, Ladouceur J (1978) Radiographic characteristics of the male breast cancer. Radiology 129: 37-40
71. Pacheco MM, Oshima CF, Lopes MP et al. (1986) Steroid hormone receptors in male breast diseases. Anticancer Res 6: 1013-1018
72. Paulshock BZ (1980) Tutankhanum and his brothers. JAMA 244: 160-164
73. Péntek Z, Balogh J, Bakó et al. (1975) Mikrokalzifikation im männlichen Mammakarzinom. Röfo 123: 90-91
74. Prechtel K, Prechtel V (1997) Mammakarzinom des Manns. Pathologe 18: 45-52
75. Pritchard TJ, Pankowsky DA, Crowe JP et al. (1988) Breast cancer in a male-to-female transsexual. JAMA 259: 2278-2280
76. Ramamurthy L, Cooper RA (1991) Metastatic carcinoma to the male breast. Br J Radiol 64: 277-278
77. Ribeiro GG (1977) Carcinoma of the male breast: a review of 200 cases. Br J Surg 64: 381-383
78. Rocek V, Sery, Z, Sera D et al. (1968) Verkalkungen beim männlichen Mammakarzinom. Röfo 109: 679-680
79. Rosen IW, Nadel HI (1966) Roentgenographic demonstration of calcification in carcinoma of the male breast. Radiology 86: 38-40
80. Rosen PP, Oberman HA (1993) Tumors of the mammary gland. In Atlas of tumor pathology (3rd series) Fascicele 7 Armed Forces Institute of Pathology, Washington
81. Sadr AM, Bahadori M, Manoochehri HA (1977) Familial gynecomastia. Inter Surg 62: 140-141
82. Salvadori B, Saccozzi R, Manzari A et al. (1994) Prognosis of breast cancer in males: an analysis of 170 cases. Eur J Cancer 30 A: 930-935
83. Salyer WS, Salyer DC (1973) Metastases of prostatic carcinoma to the breast. J Urol 109: 671-675
84. San Miguel P, Sancho M, Enriquez JL et al. (1997) Lobular carcinoma of the male breast associated with the use of cimetidine. Virch Arch 430: 261-263
85. Sanchez AG, Villanueva AG, Redondo C (1986) Lobular carcinoma of the breast in a patient with Klinefelter's Syndrome. Cancer 57: 1181-1183
86. Satiani B, Powell RW, Mathews WH (1977) Paget disease of the male breast. Arch Surg 112: 587-592
87. Scheike O, Visfeldt J, Petersen B (1973) Male breast cancer. Acta Pathol Microbiol Scand A 81: 352-358
88. Schratter M, Helmer M, Wrba F et al. (1986) Ergebnisse und Wertigkeit der Mammographie beim Karzinom der männlichen Brust. Röntgenpraxis 39: 226-229
89. Schuchardt U, Seegenschmiedt MH, Kirschner MJ et al. (1996) Die Rolle der perkutanen Radiotherapie beim Mammakarzinom des Mannes. Strahlenther Onkol 172: 369-375
90. Shimp WS, Schultz AL, Hastings JR et al. (1977) Leydigcell tumor of the testis with gynecomastia and elevated estrogen levels. Am J Clin Pathol 67: 562-566
91. Stewart WK, Fleming LW, Wotiz HH (1964) The feminising syndrome in male subjects with adrenocortical neoplasms. Am J Med 37: 455-472
92. Stöger H, Bauernhofer T, Moser R et al. (1994) Das Mammakarzinom des Mannes: Ein Bericht über 30 Patienten. Wien Klin Wochenschr 106: 575-580
93. Swales JD (1973) Tutankhamun's breasts. Lancet 201
94. Tabár L, Márton Z, Kádas I (1972) Verkalkungen im männlichen Brustkrebs. Röfo 117: 360-362
95. Tavassoli FA (1999) Pathology of the breast. Appleton & Lange Stamford/CT
96. Taxy JB (1975) Tubular carcinoma of the male breast. Cancer 36: 462-465
97. Teleky B, Fruhwirth J, Reiner G et al. (1990) Das Mammakarzinom beim Mann. Fortschr Med 108: 184-186
98. Treves N (1953) Inflammatory carcinoma of the breast in the male patient. Surgery 34: 810-820
99. Treves N, Robbins GF, Amoroso W (1956) Serous and serosanguineous discharge from the male nipple. Arch Surg 73: 319-329
100. Van Meter QL, Gareis FJ, Hayes JW et al. (1977) Galactorrhea in a 12-year-old boy with a chromophobe adenoma. J Pediatr 90: 756-759
101. Von Werder K (1988) Diagnostisches Vorgehen bei Gynäkomastie. Dtsch Med Wochenschr 113: 776-778
102. Waterfall NB, Glaser MG (1979) A study of the effects of radiation on prevention of gynaecomastia due to oestrogen therapy. Clin Oncol 5: 257-260
103. Wettekind C, Riede UN (1989) Brustdrüse. In: Riede UN, Schaefer HE, Wehner H (eds) Allgemeine und spezielle Pathologie. Thieme, Stuttgart New York
104. Wigley KD, Thomas JL, Bernardino ME et al. (1981) Sonography of gynecomastia. AJR 136: 927-930
105. Williams MJ (1963) Gynecomastia. Am J Med 34: 103-112
106. Willsher PC, Leach IH, Ellis IO et al. (1997) A comparison outcome of male breast cancer with female breast cancer. Am J Surg 173: 185-188
107. Winchester DJ (1998) Male breast carcinoma. Cancer 83: 399-400
108. Yamamoto T, Iriyama K, Araki T (1997) Male inflammatory cancer. Surg Today 27: 669-671

Sachverzeichnis

Abszess
- beim Mann 344
- kalter 254

Actinomyces israelii 255

Adenom
- chromophobes 347
- papilläres 229

Adenomatose, erosive 204

Adenose 68
- floride 44
- kleinzystische 29, 141
- sklerosierende 4, 141
- - fibrosierende 43
- - tumoröse Form 172

Adenosentumor 172

Aderhautmelanom 286

ADH (atypische duktale Hyperplasie) 93

Adventitiazelle 282

Aerola 202

Aktinomykose 255

Altersadenose 19

Alveoli 21, 22

Amastie 4

Anastomose, interduktale 12

Aneurysma spurium 272

Angiolipom 132

Angiomatosis 265, 273, 274, 276

Angiopannikulitis, granulomatöse 238, 239

Angiosarkom 274, 279
- primäres 277
- sekundäres 277

Antiöstrogentherapie 342

Apoptose 98

Armhypertrophie, homolaterale 265

Arteriole 265

Asymmetrie 195

Atherom 222

atypische duktale Hyperplasie (ADH) 93, 132

Augmentationsplastik 312

Ausgussstein 100

Axillographie 293

Azini 7, 20, 172

Begleitschatten 179

Bilateralität 201

Bilharziosis 321

Bindegewebe 14

Biopsie, perkutane 279

Blunt-duct-Adenose 29, 106
- kleinzystische 32

Brust
- männliche 26
- weibliche, Entwicklungsphasen 1

Brustknospe 2

Brustleiden *siehe* Mastopathie

Brustödem beim Mann 344

Brust-zu-Brust-Metastase 284, 268

Calciumoxalat 99

Carcinoma in situ
- duktales (DCIS) 90, 94, 338
- lobuläres (LCIS; s. auch lobuläre Neoplasie, lobuläre Präkanzerose) 65, 338

Chloroleukämie 309

Chlorom 309

Cholesteringranulom 236

Chromatin 99

Chromogalaktographie 129

Clinging-Karzinom 95, 120

Cooper-Ligament 14, 27, 210, 241

Cystosarcoma phylloides 55, 58, 298, 309
- benignes 57
- malignes 57

DCIS (duktales Carcinoma in situ) 94

Dermatitis 251
- ekzematöse 124

Dermatofettlappen 313

Desmoid 241
- extraabdominales 345

Desmoplasie 156
- intratumorale 159

Dihydrotestosteron 354

Diplococci 47

Distorsion der Architektur 195

Doppelkontur 158

Drüsen-Fett-Verhältnis 23, 24

Drüsenläppchen *siehe* Lobulus

Drüsenparenchym 170

Duktalkarzinom, invasives (IDC) 74, 149, 156, 269, 339

Duktektasie 81, 83, 163
- mit periduktaler Mastitis 339

Duktektomie, selektive 129

Dysplasie 60

Echinococcus granulosus 324

Echinokokkuszyste, multilokuläre 324 325

EIC (extensiv intraduktale Komponente) 160

EIC+ (positiv intraduktale Komponente) 161

Einebenendarstellung 197

Einheit, terminale duktulolobuläre (TDLU) 64
Ekzem, mechanisches 204
Endsprossen *siehe* Azini
Entzündung, chemische 174
Epithel
- apokrines 64
- proliferierendes 72
Epithelhyperplasie (s. auch Epitheliose, Papillomatose) 65, 74
- atypische 65
- einfache duktale 90
Epitheliose 65
- fenestrierende 91
- kribriforme 91
Epitheloidzelle 252
Erkrankung, parasitäre 321
Erysipelas carcinomatosum 206
Erythema nodosum 258
extensiv intraduktale Komponente (EIC) 160
Exulzerierung 212

Faszienblatt 207
Feinnadelaspirationsbiopsie 114
Feinnadelbiopsie 126
Fettablagerung 62
Fettbrust 17, 345
Fettbursa 5
Fettdegeneration 28
Fettgewebe 15, 62
Fettgewebsnekrose 232, 237
Fettimplantation 312
Fettinvolution 287
Fettzellen, perkutan injizierte 314
Fibroadenogramm 51
Fibroadenolipom 48, 60, 74
Fibroadenom 47-49, 59, 72, 141, 337
- hyalinisiertes 51
- intrakanalikuläres 49
- juveniles 49
- perikanalikuläres 49
Fibroadenomatosis 49
Fibroblasten, epitheloide 243
Fibromatose
- der männlichen Brust 345
- extraabdominale 241
- oberflächliche 241
- rezidivierende 242
- tiefe 241
Fibrosarkom 298
Fibrose
- desmoplastische 155
- fokale 240
- interlobuläre 172
- periduktale 172, 174
- - reaktive 113
- reaktive 149
Filariose 321
Follikelzyste 219
Follikulitis 223
Fremdkörper
- akzidenteller 311
- iatrogener 311
- intramammärer 311
Fremdkörpergranulom 262
Furunkel 223

Galaktographie 84, 125
- perkutane 86
Galaktophoritis (s. auch Komedomastitis) 82, 83, 259
- chronische 212
- obliterierende 84, 174
Galaktorrhoe 81, 82
Galaktozele 41, 42
Gallertkrebs 185, 187
Gardner-Syndrom 223
Gefäßverkalkung 265
Gefäßzeichnung, vermehrte (s. auch weite Vene) 27
Glomerulonephritis 260
Granularzelltumor 345
Granulomatose
- pneumogene 262
- rhinogene 262
Granulozytosarkom (s. auch Chlorom) 309, 310
Gravidität *siehe* Schwangerschaft
Grönblad-Strandberg-Syndrom 228
Gynaecomastia
- lobularis 348
- tubulolobularis 351
Gynäkomastie 345
- aktive (floride) Phase 348
- echte 346
- physiologische 346

Halophänomen 183, 184
Halo-Symptom 38
Hämangiom 273
- benignes 279
Hämangioperizytom 281, 282
Hamartom (s. auch Fibroadenolipom) 60
Hamartomspross 61
Hämatom 212
Hämodialyse 271
Hashimoto-Thyreoiditis 244
Hauteinziehung, punktuelle 200
Hautfibrom 224
Hautmetastasen 212
- lentikuläre 213
Hautretraktion 210
Hauttumor 224
Hibernom 231
Histiozystom, malignes fibröses 298
Histiozyten 252, 298
Hodgkin-Lymphom 304
Hormonsubstitution 22, 23
Hyperchromasie 301
Hyperkalzämie, duktale Verkalkungen 135
Hyperparathyreoidismus 135
Hyperplasie 90
- atypische duktale (ADH) 93, 132
- lobuläre 29
Hyperthyreose 347
Hypophysenadenom 354
Hypophysenvorderlappen 347

IDC (invasives Duktalkarzinom) 149
ILC (invasives lobuläres Karzinom) 190
Infiltrat, lymphoplasmazelluläres 149
In-situ-Karzinom *siehe* Carcinoma in situ
Insulitis 244
Intervallkarzinom 150

intrazystischer papillärer Prozeß 69
invasives Duktalkarzinom (IDC) 149, 190
invasives lobuläres Karzinom (ILC) 190

Joggerekzem der Brustwarze 229

Kalkmilch 32, 44
Kalkmilchzyste 35, 28
Kalknest 135
Kalzifikation, generalisierte kutane/subkutane 229
Kanzerisierung, lobuläre 143
Kaposi-Sarkom 280
Kapsel, fibrotische 251
Kapselfibrose 315
Kapselverkalkung 316
Kapsulektomie 316, 319
Kapsulotomie 316
Karzinom 25
- bilaterales 170
- inflammatorisches 205
- intraduktales 74
- - ohne Mikroverkalkung 113
- - papilläres 133
- intraepidermales 204
- intrazystisches papilläres 69
- invasives lobuläres (ILC) 190
- - vom alveolären Typ 196
- kribriformes 96
- medulläres 182
- muzinöses (s. auch Gallertkrebs) 185
- papilläres 122
- - kribriformes 105
- solides intraduktales 96
- tubuläres 172, 180, 181
Kasabach-Merritt-Syndrom 276
Kathetermanschette 311
Katzenkratzkrankheit 289
Kernschatten 176
Killerzelltumor 305
Klinefelter-Reifenstein-Albright-Syndrom 340, 347, 348
Klippel-Trenaunay-Syndrom 265
Knochenmarkstransplantation 209
Kolonpolyposis 223
Kolostrum 2
Kolostrumtropfen 21
Komedokarzinom 87, 88, 98, 112
- Definition 120
- intraduktales 55
Komedomastitis 82, 83, 88, 163
Komedonekrose 119, 120
Komedonen 219
Komponente
- extensiv intraduktale (EIC) 160
- positiv intraduktale (EIC+) 161
Kontrastmittelaussparung 86
Kontrazeption, hormonale 22
Kontur
- glatte 158
- unscharfe 158
Korbzelle *siehe* Myoepithelzelle
Kveim-Test 257

Laktation 22
Läppchenödem 20

LCIS (lobuläres Carcinoma in situ)
- Karzigonese 65
Leichenfettimplantat 314
Leiomyom, Leiomyosarkom 300
Leukämie, lymphatische 305
Leydigzelltumor 347
Linguini-Zeichen 318
Lipiodol 84
Lipogranulom 237
Lipom 231
- beim Mann 344
Liposarkom 232
- beim Mann 344
Loa-Loa 321
Lobulus 6, 17
- stromafreier 62
Lymphadenitis 287
Lymphadenopathie 250, 291
Lymphangiom 346
Lymphangiosis 170
- carcinomatosa 200, 213
Lymphangitis 250, 268
Lymphbahn 15
Lymphknoten 15
- fettdegenerierter 287
- Hilus-Rinden-Relation 295
- Längen-zu-Tiefen-Verhältnis 295
Lymphknotenhilus 307
Lymphknotenmetastasen 75, 201, 341
- axilläre 290
- intramammäre 295
- Mikroverkalkung 293
Lymphknotenvergrößerung, axilläre 208
Lymphödem 207
Lymphogranulomatose *siehe* Hodgkin-Lymphom 304
Lymphogranulomatosis benigna 256
Lymphographie, indirekte 16
Lymphographiekanüle 84
Lymphozyten
- B-Lymphozyten 305
- T-Lymphozyten 305

Macheffekt 183
Makropapillom 123
Makrozyste 31, 38
- liponekrotische 234
- - verkalkte 236
MALT-Lymphom 308
Mamilla
- bifida 4
- circumvallata (s. auch Papilla invertia) 4
- fissa 4
- plana 4
Mamillen-Areolen-Komplex 13, 255, 300
Mamillenekzem 229
Mamillenhautläsion 249
Mamillenretraktion 208, 210
Mamillenveränderung 229
Mammaabszess 253
Mammadysplasie 142
Mammafibrose, diabetische (s. auch diabetische Mastopathie) 243
Mammakarzinom 73
- inflammatorisches 209

Mammatuberkulose 253, 344
Maskingeffekt 25
Mastektomie 114
Mastitis 208, 314
- abakterielle 259
- akute 249
- beim Mann 344
- carcinomatosa 206
- chronica 142
- granulierende 258
- phlegmonöse 250
- puerperalis 251
- tuberculosa (s. auch Mammatuberkulose) 253, 262
Mastodynie 22
Mastopathia cystica fibrosa chronica 142
Mastopathie (s. auch Mammadsyplasie) 31, 141, 142
- diabetische 243
- kleinzystische 30, 34
Meningitis carcinomatosa 201
Metaplasie
- apokrine 64, 91
- knorpelige 75
- leiomyomatöse 75
- ossäre 75
Metastasen
- axilläre 271
- multiple 385
Metastasierung
- hämatogene 280
- transthorakale 284
Methylenblau 295
Mikroinvasion 153, 154, 169
Mikrokalkgruppe, Formanalyse 109
Mikrolobulus 157, 182, 186
Mikropapillom 123
Mikropathie 31
Mikrothelie 4
Mikroverkalkung
- dreiecksförmige 103
- Formanalyse 100
- in Lymphknotenmetastasen 293
- LCIS 67
- polymorphe 74, 108
- punktförmige 144
Mikrozyste, liponekrotische 180, 232
Milchfettproduktion 64
Milchgang 7, 8
- ektatischer 24
- Lokalisationen 10
Milchgangsepithel, normales 99
Milchgangskarzinom 104
Milchgangslavage 86
Milchgangspapillom, benignes 133
Milchleisten 1
Minimalinvasion 153, 169
Mischkarzinom 198
Molekularmarker 121
Mondor-Krankheit 266
- beim Mann 344
Montgomery-Drüsen 14
Morbus
- Boeck (s. auch Sarkoidose) 255
- Bowen 124, 229
Morphea 227

Multifokalität 169
Multizentrität 168
Mural-Karzinom 95
Musculus pectoralis 15
- major 16
Myeloblastom *siehe* Granulozytosarkom
Myelom, multiples 305
Myeloperoxidase 309
Myoepithelzelle 7, 300
Myofibroblasten 239, 248, 300
Myolipom 231

Narbe, strahlige 172, 174, 176
Nävuszellnävus 224
Nekrose 159
Neoplasie
- lobuläre 65
- terminale duktulolobuläre 68
Neurofibrom 225
- solitäres 226
- subkutanes 226
Neurofibromatosis
- generalisata 227
- von Recklinghausen 226, 345
Non-Hodgkin-Lymphom 297, 305
- beim Mann 344
NOS-Karzinom 156, 167, 177

Ödem, kardiales 230
Ölgranulom 312
Ölzyste 232
- verkalkte 234
Orangenhaut 207, 250
Osteoidtrabekel 302
Osteosarkom 302, 303
Östrogen 23
Östrogenspiegel, erhöhter 339
Ovarialkarzinom 285

Paget-Karzinom 204
- der Mamille 202
Paget-Mamille 99, 124, 202, 207, 340
Paget-Zelle 202
Panaritium 287
Pannikulitis 236, 237
Panphlebitis 268
Papilla invertia (s. auch Mamilla circumvallata) 4
Papillom
- des Mannes 338
- intraduktales 122, 125
- intrazystisches (s. auch papilläres Zystadenom, intrazystisches papilläres Karzinom) 69, 337
- multiples 124
- peripheres multiples 131, 132
- zentrales 124
Papillomatose 65, 90, 124
- floride 338
- - der Mamille 229
- juvenile 93
Paraffinimplantation 312
Paraffinom 312
Parenchymanlage
- akzessorische 5
- ektopische 5

Parenchyminvolution 19
Pars infundibularis 7, 13
PASH (pseudoangiomatöse Stromahyperplasie) 246
Peau d'orange (s. auch Orangenhaut) 207, 247
Perizyten 282
Piercing 311
Piloleiomyom 231
Pilzdruse 255
Plasmazellmastitis 82, 259, 260
Plasmozytom 307
Plateauphänomen 200, 210
Pneumozystographie 40, 41, 71
Poland-Syndrom 15
Polymastie 5
Polymorphie 301
- minimale 104
Polythelie 4
Pori secretorii 13
positiv intraduktale Komponente (EIC+) 161
Präkanzerose, lobuläre 65, 66
Präparatradiographie, intraoperative 120
Prostatakarzinome 343
Psammomkörper 31, 96, 100, 285, 293, 296
Pseudoaneurysma der Brust 272
pseudoangiomatöse Stromahyperplasie (PASH) 246
Pseudoinfiltration 173
Pseudokapsel 62, 182, 187
Pseudokapselbildung 159
Pseudolipom (s. auch Pseudotumor) 200
Pseudotumor 200
Pseudoxanthoma elasticum (s. auch Grönblad-Strandberg-Syndrom) 228
Pseudozyste 312
Pubertätsgynäkomastie 353

Quadrantektomie 201

Radikalmastektomie 280
Reaktion, desmoplastische 163
Reed-Sternberg-Riesenzelle 304
Retentionssyndrom 259
Retinaculi corii 208
Rettungs-Mastektomie (s. auch Salvage-Mastektomie) 201
Ring-Enhancement 159
Rothmann-Makai-Syndrom 237
Rundschatten 72, 195

Salvage-Mastektomie 121
sarcoidlike lesion 256
Sarkoidose 255, 256
Sarkom 298
Schallschatten (s. auch Schneegestöber) 319
Schatten, bandförmiger 197
Scheibenradiogramm 163, 164
Schilddrüsenkarzinom 285
Schistosomiasis 321
Schlupfwarze 212
Schneegestöber 319
Schrumpfnekrose 98
Schwangerschaft 21
Schwann-Zelle 225, 282
Sclerodermia circumscripta 227
Sekret
- pathologisches 81

- sanguinolentes 341
- serosanguinolentes 341
Sekretverkalkung 87
Sekretzytologie 125
Serom 319
Siebloch 96
Siegelringzelle 186
Silikoninjektion 320
Silikon-Lymphadenitis 289
Silikonmastitis 320
Silikonprothese 315
Sinushistiozytose 190, 289, 290
small cell cancer 190
Sparganose 322
Spicula 153, 161, 162, 179
Spindelzelle 298, 299
Spindelzellsarkom 302
Stanzbiopsie 126
Steatozystoma multiplex 222
Stewart-Treves-Syndrom 277
Strahlenexposition 340
Streifenschatten 24
Stroma
- interlobuläres 243
- periduktales 174
Stromahyperplasie, pseudoangiomatöse (PASH) 246
Stromasarkom 298
Stromaveränderung, granulomatöse 252
Stromaverkalkung 52

Tabár-Klassifikation 25
Talgdrüse 219
Talgzyste, verkalkte 219
Tamoxifen 122, 342, 354
TDLU (terminale duktulolobuläre Einheit) 64
Teetassenphänomen 35
Tensionszyste 31
terminale duktulolobuläre Einheit (TDLU) 64
Testosteronmangel 340
Thrombophlebitis 267
Thrombusverkalkung 265
Thymidin Labeling Index 115
Trichinella spiralis 326
Trichinella-Larve 325
Tuberkulose
- miliare 254
- sklerosierende 254
Tumor
- fibroepithelialer (s. auch Fibroadenom) 47
- mukozelenartiger 187
- phylloider 58, 337
Tumorektomie 168
Tumorembolie 210
Tumorkern 163, 168, 176
Tumorschatten 59
- kernbildender 156

Überlagerungseffekt (s. auch Maskingeffekt) 25

Van-Nuys-Klassifikation 120
Van-Nuys-Prognose-Index 121
Varikozele-Tumor 82
Vaskulitis, nekrotisierende 261

Vena
- axillaris 267
- cubitalis 267
- subclavia 271
- thoracoepigastrica 267
Vene, weite 270
Veränderung, lobuläre 337

Warzenhof 14
Weber-Christian-Syndrom 237
Wegener-Granulomatose 260
Wucheria bancroft 321

Zielscheibenphänomen 191
Zyklus, menstrueller 20
Zystadenolipom 63
Zystadenom, papilläres 69
Zystenpunktion 42
Zystenschatten 71
Zystizerken 326
Zystosarkom 60, 302
- benignes 56, 62
- malignes 56, 62
- - phylloides 75

Quellenangaben

British Institute of Radiology, London: Abb. 7.6, 7.9
Elsevier Science, Amsterdam: Abb. 6.30a, b; 6.32a–c; 7.1a, b; 7.17b
Enke, Stuttgart: Abb. 6.5; 6.95b; 6.101
John Wiley & Sons, New York: Abb. 1.21; 6.71a–c
Karger, Basel: Abb. 6.47
Lippincott, Williams & Wilkins, Philadelphia: Abb. 5.2; 5.6; 5.57; 6.26; 6.28; 6.35; 6.37
McGraw-Hill, New York: Abb. 3.43, 6.27, 6.38, 6.68, 6.91, 6.94

Saunders, Philadelphia: Abb. 6.97, 6.116
Thieme, Stuttgart: Abb. 5.18; 5.79; 6.17; 6.23 a, b; 6.46; 6.67a; 6.95a; 6.96a, b; 6.99a, b; 6.105a, b; 6.107a, b; 7.2a
Radiological Society of North America (RSNA): Abb. 6.36a, b; 6.88; 7.2b; 7.15b
Urban & Fischer, München: Abb. 5.76a, c; 6.69
Wissenschaftliche Verlagsgesellschaft, Stuttgart: Abb. 6.33b; 6.42a–c; 6.79; 6.86; 6.109